总主编　周康荣　严福华　刘士远

Modern MRI Diagnostics of the Body

现代体部磁共振诊断学

泌尿生殖分册

主　编　强金伟　周建军　张国福

復旦大學出版社

编委会

总主编 周康荣　严福华　刘士远

主　编 强金伟　周建军　张国福

副主编 马凤华　汪禾青　周　滟　李勇爱　孙奕波

编　委（按姓氏笔画排序）

丁玉芹（复旦大学附属中山医院）
马凤华（复旦大学附属妇产科医院）
王士甲（复旦大学附属妇产科医院）
王长梅（复旦大学附属金山医院）
王克英（复旦大学附属金山医院）
邓　林（复旦大学附属金山医院）
朱柳红（复旦大学附属中山医院厦门医院）
刘　佳（复旦大学附属妇产科医院）
刘　豪（复旦大学附属中山医院）
许建荣（上海交通大学医学院附属仁济医院）
阳青松（海军军医大学第一附属医院）
孙奕波（上海交通大学医学院附属仁济医院）
李　青（复旦大学附属中山医院）
李若坤（上海交通大学医学院附属瑞金医院）
李勇爱（复旦大学附属金山医院）
李海明（复旦大学附属肿瘤医院）
李　翔（复旦大学附属金山医院）
吴广宇（上海交通大学医学院附属仁济医院）
汪禾青（复旦大学附属中山医院厦门医院）
张国福（复旦大学附属妇产科医院）
张俊海（复旦大学附属华山医院）
张　鹤（复旦大学附属妇产科医院）
陆　静（复旦大学附属金山医院）
金文韬（复旦大学附属妇产科医院）
周建军（复旦大学附属中山医院、复旦大学附属中山医院厦门医院）
周　滟（上海交通大学医学院附属仁济医院）
单颖婵（复旦大学附属中山医院）
赵书会（上海交通大学医学院附属新华医院）
钱慧君（复旦大学附属妇产科医院）
郭艳会（复旦大学附属金山医院）
唐启瑛（复旦大学附属中山医院厦门医院）
曹波红（复旦大学附属中山医院）
梁宇霆（首都医科大学附属北京妇产医院）
谢洁林（复旦大学附属妇产科医院）
强金伟（复旦大学附属金山医院）
蔡宋琪（复旦大学附属中山医院）
谭沁璇（复旦大学附属中山医院）
戴辰晨（复旦大学附属中山医院）

秘　书 邓　林　丁玉芹　刘　佳

总主编简介

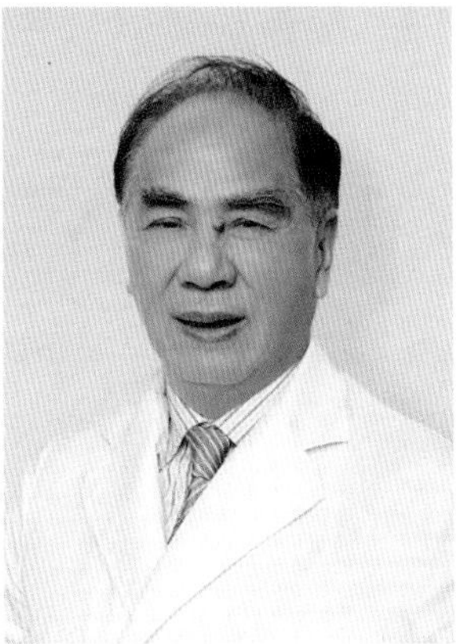

周康荣 复旦大学附属中山医院终身荣誉教授，主任医师，博士生导师。1965年毕业于上海第一医学院（现复旦大学上海医学院），师从我国放射学奠基人之一、学界泰斗荣独山教授。1981年被选拔为我国第一批赴美访问学者，在美国麻省医学中心及哈佛大学医学院学习。曾任复旦大学附属中山医院放射科主任、上海市影像医学研究所所长。教育部“211”工程重点学科及复旦大学“985”重点建设学科“影像医学与核医学”负责人、卫生部临床学科重点建设项目负责人、上海市临床医学中心（肝肿瘤诊治中心和心血管病中心）主要负责人。

学术方向为肝癌的影像学早期诊断及综合介入治疗。先后承担国家“九五”攻关项目“肝癌综合性介入治疗技术的应用研究”，卫生部临床学科重点项目“小和微小肝癌的诊断影像学新技术研究”“小和微小肝癌影像学检出定性和介入治疗的深入研究”等科研项目20多项，项目资金逾1 000万，总计发表论文456篇。以第一完成人获得国家级及省部级奖项18项，其中“影像学和介入放射学新技术在肝癌诊断和介入治疗中的系列研究”获得国家科学技术进步奖二等奖（2005）。主编著作10余部，其中《腹部CT》《胸部颈面部CT》《螺旋CT》《体部磁共振成像》已成为国内学者的案头必备书籍。培养博士后，硕士、博士研究生60余名。2006年获复旦大学校长奖，2008年获上海市最高医学荣誉奖，2019年被评为“中华医学会放射学分会终身成就专家”。

总主编简介

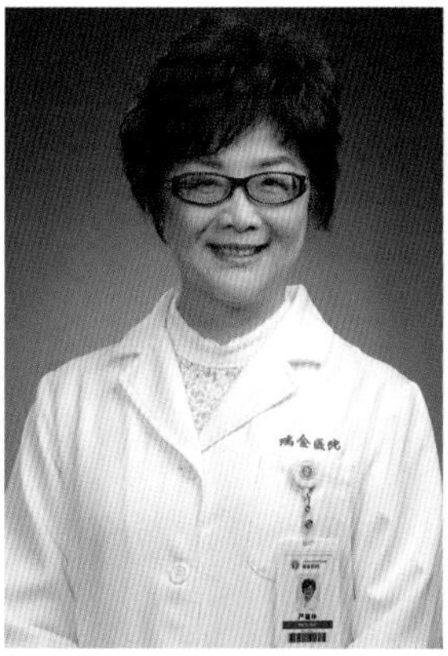

严福华 教授，主任医师，博士生导师。1996年毕业于上海医科大学，获影像医学与核医学博士学位，师从周康荣教授。现任上海交通大学医学院附属瑞金医院放射科主任、上海交通大学医学院医学影像学系主任。“十三五”国家重点研发计划首席科学家、国家临床重点专科（医学影像学）负责人、上海市高水平地方高校协同创新团队负责人。担任国际医学磁共振学会（ISMRM）中国区主席、亚洲医学磁共振学会（ASMRM）第一届主席、中华医学会放射学分会常委兼磁共振学组组长、中国医师协会放射医师分会副会长、上海市生物医学工程学会放射工程分会主任委员、上海医学会放射学分会副主任委员等学术职务。

学术方向主要为CT及MRI新技术的研发及转化应用。尤其在肝脏影像学领域造诣深厚，在国内较早地将能谱CT、MRI弥散加权成像、弹性成像、水脂分离等技术应用于弥漫性肝病的定量评估及肝肿瘤早期诊断与鉴别。作为项目负责人承担“十三五”国家重点研发计划项目1项，主持“十三五”国家重点研发计划课题1项、国家自然科学基金5项。在*Radiology*等国内外期刊发表论文300余篇。获国家科学技术进步奖二等奖（第三位）、中华医学科技奖一等奖（第二位）、上海市科技进步奖一等奖（第二位）、上海市明治乳业生命科学奖（第一位）等10余项奖项。主译专著2部，主编、副主编、参编著作20余部。培养博士后，硕士、博士研究生40余名。

总主编简介

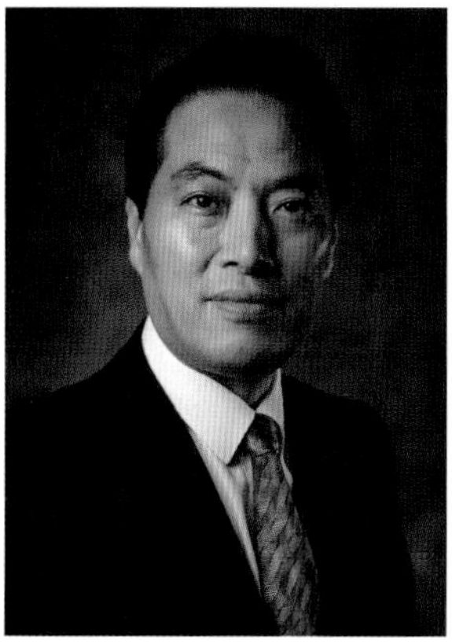

刘士远 教授，主任医师，博士生导师。现任海军军医大学第二附属医院影像医学与核医学科主任。担任亚洲胸部放射学会主席、中华医学会放射学分会主任委员、中国医师协会放射医师分会副会长、中国医疗装备协会CT应用专委会主任委员、中国医学影像AI产学研用创新联盟理事长、第二届中国DICOM标准委员会副主任委员、第九届上海市医学会放射学分会主任委员等。担任《肿瘤影像学》总编、名誉总编，《中华放射学杂志》等7本核心期刊副总编。

从事医学影像诊断工作30余年。主要研究方向为肺癌早期诊断、慢性阻塞性肺疾病早期预警及医学影像人工智能的研发和应用。肺癌整体诊断正确率达98.2%，早期肺癌诊断正确率达95%以上。作为课题第一负责人主持国家自然科学基金重点项目2项、国家科技部重点研发计划1项、国家自然科学基金面上项目4项、上海市重大课题4项等，获得4 000余万元科研资助。在*Nature Review Clinical Oncology*、*Radiology*、*Chest*、*European Radiology*、*American Journal of Roentgendogy*、*British Journal of Radiology*等国内外专业杂志上以第一或通信作者身份发表学术论著321篇，SCI收录71篇。获批国家发明专利授权6项。主译专著4部，主编著作及教材9部，副主编著作及教材5部，参编著作6部。

入选上海市领军人才、上海市优秀学科带头人及21世纪优秀人才，上海市黄浦区人大代表，获第二届"国之名医·优秀风范""上海市拥政爱民先进个人"及"全军首席放射专家"等称号。获得上海市科技进步奖一等奖等省部级二等奖以上科技奖7项。

主编简介

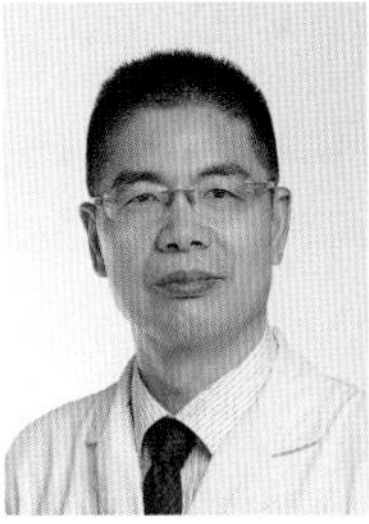

强金伟 二级教授，主任医师，博士生导师。现任复旦大学上海医学院影像医学系副主任，复旦大学附属金山医院副院长兼放射科主任、影像教研室主任。担任中国研究型医院学会感染与炎症放射学专委会副主任委员兼上海分会主任委员、中华放射学会磁共振专委会委员、中国放射医师协会泌尿与生殖专委会委员等9个全国学会委员，以及上海放射学会委员兼泌尿生殖学组组长等5个上海市学会委员；上海市医学重点专科负责人；《复旦学报（医学版）》《实用放射学杂志》等4本核心杂志编委。擅长体部肿瘤，特别是妇科肿瘤的影像学诊断和研究。主持国家自然科学基金3项，发表论文260余篇（以第一或通信作者身份发表的论文被SCI收录90余篇），主编或副主编著作6部。妇科肿瘤磁共振成像研究获上海医学科技奖二等奖（第一完成人）。获复旦大学优秀研究生导师奖、复旦大学上海医学院首届优秀教师奖。培养硕士、博士研究生60余名。

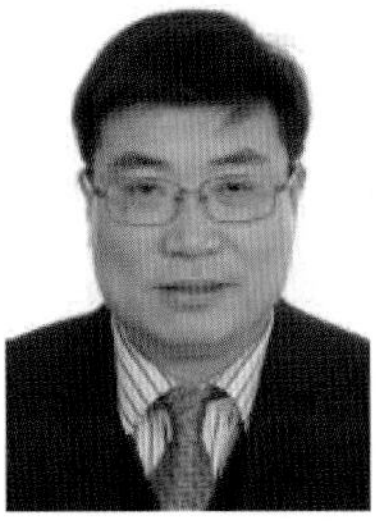

周建军 教授，主任医师，博士生导师。现任复旦大学附属中山医院放射科行政副主任、国家区域医疗中心复旦大学附属中山医院厦门医院副院长。担任福建省医学会放射分会副主委、厦门市医学会副会长兼放射分会主委；《实用肿瘤杂志》常务编委。主持和参与国家自然科学基金，上海市和福建省科学技术委员会、卫生健康委员会课题多项。作为第一或通信作者发表学术论文110余篇。副主编《腹部CT诊断学》和《胸部疾病循证影像学》。擅长体部肿瘤的CTI和MRI诊断及鉴别诊断、肾癌的基因影像组学研究。获第三届"白求恩式好医生"荣誉称号。

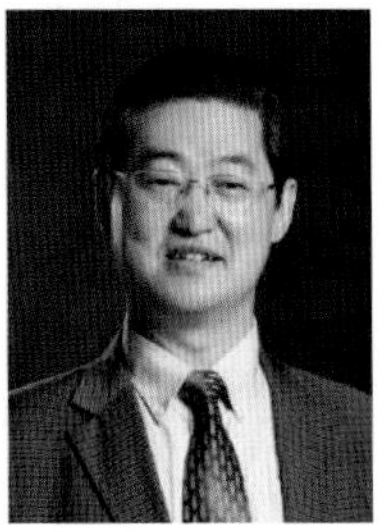

张国福 教授，主任医师。现任复旦大学附属妇产科医院放射科主任。担任中国妇幼保健协会放射介入专委会名誉主委、放射医学专委会副主委。从事影像诊断和介入治疗临床、教学、科研工作近30年。发表学术论文100余篇，SCI收录近30篇。主编《妇科疑难病例MRI解析》《输卵管造影及介入诊疗》，主译*Abdominal Imaging*等著作5部；副主编《妇科影像学》等著作2部；参编《腹部CT诊断学》《实用妇产科学》等著作18部。担任《介入放射学杂志》编委，《中华医学杂志英文版》、*Academic Radiology* 等8种杂志审稿专家。参与"围分娩期产科出血介入治疗中国专家共识"等6项专家共识的制定。主持上海市科学技术委员会自然基金项目、上海市卫生健康委员会重点项目、上海申康医院发展中心项目等。获上海医学科技奖二等奖1项、国家实用新型专利5项。

序一

在由周康荣、严福华和刘士远 3 位教授主编的《现代体部磁共振诊断学》（共 9 个分册）即将出版之际，我应邀作序，备感荣幸。

9 个分册除技术分册外，其余 8 个分册涉及除头颅外的所有部位，包括头颈五官，胸部（含胸壁和纵隔），乳腺，上腹部（含肝、胆、胰、脾），中下腹部（含泌尿、生殖），腹腔、腹膜及腹膜后区域（包括胃肠道、肾上腺），骨骼、肌肉及儿科。

进入 21 世纪，临床医学、现代影像学，尤其是 MRI 的发展十分迅速，两者相辅相成。精准诊断是精准治疗的前提和关键。影像学参与疾病诊治，尤其是肿瘤诊治的整个过程，包括疾病的筛查和早期诊断、协助制定治疗计划、治疗后随访和疗效评估等。翻阅本书，我感受到这部巨著不仅对影像医学，对整个临床医学也是有巨大贡献的。

令人惊喜的是，本书写作阵容豪华，集全国影像学界不同专业领域的诸多精英，乃精诚合作之结晶。本书涵盖的内容十分丰富，真正体现临床、病理和影像三结合。

最后，对该书的出版表示祝贺，并竭诚推荐给所有临床和影像学界的同道。

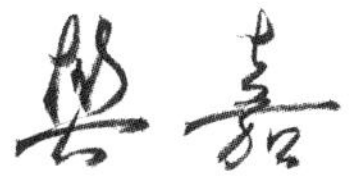

2021 年 11 月

序二

《体部磁共振成像》自 2000 年出版至今已 20 余年了。该书涵盖了当年 MRI 领域几乎所有的先进技术，临床病例资料也颇丰富，出版至今前后重印了十几次，赢得了放射界同仁的一致赞誉。

进入 21 世纪后，随着国民经济飞速发展，我国人民生活水平日益提高，医疗需求不断提升，医疗水平与 20 世纪相比不可同日而语。影像医学，尤其是 MRI 的发展更为迅猛，相关领域积累的临床资料和经验也十分丰富。在这样的大背景下，《体部磁共振成像》的修订再版势在必行。在放射界广大同仁的积极响应和支持下，我们以上海市三甲医院为核心，组成了豪华的写作阵容。编委们发挥各自的专业特长，将全书按系统或区域分成 9 个分册，书名也改为《现代体部磁共振诊断学》，按既定目标，做到了广度和深度的结合。在内容上，文字数和病例数量均大幅增加，且图片、病例全部更新。在扩容的同时，我们也十分注重质量和深度的提升，期望做到集先进性、科学性、系统性和实用性于一体。在内容上，我们仍然坚持以常见病和多发病为重点，临床、病理与影像紧密结合；对疑难病例、不典型表现和罕少见病例也尽可能涉及，均配有一定数量的病例图片。本书不失为一部重要的参考书和工具书，希望能对临床工作者有所帮助。

学术的发展永无止境，新的技术不断涌现和成熟。本书对 AI、波谱、功能代谢和分子影像学等领域的发展及潜能也做了一些探讨。但这些领域仍存在不少难题，希望有志同道共同努力，一起深入研究。

最后，衷心感谢复旦大学附属中山医院院长、著名肝外科专家樊嘉院士为本书作序，这对编者是巨大的鼓励！感谢所有分册的主编、副主编和编写人员的辛勤劳动及认真负责的精神！感谢复旦大学出版社的大力支持，感谢《体部磁共振成像》读者的热忱和支持。实践是检验真理的标准，读者的意见是最宝贵的，望不吝赐教，以便今后再版时修正和提高。

周康荣　严福华　刘士远

2021 年 11 月

前言

编撰学术著作是“苦差事”，需要满腔热情，好书更是呕心沥血之作。

我刚工作时啃读的《X线诊断学》还珍藏在书柜中，那是中国放射科医生的“圣经”，是由上海第一医学院放射学奠基人、一级教授荣独山领衔，诸多上医专家共同编撰的巨作。20世纪90年代，我的老师、时任中山医院放射科主任的周康荣教授继承荣老的情怀和上医的领袖风范，先后主编了《腹部CT》《胸部颈面部CT》《螺旋CT》，2000年又主编了巨著《体部磁共振成像》，这几部佳作均成为大江南北影像人学习、提升及工作中排忧解难的宝典。遗憾的是我入师门较晚，无缘参与编写。2010年，在入师门十年之际，我终于在周老师主编的《腹部CT诊断学》中担任副主编。2014年，在十多年的愿望驱使下，在周老师的长期指导及著书育人的情怀感召下，历经3年时间，主编《妇科影像学》并于2017年出版。本书作为《现代体部磁共振诊断学》系列丛书之一，由本人和周老师的另外两位学生周建军、张国福主编，以复旦大学附属金山医院、中山医院和妇产科医院同仁为主，由上海各大医院中青年专家组成编委会，历经3年时间共同编写完成。周老师亲自审定了全书内容并仔细审校了样稿，彰显了老师一贯的严谨求实、追求卓越的作风。

泌尿生殖系统包含诸多重要的器官，功能复杂，解剖精细，疾病种类繁多，肿瘤组织学类型复杂，MRI以其优异的组织特异性和功能成像技术成为最佳的成像方法。本书分为泌尿系统、男性生殖系统和女性生殖系统3个部分共16章，约110万字，图片约2 500幅。编者遵循普及与提高的原则，广泛参阅国内外文献资料并吸纳先进经验，全面、详细地阐述了泌尿生殖系统疾病的流行病学、组织病理、临床和MRI表现、诊断要点及鉴别诊断，期望解决临床医生日常工作中的疑问，对疑难病例的诊断有所帮助。

衷心感谢各位编委的辛勤劳动。感谢我的研究生们在资料收集、图片编辑、样稿校对中的协助。感谢家人的理解与支持。

由于编写时间有限，加之编者经验和水平有限，对有些疾病认识不足，疏漏和错误在所难免，恳请读者批评指正。

强金伟

2021年11月

目录

1 泌尿系统 MRI 检查技术及正常表现

1.1 泌尿系统 MRI 检查技术

1.1.1 肾脏常规 MRI 检查技术

腹部 MRI 检查应尽量减少因呼吸运动而形成伪影，检查前对患者进行呼吸训练。呼吸训练一般采用平静呼吸时屏气的方法，每次屏气的时间控制在 15 s 以下。对于屏气困难的患者，可以在前腹部放置压迫带以减弱腹部呼吸运动，尽量采用呼吸补偿和呼吸门控技术。在前腹壁设定脂肪饱和带能减弱脂肪信号，以减少呼吸运动时信号的误差。梯度场重聚或运动补偿有利于调整血流信号，也可减弱肠蠕动引起的信号异常；空间预饱和可减弱由腹部大血管内血液流动引起的伪影。

以 Siemens Aera 1.5 T MR 超导扫描仪为例，采用 18 通道相控阵表面线圈进行数据采集。首先采用半傅立叶转换单次激发快速自旋回波（half-Fourier single shot turbo spin-echo, HASTE）序列扫描横断位、冠状位和矢状位定位图，以确定扫描范围。常规扫描序列包括：①快速自旋回波（turbo spin echo, TSE）T_2WI 序列；②梯度回波（gradient echo）T_1WI 正反相位序列；弥散加权成像（diffusion weighted imaging, DWI），采用自由呼吸单次激发平面回波成像（single shot echo-planar imaging, SS-EPI），2 个 b 值（b=0，500 或者 800 s/mm^2）；③ MR 尿路成像（magnetic resonance urography, MRU），通常采用 HASTE 序列，在横断位及冠状位上定位，采用厚层模块扫描，层厚 50～70 mm，视野（FOV）为 30～35 cm，扫描范围上包括肾脏，下包括膀胱；④3D 屏气容积内插法脂肪抑制（volume interpolated breathhold examination, VIBE）T_1WI 平扫及增强后皮质期、实质期和排泄期扫描。平扫之后，经肘静脉推注钆喷酸葡胺（Gd-DTPA），剂量为 0.1 mmol/kg，注射速率 2 ml/s，采用 carebolus 自动触发采集肾皮质期图像，实质期为对比剂注射后 80～90 s，排泄期 2～3 min。详细扫描参数如表 1-1 所示。

表 1－1　肾脏 MRI 扫描序列参数

参数	T_2WI	正反相位	DWI	T_1WI
重复时间(ms)	3220	6.87	5100	4.36
回波时间(ms)	96	2.38/4.76	55	1.93
矩阵	320×224	320×240	128×128	288×216
扫描野(mm)	380×324	380×324	380×324	380×324
层厚(mm)	5	4	5	3
间隔(mm)	1	0.8	1	0.6
翻转角(°)	160	2/10	NA	10
激励次数	1	1	2	1

1.1.2　肾脏功能 MRI 检查技术

（1）弥散加权成像

DWI 可以反映活体组织内水分子布朗运动产生的水分子扩散运动情况，从而无创性地反映组织细胞水平的微观结构，其参数表观扩散系数(apparent diffusion coefficient，ADC)值可定量评估活体组织中水分子的扩散情况。计算公式：$S(b)=S0\cdot\exp(-b\cdot ADC)$。ADC 值越高表明组织内水分子扩散运动幅度越大，反之提示水分子运动受限，同时肾脏微循环血流灌注、肾小球滤过、肾小管重吸收及分泌等亦可影响肾脏的扩散特性。测量得到的 ADC 值可反映生理病理改变影响下的肾组织内水分子的改变，间接反映疾病的发生和发展。

（2）体素内不相干运动

体素内不相干运动(intravoxel incoherent motion，IVIM)应用双指数模型来反映体素内信号衰减与扩散敏感梯度 b 值间的关系。计算公式：$S(b)/S0=(1-f)\cdot\exp(-bD)+f\cdot\exp[-b(D^*+D)]$。其中 S 代表体素内的信号强度；D 为纯扩散系数，代表体素内单纯的水分子扩散运动；D^* 为假性扩散系数(pseudodiffusion coefficient)，代表体素内微循环灌注相关扩散运动，与毛细血管节段的长度和血流速度成正比；f 为灌注分数(perfusion fraction)，代表体素内流经毛细血管血液的容积分数。IVIM 采用双指数模型的算法对多 b 值的弥散加权成像图像进行后处理，可以同时获得组织扩散和灌注的信息。

（3）磁共振扩散张量成像

磁共振扩散张量成像(diffusion tenser imaging，DTI)技术是在原 DWI 的基础上施加 6 个以上采集方向上的扩散敏感梯度场，获得三维空间内水分子扩散各向异性信息并进行精确描述的 DTI 图像。DTI 最常应用 ADC 值和各向异性分数(FA 值)两个量化指标来评估组织扩散运动差异。其中 ADC 值反映组织内部微血管的灌注和水分子本身的运动，FA 值反映水分子扩散的各向异性程度，其范围在 0～1，数值越大说明组织内水分子各向异性越显著，0 代表扩散不受限制，其在三维空间内运动是一致的；大于 0 说明水分子运动具有一定的方向性，1 代表最大各向异性的扩散。

（4）血氧水平依赖性 MRI

血氧水平依赖性(blood oxygen level-dependent，BOLD)MRI 是利用机体内源性血液中脱氧血红蛋白可造成微观磁场改变、自旋质子去相位，引起弛豫参数($R_2^*=1/T_2^*$)变化的一种无创性氧代谢测定的技术。脱氧血红蛋白内含有不成对电子，具有很强顺磁性，而含氧血红蛋白则为抗磁性物质，利用高场 MR 可揭示脱氧血红蛋白对血管及其周围组织的磁敏感差异，即为 BOLD 效应。血液脱氧血红蛋白造成磁场波动、质子加速去相位，导致横向弛豫(T_2^*)缩短、T_2^*WI 信号相对降低，通过多个回波时间点采集并计算信号与回波时间比值的斜率即可获得 R_2^* 或 T_2^* 值。含氧血红蛋白减少、氧分压下降与 R_2^* 值升高相对应，反映组织缺氧。

由于肾脏含水量丰富，具有血流灌注丰富、血氧代谢活跃的特点，为肾脏功能MRI尤其是无需外源性对比剂的MRI技术的应用提供了理论基础，可以早期发现肾脏的功能变化，在肾功能不全、移植肾、肾肿瘤诊断及疗效评估等方面具有不可或缺的临床价值。

1.1.3 输尿管MRI检查技术

输尿管MRI检查技术及功能MRI技术同肾脏。其中磁共振尿路成像（magnetic resonance urography，MRU）是临床最常用的输尿管检查技术，可无创性评价泌尿系病变。主要适应证有尿路结石、肾盂肾盏肿瘤、输尿管肿瘤、膀胱肿瘤、其他原因引起的尿路梗阻、泌尿系统变异或畸形等。MRU的原理是采用重T_2（>500 ms）加权序列，使其他组织的横向磁化矢量几乎完全衰减，信号强度很低甚至几乎没有信号，而尿液的T_2值很长，仍保持较大的横向磁化矢量，所获得的图像的信号主要来自尿液，从而清晰显影整个泌尿系统，尤其是在泌尿系统存在梗阻的情况下显影更佳，能清晰地显影梗阻部位，明确梗阻原因，因无须注入对比剂，对于肾功能不佳的患者亦可选用。

MRU可采用梯度回波序列或快速自旋回波序列，目前常用的MRU方式有两种。

（1）三维或者二维连续薄层扫描

利用SS-FSE或HASTE序列进行二维或者三维采集，获得连续薄层图像，利用MIP进行重建。该方法的优点在于：①可获得薄层原始图像，有助于显示泌尿系统管腔内小病变；②图像可以进行各种后处理。缺点在于：①扫描时间较长；②如果有呼吸伪影或图像变形，出现图像误配准，重建图像可出现阶梯样伪影甚至表现为输尿管不连续。

（2）二维厚层块投射扫描

选择2～10 cm厚度的层块进行扫描，得到其三维容积投射图像。该方法的优点：①扫描速度快，扫描一幅图像仅需1至数秒；②图像一般无阶梯样伪影。缺点在于：①图像不能进行后处理；②容易遗漏小病变。

临床检查中最好综合应用上述两种方法，同时注意观察原始薄层图像，并结合常规MRI联合分析。

1.1.4 膀胱MRI检查技术

（1）检查前准备

一般排空尿液后1～2 h，或检查前30 min饮用500 ml左右的水再行MRI检查。保持膀胱适度充盈（200 ml左右尿液），以区分盆腔脏器，同时显示膀胱壁。过于充盈可导致膀胱壁变薄，不易分辨膀胱肌层受累情况，且大多数患者难以耐受，易产生运动伪影；在多b值的DWI检查中，会出现因膀胱内容物过多，其内电解质分布不均而引起的伪影；而充盈不足会导致膀胱壁收缩，与肿瘤肌层侵犯不易区分。患者采取仰卧位，平静呼吸，必要时可采用腹部压迫带以减少呼吸运动的影响。

（2）检查技术

场强和线圈：同肾脏。

检查时机：膀胱镜检查与MRI检查之间应相隔至少2～3 d；膀胱活检、膀胱肿瘤切除术或膀胱治疗后，应至少2周后再行MRI检查，目的是尽可能避免因操作引发的出血或炎症，从而防止对成像质量的影响和对病情程度的判断。

扫描范围：男性患者应包括整个膀胱、近端尿道、骨盆淋巴结和前列腺，女性则应包括相邻的子宫、输尿管、卵巢和阴道等。

序列：应用T_2WI（可结合脂肪抑制）、T_1WI、增强/动态增强、DWI等序列进行检查。优先序列为成像时间短、成像质量高、信噪比高、运动伪影少者。常规采用仰卧位，以横断位为基本体位，必要时结合矢状位和/或冠状位进行扫描。层厚通常3～4 mm，层间距0～0.4 mm。层厚过薄会导致信噪比降低，而层厚过厚又会导致成像分辨率下降。

增强扫描采用动态对比增强（DCE）序列，常采用2D或3D梯度回波序列T_1WI，优先选择3D采集。对于肿瘤患者效果尤其明显，可显示其肿瘤病灶与膀胱炎症及膀胱肌层增强时间的差异，并以此判断肿瘤的良恶性及侵犯程度。对比剂的剂量和注射方式同肾脏。开始注射后 30 s 获得初始图像，之后每 30 s 进行相同的序列 4～6 次扫描，可达到动态观察病灶增强的效果。

DWI 作为最常用的功能成像序列，在膀胱检查尤其是膀胱肿瘤的检查中被广泛使用，现已成为大多数膀胱病变的常规序列，用于鉴别肿瘤性质，提高膀胱癌诊断和分期的准确性。常采用 EPI 序列，根据国际最新发布的膀胱影像学报告和数据系统（VI-RADS），应采用高 b 值（800～1 000 s/mm^2，最大不超过 2 000 s/mm^2）以取得膀胱与周围组织较高的对比度。

MRI 推荐扫描参数及方案如表 1-2 所示。

表 1-2　膀胱 MRI 推荐扫描参数(3.0T)

参数	T_2WI	DWI	DCE
重复时间(ms)	4 690	2 500～5 300	3.8
回波时间(ms)	119	61	1.2
矩阵	400×(256～320)	128×128	192×192
扫描野(mm)	230×230	320×320	270×270
层厚(mm)	3.0～4.0	3.0～4.0	1.0
间隔(mm)	0.3～0.4	0.3～0.4	0
翻转角(°)	90°	90°	15°
激励次数	2～3	4～10	1
b 值(s/mm^2)	—	0,800 或 1 000，最大 2 000	—

1.2　泌尿系统解剖及正常 MRI 表现

1.2.1　肾脏解剖

肾脏外形似蚕豆，长约 10 cm，宽约 5 cm，厚约 4 cm，可分为上下两端、内外两缘和前后两面。前面略凸隆，后面平坦；外侧缘呈弓形，内侧缘中部凹陷，有肾动脉、静脉、淋巴管和肾盂出入，称为肾门。进出肾门的诸结构为结缔组织所包绕，称为肾蒂。肾蒂内结构排列的顺序：从前向后依次是肾静脉、肾动脉、肾盂末端；从上向下为肾动脉、肾静脉、肾盂。从肾门进入为一扩大的腔隙，称为肾窦，为肾血管的分支、肾盂和肾大盏、肾小盏所占据，中间充填以脂肪组织。肾脏表面包被着致密的结缔组织被膜，内部为肾实质。肾实质又分为位于周边部的肾皮质和中央部的肾髓质。在肾的冠状切面上有放射状条纹，形成 15～20 个肾锥体，锥体的底朝向皮质，尖端钝圆，朝向肾窦，称为肾乳头，肾乳头顶端有许多小孔，尿液经这些小孔流入肾小盏内。肾锥体之间有皮质成分伸入，称为肾柱（彩图 1）。

肾脏位于腹膜后脊柱两侧，肾实质表面有一层纤维膜覆盖，肾周间隙内充满脂肪，外面由肾周筋膜包绕，肾周筋膜分为肾旁前筋膜和肾旁后筋膜，前后肾旁筋膜在外侧融合于侧锥筋膜，内侧和主动脉、下腔静脉周围的结缔组织相汇合。肾周筋膜的上方闭合，部分病例下方在髂窝和肾旁间隙内有一个潜在的交通。肾旁前筋膜和腹膜壁层之间的间隙称为肾旁前间隙，内有升结肠、降结肠、十二指肠降部和水平部及胰腺等。肾旁后筋膜和腹横筋膜之间的间隙为肾旁后间隙，内仅含有脂肪、淋巴管和血管，腹横筋膜亦于外侧和侧锥筋膜汇合。

肾实质主要由众多的肾单位聚集构成。每个肾单位包括肾小体和肾小管两部分。肾小体由动脉性毛细血管球（肾小球）和包在它外面的肾小囊构成。肾小管包括近曲小管、髓袢和远曲小管等三部分互相续接的小管。肾皮质主要由肾小体及近曲和远曲小管组成；肾髓质则由髓袢、集合管、乳头管等直行的小管构成。

肾动脉主干通常起源于腹主动脉，位于肠系膜上动脉下方第 2 腰椎水平，长 4～6 cm，直径 5～6 mm。右肾动脉主干较长，略高于左肾动脉。肾动脉主干在肾门附近发出肾段动脉分支，第 1 个分支是后段动脉，随后分出 4 个前支，即尖段、上段、中段和下段动脉。肾静脉是一对粗大静脉，行于肾动脉前方，约第 1～2 腰椎体平面略呈直角注入下腔静脉。左肾静脉的长度约为右肾静脉的 3 倍（左侧 7.5 cm，右侧 2.5 cm）；右肾静脉出肾后，向内侧行经在十二指肠降部及胰头外侧后方、右肾动脉前方之间注入下腔静脉。它可接受右睾丸/卵巢静脉。左肾静脉出肾后向右行经胰体和脾静脉的后方，继在肠系膜上动脉起始处下方越过腹主动脉前方汇入下腔静脉。其汇入处一般略高于右侧，左睾丸/卵巢静脉自下方注入左肾静脉，左肾上腺静脉则在稍内侧处自上方注入左肾静脉。肾的淋巴管分为浅、深两组。浅组收集脂肪囊和肾筋膜的淋巴；深组汇集肾实质的淋巴。浅、深两组淋巴管在肾蒂汇成较粗的淋巴管注入腰淋巴结或直接汇入腰干。

1.2.2 肾脏正常MRI表现

肾脏的MRI表现部分取决于所采用的成像序列和参数，以及MRI场强的高低。在T_1WI序列上，肾实质可分为两部分：外围稍高信号的肾皮质与肝脏信号强度相仿，内围的肾髓质呈低信号，但两者分界欠清楚。如采用脂肪抑制技术，皮髓质交界显示则较清晰。在T_2WI上整个肾实质呈均匀高信号，皮髓质交界通常难以分辨。DWI图像(b=500或800 s/mm^2)上皮髓质难以分辨，呈稍低信号，信号与肝脏相仿；ADC图上呈较均匀高信号，明显高于肝脏的信号。正相位图像上肾皮质呈稍高信号，信号与肝脏相仿，肾髓质呈低信号；反相位图像上皮髓质信号无明显改变，双侧肾脏周围可见线状低信号，这是由肾脏与腹腔脂肪的化学位移形成的(图1-1)。

肾内集合系统正常情况下不显示，但如轻度扩张，可显示其管状结构。肾盂可呈囊状，此时须鉴别肾积水和肾外肾盂(图1-2)，采用T_2WI显示较好。肾盂肾盏内的尿液在T_1WI上呈低信号，T_2WI上呈明显高信号。肾动脉、静脉、主动脉和下腔静脉内血液因流空效应而呈低信号，但在T_2WI上，肾静脉有时可呈高信号。肾脏轮廓由于肾周高信号的脂肪囊包绕而显示良好，在T_2WI脂肪抑制图像上，肾脏轮廓显示更加清楚，肾筋膜正常时不显示。

MRI增强扫描时肾脏信号的高低可随对比剂注入后扫描时间的长短而变化，同时受对比剂注入方式(团注和滴注)及患者脱水状态的影响，其时间-信号强度曲线可反映肾脏血供和肾功能情况。3D-VIBE T_1WI增强扫描能显示正常肾脏功能的动态变化，常规可分为三期或者四期：①皮质期，在对比剂注射后早期可见肾皮质信号强度快速升高，在注射Gd-DTPA后20～30 s内髓质未见明显信号强度的变化；②实质期，髓质信号明显增强，皮质信号强度下降，在注射对比剂80～90 s后皮髓质分界模糊至分辨不清；③排泄期或肾盂期，在注射对比剂后2～3 min肾盂及肾盏内可见信号强度升高或降低。四分期则在皮质期后另分皮髓质交界期，该期皮质信号明显增强，在注射对比剂后30～40 s髓质信号缓慢上升(图1-3)。

正常肾脏在平扫时即可显示清晰的皮髓分界，对比剂增强扫描后皮髓分界更加清晰，这有助于判定是否存在局限性灌注异常。肾盂期集合系统内出现信号强度升高及降低的双相改变特点，反映肾小管的浓缩功能及不同浓度Gd-DTPA对信号强度的不同影响。Gd-DTPA在低浓度时，以缩短T_1弛豫时间为主，信号强度随浓缩增加而增加，而在高浓度时，以缩短T_2弛豫时间为主，导致信号强度随浓度增加而持续下降，而且在高浓度时，磁敏感效应也可使组织信号强度降低。

1.2.3 输尿管解剖

输尿管为腹膜后脏器，左右各一，起自肾盂，终于膀胱，两侧长度大致相等，为20～30 cm。

(1) 输尿管分段

临床上将输尿管分为上段(肾盂输尿管连接部至骶髂关节上缘)、中段(骶髂关节上缘至骶髂关节下缘)和下段(骶髂关节下缘至输尿管膀胱连接部)。解剖学上常用分段方法是依据3个生理性狭窄将输尿管分为腹段、盆段和壁内段。

输尿管腹段：小骨盆上口以上；肾盂输尿管连接部为第1个生理性狭窄，输尿管沿腰大肌前面斜行向外下走行，在腰大肌中点的稍下方，男性输尿管经过睾丸血管的后方，女性输尿管与卵巢血管交叉，第1次交叉完成了输尿管由外侧向内侧的位置变化。

输尿管盆段：小骨盆上口处至膀胱壁外；左输尿管越过左髂总动脉末端前方，右输尿管越过右髂外动脉起始部的前方，这一次交叉实现了输尿管由腹腔(上方)向盆腔(下方)的位置变化。然后，

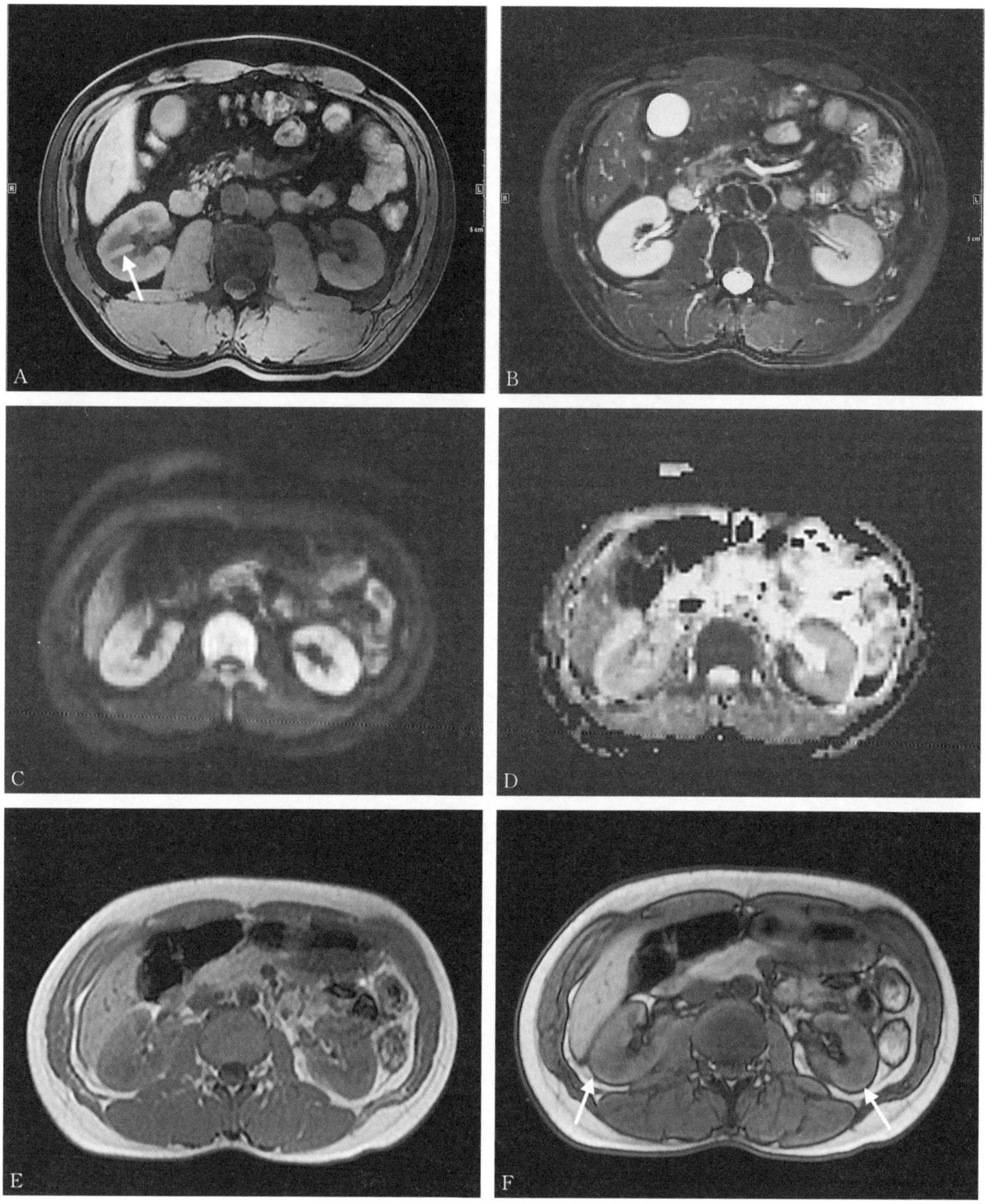

图 1-1　正常肾脏 MRI 平扫

注：患者，男性，50 岁。T_1WI FS(A)示肾皮髓质交界较清晰，肾柱（箭）伸入肾锥体之间，与皮质信号相同，肾窦呈低信号；T_2WI FS(B)示双肾呈较均匀高信号，肾盂肾盏尿液呈水样高信号；DWI(C，$b=500\ s/mm^2$)上皮髓质难以分辨；ADC 图(D)呈均匀较高信号；T_1 双回波正相位(E)上肾皮质呈稍高信号，肾髓质呈低信号；T_1 双回波反相位(F)上皮髓质信号无明显改变，双侧肾脏周围所见线状低信号（箭）为化学位移造成。

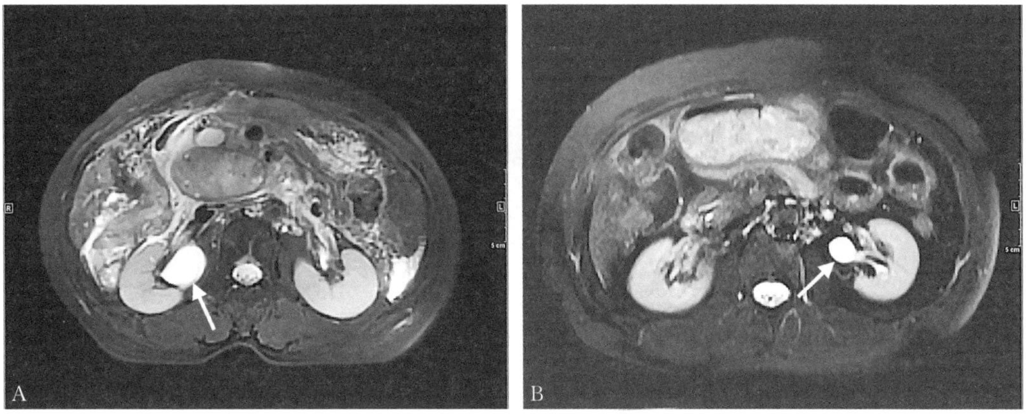

图 1-2 肾外肾盂

注：A. 患者，女性，68 岁。T_2WI FS 示右肾盂呈囊状扩张，部分位于肾外，肾盏无扩张（箭）。B. 患者，女性，74 岁。T_2WI FS 示左肾盂呈囊状扩张，部分位于肾外，肾盏无扩张（箭）。

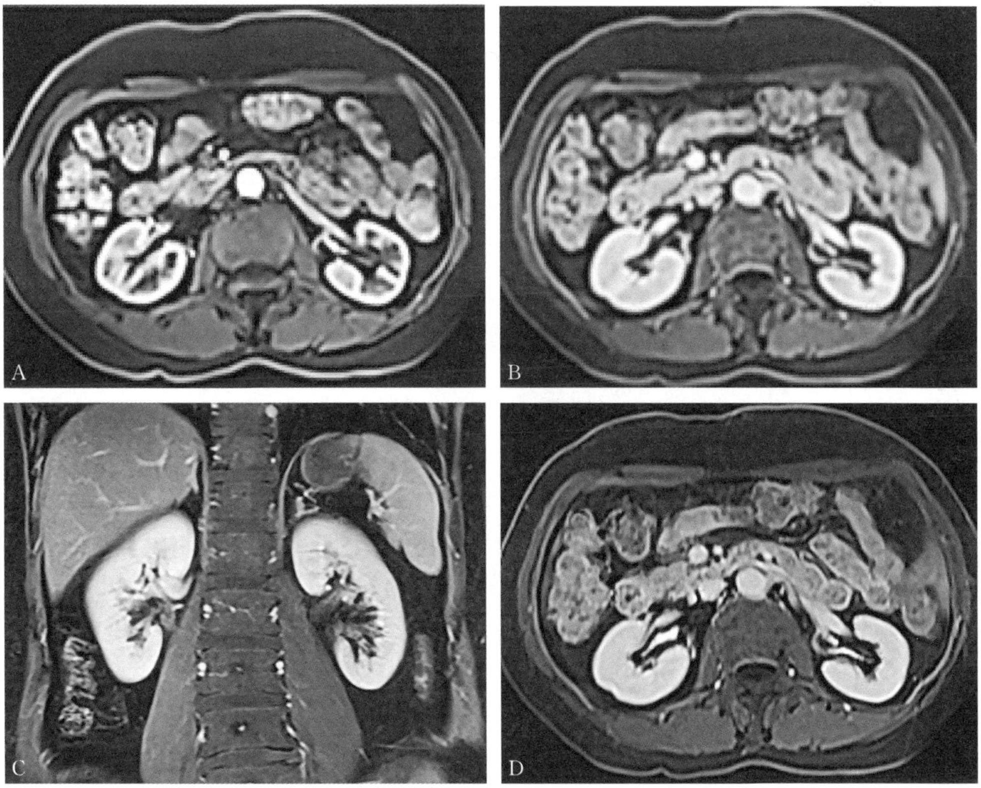

图 1-3 正常肾脏 MRI 增强像

注：患者，女性，62 岁。3D-VIBE T_1WI FS 增强多期扫描，横断位皮质期（A）显示皮质明显强化，与髓质分界明显；横断位及冠状位实质期（B、C）示髓质信号上升，皮质信号下降，皮髓质分界逐渐消失；横断位排泄期（D）见肾盂肾盏内对比剂聚集呈高信号，肾皮质和髓质仍为均匀高信号。

男、女输尿管盆段走行明显不同。男性输尿管盆段先向前、内和下方，行于直肠前外侧与膀胱后壁之间，至输精管内下方、经精囊腺上方，从外上向内下方斜穿膀胱壁，开口于膀胱三角的外侧。女性输尿管盆段经子宫阔韧带基底附近的结缔组织，距子宫 2.5 cm 处，从子宫动脉的后下方绕过，经阴道前面至膀胱底，这一次交叉使输尿管由背侧转向腹侧。

输尿管壁内段：指斜行在膀胱壁内的输尿管，长约 1.5 cm。膀胱充盈时，输尿管壁内段管腔闭合，加之输尿管的蠕动，因此有阻止尿液反流至输尿管的作用。

(2) 输尿管形态特征

输尿管为扁而细长的肌性器官，管腔粗细不均，最大径 0.5～1 cm，有 3 个明显的生理性狭窄：上狭窄部，为肾盂输尿管连接部；中狭窄部，位于骨盆上口、输尿管跨过髂血管处；下狭窄部，输尿管膀胱壁内部，是输尿管的最窄处。狭窄部往往是结石滞留处。输尿管两狭窄之间为膨大部，其口径可宽达 1～1.5 cm。

(3) 输尿管的动脉静脉和淋巴回流

动脉：输尿管的动脉供应来源很广，上段 1/3 的输尿管由肾动脉分支供应；中段 1/3 由腹主动脉、骶总动脉、精索内动脉或子宫动脉供应；下段 1/3 由膀胱下动脉供应。这些分支到达输尿管后，在外膜内纵行，广泛相连形成血管网，然后再散布到其他各层。

静脉：输尿管的静脉汇入上述同名动脉，最后一般回流入肾静脉、睾丸静脉（女性为卵巢静脉）和髂内静脉。

淋巴回流：淋巴回流因输尿管的不同水平而异。上段输尿管和肾盂的淋巴回流主要加入同侧肾脏淋巴回流；在腹段，左侧输尿管淋巴主要回流至主动脉旁淋巴结，右侧输尿管淋巴回流至下腔静脉周围和主动脉下腔静脉之间淋巴结。在盆段，输尿管淋巴回流至髂内、髂外、髂总淋巴结。

1.2.4 输尿管正常 MRI 表现

自肾盂连续向下追踪，在周围脂肪对比下，正常输尿管呈点状软组织信号，上段输尿管腔内常积存少量尿液，在 T_2WI 呈高信号，T_1WI 呈低信号；增强扫描后示输尿管不粗，管腔内节段性可见对比剂充盈呈高信号（图 1-4）。

1.2.5 膀胱解剖

膀胱为空腔脏器，位于盆腔前下、耻骨联合的后方，其顶部及后壁上方有腹膜，邻近乙状结肠及小肠。男性膀胱颈与前列腺接触，底与精囊毗邻，与输精管壶腹部接触；女性膀胱颈与尿道周围肌肉及尿道接触，位于子宫前方。

成人膀胱容量 350～500 ml，最大 800 ml 左右，空虚时呈现三棱体形，充盈时呈椭圆形。膀胱分为底、体、顶、颈四部分，或分为底、体、顶三部分。膀胱顶与膀胱底之间为膀胱体，膀胱的最下部为膀胱颈，成年男性的膀胱颈位于耻骨联合上缘水平略下，与前列腺底紧密接触；成年女性的膀胱颈则位于耻骨下 1/3 水平，与尿道周围肌肉及尿道紧密接触。膀胱体部分前后及两侧壁。膀胱底内面两侧输尿管开口处与尿道内口后唇形成膀胱三角区，位置较为固定，为膀胱肿瘤、炎症或结核的好发部位。婴儿的膀胱位置较成人稍高。

膀胱内壁分为：黏膜层、黏膜下层、肌层和浆膜层。膀胱三角区无黏膜下层，无论膀胱收缩或扩张，始终保持平滑。其他部位则有黏膜下层，空虚时会有皱襞。

膀胱的血供由膀胱上下动脉提供，由髂内动脉分出；闭孔动脉及下臀动脉也提供部分的膀胱血供；女性的子宫、阴道动脉也提供部分血供。静脉回流至髂内静脉。

膀胱周围的淋巴通常引流至髂外淋巴结，部分可引流至髂总或髂内淋巴结，因此膀胱肿瘤侵袭性较大时，以上淋巴结受侵较为常见。

1.2.6 膀胱正常 MRI 表现

膀胱壁分为黏膜层、黏膜下层、肌层和浆膜层。由于固有肌（逼尿肌）层占主导地位，因此膀胱壁在 T_1WI 表现为中低信号，T_2WI 上表现为低

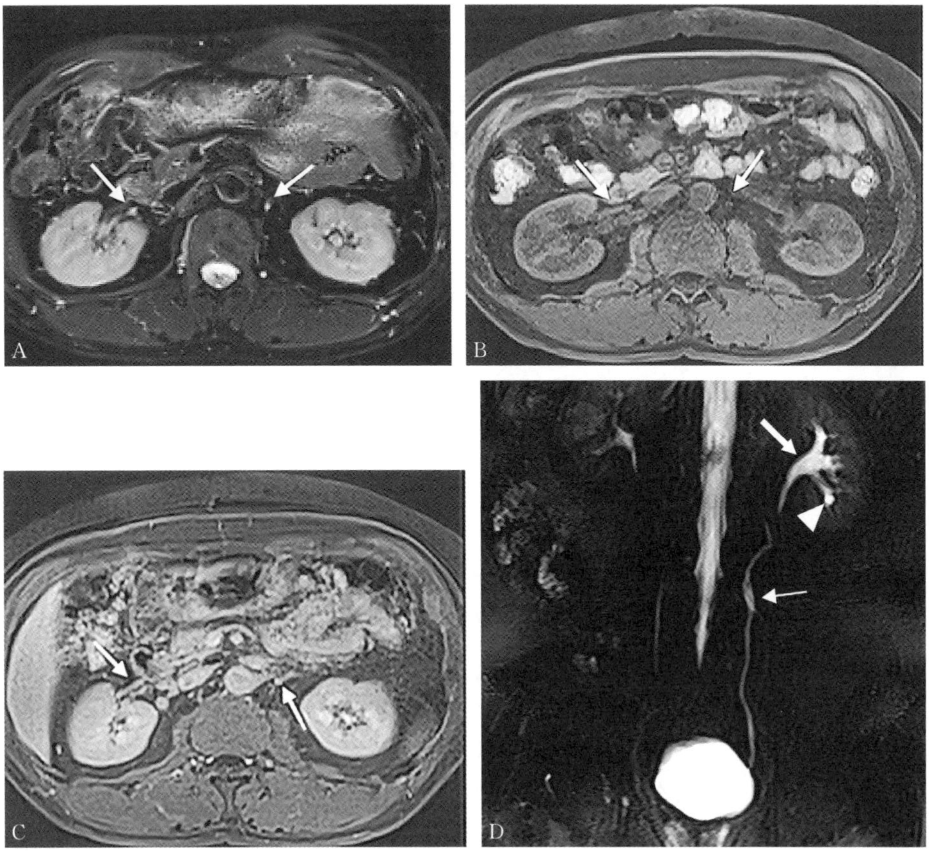

图 1-4 输尿管正常 MRI 表现

注：患者，男性，52 岁。横断位 T_2WI FS(A)输尿管呈微小等稍高信号(箭)；横断位 T_1WI FS(B)呈等信号(箭)；横断位增强延迟期(C)见输尿管内少许对比剂，呈稍高信号(箭)。另一患者的 MRU(D)示左侧肾盂(粗箭)、肾盏(箭头)及输尿管(细箭)轻度扩张积水。右侧输尿管断续显影，正常无扩张的输尿管显影纤细或不显影，MRU 同时可显示明显高信号的脊髓腔及膀胱。

信号，DWI 上表现为中等偏低信号。正常情况下黏膜层及黏膜下层不显示，但在黏膜下水肿时，该层在 T_2WI 上表现为高于固有肌层的高信号，略低于尿液信号。尿液在 T_1WI 上呈低信号，T_2WI 上呈高信号，DWI 上为偏高信号。与膀胱壁相比，在 T_1WI 上膀胱壁信号较尿液稍高，T_2WI 上膀胱壁信号明显低于尿液。增强扫描黏膜层、黏膜下层呈现早期强化，逼尿肌则在延迟期才强化。膀胱周围为耻骨后间隙的脂肪，T_2WI 上呈高信号。

需要注意的是，膀胱内常出现的伪影有化学位移伪影及尿液震动伪影。因膀胱内尿液与膀胱周围的脂肪组织对比会产生化学位移伪影，伪影通常出现在频率编码方向，表现为一侧膀胱壁低信号，一侧高信号，此时须注意勿把低信号带认为膀胱壁增厚。尿液震动伪影因尿液内电解质不均，膀胱过度充盈时会出现 T_2WI、DCE 或 DWI 上膀胱尿液内的低信号条片影，通常不影响对膀胱壁病变的判断。膀胱正常 MRI 表现如图 1-5、1-6 所示。

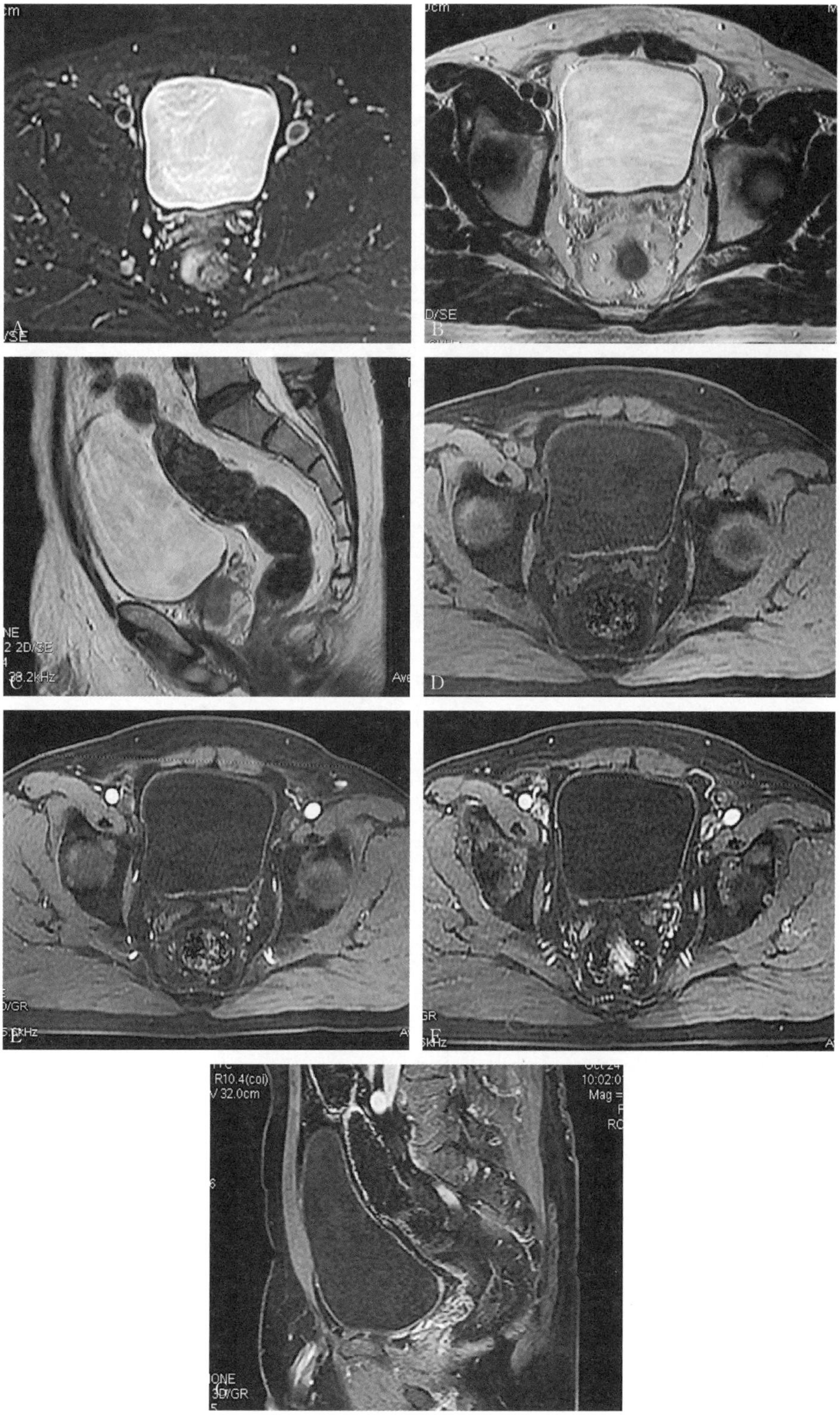

图 1－5　膀胱正常 MRI 表现(一)

注：横断位 T_2WI FS(A)、横断位和矢状位 T_2WI(B、C)显示膀胱壁低信号，尿液呈高信号，可见膀胱壁化学位移伪影及尿液震动伪影；横断位 T_1WI FS 平扫(D)、横断位增强动脉期和静脉期(E、F)及矢状位增强静脉期(G)显示膀胱壁光整、厚度均匀、中度强化。

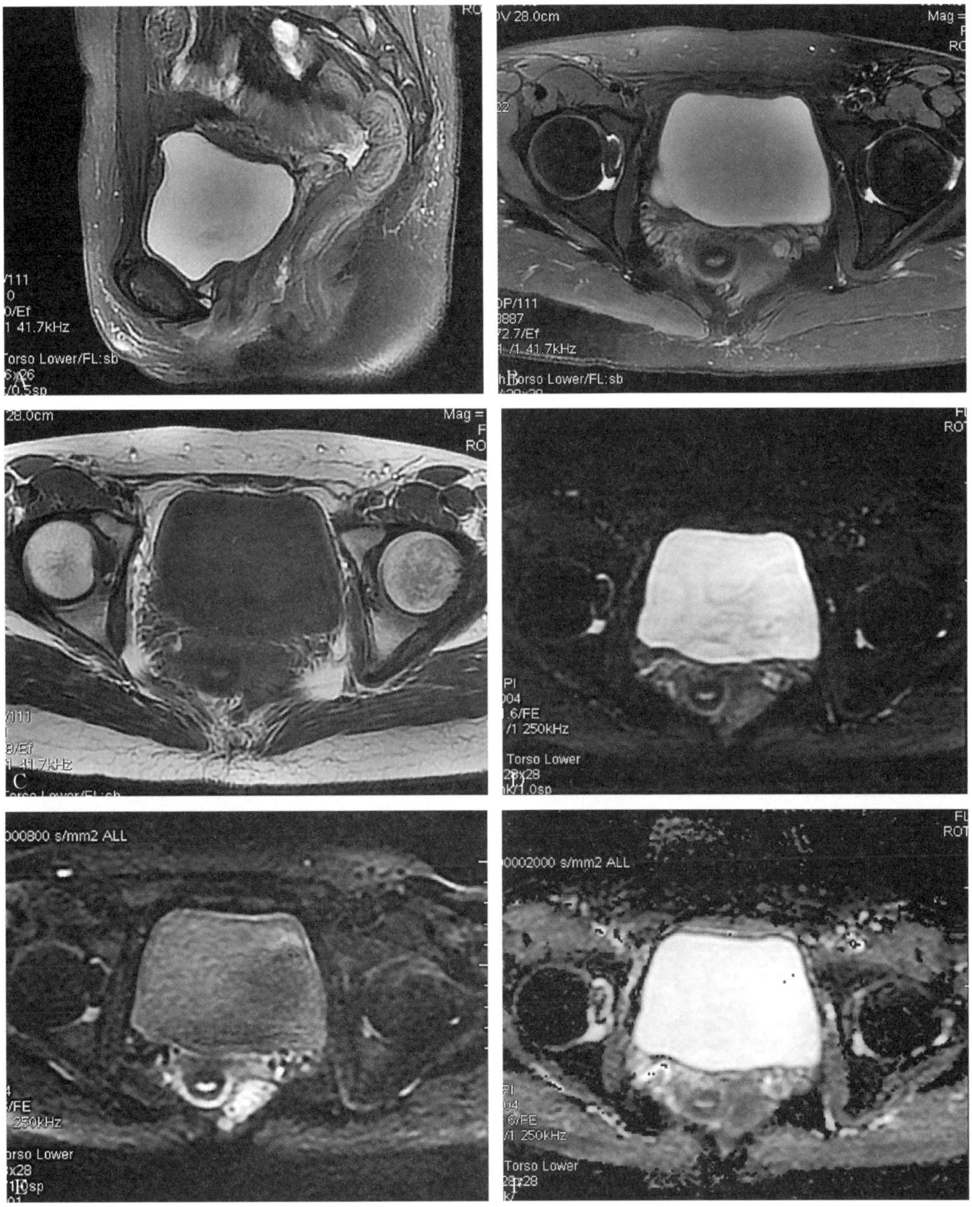

图 1-6　膀胱正常 MRI 表现(二)

注：矢状位 T_2WI(A)和横断位 T_2WI FS(B)显示膀胱壁低信号，尿液呈高信号；T_1WI(C)显示尿液呈低信号，膀胱壁信号稍高于尿液；DWI(D，$b=0\ s/mm^2$)显示尿液呈高信号；DWI(E，$b=800\ s/mm^2$)显示尿液呈中等信号，并有震动伪影，膀胱壁呈稍高信号；ADC 图(F)显示尿液呈均匀高信号。

(丁玉芹　阳青松　李　青　朱柳红　刘　豪　汪禾青　周建军　强金伟)

参考文献

[1] 王良,LI Q B, HEBERT A V. 膀胱影像报告和数据系统解读[J]. 中华放射学杂志,2019,53(3):164-169.

[2] 杨友法. 精编临床泌尿外科学[M]. 上海:上海交通大学出版社,2018.

[3] 周康荣,陈祖望. 体部磁共振成像[M]. 上海:复旦大学出版社,2010.

[4] DOGRA V, MACLENNAN G T, TURGUT A T, et al. Genitourinary radiology: kidney, bladder and urethra: the pathologic basis [M]. New York: Springer, 2008.

[5] GRENIER N, MERVILLE P, COMBE C. Radiologic imaging of the renal parenchyma structure and function [J]. Nat Rev Nephrol, 2016,12:348-359.

[6] HUANG L, KONG Q, LIU Z, et al. The diagnostic value of MR imaging in differentiating T staging of bladder cancer: a meta-analysis [J]. Radiology, 2018, 286(2):502-511.

[7] PANEBIANCO V, NARUMI Y, ALTUN E, et al. Multiparametric magnetic resonance imaging for bladder cancer: development of VI-RADS (vesical imaging-reporting and data system) [J]. Eur Urol, 2018,74(3):294-306.

2 肾脏病变

2.1 肾脏正常变异及先天性异常

2.1.1 肾正常变异

肾脏良性变异通常包括 Bertin 柱增生、胚胎分叶和驼峰样隆起，须正确识别，以免与病变混淆。Bertin 柱增生为肾柱明显增粗肥大，有时被误诊为肾脏肿瘤。MRI 多期增强扫描显示增生 Bertin 柱始终和肾皮质同步强化，皮质期显示皮髓质呈不同程度强化，实质期信号均匀（图 2－1）。肾胚胎分叶使肾脏轮廓呈分叶状，大小正常，

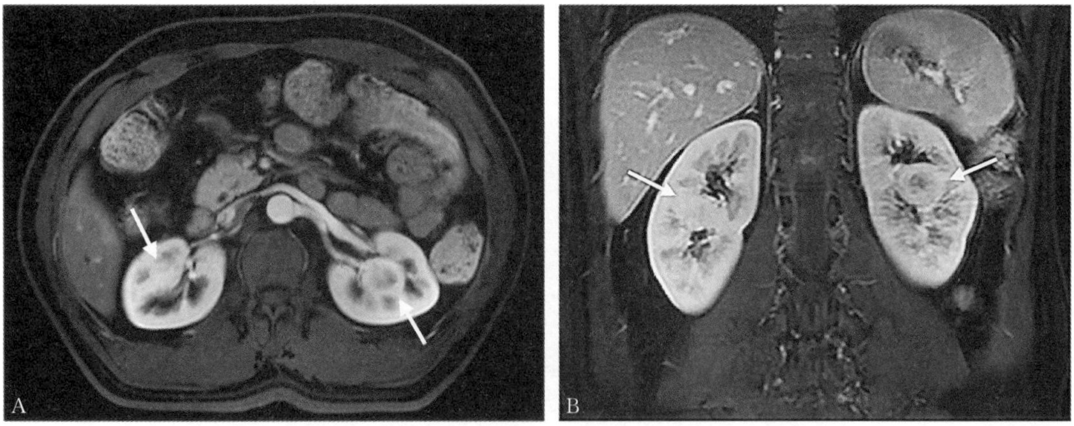

图 2-1 Bertin 柱增生

注：患者，女性，65 岁，偶然发现两侧肾柱明显增粗肥大。横断位增强皮质期(A)和冠状位实质期(B)示肾柱和肾皮质同步强化(箭)。

以冠状位显示较好(图 2-2)。肾驼峰样隆起多见于左肾上极前外侧，呈局限性弧形隆起(图 2-3)。这 3 种变异均为肾轮廓的改变，肾胚胎分叶和肾驼峰样隆起在 T_1WI 平扫或增强后皮质期也可显示正常皮髓质分界，可以明确诊断。

2.1.2 肾先天性异常

在胚胎学上，肾脏起源于后肾胚芽，输尿管芽起源于中肾管，形成肾脏集合系统和输尿管。肾脏在胚胎发育早期正常情况下从盆腔向上并且旋转，当这一过程发生紊乱时即可导致先天异常。

(1) 肾未发育和发育不良

肾未发育通常为单侧，发病率为 0.01%～0.02%，因双侧未发育者不可能存活。肾发育不良是肾单位数量的减少和形态的变异，肾实质可被大小不一的囊肿取代。MRI 可显示肾窝内或盆腔内小肾结构(侏儒肾)和发育不良的肾血管，对侧肾常有代偿性肥大(图 2-4)。MRU 显示肾盏数量少，肾盂输尿管小。多囊性肾发育不良，MRI 扫描表现为一侧肾区大小不等的水样信号囊肿，有薄厚不一的分隔，可伴发育不良肾结构，增强无强化，对侧肾和输尿管可正常。

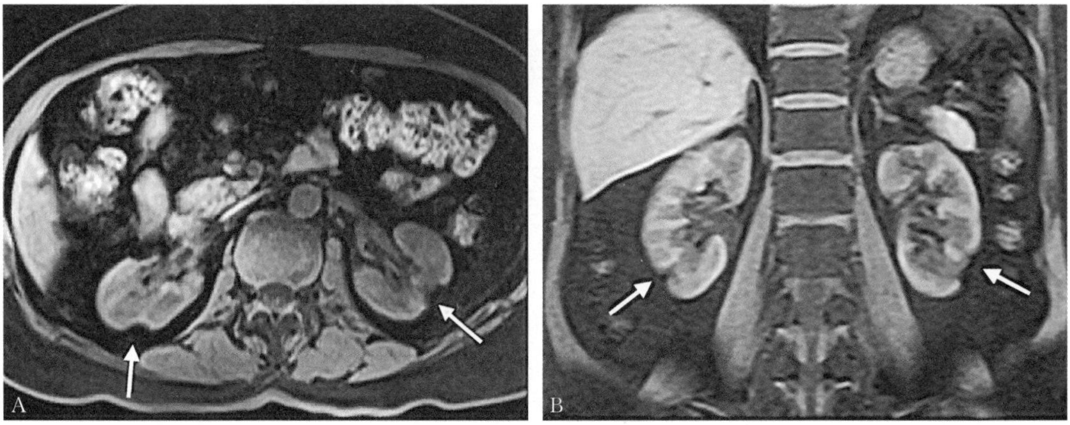

图 2-2 肾胚胎分叶

注：患者，女性，70 岁，偶然发现肾胚胎分叶。横断位和冠状位 T_1WI FS 平扫(A、B)示两肾包膜不平滑，局部呈分叶状，可见深浅不一的肾叶切迹，呈花瓣样(箭)。

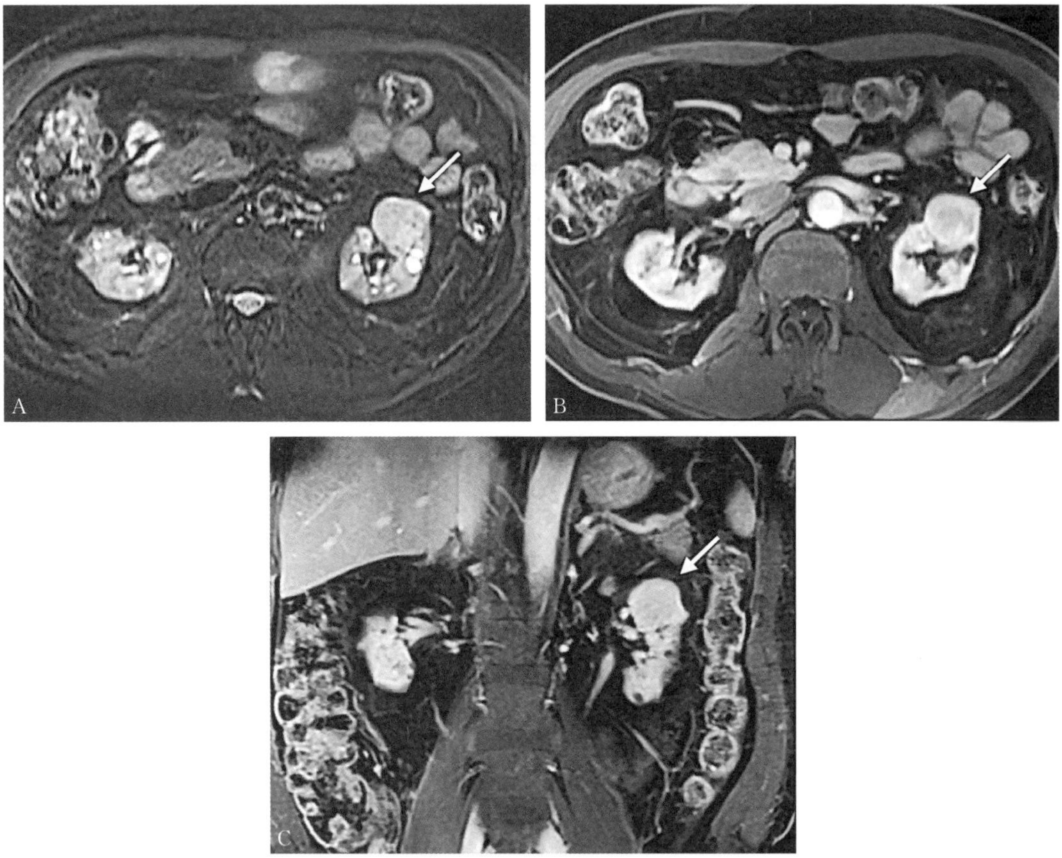

图 2-3 肾驼峰样隆起

注：患者，女性，72 岁，偶然发现肾正常变异。横断位 T_2WI FS(A)、增强皮质期(B)和冠状位实质期(C)显示左肾上极前外侧呈局限性弧形隆起，信号与正常肾实质相同(箭)，易与肿瘤混淆。

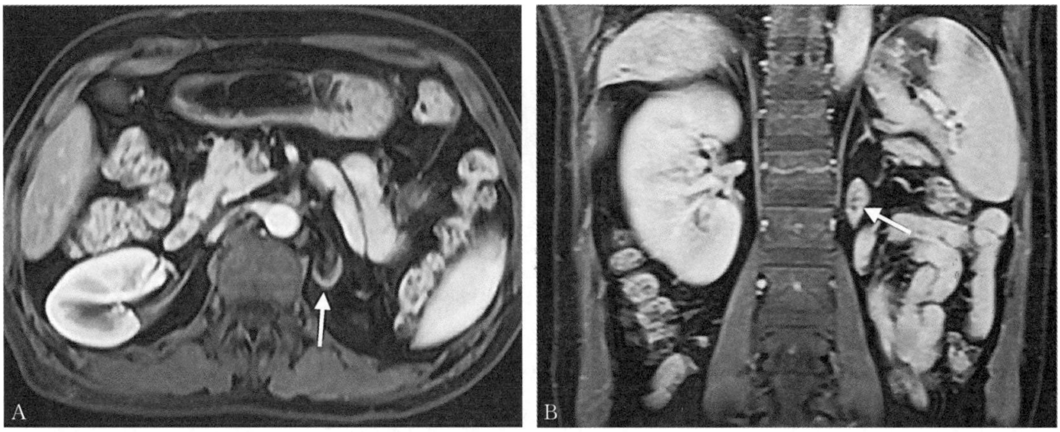

图 2-4 左肾发育不良

注：患者，男性，30 岁，体检发现左肾发育不良。横断位(A)和冠状位(B) T_1WI FS 增强示左肾窝内的小肾结构(侏儒肾)，皮质较薄，髓质较小而显示不清(箭)，右肾代偿性肥大。

（2）孤立肾

胚胎早期一侧生肾组织及输尿管芽不发育。MRI特点：显示一侧无肾，孤立肾代偿性肥大（图2－5），注意与肾发育不全及肾萎缩鉴别，后者肾窝内或盆腔内有小肾结构（侏儒肾）和发育不良的肾血管。

（3）异位肾

女性多见，为胎儿期肾脏自盆腔上升过程中的发育障碍，未能到达肾窝，多位于髂窝内或腰部，称为盆肾、髂肾；过中线至对侧称为交叉异位肾。如肾经横膈孔过度上升至胸内，则形成胸内异位肾。异位肾多伴有发育不良，最常伴肾旋转不良、输尿管长度异常及膀胱输尿管反流等。MRI扫描显示异位肾的关键是保证足够大的扫描范围（图2－6）。

（4）游走肾

肾脏位置不固定，其输尿管长度及血管均正常。游走肾可位于同侧腹部或对侧肾窝以外的位置，可旋转。

（5）融合肾

胚胎发育早期，肾胚在上升过程中发生融合，常合并旋转或交叉异常，最常见的是马蹄肾。女性较男性多，易合并结石、积水和感染。MRI特点：双肾下极越过中线，以实质或纤维性组织相连（图2－7）。冠状面可见拉长的下肾盏结构，可见到起自主动脉较低水平的多支供血动脉及其他畸形。

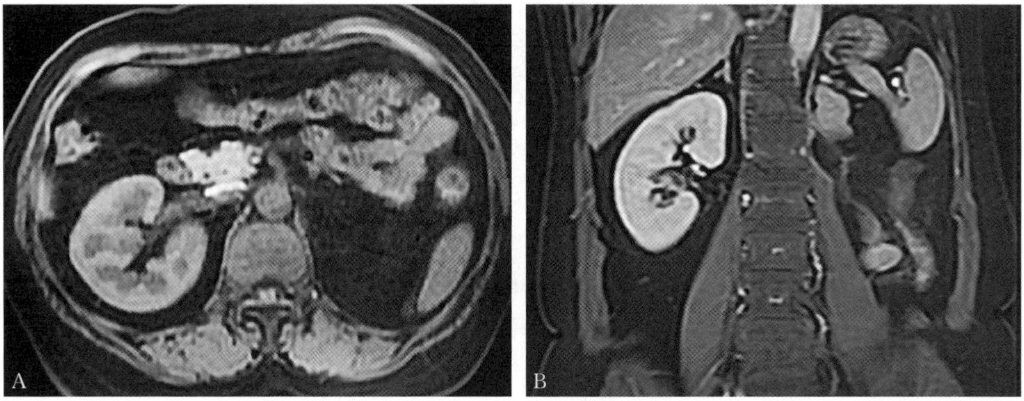

图2－5　右侧孤立肾

注：患者，女性，55岁，检查偶然发现。横断位和冠状位 T_1WI FS增强实质期（A、B）示肾窝内未见左肾结构，右肾代偿性增大。

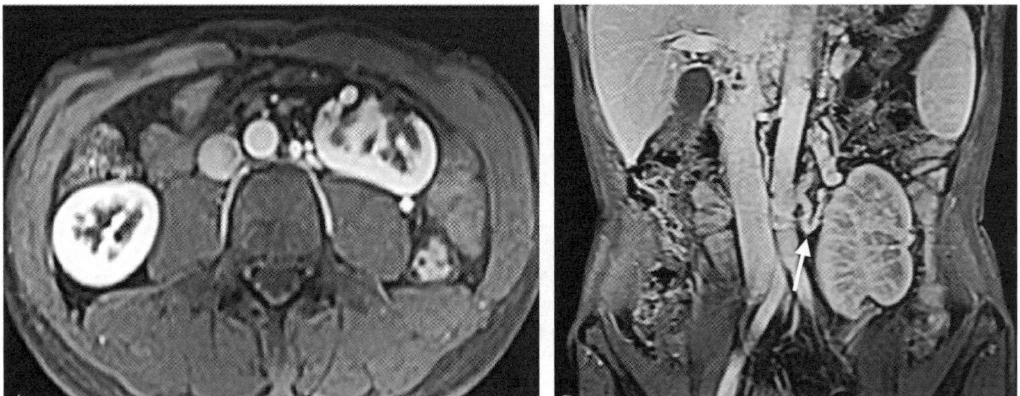

图2－6　左侧异位肾

注：患者，男性，45岁，检查发现。横断位 T_1WI FS增强皮质期（A）示左肾位于下腹部，肾门位于前方，右肾位置正常；冠状位增强实质期（B）示左肾动脉开口位置低（箭）。

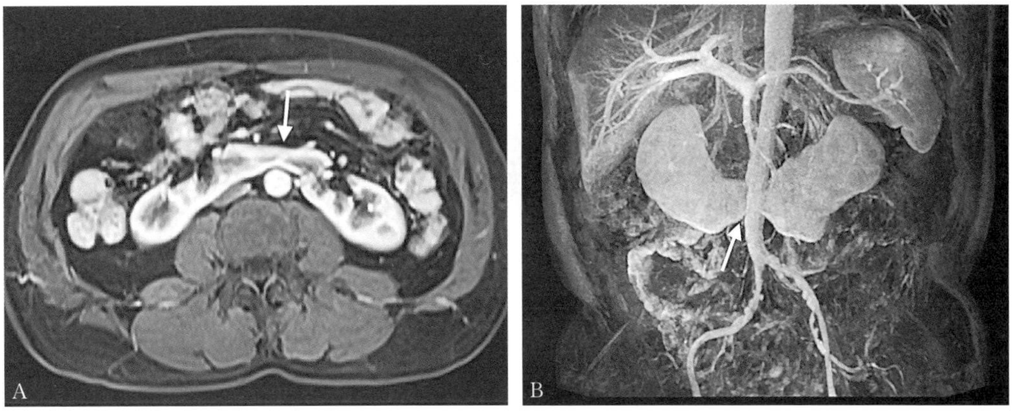

图 2-7 马蹄肾

注：患者，男性，58 岁，检查偶然发现。横断位增强皮质期(A)示双肾下极融合，呈马蹄状改变(箭)；冠状位 MIP 重建(B)更直观显示马蹄状双肾及融合的肾下极(箭)。

(6) 额外肾

额外肾少见，通常为 3 个，大多位于下腹部盆腔内，偶尔可见 4 个。

(7) 肾输尿管重复畸形

属于泌尿系统常见的先天畸形，分为完全性和不完全性。双重肾盂肾盏于肾盂输尿管连接处之前融合，称为双肾盂畸形(图 2-8A)；双重输尿管于肾盂输尿管连接处之后、进入膀胱输尿管开口之前融合称为双输尿管畸形(图 2-8B)；双重输尿管独立开口于膀胱或外阴前庭、阴道等处称为完全性双输尿管畸形(图 2-9)。可为单侧，亦可双侧，单侧较双侧者多，右侧较左侧多约 4 倍，女性较男性多。患者可无症状，亦可伴有肾积水、输尿管狭窄或梗阻、尿路感染等。输尿管异位开口的患者可有遗尿史。MRI 的冠状位成像较 CT 横断位有明显优势，重复肾的上方部分易发生囊变、感染和肿瘤。如重复肾和输尿管扩张积水，采用 MRU 检查是最佳的选择。

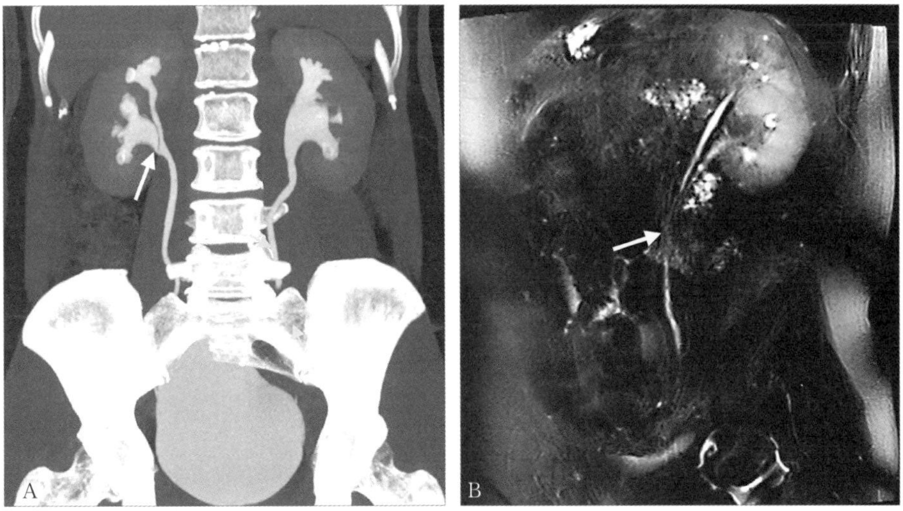

图 2-8 肾盂及输尿管重复畸形

注：患者，女性，54 岁，检查偶然发现。CTU 排泄期 MIP 重建(A)示右肾盂畸形，双重肾盂肾盏于肾盂输尿管连接处之前融合(箭为汇合处)。患者，男性，45 岁，检查发现。MRU(B)示左输尿管重复畸形，左侧重复输尿管于输尿管上段融合(箭为汇合处)。

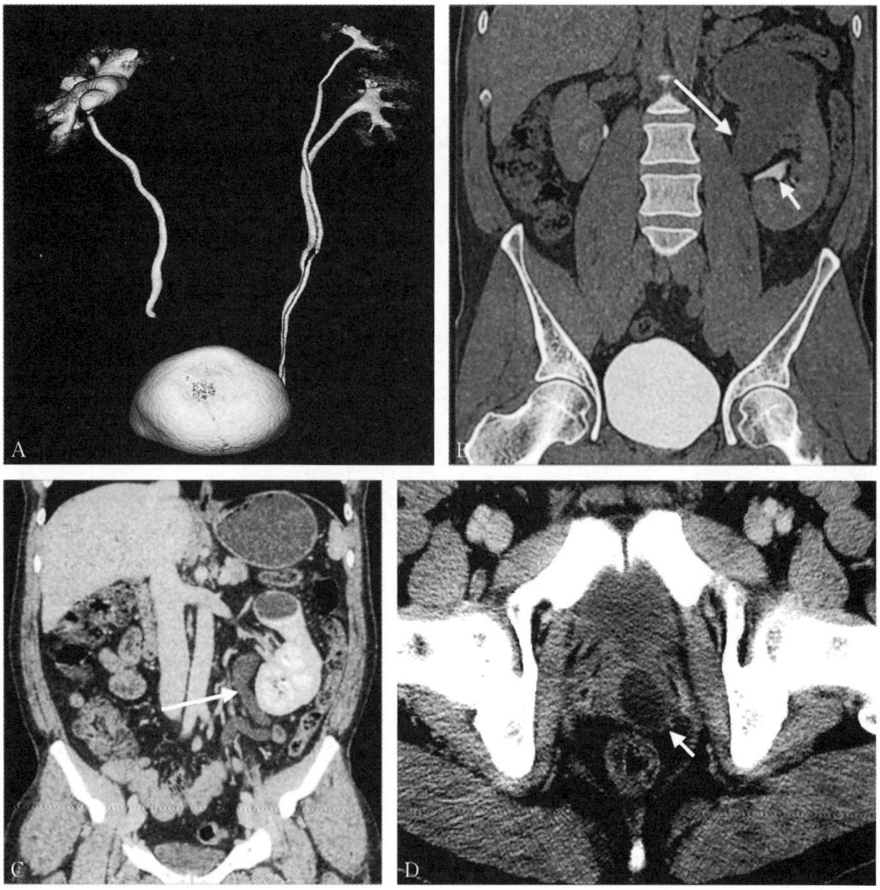

图 2-9　完全性输尿管重复畸形

注：患者，男性，60 岁，偶然发现。CTU 排泄期 VR 重建（A）示左侧双重输尿管独立开口于膀胱。患者，男性，35 岁，因腹胀检查发现。CTU 排泄期（B）示左侧双重肾盂显影，左上肾盂扩张积水，未见明显对比剂显影（长箭）；下肾盂正常，见对比剂显影（短箭）；实质期冠状位（C）和横断位（D）示迂曲扩张输尿管（长箭）开口于前列腺尿道部（短箭）。

（8）肾旋转异常

正常的肾脏位于肾窝中，肾盏朝向侧壁，肾盂开口向中线内侧，否则称之为旋转异常。由肾脏在胚胎发育过程中发生的旋转不足或过度所致，男女发病率之比约 2∶1，左右侧肾脏无差异，可单侧或双侧同时发生。肾旋转异常不产生特异症状，但过多的纤维组织包绕肾盂输尿管连接部和上段输尿管，以及附加的血管压迫可引起尿路梗阻，出现肾积水或间歇性肾绞痛，也可出现血尿、尿路感染和结石。一般分为 4 型：①腹侧旋转（旋转缺如）；②腹中向旋转（不完全旋转）；③侧向旋转（向反旋转）；④背向旋转（过度旋转）。MRI 特点：常见肾脏形态异常，肾门方向偏前或偏后，肾实质未见异常信号灶（图 2-10）。

2.2　肾脏囊性病变

肾囊性病变很常见，可以分为局灶性、多发性和感染性。局灶性囊性病变中包括肾肿瘤囊变、低度恶性潜能多房囊性肾肿瘤、囊性肾瘤、混合性上皮间质肿瘤等，将在“肾细胞癌”和“肾脏良性肿瘤”章节介绍。多发性囊性病变可以分为获得性和遗传性；获得性囊性病变包括获得性囊性肾病、多囊性肾发育不良、肾小球囊肿病等；遗传性囊性肾病包括常染色体显性多囊肾、von Hippel-Lindau 综合征和结节性硬化等。感染性囊性病变将在“肾脏炎症性病变”章节介绍。

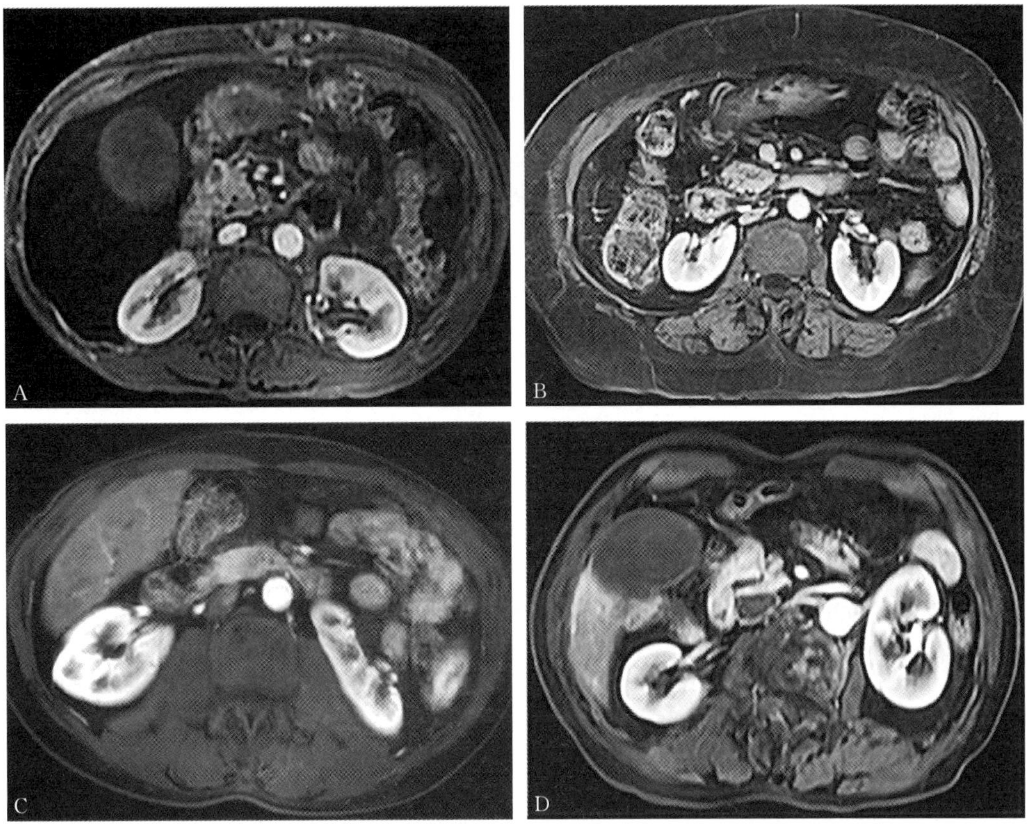

图 2-10 肾旋转不良

注：A～D 为 4 例不同患者，均偶然发现。横断位 T_1WI FS 增强皮质期分别显示左侧肾门向腹内侧旋转(A)；两侧肾门向腹侧旋转(B)；左侧肾门向腹前外侧旋转(C)；左侧肾门向腹外侧旋转(D)。

Bosniak 肾脏囊性病变分级是目前临床处理肾脏囊性病变的准则，于 1986 年首次提出，根据病变的密度、强化程度、是否有分隔及钙化等 CT 影像特征，将肾脏囊性病变分为 4 级。2019 年，Silverman 等建议增加 MRI 特征评估肾脏囊性病变。新的分类标准如表 2-1 所示。

表 2-1 肾脏囊性病变 Bosniak 分级(2019 版)

分级	CT 表现	MRI 表现	处理原则
Ⅰ	边界清晰，壁薄(≤2 mm)而光滑；均匀单纯液体密度(-9～20 HU)；无分隔或钙化；囊壁可有强化	边界清晰，壁薄(≤2 mm)而光滑；均匀单纯液体信号(类似脑脊液)；无分隔或钙化；囊壁可有强化	单纯囊肿，良性，不需要任何处理
Ⅱ	6 种类型，所有均囊壁薄(≤2 mm)而光滑。①囊性灶伴有细(≤2 mm)而少(1～3 个)的分隔；分隔和囊壁可有强化；可伴有钙化。②CT 平扫上的均匀高密度灶(≥70 HU)。③CT 扫描均匀无强化灶(>20 HU)，可伴有钙化。④CT 平扫密度均匀灶(-9～20 HU)。⑤CT 实质期均匀密度灶(21～30 HU)。⑥无法定性的密度均匀的低密度小病灶	3 种类型，所有均囊壁薄(≤2 mm)而光滑。①囊性灶伴有细(≤2 mm)而少(1～3 个)的有强化的分隔；任何无强化的分隔；可伴有钙化。②平扫 T_2WI 序列上呈均匀明显高信号(类似脑脊液)。③平扫 T_1WI 序列上明显均匀高信号(约高于正常肾实质信号 2.5 倍)	轻度复杂囊肿，良性，不需要任何处理

续 表

分级	CT 表现	MRI 表现	处理原则
ⅡF	囊性灶伴有轻度增厚(3 mm)且有强化的囊壁;或者光滑、轻度增厚(3 mm)的 1 个或多个有强化的分隔;或者多个(≥4)纤细(≤2 mm)、光滑、有强化的分隔	2 种类型:①囊性灶伴有光滑、轻度增厚、有强化的囊壁,或者多个(≥4)光滑、纤细(≤2 mm)、有强化的分隔;②平扫 T_1WI 抑脂序列上不均匀高信号囊性灶	随诊至 5 年,部分为恶性
Ⅲ	囊壁或分隔增厚(≥4 mm)或不规则(向外凸出≤3 mm,边缘圆钝)	囊壁或分隔增厚(≥4 mm)或不规则(向外凸出≤3 mm,边缘圆钝)	手术或积极随访,超过 50%为恶性
Ⅳ	1 个或多个强化结节(≥4 mm,向外凸出,边缘圆钝)或任何大小向外凸出的边缘锐利结节	1 个或多个强化结节(≥4 mm,向外凸出,边缘圆钝)或任何大小的向外凸出的边缘锐利的结节	手术,恶性

2.2.1 局灶性囊性病变

(1) 单纯性肾囊肿

单纯性肾囊肿(simple cyst)是一种常见的多位于肾皮质内的良性囊性病变。据文献报道,在 55 岁以上的人群中,50%以上患有肾囊肿,且随着年龄增长,其患病率不断增高。肾囊肿常多发,大小不一,囊肿增大可推移肾包膜致腰部疼痛。病理上肾囊肿呈圆形,囊壁非薄光整,内衬单层上皮,内含清亮透明浆液。MRI 表现为单发或多发圆形囊性病灶,T_1WI 呈低信号,T_2WI 呈高信号,信号均匀,增强扫描无强化(图 2-11)。

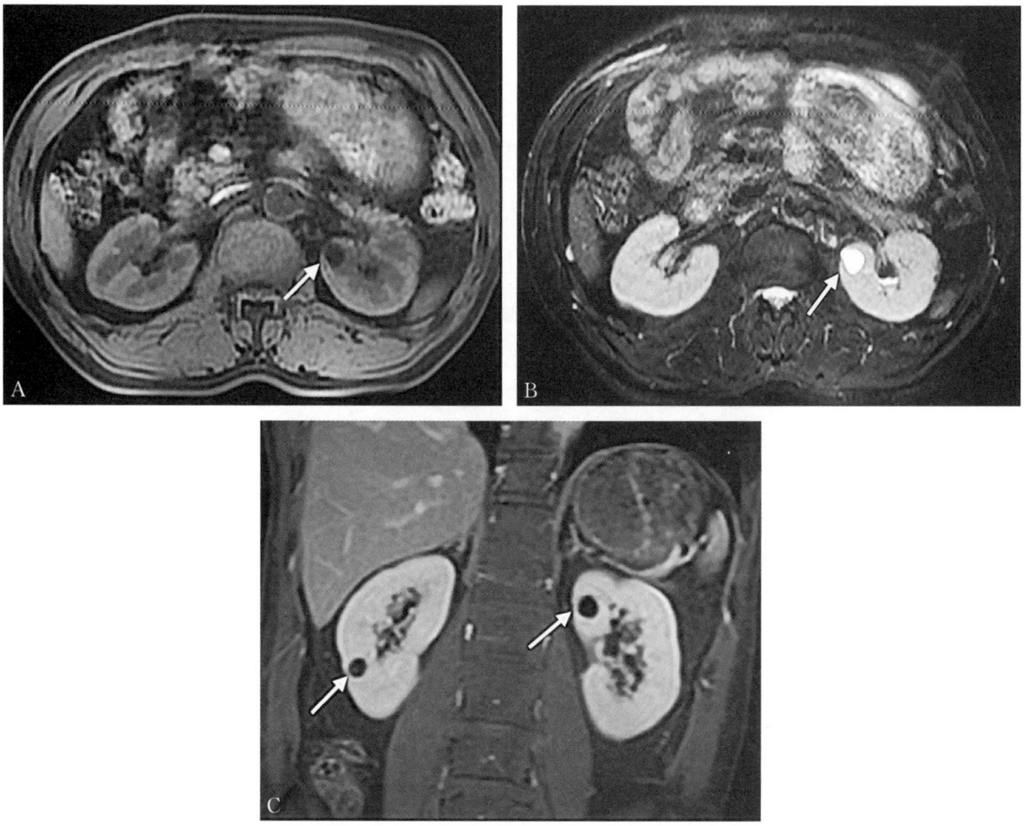

图 2-11 单纯性肾囊肿(Bosniak Ⅰ)

注:患者,男性,67 岁,体检发现。横断位 T_1WI FS(A)示左肾囊肿呈均匀低信号(箭);T_2WI FS(B)示囊肿呈均匀高信号(箭);冠状位增强实质期(C)示双肾囊肿无强化,呈均匀低信号,轮廓光滑(箭)。

（2）复杂性肾囊肿

肾囊肿内含有血液、高蛋白囊液、脓液、间隔或钙化等可称为复杂性肾囊肿(complicated cyst)。

1）出血性囊肿：MRI检查对出血性病变具有高度敏感性。随着出血时间的演变，MRI信号特征也不断变化。急性期(＜7 d)出血性囊肿通常在 T_1WI上呈等信号或稍低信号，T_2WI呈低信号，此时血液的主要成分是细胞内的脱氧血红蛋白。由于大部分出血性囊肿在检查时常处于出血的亚急性期(7～14 d)，因而在 T_1WI和 T_2WI上均呈高信号，此时血液的主要成分是细胞外的正铁血红蛋白。慢性期(＞14 d)出血性囊肿表现为 T_1WI低信号，T_2WI呈高信号或低信号，低信号由细胞外含铁血黄素沉着引起。急性期出血CT敏感性高，呈明显高密度，而陈旧出血则为低密度，CT检查和MRI检查相结合有助于正确诊断(图2-12、2-13)。即使CT和MRI联合检查，出血性囊肿依然可能被误诊为肾癌。

2）高蛋白囊肿：肾囊肿内高蛋白液主要由大量血红蛋白、角蛋白形成，还可由于炎性反应而使血管通透性增加，致使一些大分子蛋白质渗出，囊内蛋白浓度升高并以絮状凝固体形式与囊液均匀混合。当蛋白浓度＜100 000 mg/L时，T_1WI为低信号，T_2WI为高信号；当蛋白浓度在100 000～170 000 mg/L时，T_1WI、T_2WI均为高信号；当蛋白浓度＞170 000 mg/L时，T_1WI为高信号，T_2WI为低信号。囊壁薄，边缘光整，增强扫描后无强化(图2-14)。

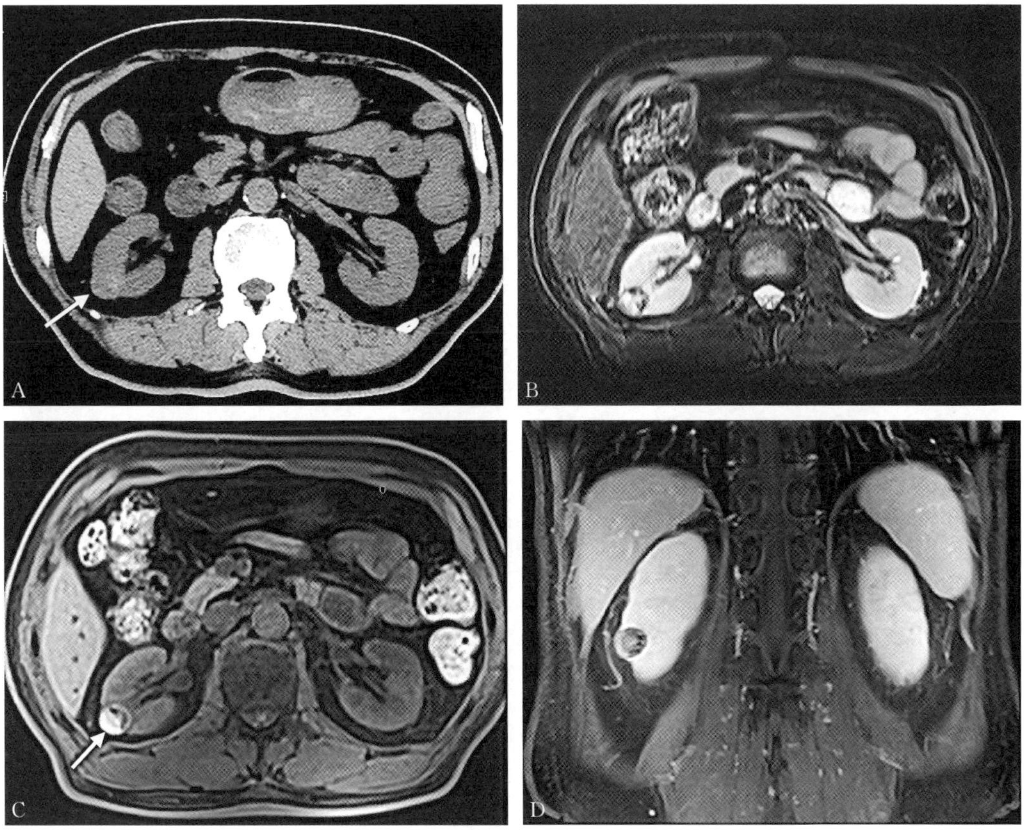

图2-12 出血性肾囊肿(Bosniak ⅡF)

注：患者，男性，60岁，体检偶然发现。CT平扫(A)示右肾类圆形等密度为主结节灶，周边呈不规则环状高密度(箭)；T_2WI FS(B)示病灶呈高低混杂信号，低信号区代表含铁血黄素沉着；T_1WI FS平扫(C)示病灶呈高等低混杂信号，高信号区代表出血(箭)；冠状位增强(D)示病灶无强化，边缘光整。

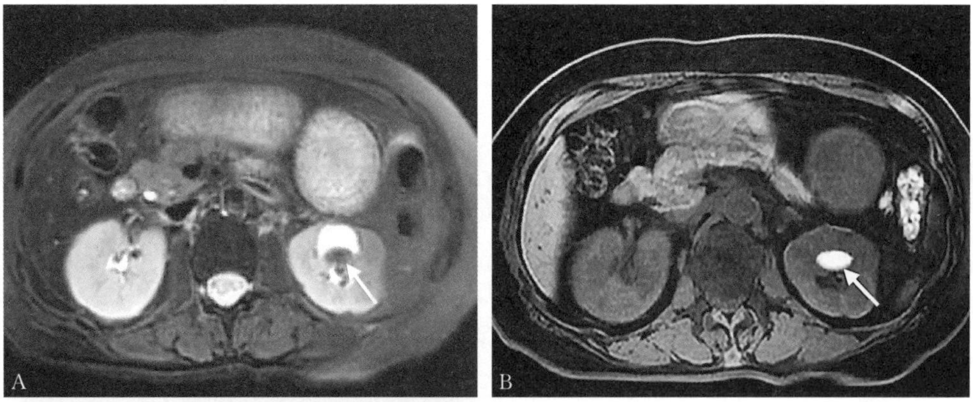

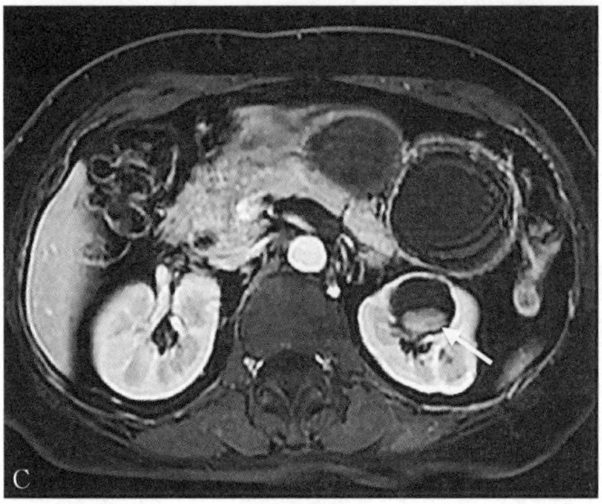

图 2－13　出血性肾囊肿

注:患者,女性,67 岁,体检发现。T_2WI FS(A)示左肾囊性占位,见分层样改变,上方为高信号囊液,下方为明显低信号出血区(箭);T_1WI FS 平扫(B)示病灶上方为低信号囊液,下方为明显高信号出血区(箭);增强皮质期(C)病灶内无强化,见分层现象(箭)。

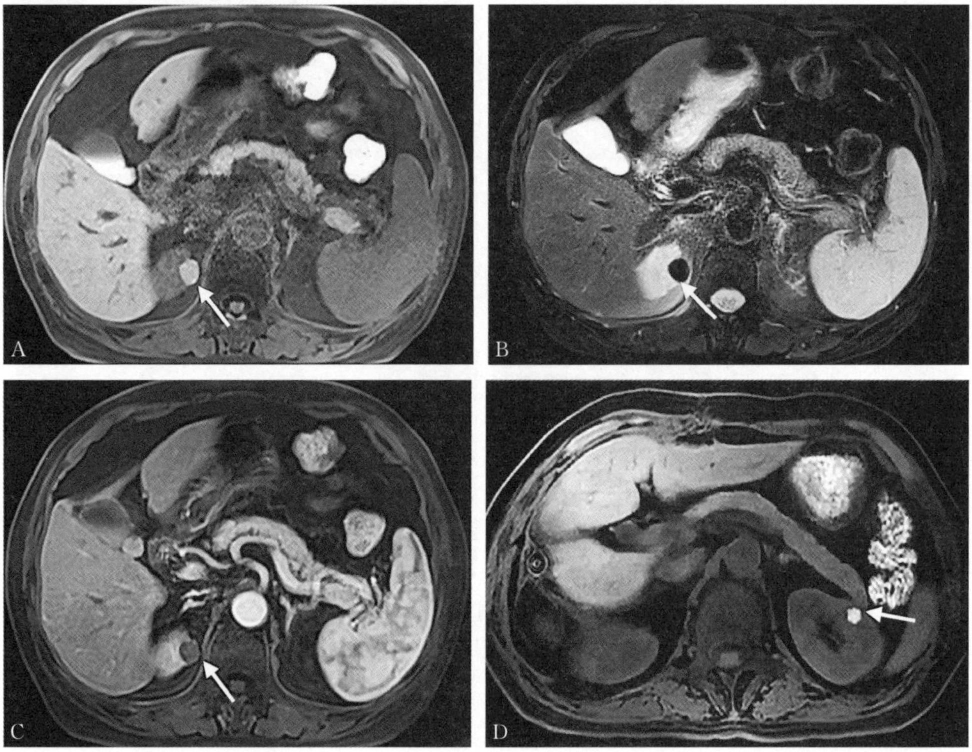

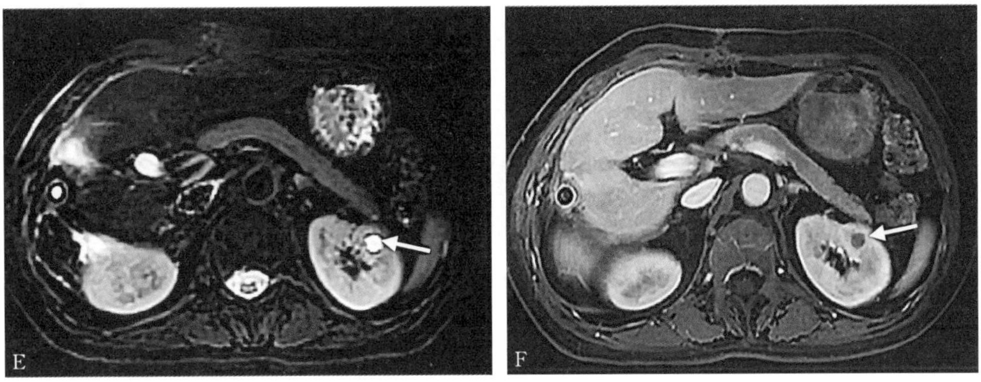

图 2-14 含蛋白肾囊肿

注：因肝脏病变检查偶然发现。患者 1 右肾上极囊肿呈 T_1WI FS 高信号（A）、T_2WI FS 低信号（B）；增强动脉期未见强化（C）（箭）。患者 2 左肾上部 T_1WI FS 和 T_2WI FS 高信号囊肿（D、E）；增强实质期未见强化（F）（箭）。

3）感染性囊肿：感染性囊肿壁增厚，边缘常欠清晰，囊肿内含炎性和少许血性成分。T_1WI 一般呈等信号或稍高信号，如含蛋白成分则信号可明显升高；T_2WI 呈高信号，信号不均匀。增强后囊肿壁可有不同程度强化（图 2-15）。有时难以确切地鉴别感染性囊肿和囊性肾肿瘤，需要结合病史及其他检查，并密切随访。

4）钙化性囊肿：出血和感染是囊肿钙化的主要原因，最常见钙化为周边钙化，其次是中央和周边并存钙化，单纯中央钙化最少见。钙化在常规 MRI 序列上一般呈低信号，增强后无强化，但是 MRI 对于细小的钙化难以显示（图 2-16）。CT 对钙化灶的显示更敏感，应作为钙化的首选检查。

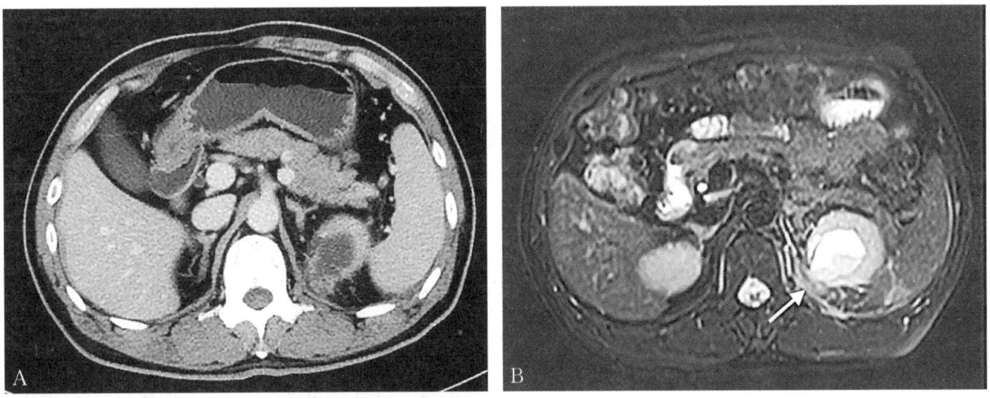

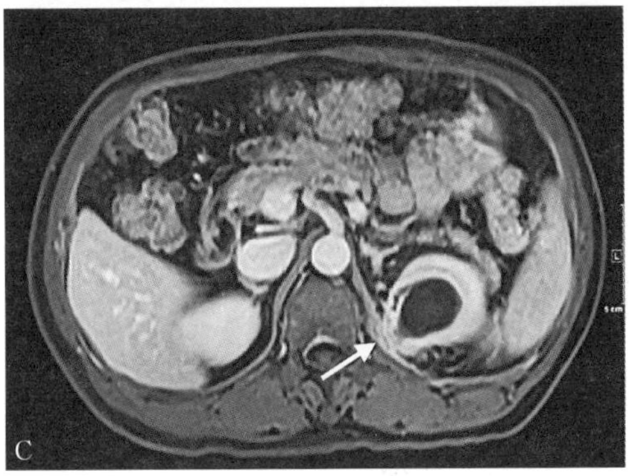

图 2-15 感染性肾囊肿

注：患者，男性，55 岁，反复发热半月余，尿白细胞＋＋。CT 增强扫描实质期（A）示左肾上极肾囊肿感染伴局部破溃，肾周脂肪间隙模糊；T_2WI FS（B）囊性部分呈明显高信号，其下方见等信号沉积物，囊壁呈低信号，囊壁局部中断，左侧肾周筋膜增厚粘连（箭）；增强扫描实质期（C）示囊壁增厚伴明显强化，边缘模糊（箭）。

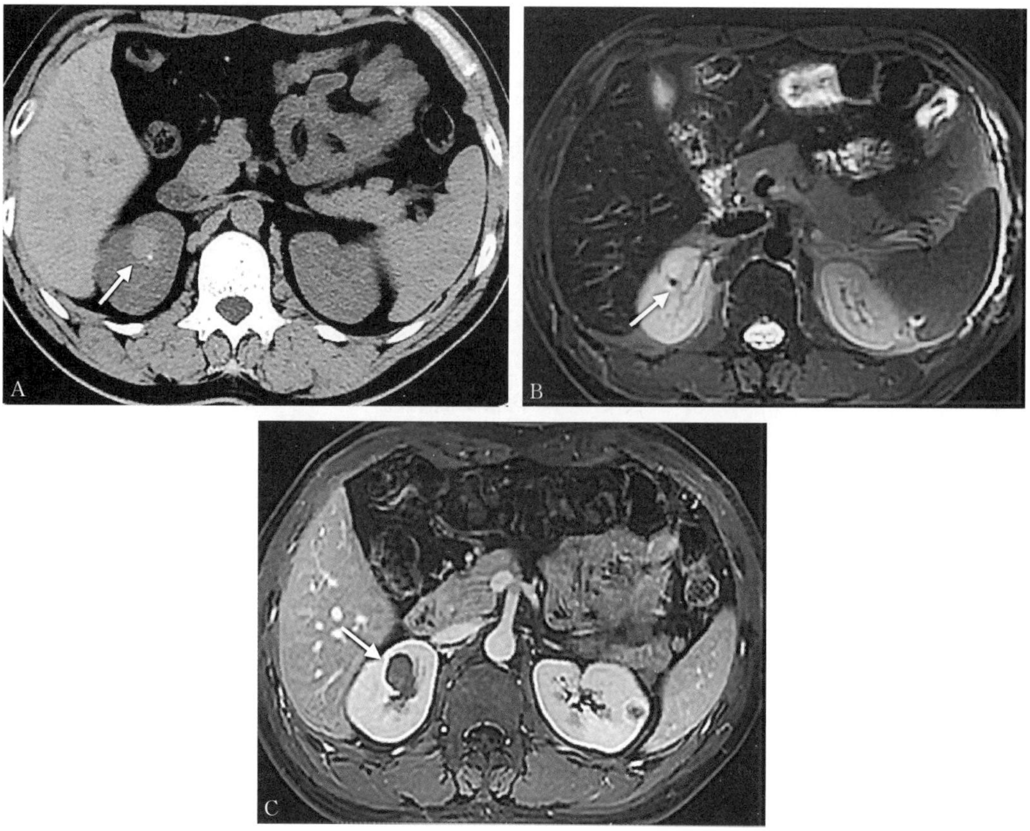

图 2－16　钙化性囊肿

注：患者，男性，35 岁，体检发现。CT 平扫(A)示右肾上极高密度囊性灶，囊壁见点状钙化(箭)；横断位 T_2WI FS(B)显示囊肿稍高信号，钙化区呈极低信号(箭)；增强实质期(C)示病灶无强化，部分囊壁明显强化(箭)，部分不显示。

5）分隔囊肿：囊肿内分隔的形成有多种原因，包括囊肿内出血和炎症引起的纤维条索和相邻囊肿间的交界边缘。囊壁薄(≤2 mm)而光滑，伴有细(≤2 mm)而少(1～3 个)有强化的分隔及任何无强化分隔的囊肿属于 2019 版 Bosniak Ⅱ(图 2－17)，囊性占位伴有多个(≥4)光滑纤细(≤2 mm)有强化的分隔属于 Bosniak ⅡF；囊壁或分隔增厚(≥4 mm)或不规则属于 Bosniak Ⅲ(图 2－18)，需要定期随访除外囊性肾肿瘤。

(3) 肾盂囊肿

根据囊肿起源的位置，肾盂囊肿(cysts of the renal pelvis)分为肾盂旁囊肿和肾窦囊肿。肾盂旁囊肿是肾皮质囊肿延伸至肾窦脂肪内，病理上囊壁为单层上皮细胞，通常为单肾单发病灶，但也可多发。大部分患者无临床症状，当肾盂旁囊肿压迫集合系统时，可导致肾盂积水。罕见情况下，如果肾盂旁囊肿压迫肾动脉，可导致高血压。肾盂旁囊肿也可发生感染和出血，导致血尿和疼痛。MRI 表现为单纯囊肿延伸至肾窦脂肪内，T_1WI 呈低信号，T_2WI 呈高信号，增强扫描后无强化(图 2－19)。

肾窦囊肿起源于肾门部淋巴管，也有描述为肾盂旁淋巴管瘤。一般无临床症状。通常为双侧肾窦多发小囊肿(图 2－20)，T_1WI 呈低信号，T_2WI 呈高信号，增强扫描后无强化，有时与肾盂积水难以鉴别，超声容易误诊为肾积水。当增强排泄期肾集合系统充满高信号对比剂时，有利于鉴别肾盂囊肿和肾积水。

(4) 肾盏憩室

肾盏憩室(pyelocalyceal diverticulum)是肾皮质内由尿液填充的腔隙，与肾集合系统沟通。病

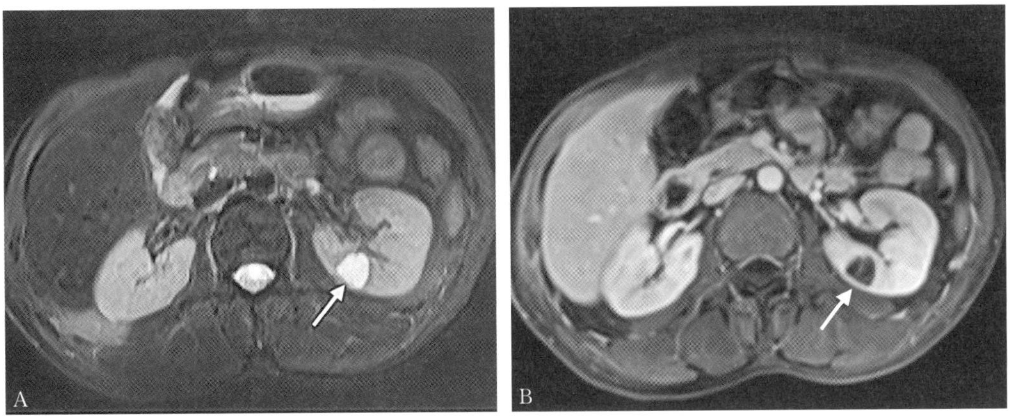

图 2-17 分隔囊肿（Bosniak Ⅱ）

注：患者，男性，49岁，体检发现。横断位 T_2WI FS（A）见左肾上极高信号囊性灶，内见低信号纤细分隔（箭）；增强实质期（B）囊内分隔轻度强化，分隔厚度＜2 mm，边缘光整（箭）。

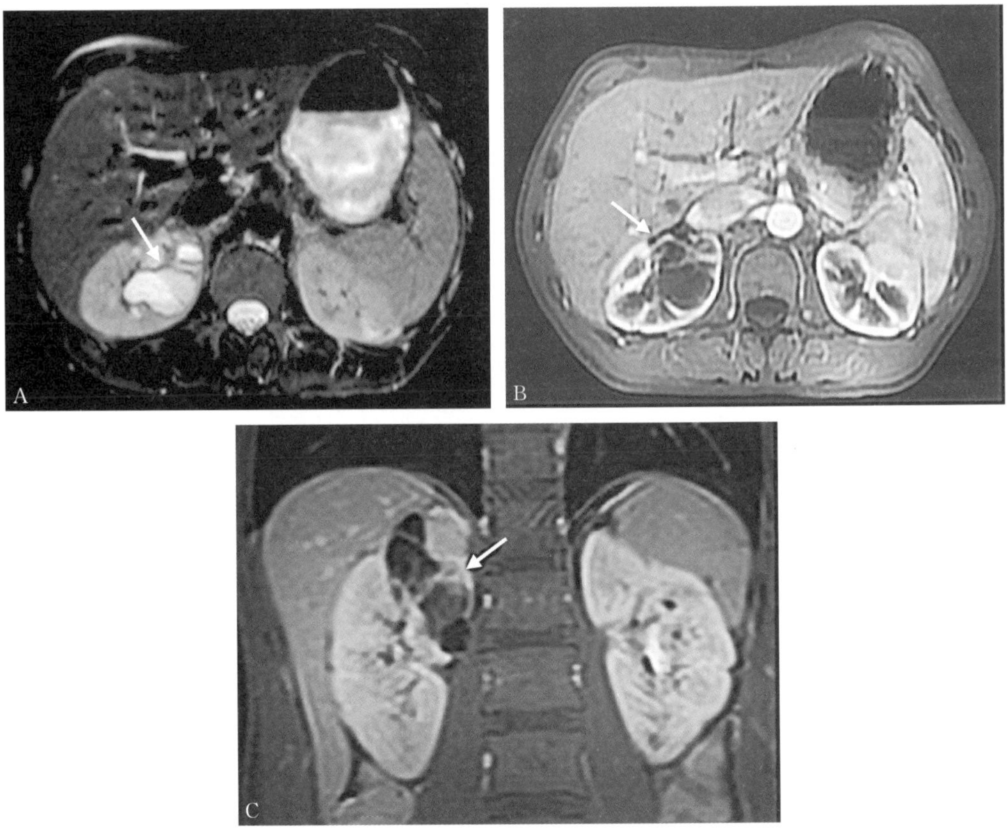

图 2-18 分隔囊肿（Bosniak Ⅲ）

注：患者，男性，34岁，体检发现。横断位 T_2WI FS（A）示右肾多房囊性占位，内见多发低信号分隔（箭），最厚处＞4 mm；增强皮质期（B）和排泄期（C）可见囊壁及分隔轻中度强化，局部不规则增厚（箭）。

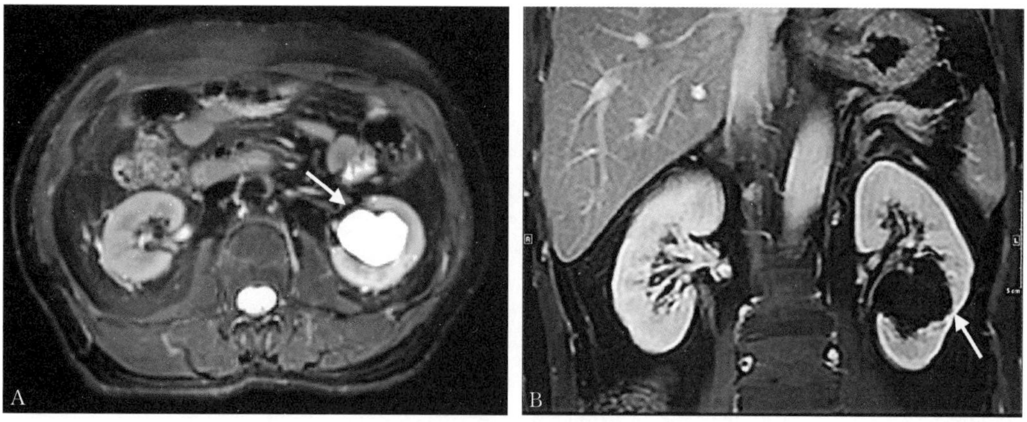

图 2-19　肾盂旁囊肿

注：患者，男性，70 岁，检查偶然发现。横断位 T_2WI FS(A)示左肾窦区高信号囊肿(箭)；冠状位增强实质期(B)显示囊肿位于肾盂下方，无强化，与集合系统不相通，局部肾实质萎缩(箭)。

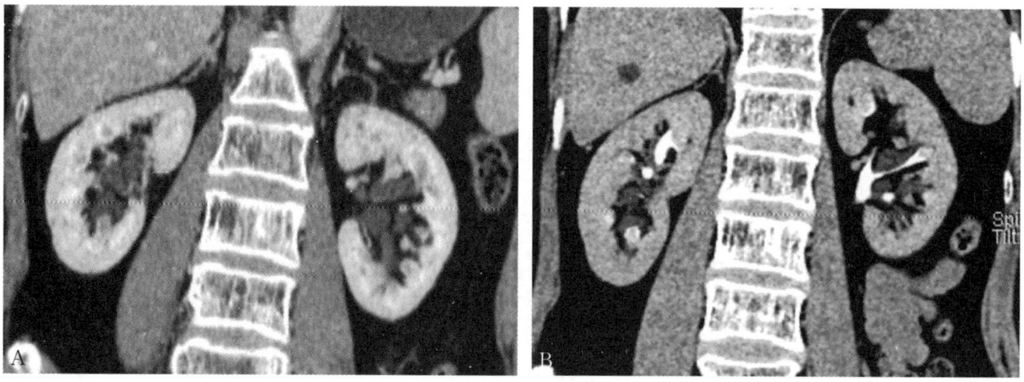

图 2-20　肾窦囊肿

注：患者，女性，58 岁。CT 增强冠状位实质期(A)示双侧肾窦多发囊性低密度灶，须与肾积水鉴别；排泄期(B)示集合系统内可见高密度对比剂，肾窦内可见多发囊性低密度灶。

理上囊壁为移行上皮，分为 2 种类型：Ⅰ型憩室最常见，常位于肾盏的杯口内，与肾小盏相连，以肾上极最为常见，体积通常较小，1 mm 至数厘米不等；Ⅱ型憩室与肾盂或邻近的肾大盏相连，多位于肾的中央部位，形状较大，且常有临床症状。肾盏憩室比较罕见，病因不清。多数学者认为肾盏憩室是先天性的，更多研究认为肾盏憩室由第 3 和第 4 对输尿管芽退化失败所致。少部分肾盏憩室可能是获得性的，由结石梗阻或感染所致。50%的肾盏憩室合并结石和钙乳症。

不含结石的肾盏憩室 MRI 表现与单纯囊肿类似，T_1WI 呈低信号，T_2WI 呈高信号，增强排泄期由于与集合系统沟通，囊内可见对比剂渐进性充填，有时可见对比剂分层现象(图 2-21)。

2.2.2　获得性囊性病变

(1) 获得性囊性肾病

获得性囊性肾病(acquired cystic kidney disease)是指终末期肾病患者形成的肾囊肿，每个肾脏至少有 3 个以上病灶，体积通常较小，直径 0.5～3 cm。8%～13%的终末期肾病患者在透析之前已形成肾囊肿，随着透析时间的延长，发生肾囊肿的概率增高。男女比例 3∶1。发病原因被认为是周围组织受破坏而导致正常肾单位代偿性增

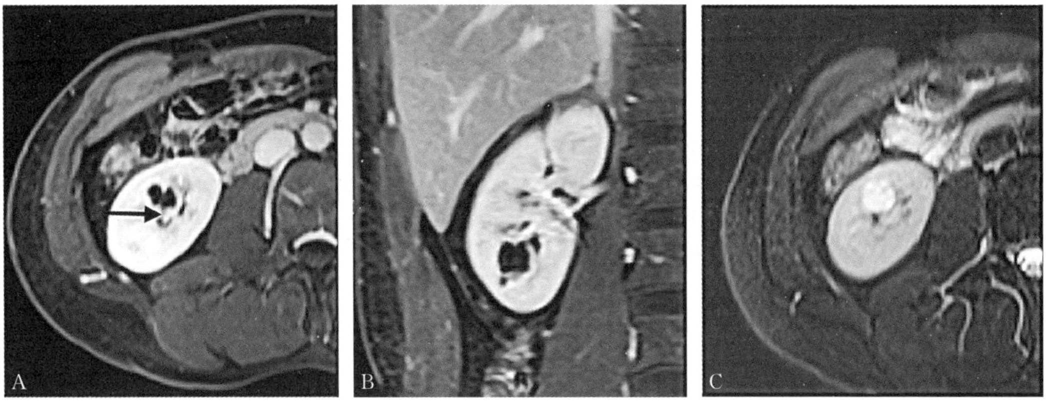

图 2-21　右下肾盏憩室

注：患者，男性，46 岁。横断位和冠状位增强实质期（A、B）及横断位 T_2WI FS（C）示右下肾盏囊样扩张，与肾盂相通（箭）。

生，间质纤维化和上皮增生，导致肾小管扩张、梗阻，液体分泌增加，最终导致囊肿形成。并发症包括囊肿出血、尿路结石和肾癌，3%～7%的终末期肾病患者发展为肾脏恶性肿瘤，获得性囊性肾病相关性肾癌是一种相对较新的肾细胞癌亚型。常单发，≥20%的病例为双侧性或多发性。组织学起源于近段肾小管，其生物学行为大多属低度恶性。MRI 表现为肾实质萎缩，伴有多个大小不等的囊肿（图 2-22）。肾移植之后，这些囊肿通常可以消退，但是原来的肾脏依然具有发展成恶性肿瘤的风险。

（2）髓质海绵肾

1）概述：髓质海绵肾（medullary sponge kidney）是一种先天性发育异常，由位于锥体内或肾乳头内部的肾髓质集合管膨胀和囊性扩张引起。这种疾病最初由 Lenarduzzi 于 1931 年描述，一般人群患病率约为 1/5 000。在钙化肾结石患者中，12%～20%的人患有髓质海绵肾，大多数病例为散发。

2）病理：组织学分析显示，髓质和肾乳头集合管的囊状扩张，类似小囊肿，直径小于 1 cm。这些囊肿内壁通常由立方形、柱状或移行上皮排列。

3）临床表现：大多数患者无临床症状，通常在静脉尿路造影中偶然发现。在有症状的患者中，以血尿、肾绞痛、发热和排尿困难为常见。好发年龄为 30～50 岁。由于尿液淤积、高钙尿、酸

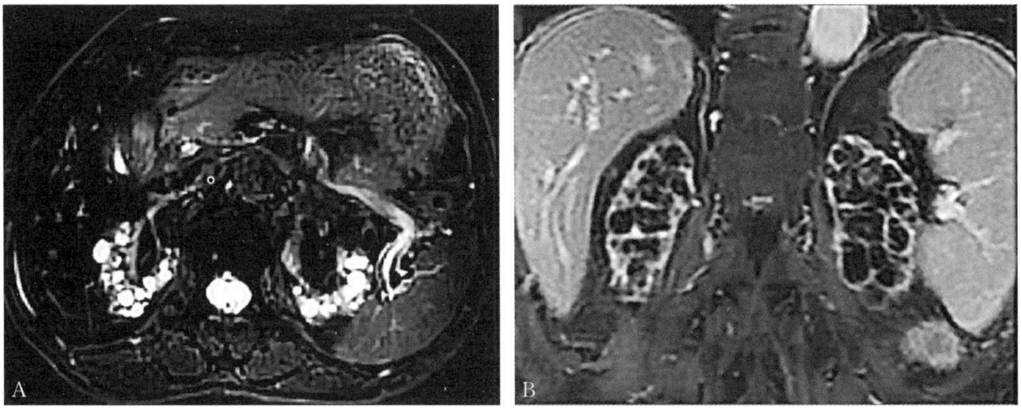

图 2-22　获得性囊性病变

注：患者，男性，77 岁，尿毒症。横断位 T_2WI FS（A）及冠状位增强实质期（B）示双肾萎缩，轮廓不规则，伴多个大小不等囊肿。

化缺陷和远端肾小管酸中毒，这些因素可能会引发肾结石、钙化和尿路感染等并发症。

4）CT和MRI表现：诊断髓质海绵肾的关键是显示集合管的扩张及其内多发小结石（图2-23）。

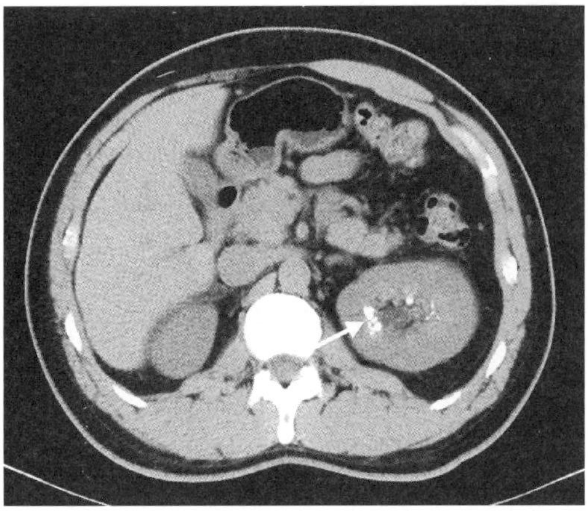

图2-23　髓质海绵肾的CT表现

注：患者，男性，46岁，检查偶然发现。CT平扫示左肾上盏肾乳头区多发斑点状高密度小结石（箭）。

通常表现为双侧，也可单侧或局限于肾脏的上极或下极。肾髓质内集合管呈多发小囊状及条管状扩张，T_1WI呈低信号，T_2WI呈高信号，小结石在T_1WI和T_2WI上均呈低信号，部分显示不清（图2-24）。

2.2.3　遗传性囊性病变

（1）常染色体显性多囊肾病

1）概述：常染色体显性多囊肾病（autosomal dominant polycystic kidney disease，ADPKD）又称成人多囊肾，是最常见的遗传性肾囊性疾病，以双侧肾脏肾小管多发囊性扩张为特征。发病率约1/1 000。ADPKD可能由*PKD1*和*PKD2*这2种基因突变所致，囊肿在胎儿期即开始形成，但大多在成人以后才出现症状。ADPKD是终末期肾病的第三大病因，占肾透析患者的5%～10%。ADPKD的肾脏并发症包括囊肿出血、感染、破裂和肾结石。约有50%的ADPKD患者将发展为终末期肾病。

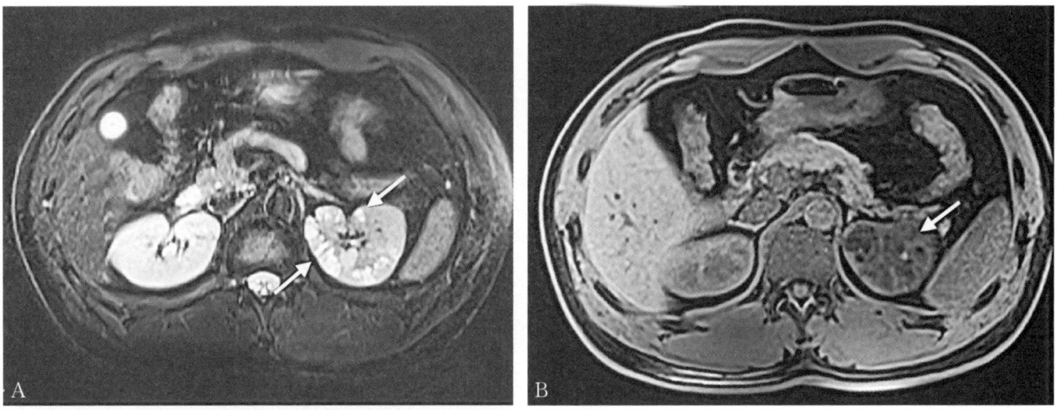

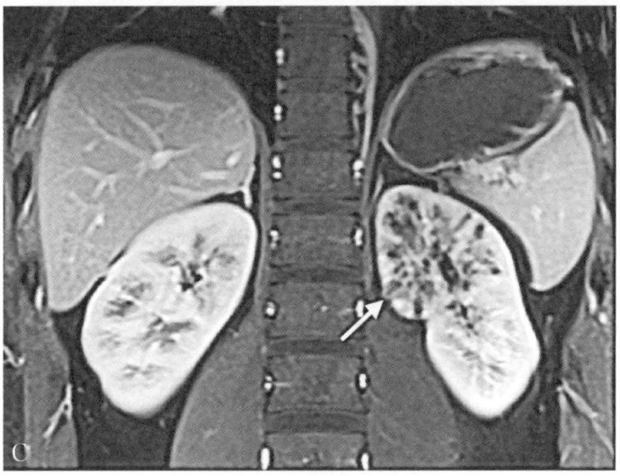

图2-24　髓质海绵肾的MRI表现

注：患者，男性，31岁，检查偶然发现。横断位T_2WI FS（A）示左肾上极稍增大，可见多发管状、条状囊性高信号及少许斑点状低信号（箭）；T_1WI FS（B）上以囊性低信号为主，伴点状高信号（箭）；冠状位增强（C）病灶无明显强化（箭）。

2）病理：大体病理示双侧肾脏肿大，囊肿起源于肾小管，表现为无数大小不一的囊肿。镜下可见囊肿内壁由柱状、长方体和扁平状上皮细胞排列而成，周围环绕一层厚的基底膜。

3）临床表现：ADPKD是一种进展性疾病，晚期病例可扪及明显肿大的肾脏，尿检可见轻度蛋白尿和不同程度的血尿，肉眼血尿由囊肿破裂或结石移动引起，也常见脓尿，但红细胞管型不常见。本病没有特异性治疗方法，目前的管理策略包括血压控制和尽量减少肾毒性暴露。对引起临床症状的囊肿可采用图像引导下引流和乙醇硬化疗法，具有良好的长期效果。

4）MRI表现：双侧肾脏轮廓增大、变形伴多发大小不一的囊肿（图2-25）。在病程早期，囊肿较小、较少，肾脏总体上仍保持肾形；随着肾囊肿的增多、增大，肾轮廓亦相应不规则增大，并且因囊肿压迫肾盏、漏斗和肾盂，使其拉长呈蜘蛛状。大部分囊肿在 T_1WI上呈低信号，在 T_2WI上呈高信号，但部分出血和感染性囊肿在 T_1WI和 T_2WI上可有不同的信号强度，主要取决于出血或感染的时间、程度和囊液成分。该病的肾外表现包括肝脏、胰腺、精囊和脾脏多发囊肿（图2-26）。

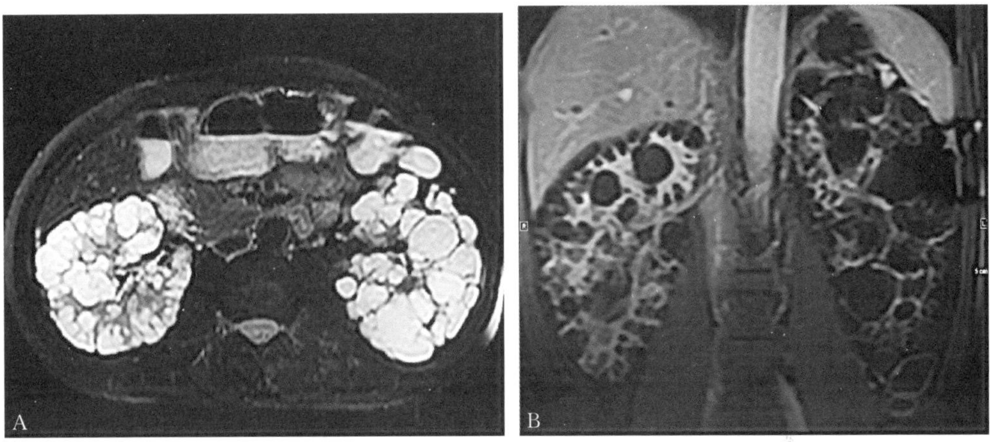

图2-25　成人多囊肾

注：患者，男性，50岁，检查发现。横断位 T_2WI FS(A)示双肾轮廓增大，充满无数个大小不等的高信号囊性灶；冠状位增强(B)示囊肿无强化，正常肾实质菲薄。

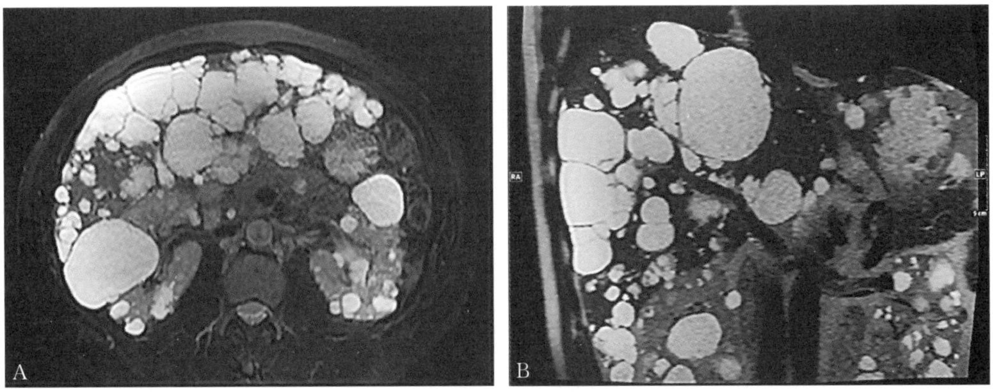

图2-26　成人多囊肾、多囊肝

注：患者，男性，56岁，检查偶然发现。横断位和冠状位 T_2WI FS(A、B)示肝脏及双肾增大，充满无数大小不等囊性高信号灶。

(2) von Hippel-Lindau 综合征

von Hippel-Lindau(VHL)综合征是由 *VHL* 基因突变引起。*VHL* 基因是一个抑癌基因，位于染色体 3 p25。*VHL* 基因突变可造成该蛋白功能丧失，导致血管内皮生长因子(VEGF)表达升高，发生富含血管的血管母细胞瘤。散发肾癌中也有 70%发生 *VHL* 基因突变或高甲基化抑制。VHL 基因突变的人群携带率约为 3/10 万，外显率接近 100%，男女发病率相同。

VHL 综合征的肾脏病变包括肾囊肿和肾癌。据报道，在 59%～63%的病例中可见肾囊肿，24%～45%的患者发展为肾癌。肾外表现包括中枢神经系统血管母细胞瘤、胰腺囊肿、浆液性囊腺瘤、神经内分泌肿瘤、嗜铬细胞瘤和男性附睾乳头状囊腺瘤。不同病变的组合其临床表现也不相同。VHL 综合征是根据视网膜和中枢神经系统 2 个以上不同部位的血管母细胞瘤，或一个血管母细胞瘤伴有腹腔器官的病变而做出临床诊断。

肾内病变可表现为单纯囊肿、增生性囊肿、囊肿伴透明细胞癌，实性肿瘤亦有报道。双肾多发病灶，大小不一。单纯性囊肿的 MRI 表现为 T_1WI 低信号，T_2WI 高信号，增强后无强化。囊肿伴透明细胞癌表现为 T_1WI 低信号，T_2WI 明显高信号，也可见环状低信号假包膜，增强后肿瘤实质部分明显强化(图 2-27、2-28)。目前认为，VHL 综合征形成的单纯性囊肿内衬异型上皮细胞，属于癌前病变。VHL 相关的肾癌常为双侧肾脏多发病灶，具有复杂的囊性表现。

VHL 综合征须与散发肾癌伴肾上腺或胰腺转移鉴别。VHL 综合征肾癌患者年龄较一般人群低(30～36 岁)，表现为同时或序贯发生的单肾或双肾多发癌伴多发囊肿，病理为透明细胞癌，细胞核分级低，预后好。合并胰腺病变以胰腺多发囊肿多见；而散发肾癌好发于中老年男性，常单发，伴双肾多发囊肿少见，病理类型多样，易发生肺、肝、骨骼转移。当转移至肾上腺或胰腺时，表现为同侧肾上腺或胰腺单发或多发的实质肿块。

2.3 肾细胞癌

肾细胞癌(renal cell carcinoma, RCC)简称肾癌，是起源于肾小管上皮的恶性肿瘤，占肾恶性肿瘤的 80%～90%。肾癌发病率排在男性恶性肿瘤的第 9 位及女性恶性肿瘤的第 14 位，在泌尿系统，肾癌发病率仅次于前列腺癌及膀胱癌居第 3 位。男女发病率之比约为 2∶1，发病高峰年龄在 60～70 岁。肾癌的病因尚不明确，其发病与遗传、吸烟、肥胖、高血压及抗高血压药物等有关。吸烟和肥胖是公认的肾癌危险因素。大部分肾癌为散发性，遗传性肾癌占肾癌总数的 2%～4%，

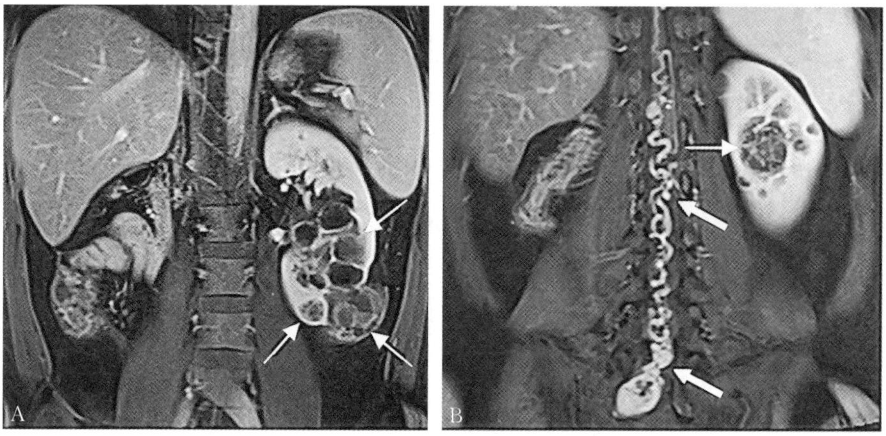

图 2-27　VHL 综合征

注：患者，男性，67 岁，右肾多发透明细胞癌术后。冠状位增强(A、B)显示左肾多发肾透明细胞癌伴囊性变(细箭)，另见脊髓动静脉畸形(粗箭)。

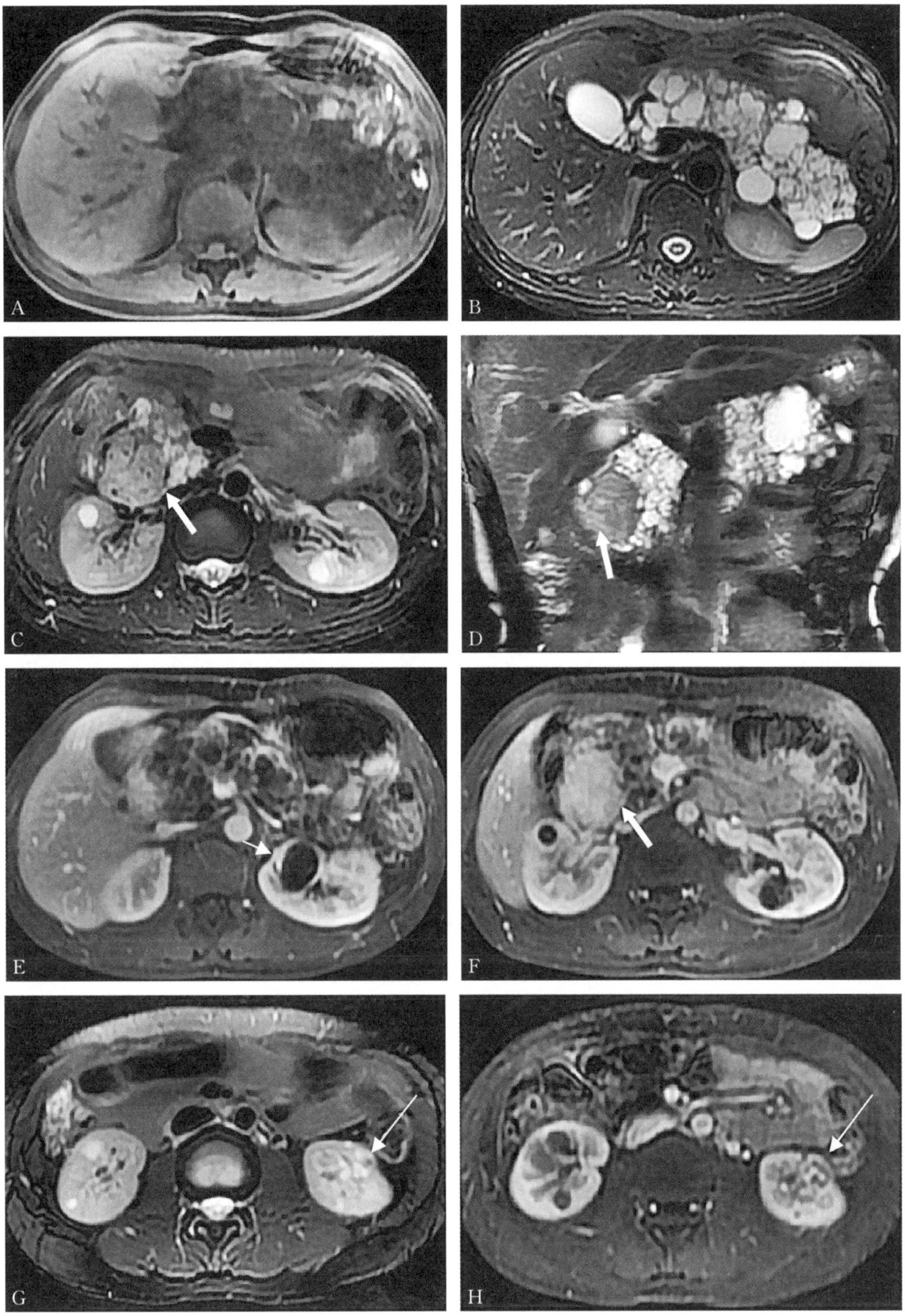

图 2-28 VHL 综合征(多发肾癌,多发肾囊肿,多囊胰腺,胰腺神经内分泌肿瘤)

注:患者,女性,41岁,腹胀伴恶心、呕吐1个月。T_1WI FS(A)示胰腺明显增粗,呈弥漫低信号;横断位及冠状位 T_2WI FS(B~D)示胰腺满布高信号囊肿;胰头部稍高信号肿块(粗箭),双肾高信号囊性灶;增强扫描(E、F)示胰腺囊性灶未见强化,胰头部肿块明显均匀强化(粗箭);左肾上极囊性灶内侧壁不均匀增厚且明显强化,手术证实为囊性肾癌(细短箭),双肾另见多个囊性灶未见强化;T_2WI FS(G)和增强(H)示左肾下极混杂高信号肿块呈明显不均匀强化(细长箭),边界不清,为另一肾癌。本病例由海军军医大学附属长海医院方旭医师提供。

多为常染色体显性遗传，由不同的遗传基因变异造成。肾癌的病理类型最常见的为透明细胞肾癌，其次为乳头状肾癌及嫌色细胞肾癌。随着超声筛查的广泛应用，目前确诊时已属晚期的患者由数年前的30%下降至17%。

目前临床上使用的是2016年WHO第4版肾脏肿瘤分类（表2-2）。病理分级是一个重要的预后相关因素，只适用于透明细胞肾癌和乳头状肾癌。2016年WHO病理分级系统按肿瘤细胞分化好坏分成1～4级。

肾癌分期采用最广泛的是美国癌症分期联合委员会（American Joint Committee on Cancer Staging，AJCC）制定的TNM分期系统，目前应用的是2017年更新的第8版（表2-3）。

肾癌患者的临床表现复杂、多变，这些临床表现有些是肾肿瘤本身直接导致的，有些可能是由肾癌细胞分泌的激素或转移灶所引起的。多数肾癌患者通常在影像学检查时无意中被发现。当经典的肾癌三联征：血尿、腰痛和腹部包块都出现时，约60%的患者至少已达T_3期，因此早期诊断具有重要意义。在转移性肾癌患者中，常见的转移脏器及转移发生率依次为肺转移（48.4%）、骨转移（23.2%）、肝转移（12.9%）、肾上腺转移（5.2%）、皮肤转移（1.9%）、脑转移（1.3%）、其他部位转移（7.1%）等。

腹部MRI检查是肾癌术前诊断及术后随访较常用的检查方法，可用于CT对比剂过敏、孕妇或其他不适宜进行CT检查的患者。MRI对肾癌诊断的敏感性和特异性等于或略高于CT。MRI对肾静脉和下腔静脉瘤栓的显示较CT更为准确，对肾脏囊性病变的显示也较CT更为清晰，对于肾癌与出血性肾囊肿的鉴别诊断也比CT更具优势，MRI对肾癌组织成分的判断较CT更为精准。

2.3.1 透明细胞肾癌

（1）概述

透明细胞肾癌（clear cell renal cell carcinoma，ccRCC）曾用名颗粒细胞肾细胞癌，是最常见的肾癌病理亚型，起源于近端肾小管上皮细胞，占肾癌的65%～70%。典型表现为肾皮质单发肿瘤，约占95%，双肾发病率相仿。多灶和/或双肾发病的

表2-2 2016年WHO肾脏肿瘤组织学分类（肾细胞肿瘤）

肾细胞肿瘤	Renal cell tumors
透明细胞肾细胞癌	Clear cell renal cell carcinoma
低度恶性潜能多房囊性肾肿瘤	Multilocular cystic renal neoplasm of low malignant potential
乳头状肾细胞癌	Papillary renal cell carcinoma
遗传性平滑肌瘤病和肾细胞癌相关性肾细胞癌	Hereditary leiomyomatosis and renal cell carcinoma (HLRCC)-associated renal cell carcinoma
嫌色细胞肾细胞癌	Chromophobe renal cell carcinoma
集合管癌	Collecting duct carcinoma
肾髓质癌	Renal medullary carcinoma
MiT家族易位肾细胞癌	MiT family translocation carcinomas
琥珀酸脱氢酶缺陷相关的肾细胞癌	Succinate dehydrogenase (SDH)-deficient renal carcinoma
黏液性管状和梭形细胞癌	Mucinous tubular and spindle cell carcinoma
管状囊性肾细胞癌	Tubulocystic renal cell carcinoma
获得性囊性病变相关性肾细胞癌	Acquired cystic disease associated renal cell carcinoma
透明细胞乳头状肾细胞癌	Clear cell papillary renal cell carcinoma
未分类的肾细胞癌	Renal cell carcinoma, unclassified
乳头状腺瘤	Papillary adenoma
嗜酸细胞腺瘤	Oncocytoma

表 2-3 2017 年第 8 版 AJCC 肾癌 TNM 分期

分 期	标 准
原发肿瘤(T)	
T_X	原发肿瘤无法评估
T_0	无原发肿瘤的证据
T_1	肿瘤最大直径≤7 cm，且局限于肾脏
T_{1a}	肿瘤最大直径≤4 cm，且局限于肾脏
T_{1b}	4 cm<肿瘤最大直径≤7 cm，且局限于肾脏
T_2	肿瘤最大直径>7 cm，且局限于肾脏
T_{2a}	7 cm<肿瘤最大直径≤10 cm，且局限于肾脏；
T_{2b}	肿瘤侵及主要静脉或肾周围组织，但未侵及同侧肾上腺，未超过肾周围筋膜 最大直径>10 cm，局限于肾脏
T_3	
T_{3a}	肿瘤侵及肾静脉或其分支的肾段静脉，或侵犯肾盂系统，或侵犯肾周脂肪和/或肾窦脂肪，但是未超过肾周围筋膜
T_{3b}	肿瘤侵及膈下腔静脉
T_{3c}	肿瘤侵及膈上腔静脉或侵及腔静脉壁
T_4	肿瘤侵透肾周筋膜，包括侵及邻近肿瘤同侧肾上腺
N_X	区域淋巴结无法评估
N_0	区域淋巴结无转移
N_1	区域淋巴结有转移
M_0	无远处转移
M_1	有远处转移

患者不超过 5%，与遗传性综合征有关，如 VHL 综合征。

(2) 病理

大体检查：肾皮质内实性球形结节，与周围肾组织界限清楚或不清，可见假包膜；因癌细胞中含有丰富的脂质，切面呈金黄色。肿瘤体常见出血、坏死、囊性变，呈现多彩状外观，偶见钙化或骨化。

组织病理学：癌细胞胞质透明或嗜酸性，胞膜清楚；组织中可见小薄壁血管构成的网状间隔；肿瘤细胞呈巢状和腺泡状结构；呈肉瘤样分化的肿瘤区域中可见到瘤巨细胞，呈横纹肌分化的肿瘤细胞可见宽的嗜酸性胞质伴有偏位细胞核，可见突出核仁，提示预后不良；部分肿瘤中可见肉瘤样结构、纤维黏液样间质、钙化和骨化。

(3) 临床表现

60%～80%的患者为检查时偶然发现，常见症状是血尿和腰痛。预后与肿瘤分期、分级、坏死和肉瘤样变程度等有关，此病比Ⅰ型乳头状肾癌和嫌色细胞肾癌预后差。

(4) MRI 表现

典型的 ccRCC 表现为 T_2WI 高信号，多数边缘可见低信号假包膜，由于肿瘤坏死、囊变和/或出血，信号多不均匀。T_1WI 多为低信号，少部分为等信号或高信号。约 40%的 ccRCC 因含有细胞内脂质成分，在反相位像上信号降低可超过 25%。增强后皮质期明显不均匀强化，强化程度有时可与正常肾皮质相仿，比乳头状肾癌和嫌色细胞肾癌明显。超过 50%的肿瘤为延迟强化或持续性强化，而“快进快出”强化方式的肿瘤明显低于 CT 扫描(图 2-29～2-31)。少数肿瘤可以呈轻度或轻中度强化(图 2-32、2-33)，低级别 ccRCC(Ⅰ级和Ⅱ级)病灶较小，常伴有囊变或以囊性为主(图 2-34)，少数肿瘤生长缓慢(图 2-35)。高级别 ccRCC(Ⅲ级和Ⅳ级)病灶较大，易坏死，少数肿瘤内可见成熟的脂肪成分(图 2-36)。肿瘤常伴有肾静脉和下腔静脉癌栓形成，肿瘤周围腹膜后侧支血管形成，肿瘤包膜局部突破(图 2-37)。

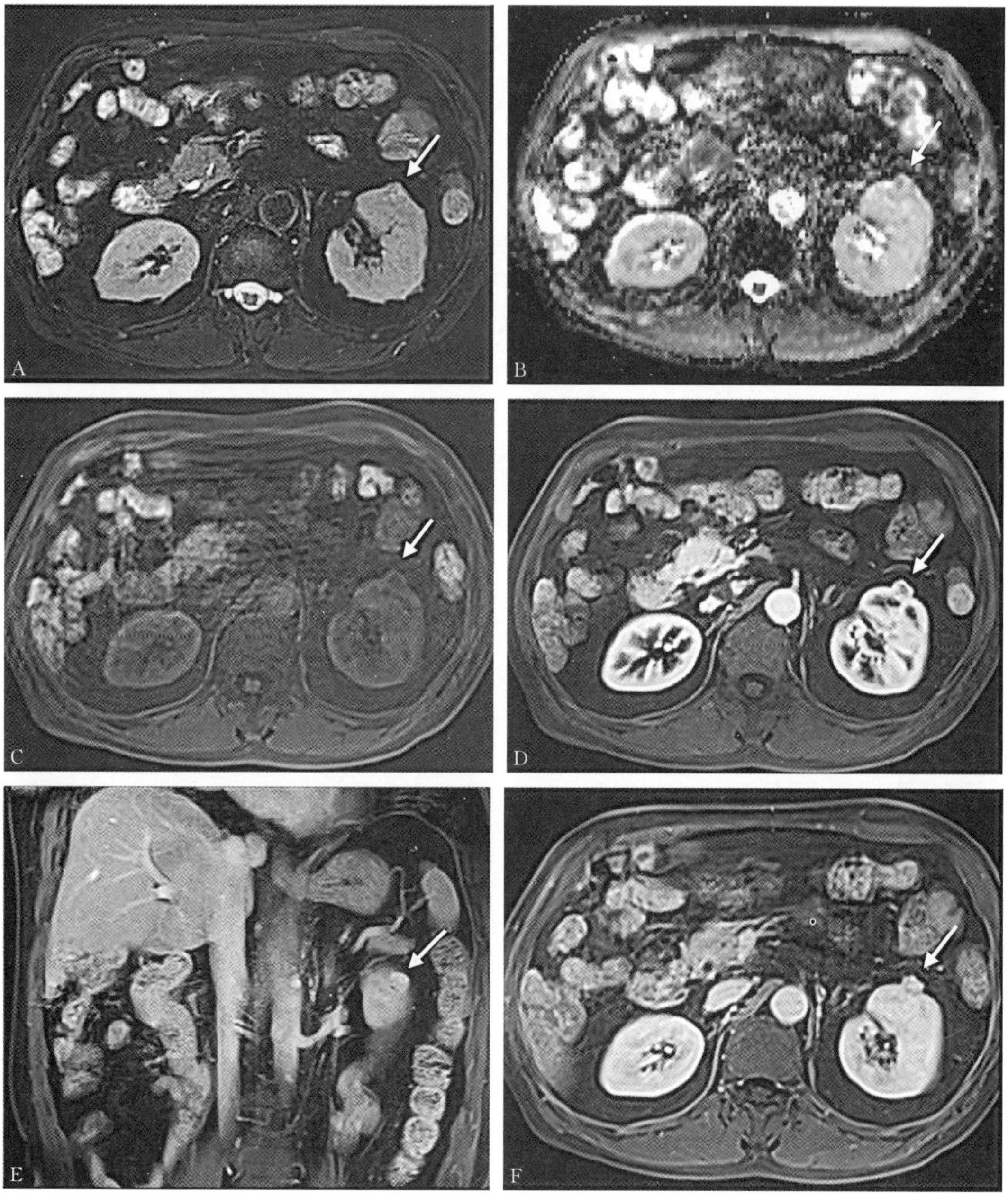

图 2-29　透明细胞肾癌Ⅰ级($T_{1a}N_0M_0$)

注：患者，男性，52岁，体检发现占位。横断位 T_2WI FS(A)示左肾中部局部小突起，呈等低信号(箭)；ADC图(B)呈稍低信号(箭)；横断位 T_1WI FS(C)呈稍低信号(箭)；横断位增强皮质期(D)示边缘环形强化(箭)；冠状位和横断位实质期(E、F)见结节持续强化呈相对高信号(箭)。

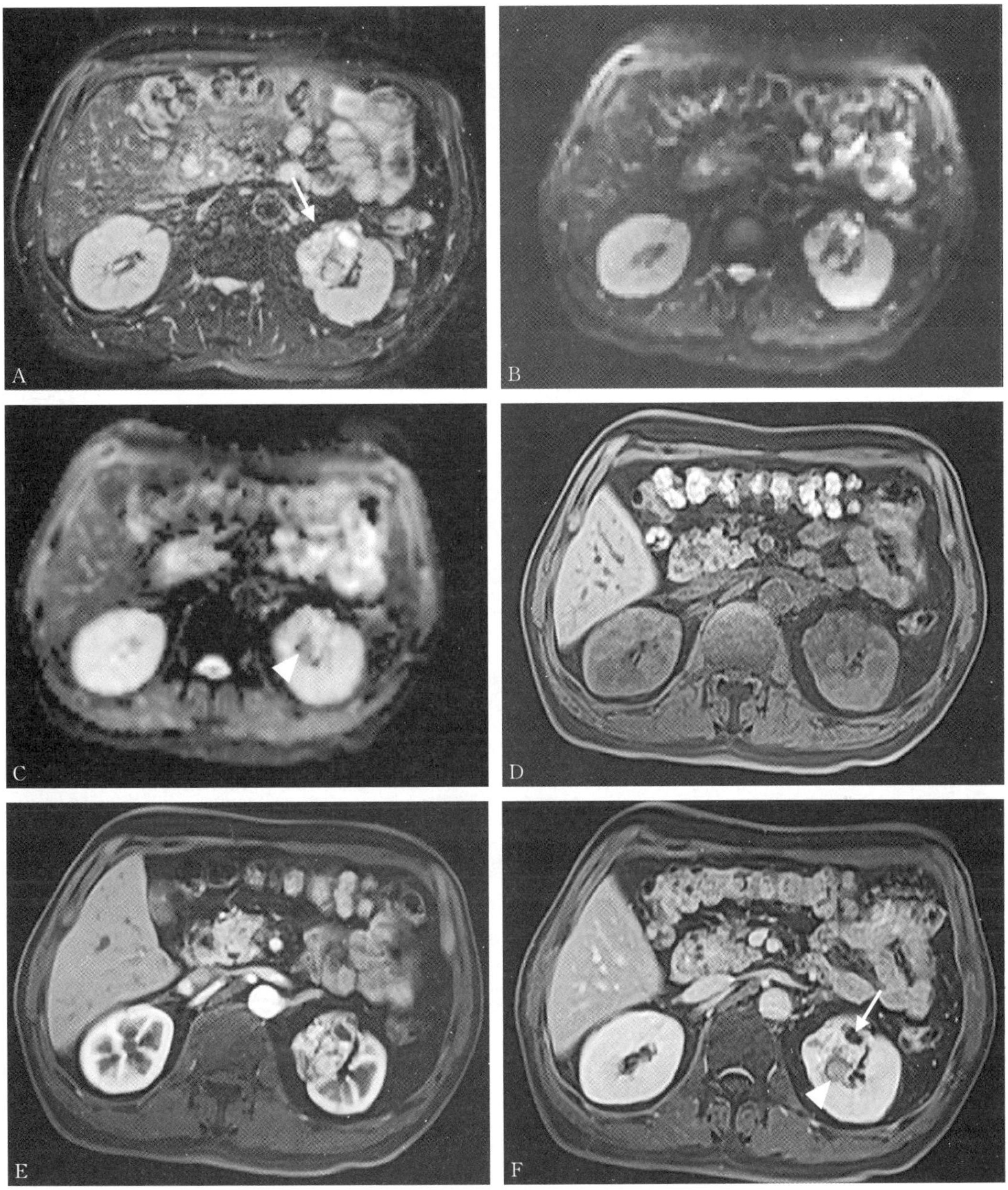

图 2-30 透明细胞肾癌Ⅱ级($T_{1a}N_0M_0$)(一)

注:患者,男性,54 岁,体检发现左肾占位 2 周。横断位 T_2WI FS(A)示左肾中部类圆形高等低混杂信号肿块(箭);DWI(B)呈等低信号;ADC 图(C)呈等信号为主伴少量稍低信号区(箭头);T_1WI FS(D)呈等低混杂信号;增强皮质期(E)肿块不均匀明显强化,强化程度接近肾皮质;实质期(F)部分区域强化退出(箭头),大部分区域持续强化,T_2WI 上明显高信号区为无强化囊变(箭)。

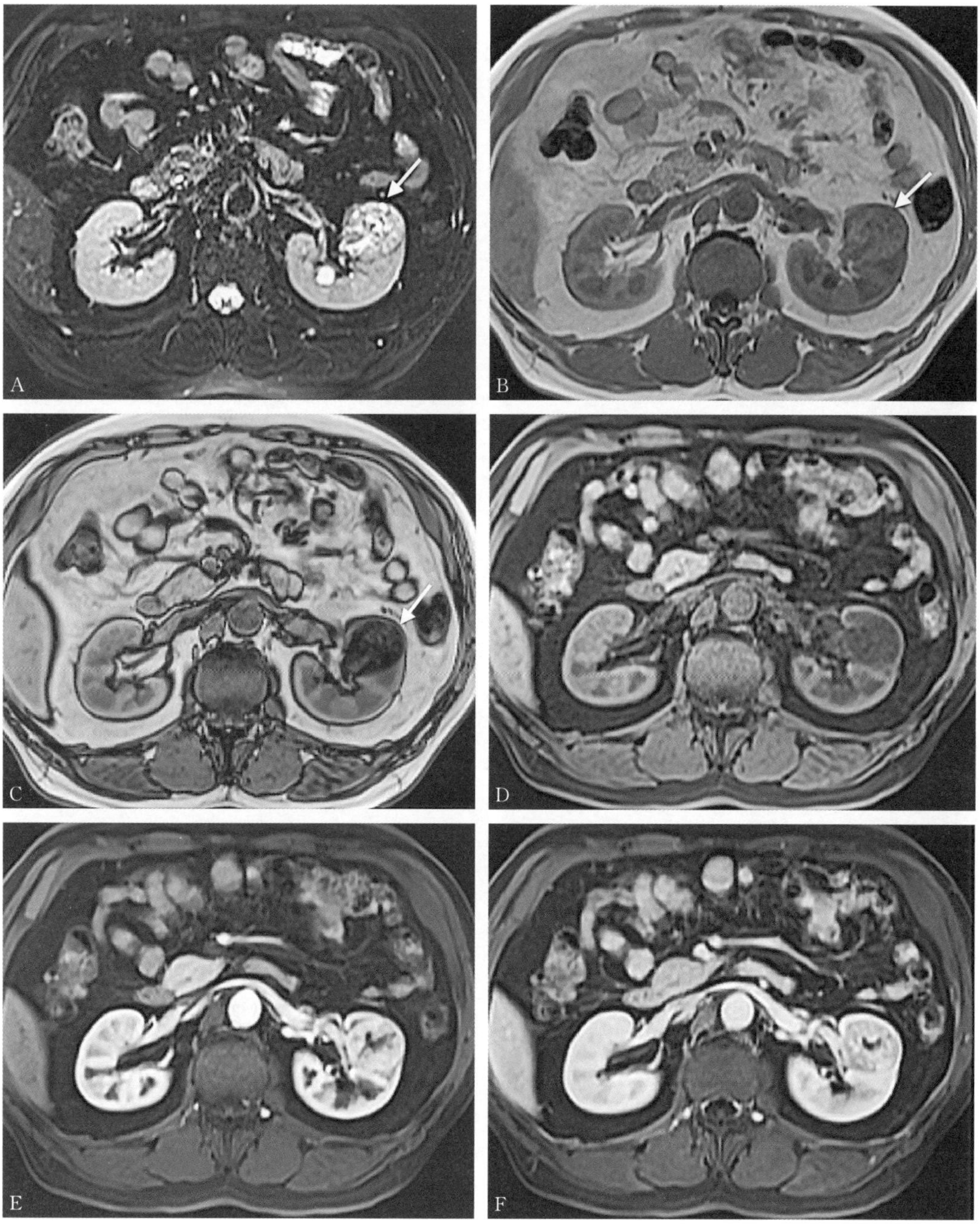

图 2-31　透明细胞肾癌Ⅱ级($T_{1a}N_0M_0$)(二)

注:患者,男性,64 岁,左侧腰痛 1 个月。横断位 T_2WI FS(A)示左肾中部类圆形混杂稍高和高信号灶,边缘可见低信号假包膜(箭);正相位(B)呈高信号,反相位(C)信号明显较均匀降低,提示含有丰富细胞内脂质(箭);T_1WI FS(D)信号与肾髓质相仿;增强皮质期(E)肿瘤明显强化,内见片状无强化区;实质期(F)强化程度减退,呈"快进快出"。

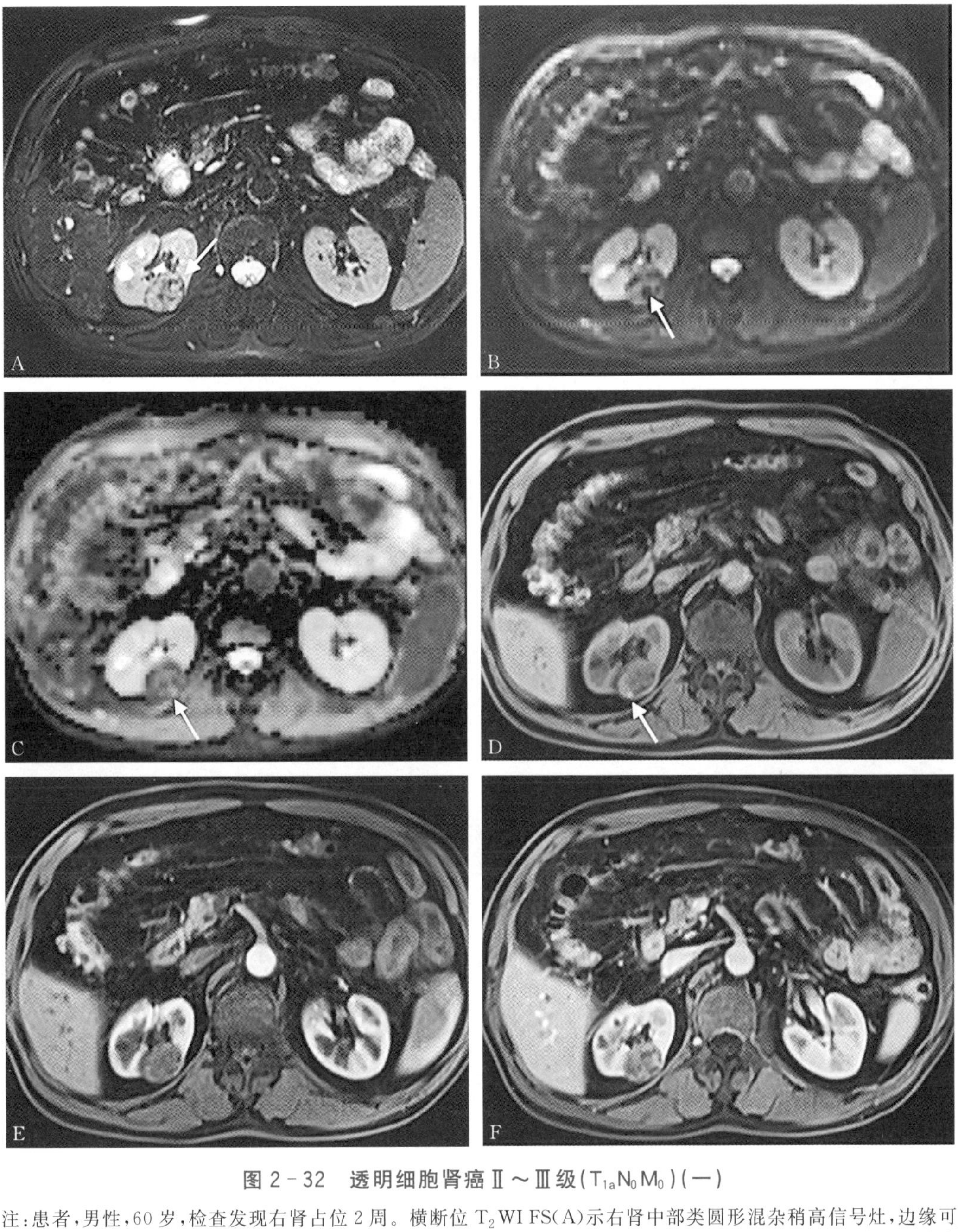

图 2-32 透明细胞肾癌Ⅱ～Ⅲ级($T_{1a}N_0M_0$)(一)

注:患者,男性,60 岁,检查发现右肾占位 2 周。横断位 T_2WI FS(A)示右肾中部类圆形混杂稍高信号灶,边缘可见低信号假包膜(箭);DWI(B)呈等低信号,中央为低信号,周围为等信号(箭);ADC 图(C)以低信号为主,边缘见少许点片高信号(箭);T_1WI FS(D)示肿瘤内可见斑点状高信号,提示肿瘤内出血(箭);横断位增强皮质期(E)肿瘤轻度强化;实质期(F)强化不均,强化程度明显低于肾实质,提示肿瘤乏血供。

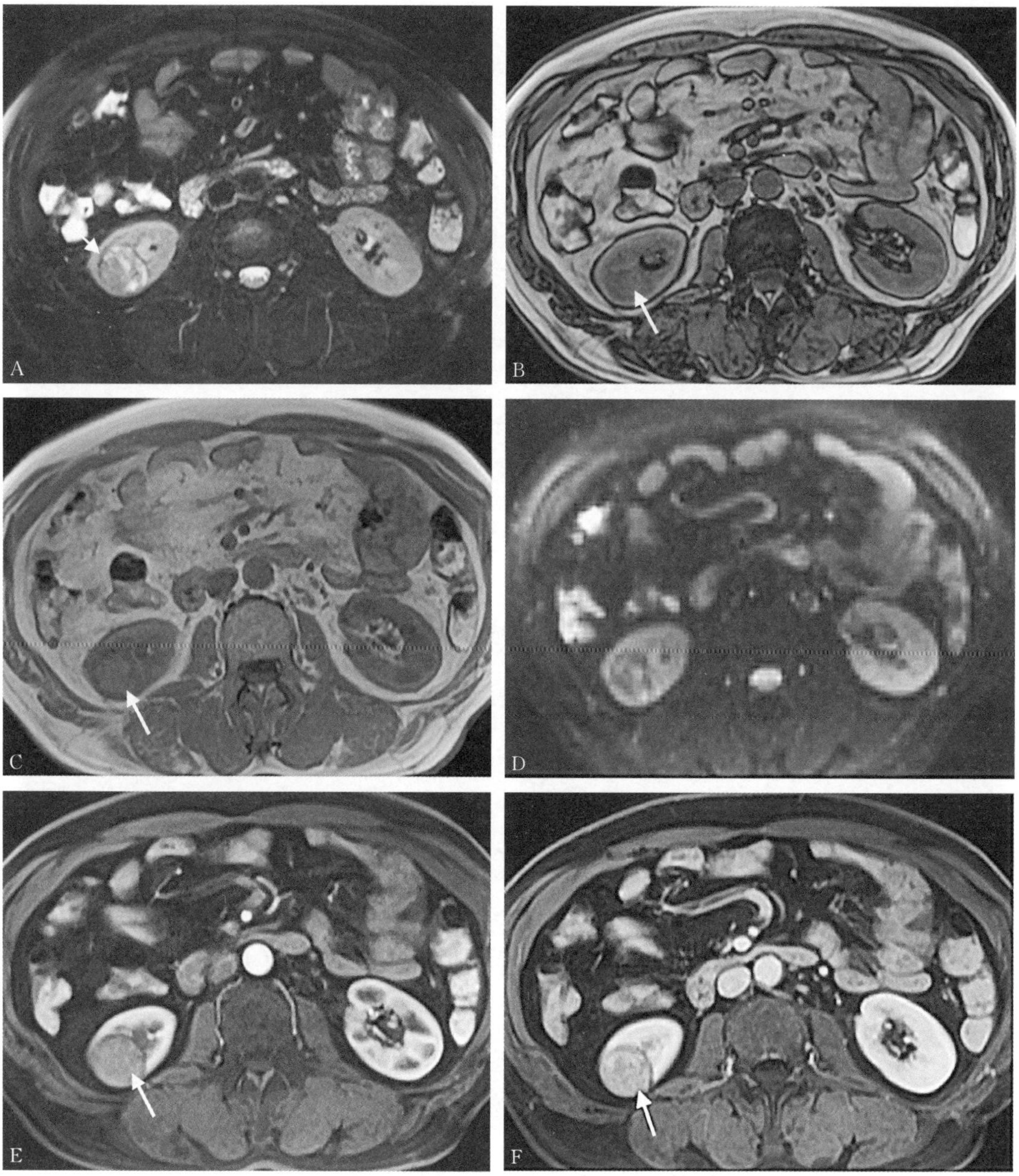

图 2－33　透明细胞肾癌Ⅱ～Ⅲ级($T_{1a}N_0M_0$)(二)

注:患者,男性,70 岁,检查发现右肾占位 1 周。横断位 T_2WI FS(A)示右肾上极后缘类圆形混杂等稍高信号肿块,边缘可见低信号假包膜(箭);反相位(B)较正相位(C)病灶信号略减低,提示病变内含有细胞内脂肪(箭);DWI(D)肿块呈低信号为主,伴片状稍高信号;横断位增强皮质期(E)肿块轻度强化(箭);实质期(F)持续性中度强化,强化程度低于肾实质(箭),包膜强化弱。

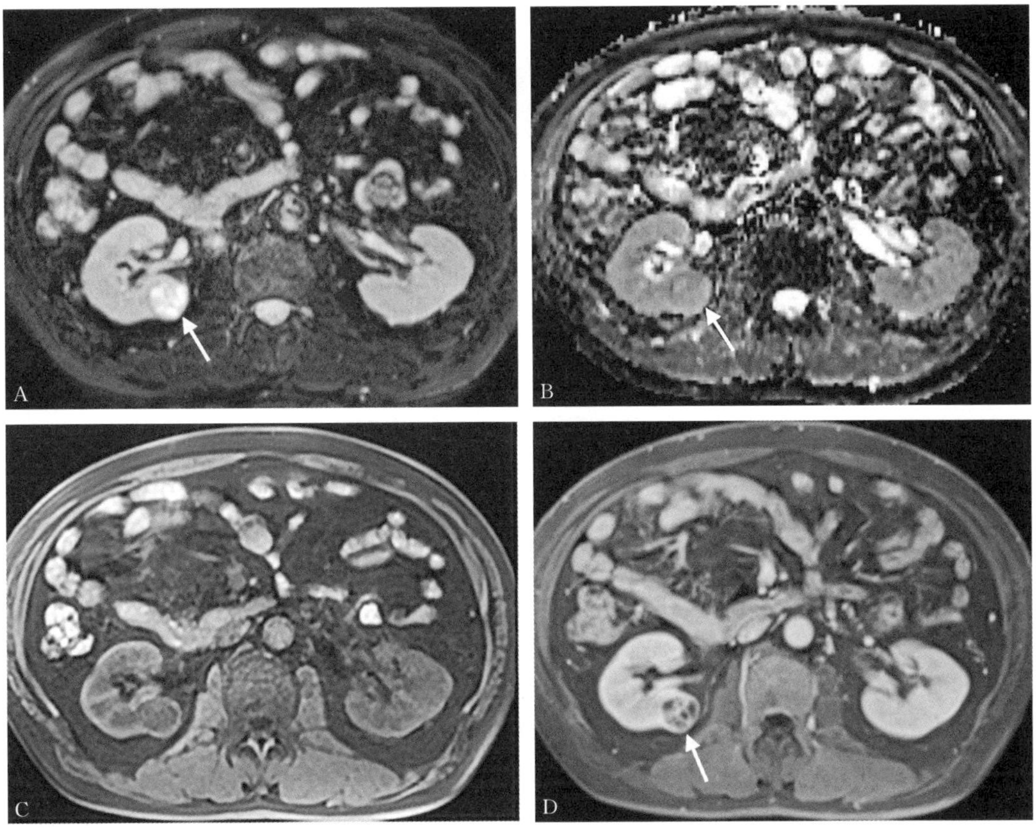

图 2-34 透明细胞癌Ⅱ级($T_{1a}N_0M_0$)(三)

注:患者,男性,53 岁,右侧腰痛 1 周。横断位 T_2WI FS(A)示右肾中部类圆形不均匀高信号灶,边缘见环形线状低信号假包膜(箭);ADC 图(B)呈等信号(箭);T_1WI FS 平扫(C)呈明显低信号;增强实质期(D)示病灶网格样明显强化,伴多发无强化小囊性变(箭)。

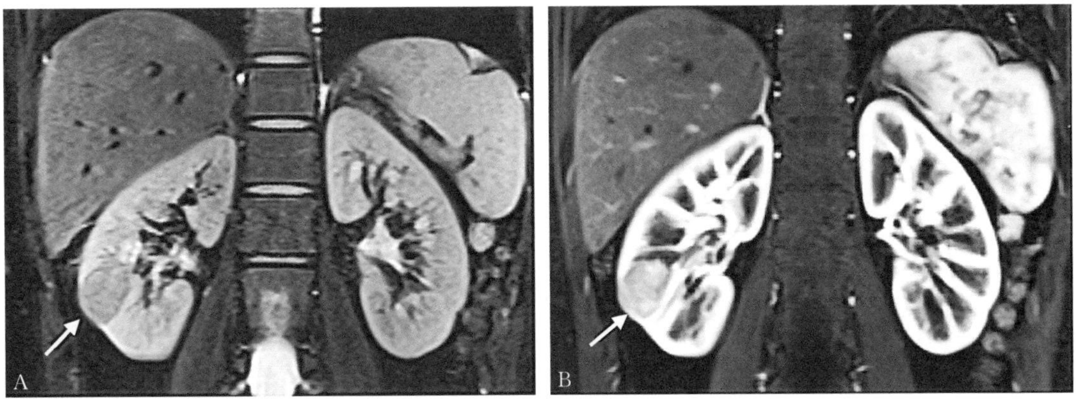

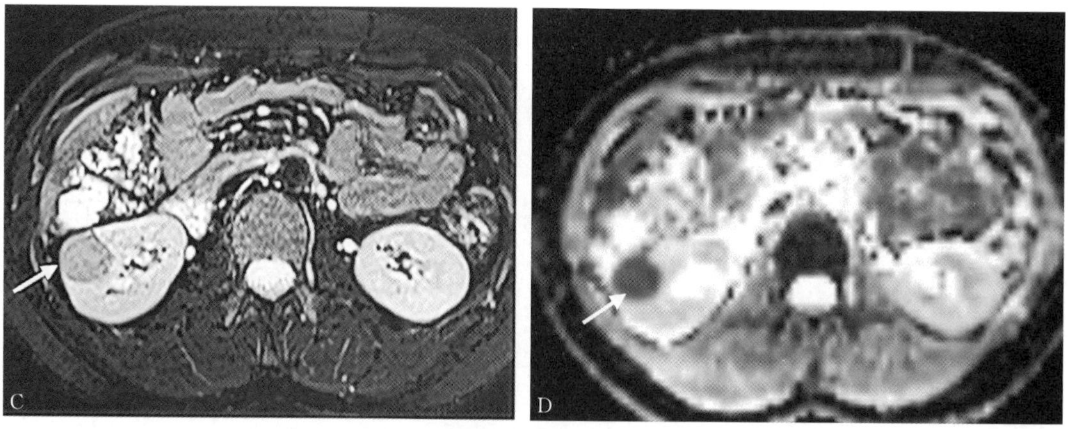

图 2-35 透明细胞肾癌Ⅱ级($T_{1a}N_0M_0$)(四)

注:患者,女性,30 岁,体检发现右肾占位 5 年。2009 年 10 月,冠状位 T_2WI FS(A)示右肾类圆形均匀低信号肿物,边缘可见线状假包膜(箭);冠状位增强皮质期(B)呈中等程度强化,无坏死囊变(箭);2014 年 3 月复查,横断位 T_2WI FS(C)显示病灶较前稍增大,呈均匀低信号(箭);ADC 图(D)呈明显均匀低信号(箭)。

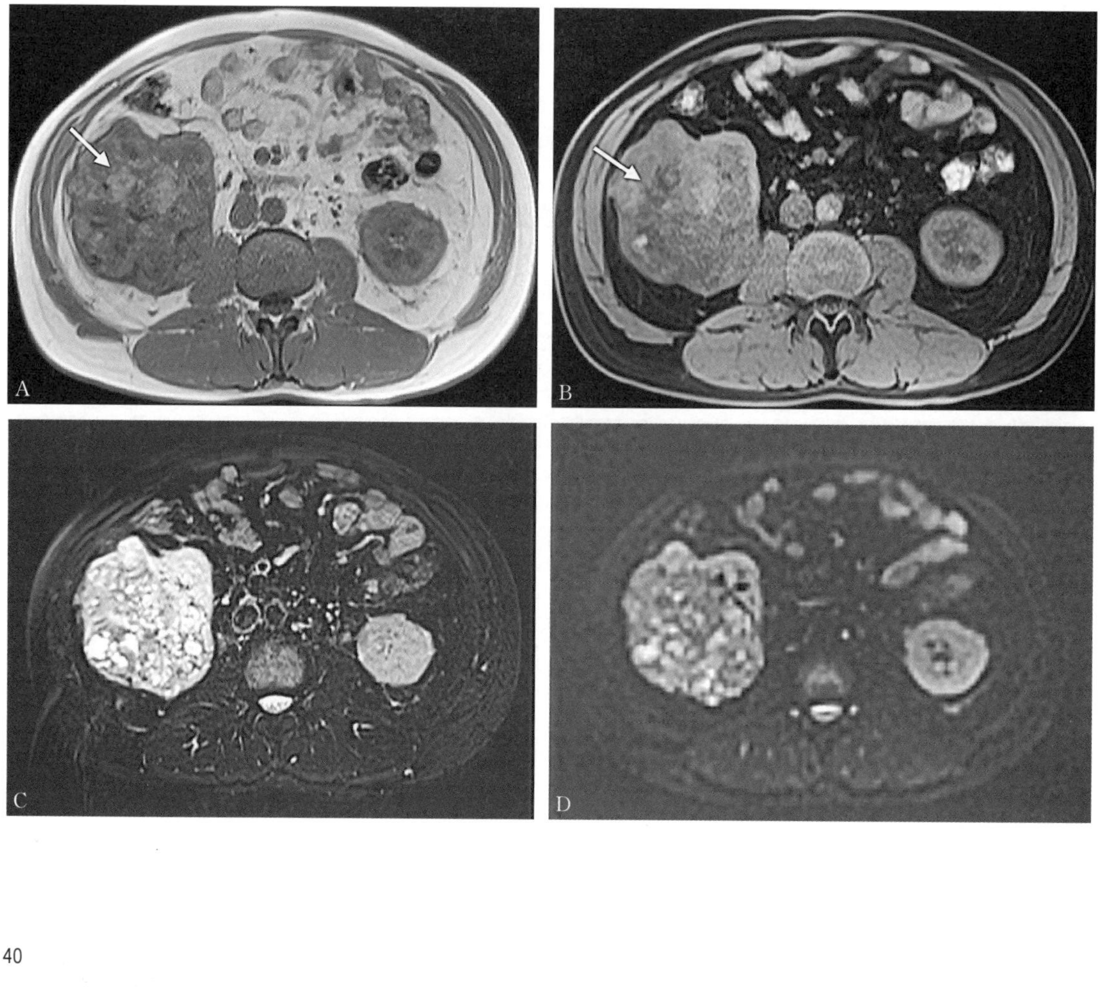

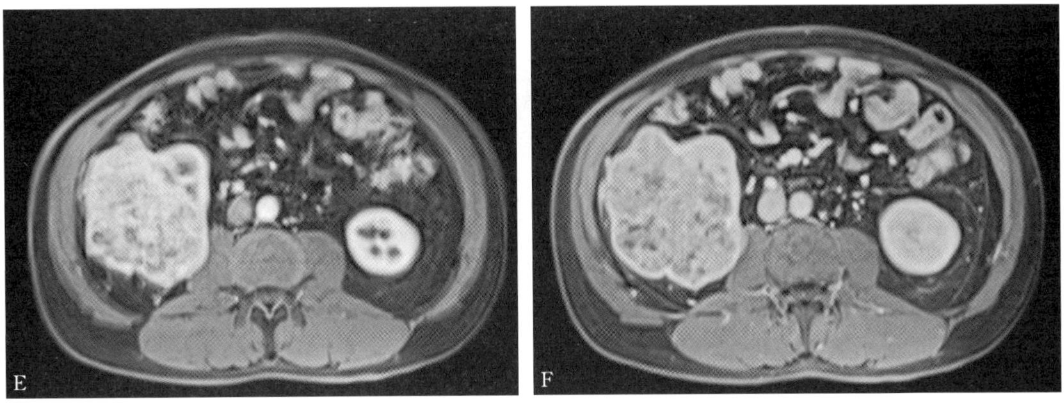

图 2-36 透明细胞肾癌Ⅲ级($T_{1b}N_0M_0$)

注:患者,男性,45 岁,右下腹胀痛 10 天。正相位(A)示右肾 10 cm 不规则分叶状肿块,内见片状稍高信号(箭);T_1WI FS(B)示原高信号区信号明显降低,提示含有成熟脂肪成分(箭);横断位 T_2WI FS(C)示肿块呈低信号为主,混杂高信号斑片;DWI(D)呈稍低信号,混杂稍高信号(对应 T_2WI 高信号,为穿透效应);增强皮质期(E)肿块呈明显不均匀强化,实质期(F)强化减低。肿瘤侵犯肾周脂肪,但未超过肾周围筋膜。

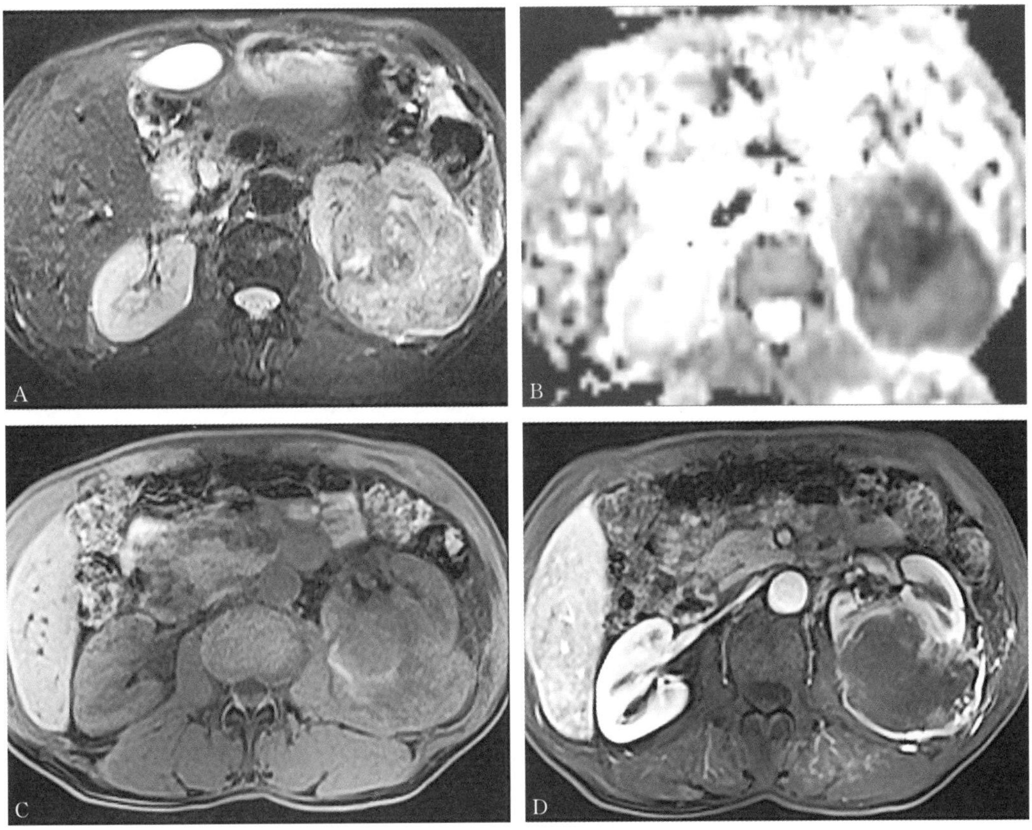

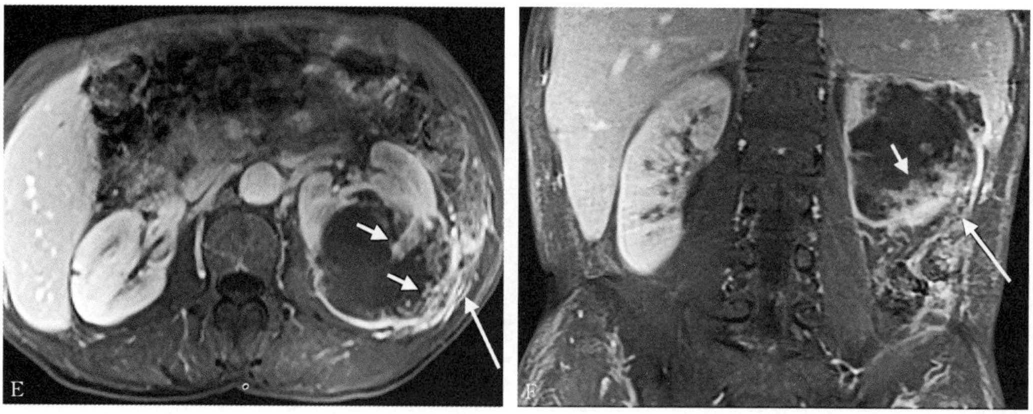

图 2-37 透明细胞肾癌Ⅳ级($T_{3a}N_0M_0$)

注:患者,男性,62 岁,消瘦、乏力半年余。横断位 T_2WI FS(A)示左肾巨大分叶状肿块,呈稍低混杂信号,边缘欠清;ADC 图(B)呈不均匀低信号;横断位 T_1WI FS(C)呈不均匀等信号为主,混杂条状高信号出血;增强皮质期(D)示肿块边缘轻度强化;横断位和冠状位实质期(E、F)见肿块边缘结节条絮状延迟强化(短箭),肿物侵及肾周脂肪外组织(长箭),未见区域淋巴结转移征象。

需要特别指出的是,ccRCC 的 ADC 图呈等或稍低信号。ADC 值通常高于非透明细胞癌(non-ccRCC),并且高于血管平滑肌脂肪瘤(angiomyolipoma, AML)。随着肿瘤细胞分化降低,ADC 值呈现下降趋势。少数情况下,ccRCC 由于肿瘤内出血、钙化,T_2WI 可呈明显低信号,ADC 值也可以非常低。也有少数直径大于 3 cm 的肿瘤可无明显囊变和坏死,表现为较均匀的明显强化。

(5) 诊断要点

中老年男性,T_2WI 明显高信号,伴瘤周环形低信号假包膜,增强后明显不均匀强化,常见囊变和坏死,ADC 图呈等或稍低信号。

(6) 鉴别诊断

1) 嗜酸细胞腺瘤:T_2WI 信号不均匀,以等及稍高信号为主,大于 3 cm 的病灶容易出现纤维瘢痕,部分可见节段性强化翻转。典型者呈轮辐状强化,出血、坏死和囊变罕见,无肾周脂肪或肾静脉受累征象,无淋巴结转移或远处转移征象。直径小于 3 cm 并且无明显坏死囊变的 ccRCC 与嗜酸细胞腺瘤鉴别困难。

2) 乏脂肪 AML:好发于年轻女性,信号相对均匀,通常无假包膜,增强后强化程度弱于 ccRCC。虽然乏脂肪 AML 是良性肿瘤,但其在 ADC 图上为明显低信号。而 ccRCC 通常信号不均匀,增强后明显强化,在 ADC 图上大部分为等或稍低信号。

3) 乳头状肾癌:T_2WI 多为低信号,其中Ⅰ型乳头状肾癌为少血供或乏血供肿瘤,动态增强容易鉴别;Ⅱ型乳头状肾癌可伴有明显坏死、囊变和出血,增强后可达中等至明显强化,与 ccRCC 鉴别困难。

4) 嫌色细胞肾癌:病灶中心部位多位于肾髓质,多数坏死和囊变不明显,信号较均匀,呈中等程度强化。不典型嫌色细胞肾癌可表现为囊实性或囊性为主占位,增强后呈明显不均匀强化,与 ccRCC 鉴别困难。

2.3.2 乳头状肾癌

(1) 概述

乳头状肾癌(papillary renal cell carcinoma, pRCC)是第 2 常见的肾癌亚型,起源于近曲小管上皮细胞,占肾癌的 10%~15%。发病年龄广,从儿童到老人均可发病。约 4%的病例双肾发病,23%的病例有多个病灶。

(2) 病理

大体检查:肿瘤位于肾皮质区,边界清楚,可有假包膜,常伴出血、坏死和囊性变。

镜下可见由具有纤细的纤维血管轴心的乳头

状结构及管状结构构成，常见出血和坏死，可有含铁血黄素。有3种亚型。Ⅰ型：乳头表面被覆单层小的立方状细胞，胞质稀少嗜碱性，占34%。Ⅱ型：被覆瘤细胞呈假复层排列，胞质丰富嗜酸性，核级别高，核仁明显，占42%。其中部分肿瘤嗜酸细胞呈单层线性朝向乳头表面或管状结构的腔面分布，又称为嗜酸细胞性乳头状癌。Ⅲ型：为Ⅰ型和Ⅱ型混合，占24%。

（3）临床表现

临床表现与其他类型肾癌相似，较ccRCC更易发生缺血性坏死和自发性出血。自发性出血的患者约占8%。50%的pRCC患者无症状。预后较ccRCC好，5年生存期约90%，其中Ⅱ型较Ⅰ型预后差。转移概率低，大部分为肺转移，少数可见淋巴结转移。

（4）MRI表现

大部分pRCC表现为肾脏单发类圆形肿块，边缘光整，T_1WI呈等低信号，T_2WI肿瘤实质部分呈低信号，肿瘤边缘常见环形低信号假包膜。直径小于3 cm的病灶信号常较均匀，ADC图呈明显低信号，反相位无明显信号降低。增强后呈轻度延迟强化，强化程度低于ccRCC和嫌色细胞肾癌(chRCC)。图2-38为多数Ⅰ型肿瘤的典型表现。

Ⅱ型肿瘤较大，肿瘤常见出血和囊变，部分表现为囊性为主病灶，囊壁可见乳头状生长的壁结节，增强后囊壁及壁结节呈轻度延迟强化（图2-39）。Ⅱ型肿瘤较Ⅰ型肿瘤更易发生肾周侵犯和转移，少数Ⅱ型pRCC增强后可表现为较明显不均匀强化，容易误诊为ccRCC(图2-40)。

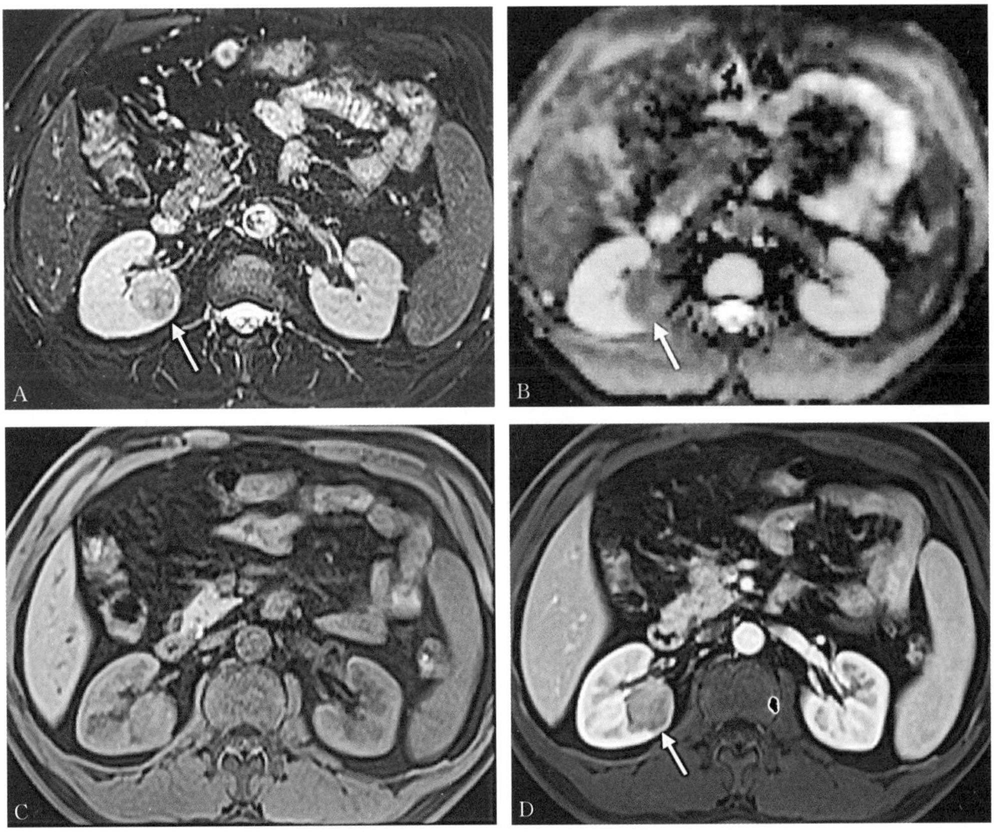

图2-38 乳头状肾癌(Ⅰ型)

注：患者，男性，49岁，体检发现右肾占位。横断位T_2WI FS(A)示右肾中部类圆形稍不均匀低信号灶(箭)；ADC图(B)呈明显低信号(箭)；横断位T_1WI FS平扫(C)示病灶信号与皮质相仿，高于肾髓质；增强皮质期(D)病灶呈轻度强化，强化较均匀，边界清晰(箭)。

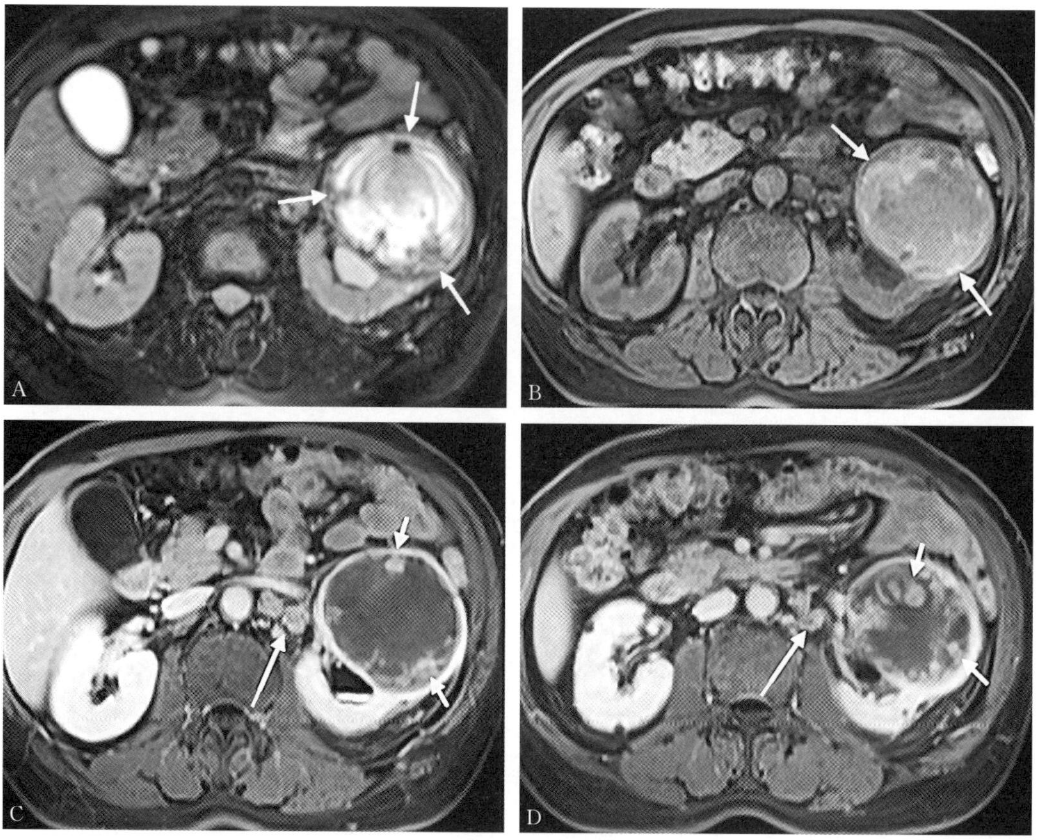

图 2-39　嗜酸细胞乳头状癌

注：患者，男性，69 岁，肉眼血尿 1 个月。横断位 T_2WI FS(A)示左肾巨大囊性为主占位，呈不均匀高信号，囊壁见多发低信号乳头状突起(箭)，左肾盂见轻度积液；T_1WI FS 平扫(B)示囊性区以低信号为主，内含多发不均匀高信号出血(箭)；增强实质期(C 和 D)见囊壁及乳头状突起呈轻中度延迟强化(短箭)，腹膜后见肿大淋巴结(长箭)。

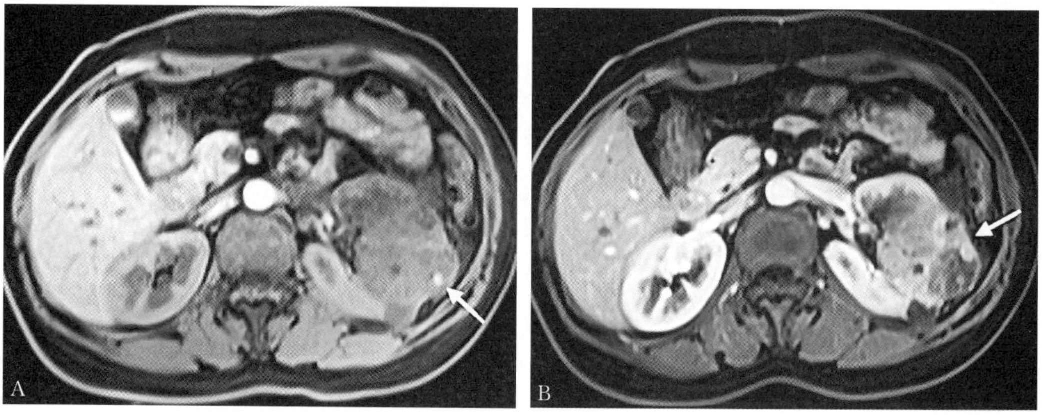

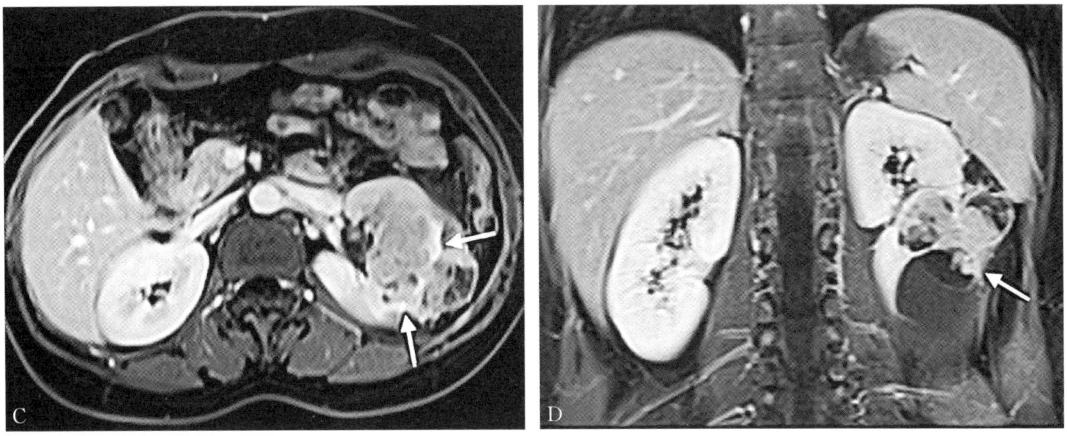

图 2-40 乳头状肾癌(Ⅱ型)

注:患者,女性,35 岁,体检时 B 超发现左肾占位 1 周。横断位 T_1WI FS(A)示左肾巨大分叶状占位呈稍低信号,伴小灶高信号出血(箭);横断位增强皮质期(B)见肿瘤呈中度强化,部分区域明显强化(箭);横断位和冠状位实质期(C、D)见肿瘤呈囊实性,中等程度不均匀强化,局部结节状较明显强化(箭),肿瘤穿破肾包膜。

(5) 诊断要点

中老年男性,T_2WI 呈低信号,ADC 图呈明显低信号,反相位无明显信号降低,易出血和囊变,增强后轻度延迟强化。

(6) 鉴别诊断

1) 透明细胞肾癌:与Ⅰ型乳头状肾癌不容易混淆。Ⅱ型乳头状肾癌可伴有明显坏死、囊变和出血,增强后可达中等-明显强化,与 ccRCC 鉴别困难。但 ccRCC 常富含细胞内脂质,反相位可见信号明显下降;肿瘤常不均匀明显强化,呈快进快出。

2) MiT 家族易位肾癌:Ⅱ型乳头状肾癌常见出血、坏死和囊性变,增强后轻度或轻中度延迟强化,容易与 MiT 家族易位肾癌混淆。但乳头状肾癌好发于中老年男性,病灶起源于肾皮质,易突出于肾轮廓外。而 MiT 家族易位肾癌发生于肾髓质,患者年轻,多数位于肾轮廓内,钙化和淋巴结转移较乳头状肾癌更常见。

2.3.3 嫌色细胞肾癌

(1) 概述

嫌色细胞肾癌(chromophobe renal cell carcinoma, chRCC)是第三大常见肾癌亚型,起源于远端肾小管的插入细胞,占肾癌的 5%~7%。从儿童到老人均可发病,发病高峰为 51~60 岁,男性略多于女性。

(2) 病理

大体检查:肿瘤为实性肿块,边缘浅分叶,边界清楚,切面呈质地均一的褐色,罕见坏死、囊变和出血。

组织病理学:肿瘤细胞特征性排列呈实性片状,伴不完全的玻璃样变血管间隔。细胞典型特征是体积大,包膜清楚,胞质网状淡染。部分病例呈嗜酸细胞变异型,细胞核常显示清楚的不规则皱褶,染色质粗,常见双核和核周空晕。2%~8%的病例可见肉瘤样区域。特殊染色:胞质呈 Hale 胶体铁阳性反应。

(3) 临床表现

临床表现无特异性,预后比 ccRCC 好,5 年生存期 78%~100%。约 86%的病例为 T_1 或者 T_2 期,肾静脉受侵的病例不足 5%。少数可见淋巴结转移。约 7%的病例出现远处转移,主要是肝脏和肺转移。

(4) MRI 表现

典型表现为病灶中心位于肾髓质的实性肿块,边界清晰,无明显坏死和囊变。T_2WI 为稍低或等信号,DWI 呈高信号,ADC 图通常为低信号,ADC 值低于 ccRCC,但应用 ADC 值鉴别 pRCC 与 chRCC 比较困难。瘤内未见明显细胞内脂质,反相位无明显信号降低。增强后肿瘤呈中等程度延迟强化,强化程度介于 ccRCC 和 pRCC 之间。

30%的病例可见中央星状瘢痕和轮辐状强化(图2-41)。节段性强化翻转是指早期强化明显的部分，后期强化下降，而早期强化不明显的部分，后期强化明显(图2-42)。这些特征不具有特异性，亦可见于嗜酸细胞腺瘤，无论是影像学还是病理学，嫌色细胞肾癌与嗜酸细胞腺瘤的鉴别诊断均较困难。

38%的病例可见钙化，肾周受累和肾血管侵犯罕见。少数 chRCC 可表现为囊实性肿块，部分肿瘤增强后可明显强化，部分肿瘤内可见增粗血管影(图2-43、2-44)。

(5) 诊断要点

肾髓质内实性或实性为主肿块，T_2WI 稍低信号，ADC 图低信号，增强后中等程度持续强化，中央可见星状瘢痕和轮辐状强化，部分可见强化翻转征象。

(6) 鉴别诊断

1) 嗜酸细胞腺瘤：与嫌色细胞肾癌影像学很难鉴别，两者均可以出现中央瘢痕和节段性强化翻转，相比较而言，嗜酸细胞腺瘤的强化程度较嫌色细胞肾癌明显。

2) 透明细胞肾癌：大多数嫌色细胞肾癌实性为主，中等程度强化，与肾透明细胞癌容易鉴别。不典型病例可表现为囊实性或囊性为主占位，增强后明显不均匀强化，与 ccRCC 鉴别困难。

3) 孤立性纤维瘤：非常罕见，MRI 表现为 T_2WI 低信号，信号强度一般低于嫌色细胞肾癌，增强后中等程度渐进性强化，无明显坏死和囊变，部分病例与嫌色细胞肾癌的 MRI 表现相似。但孤立性纤维瘤增强早期瘤内常见较多的血管影，具有一定的鉴别诊断价值。

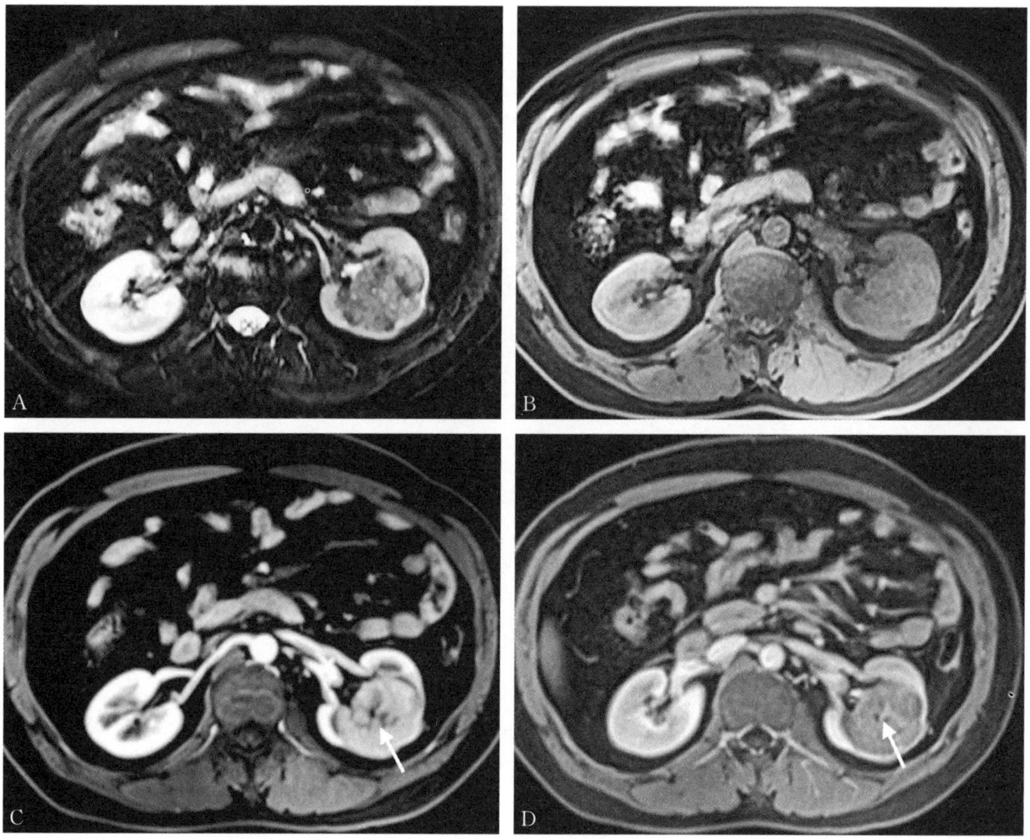

图2-41　嫌色细胞肾癌(一)

注：患者，男性，40岁，左腰痛4天。横断位 T_2WI FS(A)示左肾中部肾髓质内混杂低信号肿块，边缘浅分叶，残留部分肾皮质；T_1WI FS 平扫(B)呈等信号；增强皮质期(C)肿瘤呈中等程度强化，中央可见星芒状低信号瘢痕(箭)；实质期(D)肿瘤强化程度降低，中央瘢痕延迟强化(箭)。

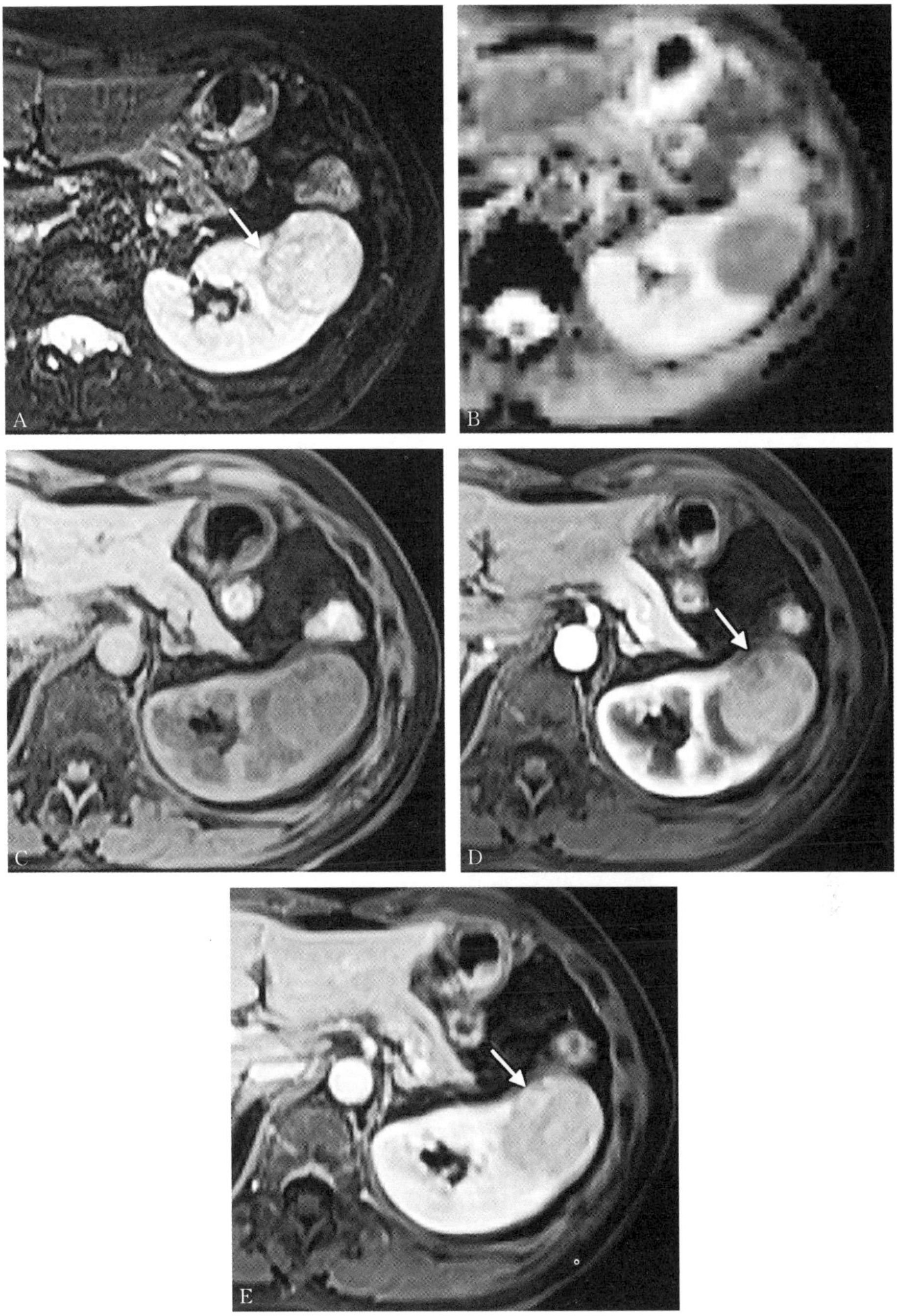

图 2-42 嫌色细胞肾癌(二)

注:患者,女性,65 岁,体检发现左肾占位。横断位 T_2WI FS(A)示左肾实质性稍低信号肿块,边缘见线状低信号假包膜(箭);ADC 图(B)呈明显均匀低信号;T_1WI FS 平扫(C)呈稍低信号,与肾髓质相仿;增强皮质期(D)轻度稍不均匀强化(箭);实质期(E)呈中等程度强化,可见节段性强化翻转(箭),病灶无坏死和囊变。

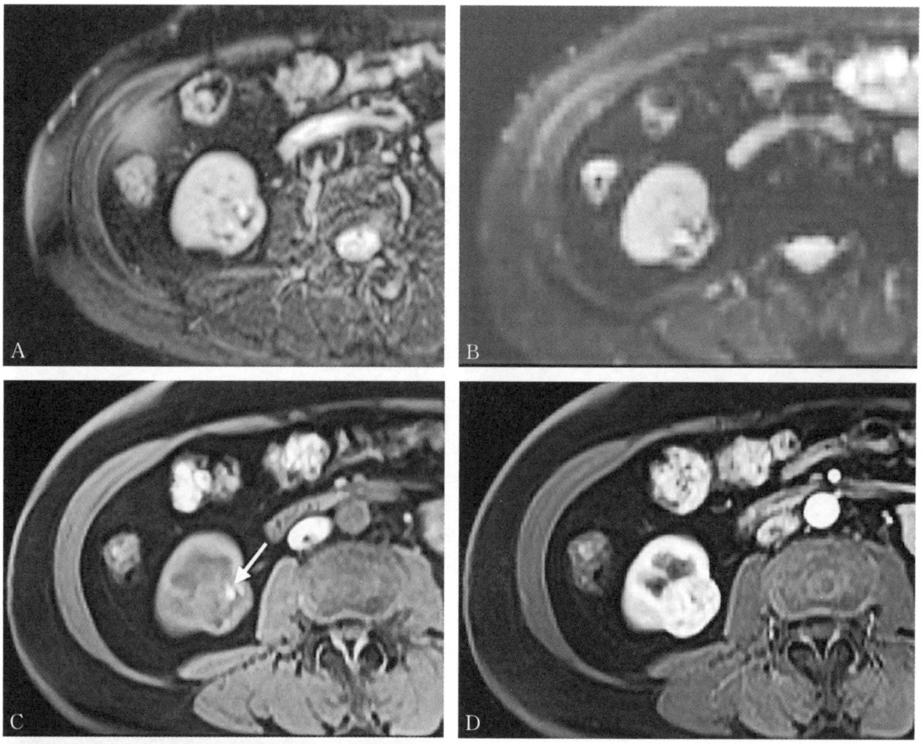

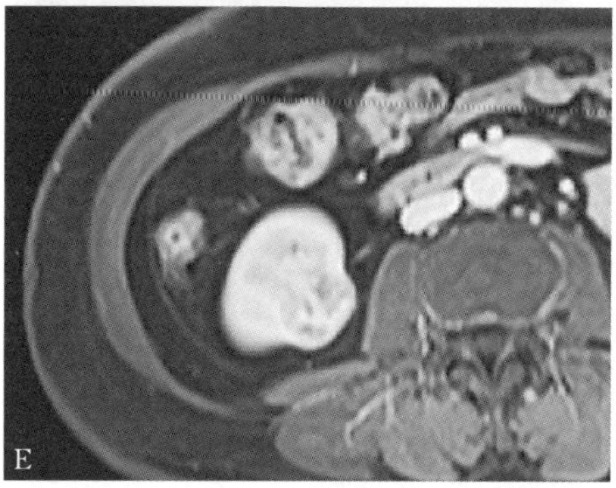

图 2－43　嫌色细胞肾癌(三)

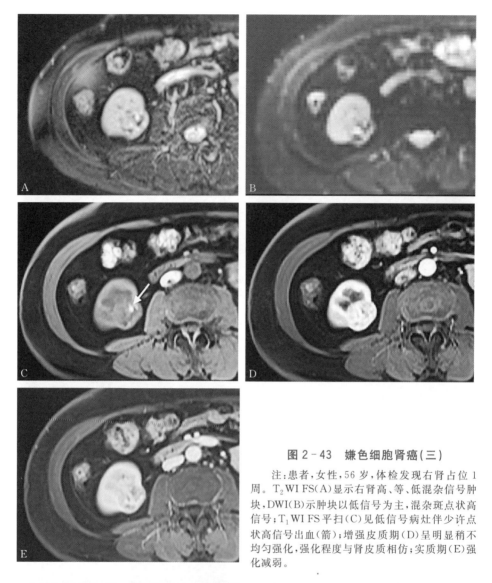

注:患者,女性,56 岁,体检发现右肾占位 1 周。T_2WI FS(A)显示右肾高、等、低混杂信号肿块,DWI(B)示肿块以低信号为主,混杂斑点状高信号;T_1WI FS 平扫(C)见低信号病灶伴少许点状高信号出血(箭);增强皮质期(D)呈明显稍不均匀强化,强化程度与肾皮质相仿;实质期(E)强化减弱。

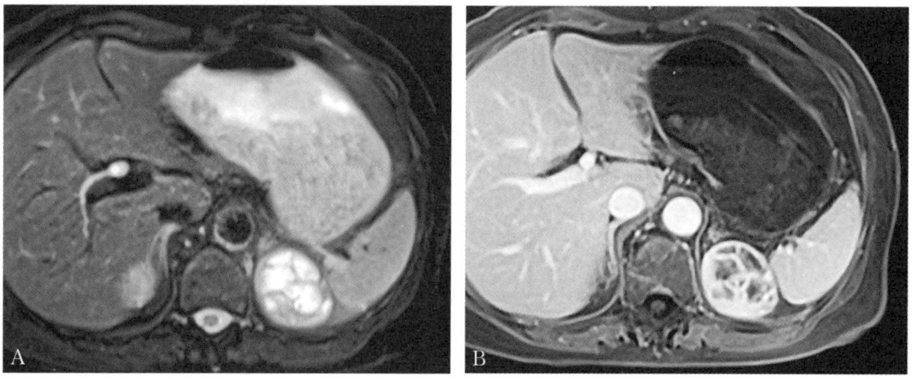

图 2－44　嫌色细胞肾癌(四)

注:患者,女性,62 岁,体检发现左肾占位 17 天。T_2WI FS(A)示病灶呈多房囊性,分隔呈低信号;增强实质期(B)示分隔及囊壁明显强化,术前误诊为多房囊性肾癌。

2.3.4 低度恶性潜能多房囊性肾肿瘤

（1）概述

低度恶性潜能多房囊性肾肿瘤（multilocular cystic renal neoplasm of low malignant potential, MCRNLMP），曾用名为多房囊性肾癌，WHO泌尿系统肿瘤分类（2016年）将其重新命名为MCRNLMP。MCRNLMP是肾细胞癌的亚型，发病率占所有肾脏肿瘤的1%，占肾癌的2%左右，与3p染色体杂合性缺失及*VHL*抑癌基因突变有关。好发于中年男性，平均年龄约52岁。90%的病例为影像学检查偶然发现。预后良好，目前尚无复发、转移的病例报告。

（2）病理

大体检查肿瘤有包膜，完全由大小不等的囊腔组成，囊内充以浆液性或血性液体，囊间隔窄，偶见钙化，肉眼可见的实性囊壁结节应排除该肿瘤的诊断。多数囊腔内衬覆单层上皮，细胞胞质透明或淡染，无核仁或小核仁（1～2级）。囊腔间隔由纤维组织构成，常见致密的胶原，部分间隔内可见灶状透明细胞。20%以上病例间隔内有钙化，偶见骨化生。无肿瘤性坏死、血管侵犯及肉瘤样转化。

（3）MRI表现

典型的表现为肾脏单发多房囊性占位，其内可见厚薄不一分隔，无明显壁结节；部分肿瘤囊壁及分隔可见钙化，钙化形态多样，呈斑点状、线条状或弧形。囊壁及分隔在T_1WI和T_2WI上均为低信号，增强后呈轻中度渐进性强化（图2-45）。囊液的信号取决于囊内蛋白和血液的含量，部分T_1WI可呈高信号，T_2WI信号不均匀。部分病例囊内分隔较少且纤细，容易误诊为复杂性肾囊肿（图2-46、2-47）。T_2WI是显示囊内分隔的较好的序列，多平面重建有利于分隔的显示。

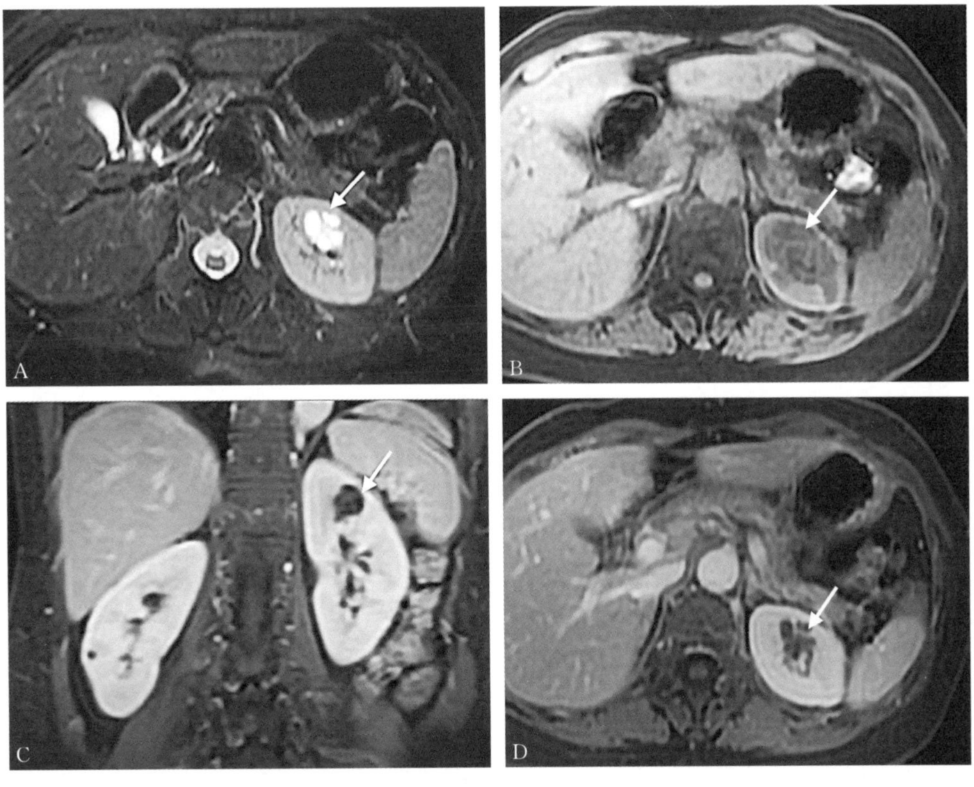

图2-45 低度恶性潜能多房囊性肾肿瘤（一）

注：患者，女性，59岁，检查偶然发现。横断位T_2WI FS（A）示左肾上极多房囊性占位，囊壁及分隔呈低信号（箭），未见壁结节或实性成分；横断位T_1WI FS平扫（B）和增强冠状位实质期（C）病灶内见分隔强化，分隔厚度略不均匀（箭）；实质期（D）囊壁及分隔可见轻中度强化（箭）。

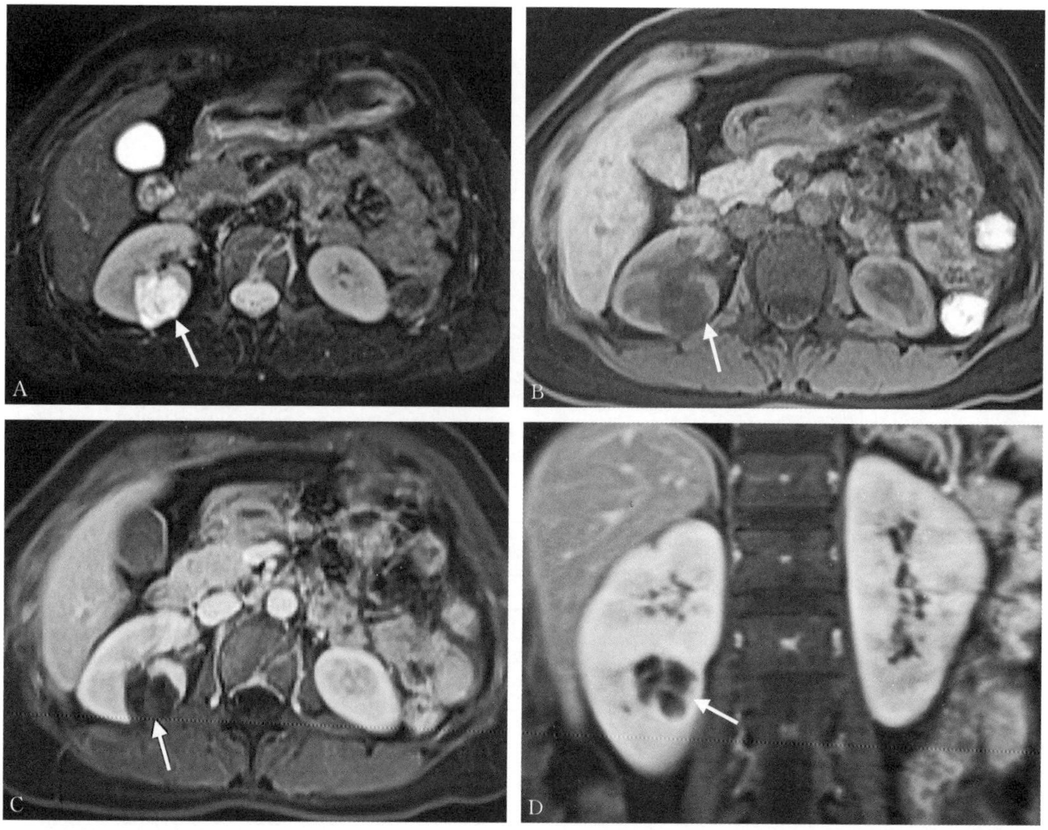

图 2-46　低度恶性潜能多房囊性肾肿瘤(二)

注:患者,女性,50 岁,体检发现右肾占位 1 周。横断位 T_2WI FS(A)和 T_1WI FS(B)示右肾多房囊性占位,边缘波浪状,内可见较多粗细不均分隔(箭);增强扫描实质期(C、D)可见分隔轻中度持续强化(箭)。

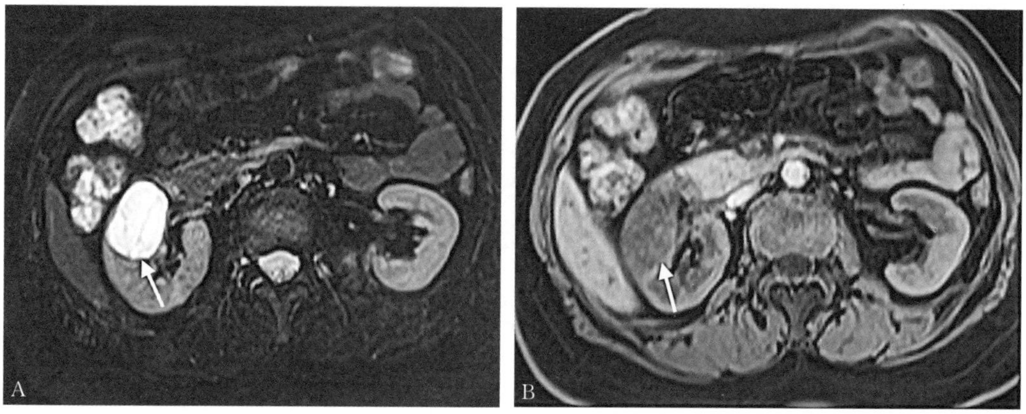

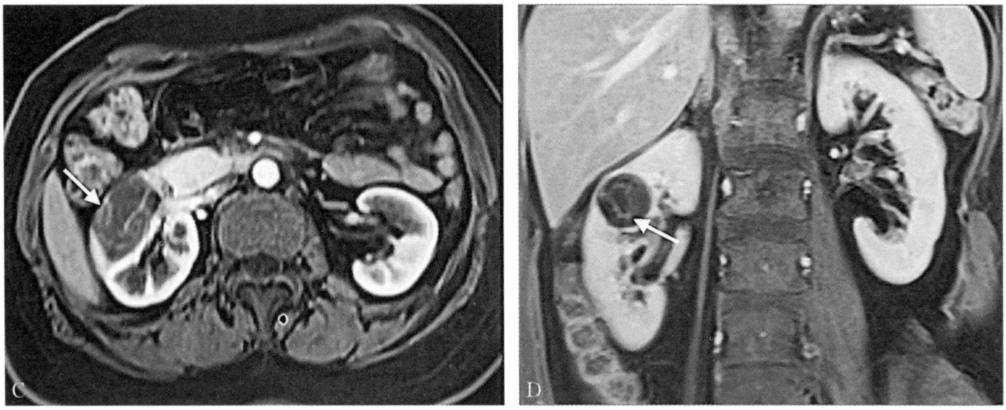

图 2-47 低度恶性潜能多房囊性肾肿瘤(三)

注：患者，女性，52 岁，发现右肾囊性占位 1 年。横断位 T_2WI FS(A)示右肾门水平见卵圆形 T_2WI 高信号肿物，内见低信号纤细分隔、未见壁结节(箭)；T_1WI FS(B)呈稍低信号；横断位增强扫描皮质期(C)和冠状位实质期(D)示病灶内分隔强化，分隔厚度欠均匀(箭)。

(4) 鉴别诊断

1) 复杂性肾囊肿：一般复杂囊肿增强后无明显强化，增厚的囊壁及间隔光滑清楚，粗细均匀，但当囊肿伴有感染时，界限很难明确。这类病变应长期随访，如发现病灶体积增大、囊壁增厚及间隔增多、增厚等均提示病变进展，可以考虑手术切除。

2) 混合性上皮和间质肿瘤：好发于围绝经期女性，易突向肾盂生长，囊内间隔薄而规则，但强化程度不如低度恶性潜能多房囊性肾肿瘤明显。

2.3.5 MiT 家族易位肾细胞癌

(1) 概述

MiT 家族易位肾细胞癌(MiT family translocation carcinomas)包括 2 类肿瘤，即 Xp11 易位造成 *TFE3* 基因的融合，t(6；11)易位造成 *MALAT1-TFEB* 基因的融合。这类肿瘤约占儿童肾癌的 40%，男女比例约 1∶1.4，仅占成人肾癌的 1.6%～4%，成人平均发病年龄 31 岁。t(6；11)RCC 较 Xp11RCC 更少见。化疗是 MiT 家族易位肾癌的危险因素。Xp11RCC 患者的生存期与 ccRCC 相仿，易发生局部淋巴结转移。MiT 家族易位肾癌发生转移的时间较晚，自诊断起 20～30 年后发生转移。

(2) 病理

大体病理不具有特征性。镜下可见 Xp11 RCC 表现为由透明细胞形成的乳头，伴有散在砂粒体沉着；而 t(6；11)RCC 表现为大小不同的细胞组成细胞巢，其内可见基底膜样物质沉着。免疫组织化学表现为 Xp11 RCC 表达黑色素标记物和 TFE3，TFE3 蛋白阳性具有高度敏感性(97.5%)和特异性(99.6%)。t(6；11)RCC 恒定表达黑色素标记物，如 HMB45、Melan A 及 Cathepsin K、TFEB。

(3) MRI 表现

多数肿瘤中心位于肾髓质而局限于肾轮廓内，少数可向外生长或累及肾窦。肿瘤以实性为主或囊实性，内常见出血、坏死、囊变和钙化，边界清晰。T_1WI 信号多样，取决于肿瘤内出血和蛋白含量，但与肾皮质相比通常为等或稍高信号。T_2WI 通常为混杂信号，信号可低于肾皮质，周围可见较厚的环形低信号假包膜。DWI 上呈稍高信号，ADC 图上呈稍低信号。增强后肿瘤呈轻度持续强化或轻中度渐进性强化，强化程度高于肾髓质但低于肾皮质(图 2-48)。

进展期肿瘤可见肾静脉瘤栓，儿童(45%)较成人患者更常见腹膜后淋巴结转移，但影像学表现淋巴结短径大于 1 cm 者不足 25%。远处转移常见部位为肺、肝和纵隔淋巴结。

CT 平扫病灶常呈高密度，可能与肿瘤细胞致密和/或出血或蛋白成分有关。MiT 家族易位肾癌钙化率高于其他肾癌亚型，23.8%～60%的病

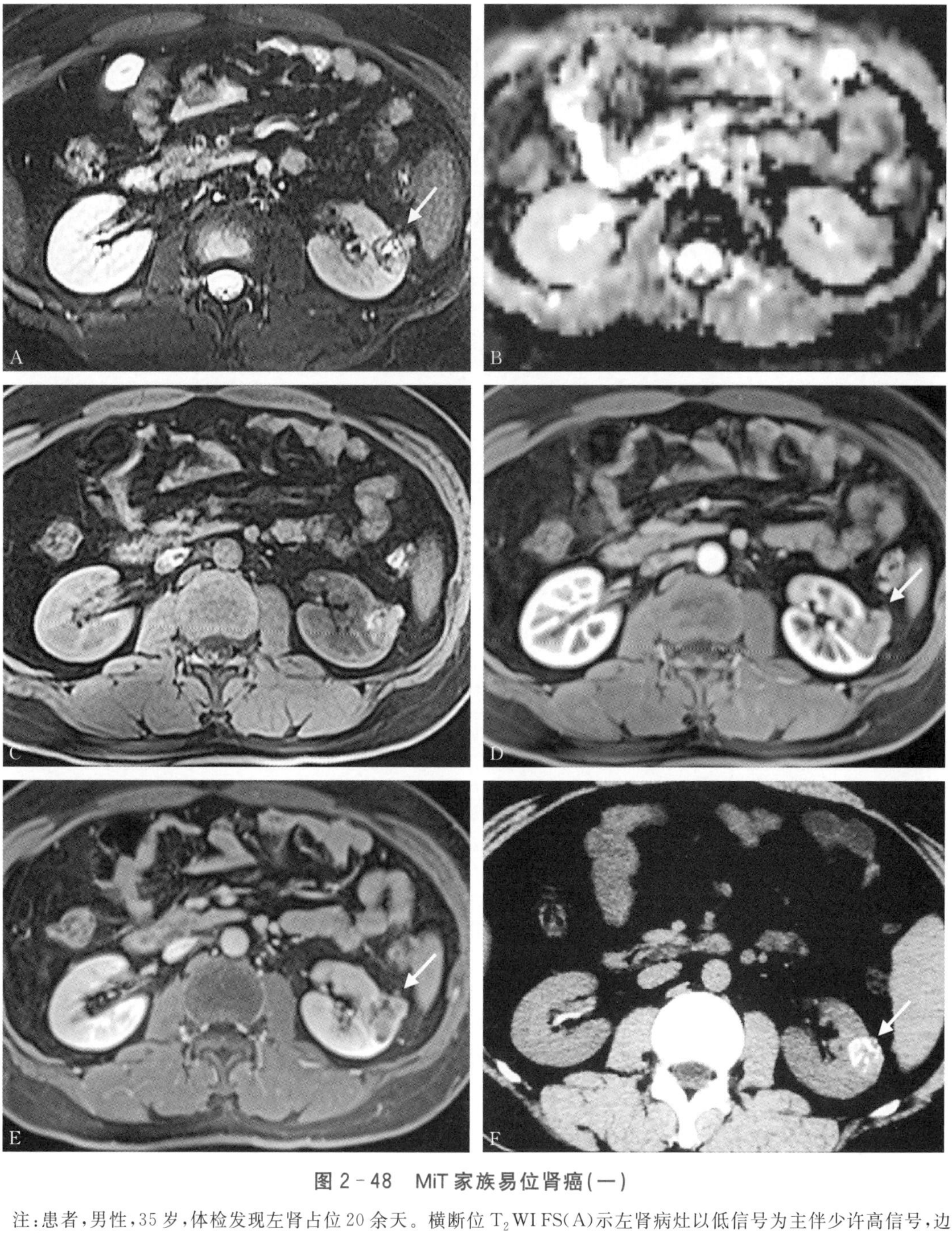

图 2-48　MiT 家族易位肾癌(一)

注:患者,男性,35 岁,体检发现左肾占位 20 余天。横断位 T_2WI FS(A)示左肾病灶以低信号为主伴少许高信号,边缘可见低信号假包膜(箭);ADC 图(B)呈稍低信号;T_1WI FS 平扫(C)见肿瘤呈不均匀高信号;增强皮质期(D)和实质期(E)呈轻中度延迟强化(箭);CT 平扫(F)可见肿瘤多发钙化(箭)。

例可见局灶性或边缘钙化（图 2－49）。有报道发现极少数 MiT 家族易位肾癌内可见成熟脂肪成分，需要与 AML 进行鉴别，但 AML 很少伴有坏死、囊变和钙化。

（4）鉴别诊断

乳头状肾癌：Ⅱ型乳头状肾癌常见出血、坏死和囊性变，增强后轻度或轻中度延迟强化，容易与 MiT 家族易位肾癌混淆。但乳头状肾癌好发于中老年男性，病灶起源于肾皮质，易突出于肾轮廓外，MiT 家族易位肾癌发生于肾髓质，多数位于肾轮廓内，钙化和淋巴结转移较乳头状肾癌更常见。

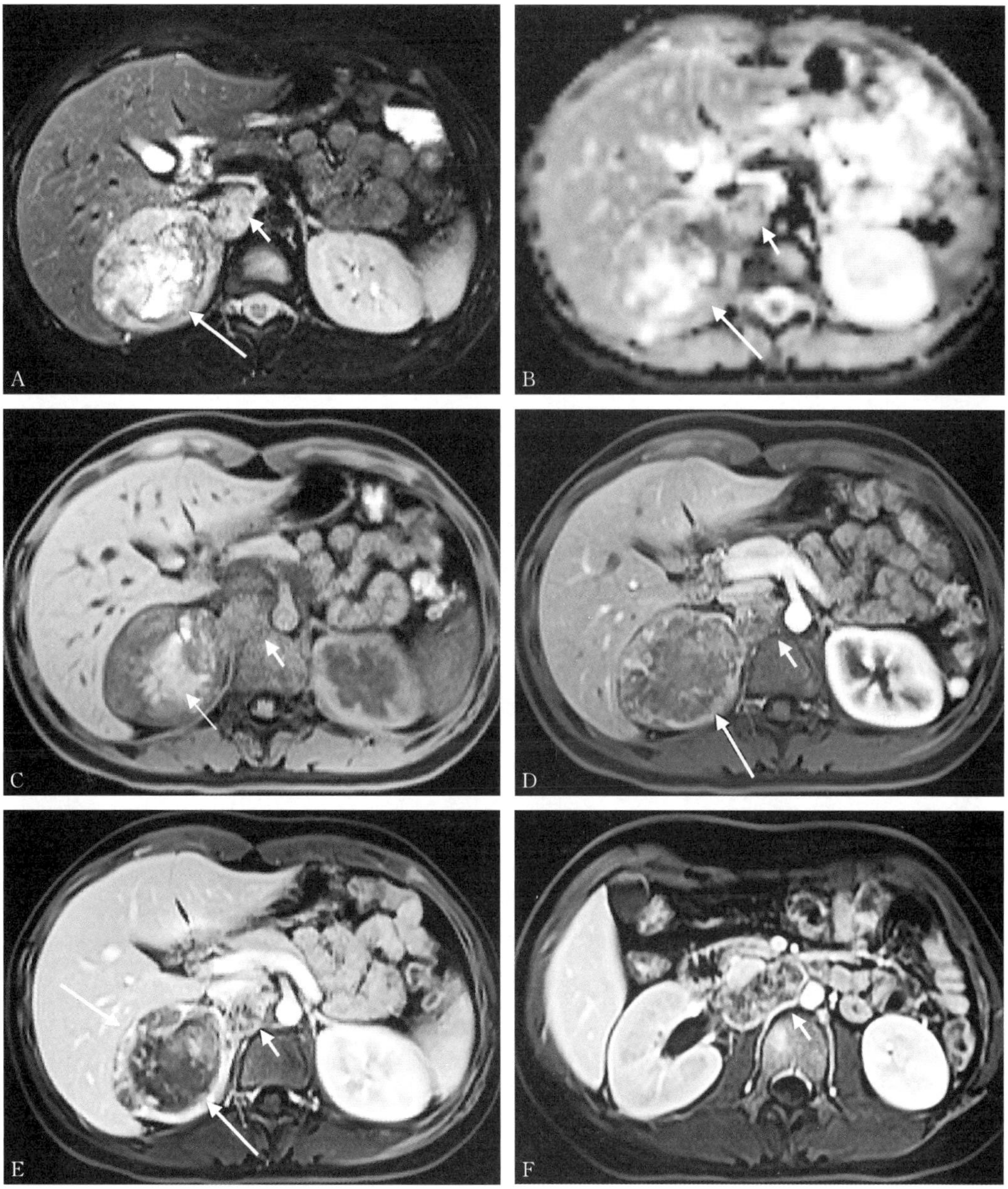

图 2－49　MiT 家族易位肾癌（二）

注：患者，女性，20 岁，右腰部酸痛 3 个月，肉眼血尿 10 天。横断位 T_2WI FS(A)示右肾不规则实性占位，呈混杂高信号，周围见低信号包膜（长箭）；ADC 图(B)呈不均匀高和稍低混杂信号（长箭）；T_1WI FS 平扫(C)可见大片高信号出血（细箭）；增强皮质期和实质期(D、E)显示肿块轻度不均匀强化（长箭）；腹膜后可见多发淋巴结转移（短箭）(A～F)。

2.3.6 集合管癌

（1）概述

集合管癌（collecting duct carcinoma）是指来源于集合管的恶性上皮性肿瘤，仅占肾肿瘤的1%～2%。发病年龄13～85岁，中位发病年龄43～63岁，男女比例2∶1。2/3的集合管癌患者有症状，典型者为腰痛、血尿、乏力和体重减轻。超过70%的集合管癌发现时即为pT_3期或更高，80%的患者最终发生淋巴结转移，肺、肝、骨、肾上腺和脑转移亦常见。此类患者预后差，2/3的患者将在2年内死亡。

（2）病理

大体检查：发生于深部肾髓质区，切面实性，灰白色，边界不清，可见出血、坏死。在肾被膜下常见卫星灶，易侵犯肾窦。

组织病理学：特征性组织学结构为管状、管乳头状或管囊状，伴浸润性导管结构及邻近间质促结缔组织增生反应。细胞凋亡及凝固性坏死常见。肿瘤边界不清，可见肿瘤细胞浸润邻近肾组织。肉瘤样或横纹肌瘤样转化常见。需要指出的是，Bellini集合管癌常为排除性诊断，肿瘤部位对于做出诊断很重要。

（3）MRI表现

肿瘤大部分在肾髓质，向皮质和肾窦、肾盂浸润性生长，与正常肾组织无明显边界，形态不规则。根据肾集合管癌浸润部位，可分为单纯髓质型、皮质-髓质型、皮质-髓质-肾盂型，多数属于皮质-髓质-肾盂型，单纯髓质型极少。囊变、坏死多见，钙化少见。肿瘤实质部分T_1WI呈等信号，T_2WI呈明显低信号，DWI呈明显高信号，ADC图呈明显低信号。增强后呈轻至中度渐进性强化，低于周围肾实质，信号不均匀。皮质-髓质-肾盂型肿瘤呈弥漫浸润性生长，破坏肾盂肾门结构，严重者累及输尿管上段，侵犯肾周筋膜、腹膜后血管、脾脏和肾上腺等，早期可发生腹膜后淋巴结转移，下腔静脉和肾静脉癌栓（图2-50、2-51）。

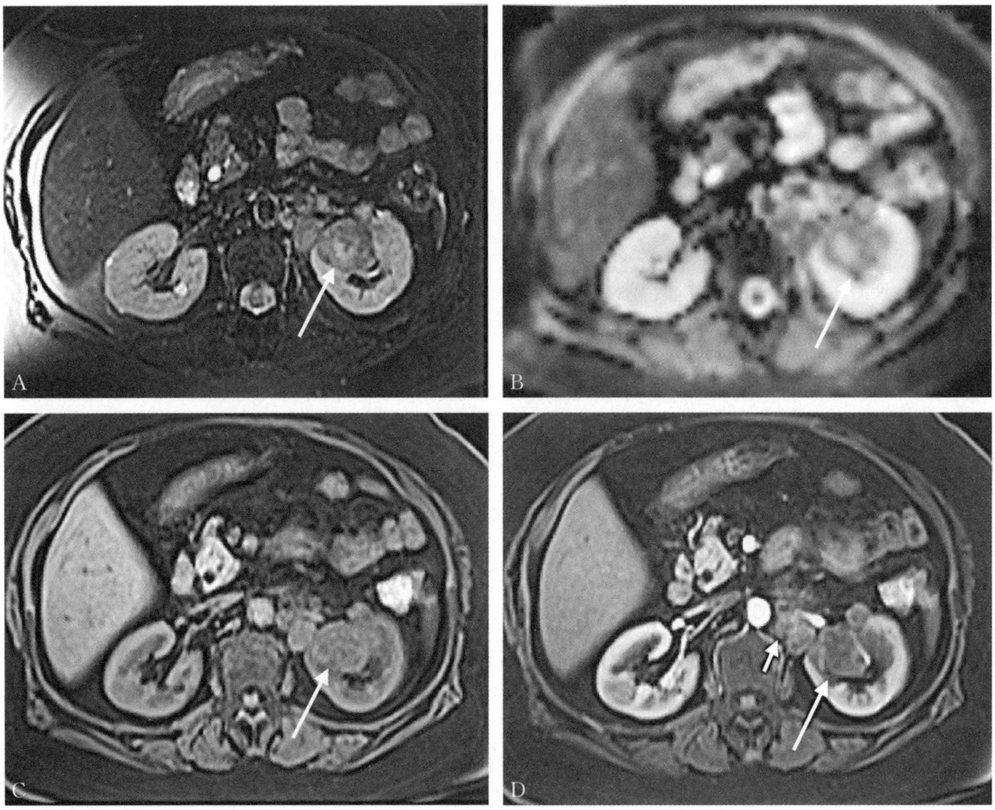

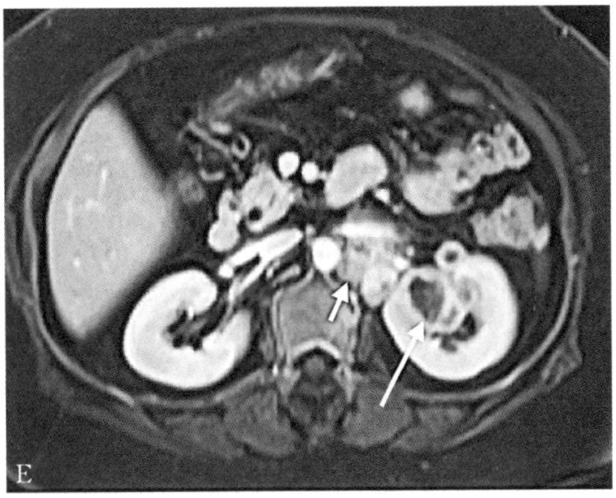

图 2－50　集合管癌(一)

注：患者，女性，79 岁，体检发现左肾占位 14 天。T_2WI FS(A)左肾门见低信号为主囊实性占位，无包膜(长箭)；ADC 图(B)呈明显低信号(长箭)；T_1WI FS 平扫(C)信号与肾皮质相仿(长箭)；增强皮质期和实质期(D、E)呈明显不均匀延迟强化，内见无强化坏死区，肿块向肾盂浸润性生长，形态不规则，边界不清(长箭)，腹膜后多发淋巴结转移，呈不均匀强化(短箭)。

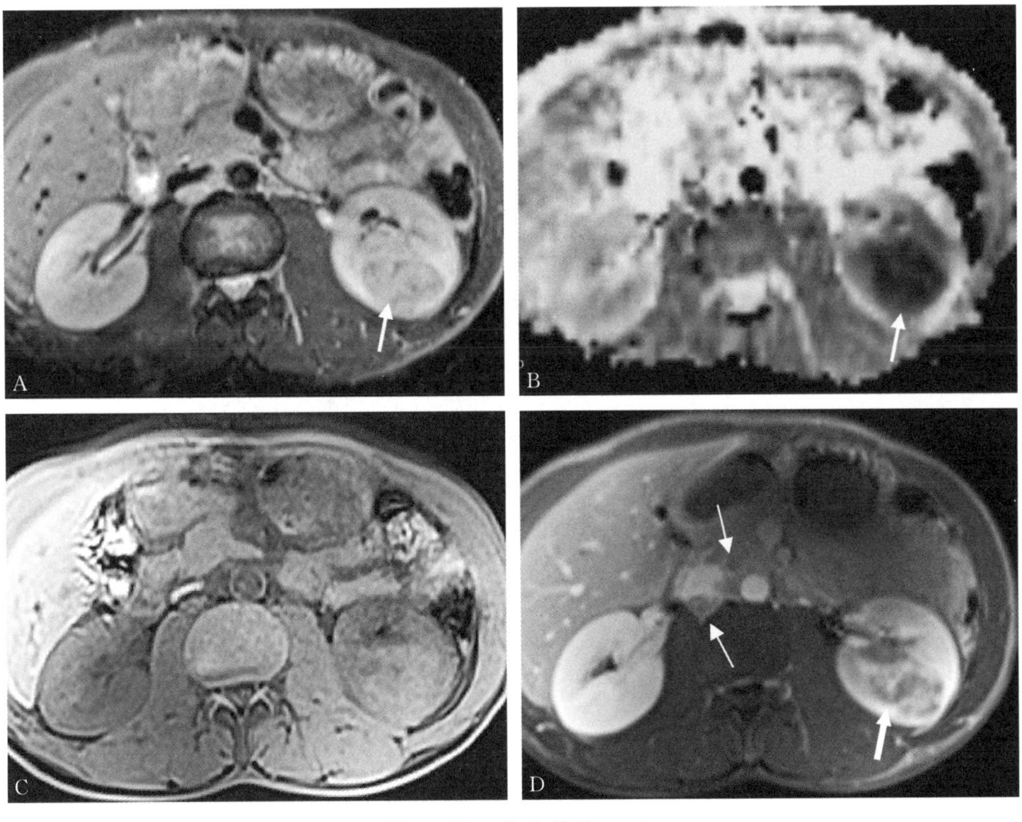

图 2－51　集合管癌(二)

注：患者，男性，46 岁，检查发现左肾占位。T_2WI FS(A)示左肾低信号实质性占位，主要位于髓质(箭)；ADC 图(B)呈明显低信号(箭)；T_1WI FS 平扫(C)呈等信号；增强实质期(D)见肿瘤轻中度不均匀强化，形态不规则，侵犯肾髓质及肾盂(粗箭)，腹膜后可见多发淋巴结转移(细箭)。

（4）鉴别诊断

浸润性尿路上皮癌：血尿及肾盂肾盏积水等临床症状早于肾集合管癌，肿瘤中心部分位于肾盂并沿肾盂壁浸润，肾盂壁不均匀增厚伴轻中度延迟强化，肿瘤实质部分在 T_2WI 上呈等稍高信号；而集合管癌侵犯肾盂往往从肾盂外壁开始，受累肾盂壁局限，边缘毛糙，肿瘤实质部分 T_2WI 呈明显低信号。

2.3.7 肾髓质癌

（1）概述

肾髓质癌（renal medullary carcinoma）来源于近皮质区的集合管，具有高度侵袭性，见于有镰状细胞性贫血的年轻人。发病年龄为 5～39 岁，好发于 20～30 岁的黑人，男女病例 2∶1。几乎所有的患者诊断时都有腰痛或腹痛、肉眼血尿等症状。绝大部分患者发生转移，生存期不超过 26 个月。

（2）病理

大体检查：发生于肾髓质区，切面实性，灰白色，边界不清，可见坏死。

组织病理学：常见组织结构有浸润性高级别腺癌伴管状、腺性、管乳头状结构，腺样囊性、网状及微囊性形态，有些肿瘤完全由实性片状细胞或横纹肌样形态构成。常见坏死、间质促结缔组织增生、黏液变性伴中性粒细胞浸润及微脓肿形成等。

（3）MRI 表现

位于肾髓质的浸润性生长的肿块，边界不清，肾体积增大但仍保持肾外形，病灶周围常见多发卫星灶，病灶内常见明显的坏死，钙化少见。常见局部肾盏积液而肾盂无积液，这是其相对特征性表现。肿瘤实质部分 T_1WI 呈低信号，T_2WI 稍高信号，增强后表现为轻度或轻中度延迟强化，信号不均匀（图 2－52）。肿瘤侵袭性强，常见侵犯肾周脂肪间隙和腹膜后淋巴结转移，早期即可发生广泛的远处转移。

（4）鉴别诊断

肾淋巴瘤：亦可表现为浸润性生长、边界不清的乏血供肿块，需要与肾髓质癌鉴别。但肾淋巴瘤无镰状细胞贫血史，未经治疗的淋巴瘤很少有坏死和囊变，淋巴瘤很少引起肾积水，有肾积水的病例一般肾盂和肾盏均会扩张。

2.3.8 透明细胞乳头状肾癌

（1）概述

透明细胞乳头状肾癌（clear cell papillary renal cell carcinoma）占肾肿瘤的 1%～4%，是第 4 常见的肾癌亚型。发病年龄 18～88 岁，无性别倾向，呈散发或伴发于终末期肾病、VHL 综合征。典型患者无症状，偶然发现，部分患者有腹痛或腰痛。预后良好，目前尚未见局部复发或转移的病例报道。

（2）病理

肿瘤常位于肾皮质，一般较小，界清，有包膜，常伴囊性变，偶尔呈多灶性或双侧发生。镜下瘤细胞呈乳头状、管状、腺泡状、囊性及实性等多种结构不同比例混合。可见多少不等的纤维性或平滑肌性间质，部分病例以平滑肌成分为主。无坏死，罕见肾周脂肪浸润，无血管侵犯。偶尔可发生高级别转化或去分化。

（3）MRI 表现

肿瘤常位于肾皮质区，一般较小，界清。T_1WI 呈低或等信号，T_2WI 呈高信号，病灶周围可见低信号假包膜，DWI 呈高信号，信号不均匀，常伴囊性变。增强后部分区呈快进快出强化，部分区呈轻度延迟强化，同时具有 ccRCC 和 pRCC 的特征（图 2－53、2－54）。

（4）鉴别诊断

本病 MRI 表现与低级别 ccRCC 相仿，病灶 T_2WI 上呈高信号，有假包膜，常伴囊性变，增强后部分区明显强化，容易与 pRCC 和 chRCC 鉴别。

2.3.9 黏液小管状和梭形细胞癌

（1）概述

黏液小管状和梭形细胞癌（mucinous tubular and spindle cell carcinoma，MTSCC）在所有肾肿瘤中占比不足 1%。发病年龄 13～82 岁，平均年龄 58 岁，女性多见，男女比例 1∶3。大部分肿瘤为惰性，很少发生复发，偶尔转移，高级别和肉瘤

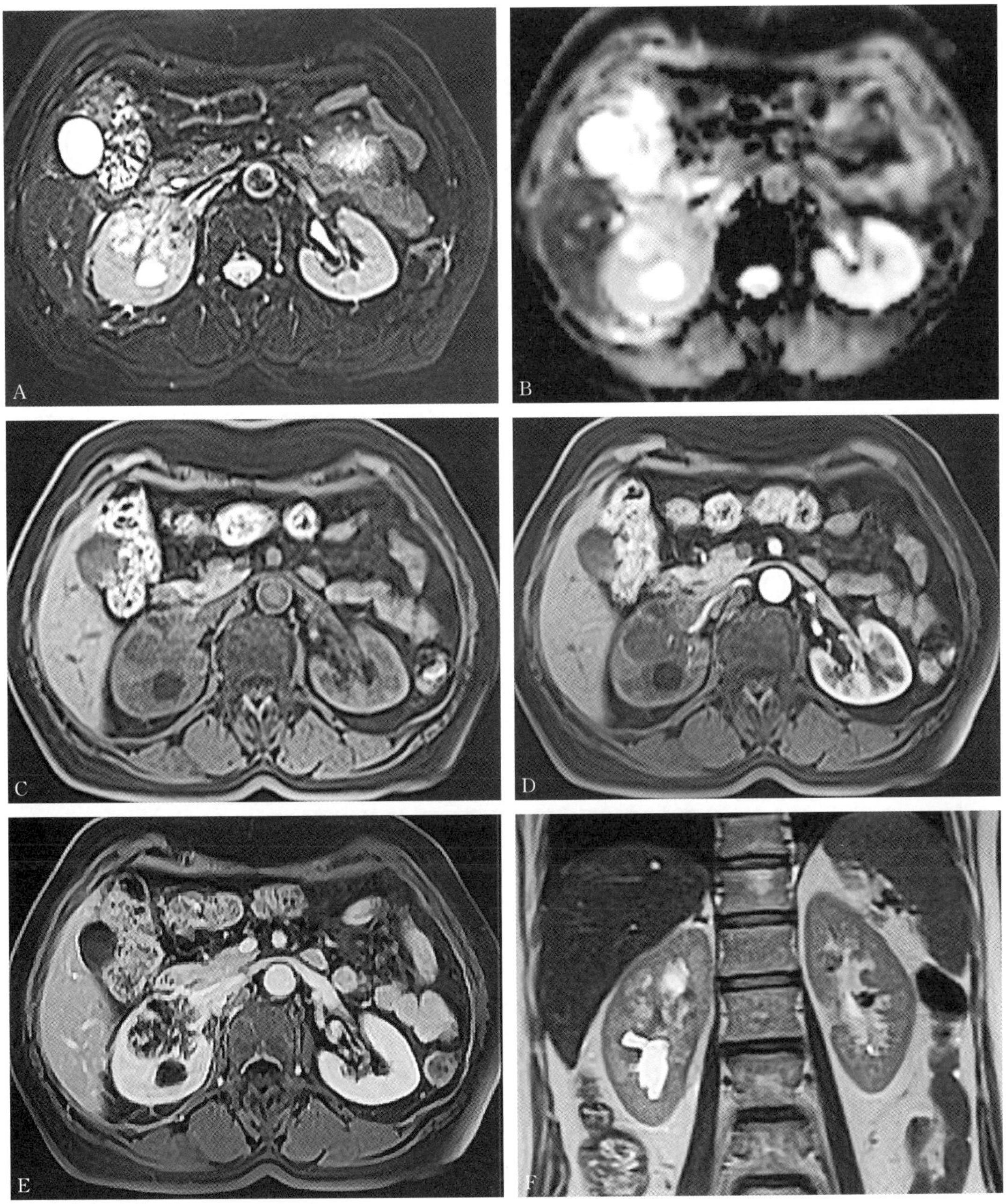

图 2-52 肾髓质癌

注：患者，女性，78 岁，反复上腹部不适 2 个月。横断位 T_2WI FS(A)右肾中上部髓质肾盂区稍高信号实质性占位，浸润性生长，无假包膜，肾盏扩张积液；ADC 图(B)示病灶呈稍低信号；T_1WI FS 平扫(C)呈不均匀低信号；增强皮质期(D)见右肾及肿瘤无明显强化；实质期(E)显示肿瘤呈不规则形态，轻中度不均匀延迟强化，边界不清；冠状位 T_2WI(F)示肾盏有轻度积液而肾盂无积液。

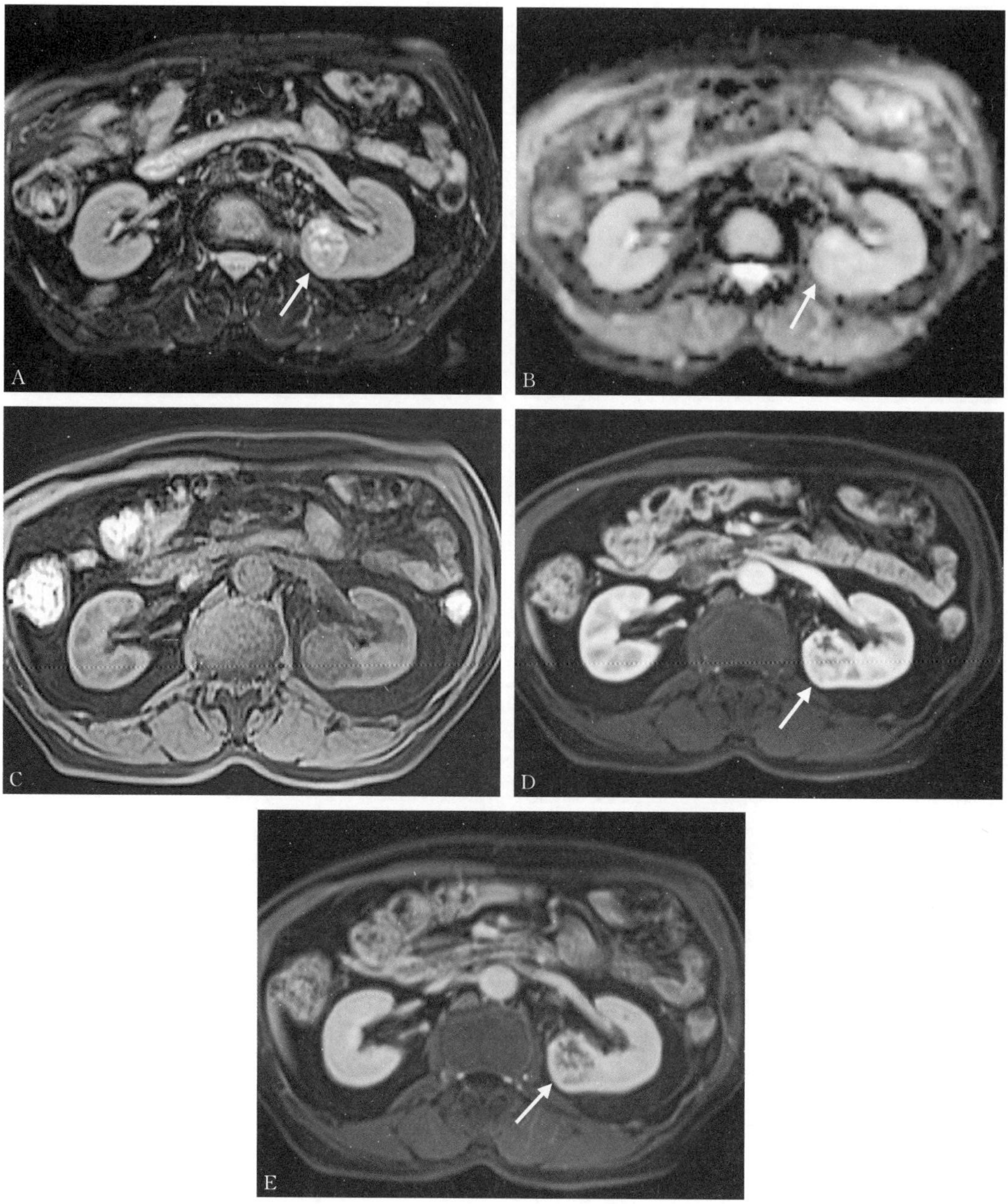

图 2-53　透明细胞乳头状肾癌(一)

注:患者,男性,81 岁,体检发现左肾占位 1 周。T_2WI FS(A)示左肾混杂高信号实质性占位,边缘可见假包膜(箭);ADC 图(B)呈等信号(箭);T_1WI FS 平扫(C)呈低信号;增强皮质期和实质期(D、E)呈中度不均匀持续性强化(箭)。

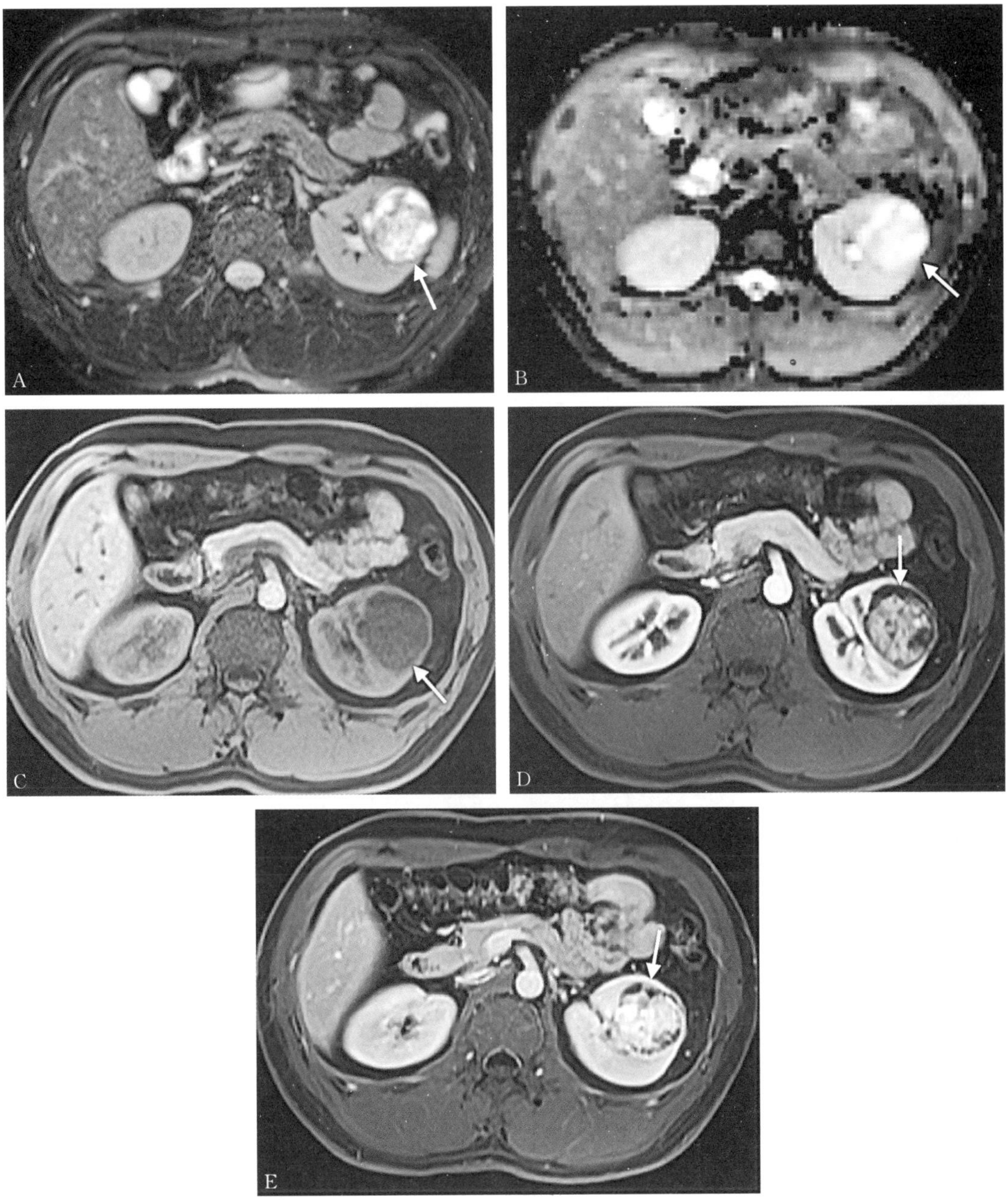

图 2-54 透明细胞乳头状肾癌(二)

注:患者,男性,30 岁,体检发现左肾占位 5 天。T_2WI FS(A)呈混杂高信号,可见假包膜(箭);ADC 图(B)呈高信号(箭);T_1WI FS 平扫(C)呈明显低信号(箭);增强皮质期(D)和实质期(E)呈明显延迟强化,边缘囊变坏死、无强化(箭)。

样转化者可表现为侵袭性进程。

(2) 病理

肿瘤通常位于肾皮质，边界清楚，质地均一，可见纤维性假包膜。肿瘤由紧密排列的小管或索状结构，小管伸展或相互融合，与梭形细胞有移行是其特征性改变。少数病例可见高级别瘤细胞，偶尔可发生肉瘤样转化。间质具有嗜碱性-嗜酸性黏液，多少不等，常呈泡沫样外观，可见坏死、泡沫细胞聚集、砂粒体形成和慢性炎性反应浸润。

(3) MRI 表现

肿瘤通常位于肾皮质，边界清楚，T_1WI 呈等或低信号，T_2WI 呈不均匀中等-高信号，少数 T_2WI 上可呈稍低信号，瘤周可见环形低信号假包膜。由于肿瘤细胞排列紧密且含有多少不等黏液成分，在 DWI 上呈明显高信号，ADC 图呈明显低信号。增强后皮质期轻度强化，随着时间的延长呈缓慢的渐进性强化，延迟期可达中等程度强化，虽然病灶无明显坏死、囊变或出血，但增强后信号不均匀(图 2-55)。

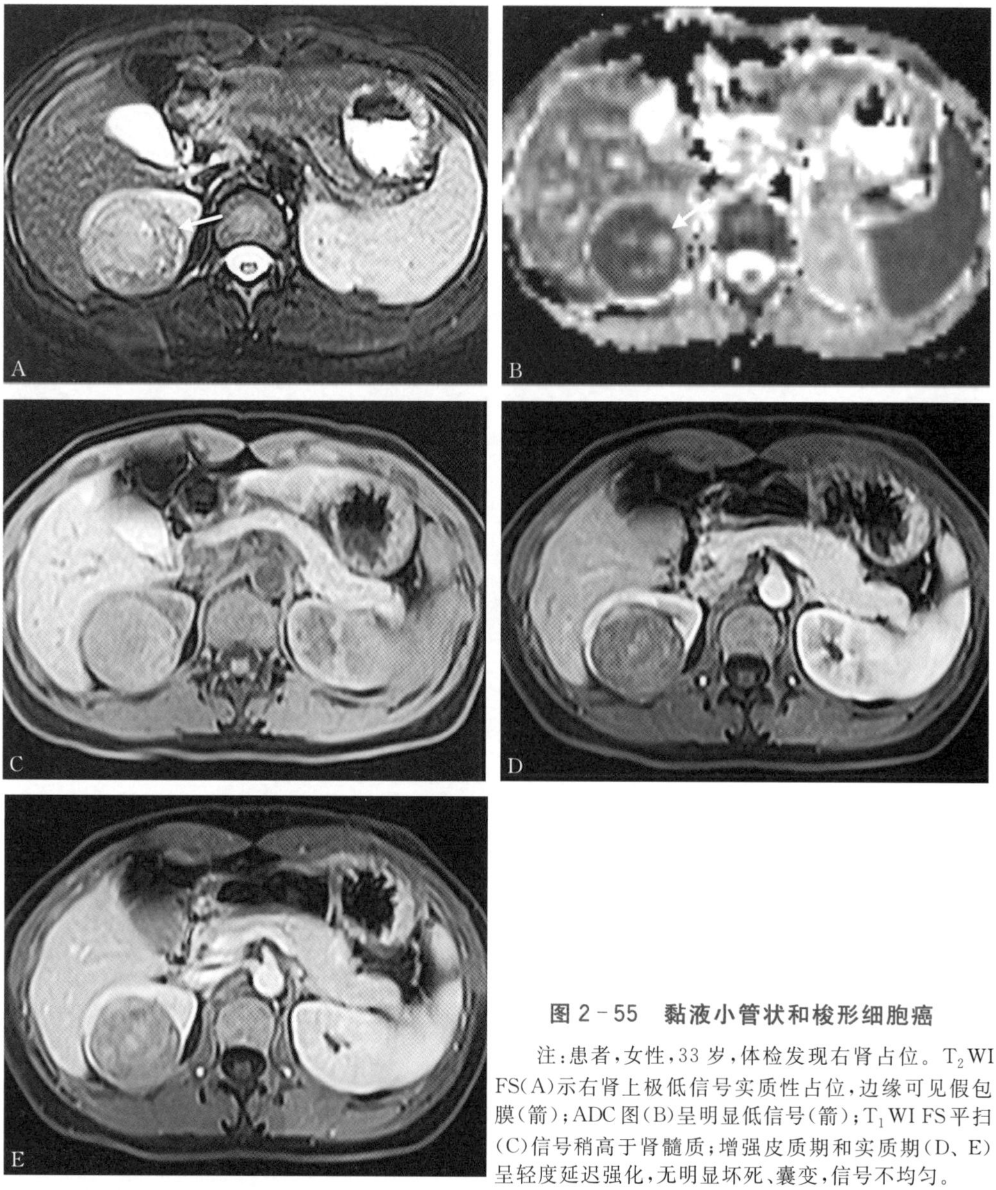

图 2-55　黏液小管状和梭形细胞癌

注：患者，女性，33 岁，体检发现右肾占位。T_2WI FS(A)示右肾上极低信号实质性占位，边缘可见假包膜(箭)；ADC 图(B)呈明显低信号(箭)；T_1WI FS 平扫(C)信号稍高于肾髓质；增强皮质期和实质期(D、E)呈轻度延迟强化，无明显坏死、囊变，信号不均匀。

（4）鉴别诊断

1）乳头状肾癌：T_2WI 通常为明显低信号，增强后呈轻度延迟强化，常见坏死和出血，信号不均匀。而黏液小管状和梭形细胞癌 T_2WI 以高信号为主，通常无坏死、囊变和出血。

2）嫌色细胞肾癌：T_2WI 呈稍低信号，增强后呈中等程度延迟强化，信号较均匀；而少数黏液小管状和梭形细胞癌 T_2WI 上亦可为稍低信号，但增强后皮质期呈轻微不均匀强化，延迟期可达中等程度强化，但信号通常不均匀。

2.3.10 管状囊性肾癌

（1）概述

管状囊性肾癌（tubulocystic renal cell carcinoma，tcRCC）是一种完全由管状和囊性结构构成的肾癌。不足所有肾癌的1%，男女比例约7∶1，发病年龄30～94岁，平均年龄58岁。常见症状包括腹痛和血尿，约60%为体检或其他检查偶然发现，偶尔可发生于终末期肾病患者。大多数表现为惰性生物学行为，约10%出现复发或转移，转移常见部位包括骨、肝、肺和盆腔淋巴结。

（2）病理

大体检查约70%发生于左肾，通常位于肾皮质和皮髓质交界处，多为单发，肿瘤界限清楚。切面呈大小不等的多房囊性，囊壁菲薄。镜下完全由小到中等大的小管和较大的囊肿组成，被覆瘤细胞单层排列。小管和囊肿之间为薄壁的少细胞纤维性间质。有时在典型的tcRCC背景中可混有少量的乳头状肾癌成分。遗传学特征：常见7和17号染色体获得及Y染色体丢失，提示其与乳头状肾癌的关系密切。

（3）MRI表现

影像学的报告非常少，目前最大的一组病例报告有9例MRI，包括1例Bosniak Ⅰ，6例Bosniak ⅡF，1例Bosniak Ⅳ，1例实性结节。主要表现为囊性为主占位，伴有不等的间隔，实性成分边缘模糊，病灶边界清晰，边缘光整，T_1WI 呈低信号，T_2WI 呈高信号，增强后囊壁、间隔及实性成分轻微延迟强化（图2-56）。

（4）鉴别诊断

1）低度恶性潜能多房囊性肾肿瘤：好发于中年男性，囊内分隔粗细不均，增强后多数强化较明显，单纯MRI表现难以与tcRCC鉴别。但后者超声多表现为高回声，伴或不伴有声影，而前者超声为低回声。

2）混合性上皮和间质肿瘤：好发于围绝经期女性，易突向肾盂生长，囊性肾瘤囊内间隔薄而规则，有时混合性上皮和间质肿瘤可表现为实性占位，具有恶性转化潜能。

2.4 肾脏其他恶性肿瘤

2.4.1 肾盂癌

（1）概述

肾盂癌（renal pelvic carcinoma）是起源于尿路上皮的恶性肿瘤，90%为尿路上皮癌，8%为鳞状上皮癌，腺癌不到1%。多见于中老年人，男女比例为3∶1。肾盂癌病因不明，长期服用镇痛剂、吸烟、咖啡因，以及肾结石和慢性炎症的长期刺激均是重要的致病因素。

（2）病理

大体上可呈乳头状、菜花状、息肉样、结节状、实性浸润性生长，病变可单发，也可多灶性，可形成溃疡。低级别非浸润性乳头状尿路上皮癌镜下由纤细的乳头状结构组成，低倍镜下即可观察到细胞非典型性。高级别非浸润性乳头状尿路上皮癌的乳头状结构常出现融合，出现实性片状结构。细胞排列明显无序，细胞核多形性，可以有病理性核分裂象。浸润性尿路上皮癌镜下常缺乏明确的乳头结构、生长方式多样。

（3）临床表现

典型临床表现为无痛性肉眼血尿，可有腰痛、尿路刺激症状和腹部包块。大多为单侧，双侧同时发生占2%～4%，可与输尿管癌或膀胱癌同时或先后发生。可发生淋巴和血行转移。常见的淋巴结转移部位为腹主动脉旁、纵隔和锁骨上淋巴结；血行转移常见于肺、骨和肝。

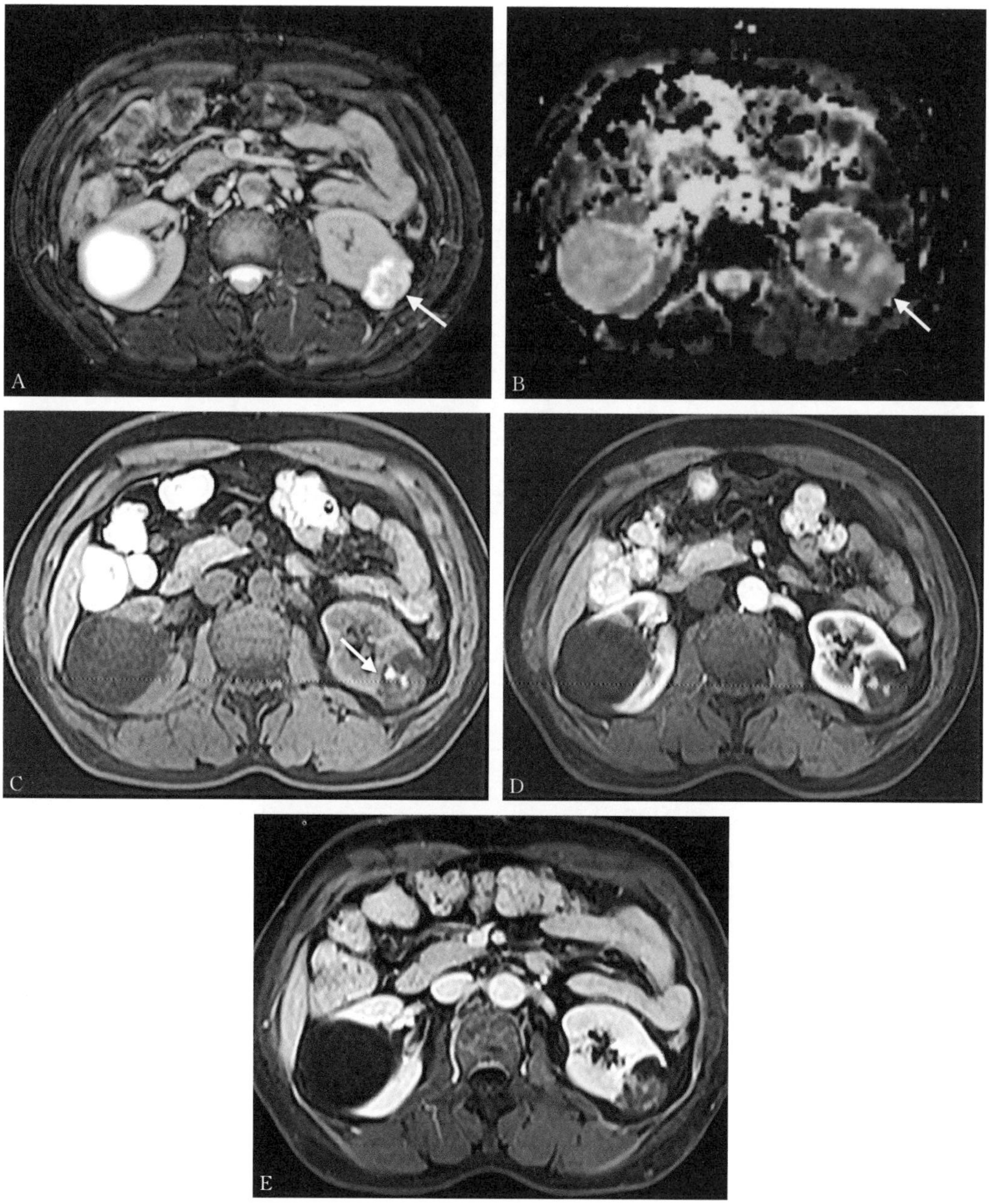

图 2-56　管状囊性肾癌

注：患者，男性，53 岁，检查发现左肾占位。T_2WI FS(A)示左肾不规则明显高信号占位(箭)；ADC 图(B)呈等信号(箭)；T_1WI FS 平扫(C)呈低信号伴 2 枚类圆形高信号(箭)；增强皮质期(D)未见肿瘤强化；实质期(E)见瘤内实性成分轻度延迟强化，囊变区无强化。

(4) MRI 表现

肾盂癌 MRI 表现取决于肿瘤的病理学形态特征。乳头状和菜花状尿路上皮癌表现为肾盂肾盏内的低信号充盈缺损，周围围绕高信号的肾窦脂肪，肾盂内缺损常为偏心性，也可增大占据整个肾盂，形成肾脏中央的实质性占位，肾盂脂肪受压移位(图 2－57)。广基浸润性肾尿路上皮癌表现为肾盂肾盏黏膜局限性或较为弥漫性增厚，常呈偏心性。浸润性尿路上皮癌可侵犯肾实质，边界不清，可引起肾积水。肾盂癌绝大多数伴有局部肾功能减退或肾实质萎缩(图 2－58)。

肾盂癌是少血供肿瘤，通常信号均匀，在 T_1WI 和 T_2WI 上与肾髓质信号大致相仿，增强扫描后呈轻度至中度延迟强化。少数较大肿瘤内可有坏死、液化和钙化，导致在各 MRI 序列相应的信号改变。晚期患者常见肾门旁淋巴结转移(图 2－59)。CTU 或 MRU 在识别较小的肾盂癌及明确肾集合系统形态改变方面具有重要临床价值。

(5) 诊断要点

中老年男性，肉眼血尿史，肾盂或肾盏黏膜增厚，增强后轻中度延迟强化，肾积水和肾功能减退，肾门淋巴结肿大。

(6) 鉴别诊断

1) 肾实质或肾窦起源肿瘤：位于肾深部皮质或肾窦起源的肿瘤可表现为肾窦占位性病变，以透明细胞癌为主，增强后病灶可明显强化，伴坏死和囊变，但通常无明显肾积水，肾集合系统主要为受压推移改变；肾癌浸润性生长累及肾盂或肾盏通常表现为受累肾盂或肾盏外壁凹凸不平及受压推移改变，而肾盂癌通常为肾盂或肾盏内壁黏膜增厚，表面凹凸不平，增强后轻度强化。

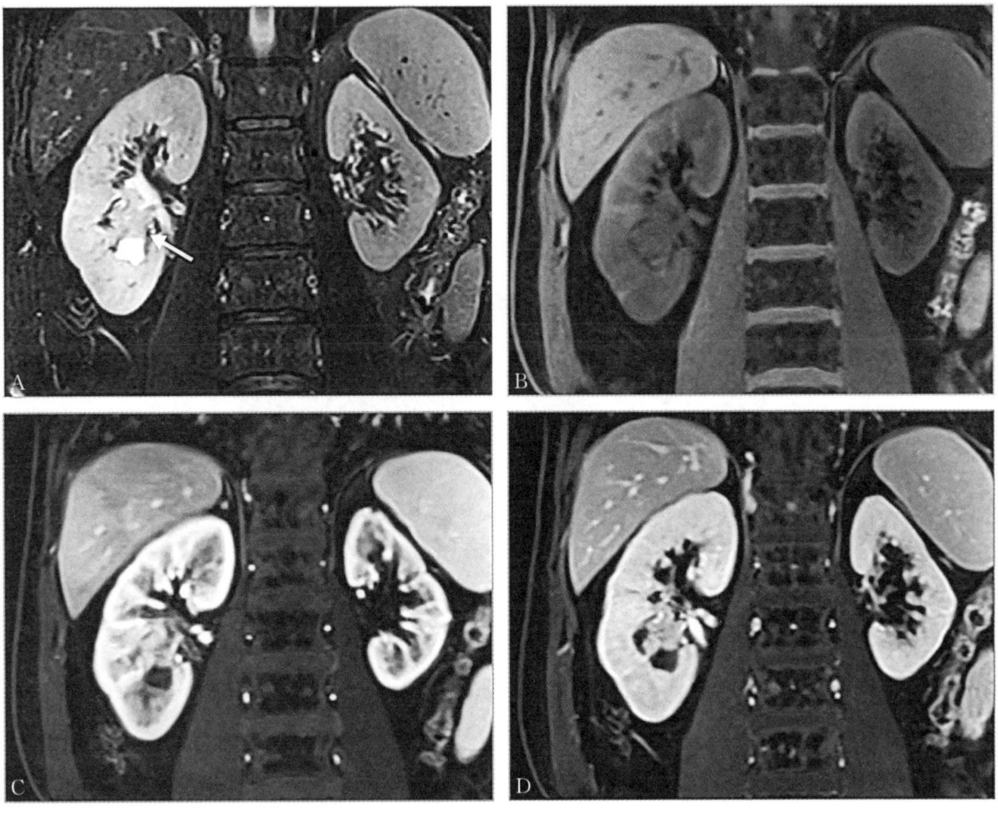

图 2－57 肾盂非浸润性乳头状尿路上皮癌

注：患者，男性，57 岁，反复肉眼血尿 4 年。冠状位 T_2WI FS(A)示右肾盂及中下肾盏壁增厚，可见等信号软组织影(箭)，下盏局部扩张积水；冠状位 T_1WI FS 平扫(B)信号与肾髓质相仿；冠状位增强皮质期和实质期(C、D)见右肾盂、肾盏病灶呈轻中度延迟强化，右肾盂轻度积水。

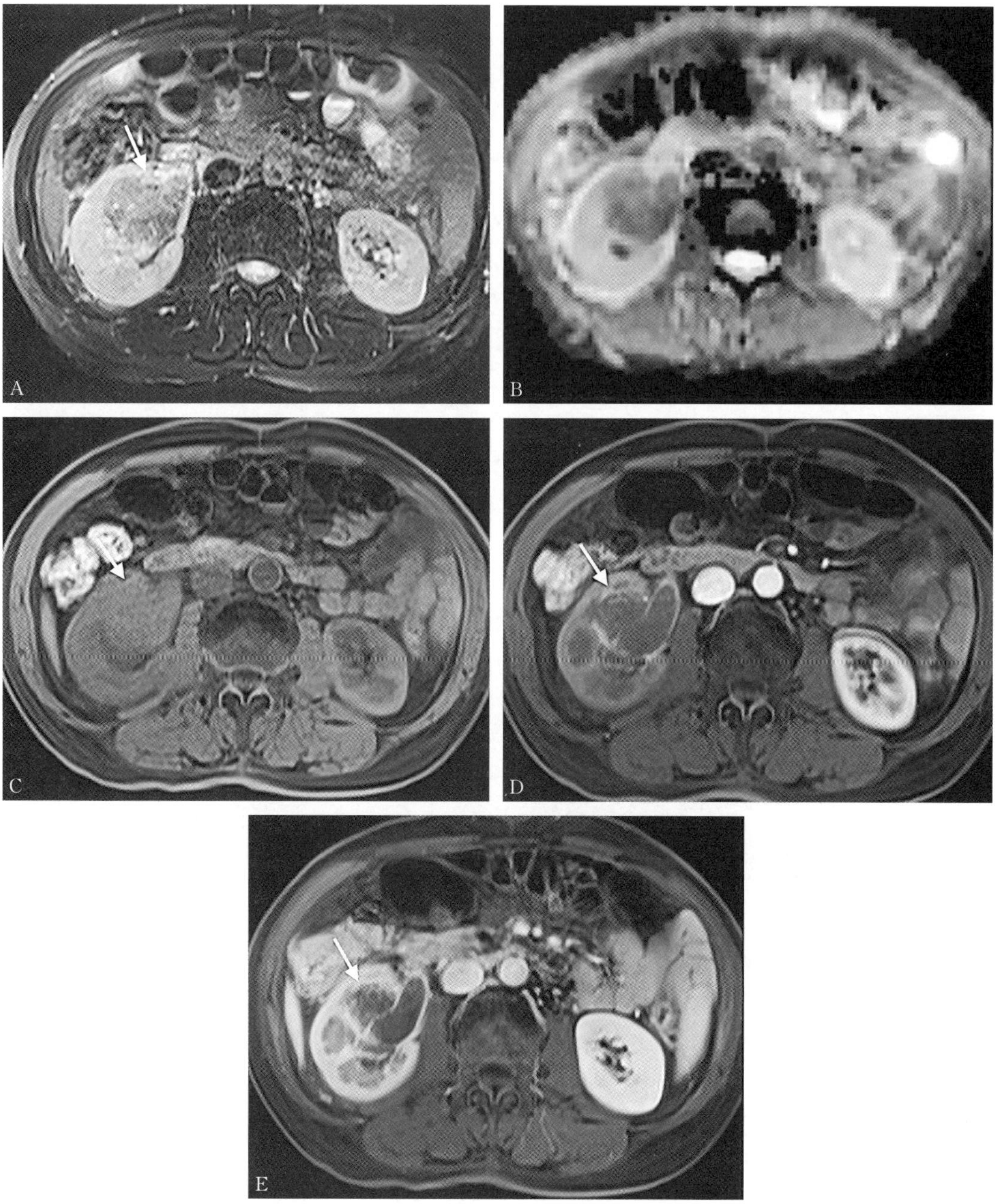

图 2-58　肾盂高级别尿路上皮癌，侵犯肾实质

注：患者，男性，79 岁，反复发热 1 个月。横断位 T_2WI FS(A)示右肾盂及右肾实质内不均匀低信号软组织肿块影，形态欠规则(箭)；ADC 图(B)呈明显低信号；T_1WI FS 平扫(C)呈等信号(箭)；增强皮质期和实质期(D、E)见肾盂及肾实质病灶呈轻度延迟强化，边界不清，右肾功能减退(箭)。

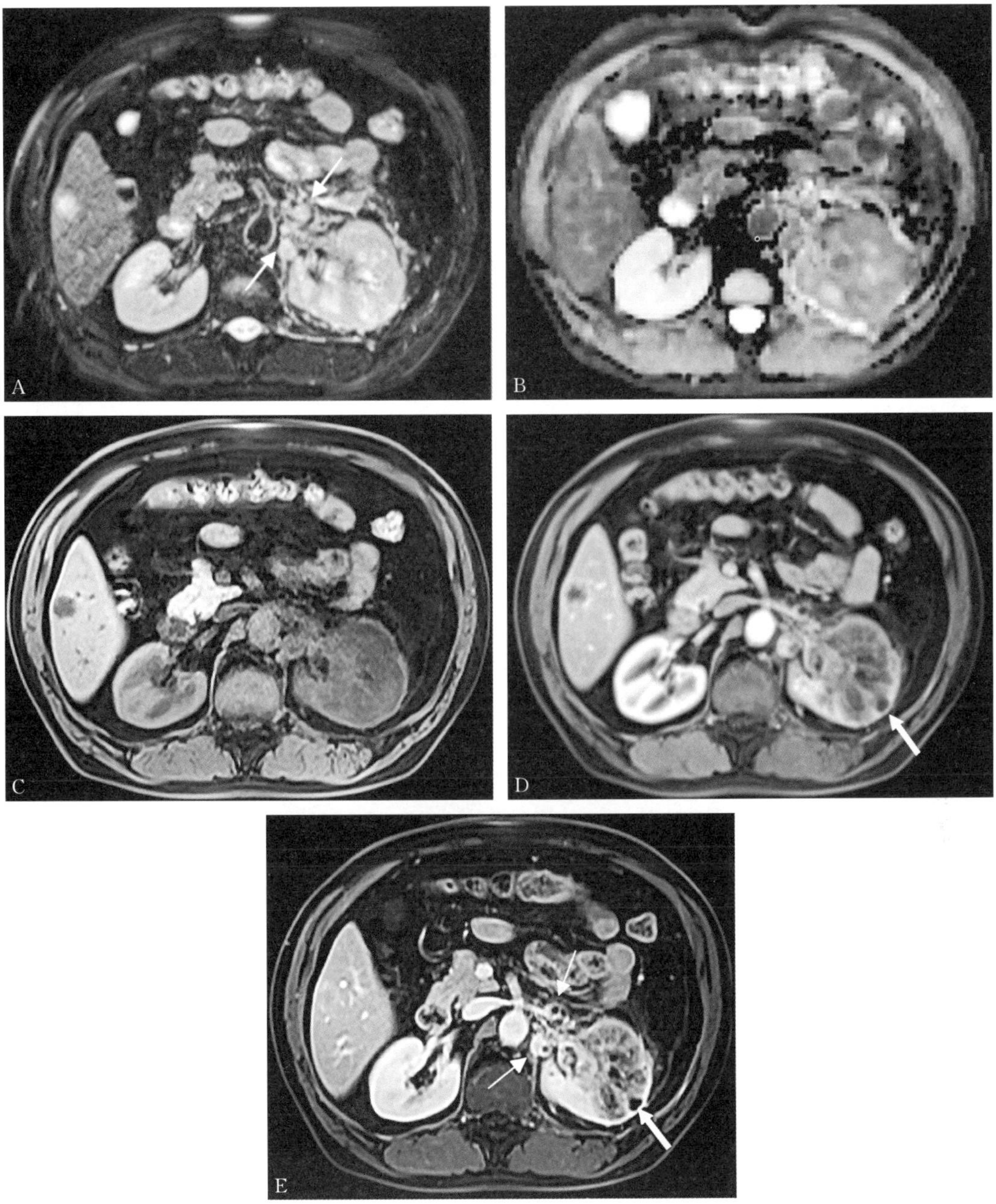

图 2-59 浸润性高级别尿路上皮癌(淋巴结及肝脏转移)

注:患者,男性,62 岁,左侧腰背部酸痛 1 周。横断位 T_2WI FS(A)示左肾增大,呈不均匀稍低信号,累及肾盂、肾实质、肾周脂肪囊,腹膜后淋巴结转移(细箭);ADC 图(B)呈不均匀低信号;T_1WI FS 平扫(C)病灶呈稍低信号;增强皮质期和实质期(D、E)显示肿瘤呈轻中等程度延迟强化,可见多发无强化坏死区(粗箭),肾门、腹膜后淋巴结坏死,环形强化(细箭)。

2）肾盂内血凝块：随着出血时间的不同，肾盂内血凝块可有非常复杂的 MRI 信号改变，应进行多期增强扫描确认病变无强化，肾盂或肾盏壁光滑。

3）肾脏炎症性病变：弥漫性肾炎症性病变容易与浸润性尿路上皮癌混淆，一般肾脏炎症性病变临床多有发热、尿白细胞升高病史；肾盂壁增厚一般较均匀且轻微，病变范围广泛，很少出现腹膜后淋巴结肿大。浸润性尿路上皮癌肾盂壁通常呈偏心性不均匀增厚，常见肾门淋巴结转移，临床可有或无发热史。

2.4.2 淋巴瘤

（1）概述

泌尿生殖系统是淋巴瘤结外播散第二大受累的器官，仅次于造血和网状内皮系统，以肾脏受累最为常见。肾脏原发性霍奇金和非霍奇金淋巴瘤（lymphoma）非常少见，占所有结外淋巴瘤的不足1％。淋巴瘤进展快，预后差，中位生存期 5.5～34 个月。肾原发性淋巴瘤的诊断需要满足以下标准：①肾脏肿物，病理证实为淋巴瘤；②除肾脏和腹膜后淋巴结外，无其他淋巴结及内脏器官等部位淋巴瘤肾外侵犯的证据；③无白血病血象及骨髓抑制的表现。

（2）病理

大体可见肾脏单个或多发结节，或肾脏弥漫增大，部分病例可伴轻度肾盂积水；肿瘤呈实性，少数可有坏死、出血、囊性变、钙化和肾静脉瘤栓形成。镜下肾脏淋巴瘤有 3 种生长方式：①瘤细胞在肾单位之间弥漫浸润，致肾脏显著增大；②肾脏内有 1 个或多个瘤块；③肾脏内的血管内和血管旁淋巴瘤浸润。淋巴瘤的几乎所有亚型均可发生于肾脏，原发性和继发性肾脏淋巴瘤中最常见的是弥漫性大 B 细胞型。

（3）MRI 表现

肾淋巴瘤的影像学表现多种多样，主要分为以下几种类型：①多发结节型；②单发肿块型；③肾周肿块型；④弥漫浸润型；⑤肾窦受累型。肾脏淋巴瘤最常见的表现为肾实质内多发大小不一结节，占 50％～60％。肾内单发肿块型占 10％～25％，表现为肾内单发乏血供占位（图 2－60）。肾周肿块型小于 10％，表现为肾脏周围的软组织肿块，病灶包绕、推移肾实质但无明显肾功能减退（图 2－61）。弥漫浸润型常见于 Burkitt 淋巴瘤，表现为肾脏体积增大但仍保持肾的形态，肾实质信号明显不均匀，集合系统常表现为包绕和拉伸而非推移改变。肾窦受累型罕见，表现为肾窦内软组织肿块，常包绕、推移肾门血管，但血管腔无明显狭窄或闭塞征象，血管呈漂浮征，肾积水程度较轻（图 2－62）。淋巴瘤在 T_1WI 呈低信号，T_2WI 呈稍低或等信号，无包膜；由于肿瘤内含有丰富的小圆细胞，ADC 图呈明显低信号；增强后多数呈轻度或轻中度延迟强化，边界不清，常伴有腹膜后淋巴结肿大，部分病例可与腹膜后肿大淋巴结融为一体。淋巴瘤在治疗前一般信号较均匀，很少有液化坏死。经过治疗后的淋巴瘤常伴有明显坏死、液化，信号混杂。

（4）鉴别诊断

1）肾脏转移性肿瘤：一般有原发恶性肿瘤病史，以肺癌肾转移最常见。肾内多发转移灶常伴有坏死，信号不均匀，且病灶的强化程度及强化方式与原发肿瘤有关；而多发结节型淋巴瘤病灶常为实性，信号均匀，增强多为轻度或轻中度延迟强化。

2）肾细胞癌：单发结节型肾淋巴瘤须与乏血供型肾癌鉴别，如乳头状肾癌和嫌色细胞肾癌。肾癌 T_2WI 常见假包膜，病灶边界清晰，可伴有肾静脉和下腔静脉癌栓形成；而肾淋巴瘤无假包膜，边界欠清，肾静脉和下腔静脉癌栓形成罕见。

3）肾盂癌：肾窦受累型淋巴瘤须与肾盂癌鉴别。肾盂癌多表现为肾盂及肾盏壁增厚或软组织肿块形成，常伴肾积水和肾功能减退，而肾窦受累型淋巴瘤通常无或导致轻度肾积水，对肾功能影响不明显。

2.4.3 肾母细胞瘤

（1）概述

肾母细胞瘤（nephroblastoma），又称 Wilms 瘤，是来源于肾胚基细胞的恶性胚胎性肿瘤，再现肾脏的发生和发育过程，并常显示不同的分化方

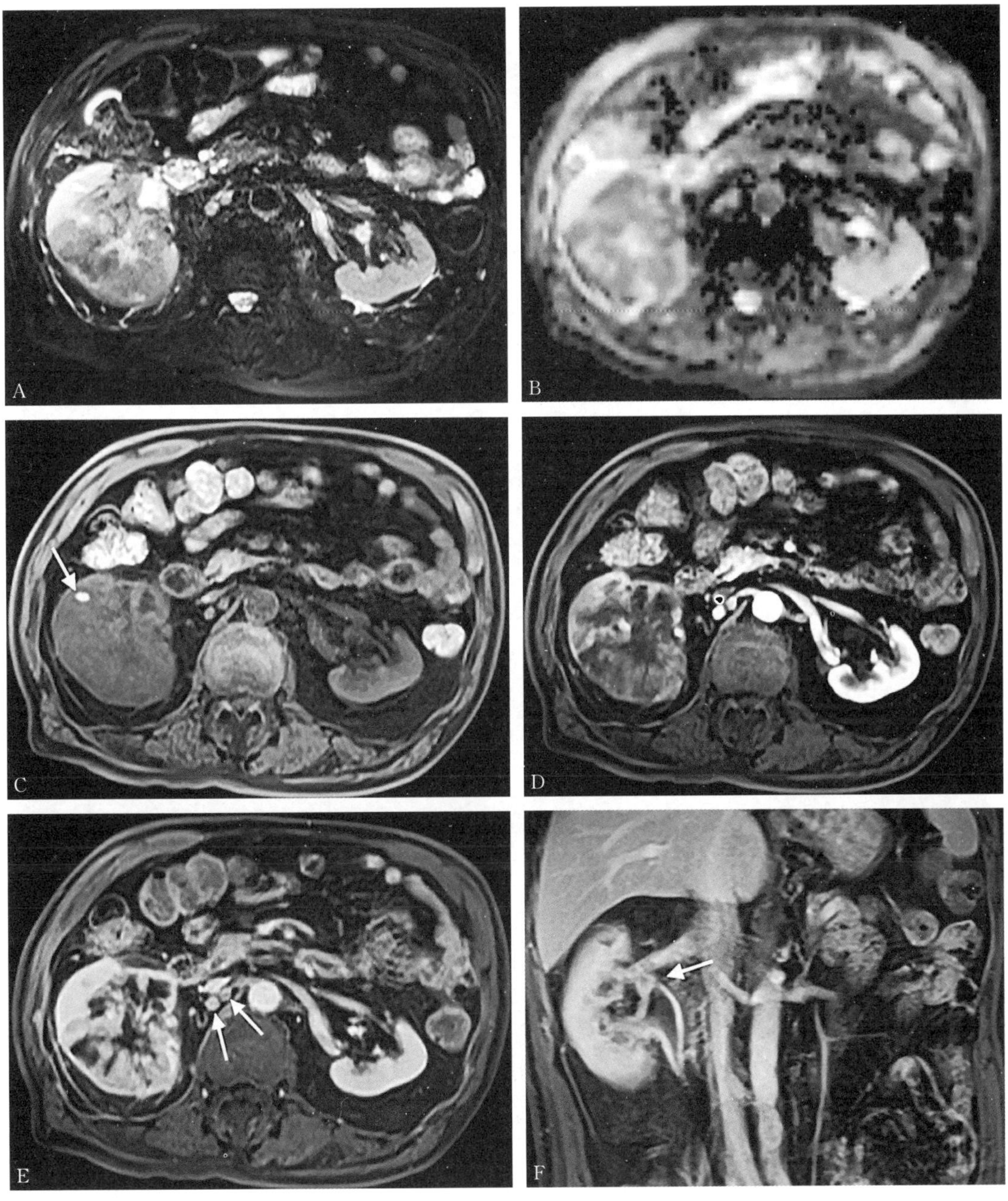

图 2-60 弥漫性大 B 细胞淋巴瘤(单发肿块型)

注:患者,男性,72 岁,体检发现右肾占位 2 个月。横断位 T_2WI FS(A)示右肾实质巨大混杂低信号肿块,边界不清;ADC 图(B)呈明显低信号;T_1WI FS(C)呈稍低信号,边缘见点状高信号出血(箭);增强皮质期(D)轻度强化;实质期(E)中等程度延迟强化,伴无强化坏死区,腹膜后见多个小淋巴结(箭);冠状位实质期(F)见病变累及肾盂,右肾盂壁稍增厚伴轻度积水(箭)。

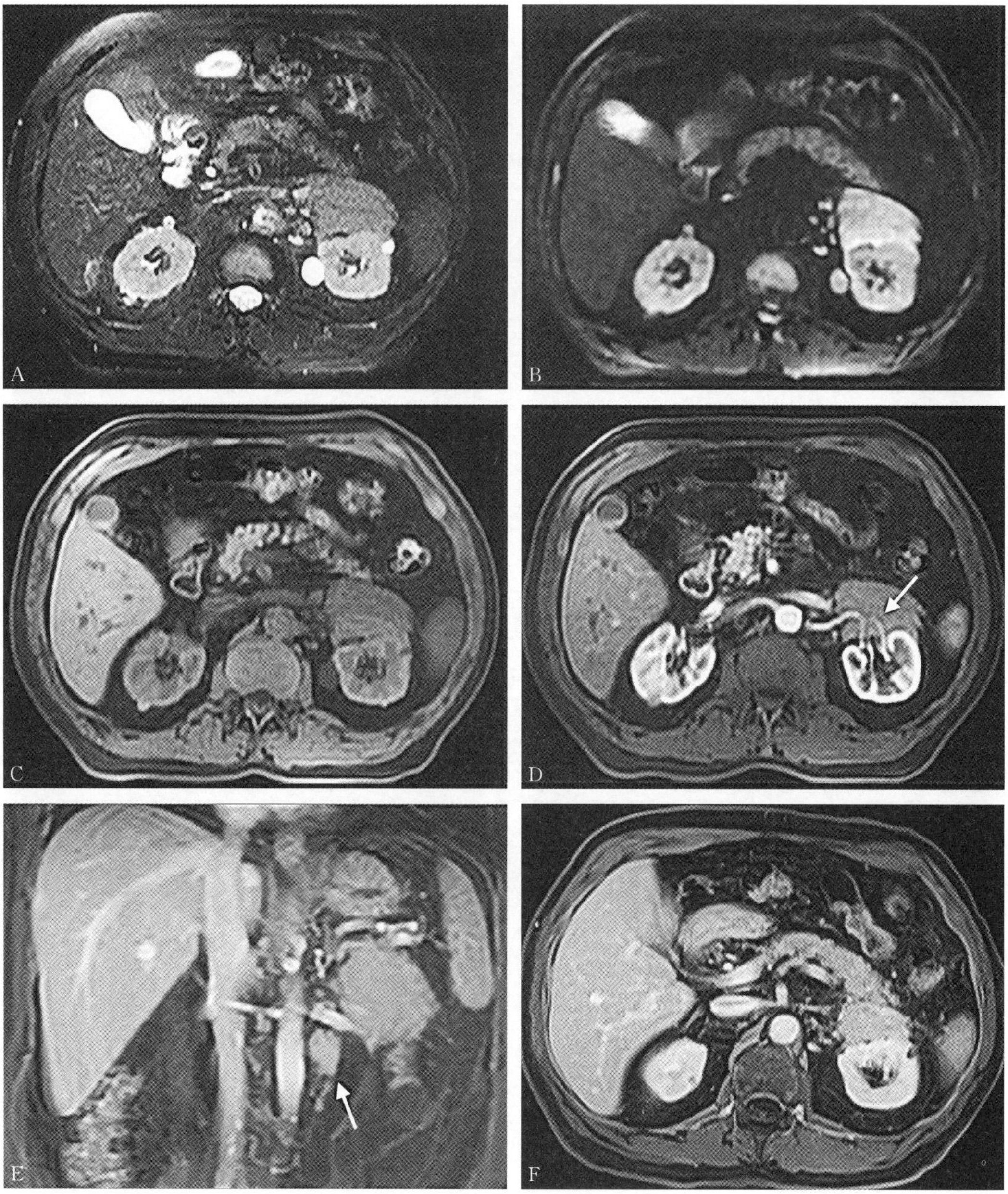

图 2-61 边缘区 B 细胞淋巴瘤(肾周肿块型)

注:患者,女性,54 岁,体检发现左肾周占位。横断位 T_2WI FS(A)示左肾前方明显低信号占位,无明显坏死和囊变;DWI(B)呈明显高信号;T_1WI FS 平扫(C)示病灶呈低信号;增强皮质期(D)呈轻度强化,可见血管漂浮征(箭);实质期(E)呈轻中度延迟强化,灶周可见肿大淋巴结(箭);化疗 2 个疗程,6 个月后复查病灶缩小(F)。

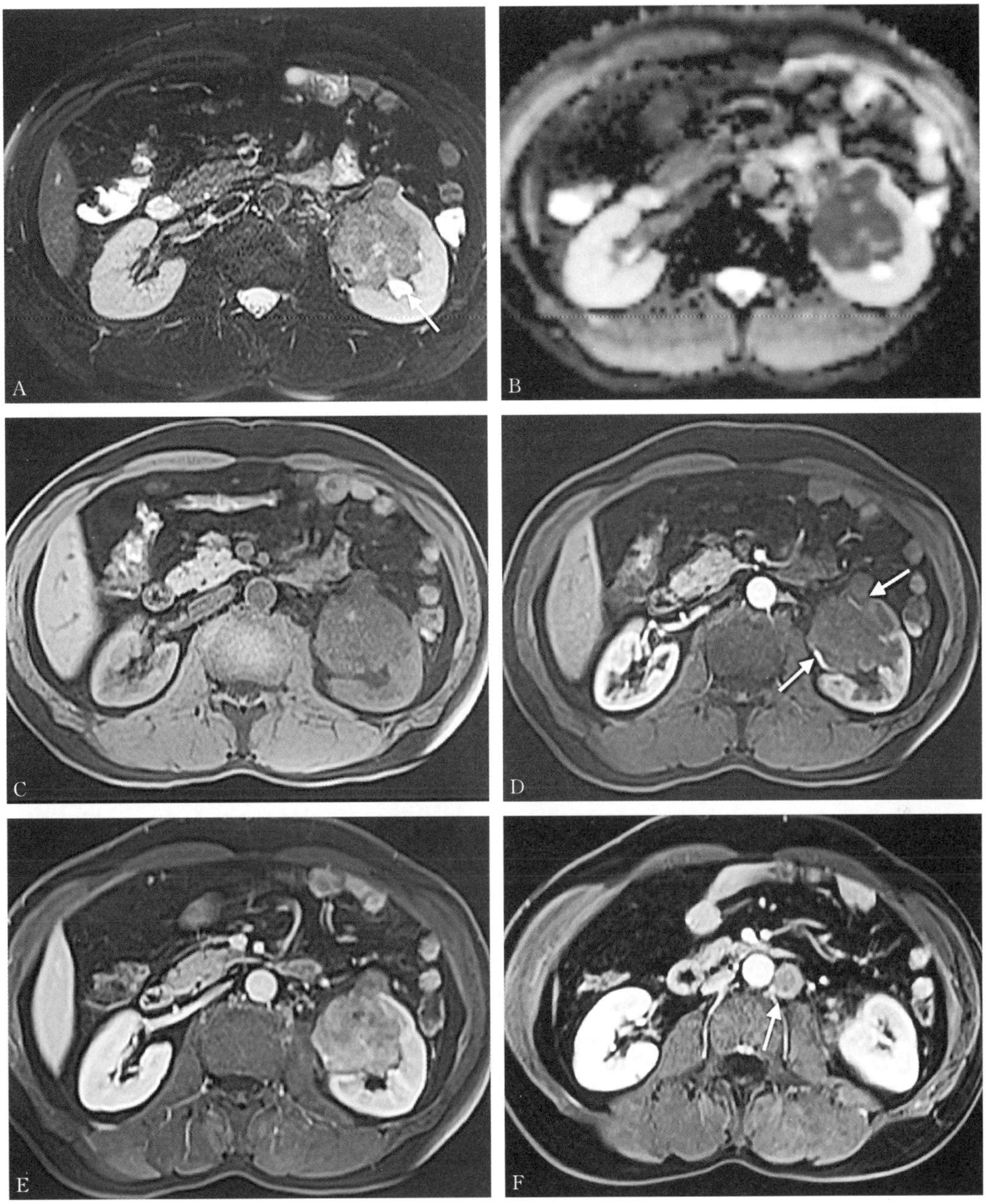

图 2-62　弥漫性大 B 细胞淋巴瘤(肾窦受累型)

注:患者,男性,60 岁,左侧腰部胀痛不适 1 周。横断位 T_2WI FS(A)示左肾窦内明显低信号占位,形态不规则,侵犯肾实质,无包膜,伴轻度肾积水(箭);ADC 图(B)呈明显低信号;T_1WI FS 平扫(C)示病灶呈低信号,中央见点状高信号出血;增强皮质期(D)呈轻度强化,可见血管漂浮征(箭);实质期(E、F)见肿瘤呈轻中度延迟强化,无明显坏死和囊变;腹主动脉旁见肿大淋巴结(箭)。

向。肾母细胞瘤在儿童中发病率约 1/8 000，发病高峰年龄 2～3 岁，98％的患者年龄小于 10 岁，3 岁以后发病率显著降低，约有 3％发生在成人，称为成人肾母细胞瘤。成人肾母细胞瘤中 20％发生在 15～20 岁，80％发生在 30～70 岁。男女发病率无明显差异。大多数病例为单发，5％累及双侧肾脏。囊性部分分化性肾母细胞瘤（cystic partially differentiated nephroblastoma，CPDN）大多数发生于 24 个月以内的婴幼儿，男婴多于女婴。

（2）病理

Wilms 瘤大体检查多为圆形实性肿块，有纤维性假包膜，与周围肾实质分界清楚，切面实性，有时囊性变，偶尔可发生于肾外。肾母细胞瘤多呈三相分化，由未分化的胚芽组织、多少不等的上皮成分和间叶成分组成，也可呈双相分化或单相分化。WT1 阳性常限于胚基及上皮成分，间质呈阴性。

CPDN 肿瘤通常较大，平均直径 10 cm。肿瘤界限清楚，完全由大小不等的囊腔组成，囊腔间隔薄，无膨胀性生长及结节结构。间隔内细胞多少不等，可有未分化或分化的间叶成分（横纹肌、软骨、脂肪）、胚芽和肾母细胞瘤的上皮成分。

（3）临床表现

Wilms 瘤患儿绝大多数是无意中被发现腹部肿块，有的患儿腹部膨隆或两侧不对称。少数患儿有腹痛或恶心、呕吐、食欲减退的消化系统疾病症状，也有少数患儿表现为血尿、发热、高血压。成人肾母细胞瘤的临床表现与肾癌患者的临床表现相似，表现为无症状、血尿、腰腹痛、腹部肿块等。

儿童 Wilms 瘤对放化疗敏感，采用手术联合放化疗，患儿的 5 年生存率达到 85％以上。成人早期 Wilms 瘤患者以手术治疗为主，但成人晚期肿瘤患者的治疗效果远没有儿童患者好。

（4）MRI 表现

Wilms 瘤通常体积较大，常伴局灶性坏死、陈旧性出血，有时伴有囊性变。约 15％的病例 CT 上可见钙化。典型的病例表现为分叶状肿块，信号不均匀。少数肿瘤表现为囊性为主病变，伴有大小不等的壁结节。肿瘤实性成分 T_1WI 呈低信号，出血见局灶性高信号，T_2WI 呈等或稍高信号，瘤周可见环形低信号假包膜，DWI 呈高信号，ADC 图呈低信号；增强后肿瘤强化程度低于肾实质（图 2－63、2－64）。Wilms 瘤易侵犯肾盂肾盏，4％～10％的病例可见肿瘤侵犯肾静脉、下腔静脉甚至右心房。晚期患者可出现肺转移（85％），肝转移（20％），但很少出现骨转移。

CPDN 表现为多房囊性占位，病灶周围有完整的包膜，边界清楚，位于肾实质内并突出于肾包膜外。囊内分隔光整，无明显结节影，T_1WI 呈等信号，T_2WI 呈低信号，增强后呈轻、中度渐进性强化。偶见出血和钙化，囊内容物信号多样。

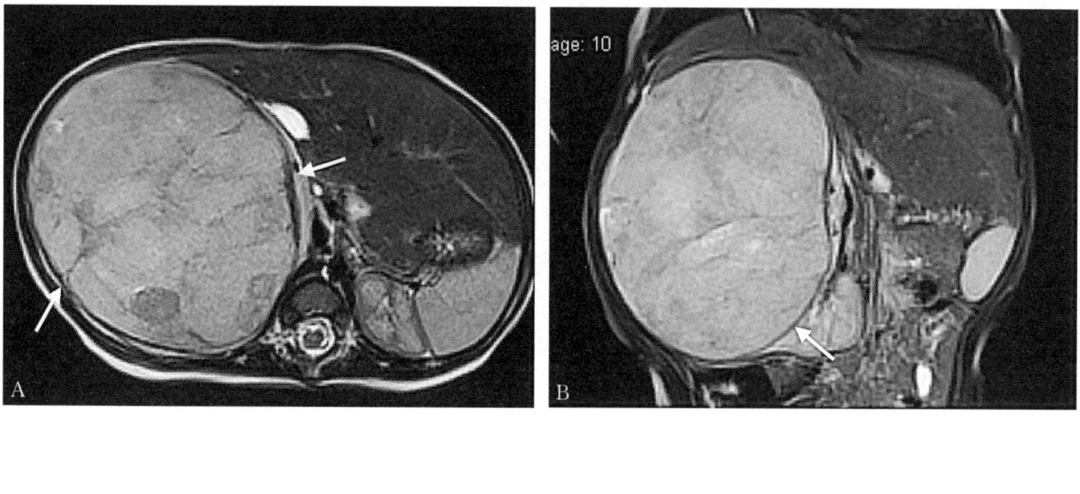

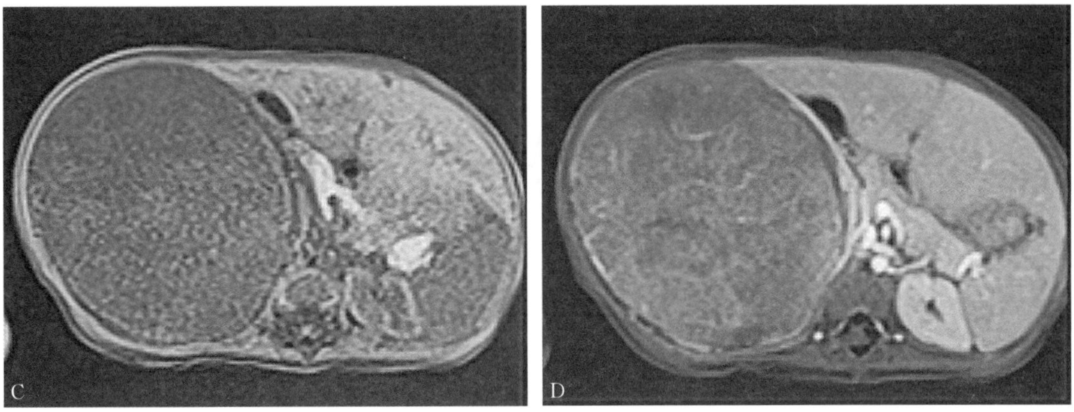

图 2-63 儿童肾母细胞瘤

注：患者，男性，10 个月，因腹部包块就诊。横断位和冠状位 T_2WI（A、B）示右肾巨大类圆形实性肿块，呈等、稍高信号，伴条纹状和斑片状低信号及少许斑片状高信号，边缘可见低信号假包膜（箭）；横断位 T_1WI FS 平扫（C）呈低信号；增强实质期（D）呈轻度强化，其内可见条索状迂曲明显强化影。本病例由复旦大学附属儿科医院乔中伟教授提供。

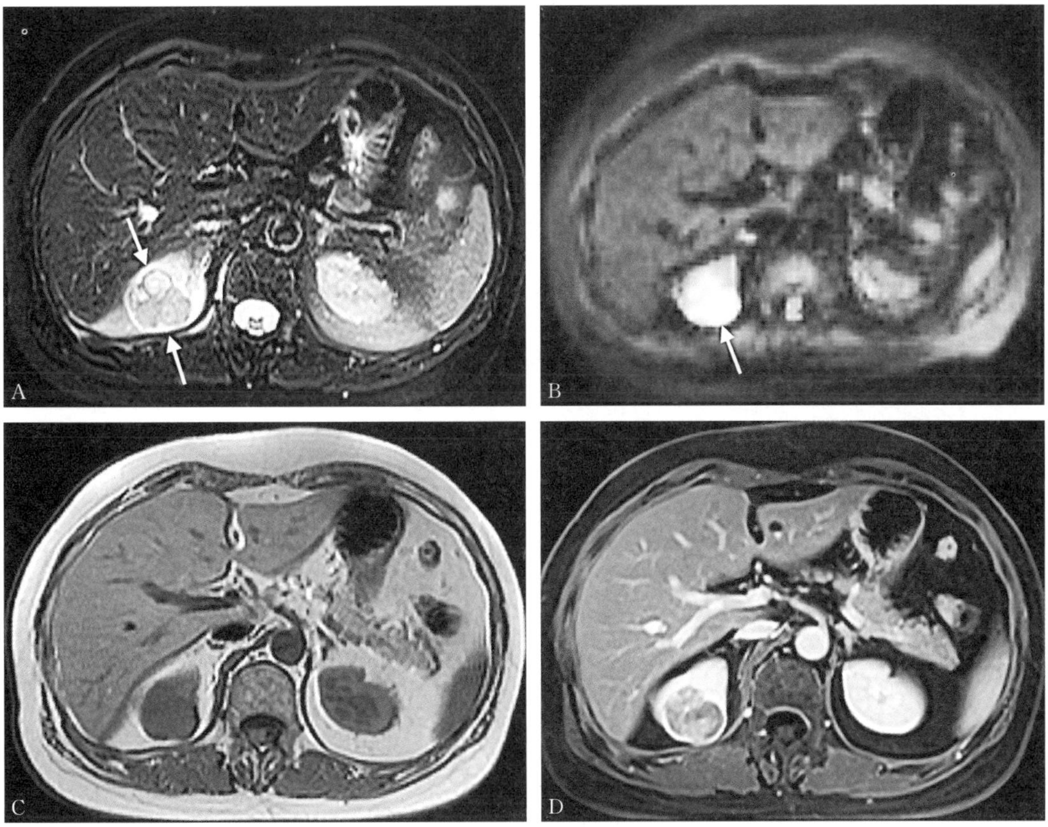

图 2-64 成人肾母细胞瘤

注：患者，女性，58 岁，右乳腺癌术后 1 周随访发现右肾占位。T_2WI FS（A）示右肾上极占位，以低信号为主，局部为高信号，边缘清晰，见假包膜（箭）；DWI（B）呈明显高信号（箭）；T_1WI 平扫（C）呈明显低信号；增强实质期（D）呈不均匀轻中度强化，形态不规则，边界清晰。

（5）鉴别诊断

1）神经母细胞瘤：位于腹膜后或肾上腺，侵犯肾脏时，以推挤肾脏为主；腹膜后神经母细胞瘤多起自肾门并向肾脏侵犯，常包埋肾动静脉。肿瘤和肾脏交界面模糊，交界面侧缘的残肾圆钝，少见肾盏破坏、扭曲、拉长。而肾母细胞瘤与肾脏交界面清晰，交界面侧缘的残肾锐利，类似于鸟嘴，肾脏内生长呈蟹脚样，肾盏多破坏、扭曲、拉长变形。神经母细胞瘤容易侵犯周围组织和脏器，特别是浸润至腹主动脉和脊柱间，从而包埋并向前推移腹主动脉，可能是其独特表现。而肾母细胞瘤多数向对侧推移腹主动脉。

2）儿童囊性肾瘤：该病影像学表现与CPDN相仿，但儿童囊性肾瘤常突向肾盂生长，这是其相对特征性表现。

2.4.4 血管肉瘤

（1）概述

肾原发性血管肉瘤（angiosarcoma）是极其罕见的具有侵袭性的来自血管内皮细胞的恶性肿瘤。发病年龄29～95岁，男性多见，预后差，很快出现血行转移。瘤体直径小于5 cm者预后稍好。

（2）病理

肿瘤发生于肾被膜附近，边界不清，切面似海绵状伴出血，常见坏死。形态学上与发生在其他部位的血管肉瘤相同，部分分化好的区域内有大小不等的毛细血管管腔，似血管瘤，而分化略差的区域可见原始的管腔形成和多形性的肿瘤细胞。

（3）MRI表现

多数表现为肾脏单发的实性为主肿块，浸润性生长，伴有明显的坏死、出血或囊性变，边界不清。肿瘤实质部分T_1WI以等低信号为主，伴有出血时可见高信号，T_2WI呈混杂高信号，DWI为不均匀高信号，ADC图呈明显低信号。增强后肿瘤实质部分明显血管样强化，向心性填充（图2-65），此征象具有一定的特征性。常见肾静脉和下腔静脉瘤栓形成，部分肿瘤可侵犯肾盂或肾周间隙，以及腹膜后淋巴结转移或远处转移等恶性肿瘤征象。

（4）诊断要点

具有恶性肿瘤的影像学表现，当肿瘤增强后明显强化并向心性填充式强化，需考虑血管肉瘤的可能性。

2.4.5 转移性肿瘤

肾转移性肿瘤（metastatic tumors）是恶性肿瘤的晚期表现，许多原发性肿瘤均可转移到肾，常见的原发肿瘤包括黑色素瘤、肺癌、结肠癌、乳腺癌和甲状腺癌等，一般无临床症状，通常为多发，偶尔单发，以致难以和肾癌鉴别。既往恶性肿瘤手术史对该病的诊断有一定的提示作用。

肾转移性肿瘤通常表现为双肾皮髓质交界区多发小的病灶，偶尔表现为单发病灶，当肿块较大侵犯整个肾脏时，病灶与正常肾实质分界不清，缺乏包膜结构，中心常出现坏死。在T_1WI和T_2WI上的信号因为原发肿瘤的不同而表现多样化，多数表现为T_1WI低信号，T_2WI稍高信号，DWI呈明显高信号。转移性肿瘤的血供与原发性肿瘤的性质有关，增强扫描皮质期多数为轻度强化，实质期和排泄期渐进性强化（图2-66、2-67）。

肾转移瘤MRI表现具有多样性，不具有特异性，特别是肾脏以外部位无明确转移征象时，难以和原发性肾肿瘤鉴别，仔细询问既往恶性肿瘤病史，对诊断有一定的帮助。

2.5 肾脏良性肿瘤

2.5.1 血管平滑肌脂肪瘤/上皮样血管平滑肌脂肪瘤

（1）概述

血管平滑肌脂肪瘤（angiomyolipoma，AML）是最常见的肾脏良性实质性肿瘤。好发于40～60岁女性，男女发病率之比约1∶4，属于血管周上皮样细胞瘤（perivascular epithelioid cell tumor，PEComa）家族。80％患者为散发性和偶发病变，20％与结节性硬化（tuberous sclerosis complex，TSC）有关，也可能与淋巴管肌瘤病有关。

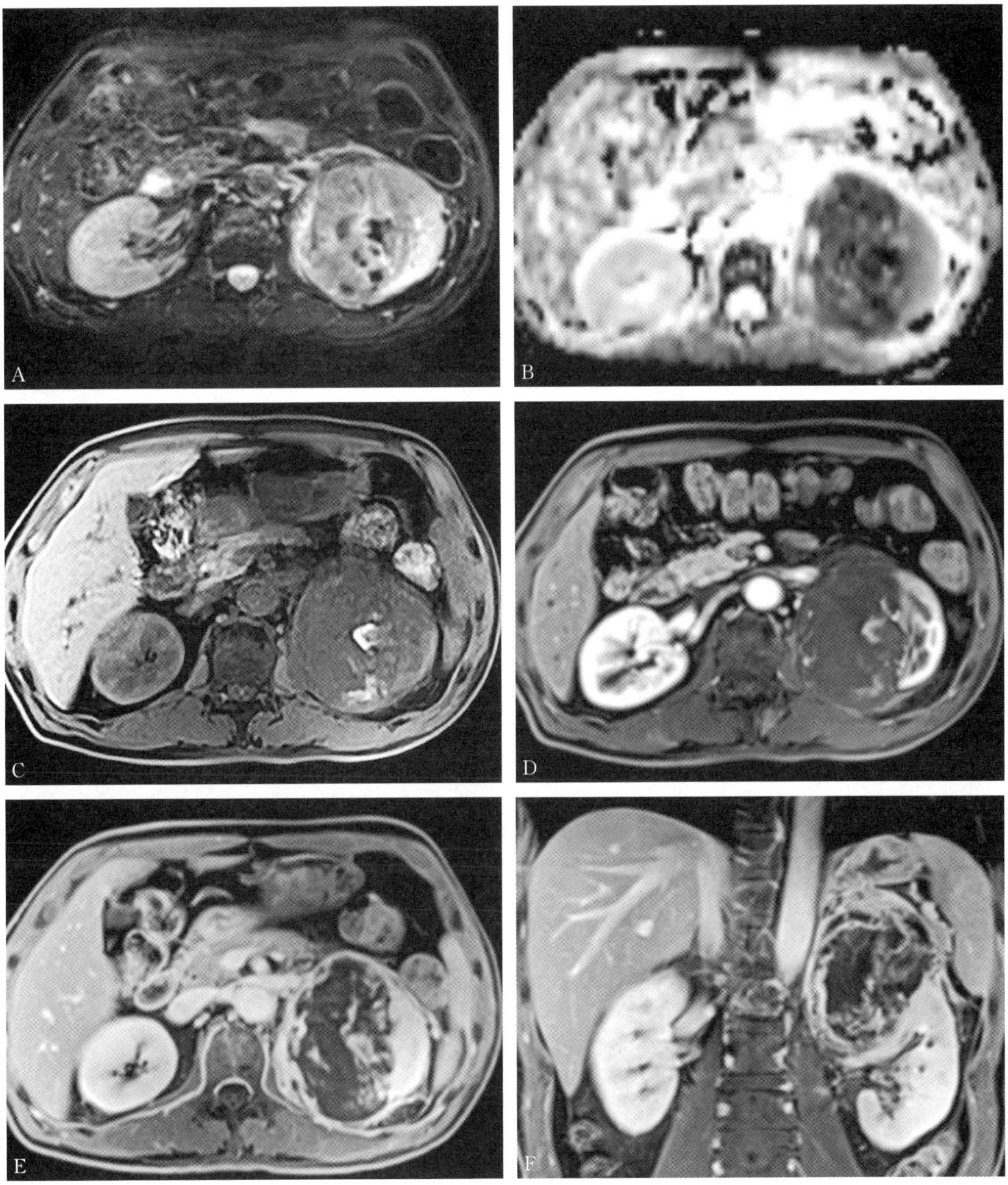

图 2－65 高分化血管肉瘤伴血肿形成

注：患者，男性，65 岁，左侧腰部疼痛 1 周。T_2WI FS(A)示左肾巨大不规则混杂稍高信号肿块，中央伴结节状低信号出血；ADC 图(B)呈明显低信号；T_1WI FS 平扫(C)示肿块呈低信号，伴结节状高信号出血；增强皮质期和实质期(D、E、F)呈明显不均匀边缘渐进性强化，向心性填充，边界不清，累及肾周脂肪囊。

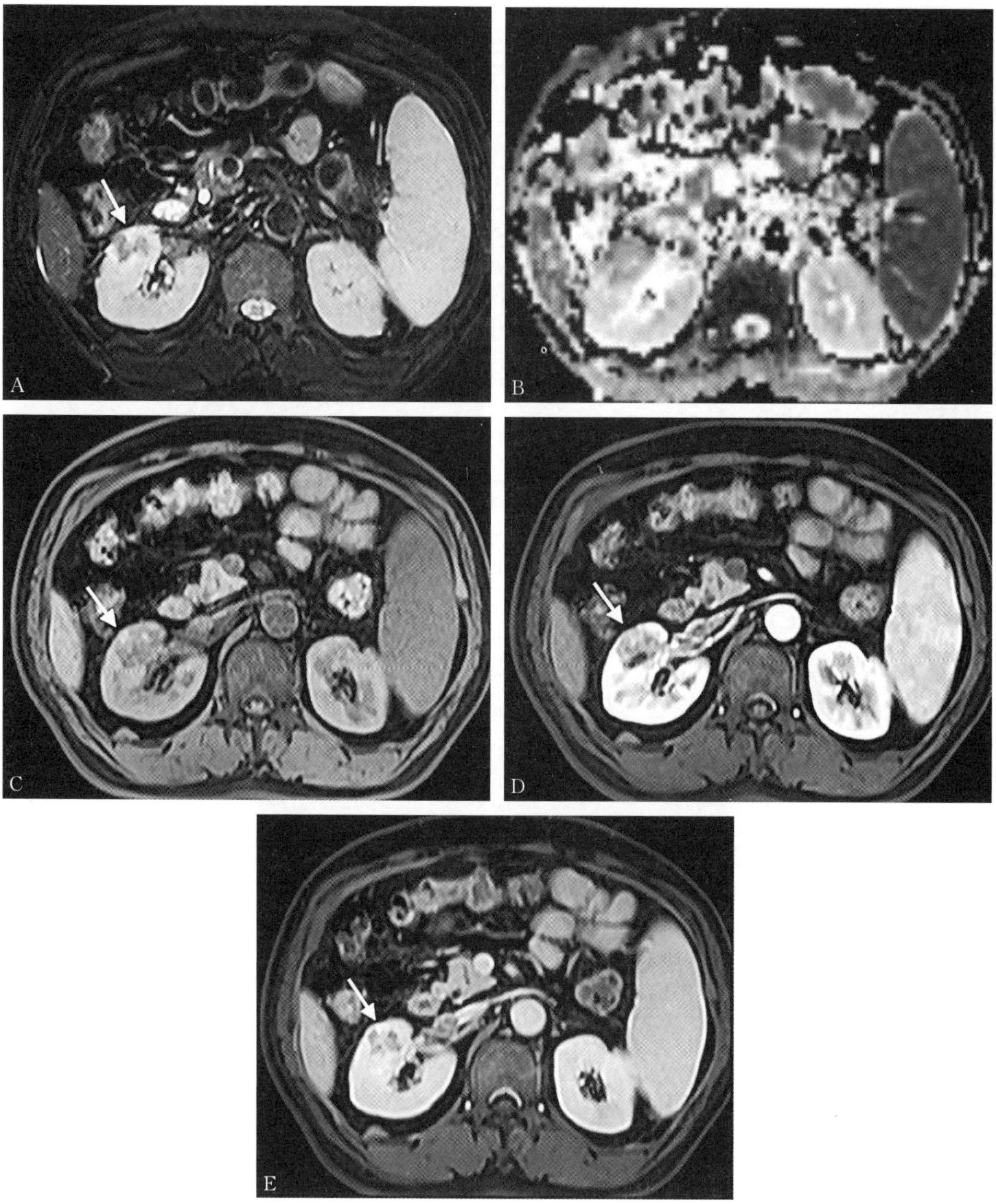

图 2－66　肝细胞肝癌右肾转移

注：患者，男性，60 岁，肝癌介入治疗术后 5 年，检查发现右肾占位 3 月余。T_2WI FS(A)示右肾低信号病灶，形态不规则，边界不清，无包膜（箭）；ADC 图(B)呈低信号；T_1WI FS 平扫(C)呈低信号伴点状高信号出血（箭）；增强皮质期和实质期(D、E)呈中度不均匀强化，坏死区无强化（箭）。

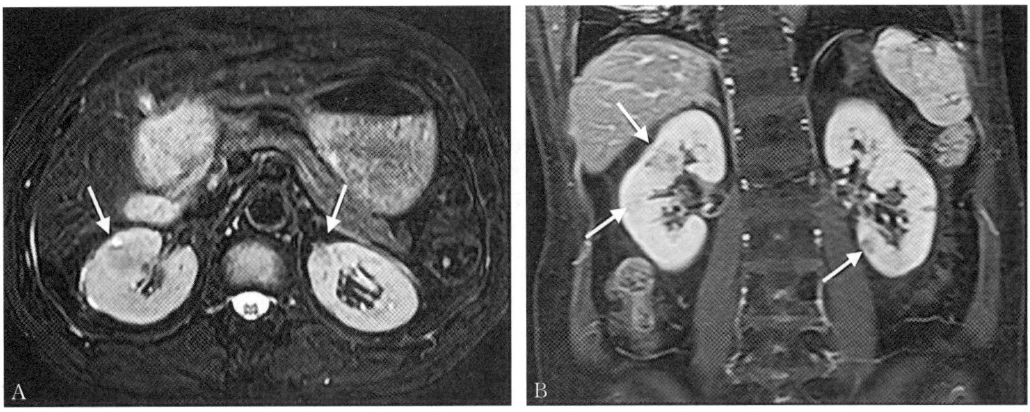

图 2-67 肺鳞癌右肾转移

注：患者，男性，64 岁，确诊右肺鳞癌，伴肝脏及肾转移。横断位 T_2WI FS(A)示双肾多发稍低信号灶(箭)；冠状位增强实质期(B)示双肾病灶轻度强化，边界欠清，形态欠规则(箭)。

上皮样血管平滑肌脂肪瘤(epithelioid angiomyolipoma，EAML)是一种具有恶性潜能的间叶性肿瘤，肿瘤内以增生的上皮样细胞为主，同时具有经典的 AML 的 3 种成分。上皮样细胞构成至少要占 80%。男女发病率相仿，平均发病年龄 50 岁。

(2) 病理

镜下可见粗大畸形的血管、平滑肌和数量不等的脂肪成分。根据肿瘤成分比例的不同将 AML 分为脂肪瘤型、平滑肌瘤型和经典型。EAML 体积较大，部分呈浸润性生长，可伴有出血、坏死，有时肿瘤侵及肾外组织或肾静脉甚至下腔静脉。部分病例呈癌样形态学特征。另一些病例由上皮样成分和胖梭形细胞呈弥漫致密的片状排列而成。仔细寻找可见少量脂肪细胞。多数肿瘤中可见短梭形细胞围绕血管周围聚集。

(3) 临床表现

小的病变可无症状，常在体格检查时被意外发现。大的肿瘤因压迫十二指肠或胃可出现胃肠道症状。若因自发性破裂导致肿瘤内或肿瘤周围出血，可造成腰部疼痛，甚至突发剧痛，严重者可在较短时间内出现休克，血尿较少见。有结节性硬化症的患者，80%患者脸部有蝴蝶状皮脂腺瘤，其他器官如脑、眼、骨、心、肺亦有病变(图 2-68)。大脑发育迟缓、智力差、有癫痫发作。当 AML 直径大于 4 cm 或其内畸形血管形成的动脉瘤直径大于 5 mm 时，发生破裂出血的风险明显增加，这类肿瘤一般建议肾部分切除治疗。

(4) MRI 表现

影像学将 AML 分为含脂肪 AML 和乏脂肪 AML，病灶可位于肾实质或肾窦。当 AML 与肾交界面呈锐角，边缘锐利平直形成“劈裂征”。部分病灶沿着肾被膜生长，超过肾边缘 3 mm，形成“蘑菇征”。病灶边界清晰，无假包膜。部分病灶内可见血管影，可以有或无流空效应，T_2WI 呈低信号或高信号，增强后呈血管样明显强化。含脂肪 AML 诊断的关键在于识别其内的脂肪成分。表现为 T_1WI 高信号，脂肪抑制后信号明显降低，反相位可见印度墨水伪影(India ink artifact)，即由于水和脂肪交界面信号的缺失，形成边缘锐利的黑线(图 2-69、2-70)。

乏脂肪 AML 是指病理学表现为病灶脂肪含量少于 25%，影像学检查表现为无脂肪密度或信号，约占肾脏 AML 的 4.5%。乏脂肪 AML 以平滑肌和畸形血管为主，T_2WI 表现为均匀低信号，ADC 图呈明显低信号，T_1WI 平扫呈等或稍高信号，增强扫描后中等程度强化，强化方式以快进快出为主，亦可延迟强化(图 2-71、2-72)。少数乏脂肪 AML 可发生上皮性囊肿，易误诊为肾癌，但除囊肿外的肿瘤实质部分具有乏脂肪 AML 的影像学特征(图 2－73)。罕见情况下,AML 可延伸至肾静脉或下腔静脉,亦可发生于腹膜后软组织。

影像学无法区分 AML 和 EAML,恶性 EAML 可以发生明显坏死和出血,边界不清,难以与肾癌鉴别(图 2－74)。

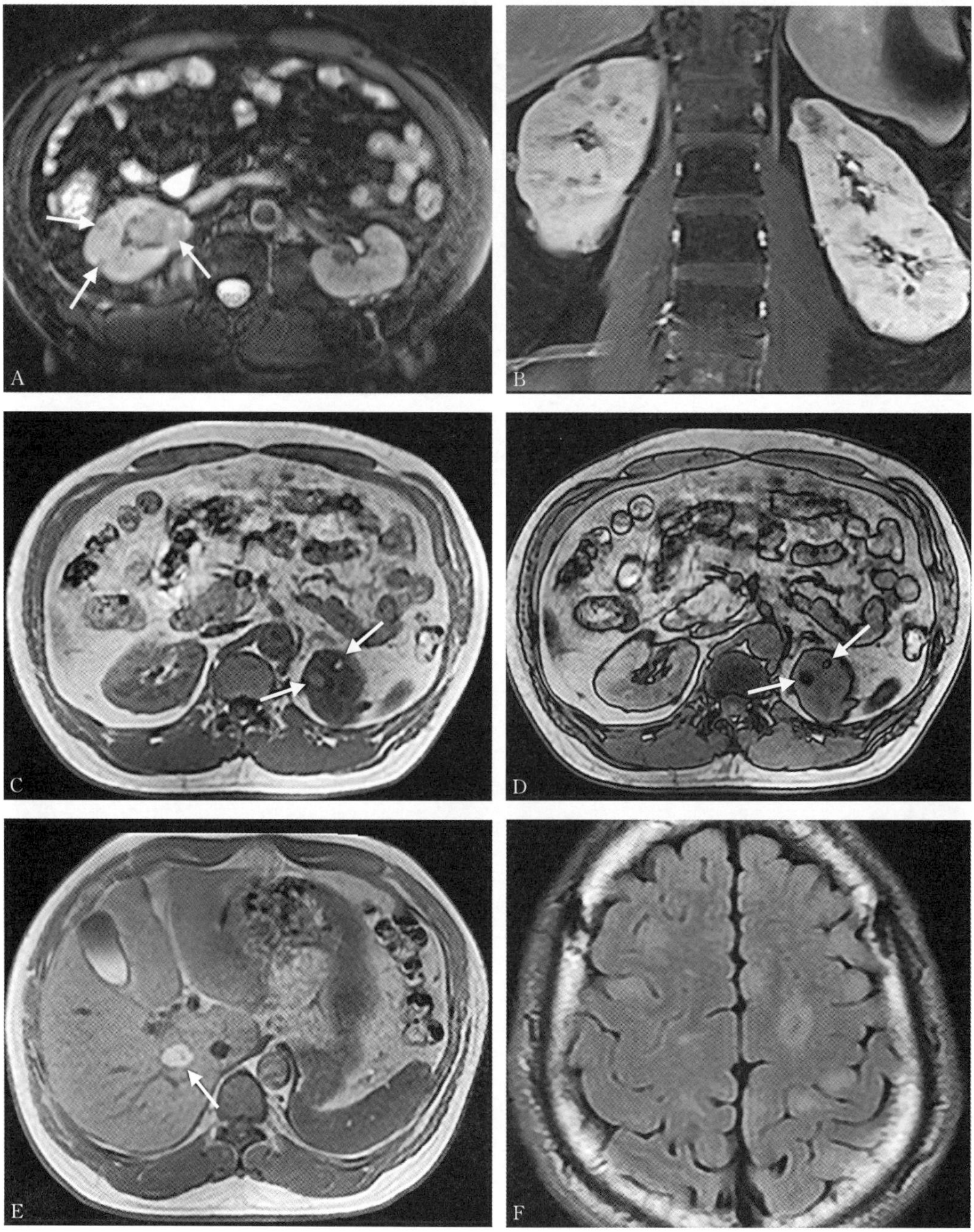

图 2－68　血管平滑肌脂肪瘤(结节性硬化型)

注:患者,女性,25 岁,发作性四肢抽搐 15 年,确诊结节性硬化症 10 年余。T_2WI FS(A)及冠状位增强实质期(B)示双肾皮髓质多发结节灶,T_2WI 为低信号(箭);正相位(C)呈等和高信号(箭);反相位(D)见信号明显降低(箭);T_1WI(E)见肝右叶小血管平滑肌脂肪瘤(箭);T_2－FLAIR(F)见脑实质多发结节状稍高信号灶。

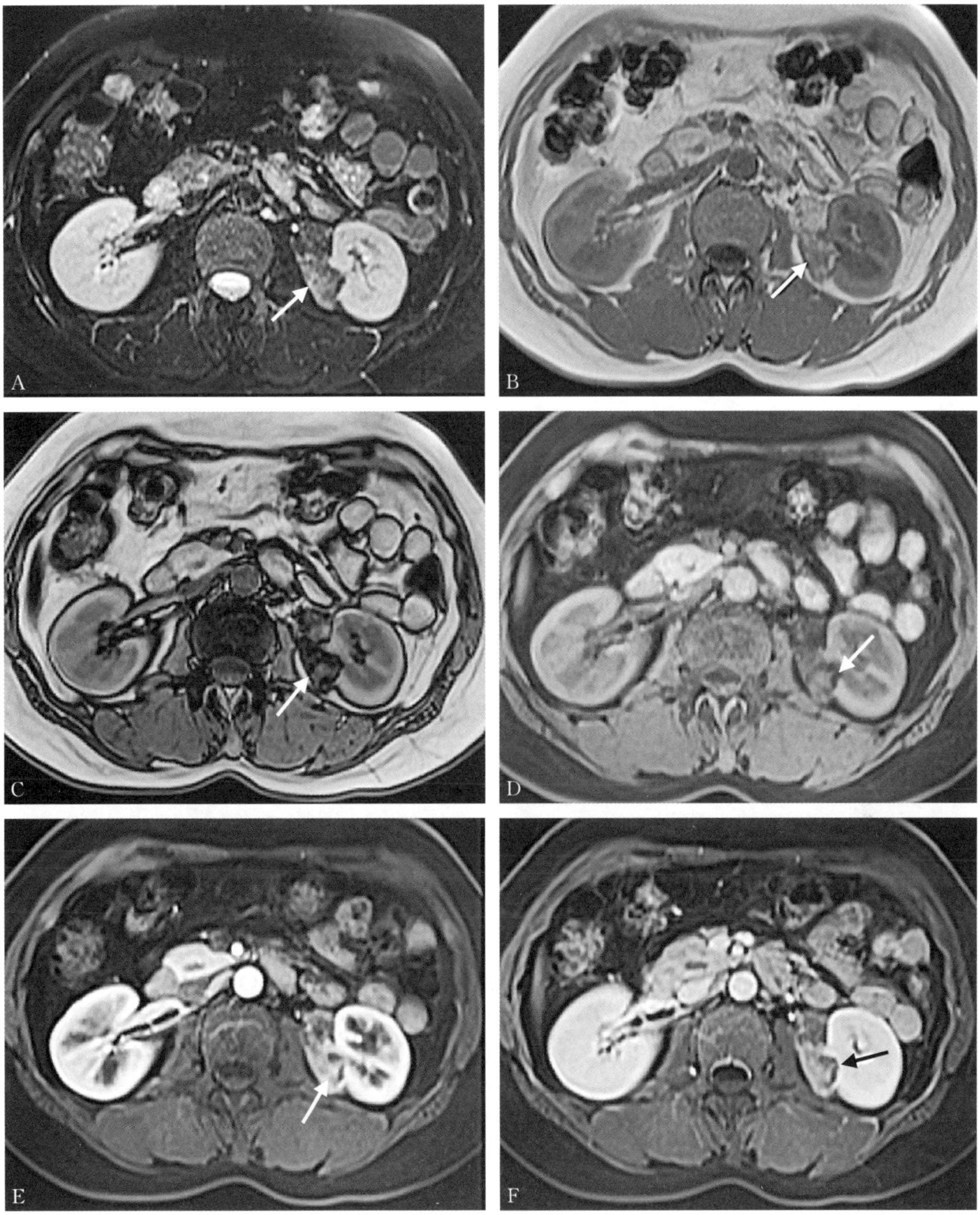

图 2-69 血管平滑肌脂肪瘤(经典型)(一)

注:患者,女性,47 岁,体检发现左肾占位。T_2WI FS(A)示左肾下极内侧见不均匀低信号占位,在肾周包膜下生长(箭);正相位(B)呈等和高信号(箭);反相位(C)及 T_1WI FS 平扫(D)显示病灶边缘信号明显降低(箭);增强皮质期和实质期(E、F)呈不均匀中等程度强化(白箭),脂肪成分无强化,瘤肾交界面锐利,局部肾皮质缺损(黑箭)。

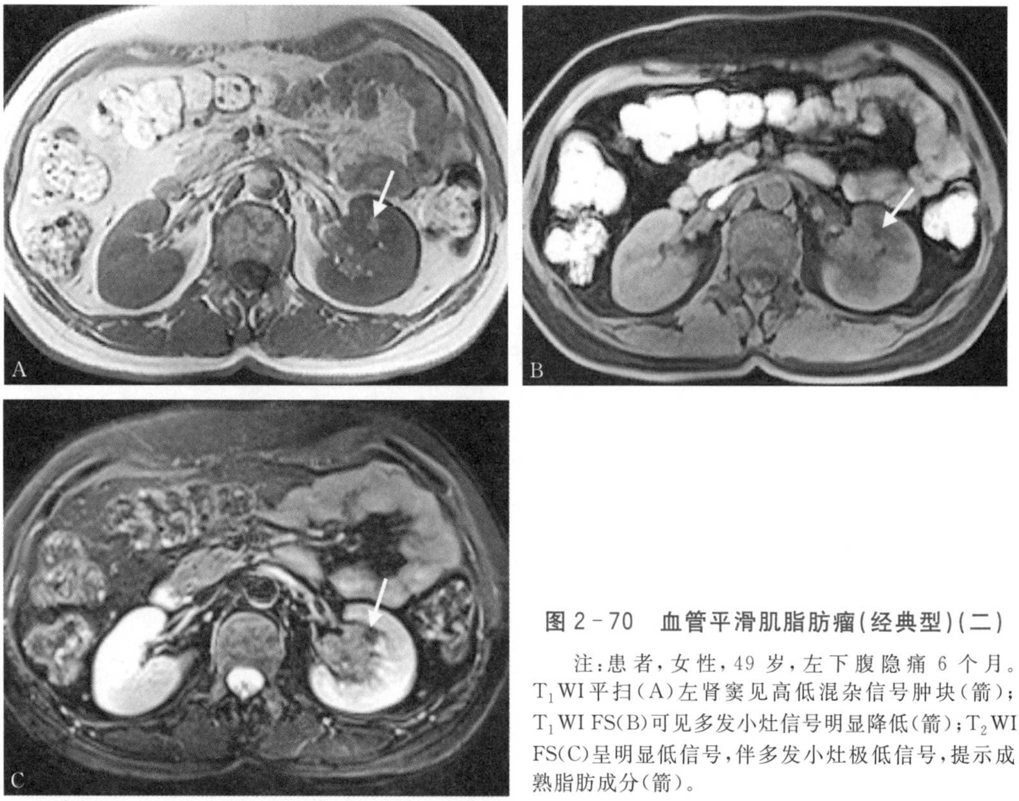

图 2-70　血管平滑肌脂肪瘤(经典型)(二)

注:患者,女性,49 岁,左下腹隐痛 6 个月。T_1WI 平扫(A)左肾窦见高低混杂信号肿块(箭);T_1WI FS(B)可见多发小灶信号明显降低(箭);T_2WI FS(C)呈明显低信号,伴多发小灶极低信号,提示成熟脂肪成分(箭)。

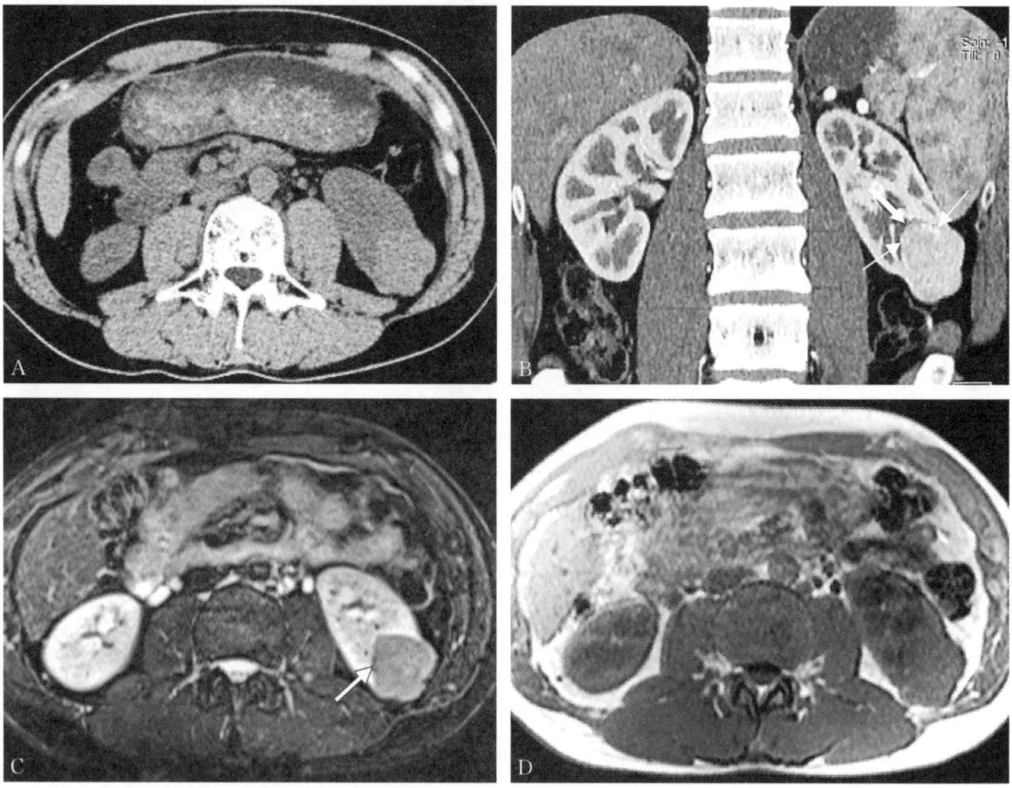

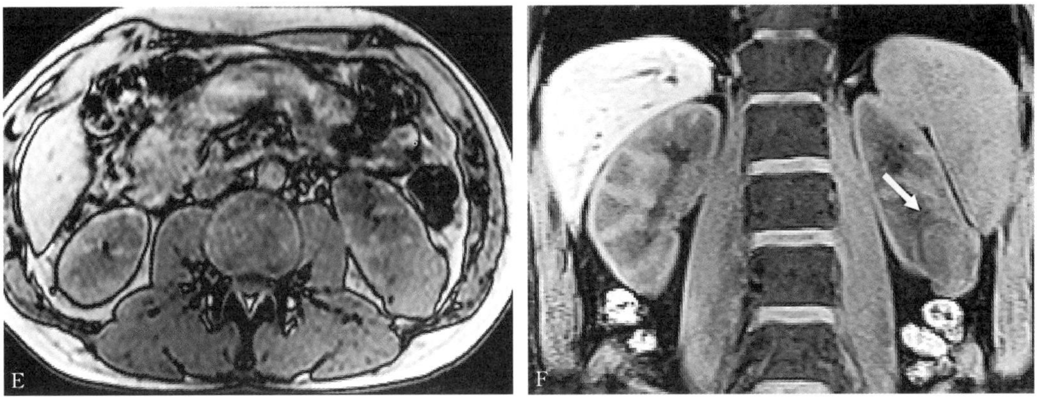

图 2-71 血管平滑肌脂肪瘤(乏脂型)

注:患者,男性,39 岁,体检超声发现左肾占位 1 周。CT 平扫(A)显示左肾均匀稍高密度肿块;冠状位增强皮质期(B)呈中高度较均匀强化(粗箭),边缘可见迂曲血管样强化(细箭);横断位 T_2WI FS(C)示左肾下极实性低信号占位,边缘见少许流空血管影(箭);T_1WI 正相位(D)和反相位(E)及冠状位 T_1WI FS(F)显示病灶内未见明显脂肪信号,可见"劈裂征"(粗箭)。

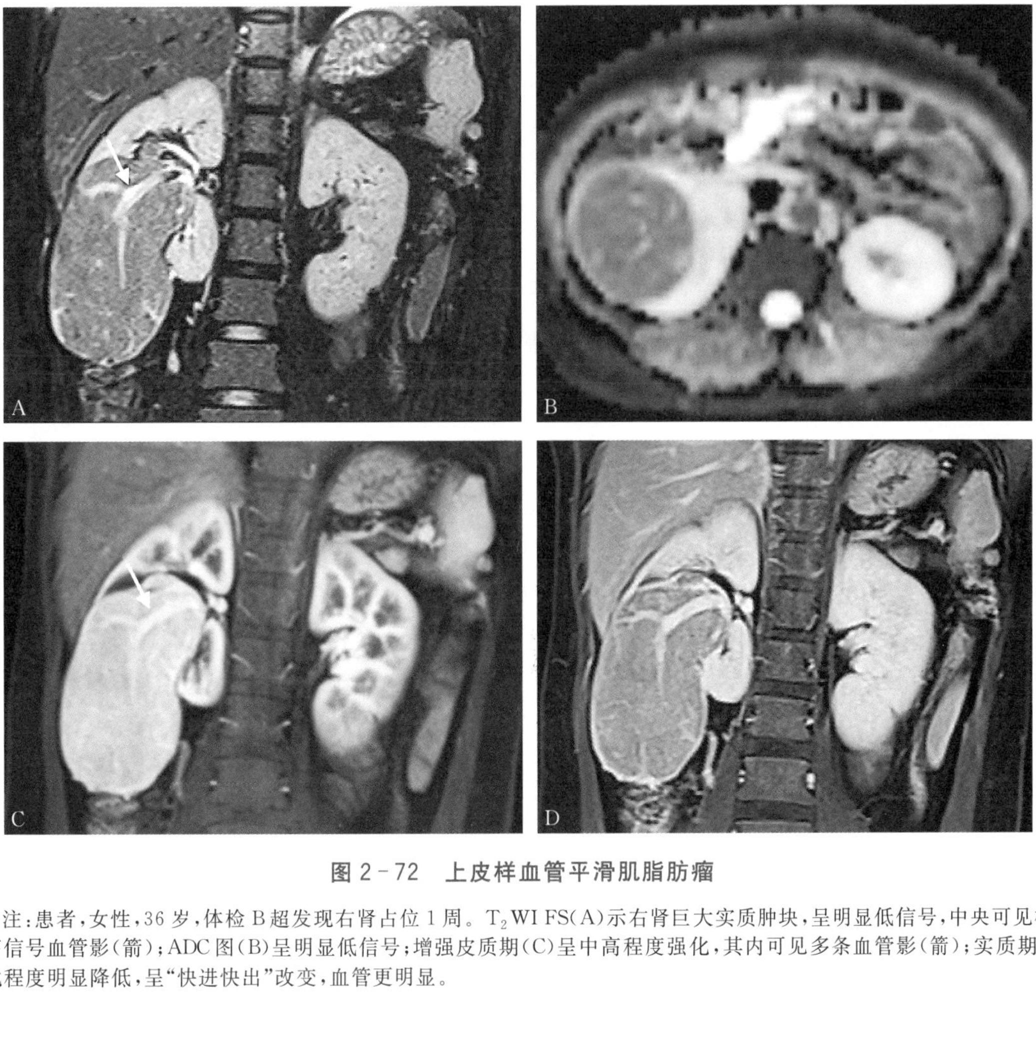

图 2-72 上皮样血管平滑肌脂肪瘤

注:患者,女性,36 岁,体检 B 超发现右肾占位 1 周。T_2WI FS(A)示右肾巨大实质肿块,呈明显低信号,中央可见树枝状高信号血管影(箭);ADC 图(B)呈明显低信号;增强皮质期(C)呈中高程度强化,其内可见多条血管影(箭);实质期(D)强化程度明显降低,呈"快进快出"改变,血管更明显。

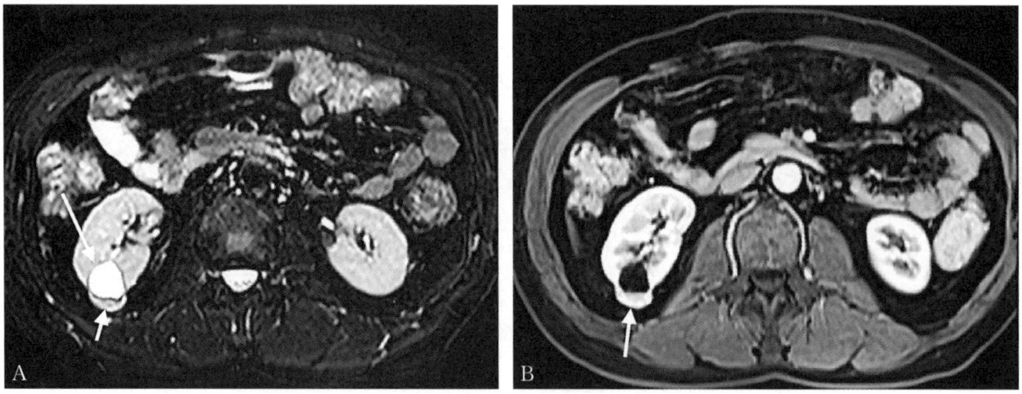

图 2-73　血管平滑肌脂肪瘤伴上皮样囊肿

注：患者，男性，51 岁，体检发现右肾占位 1 个月。T_2WI FS(A)示右肾囊实性病灶，实质成分为均匀低信号(短箭)，囊性成分均匀高信号(长箭)；增强皮质期(B)见实性部分明显强化(箭)，囊性部分无强化。

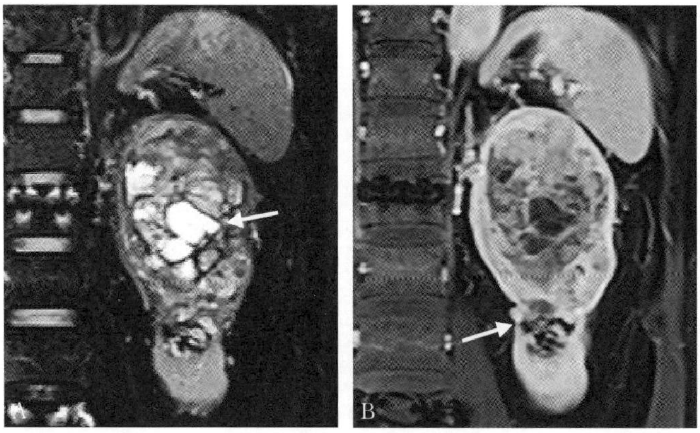

图 2-74　上皮样血管平滑肌脂肪瘤伴明显坏死和囊变

注：患者，男性，55 岁，双下肢水肿 15 天。冠状位 T_2WI FS(A)示左肾上极巨大混杂信号肿块，内见多发坏死和囊变区(箭)；冠状位增强实质期(B)病灶呈明显不均匀强化，囊变和坏死区无强化，肿瘤侵犯肾盂(箭)。

(5) 诊断要点

含脂肪 AML 诊断的关键是仔细识别成熟脂肪成分。乏脂肪 AML 常见于中青年女性，病灶无假包膜。T_2WI 呈均匀低信号，ADC 图呈明显低信号，增强后中等程度强化，无明显坏死和囊变，部分瘤内可见血管影。

(6) 鉴别诊断

1) 肾癌：chRCC 表现为 T_2WI 稍低信号，ADC 图亦呈明显低信号，坏死和囊变不明显，增强后中等程度强化，有时与乏脂肪 AML 鉴别困难。但 chRCC 大部分可见假包膜，若出现轮辐状强化或节段性强化翻转时高度提示 chRCC 或嗜酸细胞腺瘤。而且，chRCC 一般呈延迟强化，而乏脂肪 AML 大部分为“快进快出”。

2) 肾周脂肪肉瘤：位于肾周的以脂肪成分为主的 AML 须与肾周脂肪肉瘤，尤其是与肾周脂肪瘤样脂肪肉瘤鉴别。肾周脂肪肉瘤边界不清，包裹肾脏，肾皮质无缺损，而 AML 病灶边界清晰，肾皮质有锐利的缺口，有供血动脉突破肾皮质延伸至肿瘤内。

2.5.2　嗜酸细胞腺瘤

(1) 概述

嗜酸细胞腺瘤(oncocytoma)是一种起源于肾近曲小管上皮细胞的少见肾脏良性肿瘤。占肾实质肿瘤的 5%～9%。男女发病率之比 2∶1，高发年龄约70岁。绝大多数为散发性，但也有家族性发病倾向，约有6%的患者为双肾发病。肿瘤位于肾皮质，但较大的肿瘤可突向肾周脂肪或肾髓质、肾窦或较大的肾静脉分支。

（2）病理

肿瘤多呈圆形或类圆形，边界清楚，包膜完整，质地均匀，很少出血，坏死极其罕见。中央星芒状瘢痕常见，或瘢痕偏心性分布，位于肾肿瘤外围。光镜下以可见具有丰富嗜酸性胞质和大量嗜酸性颗粒的瘤细胞为特点，瘤细胞多按巢索状排列。电镜下可见胞质内有大量密集的线粒体，而其他细胞器罕见。

（3）临床表现

大部分患者无临床症状，通常影像学检查时偶然发现。仅少数患者可有腰部钝痛、腹部包块及镜下血尿。

（4）MRI表现

绝大多数为肾脏单发占位，外生性生长。病灶边缘光整，边界清晰，大部分可见假包膜。直径大于3 cm的病灶容易出现纤维瘢痕，瘢痕信号与其成分密切相关。T_1WI低信号、T_2WI高信号代表新形成瘢痕含有较多水分或发生黏液样变；T_1WI和T_2WI均呈低信号代表纤维化、硬化或钙化的瘢痕。部分患者可见节段性强化翻转，但这两个征象亦可见于chRCC。

病灶T_1WI呈低信号，T_2WI信号不均匀，以等及稍高信号为主；DWI上信号均匀或不均匀，瘢痕在DWI上表现为低信号，中心性瘢痕呈放射状低信号。嗜酸细胞腺瘤为富血供肿瘤，增强后皮质期不均匀明显强化，典型者呈轮辐状强化（图2-75、2-76）。据文献报道，增强扫描后强化率高于ccRCC（图2-77），延迟期对比剂廓清百分率（>50%）高于ccRCC。少数病例可有出血，坏死和囊变罕见，无肾周脂肪或肾静脉受累征象，无淋巴结转移或远处转移征象。

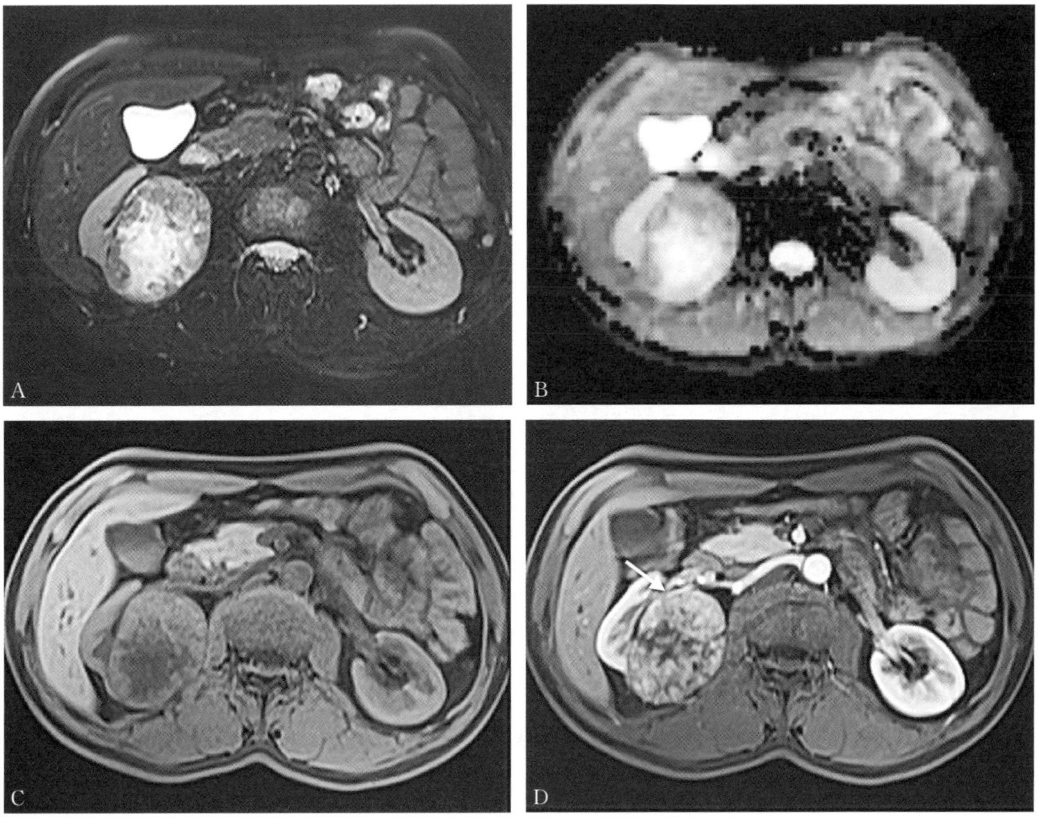

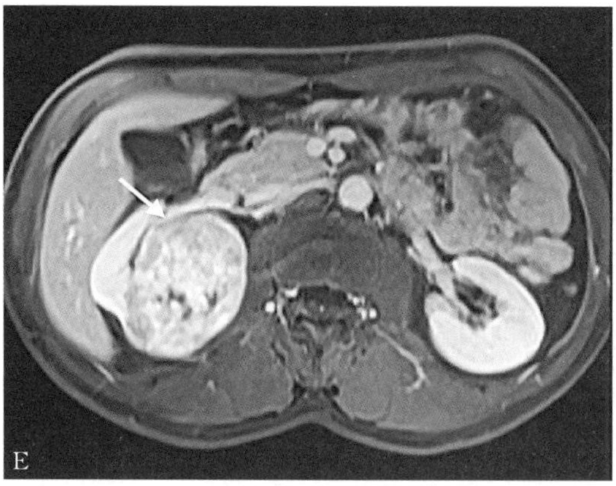

图 2-75　嗜酸细胞腺瘤(一)

注:患者,男性,49 岁,体检发现右肾占位 1 周。T_2WI FS(A)和 ADC 图(B)示右肾椭圆形实质性占位,呈边缘低信号,中央高信号;T_1WI FS 平扫(C)边缘信号与肾皮质相仿,中央信号与肾髓质相仿;增强皮质期和实质期(D、E)呈不均匀明显强化,可见节段性强化翻转(箭),中心瘢痕呈延迟强化。

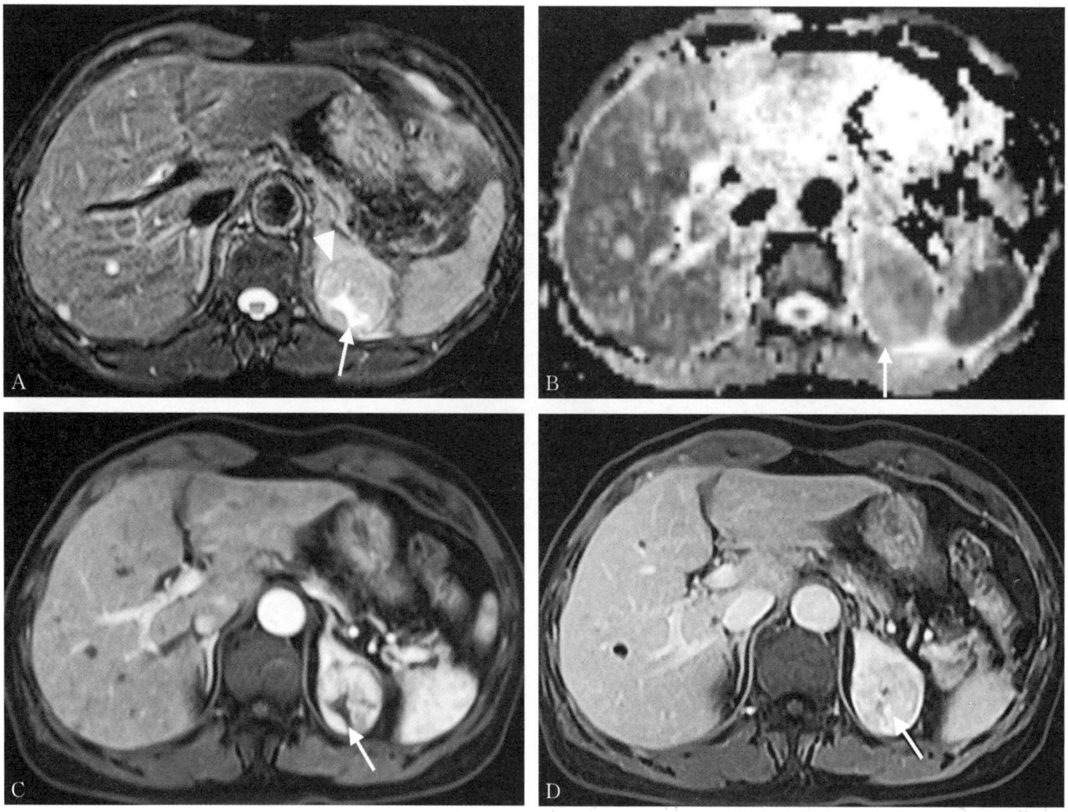

图 2-76　嗜酸细胞腺瘤(二)

注:患者,男性,70 岁,1 个月前无痛性全程肉眼血尿 1 次。T_2WI FS(A)示左肾类圆形低信号肿瘤伴星芒状高信号瘢痕组织(箭),边缘可见假包膜(箭头);ADC 图(B)呈不均匀等、稍低信号(箭);增强皮质期(C)显示肿瘤明显强化,疤痕未见强化(箭);实质期(D)肿瘤强化程度降低,瘢痕组织延迟强化(箭)。

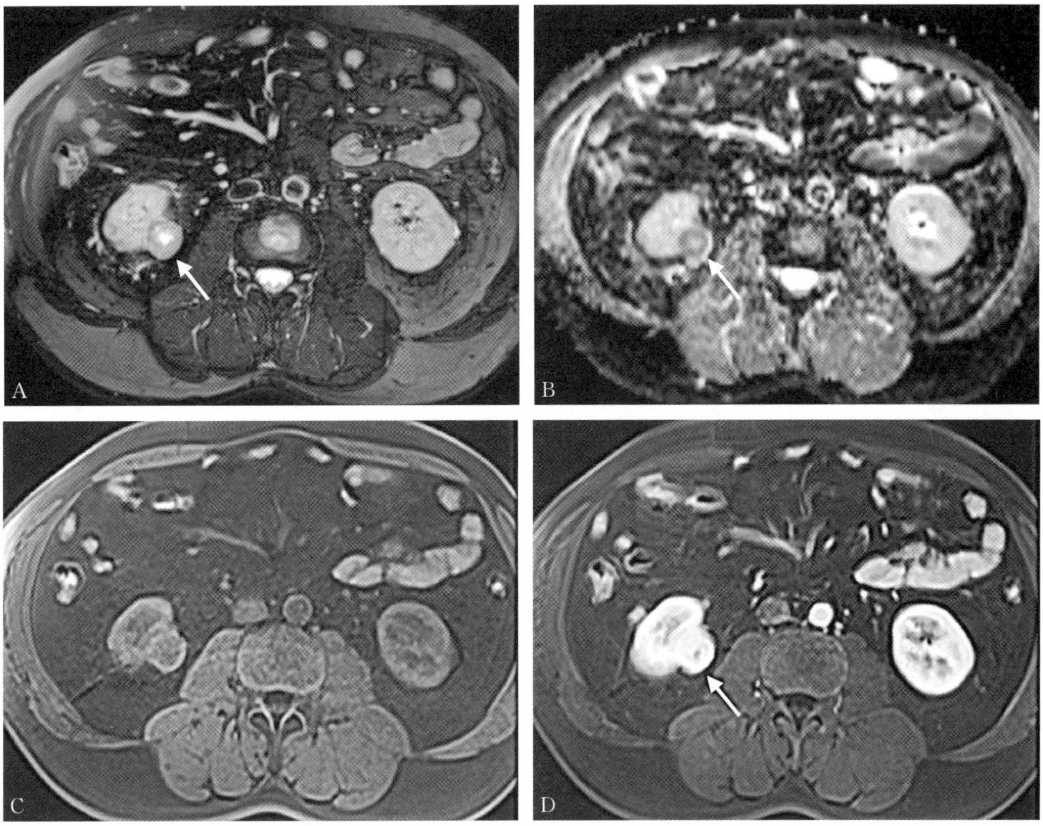

图 2-77 嗜酸细胞腺瘤(三)

注：患者，男性，50 岁，检查发现右肾下极占位。T_2WI FS(A)和 ADC 图(B)示右肾椭圆形实性占位，呈边缘低信号，中央高信号(箭)；T_1WI FS 平扫(C)边缘信号与肾皮质相仿，中央信号与肾髓质相仿；增强皮质期(D)呈明显强化，与肾皮质强化程度相仿(箭)。

(5) 诊断要点

表现为肾较大占位性病变、无坏死囊变、可见星芒状疤痕或节段性强化翻转征象，增强扫描后明显强化时，可考虑诊断为嗜酸细胞腺瘤。

(6) 鉴别诊断

影像学无法鉴别嗜酸细胞腺瘤和嫌色细胞肾癌，较小的嗜酸细胞腺瘤易被误诊为透明细胞肾癌，明确诊断需要病理证实。

2.5.3 血管瘤

(1) 概述

血管瘤(hemangioma)是肾脏罕见的良性血管源性肿瘤。常见于年轻人和中年人，也可见于儿童甚至新生儿，多为单侧单一病灶，罕见双侧多发。好发于肾髓质和肾盂。预后良好，完整切除后罕见复发。

(2) 病理

肿瘤体积常较小，无包膜，呈红色海绵状或红色条纹状。形态学包括毛细血管瘤和海绵状血管瘤。最常见为毛细血管瘤，表现为界限清楚的毛细血管型血管增生，部分病例表现为分支吻合状血管瘤(anastomosing hemangioma)，常见于终末期肾疾病，血管腔相互吻合沟通，被覆鞋钉样瘤细胞，由少细胞的纤维性间质支撑，似脾窦结构。可见血管内生长，血栓沉积，细胞内外的玻璃样小体及髓外造血等。

(3) MRI 表现

肾脏血管瘤好发于肾髓质和肾盂，通常为单发边界清楚的实质性占位，T_1WI 呈明显低信号，T_2WI 呈明显高信号，增强皮质期呈边缘结节样强化，强化程度与主动脉相仿；实质期及延迟期呈向心性填充。较小的病灶可于动脉期完全填充，MRI 表现为均匀明显强化，延迟期持续强化（图 2-78）。

（4）鉴别诊断

透明细胞型肾癌：发生于肾皮质区，常见假包膜，常有坏死和囊变，增强后皮质期明显强化，部分呈快进快出，坏死和囊变区始终无强化；而肾血管瘤好发于肾髓质和肾盂，无假包膜，增强皮质期呈边缘结节样强化，实质期呈渐进性充填式强化，排泄期整个病灶可呈均匀明显强化。延长扫描时间有利于两者的鉴别诊断。

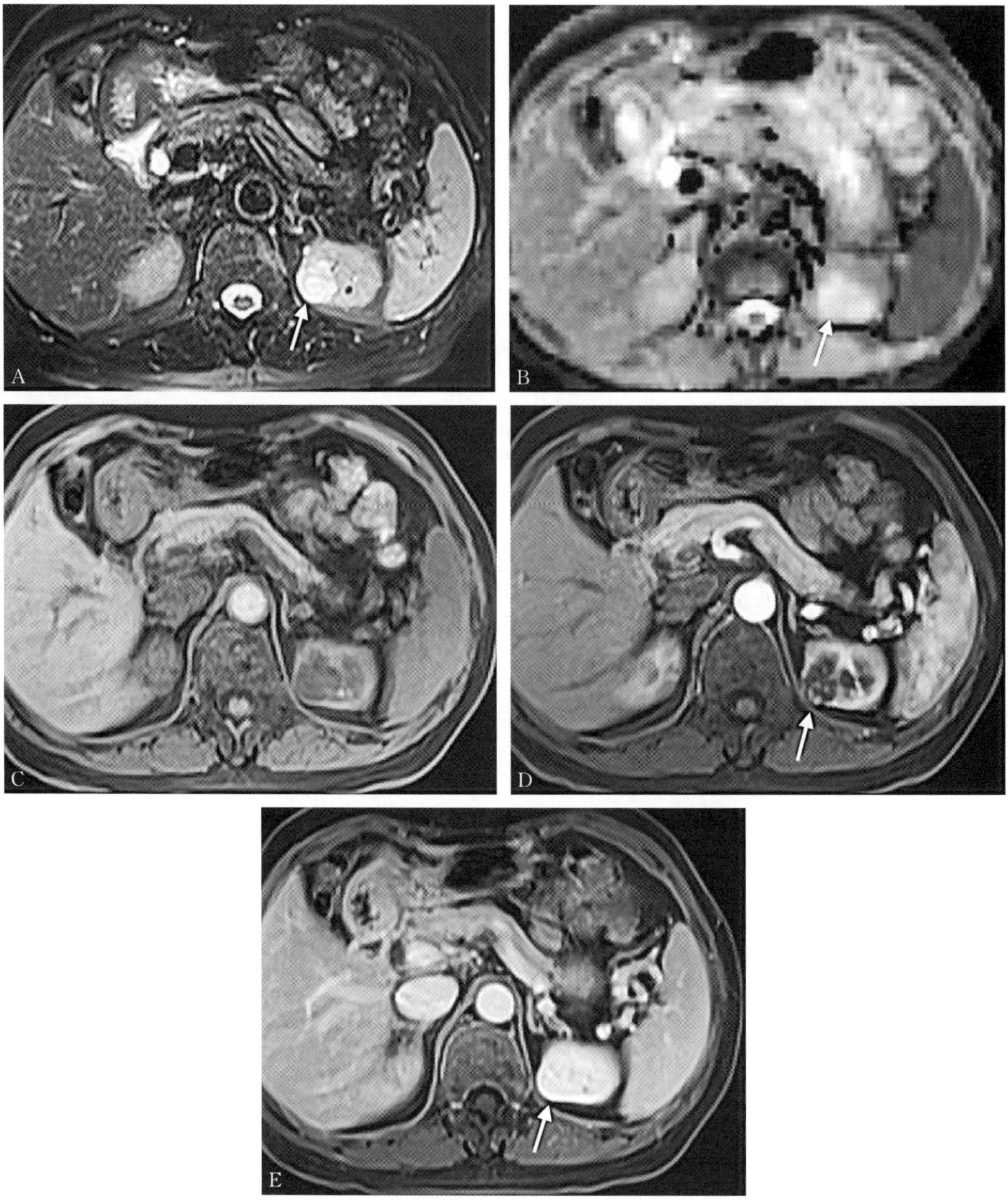

图 2-78　血管瘤

注：患者，女性，68 岁，体检发现左肾占位 10 天。T_2WI FS(A)示左肾上极明显高信号灶（箭）；ADC 图（B）呈明显高信号（箭）；T_1WI FS 平扫（C）呈明显低信号；增强皮质期（D）边缘可见结节样明显强化（箭）；延迟期（E）呈向心性填充式强化（箭）。

2.5.4 孤立性纤维性肿瘤

（1）概述

孤立性纤维性肿瘤（solitary fibrous tumor，SFT），又称血管外皮细胞瘤，是一种罕见的间叶组织来源的梭形细胞肿瘤，2013版WHO骨及软组织肿瘤分类将其归于中间型成纤维细胞/肌成纤维细胞肿瘤，呈交界性，大部分为良性，20%为恶性。SFT可发生于全身各部位，最常见于胸膜，尤其是脏层胸膜（80%），肾脏SFT罕见，发病年龄28～83岁，平均52岁。临床表现与病灶大小及良恶性有关，多表现为局部肿块及压迫症状。

（2）病理

肿瘤边界大多清楚，可发生于肾门肾窦区（含肾盂）、肾实质、肾周间隙（含肾被膜）。组织学表现与发生在其他部位的SFT相同。肿瘤内细胞多少不等，细胞密集区与稀疏区交替分布，可见典型的血管周细胞瘤样生长排列方式及鹿角样血管。恶性诊断标准同软组织恶性肿瘤：高度富于细胞；核分裂＞4/10HPF；细胞非典型性；肿瘤性坏死和/或浸润性生长。

（3）MRI表现

肾脏单发占位，多数起源于肾实质，容易向肾盂内外生长，边界清晰，可呈类圆形、分叶状或不规则形。MRI信号改变与其组织学类型密切相关。肿瘤细胞少、胶原纤维丰富者，T_1WI呈低信号，T_2WI呈明显低信号；肿瘤细胞密集、含有黏液或较多血管，则T_2WI可为高信号伴局部流空效应。增强后皮质期呈轻度不均匀强化，肿块内或周围可见多发迂曲小血管影，实质期呈明显或中等程度强化，随着时间的延长，强化程度逐渐增加，肿瘤信号趋向均匀，无明显坏死和囊变（图2－79）。

10%～15%的胸膜外SFT具有恶性生物学行为，可以发生局部复发或远处转移。

（4）鉴别诊断

嫌色细胞肾癌：两者很多征象非常相似。总体而言，嫌色细胞癌假包膜明显，T_2WI呈稍高、等或者稍低信号，信号强度一般高于SFT。增强后嫌色细胞癌多呈中等程度延迟强化，部分可呈轮辐状强化，较大的肿瘤可伴有液化、坏死。但SFT皮质期条索状强化一般不呈轮辐状改变，延迟期强化多较嫌色细胞肾癌更加明显，液化、坏死罕见；此外，增强皮质期SFT肿块内或周围可见多发迂曲小血管影，且不位于中央瘢痕内，具有一定的鉴别诊断意义。

2.5.5 先天性中胚层肾瘤

（1）概述

先天性中胚层肾瘤（congenital mesoblastic nephroma，CMN）是发生于婴幼儿肾和肾窦的低度恶性成纤维细胞性肿瘤。占所有儿童肾肿瘤的2%～4%，是新生儿最常见先天性肾肿瘤，大部分发生于3个月以内的婴儿，90%发生于1岁内，罕见于成人。男女比例1.5∶1。典型症状是腹部出现包块。治疗为手术切除，复发者对放疗敏感。

（2）病理

肿瘤位于肾窦，经典型质地硬韧，切面编织状，富于细胞型质地较软，可见囊性变和出血。组织学上分为经典型、细胞型和混合型。经典型约占24%，形态上等同于婴幼儿肾窦纤维瘤病，由呈束状交错排列的成纤维细胞组成，肿瘤细胞伸入周围肾组织将肾实质分隔呈岛状，间质内可见丰富的胶原沉积；细胞型占66%，形态学上与婴幼儿纤维肉瘤相同，肿瘤边界呈推压状，瘤细胞呈实性条索状和片状排列，而束状结构不明显，核分裂象多见，常见坏死；混合型占10%，形态学上同时具有经典型和细胞型的特点。

（3）MRI表现

经典型CMN表现为质地均匀的实质性肿块，常见病灶累及肾门但不侵犯血管，罕见钙化。T_1WI呈等或低信号，T_2WI信号多样，可为很低的信号，也可为高信号，ADC图低信号；增强皮质期病灶边缘轻度强化，随着扫描时间延长，病灶渐进性强化，强化程度可与肾实质相仿。

细胞型CMN信号不均匀，可见出血、坏死和囊变，少数肿瘤可表现为囊性为主的病变（图2－80）。T_1WI呈等和低信号，瘤内出血可见局灶性高信号。T_2WI呈高、等和低混杂信号，部分可见液-液平面，部分可见环形低信号假包膜。增强后

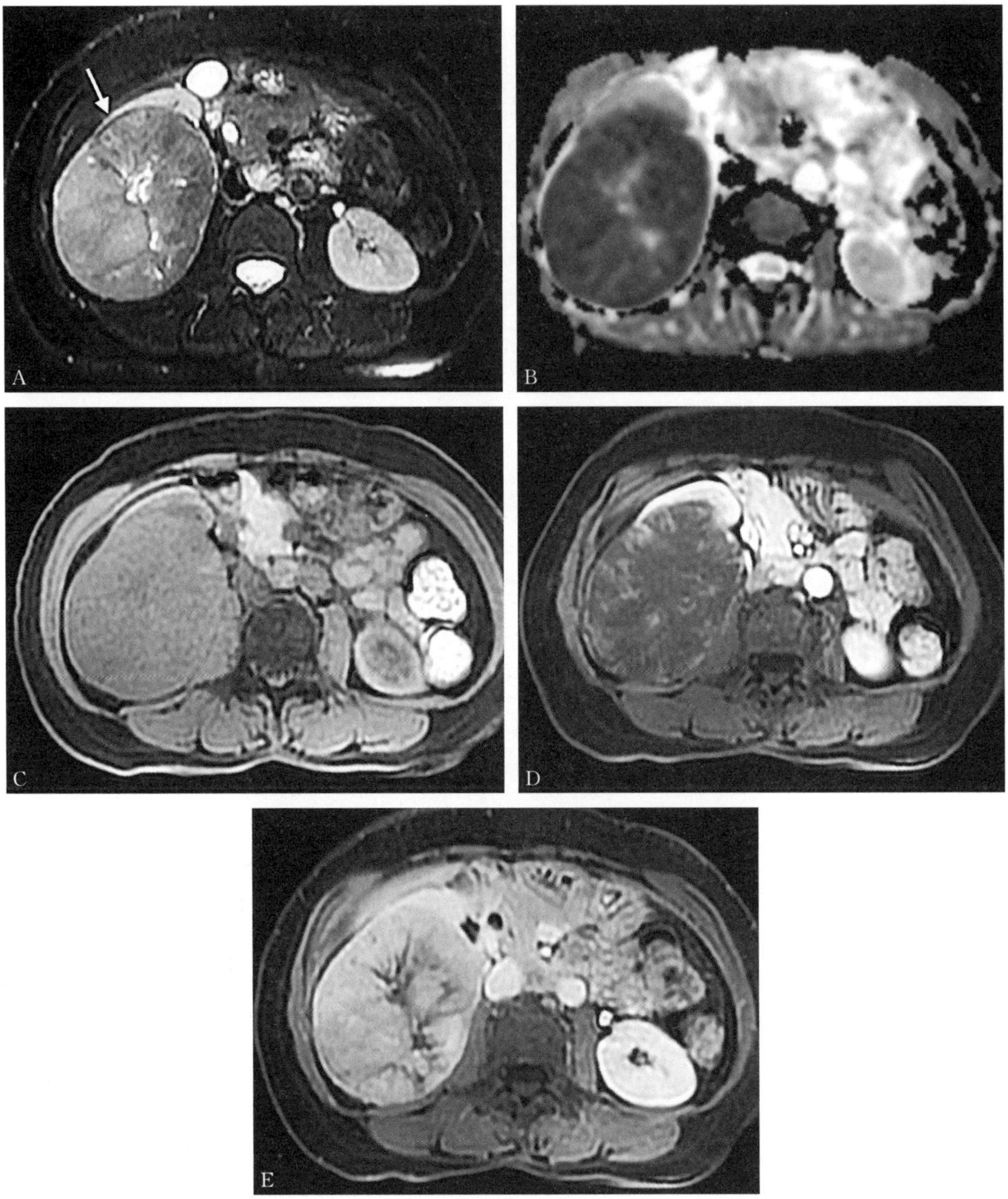

图 2-79　孤立性纤维性肿瘤

注：患者，女性，66 岁，体检发现右肾占位 2 周余。T_2WI FS(A)示右肾巨大占位，呈明显低信号伴中央条状高信号，边缘可见低信号假包膜(箭)；ADC 图(B)呈明显低信号伴中央条状高信号；T_1WI FS 平扫(C)信号均匀，与肾髓质相仿；增强皮质期(D)呈轻度条片状强化；实质期(E)呈明显延迟强化，中央见条状低信号，未见明显坏死及囊变。

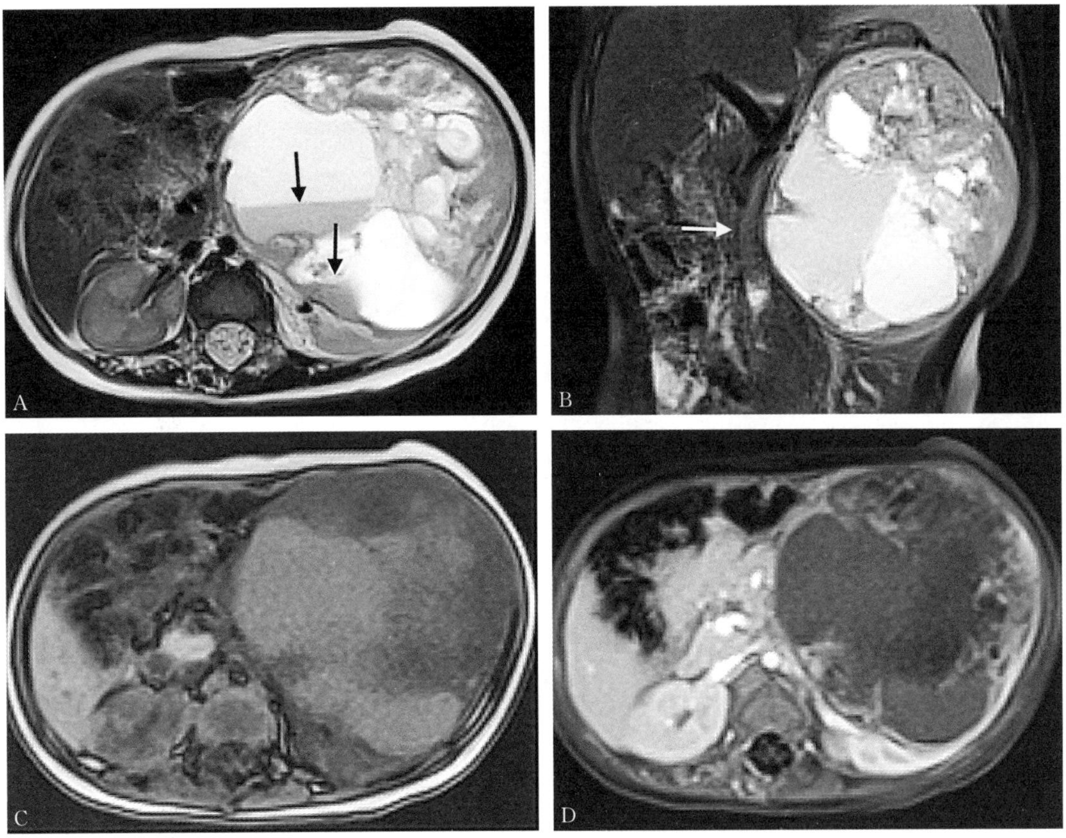

图 2-80 儿童先天性中胚层肾瘤

注：患者，女性，2 个月，因腹部包块就诊。横断位 T_2WI(A)示左肾类圆形巨大囊性为主占位，呈高、等、低混杂信号，可见液-液平面（黑箭）；冠状位 T_2WI FS(B)示病灶跨中线生长，腹主动脉受压推移（箭）；横断位 T_1WI(C)实性成分呈低信号，囊性成分稍高信号；增强实质期(D)示肿瘤边缘实质部分呈条片状轻中度强化，可见大片液性无强化区。本病例由复旦大学附属儿科医院乔中伟教授提供。

肿瘤实质部分可见不同程度强化（图 2-81）。细胞型 CMN 较经典型 CMN 侵袭性高，肿瘤通常较大，经常跨越中线，少数病例包绕血管和侵犯周围器官。

大部分肿瘤具有良性生物学行为，总体生存率>90%。细胞型 CMN 具有侵袭性行为，5%～10%的患者发生局部复发或转移至肺、肝、骨或脑。几乎全部的复发病例都在发病后 1 年内，因此对细胞型 CMN 患者术后应密切随访。

(4) 鉴别诊断

Wilms 瘤：与细胞型 CMN 影像学难以鉴别，但 Wilms 瘤发病的高峰年龄为 2～3 岁，而 CMN 大部分发生在 3 个月以内的新生儿中，当双侧肾脏出现肿瘤，静脉侵犯或肺转移时，首先考虑 Wilms 瘤。

2.5.6 后肾肿瘤

(1) 概述

后肾肿瘤包括后肾腺瘤（metanephric adenoma）、后肾腺纤维瘤（metanephric adenofibroma）和后肾间质肿瘤（metanephric stromal tumor）。

后肾腺瘤是由高度富于细胞、小而一致的胚胎样细胞组成的良性肾肿瘤。少见，发病年龄宽广，从婴幼儿到老年人均可发生。在成人，后肾腺瘤中位发病年龄为 50 岁，大多数发生于 50～60 岁，女性好发，男女比约为 1∶2。在儿童，后肾腺瘤是最常见的肾脏原发性上皮性肿瘤。10%的患者有红细胞增多症，肿瘤切除后红细胞增多症通

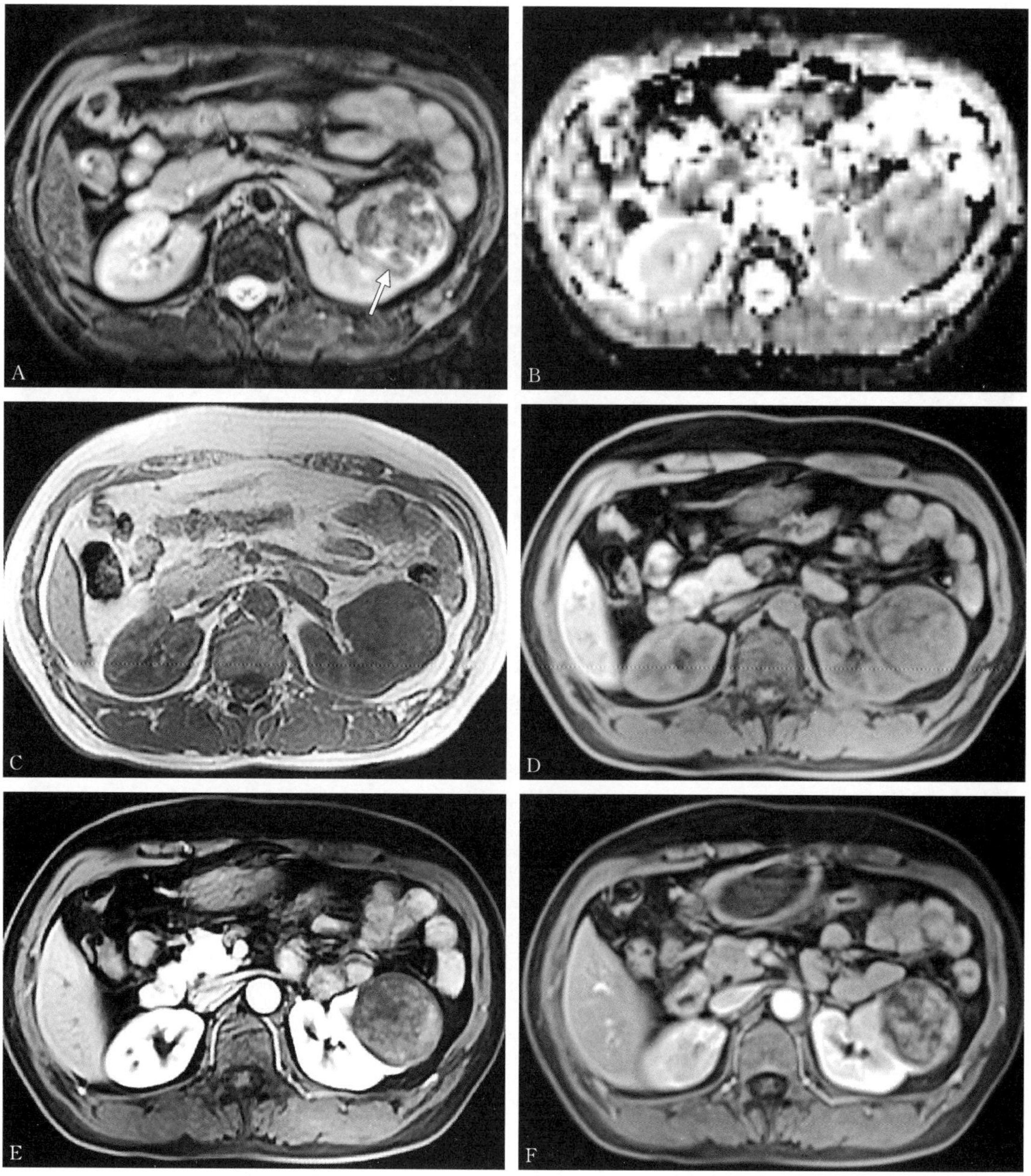

图 2-81　成人中胚层肾瘤伴显著玻璃变性

注：患者，女性，47 岁，体检发现左肾占位 1 周。T_2WI FS(A)示左肾中部类圆形混杂信号肿块，以低信号为主，边缘可见假包膜(箭)；ADC 图(B)呈稍低信号；T_1WI 和 T_1WI FS(C、D)显示肿块信号与肾皮质相仿；增强皮质期(E)呈轻度强化；实质期(F)呈中等程度不均匀强化。

常会消失。

后肾腺纤维瘤是一种由梭形间质成分和上皮性成分共同构成的双向型肿瘤。发病年龄 13 个月～36 岁，中位年龄为 7 岁。约 10%可见红细胞增多症。通常为良性肿瘤，切除即可治愈。与乳头状肾癌或肾母细胞瘤伴随发生者，癌性成分可发生淋巴结转移；偶尔，后肾腺瘤的间质成分可恶变为非特异性肉瘤，肿瘤表现出侵袭性的临床进程。

后肾间质肿瘤是一种中等富细胞、组织学类似于后肾腺纤维瘤的间质成分的罕见肾肿瘤。主要发生于婴幼儿，罕见于成人，平均发病年龄约 24 个月，绝大多数发生于 11 岁以下儿童。绝大多数后肾间质肿瘤生物学进程为良性，罕见复发和转移，通常切除即可治愈。

（2）MRI 表现

后肾肿瘤的影像学表现无特异性。MRI 表现为实质性球形肿块，位于肾髓质区靠近肾窦，部分病例可见假包膜，边界清晰。T_1WI 呈等或稍低信号，T_2WI 呈稍低信号，增强后呈轻度或中度延迟强化，强化程度低于肾实质。后肾腺瘤容易钙化，在 T_1WI 和 T_2WI 上均呈极低信号。部分后肾肿瘤可出现囊变和出血，一般无明显坏死（图 2-82、2-83）。后肾肿瘤为良性病变，与周围组织分界清晰，无腹膜后淋巴结肿大或远处转移等征象。

（3）鉴别诊断

后肾肿瘤影像学表现无特异性，大部分患者术前被误诊为肾癌。后肾腺瘤好发于围绝经期女性，后肾间质肿瘤和后肾腺纤维瘤好发于儿童，但

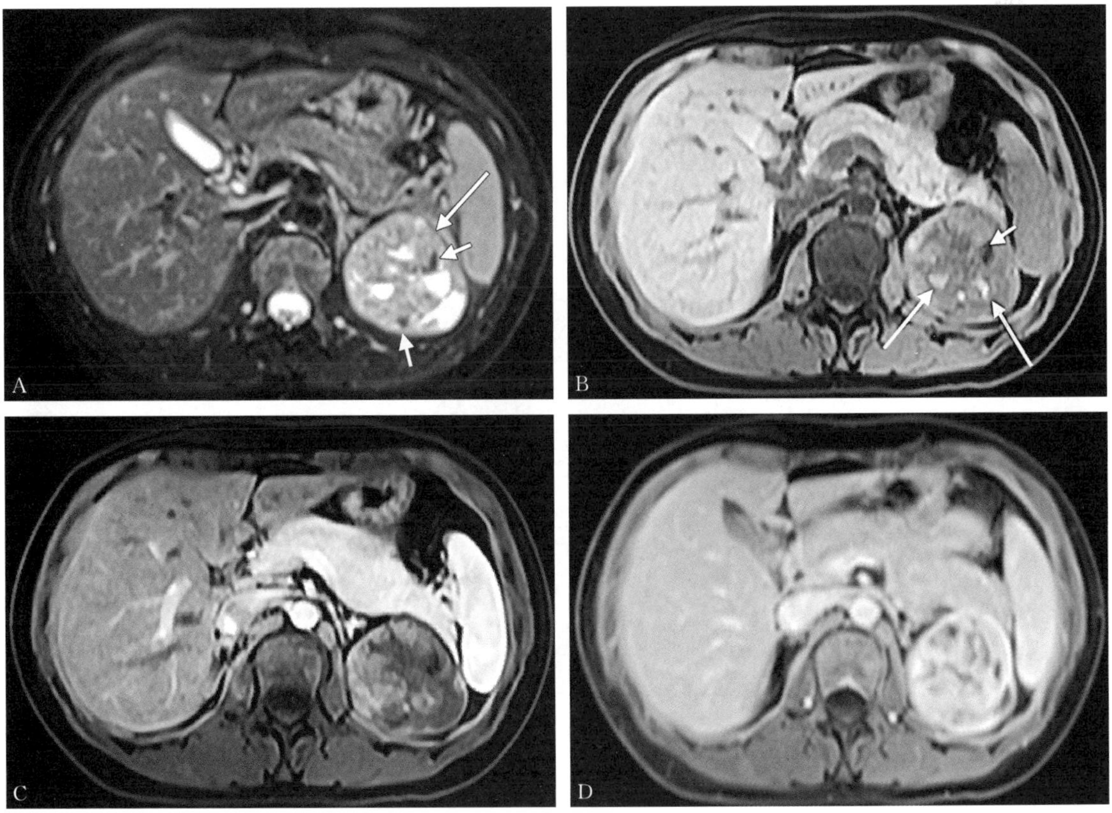

图 2-82　后肾腺瘤(一)

注：患者，女性，41 岁，体检发现左肾占位。T_2WI FS(A)示左肾类圆形占位，实质部分呈稍低信号，伴高信号囊变及低信号斑点状钙化（短箭），边缘可见假包膜（长箭）；T_1WI FS 平扫(B)呈低信号伴高信号的斑点状出血（长箭）和极低信号的钙化（短箭）；增强皮质期和实质期（C、D）见病灶呈明显不均匀中度延迟强化。

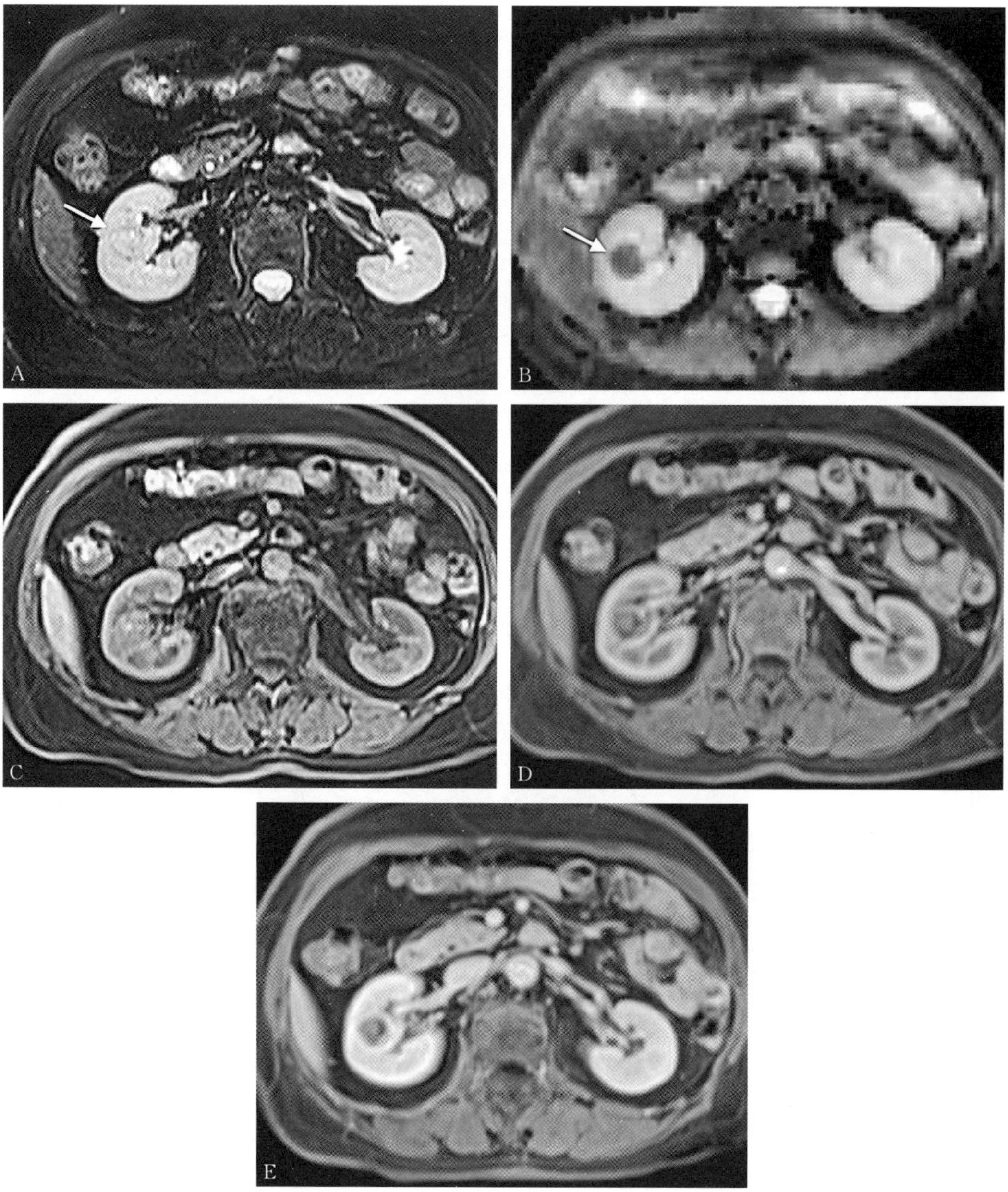

图 2-83　后肾腺瘤(二)

注：患者，女性，72 岁，体检发现右肾占位 1 周余。T_2WI FS(A)示右肾中部肾髓质区类圆形等信号，边缘伴低信号假包膜(箭)；ADC 图(B)呈明显低信号(箭)；T_1WI FS 平扫(C)见内有少许斑点状高信号出血；增强皮质期和实质期(D、E)可见轻度延迟强化。

肾癌好发于中老年男性；后肾肿瘤发生于肾髓质区靠近肾门，而肾癌好发于皮质区，容易向肾外生长；后肾肿瘤增强后为轻度或中度延迟强化，而大部分肾癌增强后为明显不均匀强化，但后肾肿瘤与乳头状肾癌鉴别困难。

2.5.7 混合性上皮和间质肿瘤

（1）概述

混合性上皮和间质肿瘤（mixed epithelial and stromal tumor，MEST）家族包括以囊性结构为主的成人囊性肾瘤和实性结构为主的混合性上皮和间质肿瘤。曾用名肾盂囊性错构瘤、肾上皮间质肿瘤、平滑肌瘤样肾错构瘤。好发于围绝经期女性，平均年龄约 52 岁，男女比例约 1∶7。绝大多数为良性，偶尔可发生恶性转化而表现出侵袭性临床进程，目前，英文文献报道恶性 MEST 约 14 例。鉴于 MEST 有恶性转化的可能，建议外科手术治疗，明确诊断需要病理学检查。

（2）病理

肿瘤发生于肾脏中央，膨胀性生长，常突入肾盂，由多个囊腔和实性区域构成。镜下结构复杂，主要由大小不等的囊和小管构成，以中等大小的囊和腺管结构为主，有时可见小或很大的腺样结构似叶状肿瘤形态，上述结构有时排列紧密，有时排列非常疏松。间质有多少不等的梭形细胞，细胞丰富程度不一，可见卵巢样间质，甚至黄素化改变。

（3）MRI 表现

成人囊性肾瘤表现为多房囊性占位，病灶周围有完整的包膜，边界清楚，位于肾实质内并突出于肾包膜外，易突向肾盂生长，少数可位于肾门。囊内分隔光整，无明显结节影，T_1WI 呈等信号，T_2WI 呈高信号，增强后呈轻度或轻中度的延迟强化。当子囊腔较小，或囊内容物主要为黏液瘤样成分并与纤维间隔联系密切时，病灶可整体或部分表现为类似实性肿块。偶见出血和钙化，囊内容物的信号呈多样性（图 2－84）。

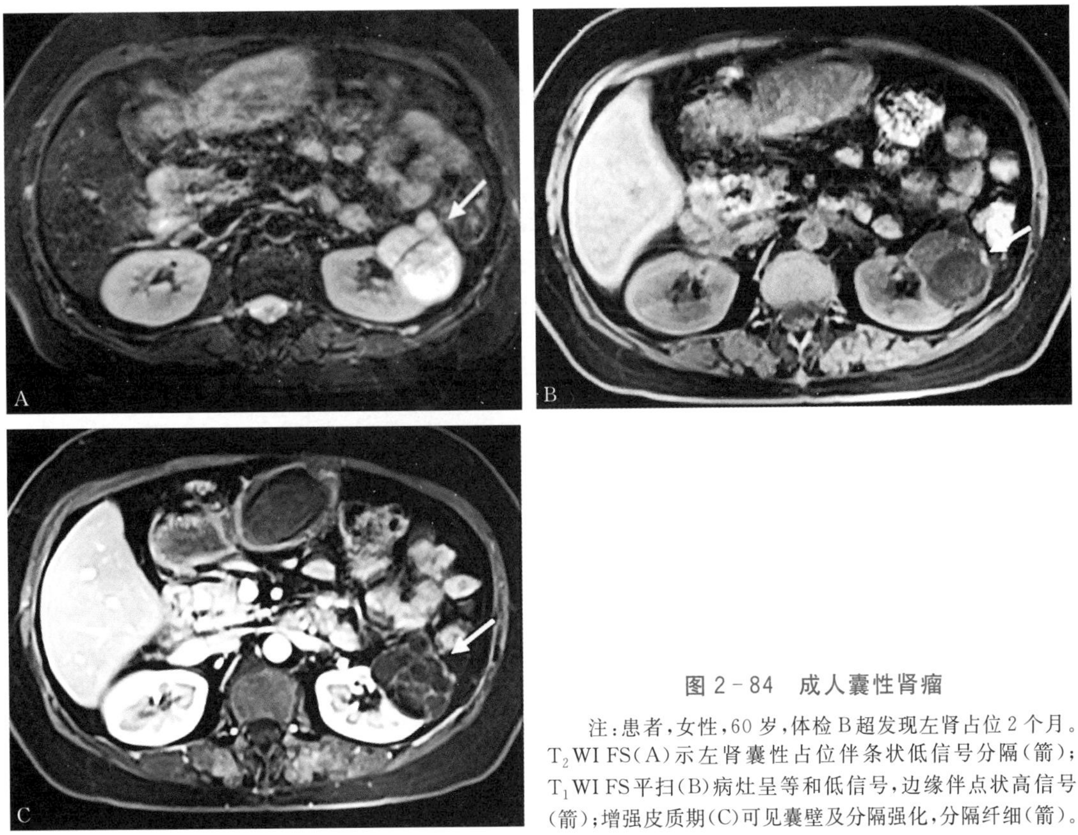

图 2－84 成人囊性肾瘤

注：患者，女性，60 岁，体检 B 超发现左肾占位 2 个月。T_2WI FS（A）示左肾囊性占位伴条状低信号分隔（箭）；T_1WI FS 平扫（B）病灶呈等和低信号，边缘伴点状高信号（箭）；增强皮质期（C）可见囊壁及分隔强化，分隔纤细（箭）。

MEST 与成人囊性肾瘤的影像学表现相仿，从定义上讲，成人囊性肾瘤大体检查时不含实性成分，囊内间隔的厚度小于 5 mm，而实性结构为主的 MEST 大体检查时可表现为囊性或囊实性肿块，囊内间隔的厚度≥5 mm（图 2－85、图 2－86）。单纯影像学检查有时鉴别两者比较困难。

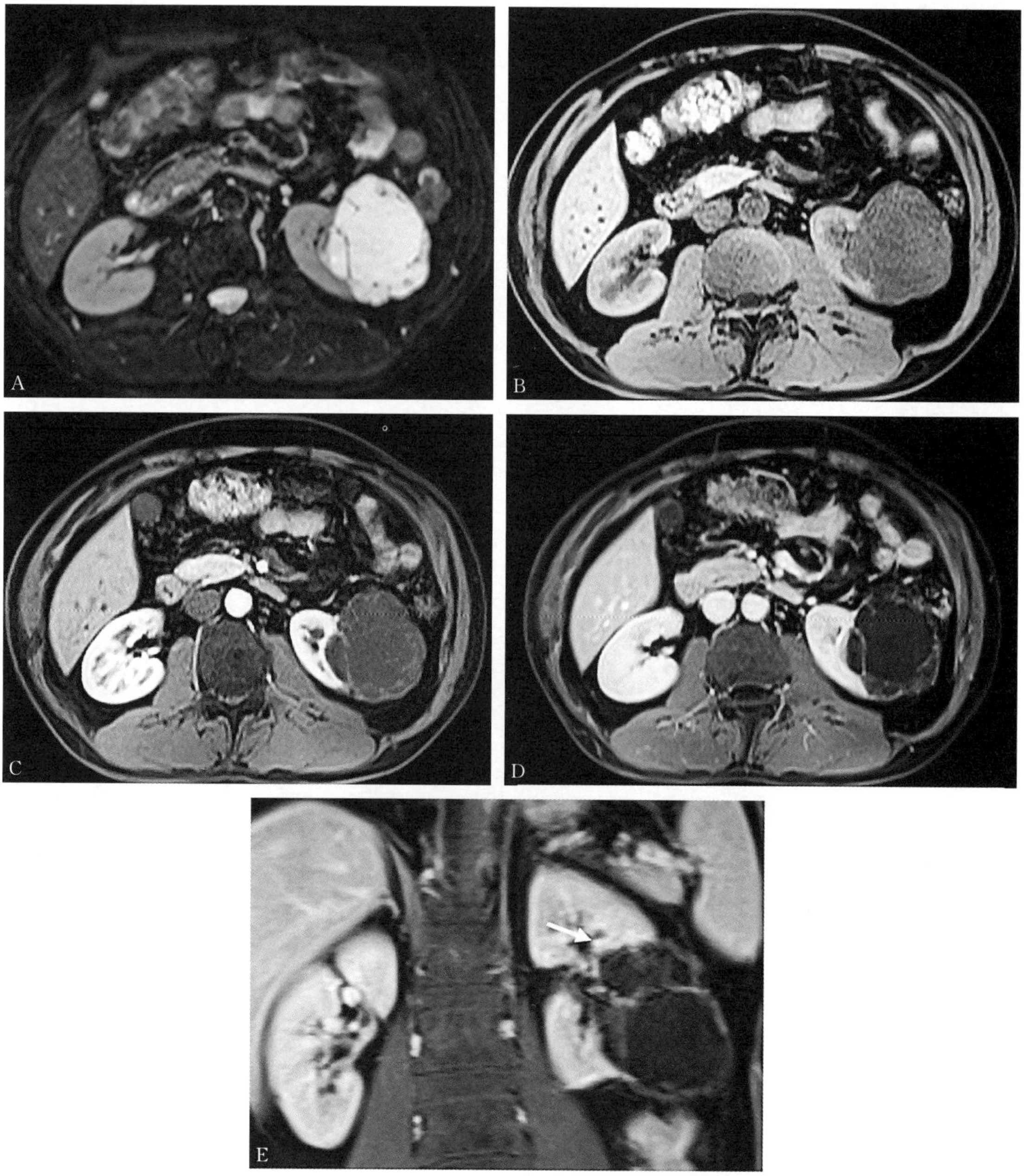

图 2－85 混合性上皮和间质肿瘤（一）

注：患者，男性，49 岁，体检超声发现左肾占位 7 年余。T_2WI FS（A）示左肾多房囊性高信号占位伴低信号分隔，分隔纤细，粗细欠均匀；T_1WI FS 平扫（B）呈低信号，分隔显示欠清；增强皮质期和实质期（C、D）可见囊壁及分隔轻中度延迟强化，粗细不均；冠状位排泄期（E）示病灶突向肾盂生长（箭）。

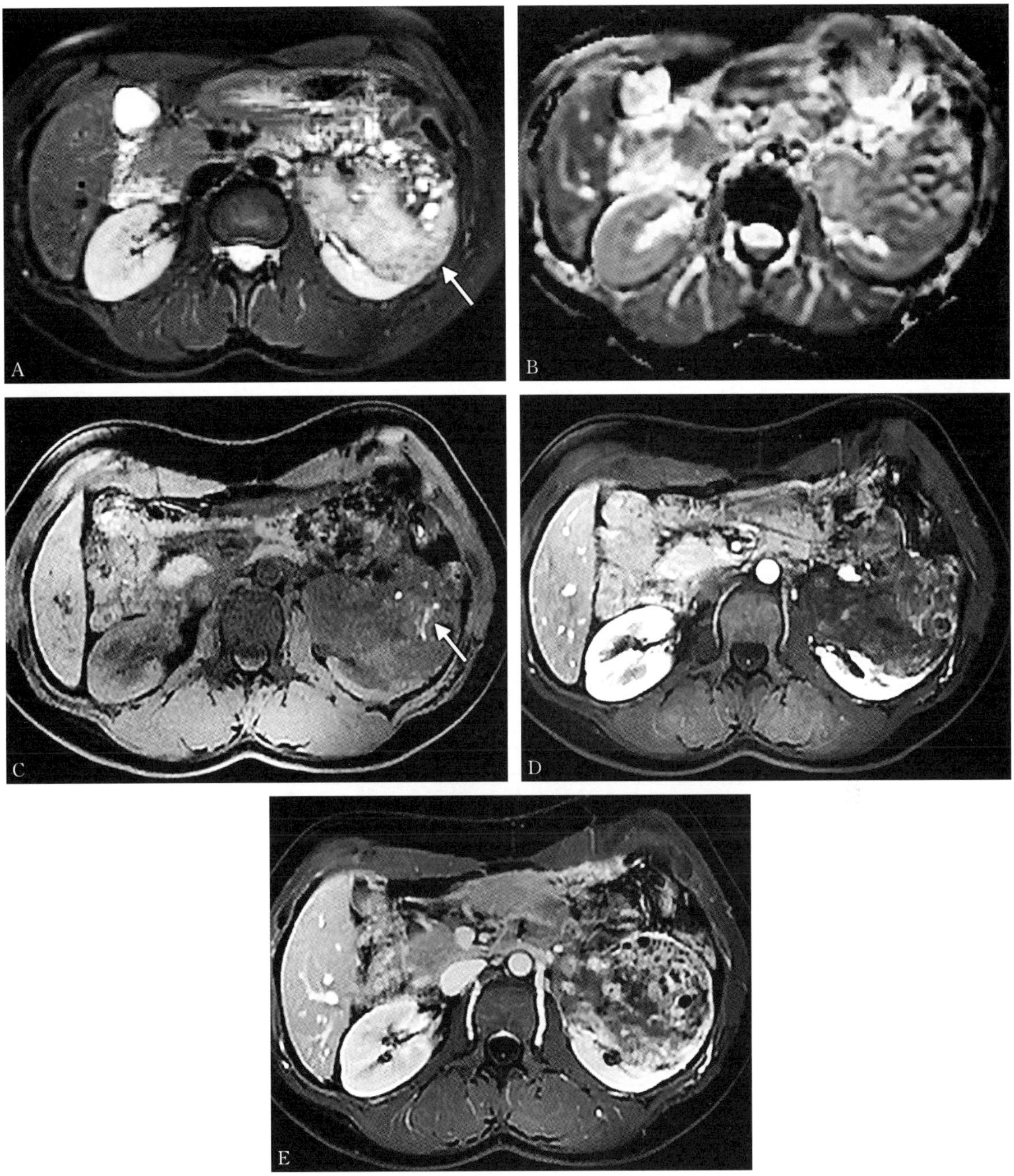

图 2-86　混合性上皮和间质肿瘤(二)

注:患者,女性,31 岁,因肾结石随访发现左肾占位。T_2WI FS(A)示左肾巨大高、低混杂信号占位,突向肾窦生长,伴有囊变和出血(箭);ADC 图(B)呈等、稍低信号;T_1WI FS 平扫(C)示病灶呈低信号伴点状高信号出血(箭);增强皮质期(D)轻度强化;实质期(E)明显不均匀强化,坏死、囊变和出血区无强化。

(4) 鉴别诊断

低度恶性潜能多房囊性肾肿瘤：好发于中年男性，相对而言，囊内的分隔较成人囊性肾瘤稍厚而不规则，囊壁和分隔的实质性强化成分较多房囊性肾瘤明显增多，并且无明确突向肾盂生长的倾向。

2.6 肾脏炎症性病变

肾炎症性病变涉及范围较广，除临床上常见的急慢性感染外，循环血流中的抗原抗体复合物也能激发肾实质内的炎症反应，引起肾脏形态和功能上不同程度的损害，如狼疮性肾炎和急、慢性肾小球肾炎等。本节主要讨论肾脏急慢性炎症性病变及特殊感染，诊断需要紧密结合临床病史。

2.6.1 急性炎症性病变

(1) 急性肾盂肾炎

1) 概述：急性肾盂肾炎(acute pyelonephritis)是指肾盂黏膜及肾实质的急性感染性疾病，主要致病菌是大肠埃希菌，另外还有变形杆菌、葡萄球菌、粪肠球菌及铜绿假单胞菌(绿脓杆菌)等。感染途径有2种：①上行性感染，细菌由输尿管进入肾盂，再侵入肾实质。70%的急性肾盂肾炎源于此途径。②血行性感染，细菌由血流进入肾小管，从肾小管侵入肾盂，约占30%，多为葡萄球菌感染。尿路梗阻和尿流停滞是急性肾盂肾炎最常见的原因，单纯的肾盂肾炎很少见。

气肿性肾盂肾炎(emphsematous pyelonephritis)是一种病情进展迅速的肾实质及肾周感染性疾病，以化脓性感染引发肾组织弥漫性坏死、肾小球硬化等为特征，常伴有肾实质内大量积气，气肿可蔓延至整个集合系统甚至肾周筋膜。以40～60岁女性多见。以单侧发病为主，左侧常见。常见的致病因素有糖尿病、多囊肾、尿路梗阻及免疫功能障碍等。常见的致病菌为革兰阴性杆菌，主要为大肠埃希菌，其次为肺炎克雷伯菌及变形杆菌。

2) 病理：大体表现为①肾脏表面或切面有散在、稍隆起的黄白色小脓肿；②切面肾髓质内可见黄色条纹，并向皮质延伸；③肾盂黏膜有脓性分泌物或积脓。镜下表现为①肾间质化脓性炎症伴脓肿形成；②肾小管腔内中性粒细胞聚集和肾小管坏死。炎症病灶源于肾髓质乳头部，然后波及皮质。病灶可单发、多发或者弥漫分布。病变区渗出水肿，常伴有出血。病变常累及肾周脂肪囊及肾周组织。

3) 临床表现：典型的急性肾盂肾炎起病急骤，临床表现为发作性的寒战、发热、腰背痛、叩痛，通常还伴有腹部绞痛、恶心、呕吐、尿痛、尿频和夜尿增多，少数患者可见肉眼血尿。本病可发生于各种年龄，但以育龄妇女最多见。儿童患者的泌尿系症状常不明显，起病时除高热等全身症状外，常有惊厥，抽搐发作。实验室检查白细胞计数和中性粒细胞可增高，40%～60%患者有镜下血尿，尿细菌定量培养是确定有无尿路感染的重要指标。

4) MRI表现：病灶可单发、多发或者弥漫分布。局限性急性肾盂肾炎多为楔形，底朝向皮质，尖朝向肾窦。在T_1WI上，信号改变一般不明显，病灶与相邻肾实质可呈等信号，部分可呈略低信号，如伴出血则呈高信号；相邻肾周脂肪囊常受累，呈边缘不清的低信号；在T_2WI上，病灶和周围肾实质呈等信号或略高信号。弥漫性肾盂肾炎表现为肾轮廓增大，肾皮髓质分界不清。增强扫描有助于炎症病灶的显示。局灶性肾盂肾炎增强实质期通常呈楔形的低强化区(图2-87)；弥漫性肾盂肾炎显示肾脏增大，轮廓欠光整，与正常侧肾脏相比较，患肾的皮髓交界相明显延迟，肾周脂肪囊可见渗出改变，边缘模糊(图2-88)。

气肿性肾盂肾炎有较多气体积聚使MRI诊断价值有限，CT为首选影像技术。典型的CT和MRI表现为：肾轮廓增大、模糊，肾实质多发破坏，CT呈低密度软组织影，MRI为T_2WI高信号；肾内及肾周弥漫大量气体，在所有MRI序列上均为极低信号。增强后可类似菠萝横断面表现，即"菠萝征"(图2-89)。

5) 诊断要点：患者有发热及尿路感染的症状，白细胞升高，受累肾脏局灶性或弥漫性强化程度降低，边缘模糊，肾周脂肪囊渗出改变。

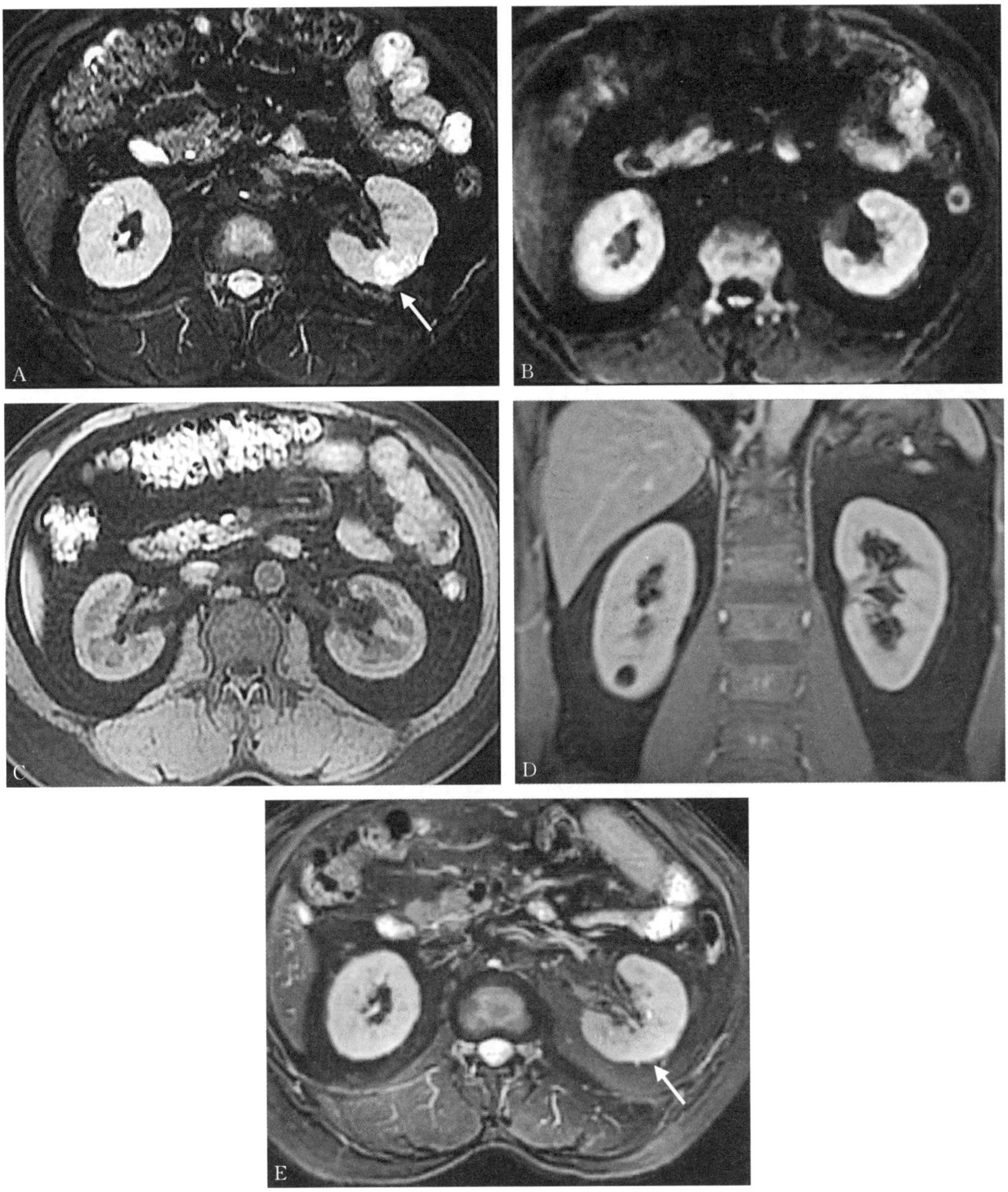

图 2-87 局限性肾盂肾炎

注：患者，男性，52 岁，低热，白细胞轻度升高。T_2WI FS(A)左肾实质内局部高信号斑片影，边界不清(箭)；DWI(b=500 s/mm^2, B)、T_1WI FS 平扫(C)及增强实质期(D)病变未见显示；抗感染治疗后 1 个月复查，T_2WI FS (E)示原病灶消失(箭)。

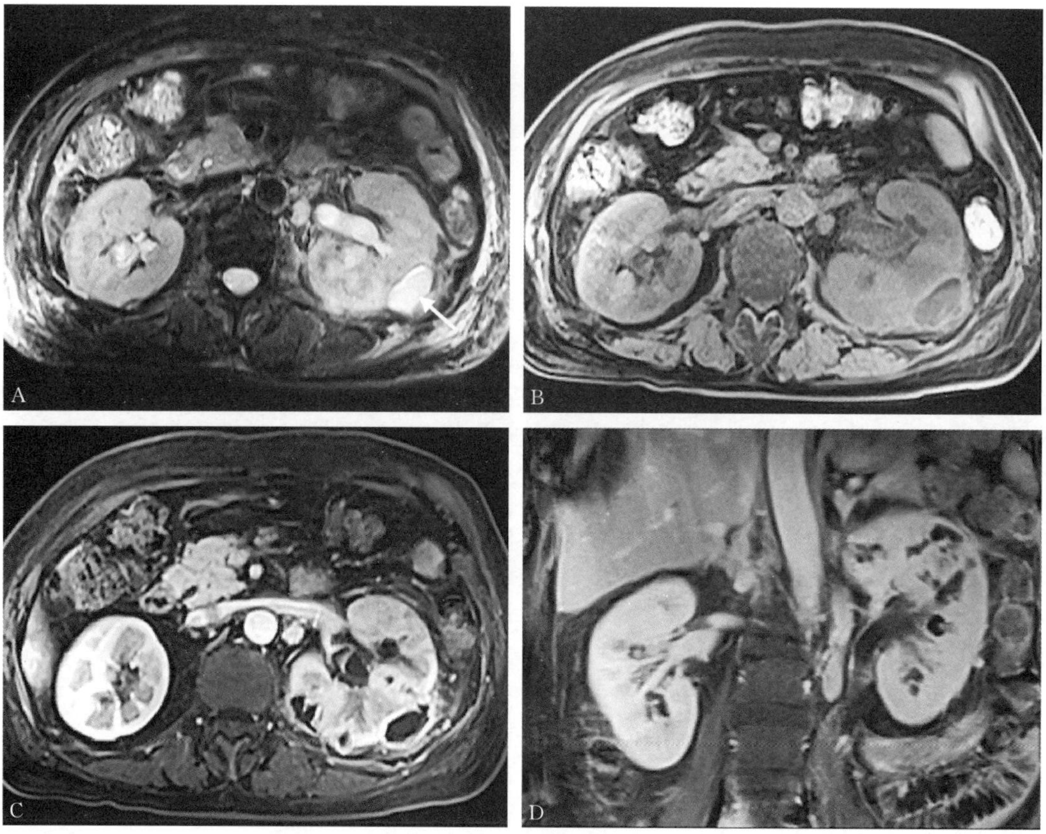

图 2－88　弥漫性肾盂肾炎

注：患者，女性，72 岁，发热伴呕吐 3 天。T_2WI FS(A)示左肾体积增大，呈不均匀高信号，边缘模糊，包膜下见一卵圆形囊性灶（箭）；T_1WI FS(B)上呈等信号，包膜下病灶呈低信号；增强皮质期(C)及冠状位实质期(D)病灶呈不均匀强化，病灶内及包膜下见多个大小不等无强化脓腔，邻近脂肪间隙模糊，肾周筋膜增厚。

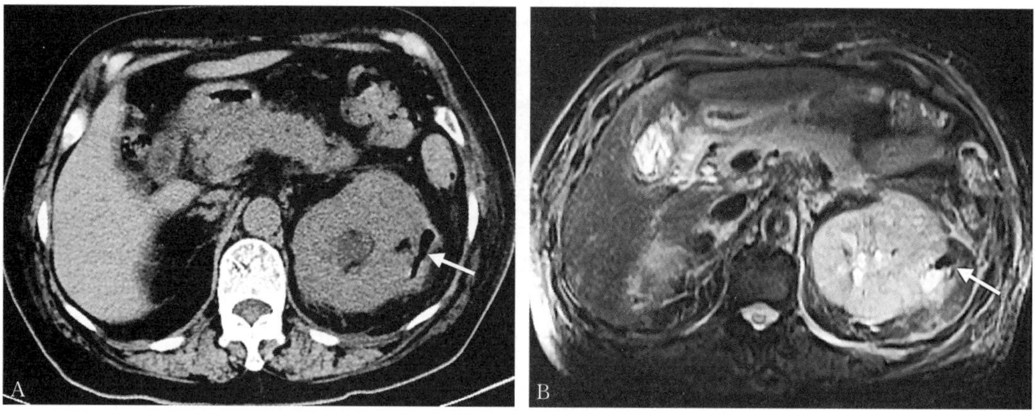

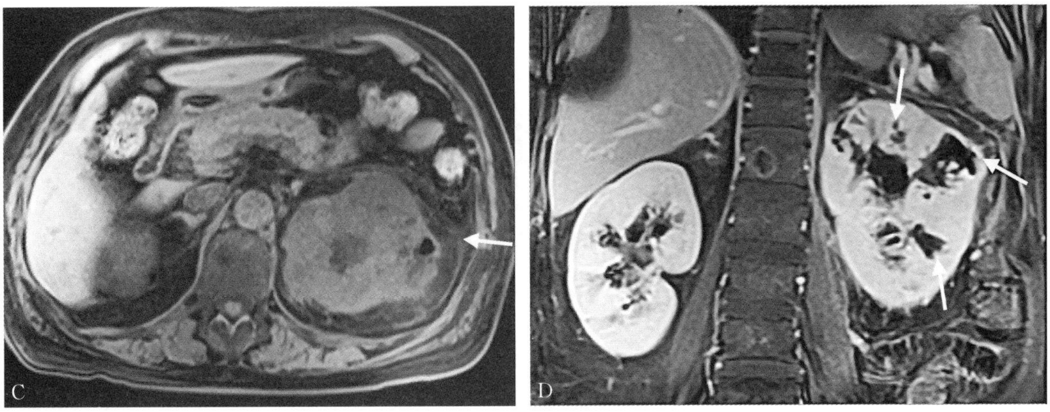

图 2-89 气肿性肾盂肾炎

注：患者，女性，73 岁，发热伴左侧腰痛 4 天。CT 平扫（A）左肾上极肿大，内见条状极低密度气体（箭）；T_2WI FS（B）示左肾上极斑片状稍高信号，内见多发小灶高信号脓液及局灶性极低信号气体（箭）；T_1WI FS（C）显示等、低信号病灶及极低信号气体影，累及肾周脂肪间隙，肾周筋膜增厚（箭）；冠状位增强实质期（D）见多发条片状低信号（箭）。

6）鉴别诊断：局灶性急性肾盂肾炎在增强实质期可表现为楔形低信号改变，易和肾梗死混淆。两者的主要区别：①临床症状，前者常伴有尿路感染和发热；而后者无明显症状。②肾及肾周改变，前者受累肾段形态饱满，常浸润肾周脂肪囊及肾周组织；而肾梗死区急性期肾脏体积及肾实质形态可无明显变化或略增大。慢性期病变区域肾实质变薄，肾被膜皱缩。③增强后表现，炎症病灶增强后延迟强化；而肾梗死灶增强后虽无强化，但可有"皮质边缘征"。

肾肿瘤：部分局灶性肾盂肾炎可坏死液化形成脓肿，少数甚至可机化成实质性炎性肿块，此时需要和肾肿瘤鉴别。炎性病灶的特点是边缘模糊和特征性的延迟强化，尤以均匀的边缘强化为主。明确诊断须结合临床，并注意治疗后复查。

（2）肾脓肿

1）概述：肾脓肿（abscess）为肾皮质内局灶性炎症液化坏死所致脓液积聚。90%以上为葡萄球菌感染所致，经血液途径感染肾脏，亦可因局灶性肾盂肾炎未及时治疗或细菌毒力强发展而来。本病常发生于 20～40 岁，男性多于女性，分为急性和慢性。急性期症状较明显，常伴发热、脓尿甚至脓毒血症；肾脓肿侵及肾周结构，可引起肾周、腰大肌和腰背部脓肿。慢性期脓肿壁增厚，边缘趋光整，临床症状常较轻。

2）MRI 表现：肾脓肿的 MRI 表现因病程而异。肾脓肿成熟期可见肾实质内单发或多发的液性占位性病灶，在 T_1WI 上呈略低信号，如伴病灶内出血可呈高信号，病灶边缘模糊，肾轮廓局限性隆起。在 T_2WI 上呈高信号，DWI 上脓肿壁及脓腔均呈显著高信号，提示局部水分子活动明显受限。增强扫描脓肿边缘呈环状延迟强化，部分可呈"同心圆"状改变，脓肿中央的液化区则无强化（图 2-90）。肾脓肿常波及肾周组织，可在肾周、腰大肌、腹膜后和腰背肌群形成脓肿（图 2-91）。较小的肾脓肿经治疗后可转化为局灶性肾盂肾炎，但肾周组织的炎症和脓肿一般吸收较慢。

3）诊断要点：临床有发热、白细胞升高及尿路感染的症状；肾脏单发或者多发异常信号，DWI 脓腔呈显著高信号；增强后呈明显边缘环形延迟强化，边界不清。

4）鉴别诊断：①肾肿瘤，通常无明显临床症状，T_2WI 上大部分可见低信号假包膜，病灶边界清楚。DWI 上肿瘤实质部分可呈高信号，但肿瘤坏死区呈低信号。②肾囊肿继发感染，一般临床症状较轻，很少波及肾周组织，结合既往肾囊肿病史，鉴别一般不难。

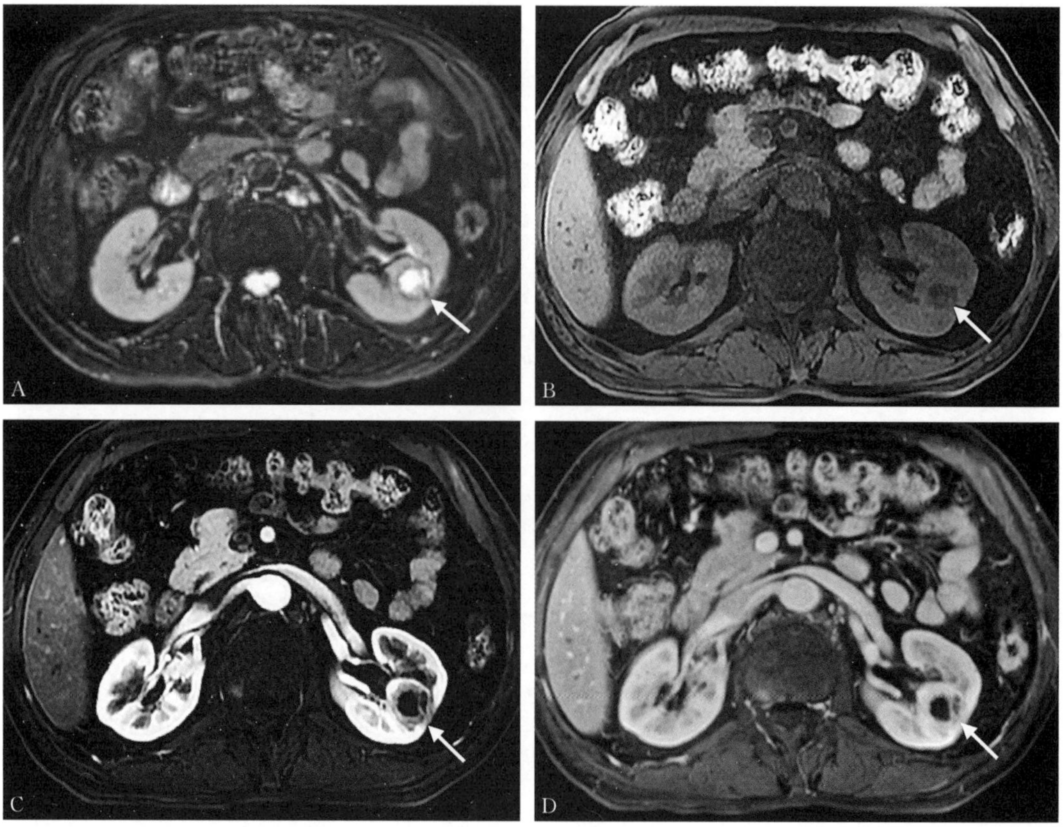

图 2-90　肾脓肿

注：患者，男性，69 岁，检查发现左肾占位。T_2WI FS（A）示左肾中部囊性为主异常高信号，壁厚而光滑，稍低信号（箭）；T_1WI FS 平扫（B）示囊壁信号与肾皮质相仿，囊腔呈低信号（箭）；增强皮质期（C）示囊壁轻度强化，可见少许分隔，边缘模糊（箭）；实质期（D）示脓肿壁明显强化，与肾皮质强化相仿，脓液无强化，脓腔内壁光整（箭）。

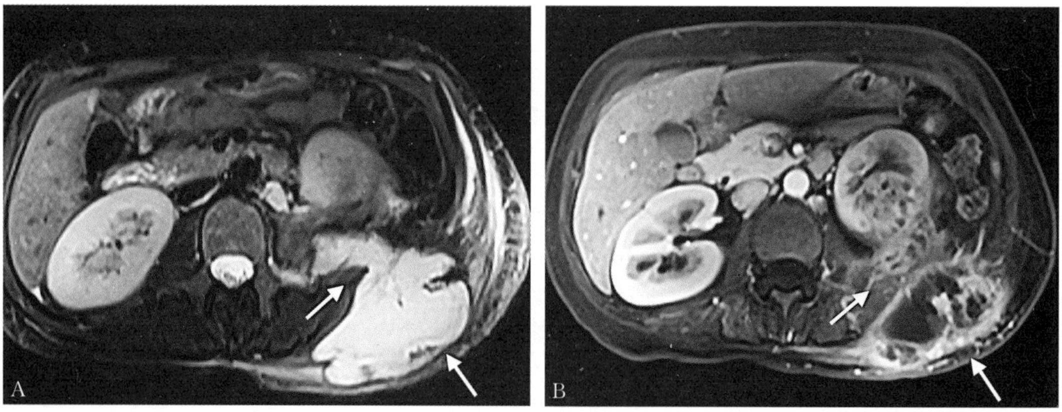

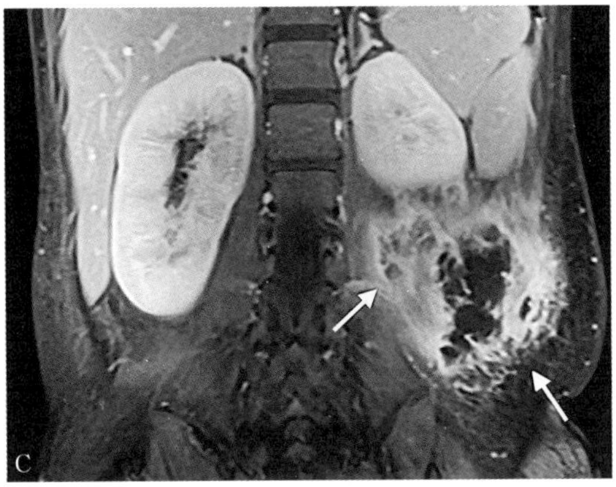

图 2－91　肾脓肿破溃

注：患者，女性，48 岁，发热伴左侧腰痛 3 天。横断位 T_2WI FS(A)示左肾下极、肾周、腰大肌异常信号，左侧后腹壁不规则团状液性高信号（箭）；横断位增强皮质期（B）和冠状位实质期（C）显示左肾脓肿破溃累及左侧腰大肌及后腹壁软组织，形成巨大脓腔，脓肿壁不规则增厚，明显不均匀强化，边缘见絮状条索状渗出（箭）。

2.6.2　慢性炎症性病变

（1）黄色肉芽肿性肾盂肾炎

1）概述：黄色肉芽肿性肾盂肾炎（xanthogranulomatous pyelonephritis，XGPN）是一种少见的肾慢性炎症，本病在任何年龄均可发病，以 50～70 岁多见；女性明显多于男性。一般仅有单侧肾脏受累，罕有双侧病变。

2）病理：患肾肿大，病变靠近肾盂，切面可见小灶样坏死。炎症自肾盂累及髓质和皮质，常见肾实质脓肿和肾盂积脓。肾盂肾盏常见鹿角状结石，伴有不同程度的肾盂扩张和积水。镜下可见单核细胞浸润，胞质内富含被吞噬的类脂滴而呈泡沫状，故称泡沫细胞或黄色瘤细胞。此外常见炎性细胞、成纤维细胞和毛细血管增生，形成特征性黄色肉芽肿结构。这一病理过程始于肾盂并延及髓质和皮质，进而累及肾周间隙和腹膜后，甚至引起腰大肌脓肿、皮肤瘘和结肠瘘。

3）临床表现：绝大多数患者有肾区疼痛及反复发作的尿路感染、尿频、尿急、尿痛，多为不规则发热、全身不适、乏力、厌食、消瘦和便秘。多数患者有结石、尿路梗阻或糖尿病史，半数患者可触及腰部肿块，伴有高血压表现。外科手术是本病重要的治疗方法，经治疗预后良好。

4）MRI 表现：患肾通常增大，可以分为局灶性和弥漫性。在 T_1WI 和 T_2WI 上，如病理改变以肉芽肿组织为主，则病灶 T_1WI 呈稍低信号，T_2WI 呈稍高信号；如以积脓为主并含较多脂质，则 T_2WI 和 DWI 呈明显高信号。增强扫描示患肾或局部肾功能明显减退或无肾功能，扩张的肾盂肾盏壁增厚伴延迟强化。肾周的炎性反应改变常很明显，腰大肌脓肿的信号改变和肾内脓肿信号相仿，梗阻部分常可见低信号的结石影（图 2－92、2－93）。

5）诊断要点：患者有结石或尿路梗阻史，T_2WI 见高信号扩张的肾盂肾盏和低信号结石，增强扫描示患肾或局部肾功能明显减退或无肾功能，扩张的肾盂肾盏壁增厚伴延迟强化，肾周伴有明显的炎性渗出。

6）鉴别诊断：肾结核，通常表现为单个或多个肾盏颈部的狭窄伴肾盏的囊状扩张，肾内钙化亦较常见，这些征象和 XGPN 相仿，主要区别如下。①占位效应：肾结核一般无占位征象；而 XGPN 常呈局部隆起或肾轮廓明显增大。②内容物信号差异：肾结核内含尿液或结核性脓液，呈 T_1WI 低信号，T_2WI 明显高信号；而 XGPN 如以肉芽组织为主时，T_1WI 和 T_2WI 的信号差异较小。

肾肿瘤：局灶性 XGPN 易误诊为肾肿瘤，特别是非透明细胞肾癌。肾肿瘤一般无明显临床症

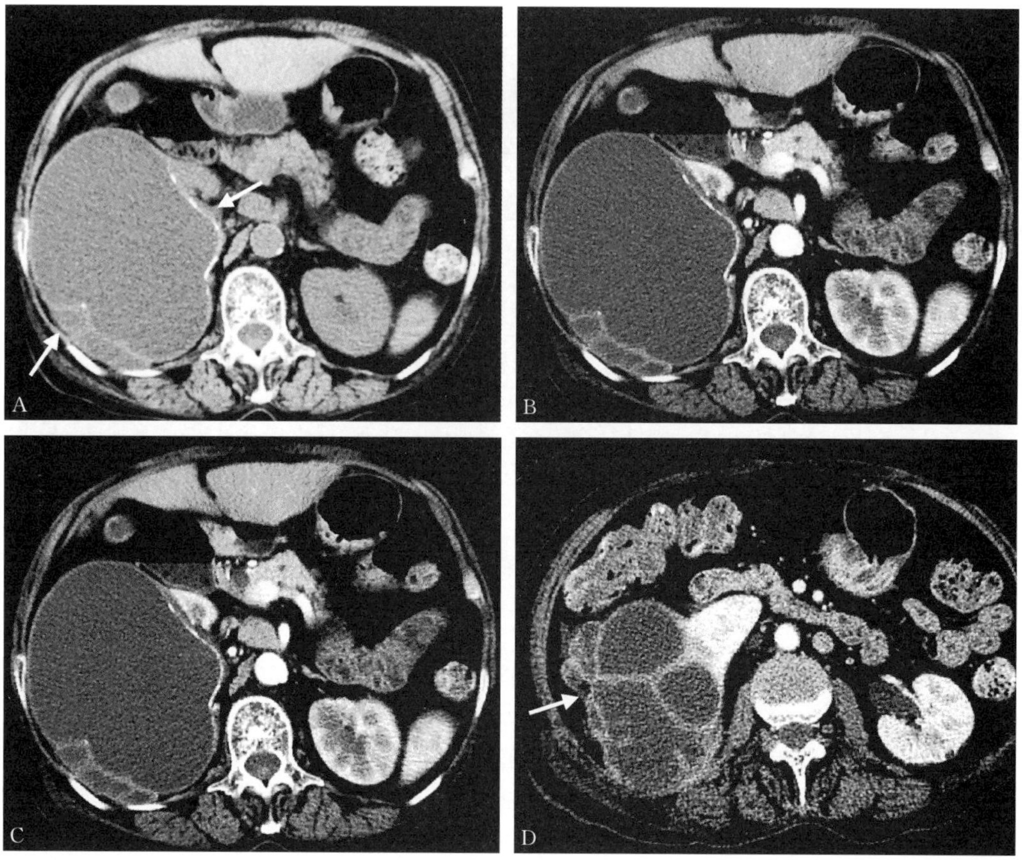

图 2－92　黄色肉芽肿性肾盂肾炎

注：患者，女性，76 岁，1 周前夜间出现寒战，伴大量出汗。CT 平扫（A）示右肾巨大囊性灶，囊壁见多发点状及小条状钙化，局部见多发分隔（箭）；增强（B、C、D）见病灶为多房囊性，囊壁及分隔可见轻中度延迟强化，形态欠规则（箭）。

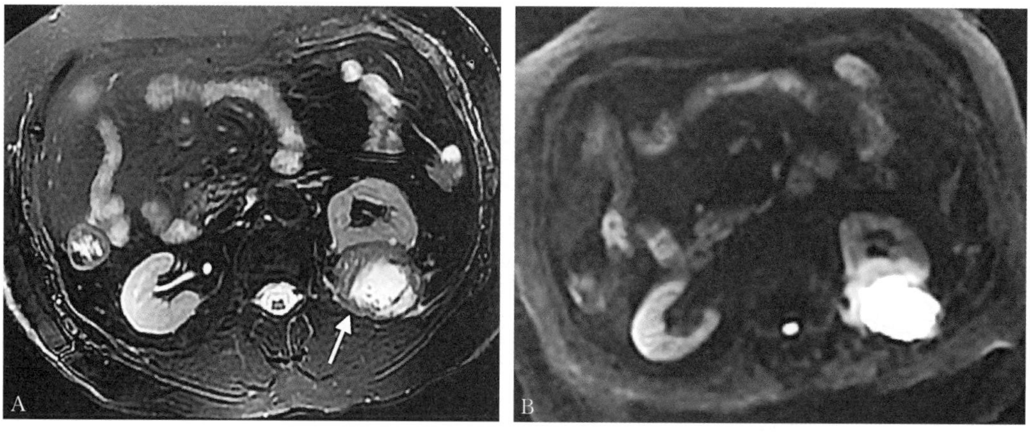

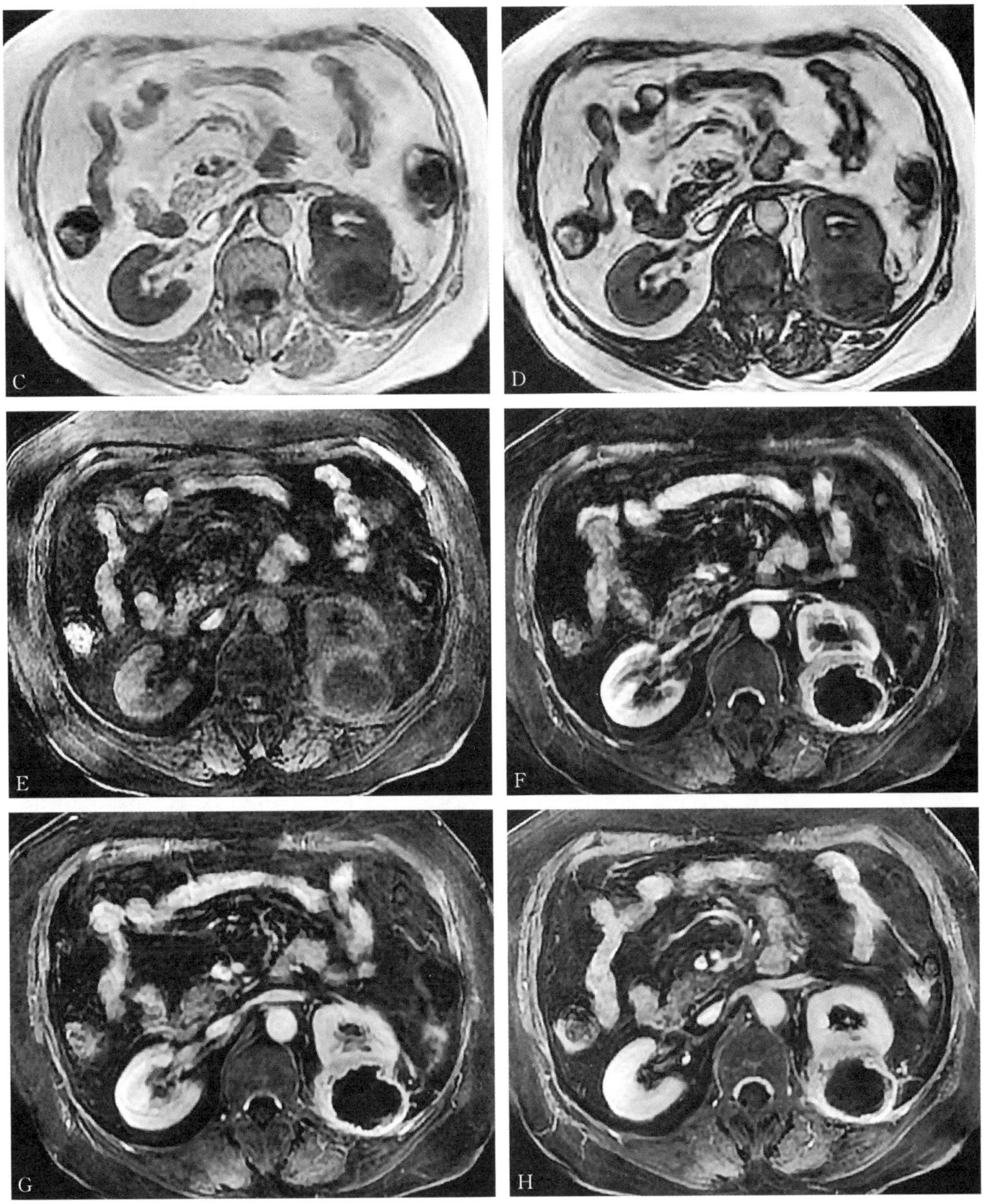

图 2-93 黄色肉芽肿性肾盂肾炎(手术证实)

注：患者，女性，66 岁，因咳嗽、发热查体发现左肾占位 1 个月，无其他症状。横断位 T_2WI FS(A)显示左肾中上部背侧囊实性肿块，突破肾被膜并侵犯脂肪囊；周围实性部分低信号，中央囊性部分高信号(箭)；DWI(B)见肿块中心明显高信号；与正相位图(C)比较，反相位图(D)见局部信号减低；T_1WI FS 平扫(E)及增强皮质期、实质期和延迟期(F～H)肿块周边实性部分中重度进行性强化，中央囊性区无强化，肾盂肾窦未见累及。本病例由中国人民解放军总医院放射科王海屹教授提供。

状，边界较清晰，肾周无明显渗出改变，鉴别诊断困难需要穿刺活检证实。

(2) 慢性肾盂肾炎

1) 概述：慢性肾盂肾炎(chronic pyelonephritis)是细菌感染肾脏引起的肾小管-间质的慢性炎性反应。由于炎性反应的持续进行或反复发生，导致肾间质、肾盂、肾盏的损害，形成瘢痕，以至肾发生萎缩和出现功能障碍。患者可能仅有腰酸和/或低热，可没有明显的尿路感染的尿痛、尿频和尿急症状，主要表现为夜尿增多及尿中有少量白细胞和蛋白等。患者有长期或反复发作的尿路感染病史，在晚期可出现尿毒症。

2) 病理：大体可见肾脏表面瘢痕形成区凹凸不平，肾脏萎缩，萎缩程度决定于病变的严重程度和均匀性。镜下可见肾实质内有大量浆细胞及淋巴细胞浸润，肾小管呈不同程度的退行性变，部分肾小管扩张，其内含蛋白质分泌物，受累的肾小球发生纤维变性和明显的透明样变，常有动脉和小动脉壁增厚，除瘢痕形成区和慢性炎症区外，还可见斑块状急性炎症性反应灶。

3) MRI 表现：肾外形不规则萎缩，在 T_1WI 和 T_2WI 上显示肾实质信号不均匀，尤以 T_2WI 明显。T_1WI 增强扫描可显示肾皮质强化，明显不规则变薄，相邻肾盏可呈囊状扩张(图 2－94)。

2.6.3 特殊感染

(1) 肾结核

1) 概述：肾结核(tuberculosis)常继发于全身其他部位的结核病灶，在泌尿系结核中最为常见且往往最先发生，以后可由肾脏蔓延至整个泌尿系统。好发于青壮年男性，75%的病例发生在 20～40 岁人群，但幼年和老年亦有发生。

2) 病理：病理改变主要是结核结节、溃疡、干酪样坏死、空洞、纤维化等。结核分枝杆菌常引起

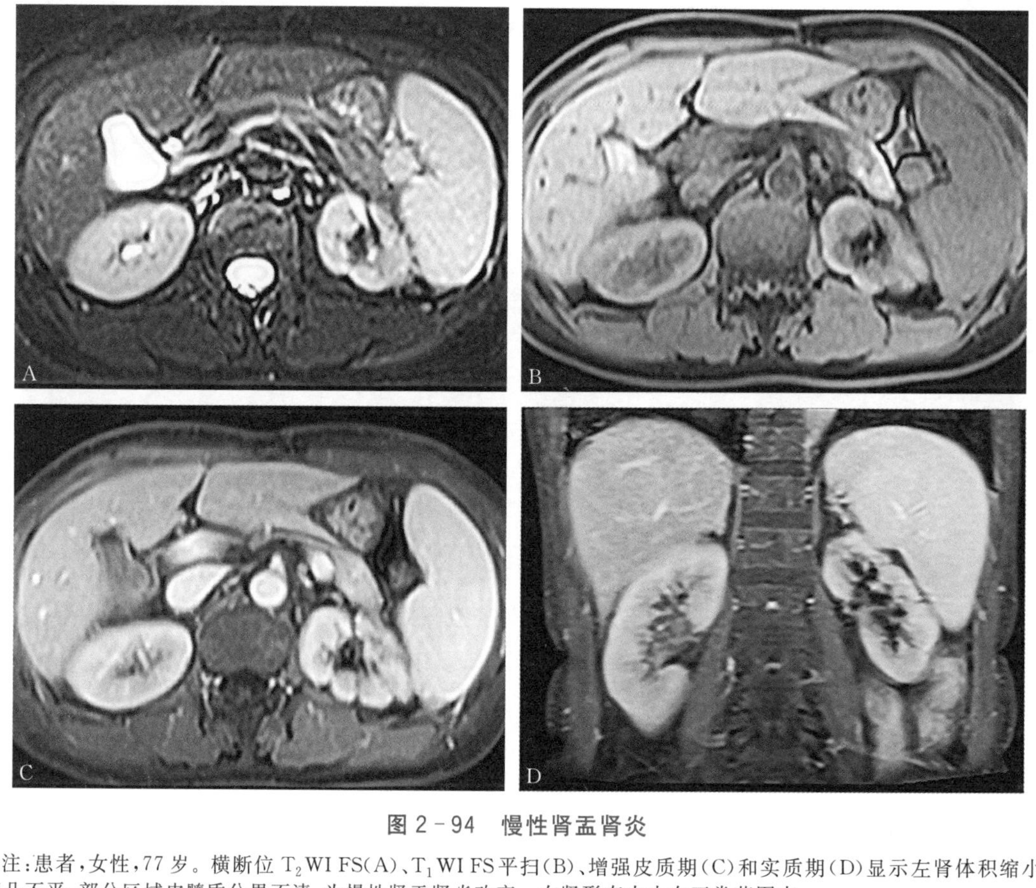

图 2－94 慢性肾盂肾炎

注：患者，女性，77 岁。横断位 T_2WI FS(A)、T_1WI FS 平扫(B)、增强皮质期(C)和实质期(D)显示左肾体积缩小，表面凹凸不平，部分区域皮髓质分界不清，为慢性肾盂肾炎改变。右肾形态大小在正常范围内。

肾盏穹窿黏膜的水肿、糜烂和纤维化，导致肾乳头坏死，肾盏梗阻性扩张、积水或积脓。也可广泛浸润黏膜或黏膜下淋巴管，导致肾盂肾盏、输尿管及膀胱壁增厚，并引起输尿管不规则狭窄和肾盂扩张。超过 50％的肾结核合并肾内多发钙化。晚期进展为结核性脓肾，部分破溃入肾周形成脓肿，可合并腰大肌和脊柱结核。肾结核最终可形成以弥漫性钙化为特征的自截肾。

3）临床表现：临床表现根据病变侵犯的部位及组织损害的程度有所不同。由于肾结核是全身结核病中一个组成部分，因此可以出现一般结核病变的各种症状，如食欲减退、消瘦、乏力、盗汗、低热等。膀胱刺激症状是肾结核的最主要也是最早出现的症状，75％～80％都有尿频，同时可出现尿急、尿痛、排尿不畅等。血尿是第 2 个重要症状，发生率为 70％～80％，多为轻度的肉眼血尿或为镜下血尿。尿液中可出现大量脓细胞，亦可混有干酪样物质，使尿液混浊不清，严重者呈米汤样脓尿，发生率约为 20％。约 10％的患者可引起结核性脓肾，在腰部存在肿块，出现腰痛。

4）MRI 表现：典型肾结核表现为单个或多个由肾盏扩张形成的囊状病灶。早期病灶常较小，肾乳头坏死和肾盏溃疡导致肾盏表面毛糙，边缘模糊；后期病灶扩张，张力高，囊内容物信号可略不一致，但总体上均为 T_1WI 低信号，T_2WI 高信号。病变可局限于一个到数个肾盏，或累及肾脏的上极或下极，也可累及整个肾脏。如系整个肾脏受累则呈多个囊状病灶紧密相邻呈花瓣状，肾盂通常不扩张。增强扫描可见病灶边缘轻度延迟强化，囊内容物无强化，相邻肾实质强化程度可正常或局部降低（图 2－95）。肾结核如累及输尿管导致输尿管壁增厚，呈串珠样狭窄，进而可引起肾盂

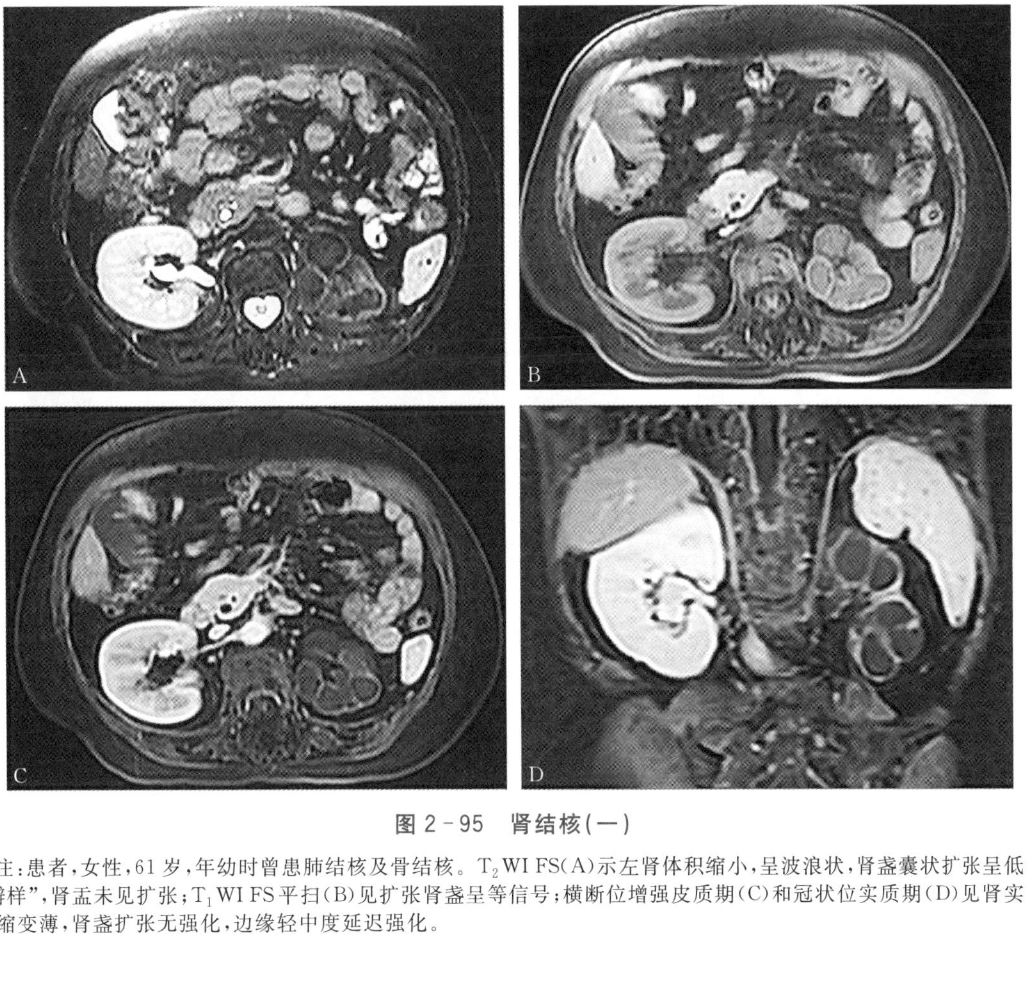

图 2－95　肾结核(一)

注：患者，女性，61 岁，年幼时曾患肺结核及骨结核。T_2WI FS(A)示左肾体积缩小，呈波浪状，肾盏囊状扩张呈低信号“花瓣样”，肾盂未见扩张；T_1WI FS 平扫(B)见扩张肾盏呈等信号；横断位增强皮质期(C)和冠状位实质期(D)见肾实质明显萎缩变薄，肾盏扩张无强化，边缘轻中度延迟强化。

积液扩张。

肾结核晚期进展为结核性脓肾，结核蔓延可导致肾周炎性渗出，脂肪间隙模糊，肾周筋膜增厚；脓肿破溃可累及腰大肌形成冷脓肿（图 2－96）。肾结核钙化常见，多为散在分布的小斑片状，在 T_1WI 和 T_2WI 上均呈低信号，后期可形成弥漫性钙化，即自截肾，在 T_1WI 和 T_2WI 上均呈以低信号为主的混杂信号，肾实质萎缩，表面凹凸不平。少数情况下，结核性肉芽肿可形成“假肿瘤”征，增强后呈轻中度延迟强化，易误诊为肾脏恶性肿瘤（图 2－97）。

5）诊断要点：青壮年男性，午后低热，肾盏积水扩张而肾盂扩张不明显呈花瓣状，增强后囊壁轻度延迟强化，常累及肾周及输尿管，边缘模糊。

6）鉴别诊断：①肾积水，通常由输尿管梗阻引起，肾盂肾盏均等扩张，与弥漫性肾结核的最大差异是肾盂是否扩张及肾盏扩张的程度。少数肾积水可由肾盂结石引起，同样表现为扩张的肾盏围绕肾盂排列。少数肾结核可合并输尿管狭窄导致肾盂扩张积水，但程度通常较轻。②多囊肾，囊肿在肾内分布一般无规律性且大小不一，鉴别不难，但偶尔可出现大小类似的囊肿围绕肾盂排列，此时肾盂不扩张，可与肾结核混淆，须结合临床病史和症状综合分析。结核性囊壁一般较厚，而多囊肾囊壁一般较薄。③肾肿瘤，少数情况下，结核性肉芽肿可形成“假肿瘤”征，但病灶一般无明确界限，无假包膜，边缘欠光整，常累及肾盂及输尿管，增强后呈轻中度延迟强化。而肾肿瘤通常有假包膜，边界清晰，鉴别诊断需要结合临床病史及实验室检查。

（2）真菌感染

1）概述：泌尿道真菌（fungal）感染主要影响膀胱和肾。最常见的致病菌为假丝酵母（念珠菌），然而，所有的致病真菌（如新型隐球菌、曲霉、毛霉、组织胞浆菌、芽生菌、球孢子菌）均可作为全身性或播散性真菌感染的一部分感染肾脏。

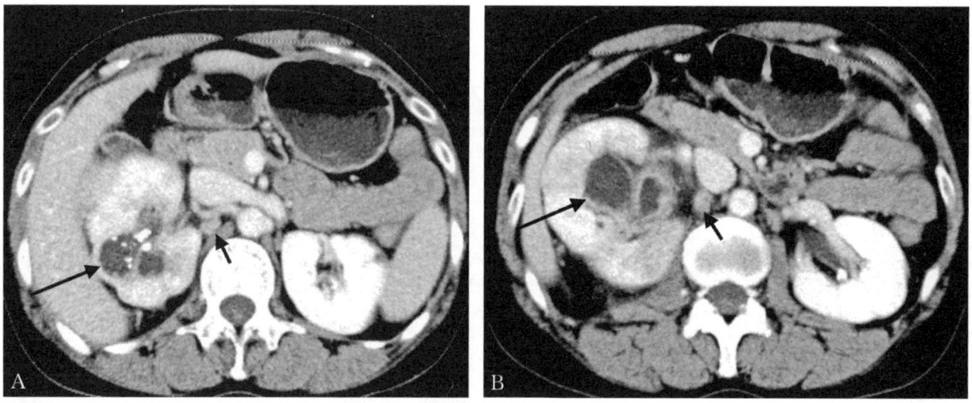

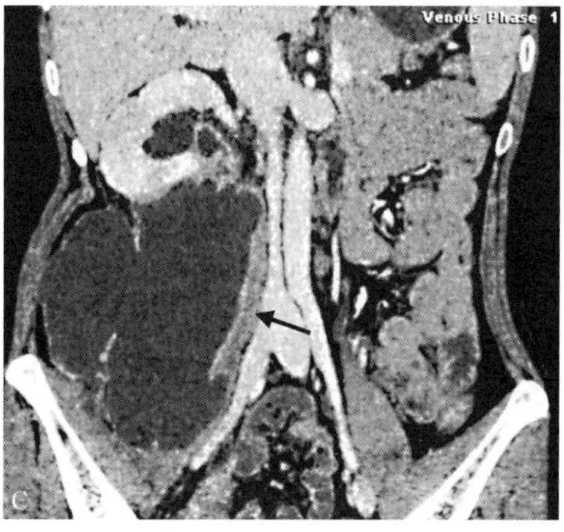

图 2－96　右肾及输尿管结核及右侧腰大肌冷脓肿

注：患者，女性，43 岁。横断位 CT 增强实质期（A、B）示右肾盏囊性扩张伴多发钙化（长箭），右肾盂及右输尿管上段管壁增厚伴强化，右肾强化程度降低，右肾门水平淋巴结肿大（短箭）；冠状位（C）示右侧腰大肌巨大脓肿，壁厚伴轻度强化（箭）。

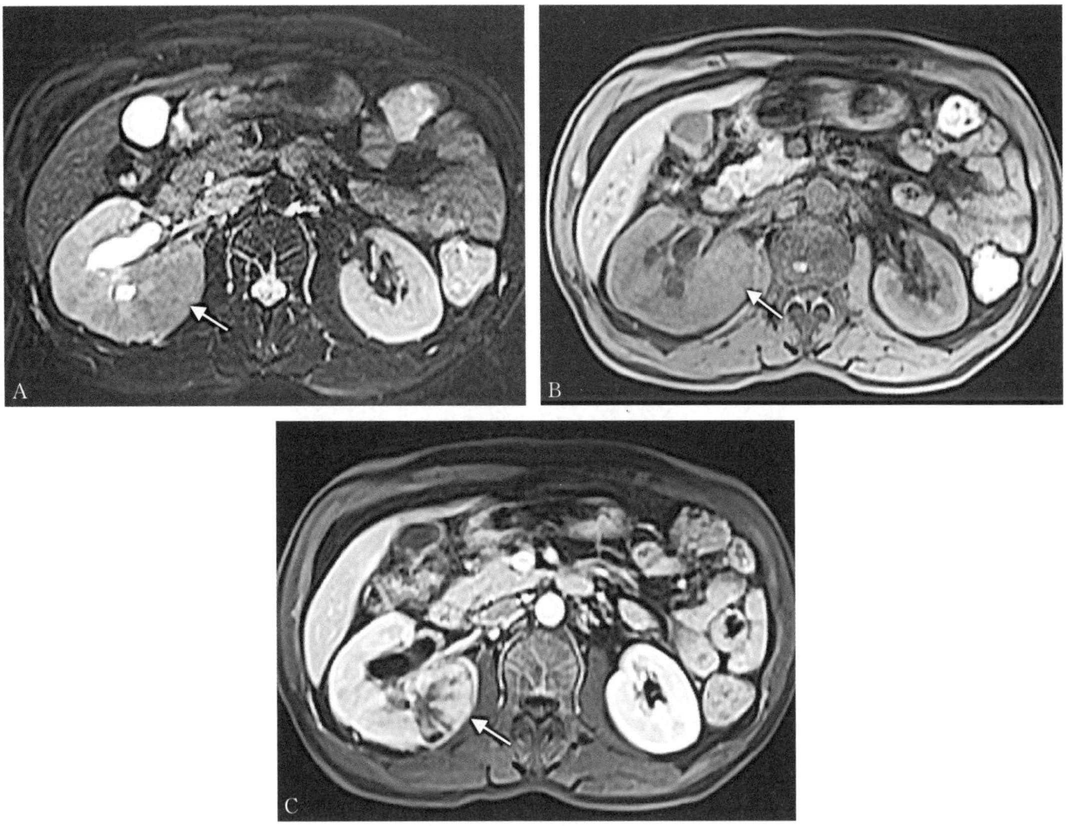

图 2-97 肾结核(二)

注:患者,男性,65 岁,右腰痛 3 月余,加重伴血尿 1 月余。T_2WI FS(A)示右肾增大,中部不规则稍低信号肿块(箭),肾盂轻度积水;T_1WI FS 平扫(B)呈等信号,边界不清(箭);增强实质期(C)见肿块呈明显不均匀强化,类似肾肿瘤,即"假肿瘤征"(箭),肾盂壁增厚,中度强化。

高危人群是肿瘤、获得性免疫缺陷综合征、化疗或用免疫抑制药物后免疫功能受损者。肾移植增加了真菌感染的危险性,因为肾内有可能长期留置导尿管、支架,并行抗生素和免疫抑制治疗。

2)病理:大体可见肾实质内可见多发坏死区,可呈蜂窝状改变,真菌球罕见。镜下可见多发炎性病灶,包括多发脓肿,肉芽肿及慢性炎性浸润。组织坏死区可见菌丝和孢子,伴有中性粒细胞和异物多核巨细胞浸润。脓肿壁和分隔可见致密纤维结缔组织,伴有淋巴细胞和浆细胞浸润。

3)MRI 表现:影像学表现缺乏特异性,可累及双侧肾脏,单发或多发。肾内可见多发蜂窝状改变,T_1WI 呈等或低信号,T_2WI 脓肿壁及分隔呈低信号,脓腔呈高信号,增强后可见中等程度延迟强化,边界不清,占位效应不明显,邻近肾实质可见楔形强化减弱区,肾周可见炎性渗出改变。部分患者可形成真菌球,表现为肾盂内充盈缺损,常见于糖尿病患者(图 2-98)。

4)诊断要点:影像学表现缺乏特异性,免疫缺陷或器官移植患者出现肾内多发蜂窝状改变以及炎性渗出改变时,需要考虑真菌感染可能,明确诊断需要进行尿培养。

5)鉴别诊断:本病与细菌性感染形成的肾脓肿难以鉴别,局限性病灶表现不典型时亦可误诊为肾肿瘤。真菌球亦可形成肾盂内充盈缺损,需与肾盂肿瘤鉴别。真菌球常伴有钙化,肾盂内可见气体,不累及肾盂壁。肾盂肿瘤表现为肾盂壁增厚,境界清楚,伴轻中度延迟强化,可造成肾盂积水及肾功能减退。

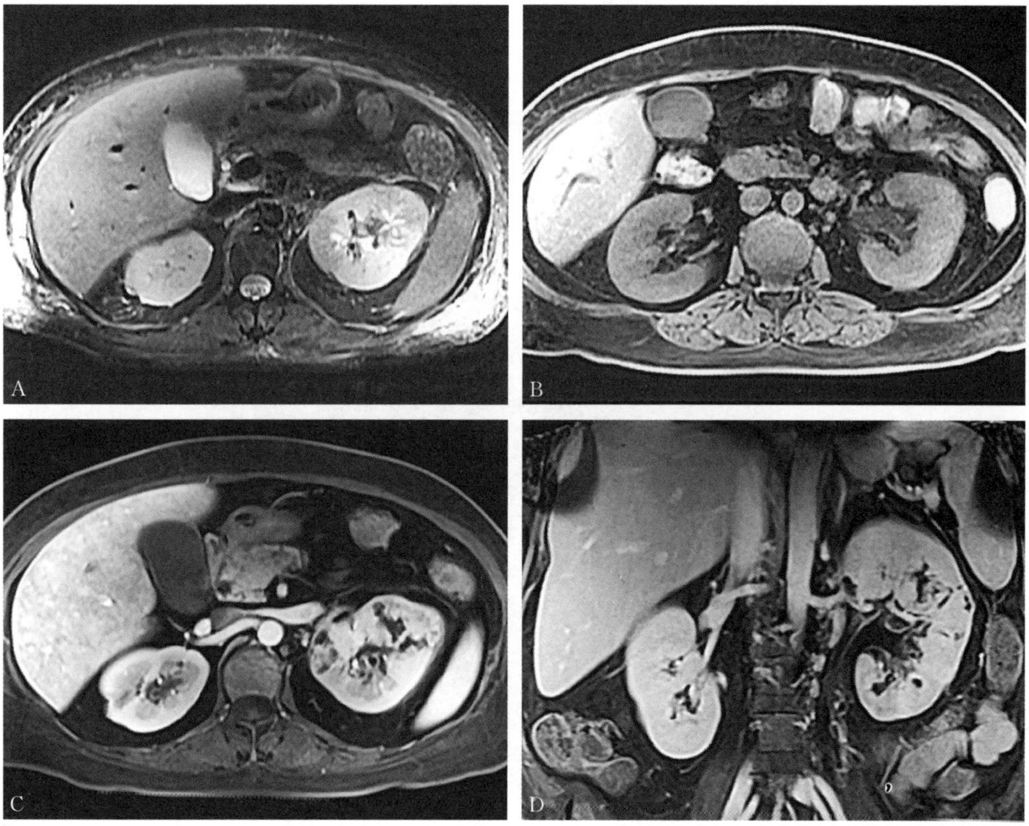

图 2-98 泌尿道假丝酵母(念珠菌)感染

注:患者,女性,44 岁,反复发热 2 月余,糖尿病病史 20 年。横断位 T_2WI FS(A)示左肾多发斑片状稍低信号,边缘模糊;T_1WI FS(B)呈等、略低信号;横断位增强皮质期(C)见左肾不均匀强化,可见散在无强化脓腔,呈蜂窝状改变;冠状位实质期(D)示左肾体积增大,可见多发无强化小脓腔,边界不清。

(3) IgG4 相关肾病

1) 概述:IgG4 相关疾病(IgG4-related disease, IgG4-RD)是好发于中老年男性的系统性自身免疫病,可以单个器官受累起病,亦可同时或先后累及全身多个器官。肾脏是 IgG4-RD 最常侵犯的器官之一,肾小管间质性肾炎是最常见的表现,发病率约 30%,通常伴有肾功能受损。患者多以水肿、夜尿增多、尿中泡沫增多等非特异性主诉就诊,大部分血清 IgG4 水平升高。

2) 病理:肾脏受累常表现为大量淋巴浆细胞浸润和席纹状纤维化。其中淋巴浆细胞的弥漫性浸润以 T 淋巴细胞和浆细胞为主,伴散在的 B 细胞,部分患者可见嗜酸性粒细胞的浸润;席纹状纤维化是另一特征性病理表现。部分病理以弥漫浸润的淋巴浆细胞为主,伴少量纤维化,而部分则以席纹状纤维化为突出表现,上述差异可能反映了疾病的不同发展阶段。

3) MRI 表现:影像学表现可分为 5 种类型。①双侧肾皮质多发圆形或楔形病灶,此型最常见(图 2-99);②弥漫浸润型(图 2-100);③肾周环形软组织增厚;④双侧肾窦结节;⑤弥漫性肾盂壁增厚。T_1WI 和 T_2WI 上病灶均呈低信号,ADC 图呈明显低信号;增强扫描后不同程度强化,以延迟强化为主,少数呈快进快出强化(图 2-101)。

4) 诊断要点:中老年男性,血清 IgG4 水平升高,双侧肾实质多发圆形或楔形病灶,肾盂、肾周弥漫增厚,肾窦结节,T_1WI 呈等信号,T_2WI 呈低信号,ADC 图呈明显低信号,增强后中度均匀延迟强化。

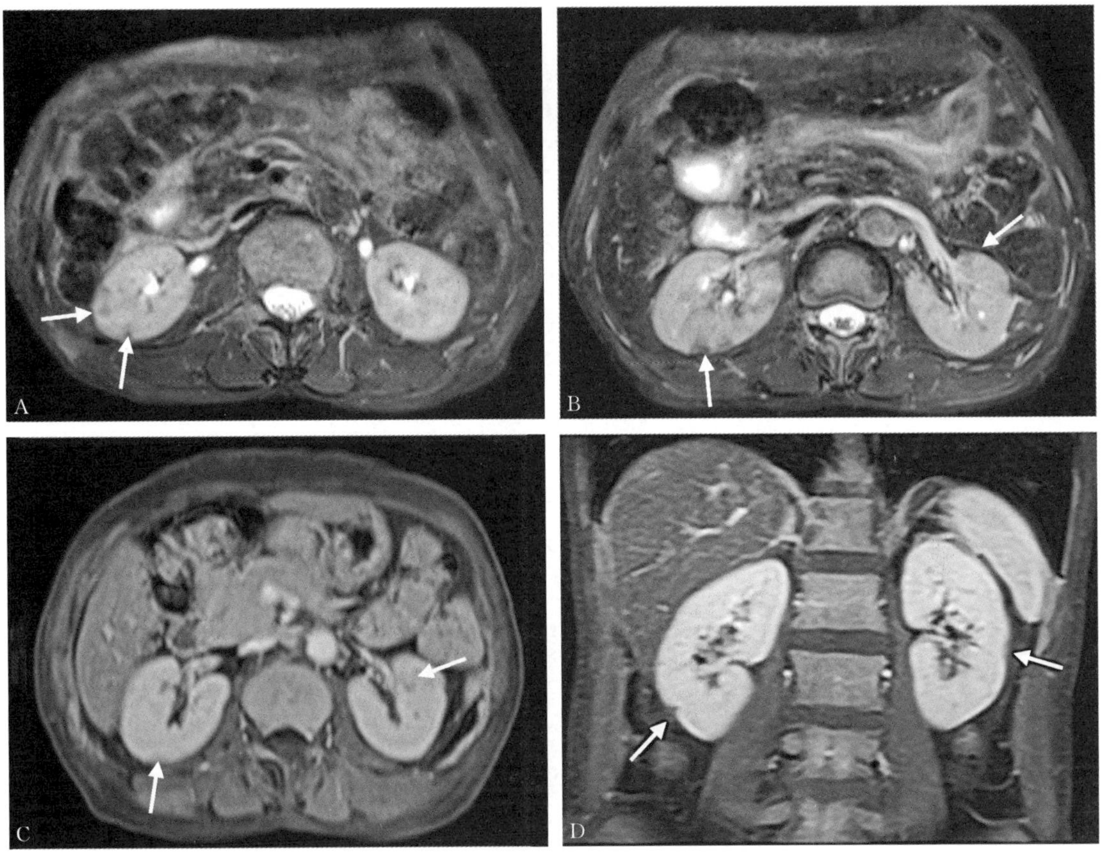

图 2－99　IgG4 相关性肾病（皮质型）

注：患者，女性，51 岁，消化不良，身体水肿，血 IgG4 水平升高。横断位 T_2WI FS（A、B）示双侧肾实质多发圆形或楔形低信号病灶（箭）；横断位和冠状位增强实质期（C、D）见肾轮廓局部欠光整（箭），病灶显示欠清。另见胰腺明显增粗。

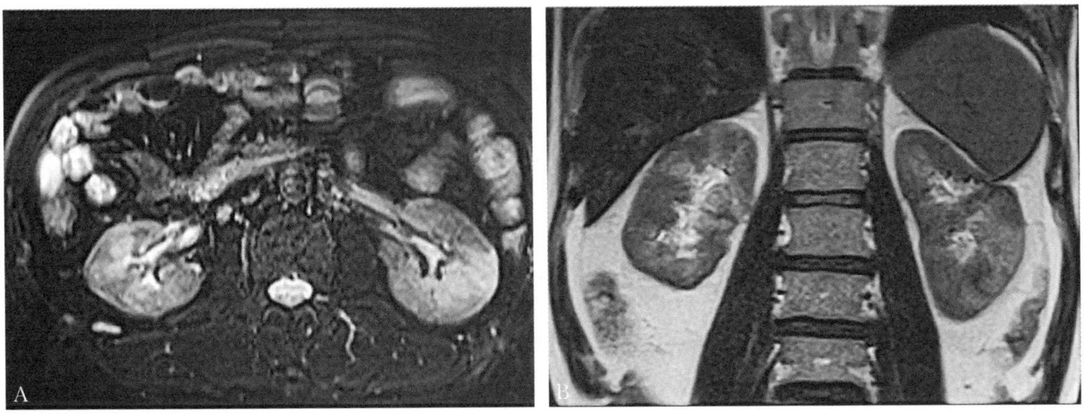

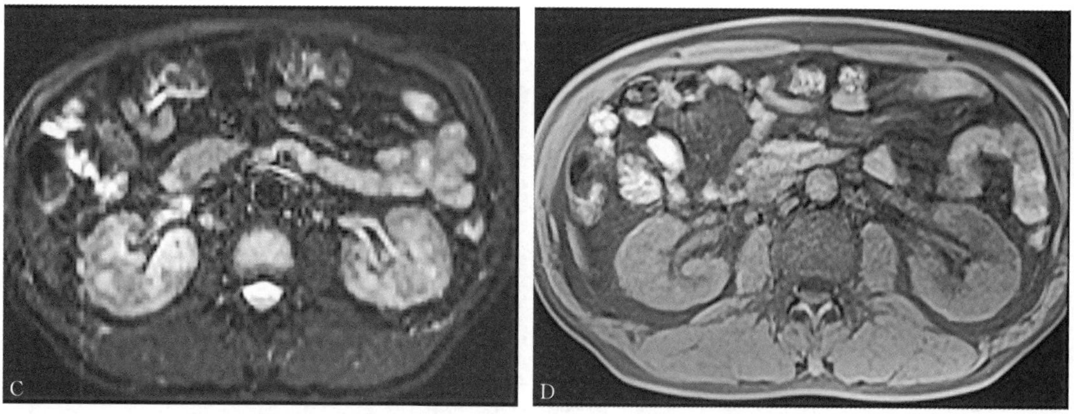

图 2－100　IgG4 相关性肾病(弥漫浸润型)

注:患者,男性,55 岁,慢性肾脏病 4 期,肌酐升高 3 年,蛋白尿 9 月余,外周血 IgG4 水平增高。横断位 T_2WI FS 和冠状位 T_2WI(A、B)示两肾多发斑片状信号增高灶,边界不清;DWI(C)见双肾实质信号不均匀,病灶呈稍低信号;T_1WI FS 平扫(D)示皮髓质分界欠清。

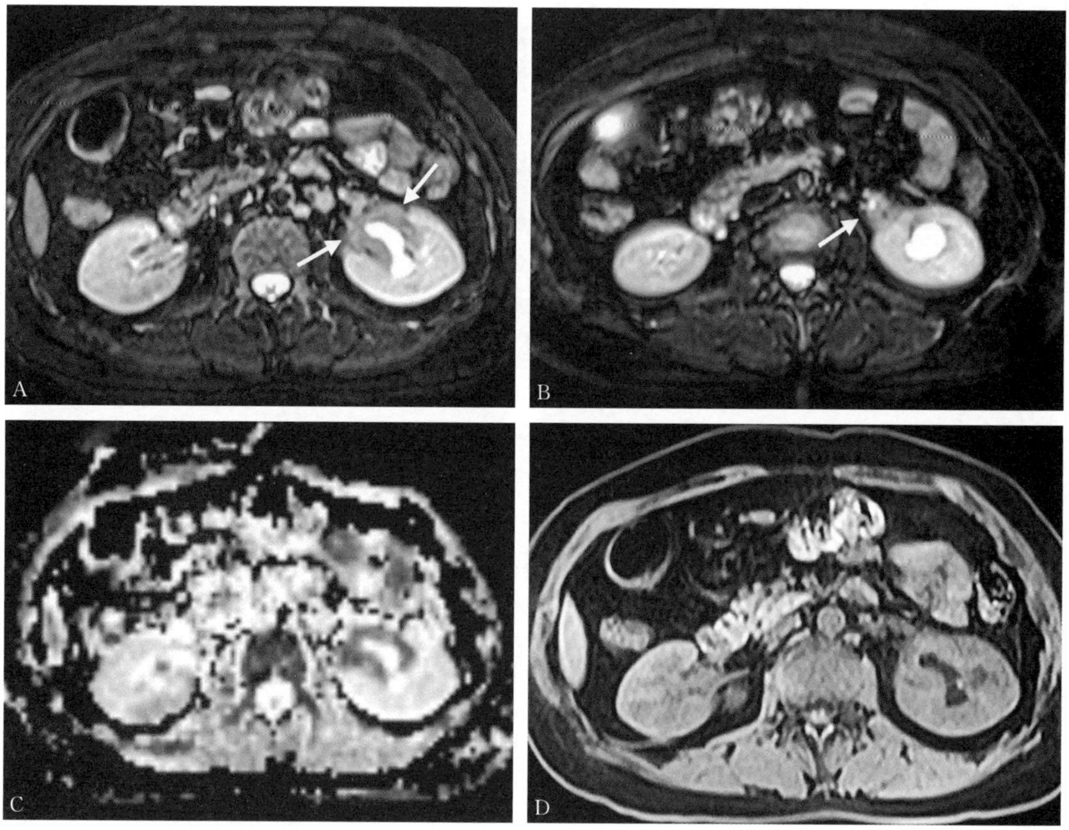

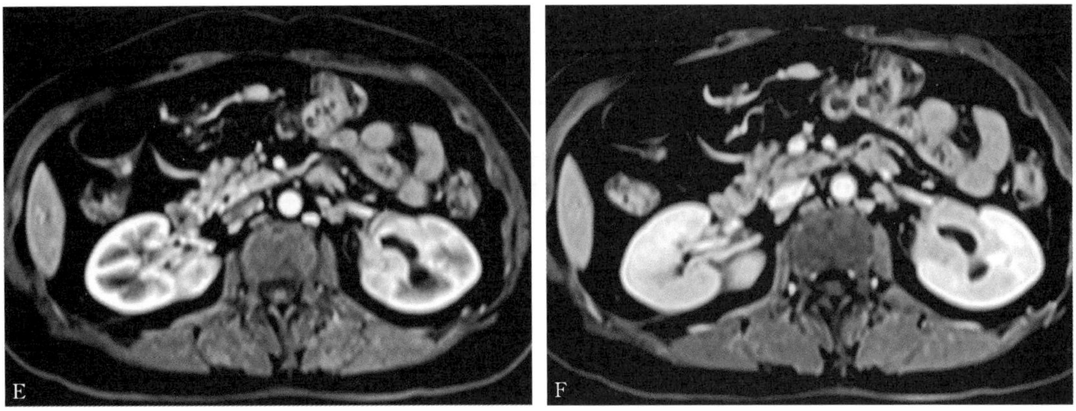

图 2-101 IgG4 相关性肾病(弥漫性肾盂型)

注:患者,女性,54 岁,腰部不适伴双眼睑水肿 1 周,外周血 IgG4 水平增高,有干燥综合征病史。横断位 T_2WI FS(A、B)示左肾盂及输尿管连接处管壁明显增厚,呈低信号软组织影(箭);ADC 图(C)呈明显低信号;T_1WI FS 平扫(D)见病灶与肾皮质信号相仿;增强皮质期(E)见病灶明显均匀强化;实质期(F)见强化程度降低,边界较清晰。右侧肾盂壁受累程度较轻。

5)鉴别诊断:①肾肿瘤,IgG4 相关肾病表现为肾内单发病灶时,易误诊为肾肿瘤。血清 IgG4 水平升高,胰腺等其他器官同时受累有助于鉴别诊断。②IgG4 相关肾病表现为双肾多发病灶时须与淋巴瘤鉴别。两者都双侧发生,强化程度、DWI 和 ADC 都非常相似。肾脏原发性淋巴瘤非常罕见,通常为全身多器官病变累及肾脏,淋巴瘤可见"血管漂浮"征,常合并腹膜后淋巴结肿大。血清 IgG4 水平升高,胰腺等其他器官同时受累有助于 IgG4 相关肾病的诊断。

2.7 肾脏其他病变

2.7.1 肾梗死

(1)概述

肾梗死(renal infarction)是肾动脉主干或较小的节段性分支动脉完全闭塞导致肾的缺血坏死改变。主要原因是血栓栓塞和原位血栓形成。血栓栓塞栓子常源于心脏或主动脉,原位血栓形成通常是由于潜在的高凝状态或肾动脉损伤或动脉夹层所致。

(2)病理

大体表现:切面灰白色,呈锥形,尖端向血管阻塞的部位,底部靠肾脏表面,浆膜面常有纤维素性渗出物被覆。梗死的早期,梗死灶与正常组织交界处因炎症反应常见一充血出血带,数日后因红细胞被巨噬细胞吞噬后转变为含铁血黄素而变成黄褐色。晚期病灶发生机化,肾质地变坚实,表面下陷,机化灶初为肉芽组织,以后形成瘢痕组织。镜下梗死灶呈凝固性坏死,梗死早期细胞可见核固缩、核碎裂和核溶解等改变,胞质嗜伊红染色,均匀一致,组织结构轮廓尚保存。随后肉芽组织长入,最终被瘢痕组织代替。

(3)临床表现

临床表现取决于梗死的程度和范围。典型症状是突然出现剧烈的腰背痛,常伴有恶心、呕吐和发热。约 60%的患者短期内出现高血压,持续 2~3 周后可恢复正常,部分患者发展为持续性高血压。少数患者症状可不明显。

(4)MRI 表现

肾梗死通常为局限性,T_1WI 和 T_2WI 的信号与正常肾实质相比无明显异常,局部肾轮廓光整,在急性期可稍隆起,但无特征性。增强扫描皮质期,通常呈边缘光整的楔形无强化区,类似于局灶性肾盂肾炎。实质期可显示局部肾皮质边缘的明显强化,即"皮质边缘征",这是肾梗死的典型特征,其病理基础是皮质缘侧支循环的形成(图 2-102)。肾梗死后期,病灶坏死、纤维化,致局部肾实质明显萎缩,肾轮廓不规则缺损。

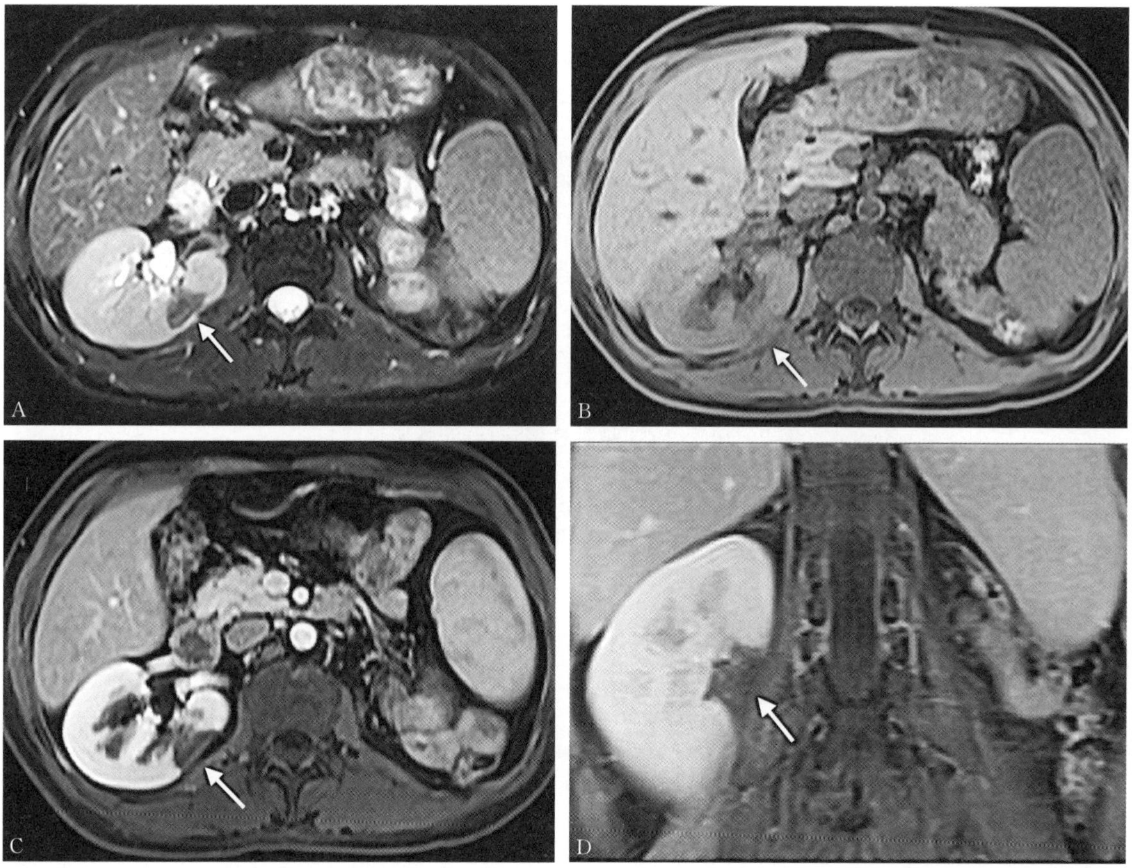

图 2-102 肾梗死

注:患者,男性,33 岁,偶然发现,肾功能正常。T_2WI FS(A)显示右肾局部见楔形低信号,局部肾被膜凹陷(箭);T_1WI FS(B)病灶呈稍低信号(箭);增强皮质期(C)显示肾皮质边缘线样强化,即"皮质边缘征"(箭);冠状位实质期(D)病灶未见强化(箭)。

(5) 鉴别诊断

急性期肾梗死和局灶性肾盂肾炎无论 CT 还是 MRI 均易混淆,在增强扫描时,均呈类似的局灶性楔形低密度或低信号区,两者的主要区别如下。①临床表现:肾梗死通常无症状,尤其无尿路感染症状,而局灶性肾盂肾炎则症状较明显。②"皮质边缘征":这是肾梗死的典型特征,在肾实质期显示清晰,而局灶性肾盂肾炎无此征象。③愈合期改变:肾梗死因明显萎缩而局部变形,而局灶性肾盂肾炎常无改变,或仅轻微收缩凹陷。

2.7.2 肾周积液

(1) 肾周脓肿

1) 概述:肾周脓肿多数由肾内炎性病变蔓延至肾周引起,部分可波及肾旁间隙、腹膜后或腰大肌等,肾脏周围组织的炎症和急性胰腺炎等也可导致肾周积液或脓肿形成。

2) MRI 表现:肾源性肾周脓肿通常和肾脓肿同时存在,一般较局限,部分范围较广,主要取决于肾脓肿的程度和范围。脓液在 T_1WI 上为低信号或等信号,在 T_2WI 上为高信号,DWI 上呈高信号,具有一定的特征性。严重的感染可突破肾筋膜并侵及邻近间隙和器官,使肾筋膜明显增厚,并可伴腰大肌和腹壁炎症形成。中后期脓肿常形成厚薄不等的脓肿壁,增强扫描时可呈蜂窝状显著延迟强化(图 2-103、2-104)。由于脓液的信号特殊,DWI 和动态增强扫描对肾周脓肿的诊断和鉴别诊断非常重要。

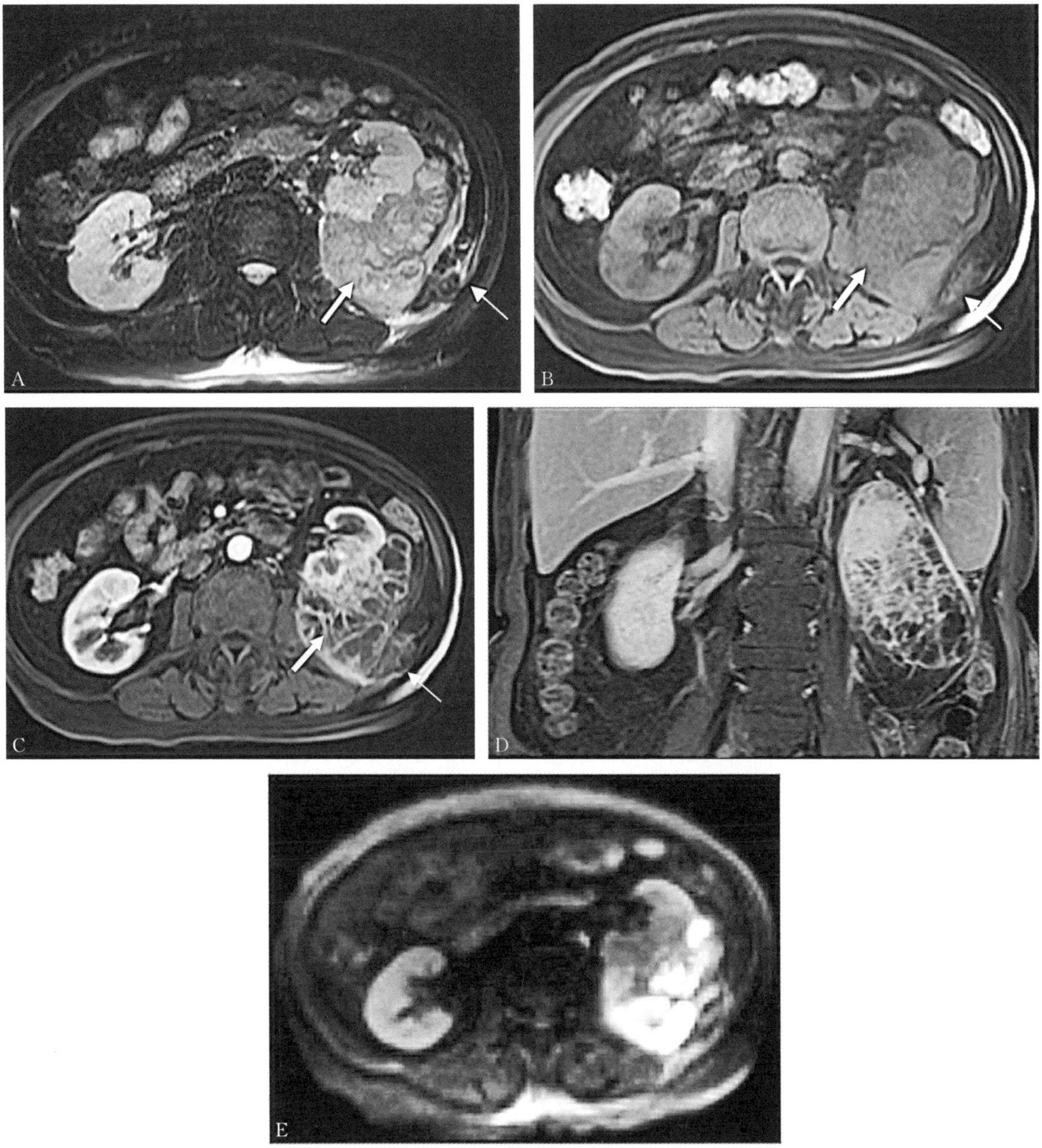

图 2-103 肾周脓肿(一)

注:患者,女性,80 岁,左腰疼痛伴发热 1 周。T_2WI FS(A)显示左肾周见高低混杂信号占位(粗箭),左侧肾周筋膜增厚(细箭);T_1WI FS 平扫(B)呈等、低信号;横断位增强皮质期和冠状位实质期(C、D)呈蜂窝状明显延迟强化(粗箭),累及左侧肾周间隙及左侧后腹壁(细箭);DWI(E)呈明显高信号。

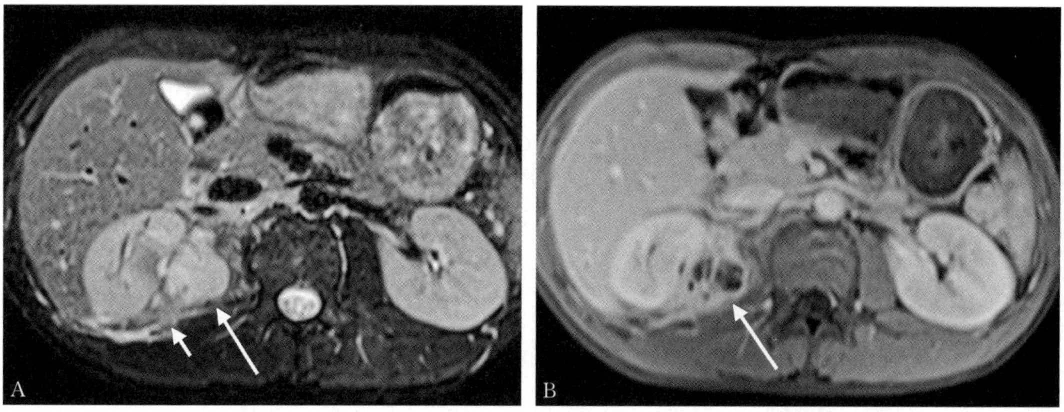

图 2－104　肾周脓肿(二)

注:患者,男性,24 岁,右腰疼痛伴发热 2 周。T_2WI FS(A)示右肾及肾周高信号脓腔(长箭)及低信号脓肿壁(短箭);增强实质期(B)显示脓肿壁呈蜂窝状强化,累及右侧腰大肌(箭)。

(2) 肾周血肿

1) 概述:肾周血肿以肾包膜下血肿居多,通常为自发性,肾周间隙的血肿可发生于外伤、手术或局部穿刺术后,以及因肾结石行震波碎石术后。此外,较大的肾血管平滑肌脂肪瘤破裂出血波及肾周亦是常见的出血原因。

2) MRI 表现:肾包膜下血肿一般呈新月形,也可呈双面凸形,而肾周血肿常位于肾周间隙内,部分包裹或完全包绕肾脏。肾周血肿的 MRI 信号多变,信号改变取决于出血的时间和磁场的强度。在 1.5 T 磁共振 T_1WI 时,急性血肿(<3 d)的信号强度和肌肉相比呈等或略低信号,T_2WI 则为明显低信号;亚急性血肿(3～21 d)T_1WI 和 T_2WI 均呈高信号,在后期阶段,血肿中央的信号趋于均匀增高,尤以 T_1WI 明显;慢性期血肿(>21 d)由于含铁血黄素沉积和周围纤维化,可形成中央高信号和周围相对低信号,T_2WI 周围的低信号更加明显。增强扫描后血肿本身无强化,血肿周围肉芽组织增生可见延迟强化(图 2－105)。

(3) 尿性囊肿

尿性囊肿(urinoma)为肾、输尿管损伤后尿液溢出至肾周积聚而成。临床少见,可直接由肾输尿管穿透伤引起,也可由腹部闭合伤、各种手术尤其是腔内手术及体外冲击波碎石治疗或肿瘤转移引起。临床表现无特异性,患者常以腹部酸胀、疼痛或肿块为主诉,部分可有血尿。尿液渗漏可局限于肾包膜下或进入肾周间隙,小的尿性囊肿可在 3～4 d 内自行吸收,而大的尿性囊肿可能需行手术切除。尿性囊肿内含尿液成分,T_1WI 呈明显低信号,T_2WI 呈明显高信号,增强后无强化。

2.7.3　肾移植

(1) 概述

肾移植后患者需经常采用影像学随访评估移植肾的功能情况。MRI 非增强功能成像技术,如 DWI、IVIM、DKI、DTI 和 BOLD 等可在早期发现肾功能的变化,是目前检查肾移植后反应较理想的方法。

肾移植后的排斥反应和并发症:①非机械性原因,包括急性排斥反应、急性肾小管坏死和感染等。②机械性原因,如肾动脉狭窄或栓塞、肾静脉栓塞和肾积水。③其他血管性并发症,如假性动脉瘤和肾梗死。④肾周积液,如尿性囊肿、淋巴囊肿、脓肿和血肿。⑤淋巴增生性病变。以上病变可单独发生或合并发生。

(2) MRI 表现

功能正常的移植肾大小、形态与正常肾相仿,T_1WI FS 上皮髓质分界清晰,皮质信号高于髓质,增强皮质期显示更加清晰。移植肾周围有少许脂肪,偶可有少量液体,不应视为异常。

肾皮髓质分界模糊乃至消失是移植肾功能不

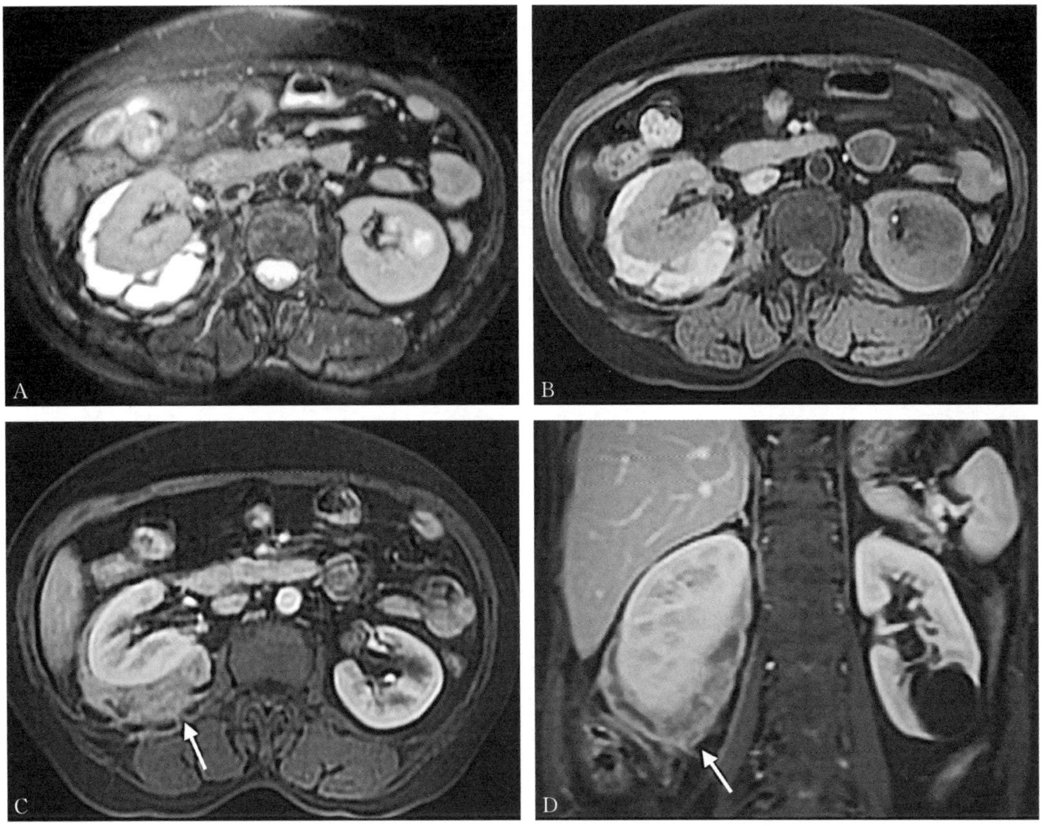

图 2-105 肾周血肿

注：患者，女性，65 岁，肾炎综合征病例。T_2WI FS(A)和 T_1WI FS 平扫(B)示右肾包膜下新月形高信号血肿形成，其内可见低信号间隔；横断位增强皮质期和冠状位实质期(C、D)显示血肿无强化，血肿壁可见延迟强化，周围脂肪间隙见条絮状强化(箭)。

良最典型的特征(图 2-106)，急性肾排斥、急性肾小管坏死和细胞内中毒症均可引起，但就具体病因而言，尚无特异性的诊断和鉴别征象。急性肾排斥还可造成移植肾不同程度的增大。

肾积水是肾移植的常见并发症之一，MRI 平扫即可明确地显示肾盂输尿管梗阻的部位和程度，采用 MR 水成像技术则更加直观、立体。肾动脉狭窄和血栓形成、肾静脉血栓形成也是肾移植患者常见的并发症，各种血管 MRI 技术能准确地显示肾动静脉的狭窄和栓塞。

移植肾周围的液体积聚很常见，如肾周淋巴囊肿和尿性囊肿 T_1WI 均呈低信号，T_2WI 呈高信号；而肾周脓肿的 T_1WI 信号较前者略高，T_2WI 信号可不均匀，DWI 呈高信号。部分肾周积液可合并程度不等的出血，T_1WI 可呈中至高信号(图 2-107)。

2.7.4 肾结石

(1) 概述

肾结石是泌尿系统的常见病，可引起尿路梗阻积水，严重者可导致肾功能丧失。临床上常伴有肾绞痛、尿路感染和血尿等症状。CT 薄层平扫及冠状位重建有利于对微小结石的检出。大多数结石在 CT 上呈高密度，这一特征有助于鉴别肾集合系统内充盈缺损或梗阻的病因。

(2) MRI 表现

MRI 一般不用于肾结石的检查。无论结石的成分如何，在 MRI 常规扫描序列上均呈低信号，在 T_2WI 上尿液呈高信号，低信号的结石形成充盈缺损。同样，在 T_1WI 增强后，由于对比剂在尿

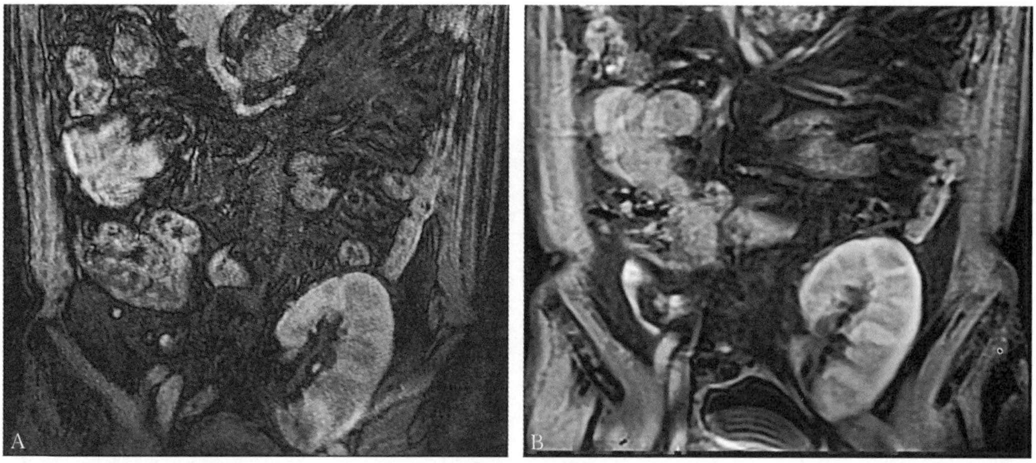

图 2-106　肾移植(一)

注:患者,男性,58 岁,因尿毒症肾移植术后 10 年,发热 1 周。冠状位 T_1WI FS 平扫及增强皮质期(A、B)示左侧髂窝内移植肾,肾柱增粗,皮髓质分界稍模糊,提示移植肾功能受损。

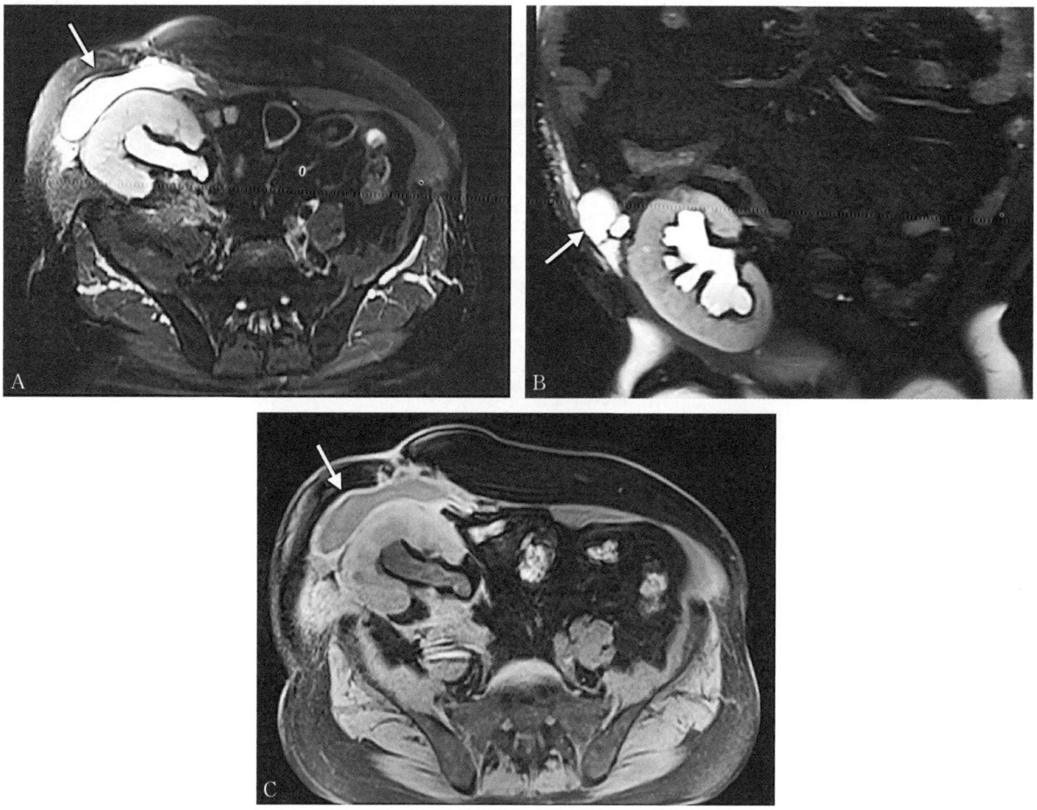

图 2-107　肾移植(二)

注:患者,男性,63 岁,维持血透 2 年余,移植肾术后。横断位和冠状位 T_2WI FS(A、B)示右侧髂窝内移植肾,移植肾轻度积水伴肾周高信号积液(箭);T_1WI FS 平扫(C)示移植肾皮髓质分界模糊,提示移植肾功能受损,肾周可见低信号积液(箭)。

液内的稀释作用可使尿液呈高信号，10～30 min 的延迟增强扫描，结石也呈充盈缺损改变。但 MRI 对没有引起尿路积水的微小结石敏感性低，容易漏诊(图 2-108)。

2.7.5 终末期肾脏

许多肾脏病变的晚期均可导致肾功能丧失，即称终末期肾脏(end-stage kidney)。主要原因：①长期慢性的肾积水；②慢性肾脏炎症和结核；③先天性肾发育不良和多囊肾；④肾血供障碍(包括外伤性)；⑤免疫性肾脏病变，如各种肾小球肾炎或肾病。

鉴于终末期肾脏病因的复杂性和多样性，其病理形态也各异，影像学诊断主要依赖超声和 MRI。MRI 不仅能显示肾脏的轮廓大小和内部结构，评估肾功能丧失的程度，同时可初步判断其病因。

终末期肾脏通常呈萎缩性小肾，少数可增大，MRI 增强扫描可有极轻微的强化。常见病因的诊断和鉴别诊断：①肾脏均匀萎缩变小，边缘光整，信号均匀，通常可由先天性肾发育不良、肾血供障碍(包括外伤性原因)及慢性肾小球肾炎等引起，后者为双侧性。慢性肾小球肾炎肾功能完全丧失，其临床病史具有特征性(图 2-109)。②肾脏不规则萎缩变小伴肾窦脂肪增生，通常由慢性肾盂肾炎引起，肾实质厚薄不均。③肾脏内弥漫性钙化，部分钙化可呈蛋壳样，即为肾结核所致“自截肾”。肾结核以常规 X 线平片和 CT 显示为宜。肾结核肾脏大部分不规则萎缩，但部分可增大，尤见于蛋壳状钙化者。MRI 显示肾脏信号不均匀降低，以 T_2WI 显示明显，部分病例常合并椎体和腰大肌脓肿。④肾盂输尿管扩张，而肾实质

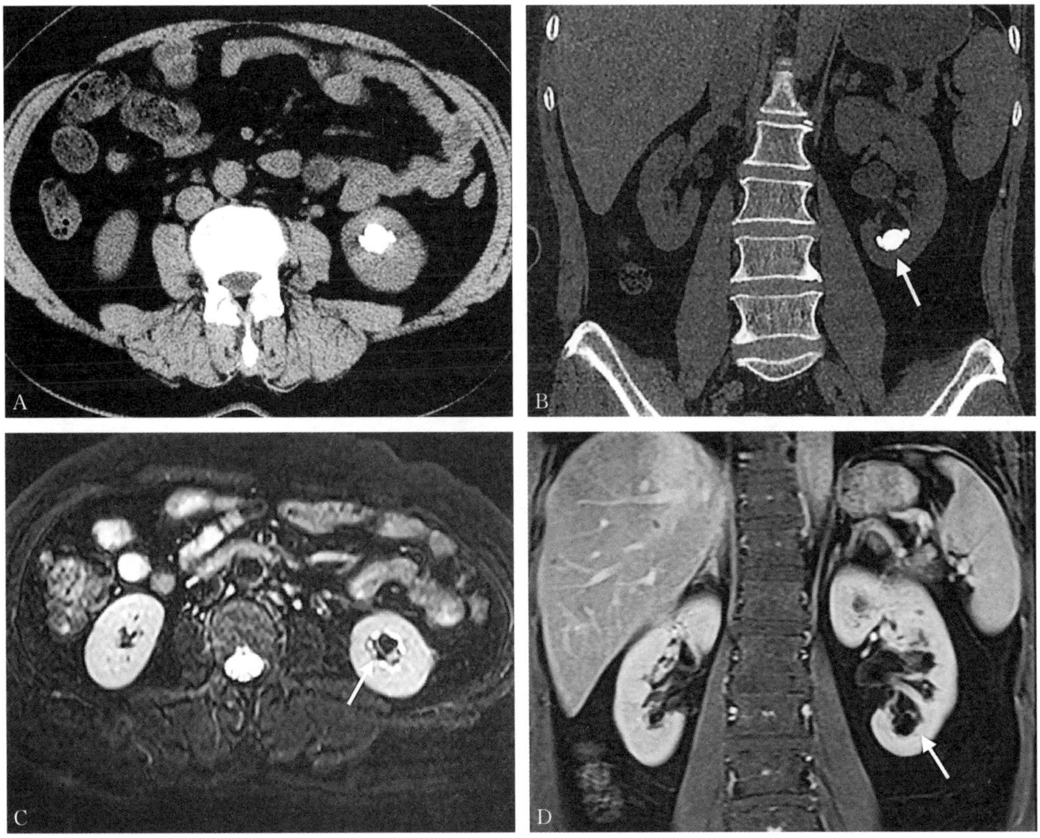

图 2-108 肾结石

注：患者，女性，58 岁，血尿约 1 周。横断位 CT 平扫(A)和冠状位重建(B)示左肾下盏高密度结石(箭)；横断位 T_2WI FS(C)示左肾下盏见低信号影(箭)；冠状位增强实质期(D)示病灶仍呈低信号(箭)，与尿液信号相似，容易漏诊。

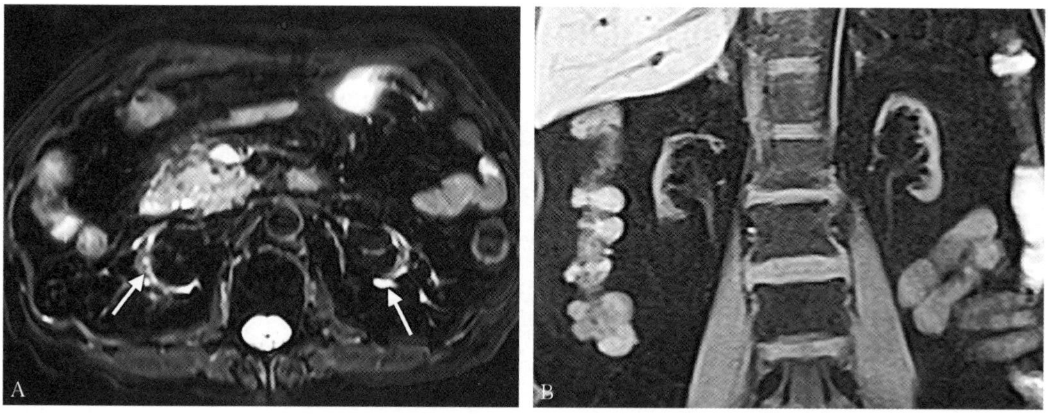

图 2－109 终末期肾脏

注：患者，女性，60 岁，慢性肾小球肾炎，肾衰竭。横断位 T_2WI FS(A)示双肾实质均匀对称性萎缩伴小囊肿形成(箭)；冠状位 T_1WI FS 平扫(B)见肾脏皮髓质分界不清，肾盂、肾盏未见明显扩张。

明显萎缩变薄，通常为慢性进行性尿路梗阻所致，常见原因为输尿管或后腹膜肿瘤及淋巴结浸润压迫。因而，在检查时一旦发现伴肾实质萎缩的肾积水，须显示梗阻段的情况。MRI 平扫和增强扫描及尿路水成像技术的应用是目前理想的影像学检查。

（丁玉芹　戴辰晨　谭沁璇　汪禾青　周建军　强金伟）

参考文献

[1] 戴辰晨，丁玉芹，谭沁璇，等. 嗜酸性乳头状肾细胞癌的 MRI 表现[J]. 中华放射学杂志，2018，52(10)：794－796.

[2] 丁建国，周建军，周康荣. 多房囊性肾瘤的影像学表现[J]. 中华放射学杂志，2004，38(8)：816－819.

[3] 勾振恒，王海屹，闫非，等. 肾嗜酸细胞腺瘤的 MRI 征象[J]. 中华放射学杂志，2018，52(4)：286－290.

[4] 刘学玲，周建军，陈宏伟，等. 双能 CT 双期增强扫描不同管电压图像对小透明细胞肾癌的诊断价值[J]. 中华放射学杂志，2013，47(11)：1－5.

[5] 刘学玲，周建军，曾蒙苏，等. 双能 CT 单期扫描碘值测量对直径≤3 cm 的肾脏透明细胞癌和血管平滑肌脂肪瘤的鉴别诊断价值[J]. 临床放射学杂志，2012，31(10)：1431－1435.

[6] 马周鹏，周建军，刘学玲，等. 双能 CT 双期增强扫描结合虚拟平扫对肾脏透明细胞癌的诊断价值[J]. 中华放射学杂志，2012，46(8)：687－692.

[7] 马周鹏，周建军，刘学玲，等. 双能 CT 双期增强扫描结合虚拟平扫对肾脏透明细胞癌的诊断价值[J]. 中华放射学杂志，2012，46(8)：687－692.

[8] 冒炜，周建军，丁玉芹，等. 体素内不相干运动扩散加权成像在慢性肾脏病分期诊断中的价值[J]. 中华放射学杂志，2018，52(5)：379－384.

[9] 徐海东，满凤媛，潘晶晶，等. 八例肾球旁细胞瘤的 CT、MRI 表现及临床特征分析[J]. 中华放射学杂志，2016，50(9)：672－676.

[10] 钟燕，王海屹，陈鑫，等. Xp11.2/TFE3 易位基因融合相关性肾癌的磁共振表现[J]. 中华医学杂志，2016，96(33)：2635－2639.

[11] 周康荣，陈祖望. 体部磁共振成像[M]. 上海：上海医科大学出版社，2000.

[12] AL-KATIB S，SHETTY M，JAFRI S M，et al. Radiologic assessment of native renal vasculature：a multimodality review [J]. Radiographics，2017，37(1)：136－156.

[13] CHU L C，HRUBAN R H，HORTON K M，et al. Mixed epithelial and stromal tumor of the kidney：radiologic-pathologic correlation [J]. Radiographics，2010，30(6)：1541－1551.

[14] CHUNG E M，GRAEBER A R，CONRAN R M. Renal tumors of childhood：radiologic-pathologic correlation part 1. The 1st decade：from the radiologic

pathology archives [J]. Radiographics, 2016,36(2): 499-522.

[15] CHUNG E M, LATTIN G J, FAGEN K E, et al. Renal tumors of childhood: radiologic-pathologic correlation part 2. The 2nd decade: from the radiologic pathology archives [J]. Radiographics, 2017,37(5): 1538-1558.

[16] CORNELIS F, AMBROSETTI D, ROCHER L, et al. CT and MR imaging features of mucinous tubular and spindle cell carcinoma of the kidneys. A multi-institutional review [J]. Eur Radiol, 2017, 27(3): 1087-1095.

[17] CORNELIS F, HELENON O, CORREAS J M, et al. Tubulocystic renal cell carcinoma: a new radiological entity [J]. Eur Radiol, 2016,26(4):1108-1115.

[18] DAI C, CAO Y, JIA Y, et al. Differentiation of renal cell carcinoma subtypes with different iodine quantification methods using single-phase contrast-enhanced dual-energy CT: areal vs. volumetric analyses [J]. Abdom Radiol (NY), 2018,43(3):672-678.

[19] DAI C, SHENG R, DING Y, et al. Magnetic resonance imaging findings of renal cell carcinoma associated with Xp11.2 translocation/TFE3 gene fusion in adults: a pilot study [J]. Abdom Radiol (NY), 2019,44(1):209-217.

[20] DELZONGLE M, BOUKAMEL S, KEMENY F, et al. Metanephric adenoma: MR imaging features with histopathological correlation [J]. Diagn Interv Imaging, 2015,96(4):387-390.

[21] DILLMAN J R, TROUT A T, SMITH E A, et al. Hereditary renal cystic disorders: imaging of the kidneys and beyond [J]. Radiographics, 2017,37(3): 924-946.

[22] DING Y, TAN Q, MAO W, et al. Differentiating between malignant and benign renal tumors: do IVIM and diffusion kurtosis imaging perform better than DWI? [J]. Eur Radiol, 2019, 29(12): 6930-6939.

[23] DING Y, ZENG M, RAO S, et al. Comparison of biexponential and monoexponential model of diffusion-weighted imaging for distinguishing between common renal cell carcinoma and fat poor angiomyolipoma [J]. Korean J Radiol, 2016,17(6):853-863.

[24] DING Y Q, ANDREAS R, WOLFRAM S, et al. Association between true non-contrast and virtual non-contrast vertebral bone CT attenuation values determined using dual-layer spectral detector CT [J]. Eur J Radiol, 2019,121:108740.

[25] GRENIER N, MERVILLE P, COMBE C. Radiologic imaging of the renal parenchyma structure and function [J]. Nat Rev Nephrol, 2016,12(6):348-359.

[26] ISHIMITSU D N, SAOUAF R, KALLMAN C, et al. Best cases from the AFIP: renal hydatid disease [J]. Radiographics, 2010,30(2):334-337.

[27] KATABATHINA V S, KOTA G, DASYAM A K, et al, Prasad SR. Adult renal cystic disease: a genetic, biological, and developmental primer [J]. Radiographics, 2010,30(6):1509-1523.

[28] KATABATHINA V S, VIKRAM R, NAGAR A M, et al. Mesenchymal neoplasms of the kidney in adults: imaging spectrum with radiologic-pathologic correlation [J]. Radiographics, 2010,30(6):1525-1540.

[29] LIU X L, ZHOU J J, ZENG M S, et al. Homogeneous high attenuation renal cysts and solid masses-differentiation with single phase dual energy computed tomography [J]. Clin Radiol, 2013,68(4): e198-e205.

[30] LOPES V C, PARADA V C, DEJULIO T J, et al. Differentiation of solid renal tumors with multiparametric MR imaging [J]. Radiographics, 2017,37(7):2026-2042.

[31] MAO W, ZHOU J, ZENG M, et al. Chronic kidney disease: Pathological and functional evaluation with intravoxel incoherent motion diffusion-weighted imaging [J]. J Magn Reson Imaging, 2018, 47(5): 1251-1259.

[32] MAO W, ZHOU J, ZENG M, et al. Intravoxel incoherent motion diffusion-weighted imaging for the assessment of renal fibrosis of chronic kidney disease: a preliminary study [J]. Magn Reson Imaging, 2018, 47:118-124.

[33] MOCH H, HUMPHREY P, ULBRIGHT T, et al. WHO classification of tumours of the urinary system and male genital organs [M]. 4th edition. Lyon: IARC, 2016.

[34] National Comprehensive Cancer Network. NCCN Clinical practice guidelines in oncology kidney cancer, version 3 [EB/OL]. (2019-02-06)[2020-08-

06]. https://www.nccn.org/professionals/physician_gls/pdf/kidney.pdf.

[35] PEDROSA I, SUN M R, SPENCER M, et al. MR imaging of renal masses: correlation with findings at surgery and pathologic analysis [J]. Radiographics, 2008,28(4):985-1003.

[36] VIKRAM R, NG C S, TAMBOLI P, et al. Papillary renal cell carcinoma: radiologic-pathologic correlation and spectrum of disease [J]. Radiographics, 2009,29(3):741-754.

[37] WONG A, DHINGRA S, SURABHI V R. AIRP best cases in radiologic-pathologic correlation: genitourinary tuberculosis [J]. Radiographics, 2012,32(3):839-844.

[38] WOOD C R, STROMBERG L R, HARMATH C B, et al. CT and MR imaging for evaluation of cystic renal lesions and diseases [J]. Radiographics, 2015,35(1):125-141.

3 输尿管疾病

3.1 输尿管胚胎发育及解剖

在胚胎发育的第 5 周，中肾管末端近泄殖腔处向背侧头端发出一盲管，称输尿管芽。输尿管芽伸入中肾嵴尾端，诱导周围的间充质细胞向尾端聚集与包绕，形成生后肾组织。输尿管芽伸长、分化成输尿管。其末端向头端延伸，反复分支达 12 级以上。起始的 2 级分支扩大合并为肾盂，第 3、4 级分支扩大合并为肾盏，其余分支演变为集合管。后肾最初位于盆腔，后因腰骶部器官的生长移位至腰部(图 3－1)。

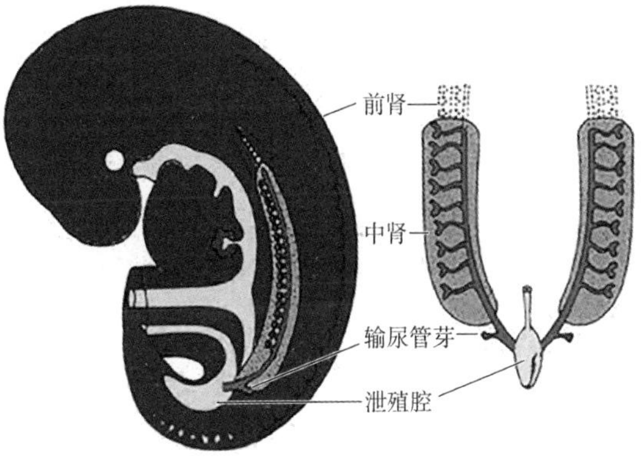

图 3－1 输尿管胚胎发育示意图

输尿管上接肾盂，下连膀胱，是一对细长的管道，呈扁圆柱状。全长 22～30 cm，管壁由多层组织构成，由内至外分别为移形上皮、固有层、平滑肌层、外膜。输尿管直径为 2～5 mm，整条输尿管有 3 处生理性狭窄：肾盂输尿管连接处、跨过髂血管处、输尿管膀胱结合处(图 3－2)。第 1 处狭窄位于肾盂输尿管连接处，直径约为 2 mm，肾盂在此处逐渐变细并形成输尿管上段。此处易出现梗阻并阻碍肾盂尿液向下排入输尿管，继而导致肾积水。第 2 处生理狭窄位于输尿管跨越髂血管处，直径约为 3 mm，它是由于髂血管对输尿管的外部压迫和输尿管行经髂血管进入骨盆时前方成角所共同造成，此处一般并无输尿管直径的直接改变。第 3 处狭窄位于输尿管膀胱结合处，此处为真正解剖学上的狭窄，直径为 1～2 mm，尿液在此段输尿管内穿过膀胱壁经输尿管开口到达膀胱。这 3 处输尿管狭窄在临床上有重要意义，肾结石、血块及坏死组织随尿液下行时最易在这些

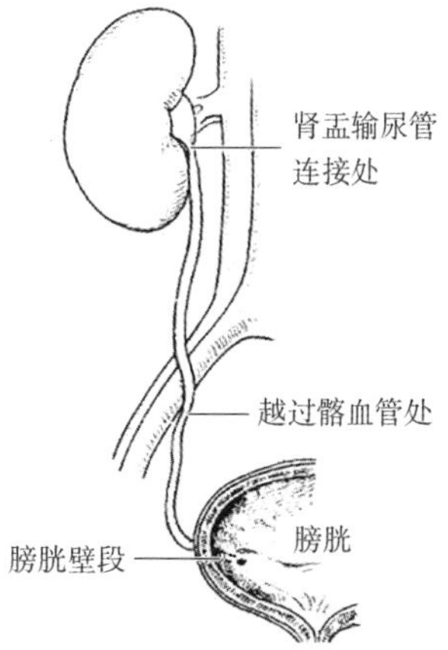

图 3-2　输尿管 3 处生理性狭窄示意图

部位发生嵌顿，诱发输尿管管壁平滑肌痉挛，造成难以忍受的绞痛或继发尿路梗阻。

正常无扩张的输尿管很难用 MRU 来显示输尿管全程，但延迟后增强扫描通常能很好地显示输尿管全程(图 3-3)。

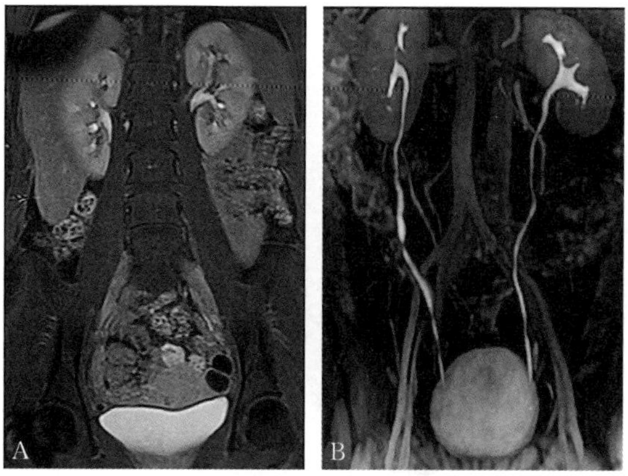

图 3-3　正常输尿管全程冠状位像

注：冠状位 T_1WI FS增强延迟期(A)显示了充盈的肾盂肾盏及膀胱；增强冠状位延迟期重建图像(B)显示肾盂肾盏、输尿管全程及膀胱。

3.2　先天性输尿管畸形

3.2.1　肾盂输尿管连接部梗阻

(1) 概述

先天性肾盂输尿管连接部梗阻(ureteropelvic junction obstruction，UPJO)是指由各种先天性因素导致肾盂内尿液向输尿管排泄受阻，伴随肾集合系统扩张并继发肾损害的一类疾病。但是，肾集合系统的扩张并不等于存在梗阻，一般认为梗阻是指尿液排泄受到影响，假如不加以处理将出现肾损害。

先天性 UPJO 是小儿肾积水的主要原因，可见于各个年龄组，约 25%的患儿在 1 岁内被发现，50%于 5 岁前被诊断。近年来，随着产前 B 超检查的普及，约 60%患儿的肾积水在胎儿期即被发现。先天性 UPJO 的发生率在欧美国家是 1/1 500～1/500 新生儿，男女发病比例为 2∶1，其中 2/3 发生在左侧，10%～40%的患儿为双侧发病。先天性 UPJO 是胎儿肾脏集合系统扩张最常见的原因，占 44%～65%。引起先天性 UPJO 的病因很多，大致可归纳为 3 类。①管腔内狭窄：主要有肾盂输尿管连接部狭窄、瓣膜、息肉和肾盂输尿管高位连接等。其中狭窄是 UPJO 最常见的原因(占 87%)，主要表现为 UPJ 处肌层肥厚、纤维组织增生。狭窄段断面直径为 1～2 mm，常伴有高位输尿管开口。肾盂输尿管瓣膜为一先天性皱袋，可含有肌肉。息肉多呈葵花样。高位肾盂输尿管连接可由各种胎生畸形所致，亦可为继发性病变引起，多伴肾旋转不良。②管腔外压迫：最常见原因来自肾动脉主干或腹主动脉供应肾下极的迷走血管或副血管，跨越 UPJ 使之受压。此外，还有纤维索带压迫或粘连等导致 UPJ 扭曲。③动力性梗阻：其特点是 UPJ 不存在管腔受压或狭窄，梗阻原因是肾盂输尿管交界肌层排列失常或胶原纤维过多，阻碍蠕动波传导；神经分布异常及平滑肌发育缺陷也是造成动力性梗阻的原因。

(2) 临床表现

UPJO 的临床表现根据确诊年龄而异。疼痛、肉眼血尿及尿路感染多见于儿童期，绝大多数患儿能陈述上腹或脐周痛，大龄患儿还可明确指出疼痛来自患侧腰部。伴恶心、呕吐者，常与胃肠道疾病混淆。大量饮水后出现腰痛是该病的另一特点，因利尿引起肾盂突然扩张所致。婴儿阶段常以扪及上腹部肿物为主要临床表现。部分患者可合并肾结石，出现肾绞痛症状。扩张的肾盂受到外力作用发生破裂，表现为急腹症。扩张的集合系统压迫肾内血管导致肾脏缺血，反射性引起肾素分泌增加，可引起高血压。双侧肾积水或单侧肾积水晚期可有肾功能不全表现。患儿生长缓慢、发育迟缓、喂养困难或厌食等。

（3）MRI 表现

MRU 可清晰显示 UPJO 狭窄部位及狭窄段上方扩张的肾盂肾盏（图 3－4、3－5），对于重度肾积水的 UPJO 患者，MRU 还可显示变薄肾脏皮质。MRA 对是否存在异位血管骑跨 UPJ 诊断准确性达 86％。特别适合肾功能不全、对碘对比剂过敏或上尿路解剖结构复杂的患者。

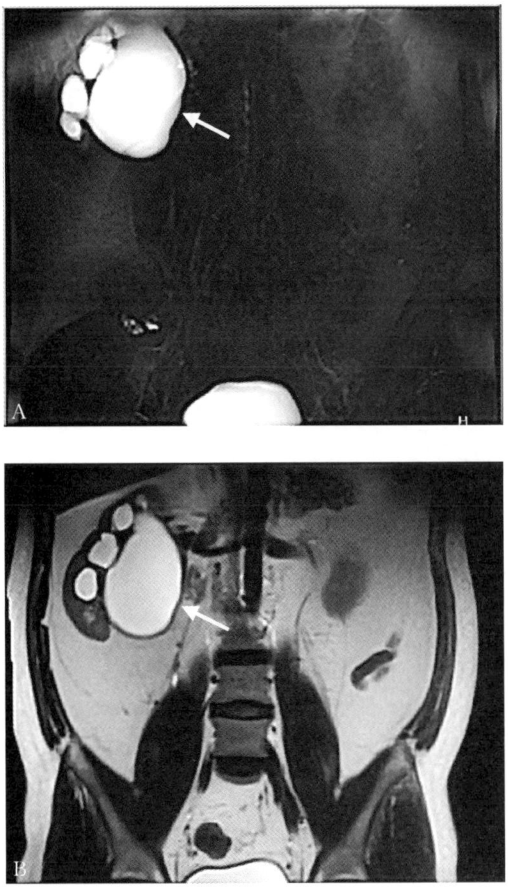

图 3－4　右肾盂输尿管连接部梗阻

注：患者，男性，35 岁，因右侧腰背部不适就诊。MRU（A）和冠状位 T_2WI（B）均可清晰显示右肾盂肾盏扩张积水，肾盏杯口圆钝，肾盂输尿管连接处狭窄（箭），下方输尿管未见显示。

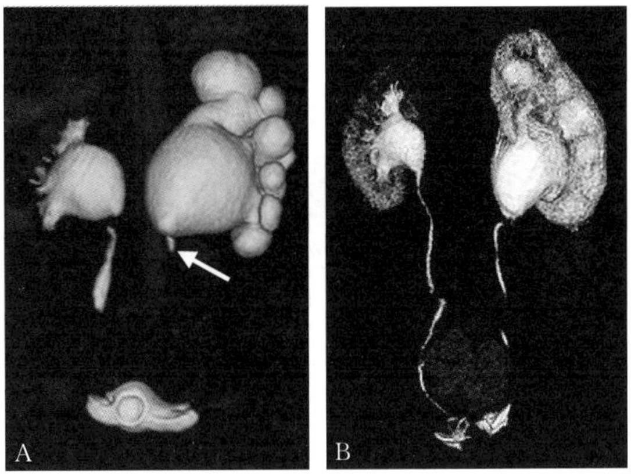

图 3－5　双肾盂输尿管连接部梗阻

注：婴儿，2 个月，出生后超声检查发现双肾积水。3D T_2WI VR 重建 MRU（A）清晰显示双侧肾盂肾盏积水扩张，肾盏杯口圆钝，左肾为著，箭示左侧肾盂输尿管连接狭窄处；术后半年 3D T_2WI VR 重建 MRU（B）显示双侧肾盂肾盏积水较术前明显改善。

3.2.2　重复输尿管畸形及输尿管异位开口畸形

（1）概述

重复输尿管畸形是泌尿系统常见的先天性畸形之一，常伴重复肾畸形。尸检阳性率约 1/125（0.8％），男女发病率之比约 1∶1.6。重复输尿管是指患侧肾脏是由两部分，即上半肾和下半肾脏组织结合成一体，有一共同包膜，表面有一浅沟将两者分开，但肾盂、输尿管及血管都各自分开的一种肾脏先天性畸形，又进一步分为完全性重复和不完全性重复。病因包括遗传学因素和胚胎发生。遗传学可能是常染色体显性遗传，有不完全外显率。

（2）胚胎发育

如果中肾管发出 2 个输尿管芽或一个输尿管芽分支过早，则分别形成完全性和不完全性重复输尿管畸形。完全性重复输尿管畸形是指正常输尿管与异常输尿管分别开口于膀胱或其他部位，而上半肾的输尿管开口位置一般低于下半肾的输尿管开口（Weigert-Meyer 定律）；不完全性重复输尿管畸形是指正常输尿管与异常输尿管汇合，形成“Y”形输尿管共同开口于膀胱。男性输尿管异位开口多位于后尿道、精囊、射精管和输精管等处，女性输尿管异位开口于尿道、阴道或前庭等处多见。

（3）临床表现

大部分重复输尿管畸形患者无特异临床表现，多为体检或偶然就诊发现，此类患者约占60%。常见的临床症状包括尿路感染、腰部疼痛、肾积水、尿失禁等。输尿管异位开口和输尿管囊肿是最常见的并发症。男性患者的输尿管异位开口多位于前列腺部尿道、精阜等处，故一般无尿失禁症状，常以泌尿系感染如尿频、尿急、尿痛等和上尿路梗阻症状就诊。女性患者的输尿管异位开口多位于尿道、阴道及前庭等处，故多数患者既表现有正常分次排尿，又有持续性滴尿。输尿管囊肿的相应症状见下述。

（4）MRI表现

MRU具有多维扫描及重建特点，是一种无创性的检查，不需要对比剂即可获得与静脉尿路造影相同的效果，可清晰显示全尿路，尤其适合引起肾脏和输尿管结构改变的原因和部位的检查。MRU不受肾功能改变的影响，对于不适合做静脉尿路造影的患者，如肾功能损害、对比剂过敏、妊娠妇女等可考虑采用。特别是在诊断伴有并发症如异位输尿管口和输尿管囊肿的重复输尿管畸形患者方面，MRU优于其他影像学检查（图3-6）。

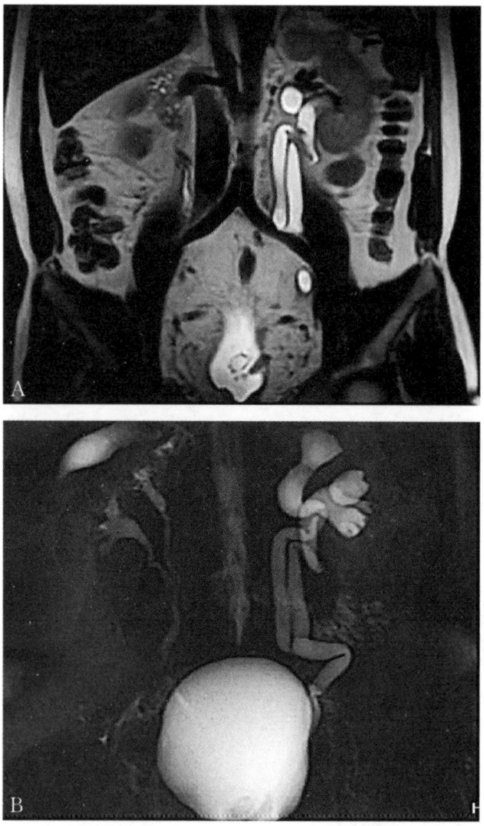

图3-6 双侧重复性输尿管

注：患者，男性，39岁，因双侧腰背部酸胀不适就诊。冠状位 T_2WI（A）清晰显示左侧重复输尿管；MRU（B）显示双侧重复输尿管，左侧肾盂及输尿管扩张积水。

3.2.3 输尿管囊肿

（1）概述

输尿管囊肿（ureterocele）又称为输尿管口囊肿、输尿管膨出、输尿管下端囊性扩张，是指膀胱黏膜下输尿管末端组织呈囊性扩张性病变。输尿管囊肿结构外层为膀胱黏膜，中间为肌纤维和结缔组织，内层为输尿管黏膜。产前胎儿期超声波检查可以发现因梗阻引起的肾积水和膀胱内扩张的囊状病变。输尿管囊肿发病率1/4000～1/500。女性发病率是男性的4～7倍。约80%来自重复肾输尿管双系统的上半肾的输尿管，20%起源于单系统的输尿管，双侧发病约占10%。

（2）临床表现

患者的临床症状差别很大，从无症状到出现上尿路扩张积水、尿潴留、尿毒症等各种表现。①尿路感染：输尿管囊肿容易继发尿路感染，可出现发热、尿频、尿急、血尿等症状，并反复发作。如输尿管囊肿开口于尿道或会阴，可见尿道口或会阴部脓性分泌物。②上尿路梗阻：由于输尿管囊肿易引起膀胱输尿管反流，常导致同侧输尿管扩张和肾积水。体积较大的异位输尿管囊肿，不仅可引起同侧输尿管梗阻，少数情况下甚至可引起膀胱颈甚至对侧输尿管开口梗阻，导致对侧上尿路积水。临床上患者常以腰部胀痛和腰腹部肿块症状就诊。③排尿困难：异位输尿管囊肿位于膀胱颈或后尿道时，可表现排尿不畅、尿流中断及尿潴留。女性异位输尿管囊肿可经尿道口脱出形成阴道包块，呈红色的黏膜囊样肿物。④尿失禁：异位输尿管囊肿可通过影响膀胱颈及其远端部分的外括约肌功能而导致尿失禁。⑤伴发尿路结石：可出现肾绞痛及血尿症状。

(3) MRI表现

MRU可清楚显示位于膀胱内、输尿管开口的囊肿，表现为卵圆形、边缘光滑的囊性病灶，囊肿壁薄而均匀，囊液信号与尿液相同，呈 T_1WI低信号、T_2WI高信号。异位开口输尿管囊肿则在膀胱颈、后尿道或阴道显示相应囊肿。MRU还可显示重复输尿管畸形，特别是对于异位输尿管囊肿合并重复输尿管畸形及肾显影不良的患者，可以提供准确的上尿路情况(图3-7)，对手术选择有重要意义。

3.2.4 腔静脉后输尿管

(1) 概述

腔静脉后输尿管(retrocaval ureter)或称为环腔静脉输尿管(circucaval ureter)是解剖学上的描述，为泌尿外科医师所常用的名称，这一异常是源于血管发育时的异常，而不是输尿管本身发育异常，故称为输尿管前腔静脉(preureteral vena cava)更为准确。患者的临床症状表现为输尿管梗阻。

(2) 胚胎发育

本病是由下腔静脉发育异常引起的。在胚胎发育期，下腔静脉主要与3对主静脉有关，即上主静脉、下主静脉和后主静脉，3对静脉之间相互吻合形成静脉环。正常情况下，右侧的后主静脉退化萎缩，下腔静脉主要由上主静脉和下主静脉演变而来，则右侧输尿管位于下腔静脉之前。若后主静脉不萎缩，继续存在，发育为下腔静脉，则输尿管位于其后，即形成下腔静脉后输尿管。

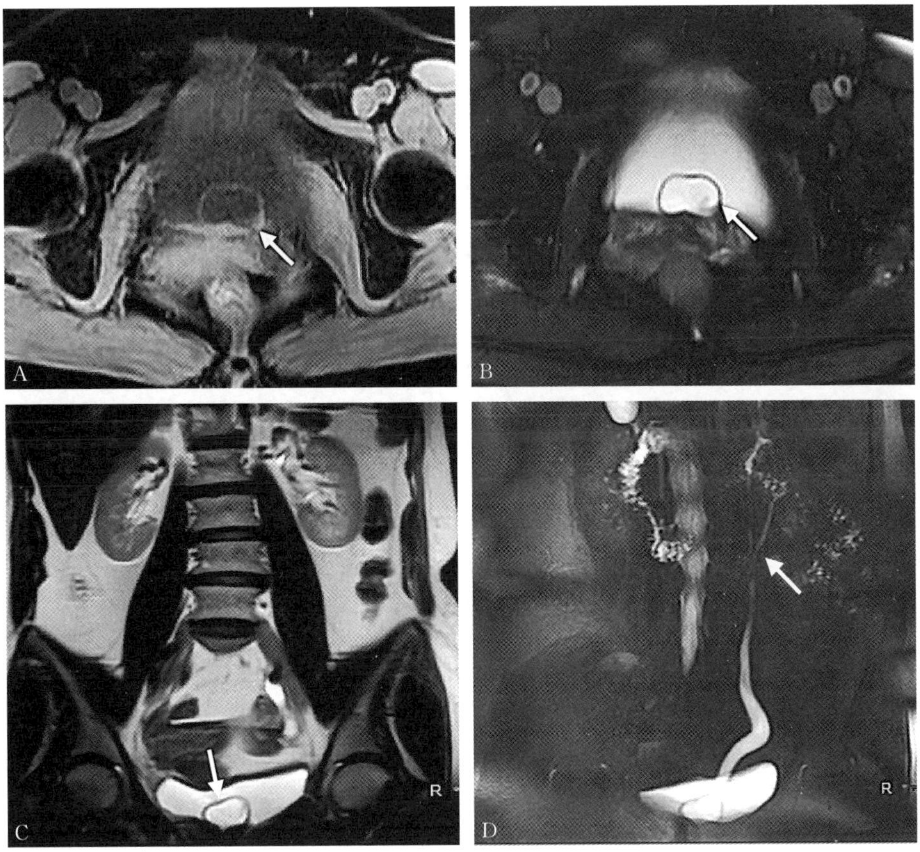

图3-7 左侧输尿管囊肿

注：患者，女性，61岁，因反复尿路感染就诊。横断位 T_1WI FS(A)显示左侧输尿管下端囊肿位于膀胱内，囊壁呈稍高信号，腔内呈低信号(箭)；横断位 T_2WI FS和冠状位 T_2WI(B、C)显示左侧输尿管囊肿壁呈稍低信号，腔内呈均匀高信号，信号与尿液相同(箭)；MRU(D)显示膀胱内左侧输尿管囊肿，上方输尿管扩张积水，左侧肾盂输尿管不完全重复畸形，呈典型"Y"形(箭)。

(3) 临床表现

尽管该疾病是先天性的，但是大多数患者三四十岁才出现临床症状。早期无明显临床症状，只有当梗阻逐渐加重并导致肾积水伴发结石时才出现腰部酸胀不适，个别患者感到右上腹饱满或触及包块。若并发感染，可出现脓尿及发热；伴发结石时可出现肾绞痛及血尿。严重者可导致肾功能丧失。少数患者可无任何症状，在B超或尿路造影等检查时偶然发现。

(4) MRI表现

影像学表现分为2种类型：Ⅰ型为低袢型，临床上常见，表现为输尿管在第2～3腰椎体前呈鱼钩状或S状向中线移位，约50%的患者有中至重度的肾积水和典型的尿路梗阻形态，梗阻出现在髂腰肌的边缘，输尿管扩张膨大处超过下腔静脉外缘1～2 cm，远端输尿管不扩张，梗阻部位之上出现一定程度的鱼钩样形态；Ⅱ型为高袢型，输尿管在较高的位置从腔静脉后面经过，上段输尿管没有出现扭曲，肾盂和上段输尿管几乎处于一条水平线上，患者多无肾积水或仅有轻度肾积水。MRU能三维地显示输尿管走行的全貌，可360°旋转，图像立体、直观、清晰，显示尿路扩张，优于静脉肾盂造影检查，可以很好地显示输尿管前腔静脉的走行(图3-8)。

3.3 输尿管结石

(1) 概述

输尿管结石，顾名思义就是位于输尿管内的结石。确定输尿管的分段有利于输尿管结石的定

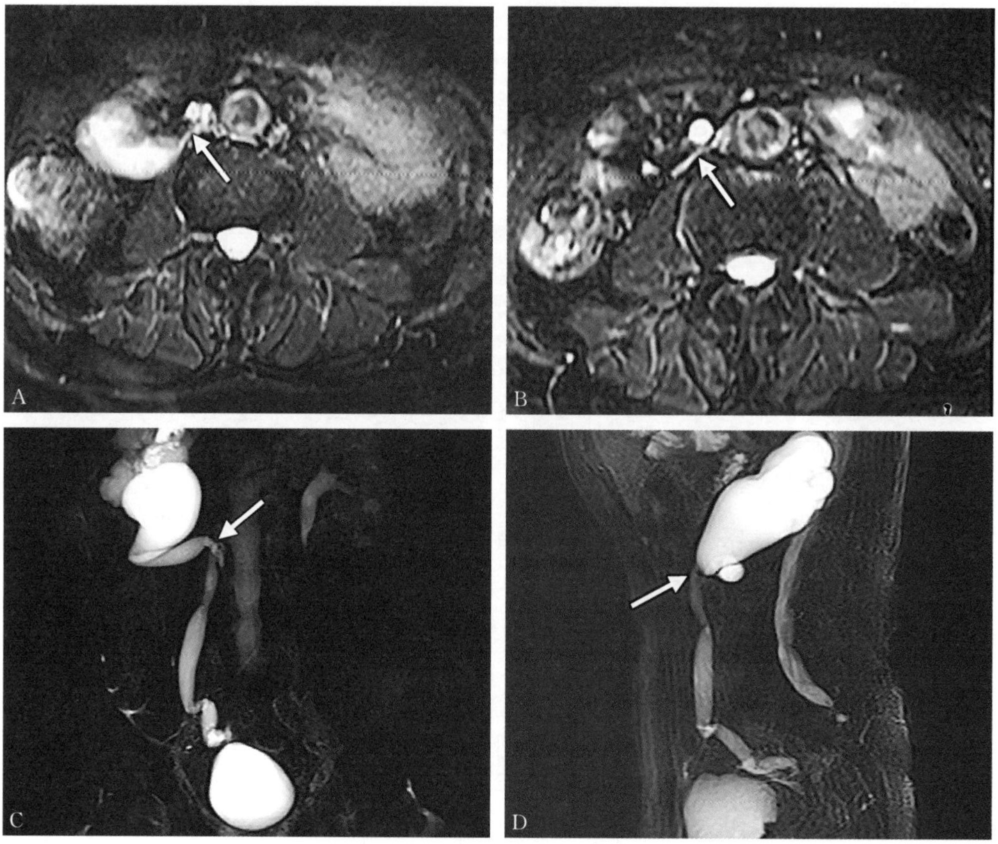

图3-8 右侧腔静脉后输尿管

注：患者，男性，34岁，因右侧腰背部酸胀不适1年就诊。横断位 T_2WI FS(A、B)清晰显示右侧输尿管走行于下腔静脉后方(箭)；MRU(C、D)清晰显示右侧输尿管全程，可见右侧输尿管受压处(箭)上方输尿管及右侧肾盂肾盏积水扩张。

位，从而指导选择最佳的治疗方法。输尿管有 3 个生理狭窄，分别是肾盂与输尿管移行处，输尿管跨髂血管处及进入膀胱内壁处，此 3 个狭窄是尿路结石容易嵌顿处。依此 3 个狭窄临床上将输尿管分为腹段、盆段、膀胱段。

为了便于影像学上输尿管结石位置的描述，影像学通常也将输尿管分为 3 段。第 1 段即上段输尿管，从肾盂输尿管连接处到骶髂关节的上缘；第 2 段即中段输尿管，从骶髂关节上缘到骶髂关节下缘；第 3 段即下段输尿管，从骶髂关节下缘处开始穿过盆腔终于膀胱。

(2) 结石成分

90%以上的输尿管结石是在肾内形成而下移至输尿管的，除非存在输尿管的梗阻病变，否则原发于输尿管的结石很少见。因此，输尿管结石的成分与肾结石成分大致相同。草酸钙结石最为常见，约占 80%。其次为磷酸钙结石、尿酸盐结石和磷酸铵镁结石，胱氨酸结石和黄嘌呤结石少见。

(3) 临床表现

男性多于女性，20～40 岁发病率最高。输尿管结石和肾结石的症状基本相同，输尿管中上段结石引起的输尿管绞痛的特点是一侧腰痛和镜下血尿，疼痛多呈绞痛性质，可放射到下腹部、睾丸或阴唇。血尿症状一般轻微，大多数仅有镜下血尿，但疼痛发作后可加重，约半数患者发生肉眼血尿，恶心、呕吐也是常见症状，输尿管膀胱壁内段结石可引起尿频、尿急、尿痛，这可能与输尿管下端肌肉和膀胱三角区肌肉相连并直接附着于后尿道有关。因输尿管管腔小，圆形结石容易造成梗阻，引起同侧肾积水和感染。如有肾积水和感染，体检可能触及肾脏并可有压痛，有时沿输尿管走行部位有压痛，直肠指诊可能触及输尿管下段结石。

(4) MRI 表现

约 70%为输尿管下段结石，其次为输尿管中段结石，输尿管上段结石较少见。由于成像原理及空间分辨率的限制，MRU 难以直接显示结石，一般不用于输尿管结石的检查。但是，由于 MRU 不受肾功能改变的影响，不需对比剂即可获得与 IVU 类似的图像，能够了解输尿管结石所引起的尿路梗阻情况。因此，孕妇、肾功能损害或对比剂过敏等不适合行 X 线检查(IVU 或 CT)的患者可考虑采用。结石在所有序列上均呈低信号，梗阻点上方输尿管可见积水扩张(图 3-9)。

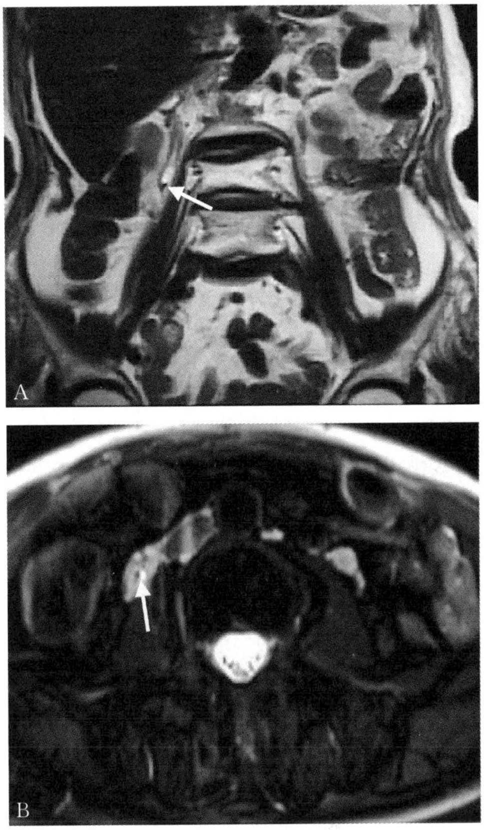

图 3-9 右侧输尿管结石

注：患者，女性，78 岁，因突发右侧腰背部疼痛伴血尿就诊。冠状位 T_2WI(A)显示结石上方输尿管扩张积水，箭示低信号结石；横断位 T_2WI FS(B)显示结石部位输尿管壁轻度增厚，箭示低信号结石。

3.4 输尿管恶性肿瘤

(1) 概述

根据肿瘤的组织学起源，输尿管恶性肿瘤分为上皮性与非上皮性肿瘤两大类：前者主要为尿路上皮癌，其中移行细胞癌相对常见，其次为鳞状细胞癌，腺癌罕见；非上皮性肿瘤极为罕见，病理类型包括软组织肿瘤，如平滑肌肉瘤、癌肉瘤、淋巴上皮瘤样癌、恶性淋巴瘤、髓外浆细胞瘤、恶性黑色素瘤、神经内分泌癌、性腺外生殖细胞肿瘤等。非上皮性肿瘤细胞分化差，恶性程度高，大多预后不佳。

输尿管癌是指输尿管被覆上皮来源的恶性肿瘤，临床相对少见，其中肾盂和输尿管上皮癌约占所有上尿路上皮肿瘤的95%。肾盂和输尿管虽分属2个器官，但这2个器官所发生的肿瘤在病因学、临床表现、诊断及治疗等方面相似，肿瘤可以分别发生，也可以同时或相继发生。输尿管尿路上皮癌患者的治疗往往不适合采取局部治疗的方法，通常是采用切除同侧肾脏、输尿管全长及输尿管开口周围的部分膀胱，从而达到根治目的。

（2）病理与分期

输尿管移行细胞癌是最常见的病理类型，约占总数的2/3。肿瘤起源于输尿管的尿路上皮，其中50%～73%的移行细胞癌发生在输尿管下1/3的位置，肿瘤有多发倾向。大体病理呈现不规则菜花样灰白色肿块。

输尿管鳞状细胞癌少见，占输尿管原发癌的4.8%～7.8%。多与结石反复刺激、感染有关。大体病理为实性隆起的扁平肿物，中心部常有溃疡。70%是男性。年龄22～82岁、60～70岁多见。

输尿管腺癌罕见，常伴有结石或感染。大体呈结节状肿块，切面胶冻状。肾盂和输尿管尿路上皮癌的TNM分期如表3-1所示。

（3）临床表现

输尿管癌患者男性多于女性，男女患者比例为2∶1，高发年龄60～70岁。由于肿瘤生长于输尿管内，早期就可因腰背部酸胀不适或者血尿而被发现。58%～98%的输尿管癌患者以肉眼血尿为首发症状，特点是无痛性、间歇性、肉眼全程血尿，有些患者由于短时间内出血量稍多，在输尿管内塑形成蚯蚓状血块从尿液中排出。少数患者因肿瘤阻塞肾盂输尿管交界处后可引起腰部不适、隐痛及胀痛，偶可肾绞痛，但腰部包块少见。晚期患者出现贫血、肾功能不全、下肢水肿、体重下降、衰弱等恶病质表现。近年来有报告称，有10%～15%的患者无临床症状，在健康体检或检查其他疾病时偶然发现。

表3-1　肾盂和输尿管癌的TNM分期(2017 AJCC第8版，适用于尿路上皮癌)

分期	特征
T——原发肿瘤	
T_x	原发肿瘤无法评估
T_0	无原发肿瘤证据
T_a	非浸润性乳头状尿路上皮癌
T_{is}	原位癌
T_1	肿瘤侵及上皮下组织
T_2	肿瘤侵及肌层
T_3	肾盏：肿瘤侵犯超过肌层至肾盂周围脂肪组织，或至肾实质；输尿管：肿瘤侵犯超出肌层至输尿管周围脂肪组织
T_4	肿瘤侵及邻近器官，或穿过肾脏至肾脏周围脂肪组织
N——区域淋巴结	
N_x	区域淋巴结无法评估
N_0	无区域淋巴结转移
N_1	单个区域淋巴结转移，最大直径≤2 cm
N_2	单个区域淋巴结转移，最大直径>2 cm；或多个淋巴结转移
M——远处转移	
M_0	无远处转移
M_1	有远处转移

(4) MRI表现

按输尿管癌不同的生长方式，典型的 MRI 表现主要分为肿块型及管壁增厚型 2 种。肿块型是肿瘤乳头状生长所致，T_1WI 呈等、稍低或稍高信号，T_2WI 呈等或稍低信号，DWI 多呈高信号，且随着 b 值增高，肿瘤与周围结构信号差异更为显著(图 3-10、3-11)。但需注意的是一些低级别的尿路上皮肿瘤 DWI 信号并不会显著增高(图 3-12)。增强后输尿管癌一般呈轻度至中度强化，周围见完整的环形显著强化，少数也可明显强化。管壁增厚型是肿瘤浸润性生长所致，常常需要与炎症进行鉴别诊断，部分 Tis 病灶或单纯浸润性生长的肿瘤易被漏诊。肿瘤常见多中心生长，表现为跳跃状多发肿块，一般无明显的囊变或坏死(图 3-13)。

在输尿管癌诊断中，除了常规的 MRI 序列，MRU 及 DWI 都是非常重要的成像序列，MRU 可发现上尿路中乳头状生长为主的病变，表现为局部的充盈缺损。但对小于 2 cm 的肿瘤敏感性较低。MRU 可很好地显示肿瘤引起的肾盂或输尿管积水。DWI 在输尿管癌诊断中具有非常高的价值，一般推荐 b 值选择 1 000～1 500 s/mm^2，该 b 值段既保证了恶性肿瘤与正常组织的良好对比，同时仍然可以看到部分正常结构的轮廓，以帮助判断扩散受限的区域是否位于输尿管内。DWI 不仅可提高小肿瘤的检出率，而且由于其优良的肿瘤-正常组织对比度，肿瘤边界的确定也更准确，可清楚显示肾盂或输尿管外的浸润，发现区域淋巴结转移，更精准地评估肿瘤分期(图 3-14)；此外，通过评估信号高低或测量 ADC 值，还可以

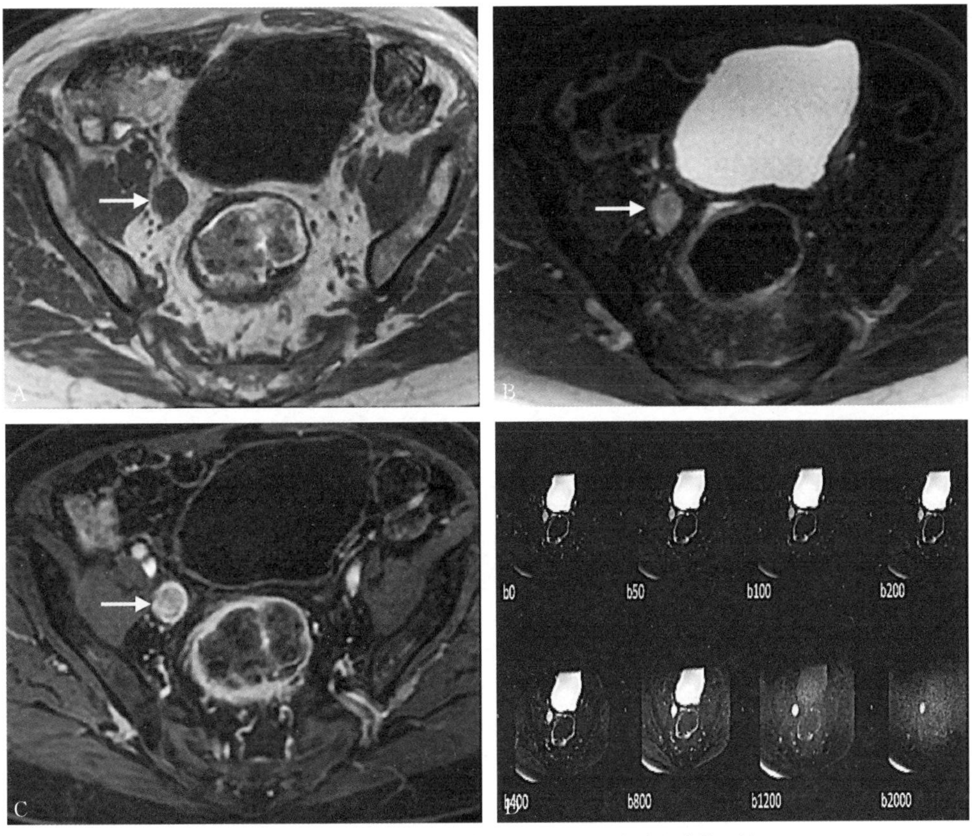

图 3-10　右侧输尿管高级别尿路上皮癌(肿块型)

注：患者，男性，64 岁，体检发现右肾积水 2 月余就诊。横断位 T_1WI(A)显示右输尿管腔内软组织信号灶，呈等、低信号(箭)；横断位 T_2WI FS(B)显示病灶等信号(箭)；横断位 T_1WI FS 增强(C)显示病灶呈轻度不均匀强化，周围呈环形中度强化(箭)；DWI(D)显示不同 b 值病灶变化的规律，高 b 值 DWI 见肿瘤周围组织和器官信号被抑制，使高信号肿瘤显示更清晰。

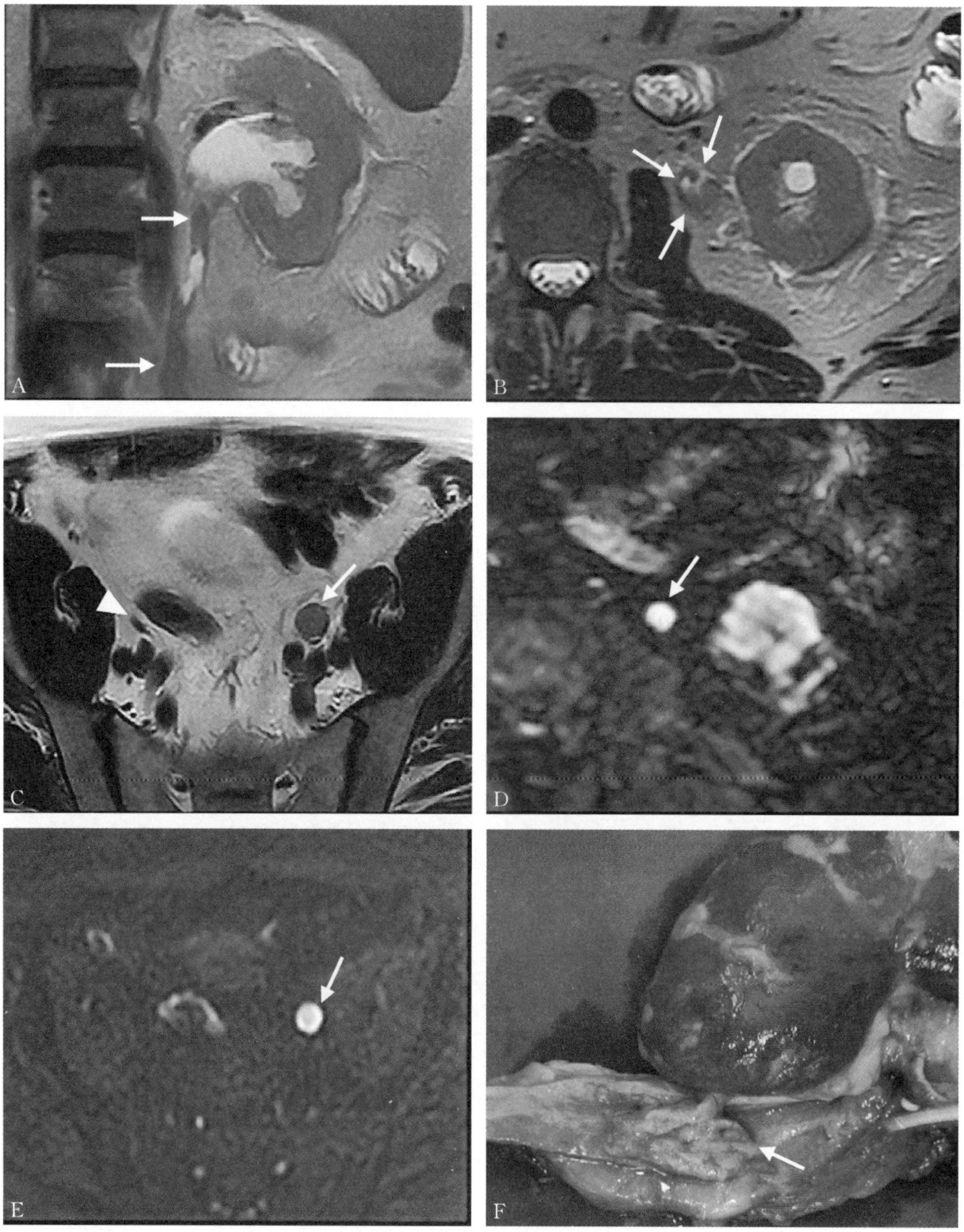

图 3-11　左侧输尿管多发尿路上皮癌(肿块型)

注:患者,男性,79 岁,膀胱癌术后复查,发现左侧输尿管上段及中段多发尿路上皮癌。冠状位 T_2WI(A)显示左侧输尿管上段及中段低信号灶(箭);横断位 T_2WI 显示上段(B)和中段(C)输尿管腔内低信号影,管腔扩大(箭),右侧输尿管正常(箭头);横断位 DWI 显示上段(D)和中段(E)输尿管明显高信号影(箭),与图 B 和 C 层面相同,提示为输尿管癌。大体病理标本(F)显示输尿管上段呈菜花样灰白色外观(箭)。

用于肿瘤良恶性的鉴别。

输尿管非上皮性恶性肿瘤如肉瘤多形成明显的肿块(图 3-15);输尿管外后腹膜来源或起源不明的病变一般较输尿管癌体积更大,形态更为不规则,输尿管正常结构消失,不同的组织学类型呈现相应的 MRI 表现(图 3-16)。

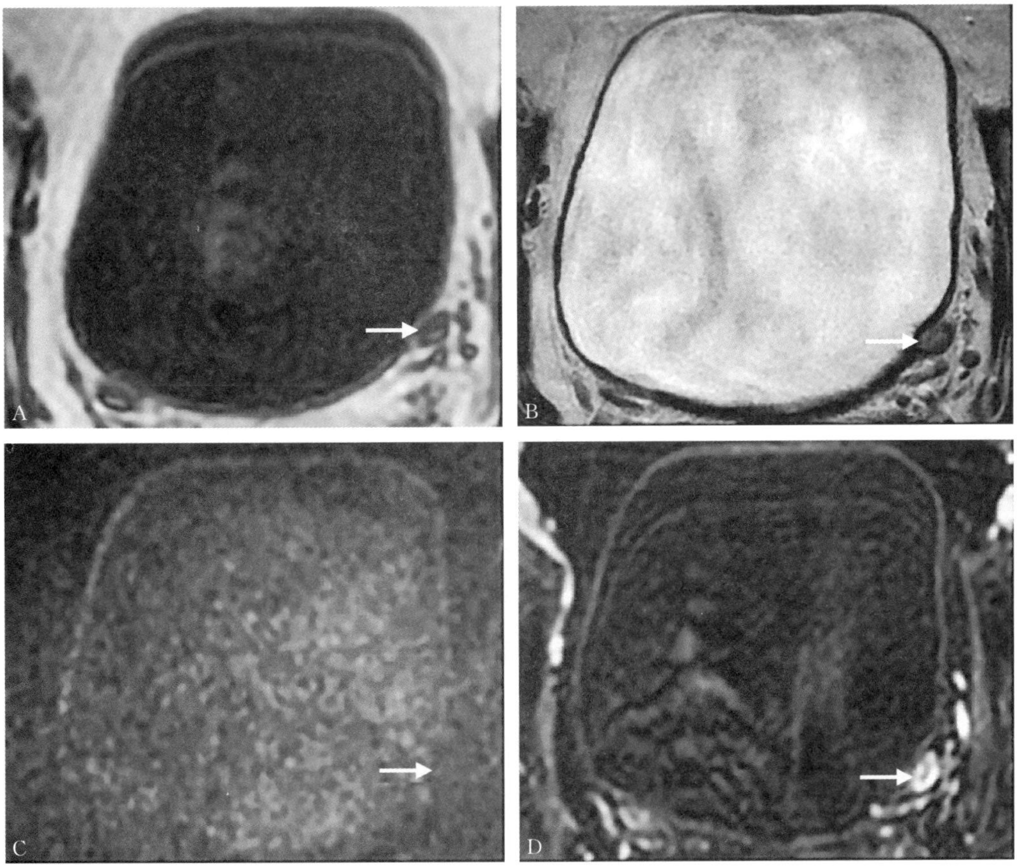

图 3－12 左侧输尿管低级别尿路上皮癌

注：患者，男性，77 岁，体检发现左肾轻度积水就诊。横断位 T_1WI(A)显示左侧输尿管下段腔内新生物，呈稍低信号(箭)；横断位 T_2WI(B)显示病灶呈等、稍高信号(箭)；DWI(C)显示病灶呈低信号(箭)；横断位 T_1WI FS增强(D)显示病灶轻度强化，管壁呈环形中度强化(箭)。

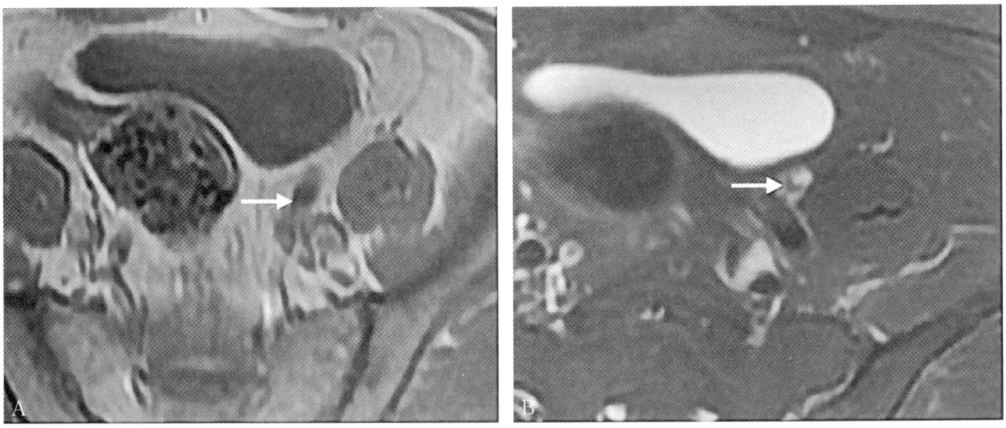

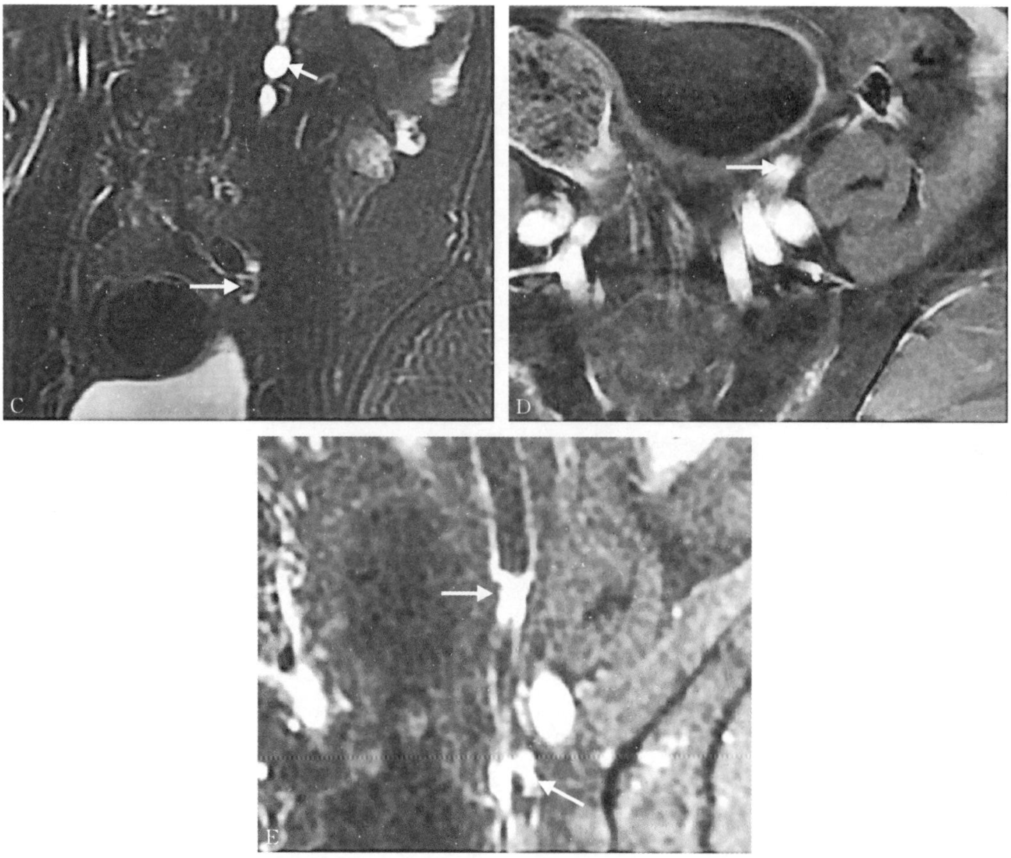

图 3-13 左侧输尿管高级别尿路上皮癌(管壁增厚型)

注:患者,男性,84 岁,无痛性肉眼血尿 2 周就诊。横断位 T_1WI(A)显示左输尿管腔和管壁环形增厚,呈等、稍低信号(箭);横断位 T_2WI FS(B)显示呈稍低信号(箭);冠状位 T_2WI FS(C)显示左输尿管上中段明显扩张(短箭),腔内见低信号灶(箭);横断位 T_1WI FS 增强(D)及曲面重建(E)显示病灶及毗邻管壁显著强化,可见病灶呈多中心生长(箭)。

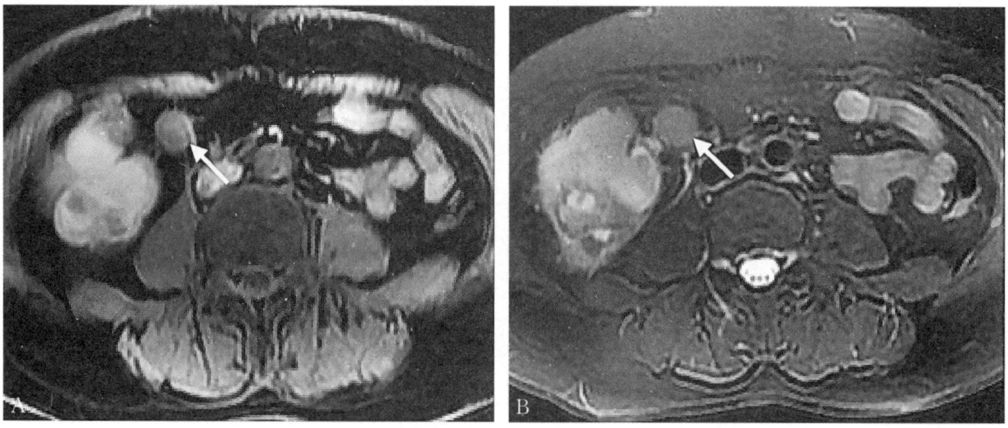

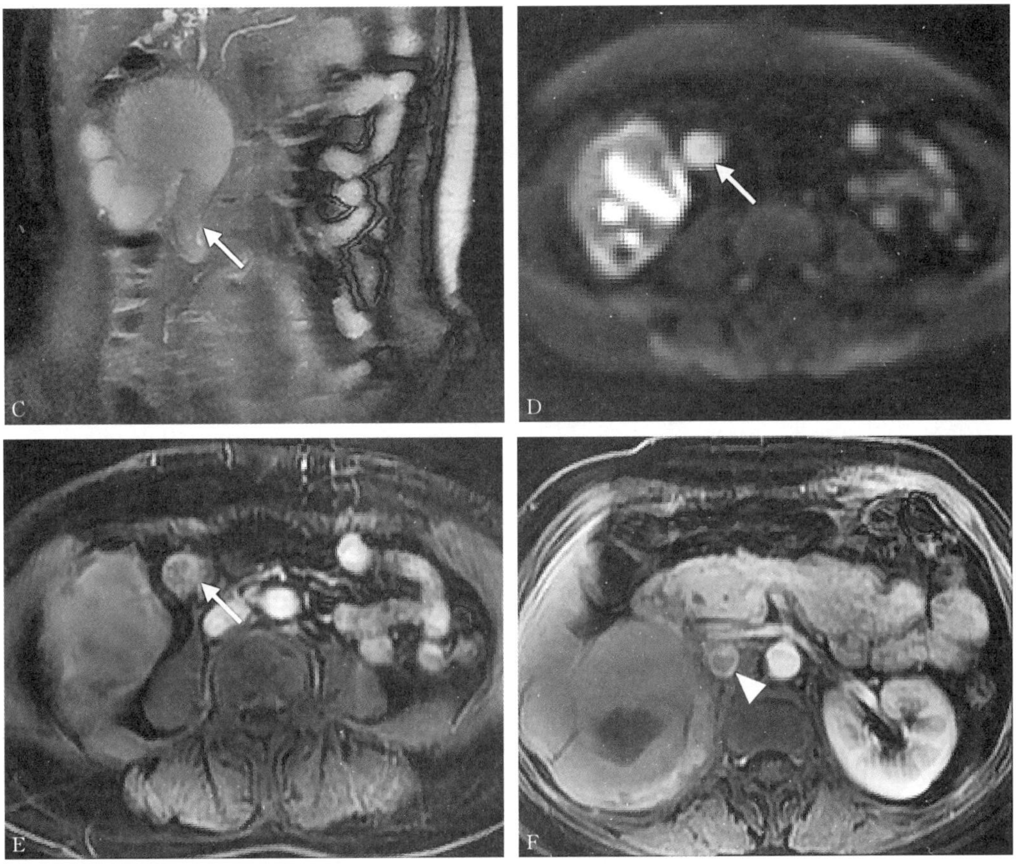

图 3-14 右侧输尿管上段尿路上皮癌

注：患者，女性，52 岁，主因肉眼血尿 1 月余就诊。横断位 T_1WI FS(A)显示右侧输尿管上段增粗呈稍高信号灶(箭)；横断位和冠状位 T_2WI FS(B、C)显示右侧输尿管上段扩张，内见稍低信号灶(箭)；DWI(D)显示右侧输尿管上段高信号灶(箭)；横断位 T_1WI FS 增强(E、F)显示右侧输尿管病灶轻中度强化(箭)，肾门水平右肾静脉后方为强化淋巴结影(箭头)。术后病理分期 $T_3N_2M_x$。

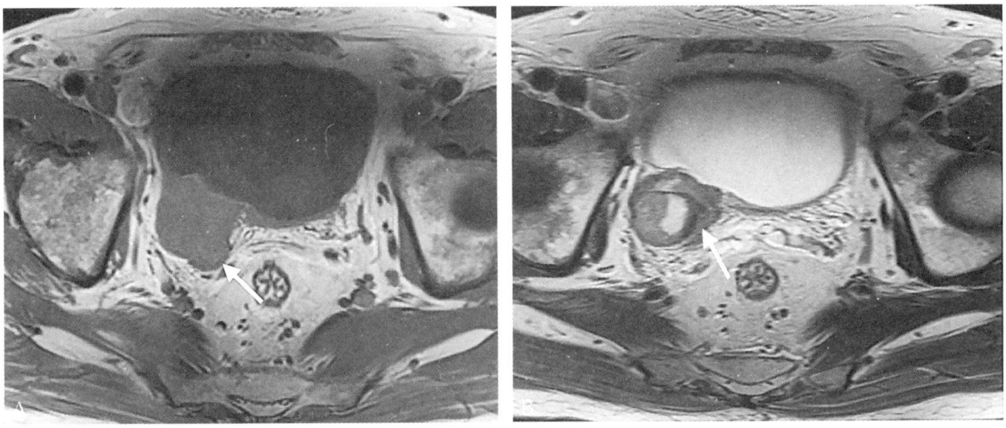

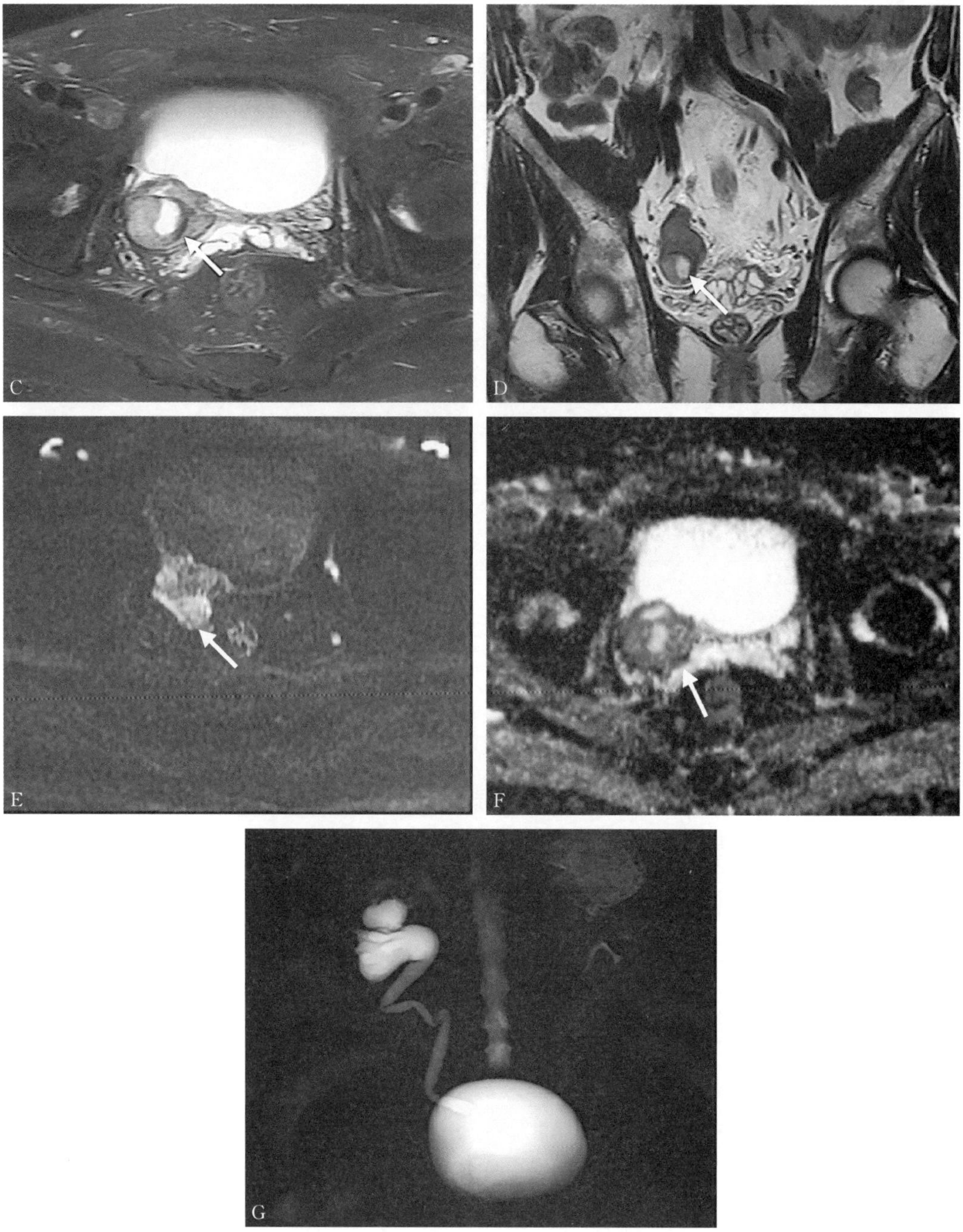

图 3-15　右侧输尿管下段平滑肌肉瘤

注：患者，男性，60 岁，因发现右肾积水 1 年，近 2 周出现小便淋漓不尽感，无血尿，无腰痛病史。横断位 T_1WI(A)显示右侧输尿管末端等信号软组织肿块(箭)；横断位 T_2WI(B)和 T_2WI FS(C)及冠状位 T_2WI(D)显示右侧输尿管末端等、高信号软组织肿块，边缘呈光滑波浪状(箭)；横断位 DWI(E)显示右侧输尿管末端高信号灶；ADC 图(F)呈低信号(箭)；MRU(G)显示肿块上方输尿管及肾盂肾盏积水扩张。本病例由复旦大学附属华东医院林光武教授提供。

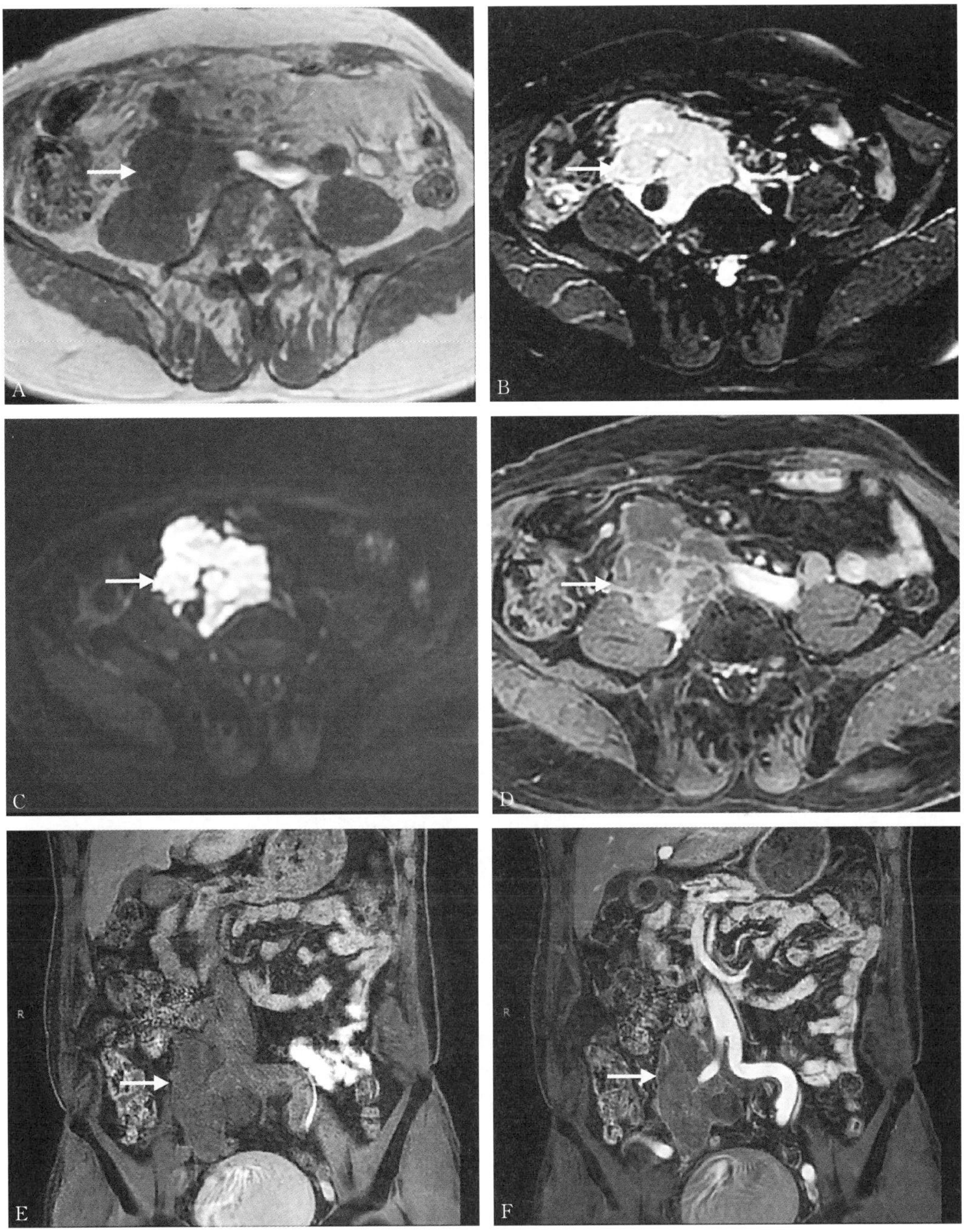

图 3－16 右侧腹膜后小细胞癌

注：患者，女性，52 岁，体检发现右肾积水 1 月余就诊。横断位 T_1WI(A)显示右侧输尿管走行区占位，呈低信号(箭)；横断位 T_2WI FS(B)病灶呈稍高信号(箭)；DWI(C)呈显著高信号(箭)；横断位及冠状位 T_1WI FS 增强(D～F)显示病灶轻度不均匀强化，输尿管正常结构显示不清(箭)。

（5）诊断要点

输尿管尿路上皮癌表现为输尿管内肿块或管壁不规则增厚，T_2WI等、稍低信号，DWI信号增高，轻中度强化，无囊变、坏死。输尿管非上皮性恶性肿瘤多形成明显的肿块。

3.5 输尿管良性病变

（1）概述

输尿管良性疾病与发生于膀胱的良性疾病类型相同，但发生于输尿管的概率要低于膀胱。主要包括输尿管炎症、尿路上皮增生、乳头状瘤等病变。输尿管尿路上皮增生本质上是反应性的，是尿路上皮针对慢性或急性刺激而产生的病变。而输尿管的乳头状瘤的发生可能也与慢性炎症刺激有关，临床少见。

（2）病理

输尿管非特异性炎症一般表现为固有层水肿、血管扩张及淋巴细胞浸润。

输尿管反应性尿路上皮增生绝大部分肉眼不可见，部分可呈颗粒样、乳头样改变，病理可见旺炽型 von Brunn 巢，有时可伴有肠上皮化生或淀粉样变，在部分膀胱肿瘤进行卡介苗灌注治疗的患者中还可呈肉芽肿性改变。

乳头状瘤大体一般呈穹顶或平坦样病灶，镜下可见显著的内生性生长方式，尿路上皮之间由纤维血管间质或轴心分割，形成岛样结构，无明显的细胞学异型性。

（3）临床表现

输尿管非特异性炎症一般表现为尿频、尿急、尿痛，伴有腰酸、腰痛。严重时可发生血尿、发热等症状。

尿路上皮增生大多数没有症状，如合并其他病变或伴有肾积水时可出现相应临床表现，部分患者可发生血尿，但无特异性。除非出现相应症状，一般无需特殊处理。

乳头状瘤一般无需行输尿管肿瘤根治术，局部切除是首选治疗方案。尽管乳头状瘤是良性病变，但小部分病例可以复发，所以，有学者认为乳头状瘤是具有交界性生物学行为的肿瘤。

（4）MRI表现

输尿管非特异性炎症：一般表现为局部输尿管环形增厚伴分层环形强化，DWI一般呈低信号，需要注意的是当局部存在脓液积聚时，脓腔内DWI信号可增高，但增厚的管壁扩散不受限，DWI信号不高（图3-17）。

输尿管尿路上皮增生：典型表现为输尿管壁增厚，局部可呈结节状，T_1WI呈等或稍低信号，T_2WI一般呈稍高信号，DWI一般呈低信号（图3-18、3-19）。

输尿管乳头状瘤：表现为输尿管内乳头状生长的新生物，DWI信号可呈等或稍高信号，但一般较高级别尿路上皮癌略低。增强后强化一般呈轻度乏血供改变，与低级别的尿路上皮肿瘤鉴别困难（图3-20）。

（5）诊断要点

输尿管非特异性炎症表现为环形增厚，输尿管尿路上皮增生及乳头状瘤表现为腔内新生物，T_2WI稍高信号，两者DWI一般均呈低或稍低信号。

3.6 输尿管结核

（1）概述

多由肾结核蔓延而来，肾结核时结核分枝杆菌可随尿液下行至输尿管，引起输尿管结核。

（2）病理

病变早期，输尿管黏膜水肿充血，有散在的肉芽肿性结核结节，进而许多结核结节融合，发生干酪样坏死，并形成溃疡。后期肉芽组织机化、管壁纤维组织增生。纤维组织增生可致输尿管增粗、僵硬，进而导致输尿管狭窄或完全阻塞，使狭窄近端输尿管及肾盂扩张、积水。输尿管狭窄多发生于输尿管膀胱连接部的膀胱壁间段或肾盂输尿管连接处。

（3）临床表现

输尿管结核起病缓慢，早期往往无任何临床症状，极易漏诊。随病程进展，多数患者呈现下尿路症状，超过50%患者表现为储尿功能障碍，其中最主要为尿频。开始时夜尿明显，排尿次数逐渐增多，排尿时有灼热感并伴有尿急。尿频开始

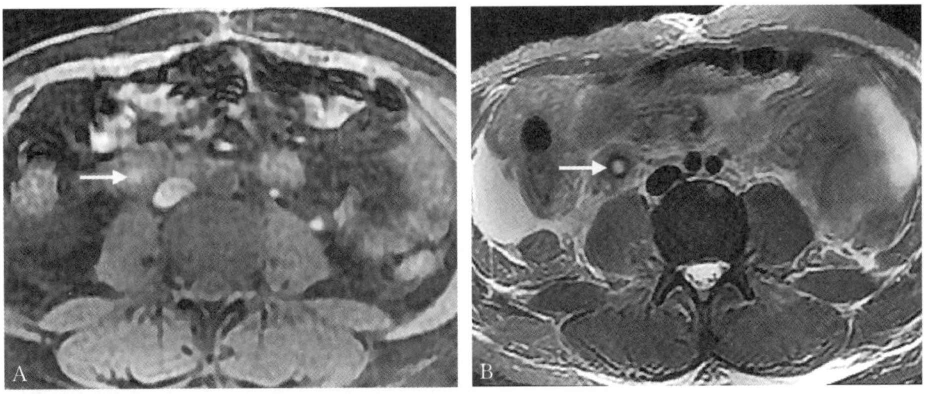

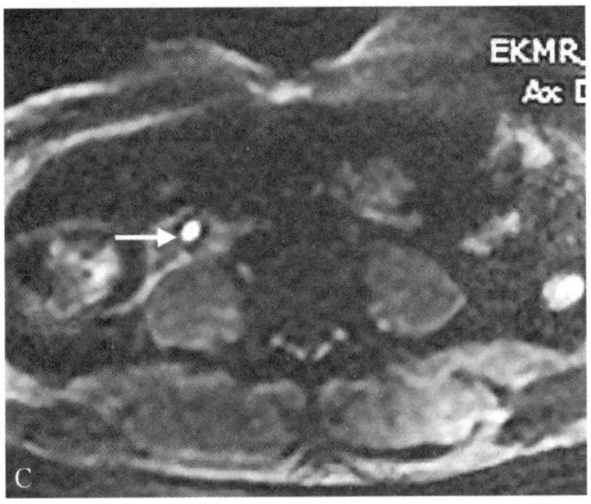

图 3－17　右侧输尿管非特异性炎症

注：患者，女性，34 岁，发热 3 周伴右肾积水 1 周余就诊。横断位 T_1WI FS(A)显示右侧输尿管上段环形增厚，呈等信号，腔内稍高信号，输尿管边缘模糊(箭)；横断位 T_2WI(B)显示输尿管环形增厚呈低信号，周围见环形斑片样等信号，输尿管腔内呈高信号(箭)；DWI(C)显示增厚输尿管壁呈低信号，输卵管腔内呈明显高信号(箭)。

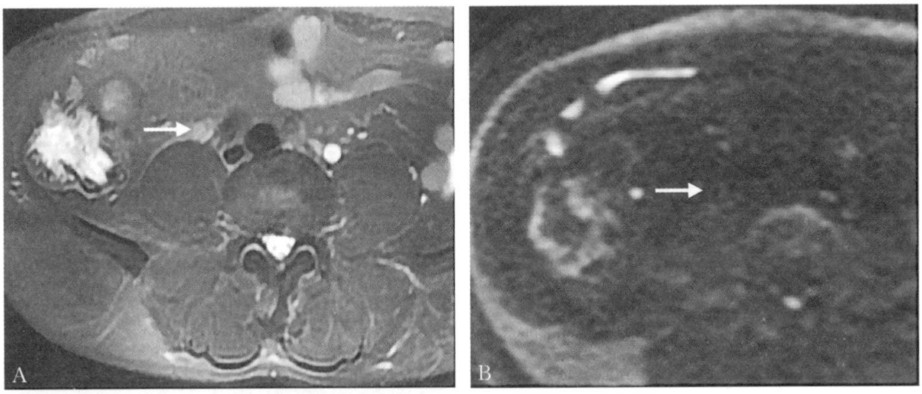

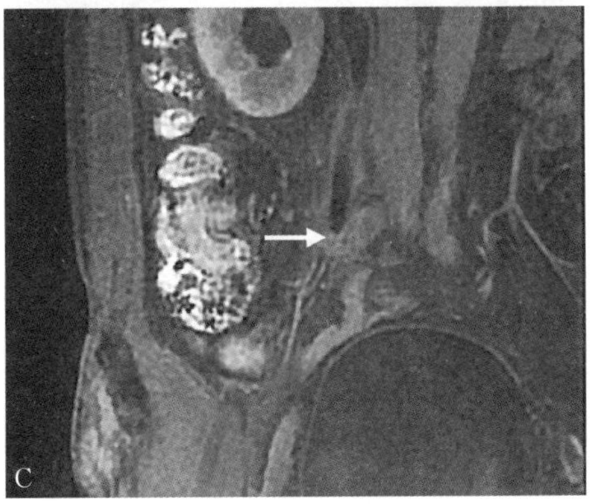

图 3－18　右侧输尿管尿路上皮增生

注：患者，女性，62 岁，体检发现右肾积水 3 周余就诊。横断位 T_2WI FS(A)显示右侧输尿管上段腔内新生物呈等、稍低信号灶(箭)；DWI(B)显示病灶呈低信号(箭)；冠状位 T_1WI FS 增强(C)显示病灶呈结节状，轻度强化(箭)。

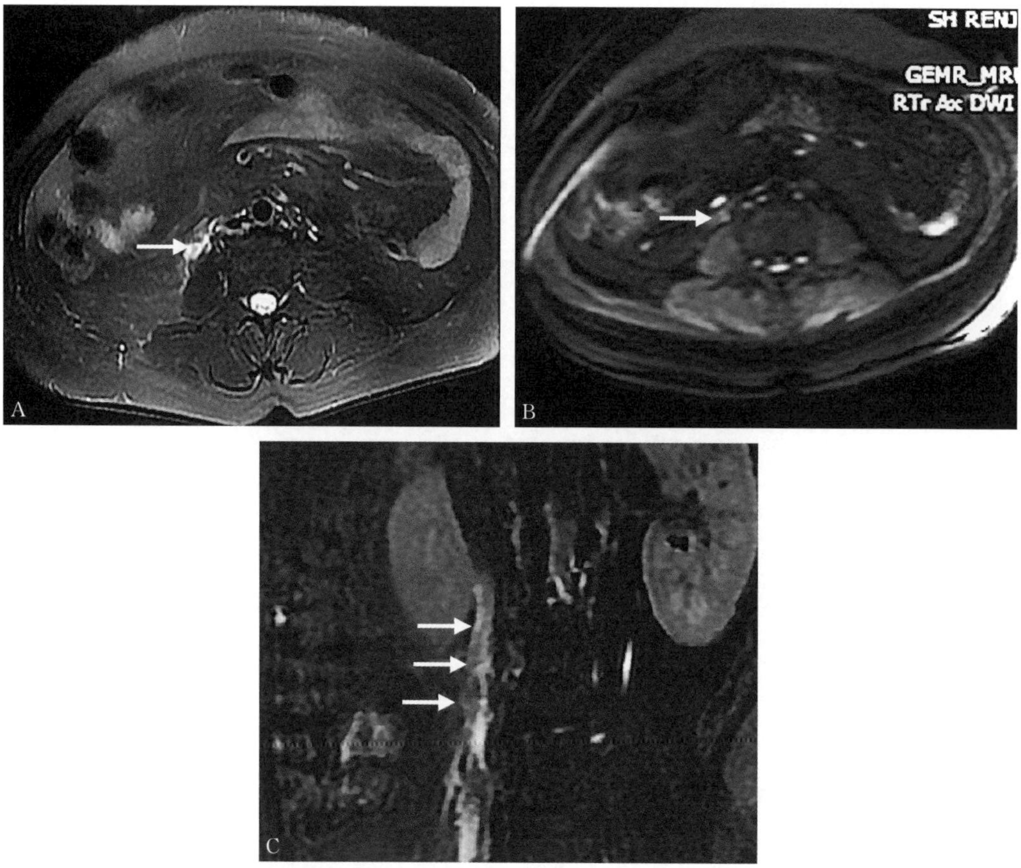

图 3-19　右侧输尿管尿路上皮增生

注：患者，男性，50 岁，反复尿路感染 2 年，外院 CT 提示右侧上尿路占位就诊。横断位 T_2WI FS(A)显示右侧输尿管上段腔内新生物呈等信号灶(箭)；DWI(B)显示病灶无扩散受限呈低信号(箭)；冠状位 T_2WI FS(C)显示右侧输尿管上段弥漫性增厚(箭)。

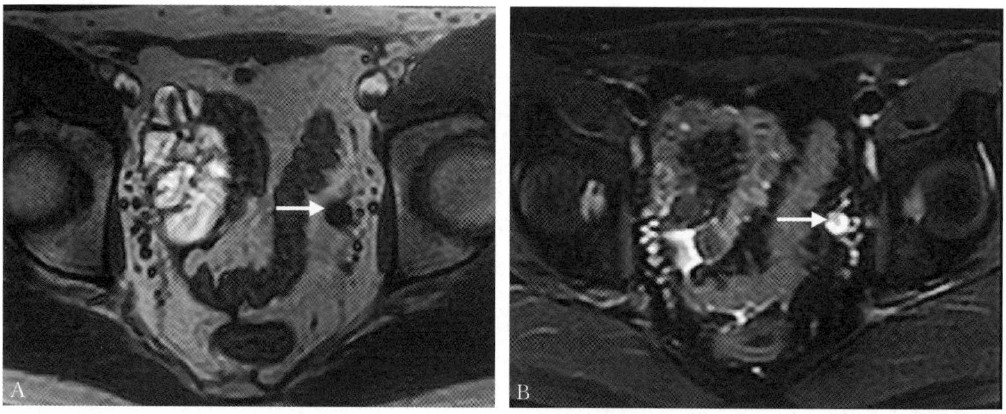

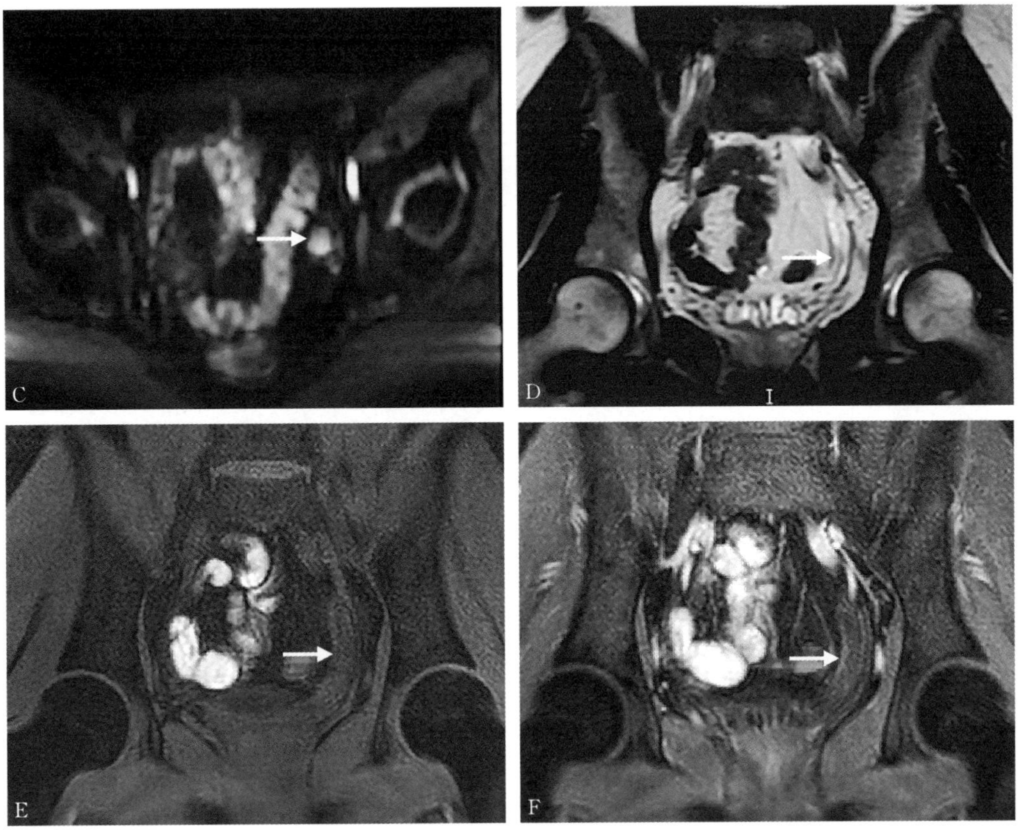

图 3-20 左侧输尿管乳头状瘤

注：患者，男性，45 岁，体检发现左侧上尿路积水就诊。横断位 T_1WI(A)显示左侧输尿管下段腔内呈低信号结节(箭)；T_2WI FS(B)病灶呈等、稍高信号(箭)；DWI(C)示病灶呈稍高信号(箭)；冠状位 T_2WI(D)病灶呈等、稍高信号，基底部沿输尿管长轴呈宽基生长(箭)；冠状位 T_1WI FS 平扫和增强(E、F)病灶呈长索状，轻度强化(箭)。

是由于含有脓细胞及结核杆菌的尿液刺激膀胱所引起，以后则由于膀胱黏膜为结核菌感染的结核性膀胱炎所致。血尿是泌尿系结核的另一重要症状，多在尿频、尿急、尿痛等膀胱刺激征发生后出现，部分患者血尿也可是最初症状。血尿的来源可为肾脏和膀胱，以后者为主。临床表现以终末血尿居多，由膀胱溃疡出血所致。血尿也可为全程血尿，不伴有任何症状。输尿管结核另一重要症状表现为肾积水，主要由输尿管末端梗阻引起。

(4) MRI 表现

输尿管结核常导致输尿管壁不均匀增厚，常累及长段输尿管。T_1WI 可显示局部增厚输尿管管壁，呈 T_1WI 等、低信号，T_2WI 等、高信号改变，DWI 呈高信号，增强后可见明显强化。MRI 亦可用来评价疗效，若患者接受正规的抗结核治疗后，患者增厚的输尿管管壁可逐渐恢复常态，DWI 的信号亦可逐步减低，增强扫描后可不见明显强化(图 3-21、3-22)。

3.7 输尿管癌与其他输尿管病变的鉴别诊断

(1) 非特异性炎症

表现为输尿管环形增厚伴分层环形强化，DWI 一般呈低信号，积脓时脓腔呈 DWI 高信号。

(2) 尿路上皮增生

表现为输尿管壁较长段增厚，病灶边缘清楚，局部可呈结节状，但扩散不受限。

(3) 血块

上尿路血块一般呈铸型的占位性病变，T_1WI

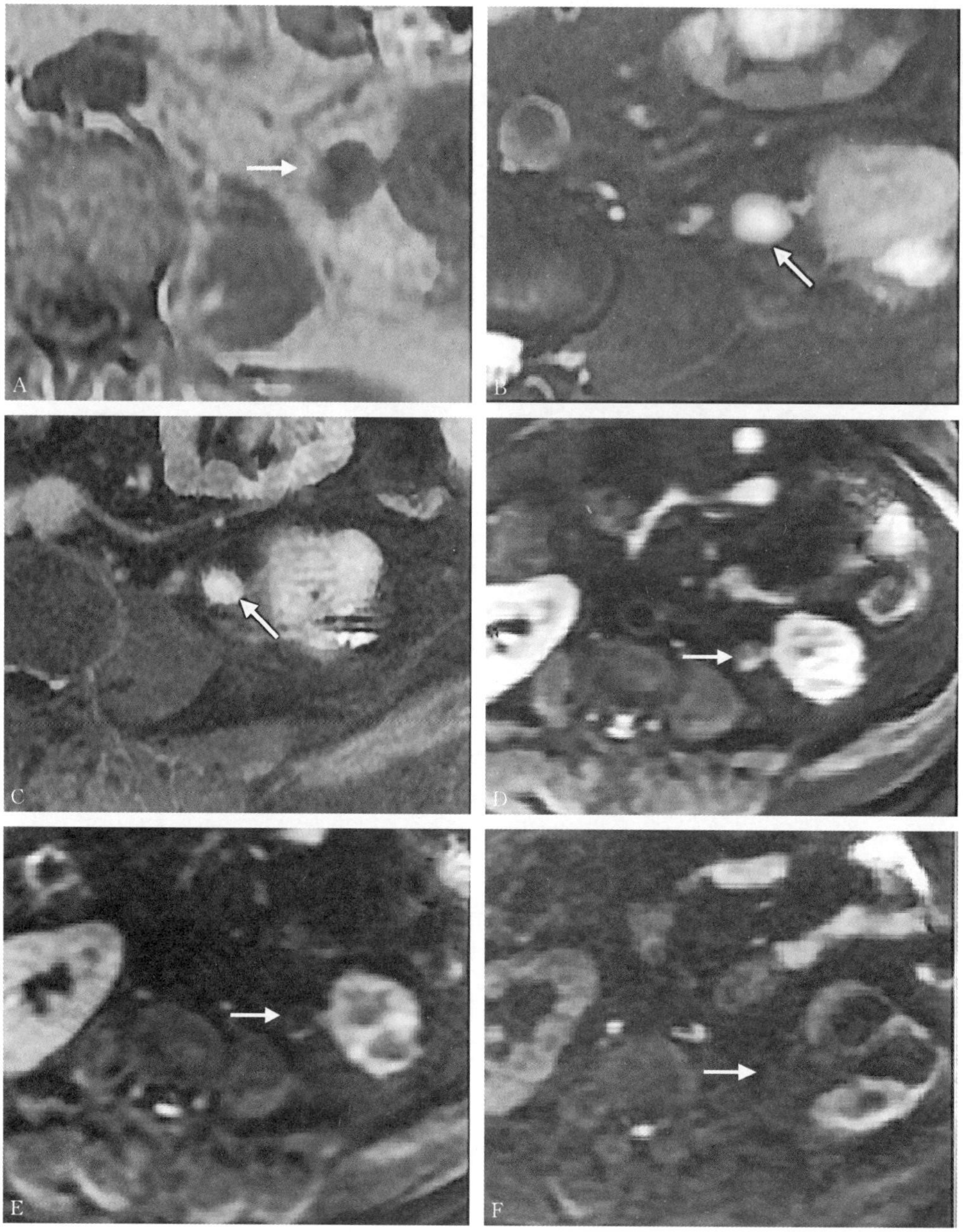

图 3-21　左侧输尿管结核

注：患者，男性，58 岁，因肉眼血尿伴尿频、尿急 3 月余就诊，自述 1 年前曾因左侧输尿管下段结石留置左侧上尿路双 J 管。横断位 T_1WI(A)显示左侧输尿管上段局限性增厚，呈等、低信号(箭)；横断位 T_2WI(B)显示左侧输尿管上段局限性增厚，呈稍高信号，腔内见高信号尿液(箭)；横断位 T_1WI FS 增强(C)显示左侧输尿管上段局限性增厚，明显强化(箭)；DWI(D)显示局部增厚输尿管呈高信号改变(箭)。抗结核治疗后 3 个月复查，DWI(E)局部输尿管增厚大致同前，信号明显降低，仅左后壁少许稍高信号(箭)；抗结核治疗 6 个月后复查，DWI(F)示输尿管恢复如常(箭)。

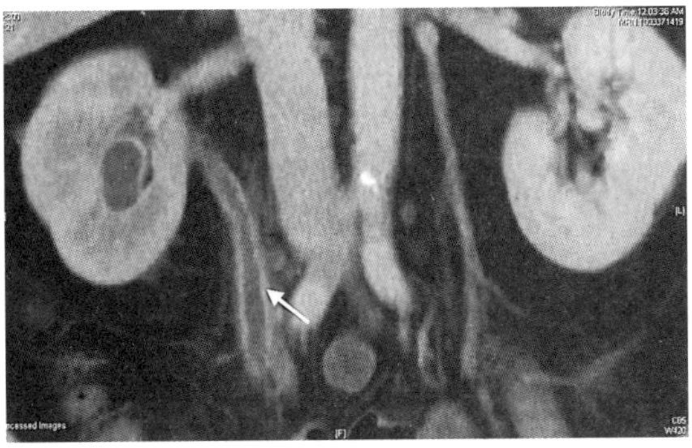

图 3-22　右侧输尿管结核

注：患者，女性，76 岁，因排尿困难伴右侧腰背部疼痛及间歇性低热 3 月余。CT 增强冠状位重建提示右侧肾脏集合系统及输尿管上管壁较长段明显增厚（箭），提示为结核性改变。输尿管镜检证实为输尿管结核。

呈高信号，T_2WI 呈稍低信号，边界比较光整平直，扩散受限不显著。患者常有明显血尿史（图 3-23）。当鉴别存在困难时，可选择短期复查。

（4）乳头状瘤

形态学与乳头状生长的尿路上皮癌非常类似，但 DWI 一般较尿路上皮肿瘤信号略低，可帮助鉴别。

（5）输尿管结核

表现为输尿管全程轻度增厚，少有腔内肿块形成，扩散受限不明显；输尿管癌虽可浸润性生长，但一般较局限于某一段，病灶有明显扩散受限，可予以鉴别。

（6）其他恶性肿瘤

部分腹膜后来源的病变或起源不明的病变亦须鉴别，一般输尿管外来源的病灶较输尿管病变体积更大，形态更为不规则，且输尿管正常结构消失或呈受压表现，而输尿管癌一般仍保留原有结构，此点可帮助鉴别。

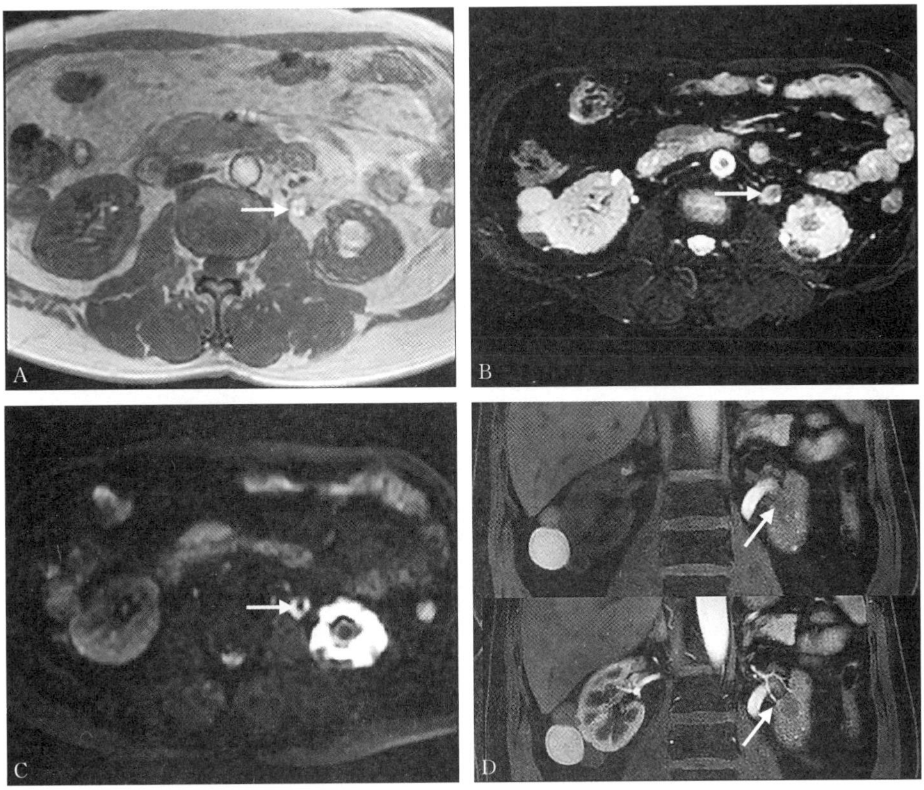

图 3-23　左侧输尿管上段血块

注：患者，女性，52 岁，主诉肉眼血尿 2 周余就诊。横断位 T_1WI(A) 显示左侧输尿管上段增粗伴高信号灶（箭）；横断位 T_2WI FS(B) 显示病灶呈稍低信号（箭）；DWI(C) 病灶呈低信号（箭）；冠状位 T_1WI FS(D) 平扫和增强显示病灶无强化（箭）。

（阳青松　吴广宇　李　翔　强金伟）

参考文献

[1] 那彦群. 中国泌尿外科疾病诊疗指南(2014 版)[M]. 北京:人民卫生出版社,2014,374-385.

[2] 孙颖浩,吴阶平. 泌尿外科学[M]. 北京:人民卫生出版社,2018:1629-1697.

[3] 吴阶平,裘法祖,黄家驷. 外科学[M]. 北京:人民卫生出版社,2000:1778-1793.

[4] 杨熙明,贺慧颖,郑杰,等. 实用泌尿生殖系统病理学[M]. 北京大学医学出版社,2019:157-244.

[5] 邹仲之,李继承. 组织学与胚胎学[M]. 7 版. 北京:人民卫生出版社,2008:170-180.

[6] HANDMER M M, WINTER M, LEE W G, et al. Unexpected tuberculosis causing ureteral stricture [J]. ANZ J Surg, 2017,87(6):515-516.

[7] LITTLE S B, JONES R A, GRATTAN-SMITH J D. Evaluation of UPJ obstruction before and after pyeloplasty using MR urography [J]. Pediatr Radiol, 2008,38 (Suppl 1):S106-S124.

[8] LV C, CHEN N, ZHU X, et al. Primary leiomyosarcoma of the ureter [J]. Asian J Surg, 2008,31(4):191-194.

[9] SILVERMAN S G, LEYENDECKER J R, AMIS E S, et al. What is the current role of CT urography and MR urography in the evaluation of the urinary tract [J]. Radiology, 2009,250(2):309-323.

[10] SUTTON B, CHAN R, SUTTON M, et al. Primary malignant melanoma of the genitourinary tract with upper and lower tracts involvement [J]. Case Rep Urol, 2013,217254.

[11] TSUJI K, ITO A, KUROKAWA S, et al. Primary carcinosarcoma of the ureteropelvic junction associated with ureteral duplication: a case report [J]. Medicine, 2019,98(32):e16643.

[12] UTHAPPA M C, ANTHONY D, ALLEN C. Case report: retrocaval ureter: MR appearances [J]. Br J Radiol, 2002,75(890):177-179.

[13] ZEIKUS E, SURA G, HINDMAN N, et al. Tumors of renal collecting systems, renal pelvis, and ureters: role of MR imaging and MR urography versus computed tomography urography [J]. Magn Reson Imaging Clin N Am, 2019,27(1):15-32.

4 膀胱疾病

4.1 膀胱先天性发育异常

4.1.1 脐尿管病变

（1）概述与病理

脐尿管（urachus）是尿囊和泄殖腔胚胎部分的残留。在胚胎发育早期，脐尿管位于脐部，连接膀胱和尿囊；胚胎发育至 4～5 个月，膀胱下降至盆腔，脐尿管会延长形成纤维束，从膀胱前顶部延伸至脐部，位于横筋膜与腹膜壁之间的 Retzius 腹膜外间隙（耻骨后间隙）。通常出生后脐尿管即关闭并形成脐正中韧带，而此时脐尿管退化不全或失败，则会形成脐尿管病变。脐尿管病变较为罕见，成人发病率约 1/5 000，儿童发病率约 1/15 万，男性多发，常并发下尿路梗阻和炎症。根据脐尿管残留的位置与程度，脐尿管病变可分为 4 类：①若脐尿管仅在脐部末端未闭合，则形成脐尿管窦（urachal sinus），占脐尿管病变总数的 18%，儿童发病率约为成人的 3 倍；②若脐尿管仅在近膀胱处未闭合，则形成膀胱脐尿管憩室（vesicourachal diverticulum），占 3%；③若脐尿管两端闭锁，仅中间管腔残留，则形成脐尿管囊肿（urachal cyst），占 30%，但此类型在儿童脐尿管病变中最为常见；④若脐尿管全程未闭合，则形成开放脐尿管（patent urachus）或称脐尿管瘘（urachal fistula），占 47%。组织学上，脐尿管主要由 3 层构成：内层为上皮细胞层，常为尿路上皮、腺上皮或柱状上皮细胞，但罕见病例中脐尿管也可缺乏内层；中层为黏膜下的结缔组织；外层为肌层，与逼尿肌相连。

（2）临床表现

脐尿管病变通常在儿童期即被发现和处理，临床常采取外科手术完全切除未闭合的脐尿管。开放脐尿管或脐尿管瘘通常在新生儿体格检查时即被发现，表现为尿液由脐部排出，伴随脐部水肿、肉芽肿或脐带残端的延迟愈合，约 1/3 的开放脐尿管患者合并后尿道瓣膜症或尿道闭锁。脐尿管囊肿通常较小，位于脐尿管下1/3段，大多无临床症状。少数情况下，脐尿管囊壁钙化，结石进入囊肿引发出血，或囊肿自发破裂进入腹腔引起腹膜炎时方能引起注意，并通过影像学检查确诊。脐尿管窦常表现为脐周疼痛和压痛，伴或不伴脐部脓性分泌物。膀胱脐尿管憩室最为少见，且因其通常开口较大，内容物易排入到膀胱内，因此成年人多无症状，仅在常规影像检查中偶然被发现，婴儿多合并梅干腹综合征(梨状腹综合征)。

脐尿管长期受泌尿系统感染或梗阻的刺激，可发展为脐尿管良性或恶性肿瘤，良性肿瘤包括腺瘤、纤维瘤、纤维腺瘤、纤维肌瘤、错构瘤等，均极其罕见。恶性肿瘤最常见者为脐尿管腺癌，发病率仅0.01%，但90%的脐尿管癌合并脐尿管未闭。

(3) MRI表现与诊断要点

临床表现通常较早出现，诊断主要依靠超声检查，未出现显著临床症状或超声检查无法检出者，可采用MRI检查。MRI上对于脐尿管内合并结石、炎症或囊变的判断，脐尿管癌的诊断、分期及其与周围组织关系的分辨均较其他检查有一定优势。典型脐尿管全程未闭合(脐尿管瘘)MRI表现为横断位或矢状位见膀胱与脐部有管状影相互连接(图4-1、4-2)，矢状位显示更为清楚，其内容物通常与膀胱内尿液信号一致，T_1WI呈低信

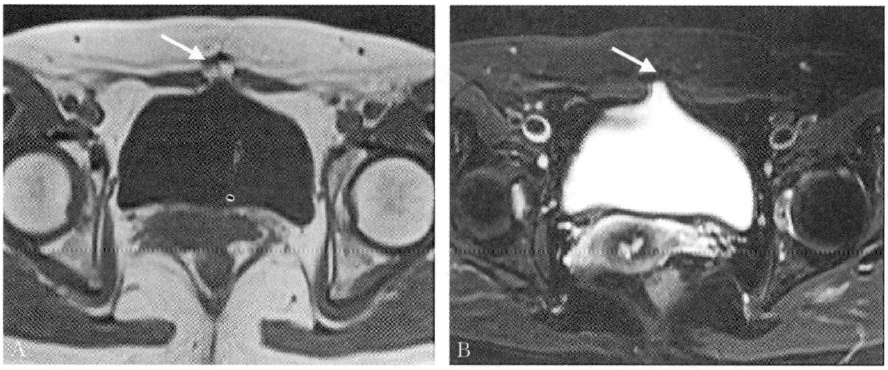

图4-1 脐尿管瘘(一)

注：患者，女性，15岁，外院检查发现脐尿管未闭。横断位T_1WI(A)示膀胱与脐部有管状影，内呈低信号(箭)；横断位T_2WI FS(B)示脐尿管瘘呈高信号，与尿液信号一致(箭)。

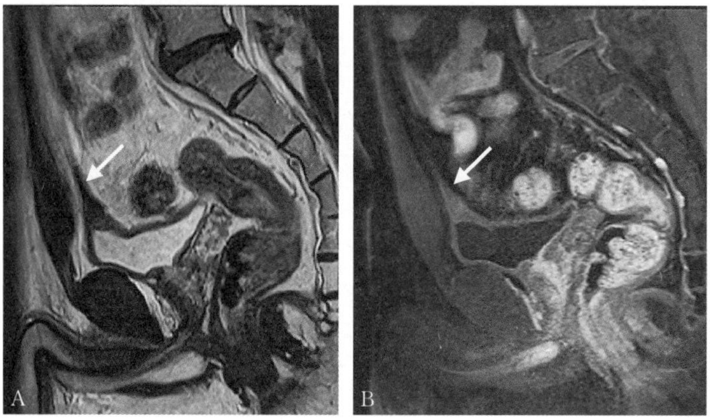

图4-2 脐尿管瘘(二)

注：患者，男性，47岁，体检发现脐尿管未闭。矢状位T_2WI(A)示膀胱前上方条状影，与膀胱壁信号一致(箭)；矢状位T_1WI FS增强(B)见条状影与膀胱壁强化一致(箭)。

号，T_2WI 呈高信号，增强后脐尿管壁的强化与膀胱壁强化大致相仿。脐尿管囊肿 MRI 表现为脐尿管结构中的囊性结构，充满均一的液体信号，DWI 上可见脐尿管囊肿处的弥散信号受限。脐尿管窦 MRI 显示局限于脐部的脐尿管增厚伴梭形囊状扩张，与膀胱不相连。膀胱脐尿管憩室表现为膀胱顶壁穹隆处的囊状或管状扩张结构，内见均一的液体信号，不与脐部或脐尿管其他部分相连。

（4）鉴别诊断

脐尿管憩室需要与膀胱憩室进行鉴别。当膀胱憩室位于膀胱的前顶壁时，需要考虑是否为脐尿管憩室。一方面，膀胱前顶壁通常不是膀胱憩室的好发位置；另一方面，两者的形态和走行不同，结合脐尿管病变的病史，大多可以鉴别。

4.1.2 输尿管囊肿

（1）概述、病理与临床表现

输尿管囊肿（ureterocele）为先天性输尿管膀胱部的黏膜下部分扩张，通常发生在膀胱输尿管移行处。尸检检出率为 0.5%～1.25%，女性较男性多发，两者比例为（4～6）∶1。输尿管囊肿由 3 层构成，外壁为膀胱上皮细胞层，内壁为输尿管上皮细胞层，中间层为结缔组织和肌纤维组织。患者大多无明显症状，偶有继发于梗阻或感染出现的症状。输尿管囊肿分 2 型：①单纯或原位输尿管囊肿，即膀胱内输尿管囊肿型，囊肿完全位于膀胱内；②异位输尿管囊肿，即输尿管囊肿的一部分位于膀胱颈部或尿道，发生率约为单纯型的 4 倍，其开口可位于膀胱内、膀胱颈或尿道，在儿童中较为多见，多伴有单侧或双侧尿道重复。

（2）MRI 表现

根据输尿管囊肿类型和发病部位，膀胱内、膀胱颈或尿道局部可见囊性异常信号，呈现类圆形、梭形或葫芦形（图 4－3）。单纯输尿管囊肿位于膀胱内，囊内为液体信号，常与扩张的输尿管下段相连接，囊腔 T_1WI 呈低信号，T_2WI 呈高信号。

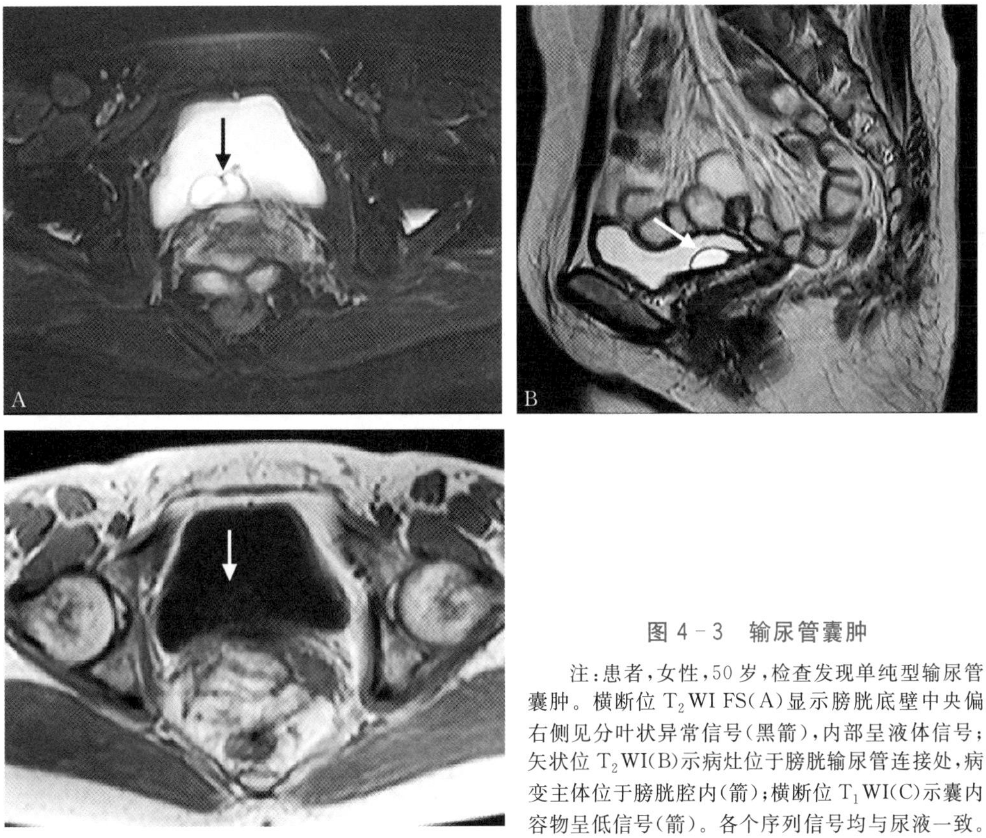

图 4－3 输尿管囊肿

注：患者，女性，50 岁，检查发现单纯型输尿管囊肿。横断位 T_2WI FS（A）显示膀胱底壁中央偏右侧见分叶状异常信号（黑箭），内部呈液体信号；矢状位 T_2WI（B）示病灶位于膀胱输尿管连接处，病变主体位于膀胱腔内（箭）；横断位 T_1WI（C）示囊内容物呈低信号（箭）。各个序列信号均与尿液一致。

T_2WI 可见低信号的线状囊壁轮廓，辅以冠状位、矢状位 MRI 或尿路 MRI 可更加清晰地显示。

（3）鉴别诊断

当单纯输尿管囊肿显示为膀胱内边缘光整的充盈缺损时，须与膀胱肿瘤相鉴别。膀胱肿瘤 DWI 呈高信号，增强扫描有明显强化，边缘常不光滑，形态欠规则。

4.1.3 膀胱外翻

（1）概述与病理

膀胱外翻（bladder exstrophy）是以膀胱黏膜裸露为主要特征的综合畸形，包括腹壁、脐、耻骨及生殖器畸形，可表现为下腹壁和膀胱前壁缺如，膀胱后壁向前外翻，输尿管口显露。由于排泄腔膜的发育异常，导致间充质细胞向腹部外胚层和泄殖腔中间移位受到阻碍，下腹部发育受到影响，使膀胱腹面暴露。膀胱外翻可发生从泄殖腔外翻到远段尿道上裂等异常，包括泌尿系统、生殖系统、骨骼肌肉系统及肠道等异常。由于膀胱和尿道在胚胎发育中具有同源性，所以最常见的复合畸形为膀胱外翻-尿道上裂。

膀胱外翻在新生儿中的发病率为 1/2.5 万～5 万，男性较女性多发，比例约为 2∶1。膀胱外翻与遗传因素有一定相关性，父母一方有膀胱外翻病史者罹患膀胱外翻的概率约为 1/70。

（2）临床表现

外翻膀胱黏膜鲜红、异常敏感，易出血，常伴有尿道上裂。仅合并尿道上裂者表现为外翻膀胱的下方连接敞开在 2 个阴茎海绵体或两侧阴唇之间的尿道，外翻膀胱的上缘为脐带附着处，但无法形成脐孔。严重的膀胱外翻者还合并脐膨出、肛门闭锁和脊柱异常，合称为 OEIS 综合征，典型表现为膀胱从中线被肠黏膜分开，每半边膀胱都具有输尿管入口，且分隔膀胱的末端回肠向下脱垂至下腹部，形成特征性的“象鼻征”。膀胱外翻预后极差，未经治疗的膀胱外翻患者很少存活超过儿童期，死亡率高达 55%。

（3）MRI 表现

腹壁连续性中断，膀胱突出腹壁，盆底诸多肌肉如耻骨直肠肌、髂尾肌等形态异常，肌肉拉长变平直；尿道可被前列腺或直肠包绕（图 4-4）。对孕晚期孕妇的产前腹盆腔 MRI 检查也可见胎儿腹壁的连续性中断，膀胱突出腹壁。

4.1.4 膀胱憩室

（1）概述与病理

膀胱憩室（bladder diverticulum）是由于先天性膀胱壁肌层的薄弱而导致局限性膨出，或继发于下尿路梗阻后膀胱壁自分离的逼尿肌之间突出而形成，男性较女性多发，两者比例为（10～40）∶1，常为单发。

膀胱憩室的病因分先天性和后天性。在先天性病变中，因膀胱壁发育局限，导致膀胱壁薄弱、膨出，这种类型的憩室含有膀胱黏膜及肌层，为真性憩室；而后天性病变中，膀胱憩室多继发于下尿路梗阻病变，如良性前列腺增生、尿道狭窄、后尿道瓣膜、膀胱颈挛缩和脐尿管末端未闭等，从逼尿肌不连续的部分膨出，憩室主要由结缔组织和黏膜组成，称为假性憩室。无论是先天性或后天性，膀胱憩室最主要的病因都是梗阻。憩室多数位于膀胱底部和两侧壁，以膀胱输尿管口区域最多见，并可导致膀胱输尿管反流。膀胱顶部的憩室通常由于脐尿管残留引起。

（2）临床表现

一般无特殊症状，若合并梗阻或感染，则可出现排尿困难、血尿、尿急、尿频、尿痛等症状，巨大憩室由于憩室壁肌纤维很少，排尿时巨大憩室内的尿液无法排出，可出现两段排尿症状，此为膀胱憩室的特征性表现。少数位于膀胱颈后方的巨大憩室可压迫膀胱出口产生尿潴留，压迫直肠壁导致便秘。膀胱憩室并发膀胱癌的概率为 33%～56%，半数以上为侵袭性膀胱癌，且病理类型较一般的膀胱癌更加多变，常伴有鳞癌或肉瘤样癌。

（3）MRI 表现

膀胱侧壁或后壁见囊袋状或圆球状影（图 4-5），内容物与尿液信号一致并延续，膀胱壁常常毛糙或伴小梁形成，常有膀胱壁增厚。增强扫描憩室内可见造影剂充盈。

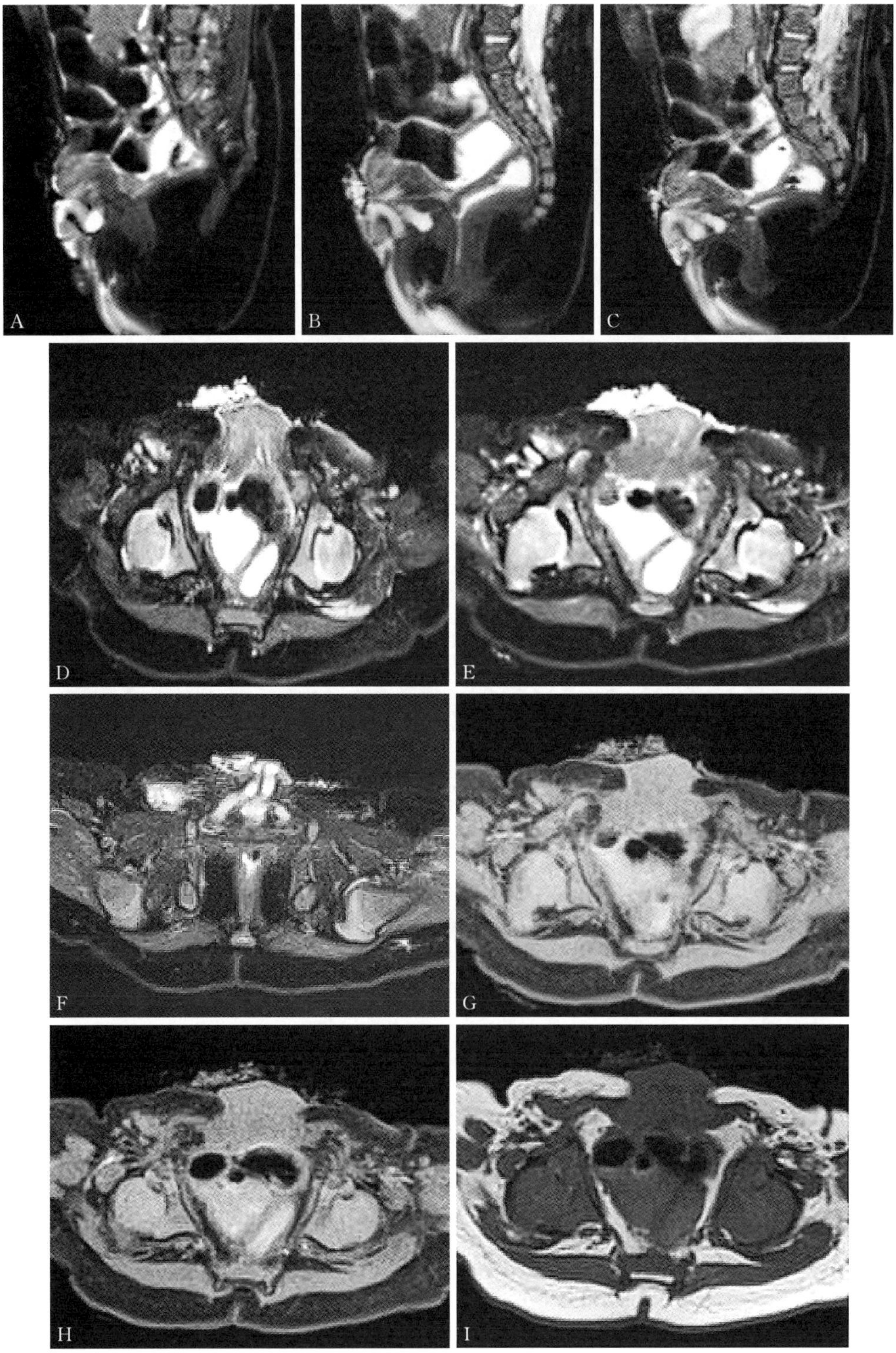

图 4－4 膀胱外翻

注：患者，男性，1 个月，出生后发现患儿脐下凸起一红色半圆形肿物，哭吵后可稍缩小。男童外阴，阴茎小，阴茎向背侧轻度弯曲，龟头分叉，包皮堆积于阴茎腹侧。矢状位 T_2WI FS（A～C）见脐下腹壁开口，暴露膀胱及部分肠管；横断位 T_2WI FS（D～F）见膀胱及部分肠管突出腹壁；横断位 T_1WI FS（G～H）见腹壁连续性中断，腹直肌、耻骨联合向两侧分离；横断位 T_1WI（I）见膀胱向外突出。

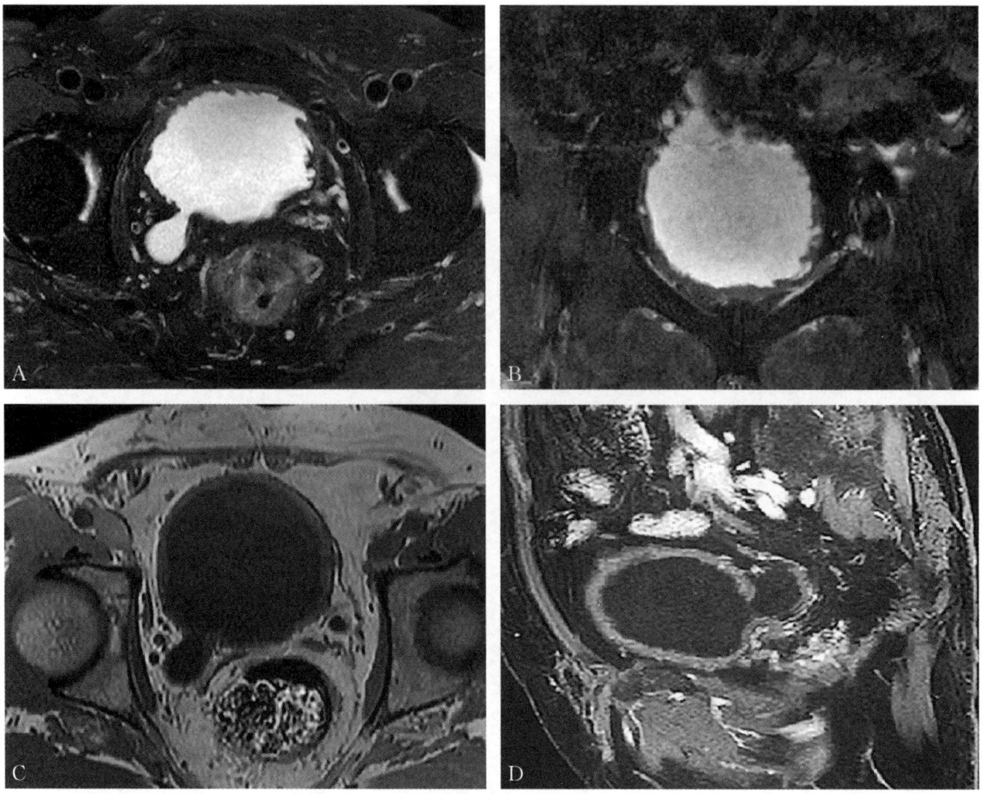

图 4-5　膀胱憩室

注：患者，男性，71 岁，慢性膀胱炎病例。横断位和冠状位 T_2WI FS(A、B)示膀胱内壁多发向外突出小囊状影，以及右缘后壁较大圆形憩室；横断位 T_1WI(C)显示憩室与膀胱壁相连，内见与尿液相同的低信号影；矢状位增强(D)示膀胱后壁局部外突，膀胱壁和囊壁类似强化，囊腔与膀胱腔相通。

(4) 鉴别诊断

膀胱前顶壁的憩室需要与脐尿管憩室进行鉴别，鉴别诊断同前。

4.2　膀胱结石

(1) 概述与临床表现

膀胱结石(urinary bladder calculi)为较常见的泌尿系结石，好发于男性，分为原发性和继发性 2 种。原发性膀胱结石多由于营养不良引起，在我国比较少见；继发性膀胱结石主要由下尿路梗阻、尿路感染、膀胱异物、前列腺增生等引起。

膀胱结石的主要症状为排尿疼痛、排尿困难和血尿等。疼痛主要是由于结石刺激膀胱黏膜引起的耻骨上疼痛或会阴部疼痛，常常伴有尿频、尿急，排尿终末时疼痛最剧。有时由于结石堵塞尿路，引起排尿中断及疼痛，排尿者必须移动或晃动身体移开结石才能继续排尿或缓解疼痛。小儿发生结石堵塞时，常疼痛难忍，小儿常用手牵扯阴茎或手抓会阴部，并变换体位以缓解疼痛。老年男性膀胱结石多继发于前列腺增生。膀胱由于结石刺激，可引起血尿，常为终末期血尿。

(2) 病理

膀胱结石常常刺激摩擦膀胱内壁黏膜，引起膀胱黏膜的慢性炎症改变。结石易堵塞膀胱出口，长期下尿路梗阻可导致膀胱逼尿肌代偿性增厚，引起膀胱壁肌层纤维组织增生，膀胱壁增厚，甚至形成膀胱憩室。严重者可引起上尿路梗阻、积水等，导致肾功能受损，或引起输尿管及肾盂炎症。当尿路移行上皮长期受结石、炎性反应等刺激时，可出现上皮组织增生或鳞状上皮化生，甚至发展为鳞状上皮癌。

(3) MRI表现

膀胱结石大多为含钙结石，T_1WI和T_2WI均呈低信号，边缘光滑，DCE无强化(图4-6、4-7)。膀胱壁可增厚。

(4) 诊断要点

膀胱内边界光滑的低信号结节影。

4.3 膀胱炎症性病变

膀胱位于盆腔内，通过尿道与外界相通，通过输尿管与肾脏相连。根据性别不同，相邻脏器分别有前列腺、精囊、直肠或子宫、阴道等，上述部位的感染可能累及膀胱。根据不同分类标准，膀胱炎(cystitis)可以分为原发性膀胱炎和继发性膀胱炎、急性膀胱炎和慢性膀胱炎、感染性和非感染性膀胱炎等，感染性膀胱炎可以进一步分为细菌性膀胱炎、真菌性膀胱炎或特殊感染(结核分枝杆菌或血吸虫感染)等。

4.3.1 急性膀胱炎

(1) 概述与临床表现

急性膀胱炎通常急性起病，患者以尿频、尿急、尿痛(尿路刺激征)表现为主，部分患者伴有血尿或耻骨上区压痛等症状。与其他下尿路感染相似，大部分患者全身反应较轻，局部症状较重。尿常规或尿培养常呈阳性。

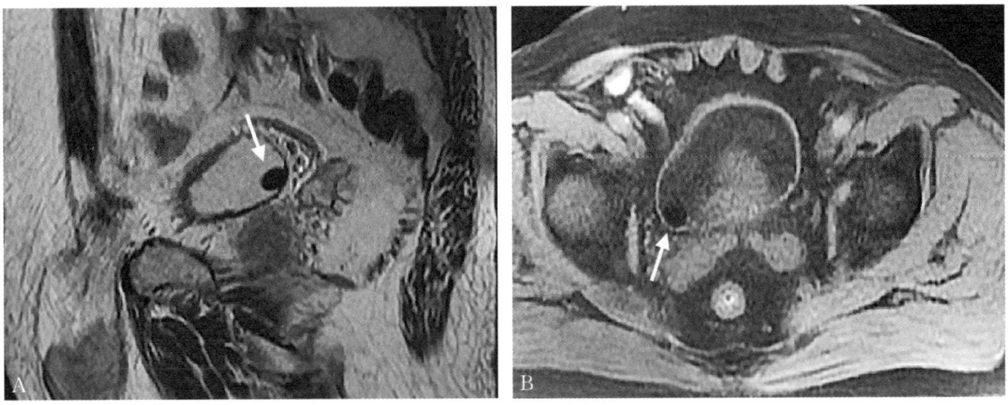

图4-6 膀胱结石

注：患者，男性，73岁，血尿1周。矢状位T_2WI(A)示膀胱后下方见一低信号结石影(箭)；横断位T_1WI FS(B)呈低信号(箭)。

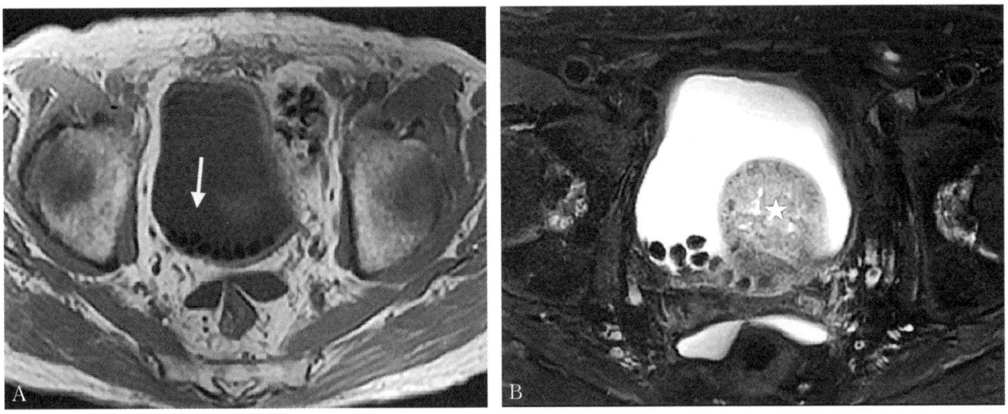

图4-7 膀胱多发结石

注：患者，男性，68岁，排尿疼痛2周。横断位T_1WI(A)示膀胱内多发结石呈低信号(箭)；横断位T_2WI FS(B)示膀胱腔内多发低信号结石，似奶茶里的珍珠(星号为突入膀胱的增生前列腺)。

女性由于尿道短，易发生上行性感染，故发病率较高。下行性、血源性或淋巴途径感染者则相对少见。若反复急性发作，应注意是否有结石、梗阻或其他慢性刺激因素的可能，治疗时应注意消除诱因，规范抗感染处理，防止病情反复。

（2）病理

急性膀胱炎主要表现为膀胱黏膜充血、水肿、出血或溃疡，黏膜移行细胞增生，这些改变局限在黏膜和黏膜下层内。溃疡大多较浅，经有效治疗后大多可痊愈。但有些急性炎症引起的溃疡较深，重者可导致膀胱穿孔。膀胱炎持续存在者易导致膀胱壁痉挛，膀胱容积缩小。

（3）MRI表现

膀胱壁均匀增厚，外壁光滑、内壁粗糙。炎性反应较轻时MRI检查可无异常发现；炎性反应较重时，若伴随黏膜下水肿，可表现为黏膜下层T_2WI高信号影。DCE对于鉴别急性膀胱炎与膀胱肿瘤可有一定帮助，炎性病变膀胱壁的强化较肿瘤稍晚，且病变范围较广。

4.3.2 慢性膀胱炎

（1）概述与临床表现

慢性膀胱炎多继发于尿路感染、尿路结石或前列腺增生等，女性由于尿道较短，较男性多发。临床表现以尿频、尿急、尿痛等尿路刺激表现为主，部分患者可伴有血尿或耻骨上区压痛等症状。上述症状长期存在，且反复发作。实验室检查尿白细胞增多甚至出现脓尿。

（2）病理

肉眼可见膀胱黏膜红肿呈片状，易出血，严重者出现黏膜溃疡，镜下主要表现为黏膜移行细胞增生、纤维结缔组织增生、浆细胞浸润，可伴息肉形成，膀胱壁弥漫性增厚。由于膀胱壁挛缩，膀胱容积缩小。

（3）MRI表现

膀胱壁广泛增厚、僵硬，外壁光滑、内壁粗糙，T_1WI上膀胱壁表现为等或低信号，T_2WI上膀胱壁由正常的低信号转变为不均匀稍高信号（图4－8）。慢性膀胱炎水肿明显时黏膜及黏膜下层增厚，呈T_1WI低信号、T_2WI高信号。增强后膀胱黏膜层均匀强化，后期膀胱挛缩、体积减小，内膜纤维化和肌层可延迟强化，无明显扩散受限（图4－9）。

（4）鉴别诊断

需与神经源性膀胱或膀胱癌相鉴别。神经源性膀胱常伴有脊髓或周围神经损伤病史。痉挛性神经源性膀胱者壁增厚，容量减小，小梁突出，小梁之间膀胱壁膨出，膀胱壁不僵硬；弛缓性神经源性膀胱者膀胱体积变大，壁变薄，强化后呈均匀强化。

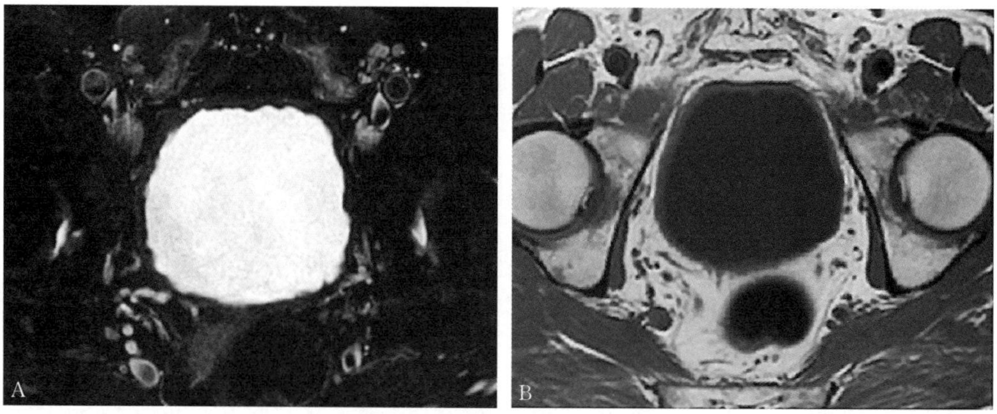

图4－8　慢性膀胱炎（一）

注：患者，男性，59岁，上尿路感染治疗后病例。横断位T_2WI FS（A）示膀胱壁广泛稍欠均匀增厚，局部呈稍高信号，外壁尚光滑，内壁粗糙；横断位T_1WI（B）示膀胱壁厚。

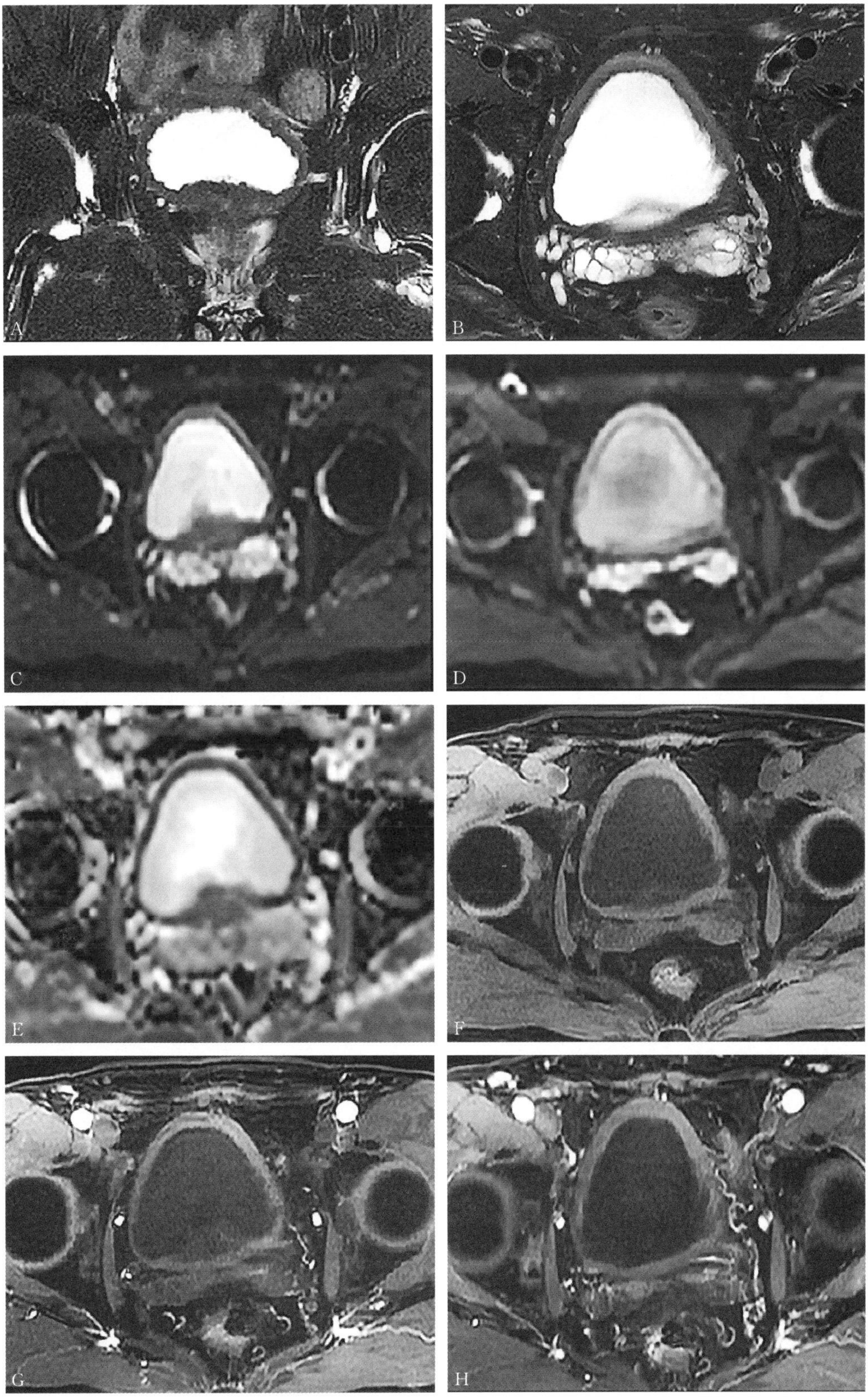
A
B
C
D
E
F
G
H

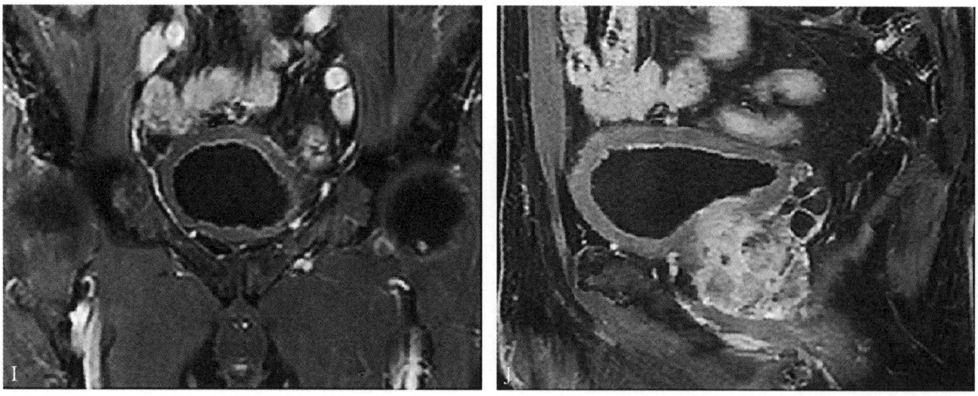

图 4-9　慢性膀胱炎(二)

注：患者，男性，61 岁，发现 PSA 升高 1 周余。冠状位(A)和横断位(B)T_2WI FS 示均匀增厚的膀胱壁局部呈稍高信号；DWI(C，$b=0\ s/mm^2$)和(D，$b=500\ s/mm^2$)呈稍高信号；ADC 图(E)示膀胱壁呈低信号；横断位 T_1WI 平扫、增强动脉期和静脉期(F～H)、冠状位(I)及矢状位(J)示膀胱黏膜层呈均匀强化，肌层轻度延迟强化。矢状位可见前列腺增生。

部分早期膀胱癌会出现膀胱壁局限性增厚，但其深部通常会出现肿瘤信号，且膀胱癌通常局限，很少有全膀胱壁受累；膀胱炎性反应表现为全膀胱壁广泛增厚。增强扫描膀胱癌早期局限性强化，膀胱炎症多表现为膀胱壁的线状强化，延迟强化。

4.3.3　神经源性膀胱

(1) 概述与临床表现

神经源性膀胱(neurogenic bladder)通常是由于控制排尿功能的中枢神经系统或周围神经受到损害，因而引起膀胱尿道功能障碍，分为痉挛性和弛缓性 2 种。痉挛性神经源性膀胱是高位神经中枢(圆锥以上)受到损伤，逼尿肌处于持续痉挛性收缩状态；弛缓性(麻痹性)神经源性膀胱是比较低位的神经中枢或周围神经受到损伤，逼尿肌处于松弛状态。神经源性膀胱患者最常见的临床表现为尿失禁或逐渐加重的排尿功能障碍，通常合并身体其他部分感觉和运动障碍。

(2) MRI 表现

痉挛性神经源性膀胱，患者膀胱挛缩伴体积明显缩小，膀胱张力增高、壁增厚(图 4-10)，有时膀胱出现小梁增宽，小梁间膀胱壁膨出、变薄，假憩室形成，膀胱壁呈波浪形，多伴有输尿管反流、扩张，增强扫描后部分黏膜正常强化，部分黏膜显著强化，同一患者可出现 2 种强化方式。弛缓性神经源性膀胱患者膀胱充盈，膀胱张力减小，壁较薄且平坦、光滑，有时膀胱壁亦呈波浪形，膀胱体积明显增大(图 4-11、4-12)。但后者由于长期尿液潴留继发膀胱炎而出现膀胱炎表现。

(3) 鉴别诊断

慢性膀胱炎患者膀胱壁广泛增厚，壁僵硬，外壁光滑、内壁粗糙，但很少出现波浪形；增强扫描后膀胱黏膜层呈均匀强化；痉挛性神经源性膀胱壁不僵硬，可出现小梁增粗，增粗小梁之间的膀胱变薄，导致膀胱壁迂曲而形成波浪形。

4.4　膀胱良性肿瘤及瘤样病变

膀胱肿瘤是泌尿生殖系统最常见肿瘤，其中绝大多数来源于上皮组织，95%以上为膀胱移行上皮细胞肿瘤，绝大多数为恶性，良性肿瘤罕见。

4.4.1　平滑肌瘤

(1) 概述

膀胱平滑肌瘤(leiomyoma)为膀胱最常见的非上皮细胞来源的良性肿瘤，仅占膀胱肿瘤的 0.5%。起源于黏膜下层，生长方式可分为黏膜下型(>60%)、浆膜下型(30%)和壁间型(<10%)。好发于膀胱三角区及两侧壁，男女发病率相似，好发年龄为 25～80 岁。

(2) 临床表现

临床表现与肿瘤大小和发病部位相关。大部

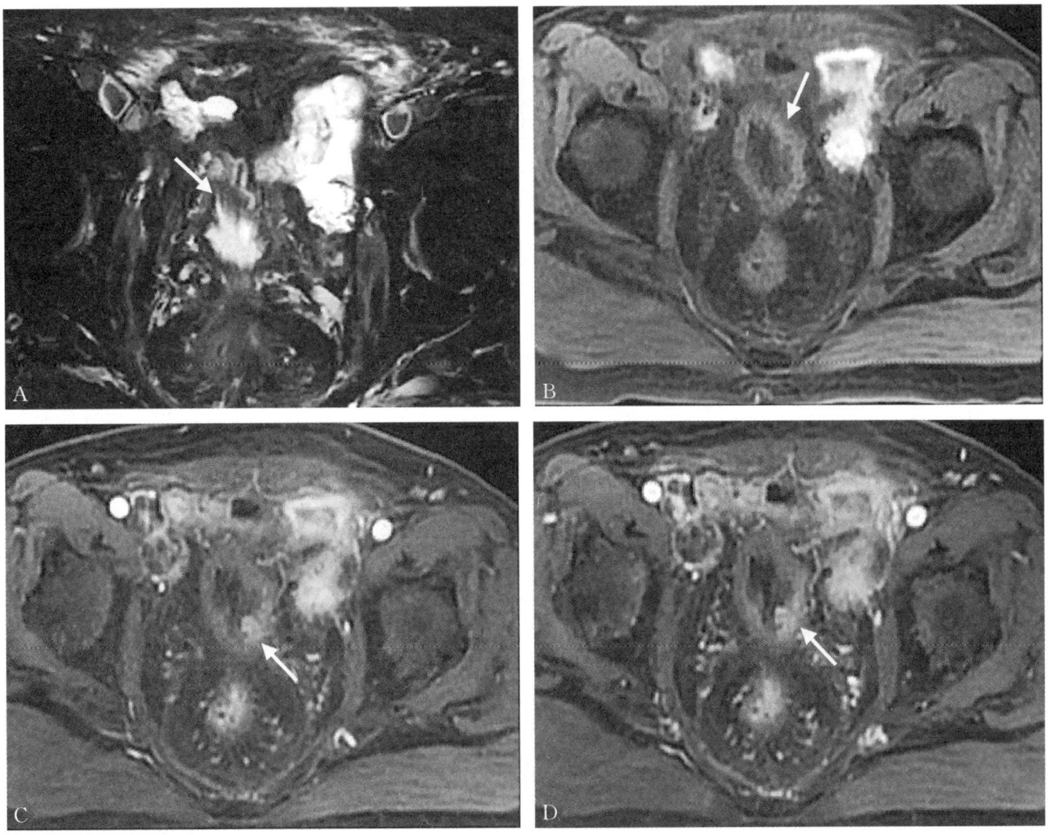

图 4-10 神经源性膀胱(痉挛性)

注:患者,男性,70 岁,出现尿失禁并逐渐加重 1 年,发现 PSA 升高 4 月余。横断位 T_2WI FS(A)示膀胱壁厚,体积明显缩小,内壁呈波浪状(箭);横断位 T_1WI FS 平扫和增强(B～D)示部分膀胱黏膜显著强化(箭),部分强化不明显。

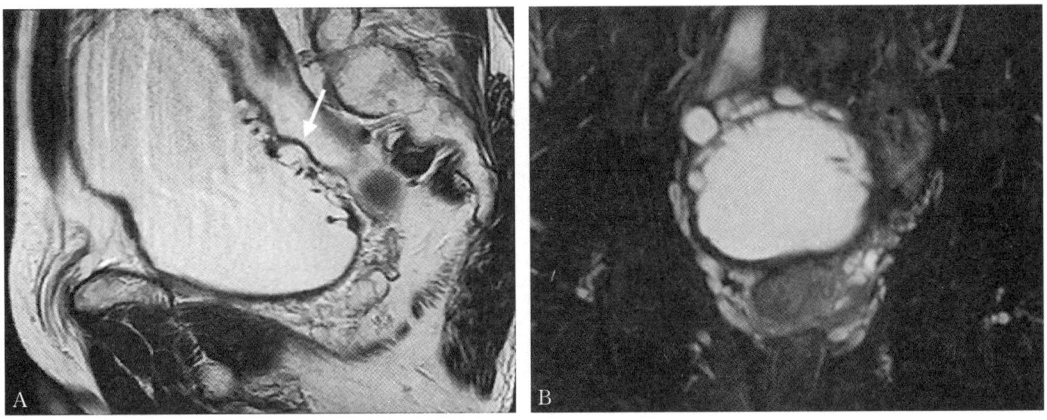

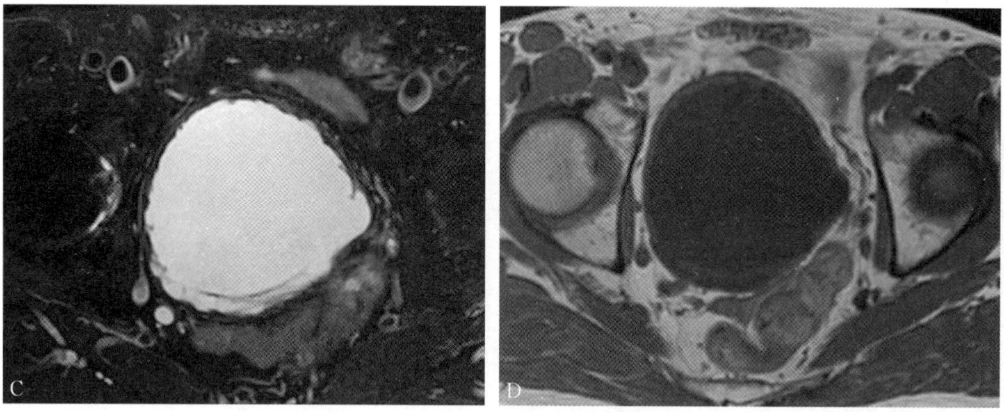

图 4-11　神经源性膀胱(弛缓性)(二)

注：患者，男性，70 岁，有前列腺增生病史，排尿困难 2 周。矢状位 T_2WI(A)、冠状位(B)及横断位(C)T_2WI FS 示膀胱体积变大、膀胱壁小梁增粗，其间膀胱壁变薄、局部膨出，伴假憩室形成，膀胱壁呈波浪形(箭)；横断位 T_1WI(D)示膀胱内壁不光整。

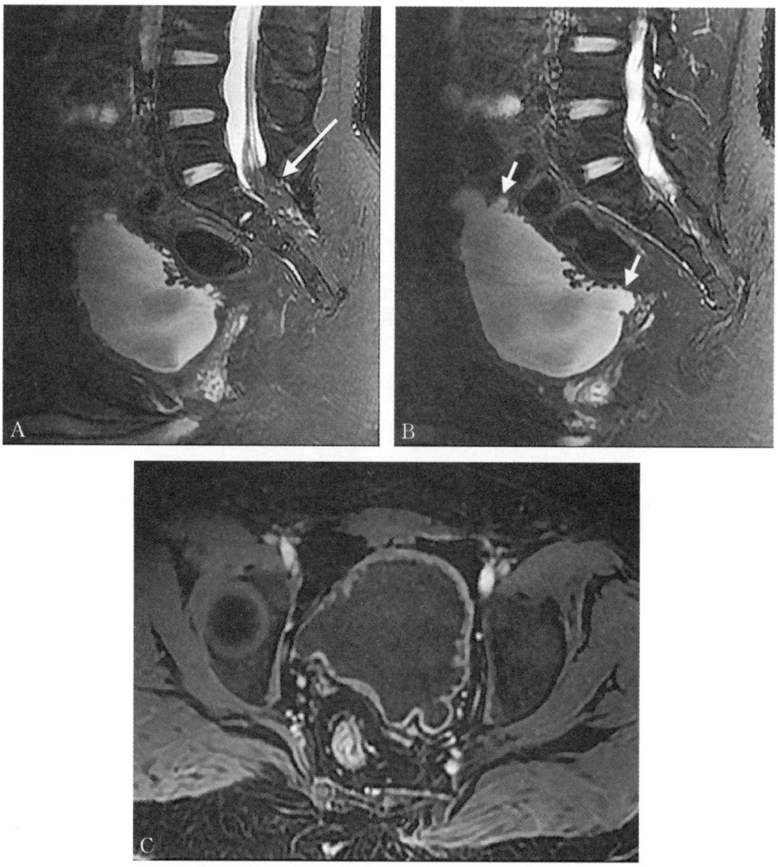

图 4-12　神经源性膀胱(弛缓性)(三)

注：患者，男性，26 岁，脊髓栓系病史。矢状位 T_2WI FS(A、B)示脊髓栓系(长箭)，膀胱壁薄、体积增大、局部膨出，伴多发憩室形成，局部呈波浪状(短箭)；横断位 T_1WI FS 增强(C)示膀胱壁呈波浪形，局部有憩室膨出。

分患者不出现症状，多在体检时偶然发现。少数表现为排尿梗阻、尿路刺激征等，偶尔可出现血尿、下腹痛及腹部包块。严重者出现压力性尿失禁，甚至因膀胱出口处梗阻引起输尿管反流，从而引发梗阻性肾衰竭。

（3）病理

多表现为膀胱内圆形或椭圆形的瘤体，可向腔内或腔外生长，肿瘤表面黏膜光滑。组织病理学多表现为非浸润性平滑肌肿瘤，细胞一般不伴有丝分裂、细胞异型性或坏死。

（4）MRI表现

根据起源和生长方式，平滑肌瘤可位于膀胱腔内、膀胱壁或膀胱外。黏膜下型表现为膀胱内圆形或卵圆形异常信号，边界光滑，T_1WI呈中等信号，T_2WI呈低信号，伴随变性时呈不均匀信号；增强扫描病灶呈与肌层相似的渐进性均匀强化，少数肿瘤显著强化（图4-13）。肿瘤囊性部分T_2WI呈高信号，增强扫描不强化。

（5）鉴别诊断

需要与边缘较光滑的膀胱癌进行鉴别。进展

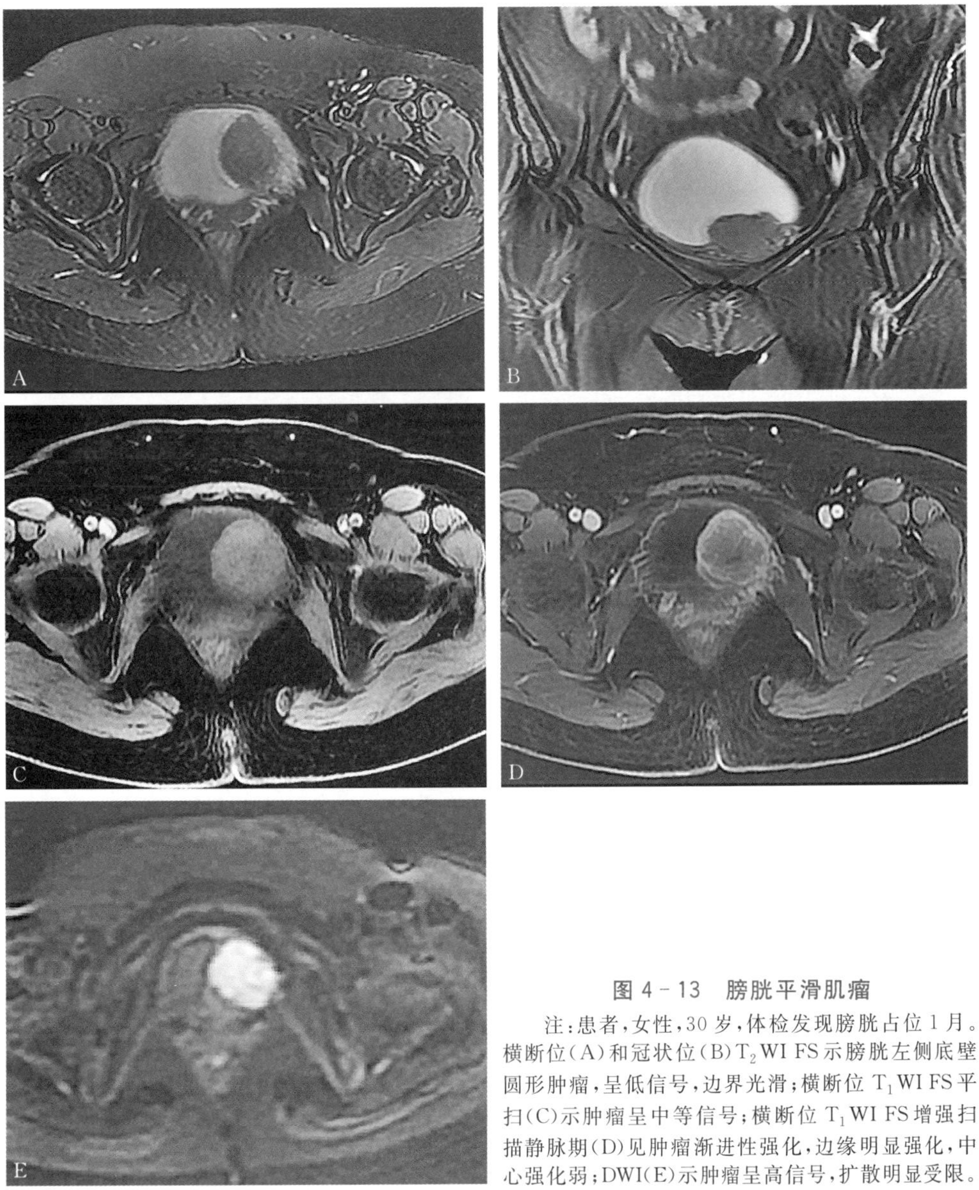

图4-13　膀胱平滑肌瘤

注：患者，女性，30岁，体检发现膀胱占位1月。横断位（A）和冠状位（B）T_2WI FS示膀胱左侧底壁圆形肿瘤，呈低信号，边界光滑；横断位T_1WI FS平扫（C）示肿瘤呈中等信号；横断位T_1WI FS增强扫描静脉期（D）见肿瘤渐进性强化，边缘明显强化，中心强化弱；DWI（E）示肿瘤呈高信号，扩散明显受限。

期膀胱癌侵犯肌层甚至侵犯邻近脂肪或周围器官，即使表面光整，肿瘤深部不规则。膀胱癌的 T_2WI 呈中等信号，信号高于平滑肌瘤；动态增强膀胱癌强化程度较平滑肌瘤更早且更为明显，肿瘤周围黏膜可见局限性增厚伴强化，而膀胱平滑肌瘤表面黏膜多完整。

4.4.2 嗜铬细胞瘤

（1）概述与临床表现

嗜铬细胞瘤（pheochromocytoma），也称副神经节瘤（paraganglioma），是嗜铬细胞组织发生的肿瘤。膀胱嗜铬细胞瘤也属非上皮性肿瘤，多为良性，起源于膀胱壁内的交感神经丛嗜铬细胞的胚胎残留，占膀胱肿瘤的 0.1%，占全身嗜铬细胞瘤的 1%，膀胱是肾上腺外嗜铬细胞瘤最好发部位之一。膀胱逼尿肌收缩导致儿茶酚胺被大量释放，临床表现为排尿相关的高血压、头痛、心悸等一系列交感神经症状，有时伴有血尿。好发年龄为 20～50 岁。

（2）病理

肿瘤可发生于膀胱内任何部位，多为向腔内突起的边界清楚的孤立结节状肿瘤，偶有坏死及囊变，镜下可见长形或多角形细胞组成肿瘤小叶，细胞质丰富，周围包绕血管网，进入有丝分裂周期的细胞数目增多。

（3）MRI 表现

嗜铬细胞瘤通常表现为境界清楚、向腔内突起的实性肿块，呈分叶状；肿瘤在 T_1WI 上呈类似膀胱肌层的中等信号，T_2WI 上信号明显高于膀胱肌层，多数病灶呈显著高信号。肿瘤变性明显，常伴钙化、出血、坏死和囊变，MRI 检查呈现相应表现。嗜铬细胞瘤为富血供肿瘤，增强扫描动脉期显著强化，静脉期持续强化（图 4-14）。部分肿瘤呈渐进性强化。

（4）诊断要点

膀胱内 T_1WI 中等偏稍高信号，T_2WI 显著高信号肿块，内部伴变性、坏死，强化显著，伴有排尿相关的高血压、心悸等交感神经兴奋症状，可提示膀胱嗜铬细胞瘤。

（5）鉴别诊断

需与膀胱癌进行鉴别。膀胱癌起源于膀胱黏膜，多表现为宽基底的结节或菜花状肿块，形态不规则，边缘欠清晰，进展期尤其 T_3 期可见由肿瘤向壁外侵犯脂肪甚至周围器官。膀胱癌 T_2WI 信号低于嗜铬细胞瘤，肿瘤变性不及嗜铬细胞瘤，DCE 膀胱癌的强化程度低于嗜铬细胞瘤。

4.4.3 腺性膀胱炎

（1）概述及临床表现

腺性膀胱炎（cystitis glandularis）属于膀胱瘤样病变，是一种膀胱上皮的慢性炎性增生性疾病，男性较女性发病率略高，发病率 0.1%～1.9%。慢性泌尿系统的梗阻、结石或感染会导致腺性膀胱炎。通常表现为无痛性肉眼血尿，可伴尿路刺激征，尿液检查可检出黏液成分。腺性膀胱炎可以引起输尿管梗阻、肾盂积水等。约 4%的腺性膀胱炎患者数年后可演变为膀胱腺癌，可视为膀胱癌前病变的一种。

（2）病理

大体病理表现为多灶性（弥漫性）和/或息肉样（局灶性）改变。镜下病理显示膀胱固有层上皮细胞呈巢状腺体样增生，表现为鹅卵石状，并向下增长至固有层下的结缔组织中，并化生为分泌黏液的杯状细胞，周围伴炎性细胞浸润。

（3）MRI 表现

病灶多累及膀胱颈部、底部和膀胱三角区，通常占整个膀胱圆周的 1/3 以上，多表现为膀胱壁不均匀乳头状、菜花状或弥漫性增厚，膀胱壁增厚程度欠均匀，部分病例可显著增厚。增厚膀胱壁局部可见局限隆起或宽基底结节，结节表面通常较光滑，内部可有囊肿形成，膀胱容量减小。病灶通常呈 T_1WI 和 T_2WI 低信号，扩散通常不受限或轻微受限。T_2WI 和 DWI 信号与病灶内黏液成分、炎性细胞浸润和纤维组织成分比例相关。典型表现为膀胱壁增厚呈“夹心饼干征”，即增厚膀胱壁内、外层呈稍低 T_1WI、T_2WI 信号，中间层为条束状高信号。增强后也呈现“夹心饼干征”，即膀胱壁内、外层强化，中层强化程度稍低（图 4-15～4-17），由于腺性膀胱炎病灶为腺体组织，因此强化程度较弱，与周围正常膀胱壁相似。

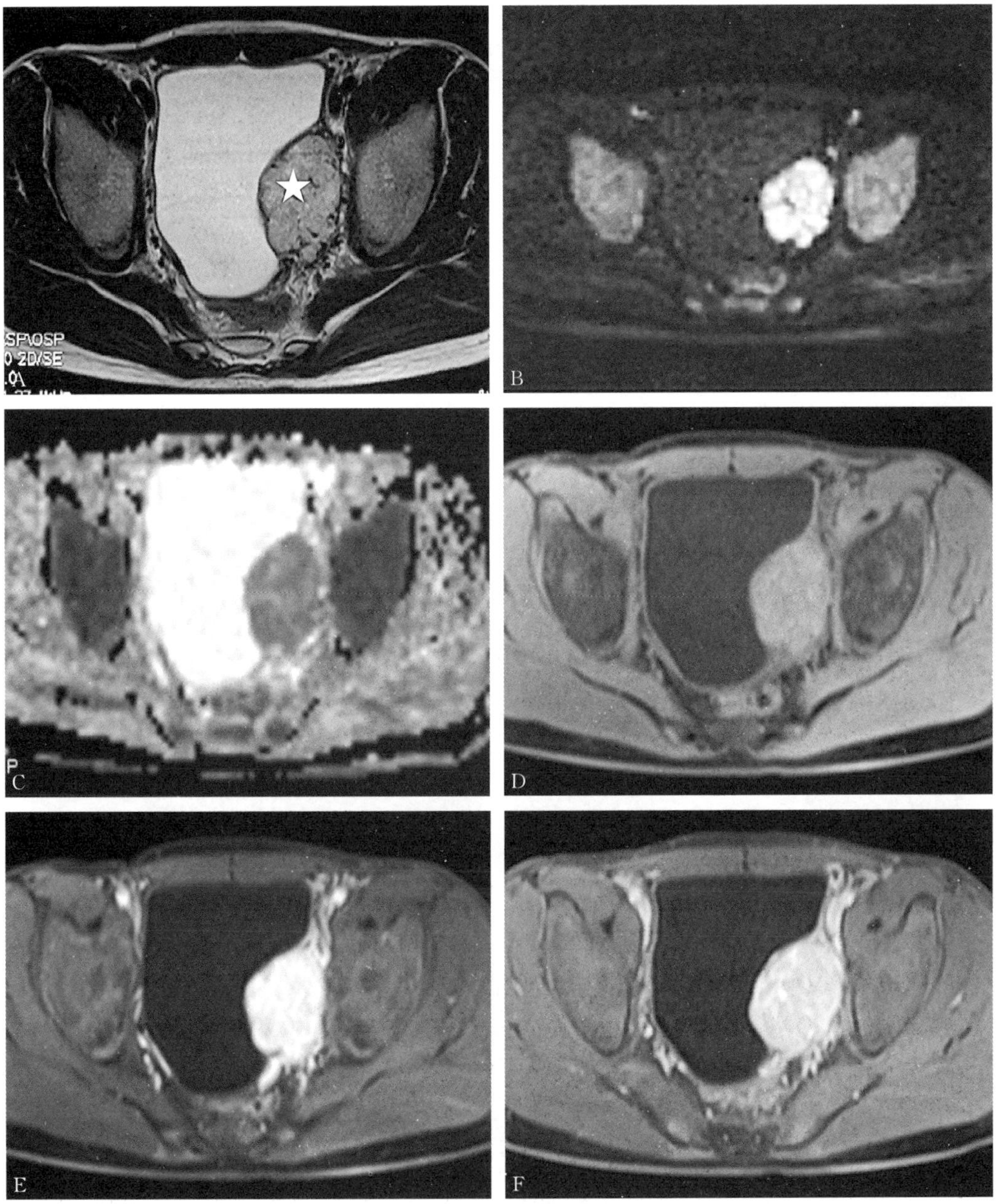

图 4-14 膀胱嗜铬细胞瘤

注：患者，男性，15 岁，排尿后心悸、出汗 7 年，发现血压升高 1 月余。横断位 T_2WI(A)示膀胱左侧壁巨大高信号肿块（星号），向腔内外生长；DWI(B，$b=1\,000\ s/mm^2$)扩散受限，呈高信号；ADC 图(C)呈稍低信号；横断位 T_1WI FS 平扫(D)呈中等偏高信号；增强扫描动脉期(E)显示肿瘤明显强化，强化程度接近血管；静脉期(F)示肿瘤持续强化，较动脉期稍减弱。

(4) 诊断要点

膀胱壁局限性或弥漫性增厚，呈现“夹心饼干征”，常伴膀胱息肉和膀胱憩室，排除其他诊断者，可提示腺性膀胱炎。

(5) 鉴别诊断

1) 膀胱炎：通常表现为膀胱壁广泛增厚，膀胱挛缩、容积减小，膀胱内壁毛糙，其内常伴有结石等病变。MRI 不出现充盈缺损，增强上表现为膀胱壁线性强化。而典型的腺性膀胱炎病变范围相对局限，可出现充盈缺损或“夹心饼干征”。

2) 膀胱癌：需与不典型的腺性膀胱炎鉴别。膀胱癌来源于黏膜，病变局限，向腔内突出明显，绝大多数呈现乳头状或宽基底的菜花状，进展期膀胱癌侵犯肌层甚至邻近脂肪，增强后肿瘤组织均匀强化，无分层现象。DWI 对鉴别两者意义较大，膀胱癌扩散明显受限，而腺性膀胱炎扩散不受限或轻微受限，膀胱壁呈“夹心饼干征”，且无膀胱壁外的浸润和精囊腺侵犯，上述征象均可资鉴别。

4.5 膀胱癌

膀胱癌(bladder carcinoma)是泌尿系统最常见恶性肿瘤，约占全身恶性肿瘤的 1.4%，人群发病率为 0.18～0.22/百万人，近几年呈逐渐上升趋势。膀胱癌复发率极高，其好发年龄为 50～70 岁，男性居多，男女发病比例为(3～4)∶1。吸烟是膀胱癌的主要致病因素，流行病学调查显示吸烟者的膀胱癌发病率可达无吸烟者的 2～4 倍；另外，女性患者的膀胱癌侵袭性和复发率均较男性明显，预后也较男性患者差。其余高危因素还有职业、饮食、药物及基因的多态性等。膀胱癌的病理类型 95%为尿路上皮细胞癌(urothelial carcinoma,

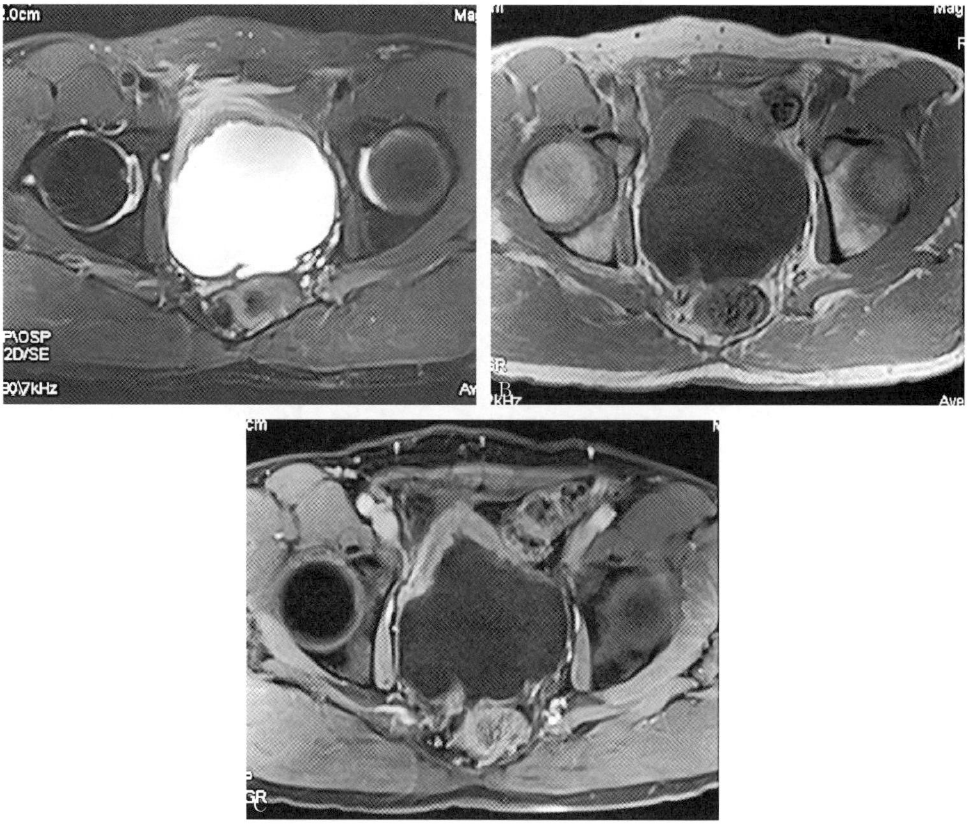

图 4-15 腺性膀胱炎(一)

注：患者，男性，42 岁，检查发现腺性膀胱炎。横断位 T_2WI FS(A)示膀胱前壁局限性增厚；横断位 T_1WI(B)示膀胱前壁不均匀增厚；增强扫描(C)示膀胱内、外层呈明显强化，中层强化稍弱，呈“夹心饼干征”。

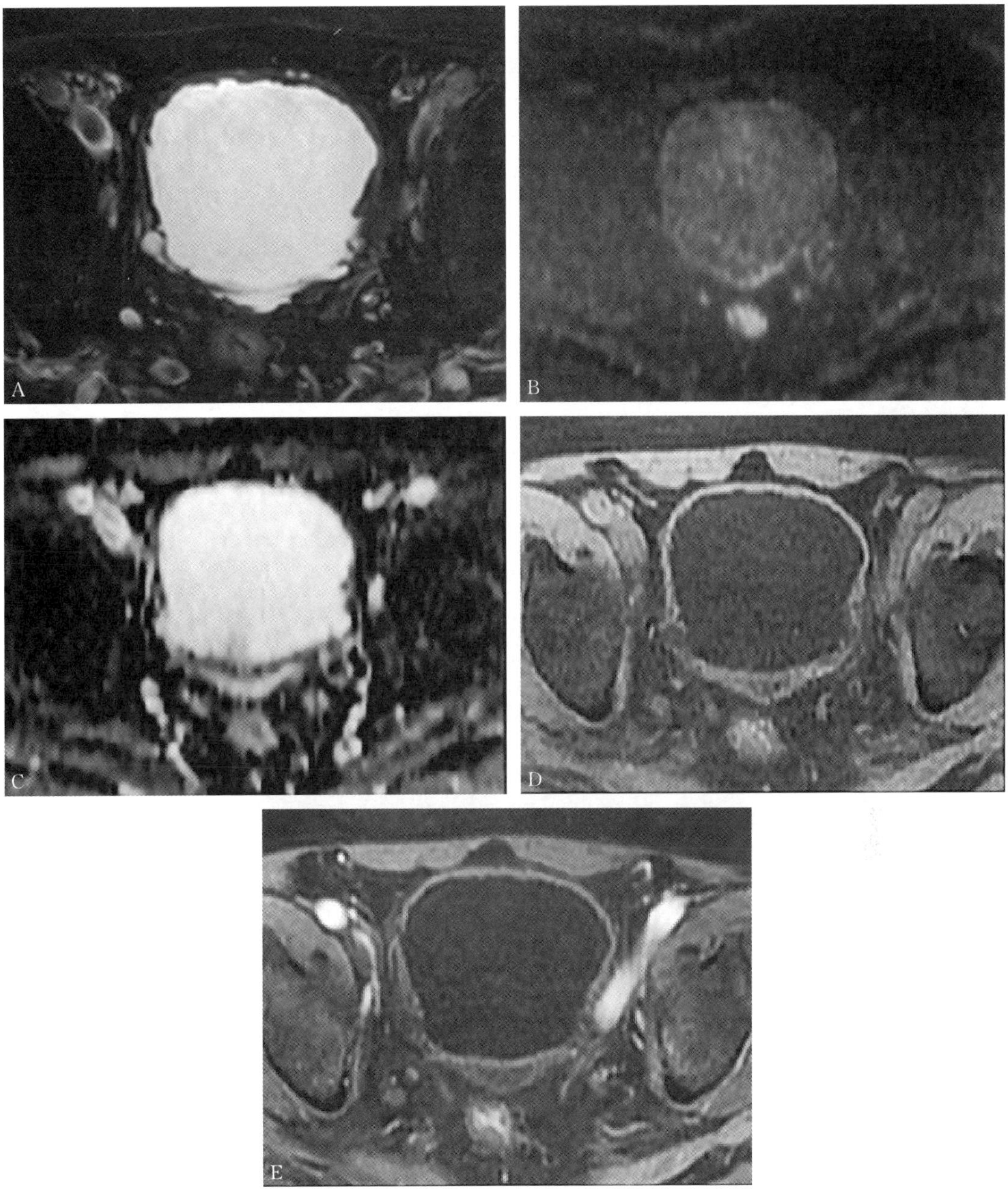

图 4－16　腺性膀胱炎(二)

注：患者，男性，89 岁，前列腺增生病史。横断位 T_2WI FS(A)示膀胱后壁局部增厚分层，中间层呈明显高信号；DWI(B，$b=800\ s/mm^2$)示中间层扩散轻度受限；ADC 图(C)示中间层呈高信号；横断位 T_1WI FS 平扫(D)及增强(E)示膀胱后壁局部分层，内外两层不均匀强化，中层强化稍弱，呈"夹心饼干征"。

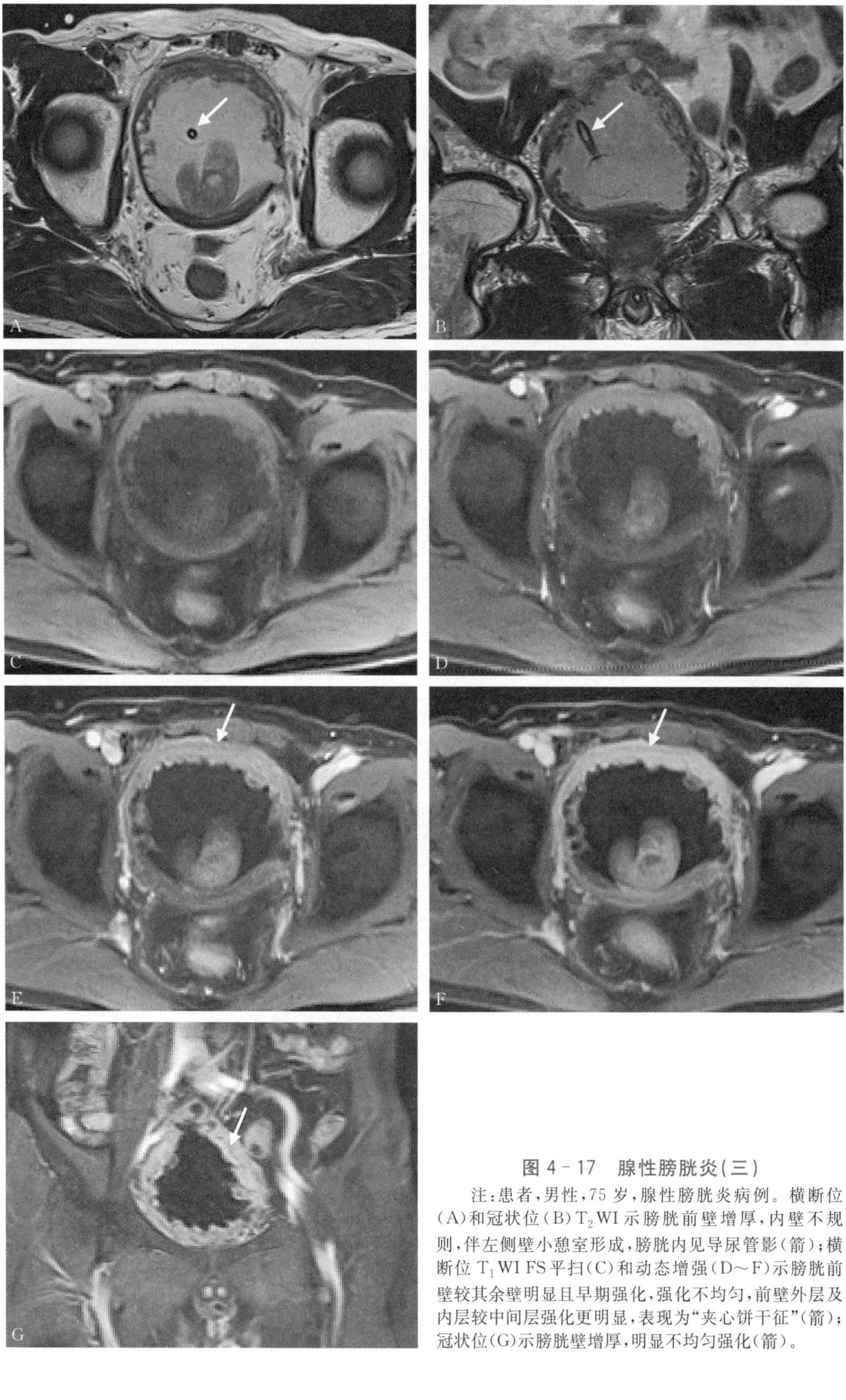

图 4－17　腺性膀胱炎(三)

注:患者,男性,75岁,腺性膀胱炎病例。横断位(A)和冠状位(B)T_2WI示膀胱前壁增厚,内壁不规则,伴左侧壁小憩室形成,膀胱内见导尿管影(箭);横断位T_1WI FS平扫(C)和动态增强(D～F)示膀胱前壁较其余壁明显且早期强化,强化不均匀,前壁外层及内层较中间层强化更明显,表现为“夹心饼干征”(箭);冠状位(G)示膀胱壁增厚,明显不均匀强化(箭)。

UC)，其他病理类型包括鳞癌、腺癌、小细胞癌及神经内分泌癌等，较为罕见。

1973 年，WHO 根据膀胱肿瘤细胞的分化程度将膀胱肿瘤分为：乳头状瘤；尿路上皮癌Ⅰ级，分化良好；尿路上皮癌Ⅱ级，中度分化；尿路上皮癌Ⅲ级，分化不良。2004 年，WHO 又根据其形态将其分为乳头状瘤、乳头状低度恶性倾向的尿路上皮肿瘤（papillary urothelial neoplasm of low malignant potential，PUNLMP）、低级别乳头状尿路上皮癌（low-grade papillary UC，LGPUC）和高级别乳头状尿路上皮癌（high-grade papillary UC，HGPUC）。临床常结合 2 种方法对膀胱癌进行病理分级。2016 年发布的 WHO 第 4 版适用于膀胱肿瘤病理亚型的分类（表 4－1），该分类对临床治疗方法的选择具有指导意义。

表 4－1　2016 年 WHO 尿路上皮肿瘤组织学分类

尿路上皮肿瘤	Urothelial tumors
浸润性上皮细胞癌	Invasive urothelial carcinoma
巢状亚型，包括大巢状	Nested，including large nested
微囊性	Microcystic
微乳头	Microcapillary
淋巴上皮瘤样	Lymphoepithelioma-like
浆细胞样/印戒细胞/弥漫性	Plasmacytoid/signet ring cell/diffuse
肉瘤样	Sarcomatoid
巨细胞型	Giant cell
分化差	Poorly differentiated
富含脂质	Lipid-rich
透明细胞型	Clear cell
非浸润性上皮细胞肿瘤	Non-invasive urothelial neoplasms
尿路上皮原位癌	Urothelial carcinoma in situ
乳头状尿路上皮癌，低级别	Papillary urothelial carcinoma，low grade
乳头状尿路上皮癌，高级别	Papillary urothelial carcinoma，high grade
低度恶性潜能的尿路上皮乳头状肿瘤	Papillary urothelial neoplasm of low malignant potential
尿路上皮乳头状瘤	Urothelial papilloma
尿路上皮内翻性乳头状瘤	Inverted urothelial papilloma
不确定恶性潜能的尿路上皮增生	Urothelial proliferation of uncertain malignant potential
尿路上皮异型增生	Urothelial dysplasia

TNM 分期是肿瘤临床分期的主要依据。2018 年更新的第 8 版美国癌症分期联合委员会（American Joint Committee on Cancer Staging，AJCC）制定的 TNM 分期系统相关内容如表 4－2 所示。

表 4－2　2018 年第 8 版 AJCC 膀胱癌 TNM 分期

分期	病理表现
T_x	原发肿瘤无法评估
T_0	没有原发肿瘤的证据
T_{is}	原位癌
T_a	无浸润的乳头状癌
T_1	肿瘤浸润黏膜固有层
T_2	肿瘤浸润膀胱肌层 *
T_{2a}	浸润浅肌层（肌层内 1/2）
T_{2b}	浸润深肌层（肌层外 1/2）
T_3	肿瘤侵犯膀胱周围组织
T_{3a}	显微镜下可见浸润膀胱周围脂肪组织
T_{3b}	肉眼可见浸润膀胱周围脂肪组织
T_4	肿瘤侵犯：前列腺、子宫、阴道、盆腔、腹壁 **
T_{4a}	浸润前列腺、子宫、阴道
T_{4b}	浸润盆腔或腹壁
N_x	淋巴结转移无法评估
N_0	无淋巴结转移的证据
N_1	单个淋巴结转移，≤2 cm，包括膀胱周围淋巴结
N_2	单个淋巴结转移，直径＞2 cm，≤5 cm；或多个淋巴结转移，直径皆≤5 cm
N_3	转移淋巴结直径＞5 cm
M_x	远处转移无法评估
M_0	无远处转移的证据
M_{1a}	远处淋巴结转移
M_{1b}	远处器官转移

注：* 表示由于膀胱憩室不具有肌层，因此憩室内膀胱癌不包含 T_2 分期；尿道上皮下基质的浸润包含在 T_2 分期内。** 表示前列腺间质的侵犯判断必须证实是膀胱来源。

在原发肿瘤的 T 分期中，T_1 期及以下的膀胱癌称为非肌层浸润性膀胱癌（non-muscleinvasive bladder cancer，NMIBC），占所有膀胱癌的 80%以上，临床上主要采取膀胱镜下切除或经尿道膀胱肿瘤切除术（TURBt），预后相对较好，复发率较低；T_2 期以上（包含 T_2）的膀胱癌称为肌层浸润性膀胱癌(muscle invasive bladder cancer，MIBC)，常常伴随较高的进展率、复发率和死亡率，临床上主要采取根治性全膀胱切除术，辅以术前或术后化疗。因此，T 分期对于临床治疗方法的选择具有决定性作用。

4.5.1 尿路上皮细胞癌

(1) 概述

膀胱尿路上皮细胞癌(urothelial carcinoma of the bladder)，又称移行细胞癌(transitional cell carcinoma)，是膀胱癌中最常见病理类型，起源于尿路上皮细胞。好发部位为膀胱底部(80%)和三角区。尿路上皮细胞癌的确诊和分型均依靠膀胱镜下活体组织检查或手术切除后的病理结果。

(2) 病理表现

1) 大体病理：70%以上的肿瘤大体标本呈表浅的乳头状，其他形态还包括菜花状、溃疡状等。大多数肿瘤为单发(60%)，也可多发。乳头状肿瘤中大多都含有连接肿瘤与膀胱壁的疏松结构——蒂，主要由纤维组织、毛细血管、炎性细胞和水肿组织形成。原位癌(T_{is})通常局限在黏膜内，局部呈红色点状改变，与充血黏膜相似，形态扁平，无乳头亦无浸润基底膜；表浅的乳头状癌(T_a、T_1)浅红色，蒂细长，轮廓光整，边界清晰。肌层浸润性乳头状癌(T_2 以上)呈深红色或褐色，基底部较宽，边界欠规则，附近黏膜充血、水肿、增厚，肿物活动性小。更高级别的癌组织(T_3 以上)可局灶性穿透膀胱周围的纤维脂肪组织，侵犯周围神经束或脉管，癌组织表面常伴坏死、溃疡或出血。

2) 组织病理学：镜下可见低级别的肿瘤细胞数目异常增多，细胞的排列和分布尚规则，细胞间排列较松散。细胞核偏离中心，形状不规则，核质比高。核染色质内颗粒较多。高级别肿瘤细胞排列和分布不规则，细胞聚集，排列紧密。核质比进一步增高，胞核增大，癌细胞可达到淋巴细胞的 5 倍大。胞核多形性。核染色质呈重度染色，伴粗颗粒形成。细胞丧失极性，常伴随频繁的有丝分裂。胞核的增大、多形性和核染色质的变化为镜下尿路上皮细胞癌的典型特征。

(3) 临床表现

80%以上的患者表现为无痛的肉眼血尿或镜下血尿。少数患者有尿痛、尿频、尿急等症状，此症状多与膀胱癌高侵袭性或弥漫性原位癌相关，往往由于肿瘤坏死、溃疡或并发感染所致。膀胱癌的其他症状和体征包括输尿管梗阻引起的腰痛、下肢水肿和可触及的盆腔肿块。极少患者出现晚期癌症的症状，如体重减轻、远处转移引起的腹痛或骨痛。有淋巴结转移者，肿大淋巴结压迫髂静脉和淋巴管后引起下肢水肿。最常见转移部位为盆腔淋巴结、骨、肺和肝。

(4) MRI 表现

对膀胱癌病理类型的判断，MRI 检查有一定的准确度，但对于膀胱癌的 TNM 分期，相对于现有其他检查技术，MRI 有更高的准确度，尤其是近来功能成像的发展和进步，使得 MRI 成为膀胱癌分期的一种合理、可行的检查方式，而准确的 T 分期对于临床治疗方案的选择有重大意义。

膀胱癌推荐扫描序列主要是 T_2WI、DWI 和 DCE-MRI。膀胱癌与膀胱内尿液形成良好对比，因而 T_2WI 是显示膀胱癌比较好的序列，薄层多方位 T_2WI 压脂和非压脂序列交替检查有助于发现小病灶。DWI 中 *b* 值的选择在 1.5 T MR 一般是 0、800、1 000 s/mm^2，3.0 T MR 选择 0、800、1000、1500 或 2000 s/mm^2。动态增强平扫和增强根据病灶的位置尽可能选择切线位，静脉期或延迟期增加横断位、冠状位或矢状位。

DWI 是近几年膀胱癌诊断最热门的功能成像序列，与 T_2WI 结合，不仅可用于膀胱癌的诊断，也可用于膀胱癌的分期，尤其有助于临床最关注的 T_1 期和 T_2 期的鉴别诊断。此外，DWI 还有助于移行上皮癌细胞分化的评级。DWI 上肿瘤表现为均匀高信号，与周围膀胱壁及尿液的低信号形成对比，ADC 值明显减低。

典型尿路上皮细胞癌表现为膀胱壁局限性增厚并向膀胱内突入形成乳头、结节或菜花状的肿块。常规 MRI 对原位癌及直径 1 cm 以内的小肿瘤不易显示。T_2WI 肿瘤呈中等偏低信号，与低信号的膀胱壁和高信号的尿液形成鲜明对比。T_1WI 肿瘤为等或稍高信号，与高信号的脂肪形成明显对照，因此，可以准确评估 T_3 期以上的肿瘤是否侵犯周围脂肪组织或器官。增强扫描不仅有助于诊断，且有助于判断膀胱癌的分期；动脉期显示膀胱内肿瘤、黏膜和黏膜下层明显强化，静脉期持续强化。DCE－MRI 效果更佳，由于肿瘤的强化 45～60 s 后达到高峰，早于正常肌层及活体组织检查后炎性反应组织，因此 DCE 有利于检出膀胱癌较小病灶或判断肿瘤浸润肌层的深度。

原发膀胱肿瘤的 MRI 分期的关键节点是 T_2 分期界点，因为决定保留膀胱还是采取全膀胱切除术，尤其 T_2WI、DWI 和 DCE－MRI 价值明显。

1）T_{is}、T_a 及 T_1 期膀胱癌：MRI 上无法准确显示 T_{is} 期，很难区分 T_a 及 T_1 期膀胱癌。T_2 期以下膀胱癌 MRI 表现为肿块向腔内突起，膀胱肌层未受累。T_2WI 肿瘤呈稍高信号的平铺状、带状或宽基底乳头状肿块，低信号肌层未被浸润。DWI 肿块扩散受限，信号明显高于膀胱壁，与周围膀胱壁及尿液的低信号形成明显对比。肿瘤组织中血管数量较多且通透性较高，比周围膀胱壁组织更容易摄取对比剂，因此 DCE 肿块表现为早期增强，早于肌层或膀胱炎症的强化（图 4－18～4－20）。

2）T_2、T_3 期膀胱癌：T_2 期肿瘤侵犯肌层但未超出肌层范围，DCE 肿瘤呈早期明显强化；T_2WI 上正常膀胱壁肌层连续的低信号带中断，被肿瘤的高信号所替代，若膀胱周围脂肪组织未见受累，为 T_2 期肿瘤（图 4－21）；若脂肪组织受累及，则为 T_3 期肿瘤，表现为膀胱壁外缘形态不规则，膀胱壁与周围脂肪组织界限欠清晰，内可见条索状或结节状软组织影，结节状软组织更提示肿瘤侵犯，增强扫描膀胱外软组织影可见强化。T_1WI 显示为膀胱周围高信号的脂肪组织中出现低信号灶，并与膀胱内的病灶相连（图 4－22）。无论 T_1WI 抑或 T_2WI，常规非脂肪抑制技术对于 T_3 期肿瘤邻近脂肪间隙判断均有价值。需要补充说明的是，T_2WI 脂肪抑制膀胱周围的条索影未必是肿瘤浸润，可能是炎性反应引起。需避免过度解读，导致 T_2 期肿瘤过度分期。

3）T_4 期膀胱癌及转移：T_4 期肿瘤侵犯以下任何一个脏器，前列腺、子宫、阴道、盆壁或腹壁。其中，侵犯前列腺、子宫、阴道为 T_{4a}，侵犯盆壁或腹壁为 T_{4b}。MRI 显示肿块与周围器官分界欠清，周围器官出现信号异常，信号与膀胱内肿瘤相似，且相互连续（图 4－23）。T_1WI 呈高信号脂肪背景有利于显示骨转移或盆腔淋巴结。需要注意的是，高级别、侵袭性强的膀胱癌有时可伴随出血，此时 T_2WI 呈明显低信号，ADC 值也可以非常低，影响肿瘤侵犯范围的评估。DWI 上，膀胱内外肿瘤、淋巴结转移或远处转移的病灶均明显受限，与周围低信号形成强对比；DCE 表现为肿瘤组织早期增强，膀胱内外肿瘤的强化程度相仿。尽管淋巴结与 TNM 的 N 分期相关，T_4 期肿瘤常伴有盆腔淋巴结肿大，需要将转移淋巴结与肿瘤直接侵犯进行区分（图 4－24、4－25）。

（5）诊断要点

中老年男性多发，出现无痛血尿，MRI 见膀胱内壁局限性增厚，肿块向膀胱内突出，呈均匀稍高信号，轮廓较完整，动态增强早期强化，DWI 扩散明显受限。

（6）鉴别诊断

1）膀胱结石：膀胱结石 T_1WI、T_2WI 均表现为低信号，边界通常清晰、光滑，DCE 无强化。

2）膀胱炎性反应：表现为膀胱壁广泛增厚，膀胱容积有时可缩小，有时伴有膀胱结石。DCE 上膀胱壁可稍强化，但一般强化较晚。结合病史、病灶形态和强化方式可进行鉴别。

3）邻近肿瘤侵犯膀胱：前列腺癌、直肠癌或宫颈癌可侵及膀胱，需与膀胱原发癌相鉴别。原发病灶通常可见其与膀胱内病灶的延续关系，如前列腺癌膀胱侵犯时，病灶与前列腺内病灶相延续，且信号一致，在矢状位或冠状位上更易观察。

4）膀胱良性肿瘤：较为少见，通常表现为膀胱内充盈缺损，肿块向膀胱内突起，良性肿瘤形态更光整，强化更均匀，黏膜下来源病变的表面和邻近黏膜连接。需要通过膀胱镜检及病理进行区分。

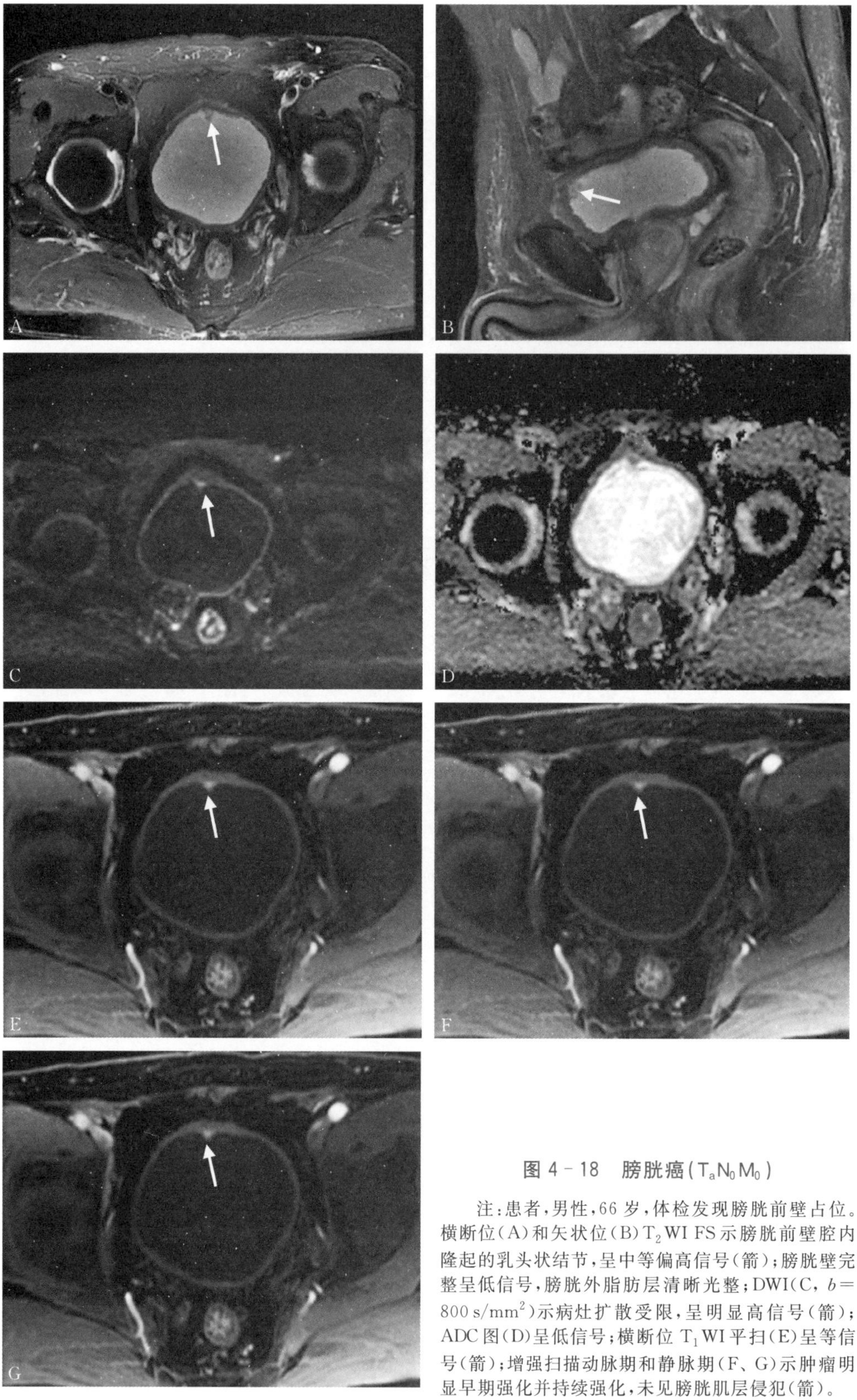

图 4-18　膀胱癌($T_aN_0M_0$)

注:患者,男性,66岁,体检发现膀胱前壁占位。横断位(A)和矢状位(B)T_2WI FS示膀胱前壁腔内隆起的乳头状结节,呈中等偏高信号(箭);膀胱壁完整呈低信号,膀胱外脂肪层清晰光整;DWI(C,$b=800\ s/mm^2$)示病灶扩散受限,呈明显高信号(箭);ADC图(D)呈低信号;横断位T_1WI平扫(E)呈等信号(箭);增强扫描动脉期和静脉期(F、G)示肿瘤明显早期强化并持续强化,未见膀胱肌层侵犯(箭)。

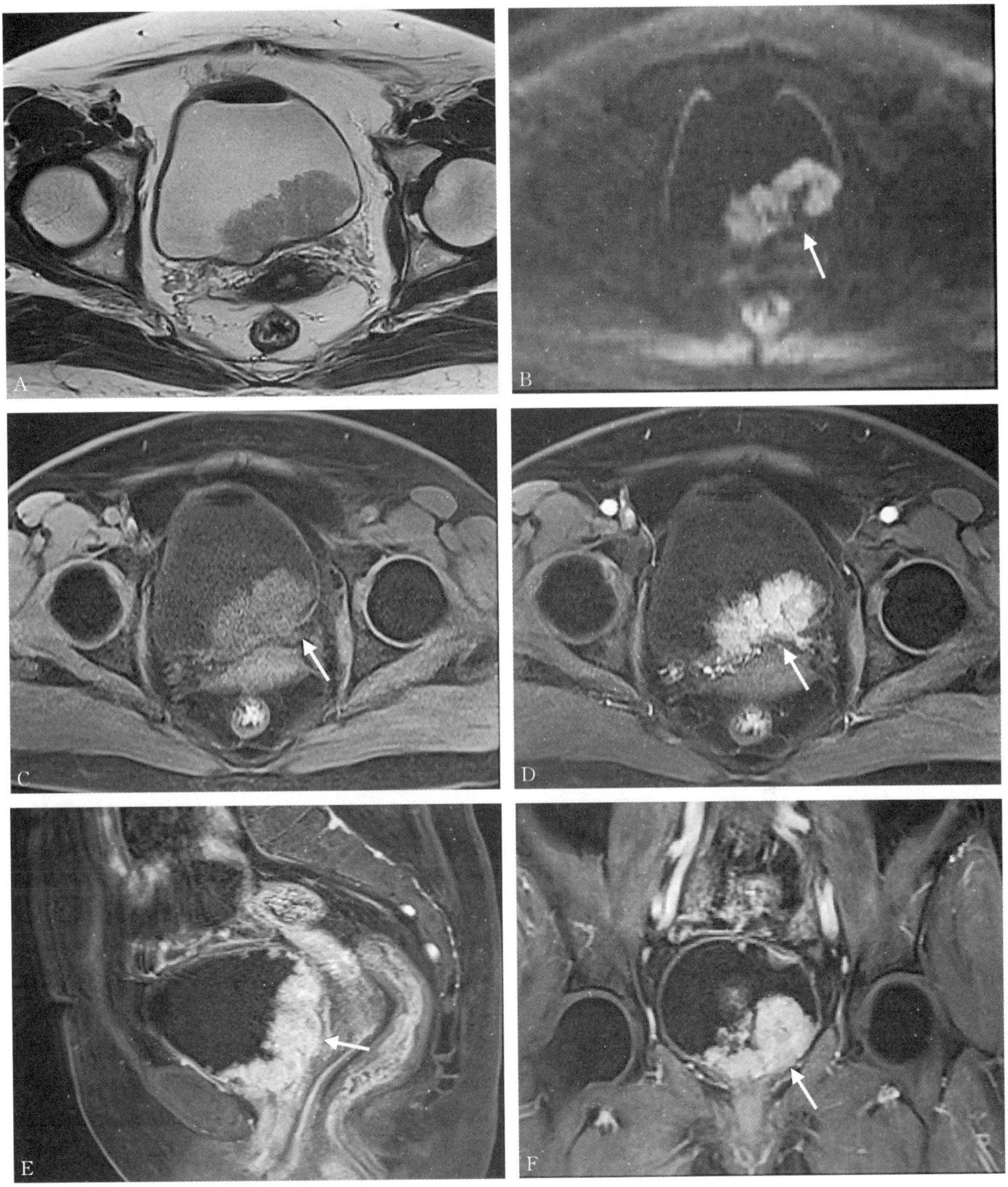

图 4－19 膀胱癌($T_1N_0M_0$)(一)

注：患者，女性，65 岁，间歇性无痛性肉眼血尿 6 月余。横断位 T_2WI(A)示膀胱后壁偏左菜花状肿块，呈中等偏高信号；DWI(B)示病灶扩散受限，呈明显高信号，病灶局限于肌层以下，未侵犯肌层(箭)；横断位 T_1WI FS 平扫(C)膀胱腔内肿物呈等信号(箭)；增强扫描动脉期(D)示病灶明显强化；矢状位及冠状位(E、F)示病灶持续强化，未侵犯肌层及膀胱外组织(箭)。

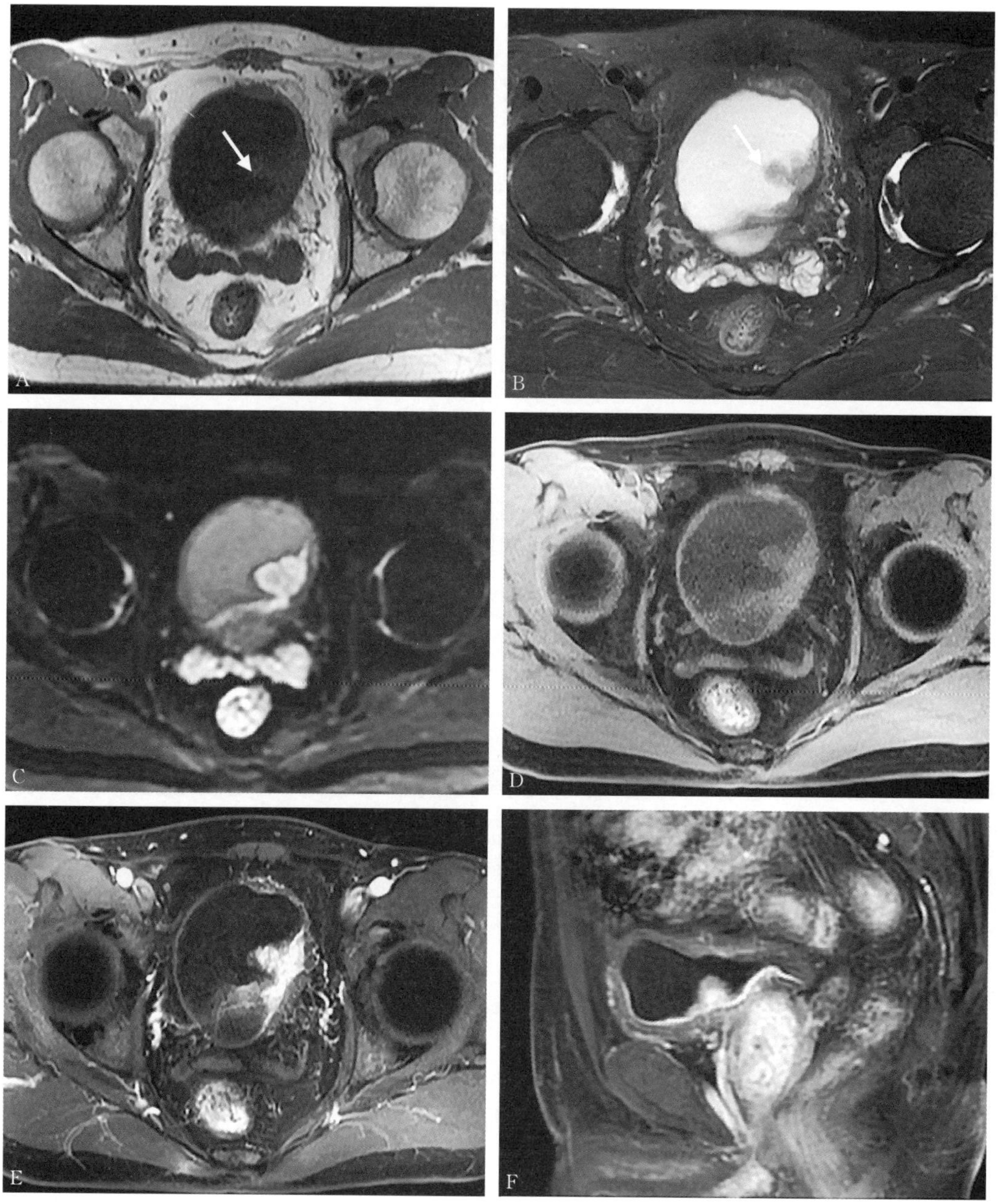

图 4-20 膀胱癌($T_1N_0M_0$)(二)

注:患者,男性,63 岁,外院检查发现膀胱占位。横断位 T_1WI(A)示膀胱底壁偏左不规则肿块,呈中等信号(箭);横断位 T_2WI FS(B)膀胱肿块呈中等偏高信号(箭);DWI(C)示病灶明显扩散受限,呈高信号,且病灶局限于肌层以下;横断位 T_1WI FS 平扫(D)呈等信号;增强扫描动脉期横断位(E)示病灶明显均匀强化,未侵犯肌层及膀胱外组织;静脉期矢状位(F)示肿块位于膀胱底壁,均匀持续强化。

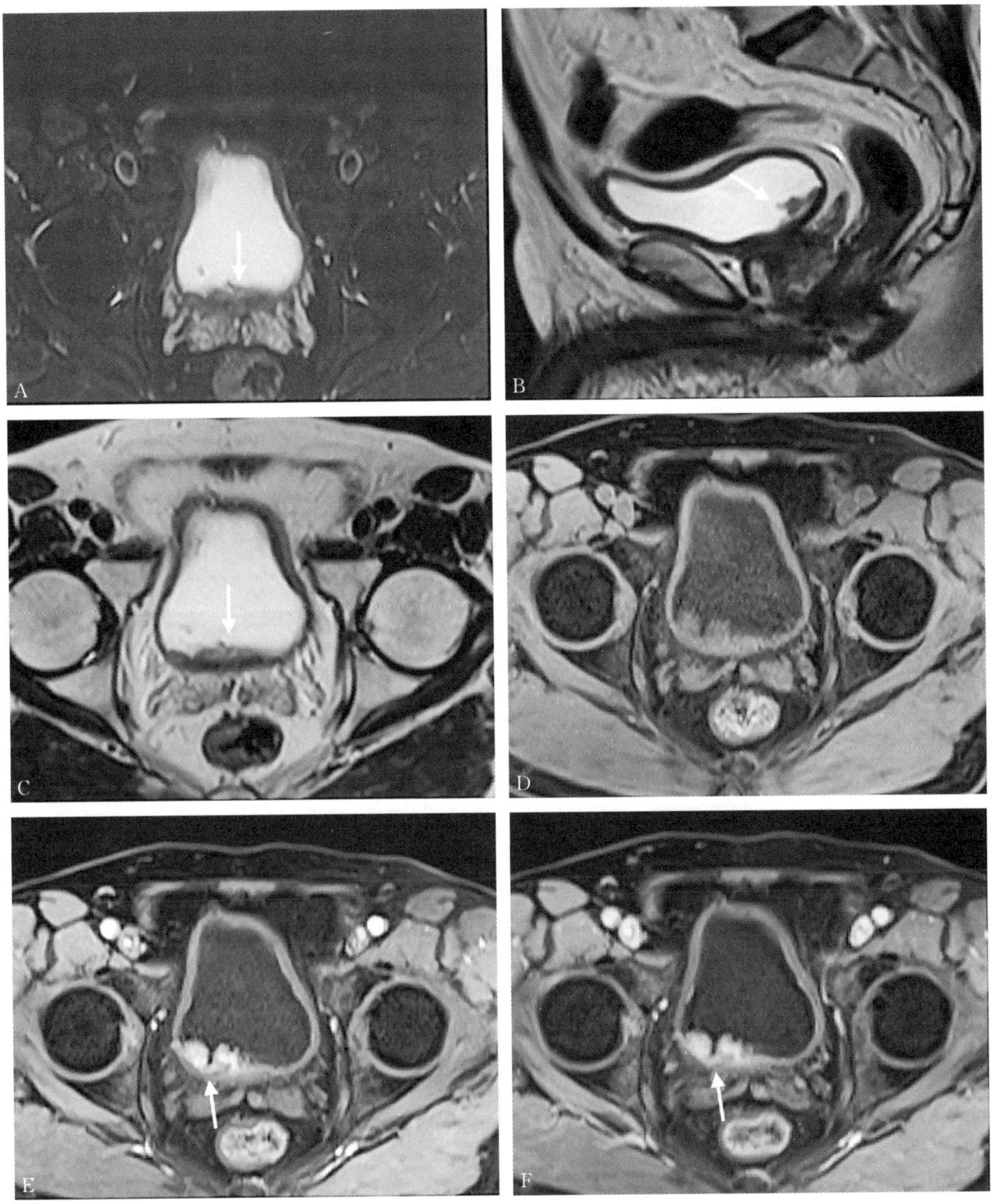

图 4－21 膀胱癌（$T_{2a}N_0M_0$）

注：患者，男性，71 岁，血尿 2 周。横断位 T_2WI FS(A)示膀胱后壁腔内隆起乳头状肿物，呈稍高信号；矢状位(B)和横断位(C)T_2WI 示肿块下方膀胱壁呈低信号，膀胱壁外脂肪层清晰光整（箭）；横断位 T_1WI FS 平扫(D)呈等信号；增强扫描动脉期(E)和静脉期(F)示肿瘤早期明显强化并持续强化，底壁信号的连续性中断，肿瘤侵犯浅表肌层（箭）。

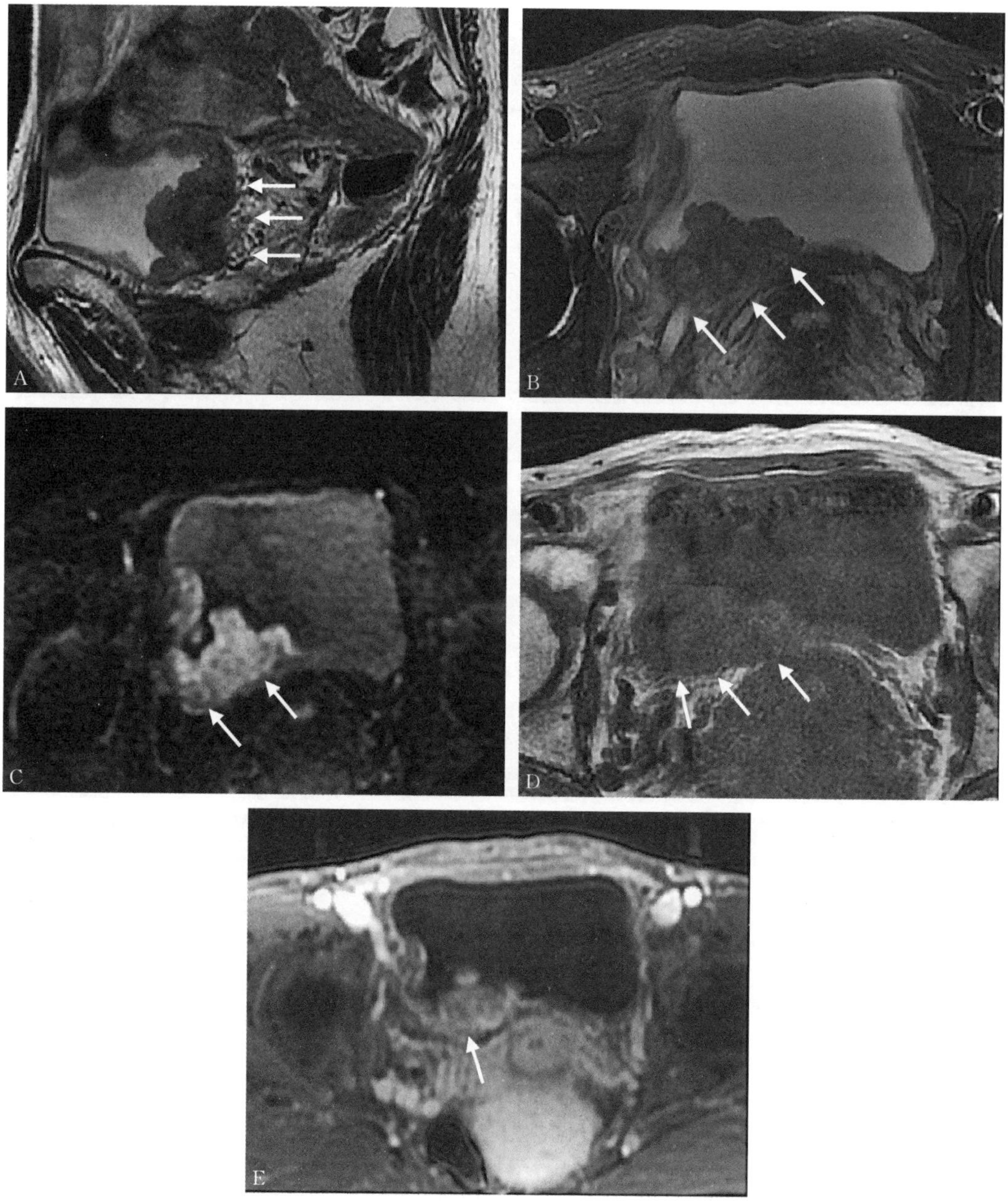

图 4-22 膀胱癌($T_3N_0M_0$)

注:患者,女性,48 岁,血尿 1 月。矢状位 T_2WI(A)和横断位 T_2WI FS(B)示膀胱后壁腔内隆起菜花样肿物,呈稍高信号,肿物侵犯膀胱壁及周围脂肪组织(箭);DWI(C)扩散明显受限(箭);横断位 T_1WI(D)示膀胱病灶侵犯周围脂肪组织(箭);增强扫描静脉期(E)显示后壁及右侧壁肿物明显强化,侵犯并突破肌层(箭)。

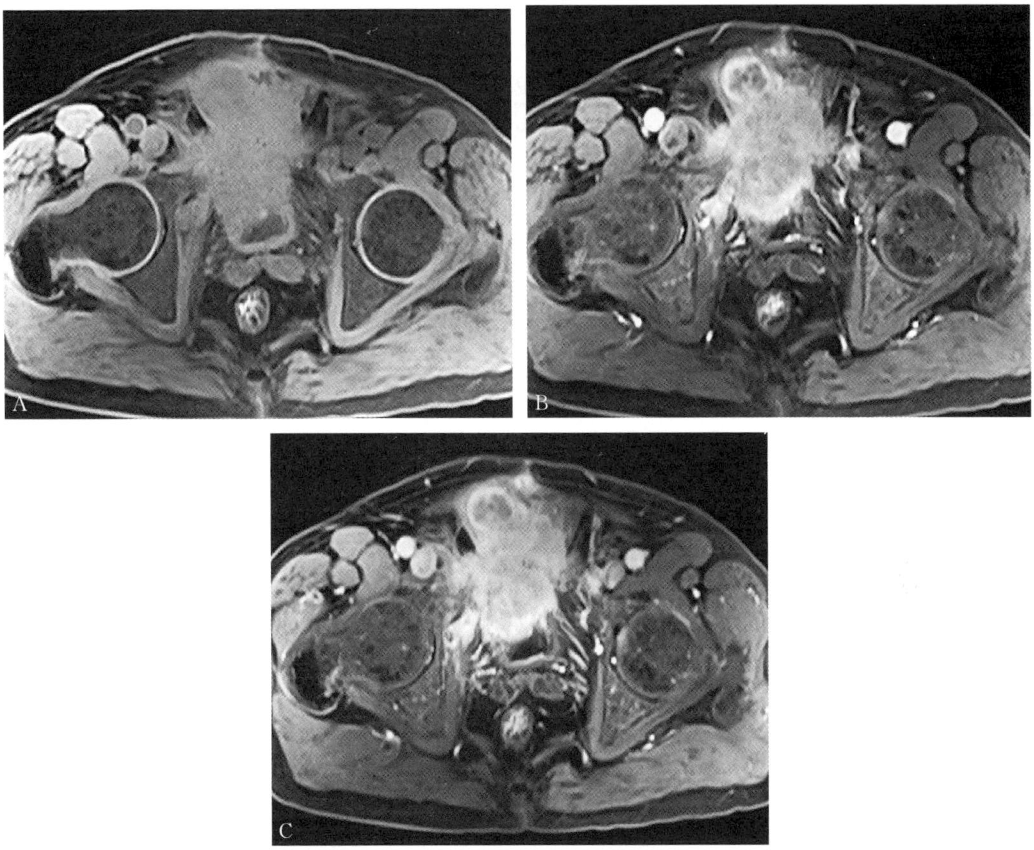

图 4-23　膀胱癌($T_4N_0M_0$)

注：患者，男性，78 岁，膀胱癌术后复发病例。横断位 T_1WI FS 平扫(A)见膀胱肿物呈不均匀中等信号，向外侵犯至腹壁、右侧腹直肌及耻骨联合；增强扫描动脉期(B)示整个病灶不均匀明显强化，右侧盆底受侵；静脉期(C)示病灶持续强化。

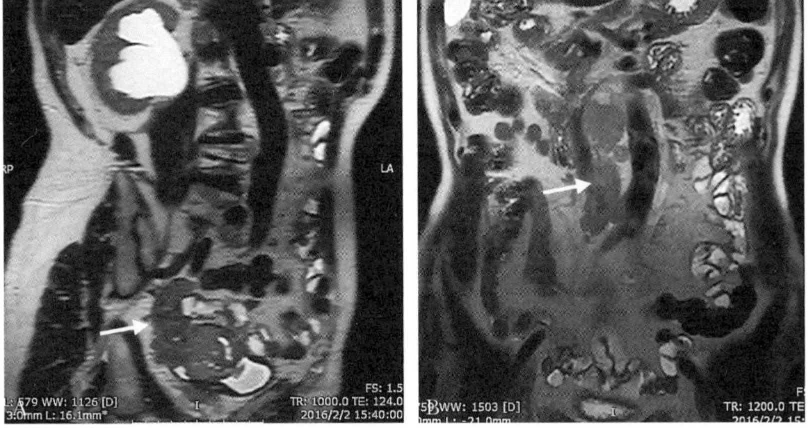

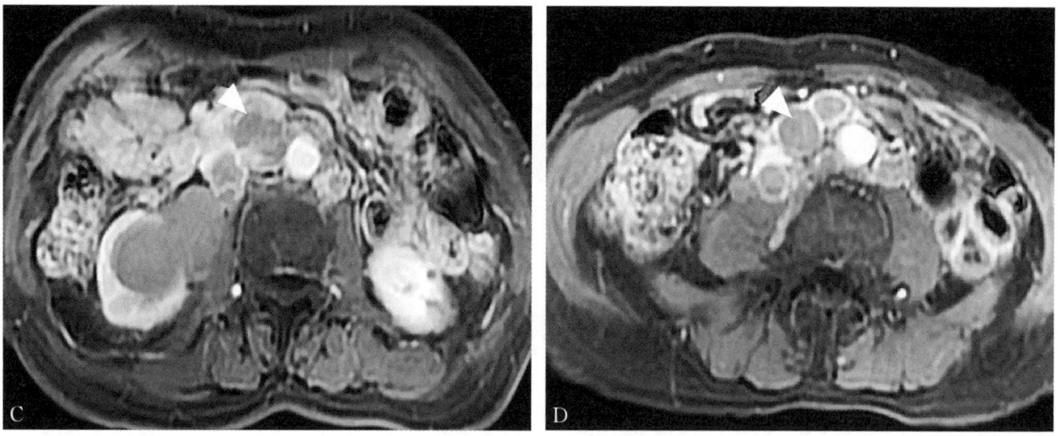

图 4-24　膀胱癌($T_4N_0M_1$)

注：患者，男性，84 岁，膀胱癌术后复发病例。斜冠状位 T_2WI(A)示膀胱内菜花状中等偏高信号肿块，延伸至右侧输尿管下段(箭)、右侧肾盂扩张积水；冠状位 T_2WI(B)示腹膜后中等信号串珠状淋巴结(箭)；横断位 T_1WI FS 增强扫描动脉期(C、D)示右侧肾盂扩张积水，腹膜后多发转移淋巴结呈不均匀环形强化(箭头)。

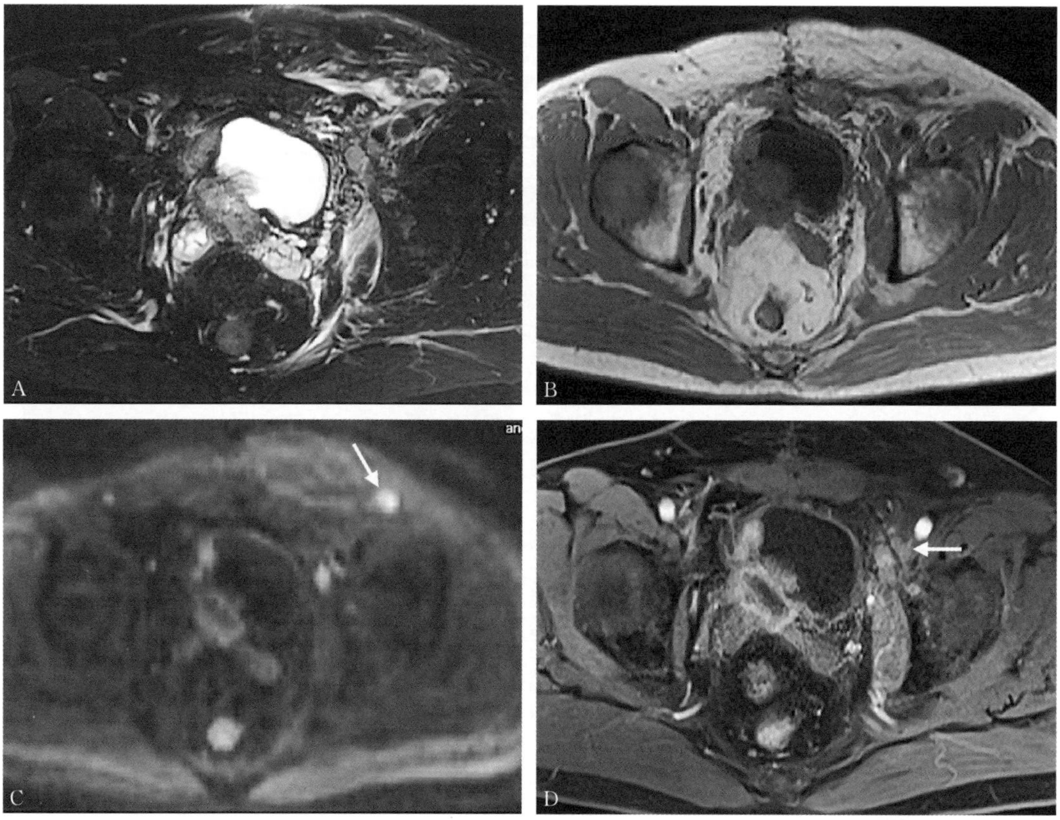

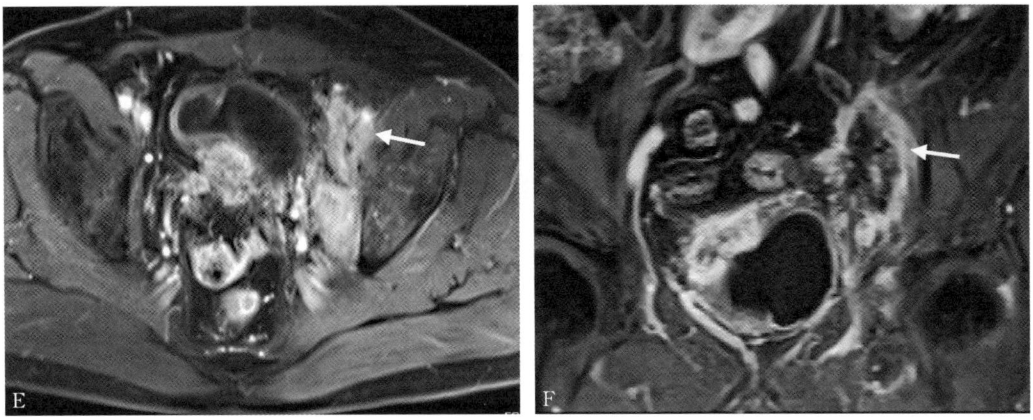

图 4－25 膀胱癌($T_4N_1M_1$)

注：患者，男性，61 岁，膀胱癌术后复发病例。横断位 T_2WI FS(A)示膀胱右后壁不规则肿块呈中等偏高信号，突出膀胱壁侵犯精囊腺；横断位 T_1WI(B)示肿块呈中等信号，膀胱外脂肪组织及右侧精囊腺受侵；DWI(C)见肿块扩散受限呈高信号，左侧腹股沟见一肿大高信号淋巴结(箭)；横断位 T_1WI FS 增强扫描动脉期和静脉期及冠状位(D～F)见膀胱肿块不均匀强化，左侧盆壁见不均匀强化软组织肿块累及髂血管及梨状肌(箭)。

2018 年 VI－RADS(膀胱影像报告和数据系统)：通过 T_2WI、DCE 和 DWI/ADC 对肿瘤进行评分，敏感性、特异性和准确性均高于单一磁共振检查，主要对肿瘤浸润深度进行评分(表 4－3～4－6，图 4－26)，VI－RADS 侧重于肿瘤分期，与其他影像报告和数据系统侧重于肿瘤的诊断有所不同。

表 4－3 T_2WI(结构类别评分/SC 评分)

SC 评分	膀胱壁 T_2WI 表现
1	不间断的低信号线，代表固有肌层的完整性[病变直径＜1 cm，例如带或无蒂和/或增厚的膀胱壁内层外生性肿瘤]
2	不间断的低信号线，代表固有肌层的完整性[病变直径≥1 cm，例如带蒂和/或没有高信号增厚的膀胱壁内层的外生性肿瘤，或有高信号增厚壁内层的宽基底肿瘤]
3	缺乏 2 分的特征，无蒂的非外生性的肿瘤，或没有高信号增厚膀胱壁内层，但没有明显破坏低信号固有肌层的宽基底肿瘤
4	低信号线的中断，表明中等信号的肿瘤组织延伸至固有肌层
5	中等信号的肿瘤扩展到膀胱外脂肪，代表整个膀胱壁和膀胱外组织的受侵

表 4－4 DCE(CE 评分)

CE 评分	膀胱壁 DCE－MRI 表现
1	固有肌层没有早期强化(对应 T_2WI 1 分)
2	固有肌层没有早期强化和膀胱壁内层强化(对应 T_2WI 2 分)
3	缺乏 CE 2 表现(对应 T_2WI 3 分)，但低信号固有肌层未被破坏
4	肿瘤早期强化局灶性延伸至固有肌层(对应 T_2WI 4 分)
5	肿瘤早期强化延伸至整个膀胱壁和膀胱外脂肪(对应 T_2WI 5 分)

表 4－5 DWI/ADC(DW 评分)

DW 评分	膀胱壁 DWI/ADC 表现
1	DWI 出现中等连续信号的固有肌层[病灶＜1 cm，DWI 上高信号和 ADC 上低信号，有/没有蒂和/或 DWI 上的低信号增厚的黏膜层]
2	DWI 出现中等连续信号的固有肌层[病灶＞1 cm，DWI 上高信号和 ADC 上低信号，DWI 上低信号蒂和/或低信号增厚壁内层，或伴随 DWI 上中、低信号增厚的壁内层的宽基底肿瘤]
3	缺乏 2 分的特征(对应 T_2WI 3 分)，但低信号固有肌层未被破坏
4	DWI 高信号和 ADC 低信号的肿瘤局部延伸至固有肌层
5	DWI 高信号和 ADC 低信号的肿瘤延伸至整个膀胱壁和膀胱外脂肪

表 4－6　VI－RADS 对膀胱癌整体评分标准

SC 评分	CE 评分	DW 评分	VI－RADS 评分
1	1	1	1(极不可能的固有肌层受侵)
2	2	2	2(不太可能的固有肌层受侵)
3	2	2	2(不太可能的固有肌层受侵)
3	3 和/或	3	3(模棱两可的固有肌层受侵)
3	4 和/或	4	4(可能的固有肌层受侵)
4	4 和/或	4	4(可能的固有肌层受侵)
5	4 和/或	4	4(可能的固有肌层受侵)
4	5 和/或	5	5(极有可能侵犯固有肌层和膀胱外)
5	5 和/或	5	5(极有可能侵犯固有肌层和膀胱外)

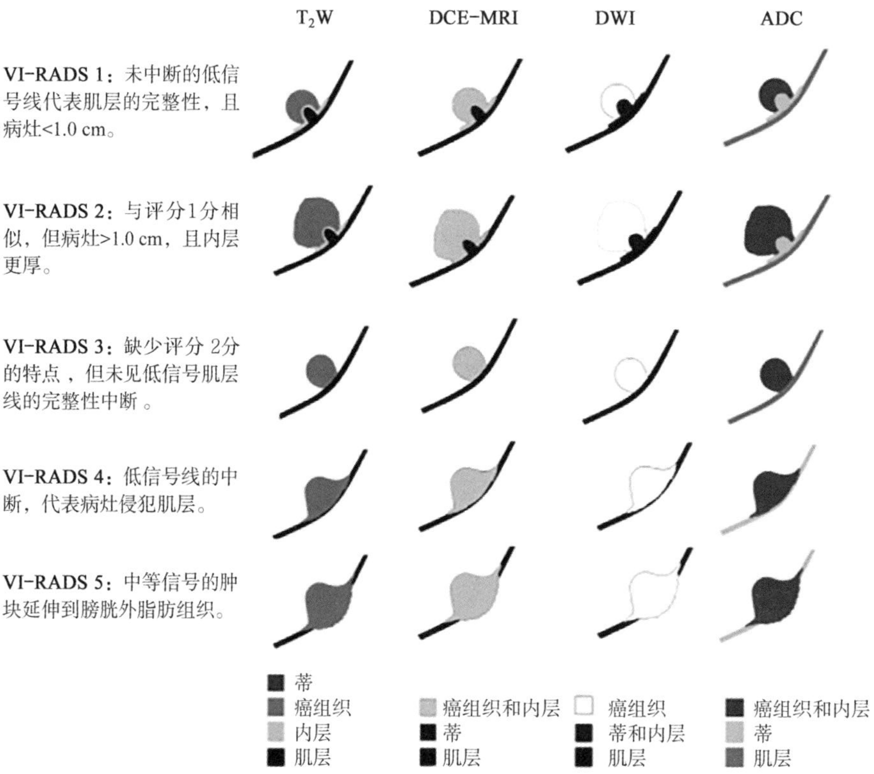

图 4－26　VI－RADS 综合评分

4.5.2　脐尿管腺癌

(1) 概述与病理

脐尿管腺癌(urachal adenocarcinoma)是起源于残余脐尿管的原发性肿瘤，脐尿管是尿囊胚胎部分的残留，胚胎中晚期，脐尿管从膀胱顶壁延伸至脐形成纤维组织，出生后脐尿管即退化为脐正中韧带。脐尿管出生后未关闭可发展为脐尿管癌，在 40～70 岁男性多发。虽然脐尿管通常由尿路上皮细胞构成，但是脐尿管癌多为腺癌(82.4%)，占膀胱腺癌的 34%，为分泌黏液的上皮细胞，通常因脐尿管黏膜向柱状上皮化生而来。脐尿管癌好发于脐尿管与膀胱的交界处(占 90%)，主要位于膀胱顶部或前壁，少数发生于脐尿管起始处或中段。

(2) 临床表现

脐尿管癌通常的临床症状为血尿、疼痛和肿块，但大多数患者早期没有临床症状。由于脐尿管癌发生的位置位于腹膜外，早期局部病灶容易浸润和远处转移，加之脐尿管癌对放、化疗均不敏感，故预后不佳。脐尿管癌最常见的转移部位依次为盆腔淋巴结、脑、肝、肺和骨。

临床对脐尿管癌的分期并不采用前文所述的 TNM 分期，而是采用 Sheldon 于 1984 年提出的脐尿管癌分期(表 4-7)。

表 4-7 脐尿管癌 Sheldon 分期

分期	表现
Ⅰ	肿瘤不侵犯脐尿管黏膜以外
Ⅱ	肿瘤局限于脐尿管
Ⅲ	肿瘤局灶性浸润
ⅢA	肿瘤侵犯膀胱
ⅢB	肿瘤侵犯腹壁
ⅢC	肿瘤侵犯腹膜
ⅢD	肿瘤侵犯膀胱以外的脏器
Ⅳ	肿瘤转移
ⅣA	肿瘤转移至局部淋巴结
ⅣB	肿瘤远处转移

(3) MRI 表现及诊断要点

T_2WI 矢状位显示病变最清楚，残余脐尿管(主要位于膀胱顶部)可见高低混杂信号肿块，黏液成分呈明显高信号，实性成分呈中等信号或中低信号；T_2WI 矢状位和横断位可显示肿块侵犯肌肉和皮下组织的情况，T_1WI 上肿块实性部分呈软组织信号。增强扫描肿块实性部分可见明显强化，黏液成分无明显强化，DWI 轻到中度扩散受限(图 4-27)。

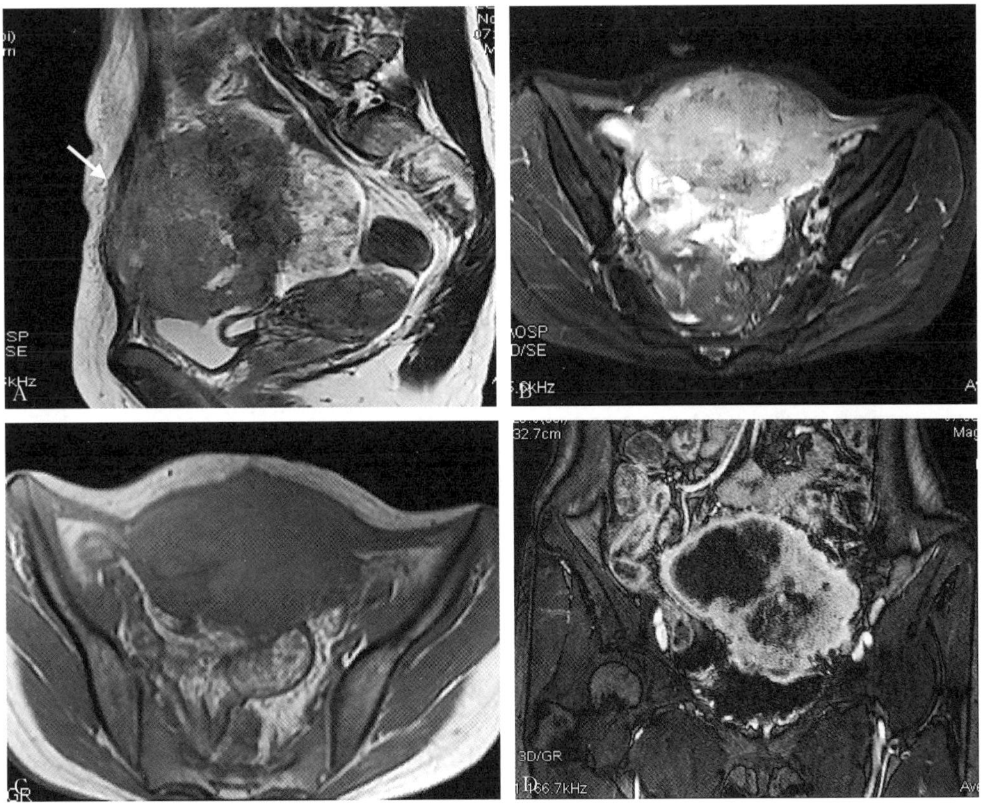

图 4-27 脐尿管癌

注：患者，女性，26 岁，有脐尿管残留病史，腹部肿块伴血尿 1 个月。矢状位 T_2WI(A)及横断位 T_2WI FS(B)示脐尿管巨大占位，内见混杂信号，内见少许条片样高信号黏液成分(箭)；横断位 T_1WI 平扫(C)示肿物呈不均匀等信号；冠状位 T_1WI FS 增强(D)示实性部分明显强化，绝大部分黏液成分未见明显强化。

脐尿管腺癌的诊断标准如下：①肿瘤位于脐尿管走行的路径，长轴与脐尿管一致；②由于多数肿瘤来源于膀胱与脐尿管的交界处，肿瘤中心部位位于膀胱顶部和/或前壁，甚至位于膀胱壁内；③排除膀胱顶部或前壁广泛的腺性膀胱炎和囊性膀胱炎；④排除其他部位已知的原发灶。

（4）鉴别诊断

脐尿管癌需要与脐尿管囊肿及膀胱尿路上皮细胞癌进行鉴别。

脐尿管囊肿是残余的脐尿管两端闭锁，仅中间管腔残留。单纯的脐尿管囊肿在 MRI 上呈 T_2WI 高信号，T_1WI 低信号，信号均匀，无明显增强或扩散受限，鉴别不难。而合并感染形成的厚壁囊肿或软组织肿块则与脐尿管癌鉴别困难，但囊肿内壁光整，囊外可见纤维条索影及渗出性改变，有助于鉴别。

膀胱尿路上皮细胞癌好发于膀胱三角区，顶前壁少发，腔内肿块多为实性，无黏液成分，T_2WI 呈均匀的稍高信号，与脐尿管癌的混杂高信号有所区别。多方位成像可以区别病灶中心部分位于膀胱内还是膀胱外。另外，增强扫描脐尿管癌呈混杂囊实性，实性部分强化明显，而囊性部分不强化，不同于膀胱尿路上皮细胞癌的均匀强化。

（李　青　曹波红　汪禾青　周建军　强金伟）

参考文献

[1] 周康荣，陈祖望. 体部磁共振成像[M]. 上海：复旦大学出版社，2010.

[2] BELFIELD J, KENNISH S. Pitfalls in stone imaging [J]. Semin Roentgenol, 2016,51(1):49-59.

[3] BENZ K S, DUNN E, MARUF M, et al. Novel anatomical observations of the prostate, prostatic vasculature and penile vasculature in classic bladder exstrophy using magnetic resonance imaging [J]. J Urol, 2018,200(6):1354-1361.

[4] BENZ K S, DUNN E, SOLAIYAPPAN M, et al. Novel observations of female genital anatomy in classic bladder exstrophy using 3-dimensional magnetic resonance imaging reconstruction [J]. J Urol, 2018, 200(4):882-889.

[5] BERROCAL T, LOPEZ-PEREIRA P, ARJONILLA A, et al. Anomalies of the distal ureter, bladder, and urethra in children: embryologic, radiologic, and pathologic features [J]. Radiographics, 2002,22(5): 1139-1164.

[6] BUDDHA S, MENIAS C O, KATABATHINA V S. Imaging of urachal anomalies [J]. Abdom Radiol (NY), 2019,44(12):3978-3989.

[7] CELEBI S, KUZDAN O, OZAYDIN S, et al. A bladder diverticulum model in rabbits [J]. J Pediatr Urol, 2016,12(5):311.

[8] CHUNG A D, SCHIEDA N, FLOOD T A, et al. Suburothelial and extrinsic lesions of the urinary bladder: radiologic and pathologic features with emphasis on MR imaging [J]. Abdom Imaging, 2015, 40(7):2573-2588.

[9] DOGRA V, MACLENNAN G T, TURGUT A T, et al. Genitourinary radiology: kidney, bladder and urethra: the pathologic basis [M]. New York: Springer, 2008.

[10] ESFAHANI S A, KAJBAFZADEH A M, BEIGI R S, et al. Precise delineation of ureterocele anatomy: virtual magnetic resonance cystoscopy [J]. Abdom Imaging, 2011,36(6):765-770.

[11] FAURE A, MERROT T, SALA Q, et al. Value of diagnosis imaging in the evaluation of the severity of histological lesions in duplex systems [J]. J Pediatr Urol, 2014,10(2):361-367.

[12] GLASSBERG K I, BRAREN V, DUCKETT J W, et al. Suggested terminology for duplex systems, ectopic ureters and ureteroceles [J]. J Urol, 1984,132(6): 1153-1154.

[13] GLEASON J M, BOWLIN P R, BAGLI D J, et al. A comprehensive review of pediatric urachal anomalies and predictive analysis for adult urachal adenocarcinoma [J]. J Urol, 2015,193(2):632-636.

[14] HARTMAN R, KAWASHIMA A. Lower tract neoplasm: update of imaging evaluation [J]. Eur J Radiol, 2017,97:119-130.

[15] HAYASHI N, TOCHIGI H, SHIRAISHI T, et al. A new staging criterion for bladder carcinoma using gadolinium-enhanced magnetic resonance imaging with an endorectal surface coil: a comparison with

ultrasonography [J]. BJU Int, 2000,85(1):32 - 36.

[16] HUANG L, KONG Q, LIU Z, et al. The diagnostic value of MR imaging in differentiating T staging of bladder cancer: a meta-analysis [J]. Radiology, 2018, 286(2):502 - 511.

[17] HUMPHREY P A, MOCH H, CUBILLA A L, et al. The 2016 WHO classification of tumours of the urinary system and male genital organs-part B: prostate and bladder tumours [J]. Eur Urol, 2016, 70(1): 106 - 119.

[18] LOVEYS F W, PUSHPANATHAN C, JACKMAN S. Urinary bladder paraganglioma: AIRP best cases in radiologic-pathologic correlation [J]. Radiographics, 2015,35(5):1433 - 1438.

[19] MOSTOFI F K. International histologic classification of tumors. A report by the executive committee of the international council of societies of pathology [J]. Cancer, 1974,33(5):1480 - 1483.

[20] MYLONAS K S, O M P, ZIOGAS I A, et al. Malignant urachal neoplasms: a population-based study and systematic review of literature [J]. Urol Oncol, 2017,35(1):11 - 33.

[21] PANEBIANCO V, NARUMI Y, ALTUN E, et al. Multiparametric magnetic resonance imaging for bladder cancer: development of VI-RADS (vesical imaging-reporting and data system) [J]. Eur Urol, 2018,74(3):294 - 306.

[22] PANER G P, STADLER W M, HANSEL D E, et al. Updates in the eighth edition of the tumor-node-metastasis staging classification for urologic cancers [J]. Eur Urol, 2018,73(4):560 - 569.

[23] PARADA V C, ADAM S Z, NIKOLAIDIS P, et al. Imaging of the urachus: anomalies, complications, and mimics [J]. Radiographics, 2016,36(7):2049 - 2063.

[24] RAWAT J, RASHID K A, KANOJIA R P, et al. Diagnosis and management of congenital bladder diverticulum in infancy and childhood: experience with nine cases at a tertiary health center in a developing country [J]. Int Urol Nephrol, 2009,41(2):237 - 242.

[25] SALVATORI R, DACKIW A P, BISHOP J, et al. Bladder pheochromocytoma [J]. Endocrine, 2015, 48(1):349 - 350.

[26] SEITZ M, ZAAK D, KNUCHEL-CLARKE R, et al. Urinary bladder tumours: the new 2004 WHO classification [J]. Urologe A, 2005,44(9):1073 - 1086.

[27] SHELDON C A, CLAYMAN R V, GONZALEZ R, et al. Malignant urachal lesions [J]. J Urol, 1984,131(1):1 - 8.

[28] SIEFKER-RADTKE A O, GEE J, SHEN Y, et al. Multimodality management of urachal carcinoma: the D. Anderson Cancer Center experience [J]. J Urol, 2003,169(4):1295 - 1298.

[29] SIEGEL R L, MILLER K D, JEMAL A. Cancer statistics, 2019[J]. CA Cancer J Clin, 2019,69(1):7 - 34.

[30] TAKEUCHI M, SASAKI S, ITO M, et al. Urinary bladder cancer: diffusion-weighted MR imaging — accuracy for diagnosing T stage and estimating histologic grade [J]. Radiology, 2009,251(1):112 - 121.

[31] TAKEUCHI M, SASAKI S, NAIKI T, et al. MR imaging of urinary bladder cancer for T-staging: a review and a pictorial essay of diffusion-weighted imaging [J]. J Magn Reson Imaging, 2013,38(6): 1299 - 1309.

[32] TEKES A, ERTAN G, SOLAIYAPPAN M, et al. 2D and 3D MRI features of classic bladder exstrophy [J]. Clin Radiol, 2014,69(5):e223 - e229.

[33] VERMA S, RAJESH A, PRASAD S R, et al. Urinary bladder cancer: role of MR imaging [J]. Radiographics, 2012,32(2):371 - 387.

[34] WANG H J, PUI M H, GUO Y, et al. Preliminary study of diffusion-weighted MRI in the preoperative diagnosis of cystitis glandularis [J]. Clin Radiol, 2016, 71(9):931 - 937.

[35] WONG-YOU-CHEONG J J, WOODWARD P J, MANNING M A, et al. From the archives of the AFIP: inflammatory and nonneoplastic bladder masses: radiologic-pathologic correlation [J]. Radiographics, 2006,26(6):1847 - 1868.

[36] WONG-YOU-CHEONG J J, WOODWARD P J, MANNING M A, et al. From the archives of the AFIP: neoplasms of the urinary bladder: radiologic-pathologic correlation [J]. Radiographics, 2006, 26 (2):553 - 580.

[37] YOSHIDA S, TAKAHARA T, KWEE T C, et al. DWI as an imaging biomarker for bladder cancer [J]. AJR Am J Roentgenol, 2017,208(6):1218 - 1228.

[38] YU J S, KIM K W, LEE H J, et al. Urachal remnant diseases: spectrum of CT and US findings [J]. Radiographics, 2001,21(2):451 - 461.

5 男性生殖系统 MRI 检查技术及正常表现

5.1 男性生殖系统 MRI 检查技术

5.1.1 前列腺及精囊 MRI 检查技术

(1) 检查前准备

禁食 4 h,检查前确认膀胱无过度充盈,必要时可静注解痉药东莨菪碱以减轻肠道蠕动造成的伪影,其余准备和注意事项与其他部位相同。

(2) 线圈及体位

采用体部线圈或者心脏相控阵线圈。直肠内线圈虽可提高图像信噪比,但由于中国人的体型原因,患者接受度较低。由于国内使用率不高,因此直肠内线圈对前列腺病变的检出和肿瘤分级是否优于采用体部线圈的多参数 MRI 仍有待进一步积累病例验证。检查时,患者仰卧位,头/足先进,身体左右居中,两手举过头顶或合抱置于前胸壁。定位中心对准线圈中心及耻骨联合上方 2 cm(三中心合一),束紧前后片线圈压迫小腹或将沙袋置于小腹部上,可减轻因腹部呼吸运动导致的伪影。

(3) 扫描序列及技术参数

1) 平扫:①横断位快速自旋回波 T_2WI、抑脂 T_2WI 序列,扫描范围覆盖前列腺。斜冠状位或矢状位快速自旋回波(抑脂或不抑脂)T_2WI 序列,扫描范围覆盖前列腺和双侧精囊。T_2WI 序列的层厚 3.0～4.0 mm,无间隔扫描,FOV 为 (14～22) cm×(14～22) cm,相位及频率编码方向≤0.7 mm。②DWI 推荐使用单次激发自旋回波平面回波成像(SE - EPI)结合频谱脂肪抑制序列:TR≥3 000 ms, TE≤90 ms, FOV 为(16～22) cm×(16～22) cm,相位编码方向≤2.5 mm,频率编码方向≤2.5 mm。ADC 图若仅采集 2 个 b 值用于计算,则推荐低 b 值为 50～100 s/mm^2,高 b 值为 800～1 000 s/mm^2;增加 b 值数量可提高 ADC 计算的准确度,在信噪比允许的情况下,可采用 1 400～2 000 s/mm^2 或更高的 b 值。③由于前列腺 MRI 检查的目的之一是对前列腺癌进行分期,因此检查序列既要包含前列腺局部的高分辨成像，又要有能够包括盆腔的大范围扫描，以确保排除髂骨、腰骶椎转移及盆腔淋巴结转移。

2）增强扫描：观察前列腺病变推荐采用动态增强扫描序列。动态增强 MRI 序列使用三维快速 T_1WI 梯度回波序列，如 LAVA、FLASH 等，可显示病灶及前列腺各部分随时间而变化的信号强度，了解其血供情况。三维容积扫描序列的层厚 2～3 mm，无间隔，TR＜100 ms，TE＜5 ms，FOV 为（24～30）cm×（24～30）cm，相位编码方向≤2 mm，频率编码方向≤2 mm，并补充冠状面、矢状面。采用高压注射器静脉团注对比剂，应用剂量为 0.1 mmol/kg，注射速率为 2～3 ml/s，并以相同速率注射等量 0.9% 氯化钠溶液。扫描时，先行 T_1WI 脂肪抑制平扫即所谓蒙片，注射对比剂与扫描同时进行，前面 4 期连续扫描，后续期相间隔 30～60 s，总扫描时间约 5 min，以评估强化模式。

以 3.0 T MRI 扫描仪为例，常用的序列及其参数如表 5－1 所示，具体的扫描参数应根据不同设备有所调整。

3）常用功能检查技术：

A. 弥散加权成像：DWI 是一种无创观察活体组织内水分子扩散运动的技术，*b* 值（弥散敏感梯度因子）是其最重要的参数。DWI 通常采取高低 2 个 *b* 值，并通过单指数模型获得表观弥散系数值（apparent diffusion coefficient，ADC），ADC 值越低表明弥散越受限。PI－RADS V2 中推荐用于生成 ADC 图的 2 个 *b* 值分别为 50～100 s/mm^2 和 800～1 000 s/mm^2，高 *b* 值突出前列腺癌与正常组织之间的信号差异。

B. 体素内不相干运动（intravoxel incoherent motion，IVIM）：传统 DWI 单指数模型所计算得

表 5－1　前列腺 MRI 方案（3.0 T MR）

成像序列与平面	FOV（mm）	层厚（mm）	间距（mm）	矩阵	应用
标准解剖序列					
横断、矢状、冠状位定位相	400	10	5	128×256	后续序列的定位
冠状、矢状位 T_2WI FSE	200	3.5	0	320×320	显示前列腺解剖及与周围组织的关系
局部横断位 T_2WI FSE	200	3.0	0	320×320	显示前列腺解剖及与周围组织的关系，显示炎性反应、增生结节、肿瘤等病变
大范围横断位 T_1WI 3D FS 扰相 GRE	320	2.0	0	292×256	显示盆腔的总体情况，观察淋巴结等
用于前列腺炎症的附加序列					
横断位 DWI	220	3.5	0	128×128	辅助与肿瘤性病变的鉴别诊断
横断位 T_2WI FS FSE	200	3.0	0	320×256	显示炎性病变形态与范围
增强横断位 T_1WI 3D FS 扰相 GRE	320	2.0	0	292×256	显示炎性病变，描述炎性程度和范围，辅助与肿瘤病变的鉴别诊断
用于前列腺肿瘤性病变的附加序列					
横断位 T_2WI FS FSE	200	3.0	0	256×192	评估腺体脂肪成分，更好显示腺体解剖分区及信号改变
横断位 DWI	220	3.5	0	128×128	辅助良恶性疾病的鉴别诊断；辅助肿瘤侵袭性的评估；辅助疗效评价
横断位 T_1WI 双回波扰相 GRE（同反相位）	320	2.0	0	292×256	同相位可以观察肿瘤的外侵情况，同反相位可评估肿瘤细胞内有无脂肪成分
增强横断位 T_1WI FS 3D 扰相 GRE	320	2.0	0	292×256	评估肿瘤的强化与累及范围，辅助良恶性鉴别，辅助疗效评估；还可提示其他序列可能漏诊的肿瘤
增强矢状位及冠状位 T_1WI FS 3D 扰相 GRE	320	2.0	0	292×256	评估肿瘤的强化，评估肿瘤累及范围，评估精囊腺和前列腺尖部受累情况

注：DWI（diffusion weighted imaging），弥散加权成像；FSE（fast spin-echo），快速自旋回波；GRE（gradient-echo），梯度回波。

到的 ADC 值并不能完全真实地反映活体组织中水分子弥散情况。IVIM 采用 3 个及 3 个以上的 b 值进行信号采集，并采用双指数模型进行拟合，可得参数有真性扩散系数 D、假性扩散系数 D* 及灌注分数 f。参数 D 值主要反映组织的扩散信息($b \geq 200\ s/mm^2$)，参数 D* 及 f 主要反映组织的灌注信息($b < 200\ s/mm^2$)，可更准确、真实地反映水分子的扩散运动。

C. 扩散峰度成像(diffusion kurtosis imaging, DKI)：DKI 模型是在扩散张量成像技术(diffusion tensor imaging, DTI)的基础上进一步扩展，需要至少 2 个非零高 b 值，且每个 b 值的方向数至少为 15 个。DWI、DTI 及 IVIM 均假定水分子扩散到周围空间各个点的概率符合高斯分布。实际上，由于组织结构的复杂性，水分子的扩散运动偏离高斯分布。DKI 主要参数为平均扩散峰度(mean kurtosis, MK)、径向峰度(radial kurtosis, RK)、轴向峰度(axial kurtosis, AK)、峰度各向异性(kurtosis anisotropy, KA)，同时还包括 DTI 的参数，如平均扩散率(mean diffusion, MD)、各向异性分数(fractional anisotropy, FA)、径向扩散率(radial diffusion, RD)及轴向扩散率(axial diffusion, AD)。MK 代表扩散峰度在所有梯度方向的平均值，是评价感兴趣区内组织微结构复杂程度的有价值指标。MK 值的大小与组织微结构复杂程度相关，结构越复杂，MK 值越大。

D. 波谱成像(MR spectroscopy, MRS)：MRS 利用化学位移现象对特定原子核及其化合物进行成像，是目前唯一能够无创性观察活体组织代谢及生化变化的技术。与常规 MRI 相比，MRS 得到的机体代谢信息为谱线，横轴代表化学位移，纵轴为化合物的信号强度，其峰高度或峰下曲线面积与该化合物的浓度成正比。前列腺 MRS 通过测定前列腺组织内生物化学代谢物的共振峰值水平如枸橼酸盐(citrate, Cit)、胆碱(choline, Cho)、肌酸(creatine, Cre)等，对前列腺癌进行诊断。MRS 扫描时间长，对场强和均匀度要求较高。

5.1.2 阴茎及阴囊 MRI 检查技术

恰当的患者体位对阴茎和阴囊的成像至关重要。患者多取仰卧位，大腿上部之间放置毛巾或将中单卷起，以抬高阴囊。阴茎向上翻起，背侧贴在前腹壁上，用胶带固定，也可自然下垂，采用胶带固定于大腿间的毛巾上，以防止其在扫描过程中移动，并在其上放置多相阵列表面线圈。

阴茎和/或阴囊的成像方案需根据不同的用途进行调整(表 5-2)，一般而言，多采用相对较高分辨率(矩阵为 256×192 或更高)的非脂肪抑制 FSE T_2WI 序列，分别在横断位、冠状位和矢状位上，进行小 FOV(16 cm)的薄层扫描(4 mm)。在已知或疑似存在恶性肿瘤或感染的病例中，增加全盆腔 FOV 的 T_2WI 是非常有价值的。可在横断位增加扰相双回波(同相位和反相位)GRE T_1WI 以识别含脂质的病变，并由于其 $T_2{}^*$ 效应，该序列可用于血液成分的识别。对于可触及的异常或可疑肿块，至少应包含一个脂肪抑制序列，以帮助识别脂肪成分。使用脂肪抑制的 FSE 或 STIR T_2WI 序列可帮助识别液体积聚或软组织水肿。某些病例，如阴茎癌的局部分期，可以不需要行增强扫描，但对于其他适应证，应采用 3D 扰相 GRE T_1WI 压脂序列，分别于增强扫描前后行横断位动脉期(35～40 s)和静脉期(70～80 s)扫描，注射方案为 0.1 mmol/kg 钆对比剂静脉注射，注速 2 ml/s。对于评估肿瘤的分期或感染的程度，增强扫描时应增加冠状位和/或矢状位成像，并应增加横断位 DWI，后者在鉴别隐睾和脓肿上具有较高的价值。通常采用 2 个 b 值，分别为 $0\ s/mm^2$ 和 $800\ s/mm^2$。

大多数现代的阴茎植入物，以及所有的充气式植入物，都可以安全地进行 MRI 检查。目前研究发现，2 种假体 OmniPhase 和 DuraPhase 在磁场中会出现偏转，因此无法进行 MRI 检查。

5.2 男性生殖系统解剖及正常 MRI 表现

5.2.1 前列腺解剖及正常 MRI 表现

前列腺是男性生殖系统中最大的附属性腺，

表 5-2 阴茎和阴囊 MRI 方案

成像序列与平面	FOV (mm)	层厚 (mm)	间距 (mm)	矩阵	应用
标准解剖序列					
横断、矢状、冠状位定位相	400	10	5	128×256	后续序列的定位
横断、冠状、矢状位 T_2WI FSE	160	4	0.5	256×192	显示阴茎、阴囊解剖、肿块的定位，评估白膜的完整性，显示肿块和积液
横断位 T_1WI SE	340	5	1	256×192	显示肿块和积液，评估白膜的完整性，评估深部盆腔疾病及盆腔和腹股沟的病变
用于阴茎/阴囊创伤的附加序列					
横断位 T_1WI 双回波扰相 GRE(同反相位)	340	4	1	256×192	由于 $T_2{}^*$ 效应，可更好地显示血液成分
矢状位 T_2WI FS FSE 或 STIR	160	4	0.5	256×192	显示积液和水肿
用于阴茎/阴囊炎症的附加序列					
横断位 DWI	340	8	2	128×128	显示脓肿中的脓液积聚
横断位 T_2WI FS FSE 或 STIR	340	6	1	320×256	显示积液和水肿
增强后横断位 T_1WI 3D FS 扰相 GRE	340	3	0	320×256	显示积液，确定炎症部位，描述炎症程度和范围，评估阴茎硬结(Peyronie 病)是否存在活动性炎症
用于阴茎/阴囊肿瘤性病变的附加序列					
横断位 T_2WI FS FSE 或 STIR	160	4	0.5	256×192	评估肿块内脂肪成分，鉴别囊性肿块及其相关炎症
横断位 T_1WI 双回波扰相 GRE(同反相位)	340	4	1	256×192	由于 $T_2{}^*$ 效应，更好地显示血液组分，评估肿瘤细胞内脂肪成分
横断位 DWI	340	8	2	128×128	显示肿瘤，疗效评价
横断位 T_1WI FS 3D 扰相 GRE	340	3	0	320×256	评估软组织肿块的强化，评估肿瘤累及范围
增强后矢状位 T_1WI FS 3D 扰相 GRE	260	3	0	256×192	评估软组织肿块的强化，评估肿瘤累及范围

注：SE(spin-echo)，自旋回波；STIR(short inversion time inversion-recovery)，短时间反转恢复序列。

位于膀胱颈部下方，尖向下而底在上，外形如栗子，包绕前列腺部尿道。年轻成人前列腺大小一般底部横径为 3.5～4 cm，纵径 2.5～3 cm，前后径 2～2.5 cm，老年人可分别为 4.8 cm、4.3 cm、5.0 cm。前列腺由纤维肌肉部分及腺体部分组成，腺体由 30～50 个管泡状腺叶集合而成，每个腺叶由大量腺泡和小导管构成，小导管汇合成 15～30 条中央大导管，开口于精阜。

依据前列腺腺体组织对性激素的敏感性划分为内腺和外腺，内外腺之间由一层肌纤维组织隔开。内腺集中在尿道黏膜和黏膜下层，对女性和男性激素均敏感，是前列腺增生的好发部位；外腺构成前列腺的主体部分，包含分支腺和主腺，仅对男性激素敏感，是前列腺癌的好发部位。

McNeal 根据前列腺的形态、生理功能及病理观点，提出前列腺分区的概念，将前列腺划分为前纤维肌肉基质带(anterior fibromuscular stroma, AFMS)、外周带(peripheral zone, PZ)、中央带(central zone, CZ)及移行带(transition zone, TZ)(图 5-1)。前纤维基质带位于前列腺的前部，为致密纤维结缔组织和平滑肌成分，与尿道周围的括约肌及膀胱壁平滑肌相延续，年轻成人该部体积较大，占前列腺体积的 1/3，老年人或前列腺增生患者该部体积较小。外周带位于前列腺的后外侧部，主要由腺体组织构成，约占前列腺腺体体积的 70%，前列腺增生时该部受压、体积减小。中

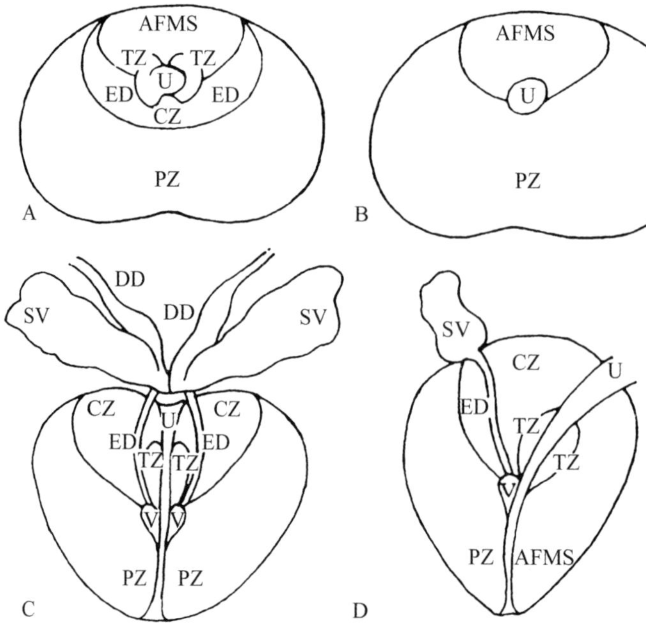

图 5-1　正常前列腺分区结构示意图

注：A. 横断位基底部；B. 横断位尖部；C. 冠状面，前列腺中部和精囊；D. 中线矢状面。AFMS，前纤维肌肉基质带；PZ，外周带；CZ，中央带；TZ，移行带；U，尿道；V，精阜；ED，射精管；DD，输精管；SV，精囊。

央带位于两侧外周带的前内侧，移行带的后上方，呈圆锥状，尖端指向精阜，其内腺体成分较少，结构比外周带更复杂，并含有较多的纤维基质，约占前列腺腺体体积的 25%。移行带位于精阜之上、尿道周围，由前列腺尿道周围的腺体和纤维基质构成，约占前列腺腺体体积的 5%。

横断位 T_2WI 是观察前列腺最佳序列。AFMS 主要为纤维肌肉成分，在 T_1WI 及 T_2WI 上显示为低信号（图 5-2B，箭头）；外周带主要由腺体组成，因含水量较高，在横断位分别表现为对称的新月形 T_1WI 低信号和 T_2WI 高信号区（图 5-2A～B，长箭）；中央带（图 5-2B，短箭）含腺体较少，而含基质较多，T_2WI 信号较外周带低；移行带由前列腺尿道周围腺体及纤维基质构成，常规 MRI 一般无法显示。成年人 MRI 上移行带和中央带常无法区分，将两者统称为中央腺（central gland）。冠状位或矢状位可较好地显示前列腺与邻近结构的解剖关系（图 5-2C）。

前列腺包膜指前列腺周边薄层纤维肌肉组织，通常不完整，T_2WI 横断位显示比较好，呈低信号，仅部分显示，在前列腺后方及侧后方比较明显（图 5-3A）。包膜是评估前列腺癌有无腺外侵犯的重要解剖结构，如出现包膜不规则、突起或连续性中断常提示肿瘤侵犯至前列腺外。但正常前列腺包膜可不完整，仅凭局部包膜缺失并不能代表病变的存在。前列腺外科包膜是指前列腺外周带和移行带之间的纤维肌肉组织和受压的腺体组织，前列腺摘除术时沿此包膜剥离前列腺，与前列腺解剖包膜的概念不同。

前列腺周围神经血管束位于前列腺两侧，在 5 点和 7 点方向显示较清晰，以 T_1WI 或 T_2WI 非抑脂序列显示较佳（图 5-3B）。在前列腺尖端和底部，神经束穿入包膜，肿瘤向前列腺外侵犯时，可沿此路径。在前列腺根治手术时，至少一侧保留才能有阴茎勃起功能，因此术前判断神经血管束受侵十分重要。

5.2.2　精囊解剖及正常 MRI 表现

精囊，又称精囊腺，位于前列腺后上方，膀胱底后方，输精管壶腹的外侧，左右各一，长 10～

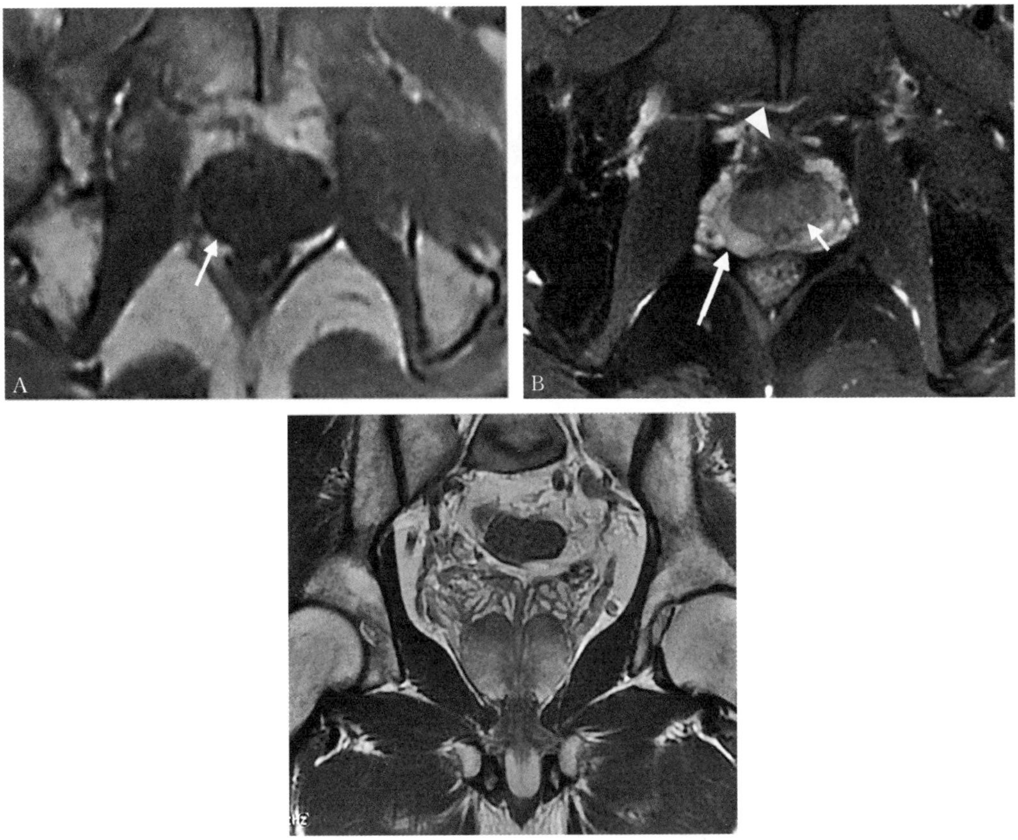

图 5-2 前列腺正常 MRI 表现

注：横断位 T_1WI(A)示正常前列腺外周带呈低信号(箭)；横断位 T_2WI FS(B)示正常前列腺外周带呈高信号(长箭)，中央腺呈稍高信号(短箭)，前纤维基质带呈低信号(箭头)；冠状位 T_2WI(C)可较好地显示前列腺尖部、前列腺与精囊腺及膀胱的解剖关系。

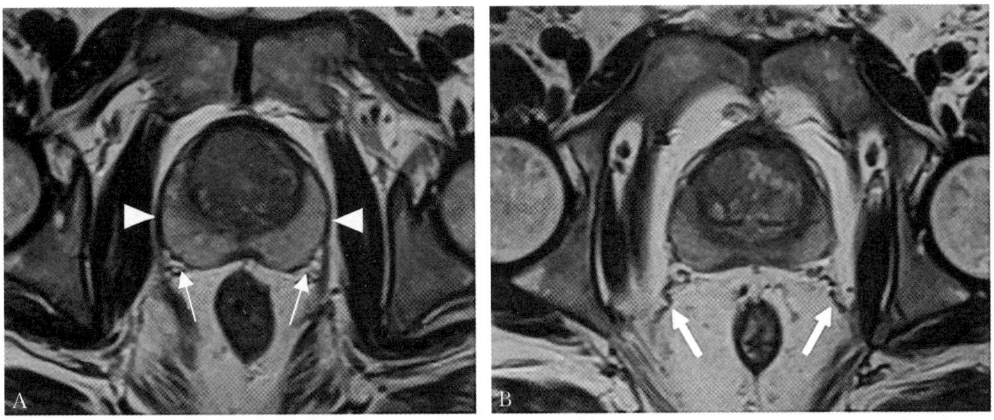

图 5-3 前列腺包膜及神经血管束

注：横断位(A)T_2WI 前列腺周边线状低信号影为前列腺包膜(箭头)，前列腺周围带状高信号影为周围静脉丛(细箭)；横断位 T_2WI(B)示前列腺后外侧 5 点和 7 点方向条状低信号影为神经血管束(粗箭)。

15 cm，主要由迂曲的腺囊或腺管构成。精囊的功能主要是分泌呈弱嗜碱性的淡黄色黏稠液体，占精液的70%，有营养和稀释精子的功能，因此囊内呈典型的液体信号，即 T_1WI 低信号或中等信号，T_2WI 高信号。囊壁分为黏膜、肌层及外膜3层，在 T_1WI 和 T_2WI 上均呈低信号（图 5-4）。精囊下端的排泄管与输精管壶腹部汇合成射精管，穿过前列腺，开口于精阜。

5.2.3 阴茎解剖及正常 MRI 表现

阴茎的血供变异多样，但通常起自双侧内阴动脉分支，即阴茎总动脉，其分支数量较为多变，但一般具有以下3支。①球部动脉：为尿道、近端尿道海绵体和球海绵体肌供血；②背动脉：为龟头、末端尿道海绵体和阴茎皮肤供血；③阴茎海绵体动脉：为阴茎海绵体供血。

阴茎主要由2个阴茎海绵体和1个尿道海绵体组成，分根、体、头3个部分。后部为阴茎根，附着于耻骨下支、坐骨支及尿生殖膈；中部为阴茎体，呈圆柱状，悬垂于耻骨联合前下方；前部膨大为阴茎头，头尖端有矢状位的裂口为尿道外口。双侧阴茎海绵体和尿道海绵体均被纤维性鞘所包裹，称为白膜，其外是背深静脉和动脉。再外面是一层坚韧的深筋膜，包绕这些结构及双侧阴茎海绵体和尿道海绵体，称为 Buck 筋膜，并在阴茎近端与泌尿生殖区的深筋膜融合。Buck 筋膜外有浅静脉走行于疏松筋膜层。

双侧阴茎海绵体和尿道海绵体在 T_1WI 上呈中高信号，T_2WI 上呈高信号。尿道海绵体在 T_2WI 上与龟头信号相仿，较阴茎海绵体信号可略

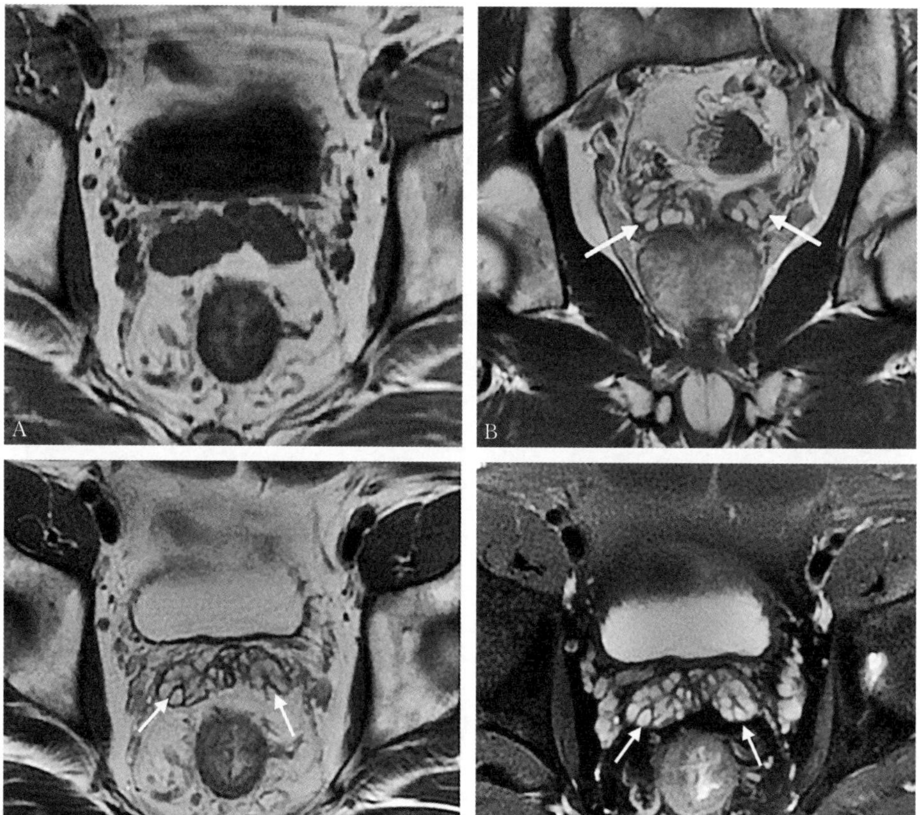

图 5-4 正常精囊腺 MRI 表现

注：横断位 T_1WI(A)显示精囊呈两侧对称"八"字形低信号；冠状位、横断位 T_2WI(B、C)及 T_2WI FS(D)显示精囊呈迂曲管道状高信号(箭)，管道壁呈低信号。

高或略低，这与阴茎海绵体在 T_2WI 上的信号高低有关。多变分层效应在勃起的阴茎海绵体中是正常表现。阴茎海绵体与其外包绕的白膜的对比在 T_2WI 上显示优于 T_1WI(图 5－5)。

白膜在阴茎海绵体周围很容易被观察到，但在尿道海绵体周围较薄，这是评估阴茎断裂的重点。在白膜和 Buck 筋膜之间的结缔组织和脂肪层中的中线位置可以看到低信号的背深血管(包括静脉和有时在横断位上可显示的动脉)，且在此处，这两层膜可分开。从侧面看，它们通常是并列的，但有时在 T_1WI 上可加以区分，因为 Buck 筋膜的信号强度略高于白膜。在 Buck 筋膜

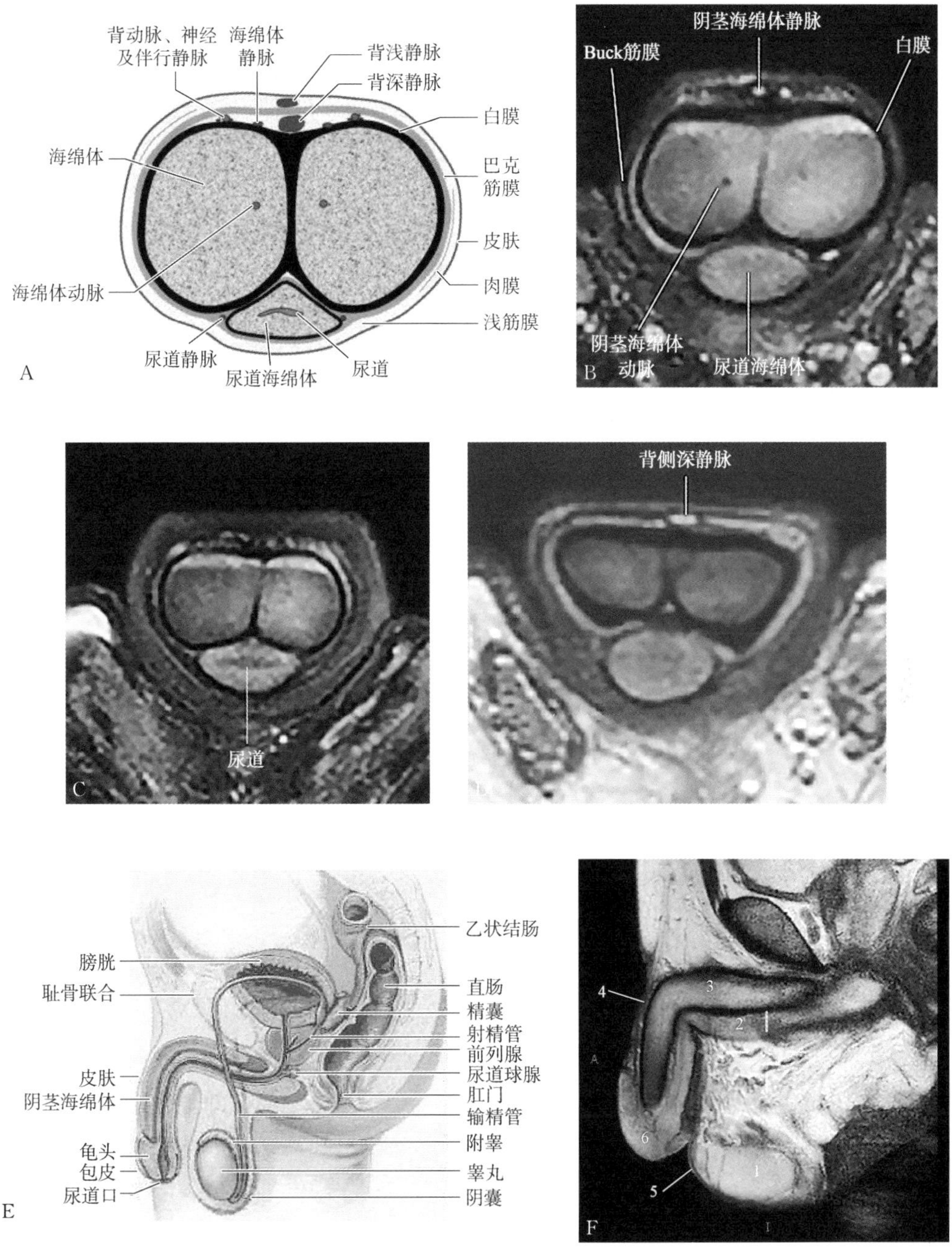

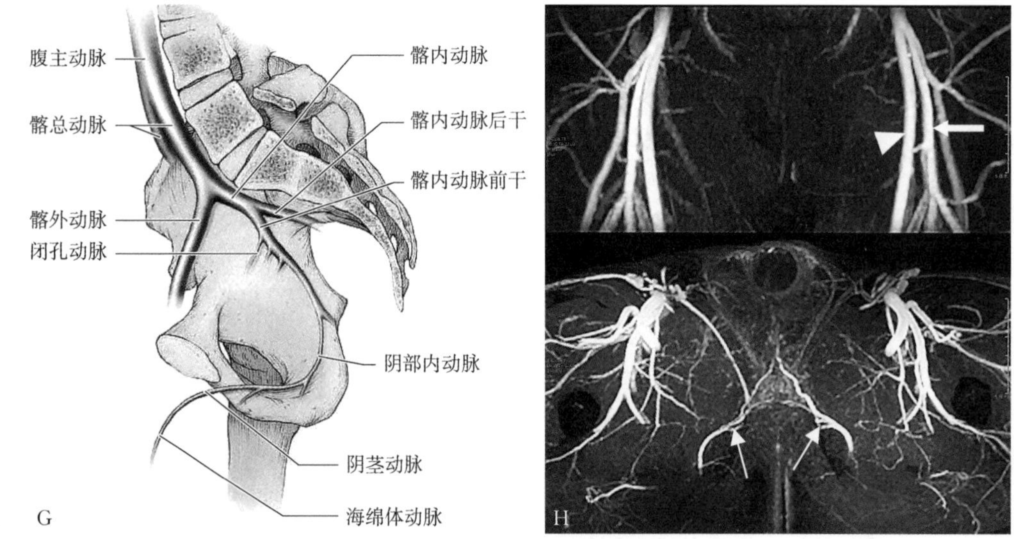

图 5-5　阴茎正常 MRI 表现

注：阴茎横断位解剖示意图(A)，横断位 SPAIR(B～D)可清晰显示阴茎白膜、Buck 筋膜、阴茎海绵体、尿道海绵体、阴茎海绵体动脉、阴茎海绵体静脉、尿道、背侧深静脉。阴茎解剖示意图(E)和矢状位 T_2WI(F)示睾丸(1)、尿道海绵体(2)、阴茎海绵体(3)、白膜(4、5)和龟头(6)；阴茎血供解剖示意图(G)；MR 血管成像冠状位和横断位(H)清晰显示髂内动脉(粗箭)、髂外动脉(箭头)及其分支和双侧阴茎动脉(细箭)。

引自：KIRKHAM A, ILLING R O, MINHAS S, et al. MR imaging of nonmalignant penile lesions[J]. Radiographics, 2008,28(3):837-853.

外侧的中线位置又可见背浅静脉，通过静脉注射对比剂后，阴茎海绵体内的强化通过阴茎海绵体动脉从近处向远处传播，这也是观察动静脉瘘的要点。

尿道海绵体的最近端称为球部，为低信号的球海绵体肌所包绕。其顶部有孔供尿道穿过，尿道在 T_1WI 和 T_2WI 均表现为中等偏低信号，走行于尿道海绵体的中央。阴茎海绵体的最近端是阴茎脚，其中央部分为坐骨海绵体肌包绕并借此附着在坐骨上。

5.2.4　阴囊解剖及正常 MRI 表现

阴囊是男性外阴部下垂的囊状物，是腹壁的延伸，由皮肤及平滑肌等组成。中间的隔膜将阴囊分为左右两个囊，囊内有睾丸、附睾和精索等器官。

(1) 睾丸

是男性最主要的生殖腺，具有产生精子和分泌雄性激素的功能。其左右各一，呈光滑微扁卵圆体，表面附有白膜，分内外两面、前后两缘及上下两端。其中，后缘较为平直，上部连接附睾。每个睾丸有 200～250 个含精曲小管的小叶，精曲小管吻合形成睾丸网，邻近睾丸纵隔。正常成人睾丸 T_1WI 呈均匀等信号，T_2WI 呈均匀高信号，重 T_2WI 呈等信号，DWI 呈均匀一致的高信号。随着年龄增长，睾丸的结构和功能发生改变，导致其 DWI 信号的降低。睾丸纵隔表现为沿睾丸长轴的低信号带。在重 T_2WI 上可见从睾丸纵隔发出许多线样低信号的纤细纤维分隔将睾丸实质分成数个睾丸小叶。白膜和鞘膜脏层紧密相连，在所有序列上都表现为低信号(图 5-6)。

(2) 附睾

是由 15～20 条睾丸输出小管合并为一条附睾管，穿过白膜进入附睾头部盘曲成为附睾。附睾分头、体、尾 3 个部分，尾部形成输精管与精索伴随上行。附睾位于睾丸后外侧，头部外形饱满呈新月形。体部较扁，紧贴睾丸。附睾在 T_1WI 上的信号强度与睾丸相似，但在 T_2WI 上较睾丸低。T_2WI 可以看到从附睾尾部延伸至精索的输精管。睾丸鞘膜壁层和脏层之间的液体在 T_2WI 和重 T_2WI 上分别呈高和显著高信号(图 5-7)。附睾为男性生殖器结核的好发部位。

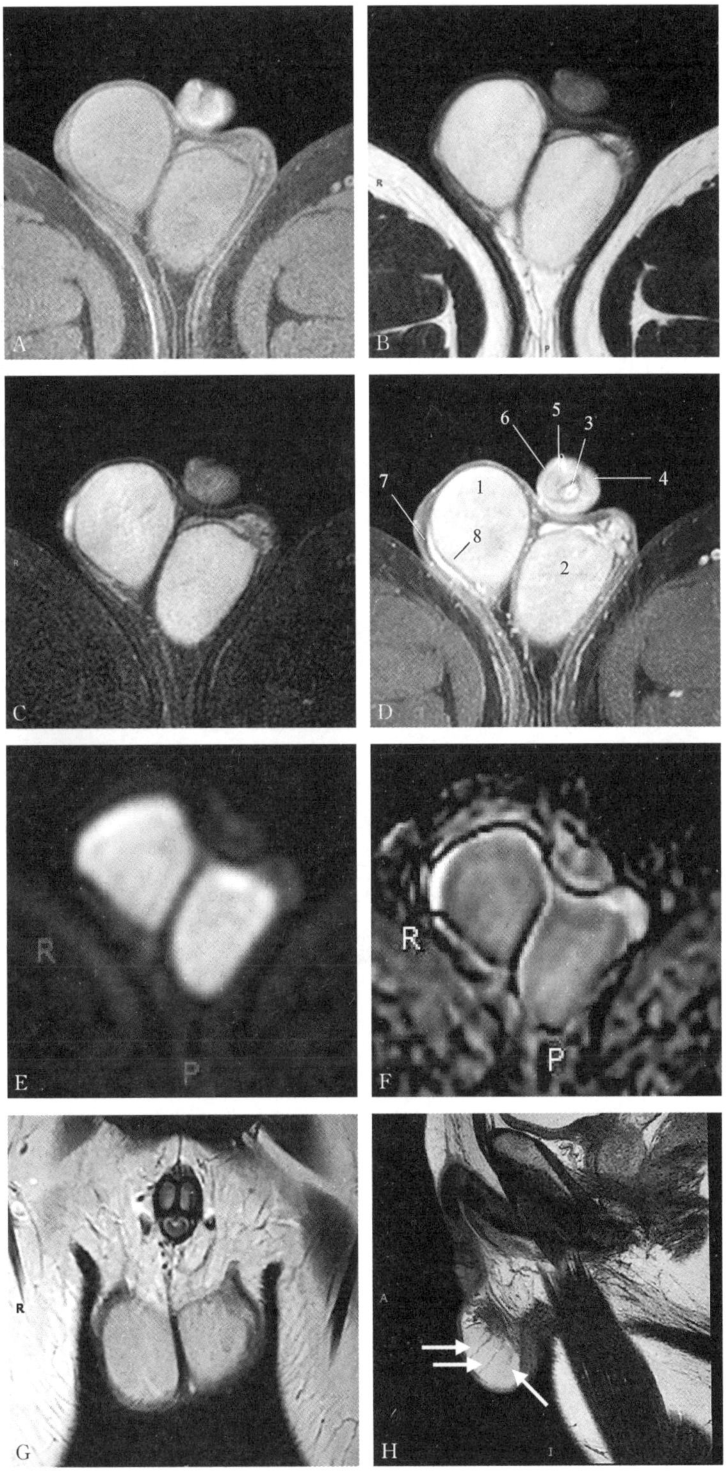

图 5－6 睾丸正常 MRI 表现

注：横断位 T_1WI FS(A)、T_2WI(B)、SPAIR(C)、T_1WI FS 增强(D)示右侧睾丸(1)、左侧睾丸(2)、尿道(3)、左侧阴茎海绵体(4)、右侧阴茎海绵体(5)、阴茎白膜(6)、鞘膜脏层(7)和睾丸白膜(8)；DWI(E)、ADC 图(F)、冠状位和矢状位 T_2WI(G、H)示正常成人睾丸 T_1WI 和 T_2WI 分别呈等信号和高信号，均匀强化，高 b 值 DWI 上睾丸实质呈较为均匀一致的高信号，周边可见条带状更高信号；矢状位 T_2WI(H)可见睾丸内低信号纤维分隔(箭)。

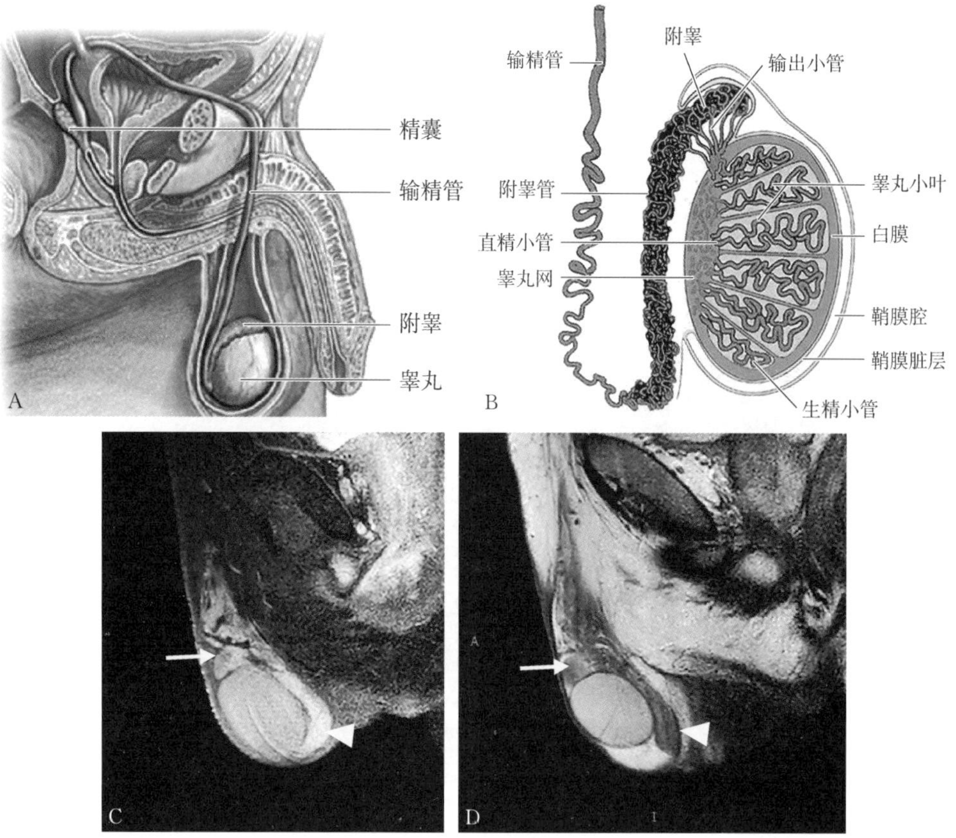

图 5-7 附睾正常 MRI 表现

注：附睾解剖示意图(A、B)；矢状位 T_1WI FS(C)和矢状位 T_2WI(D)示附睾 T_1WI 信号高于睾丸实质，T_2WI 信号低于睾丸实质，上端稍膨大部分为附睾头(箭)，下端为附睾尾部(箭头)。

(3) 精索

为悬吊睾丸和附睾的索状物，由进出的血管、淋巴管、神经和输精管包以被膜而成。精索起自腹股沟内环，走行于腹股沟管内，出皮下环后进入阴囊，止于睾丸后缘。

(孙奕波　朱柳红　唐启瑛　单颖婵　汪禾青　周建军　强金伟)

参考文献

[1] BARENTSZ J O, RICHENBERG J, CLEMENTS R, et al. ESUR prostate MR guidelines 2012 [J]. Eur Radiol, 2012,22(4):746-757.

[2] CASSIDY F H, ISHIOKA K M, MCMAHON C J, et al. MR imaging of scrotal tumors and pseudotumors [J]. Radiographics, 2010,30(3):665-683.

[3] FENG Z Y, MIN X D, MARGOLIS D J, et al. Evaluation of different mathematical models and different b-value ranges of diffusion weighted imaging in peripheral zone prostate cancer detection using b-value up to 4 500 s/mm^2 [J]. PLOS One, 2017, 12(2):e0172127.

[4] KIRKHAM A P, ILLING R O, MINHAS S, et al. MR imaging of nonmalignant penile lesions [J]. Radiographics, 2008,28(3):837-853.

[5] LI L, WANG L, DENG M, et al. Feasibility study of 3T DWI of the prostate: readout-segmented versus single-shot echo-planar imaging [J]. Am J Roentgenol, 2015,205(1):70-76.

[6] LINET O I, OGRINC F G. Efficacy and safety of intracavernosal alprostadil in men with erectile dysfunction: The Alprostadil Study Group [J]. N Engl J Med, 1996,334(14):873-877.

[7] MCNEAL J E. The zonal anatomy of the prostate [J]. Prostate, 1981,2(1):35-49.
[8] MITTAL P K, ABDALLA A S, CHATTERJEE A, et al. Spectrum of extratesticular and testicular pathologic conditions at scrotal MR imaging [J]. Radiographics, 2018,38(3):806-830.
[9] PARKER R A 3RD, MENIAS C O, QUAZI R, et al. MR imaging of the penis and scrotum [J]. Radiographics, 35(4):1033-1050.
[10] PRETORIUS E S, SIEGELMAN E S, RAMCHANDANI P, et al. MR imaging of the penis [J]. Radiographics, 2001,21: S283-S299.
[11] REAM J M, DOSHI A M, DUNST D, et al. Dynamic contrast-enhanced MRI of the prostate: an intraindividual assessment of the effect of temporal resolution on qualitative detection and quantitative analysis of histopathologically proven prostate cancer [J]. J Magn Reson Imaging, 2017,45(5):1464-1475.
[12] SAWYER-GLOVER A M, SHELLOCK F G. Pre-MRI procedure screening: recommendations and safety considerations for biomedical implants and devices [J]. J Magn Reson Imaging, 2000,12(1):92-106.
[13] SCARDINO E, VILLA G, BONOMO G, et al. Magnetic resonance imaging combined with artificial erection for local staging of penile cancer [J]. Urology, 2004,63(6):1158-1162.
[14] VOSSOUGH A, PRETORIUS E S, SIEGELMAN E S, et al. Magnetic resonance imaging of the penis [J]. Abdom Imaging, 2002,27(6):640-659.

6 前列腺病变

6.1 前列腺影像学比较

影像学检查对前列腺疾病临床治疗方案的选择及预后监测有重要价值，随着影像检查技术的快速发展，从 X 线、超声、CT、MRI 和 PET/CT，直至今日功能与分子影像学的广泛应用，各种影像检查方法各有优劣，全面掌握这些方法的优势与不足是影像医师的责任与义务。泌尿科医师对此也需要有所了解，避免重复检查及医疗资源浪费。对于前列腺疾病的检出，目前临床应用广泛的有超声、CT 和 MRI，相比较而言，MRI 为最佳影像学检查方法。

6.1.1 前列腺超声检查

超声检查经济、快捷、普及广，经腹部超声(TAUS)检查既可测量前列腺体积大小，也可通过残余尿量评估尿路梗阻的程度，排除肿瘤性病变及尿路结石。超声多普勒技术能反映前列腺病变的血流状态。由于探头和前列腺比较接近，经直肠超声(TRUS)能更清楚显示前列腺的包膜和各个区带的结构；可评价增生的前列腺突入膀胱的程度；清楚地显示前列腺的钙化和囊性病变，明确诊断前列腺脓肿、精囊腺脓肿或囊肿，但对前列腺疾病的诊断和鉴别诊断的准确性有限。通过血流的检测，彩色多普勒能提高病灶的检出率。TRUS 引导下前列腺穿刺活检是前列腺癌术前诊断的金标准，但 TRUS 图像显示野小，无法准确评估前列腺外侵犯的范围及淋巴结转移的情况，不利于肿瘤分期，且细针穿刺的采样误差可能会导致 Gleason 评分与实际不符。近年来，超声造影、超声弹性成像等新技术发展迅速，提高了癌灶检查的敏感性，但是对于炎性病灶、增生结节和其他肿瘤的鉴别诊断价值有限，诊断特异性不高。弹性成像通过评估组织的弹性情况有助于前列腺良恶性病变的鉴别诊断，对前列腺癌的诊断敏感性可达 84%。常规超声与实时弹性成像相结合可以提高穿刺的准确性。

6.1.2 前列腺 CT 检查

CT 检查可清晰显示前列腺轮廓及其周围解剖结构，测量腺体大小，区分膀胱与邻近囊性肿块，显示占位性病变的特征及范围，但 CT 软组织分辨率不及 MRI，难以分辨腺体的解剖分区，前列腺癌与正常组织结构及其他良性病变密度差异不明显，CT 平扫可能无法显示。CT 增强扫描容易检出大多数病灶，但特异性不高。如果病灶较小或者血供差异不明显，增强 CT 检出率也受到限制。CT 对于突破包膜、累及周围脂肪间隙或邻近脏器的进展期前列腺癌（T_3、T_4 期）诊断容易。双能 CT 组织分辨率和强化分辨率优于 CT，对前列腺恶性肿瘤诊断和鉴别诊断的价值明显，但仍不如 MRI。虽然 CT 可用于评价肿瘤外侵、淋巴结转移及骨转移等情况，但因其软组织分辨率不高且有电离辐射，故不作为前列腺癌分期的常规检查。

6.1.3 前列腺 MRI 检查

MRI 以其高软组织分辨率、多参数、多平面成像等优势，已成为前列腺疾病的最佳影像检查方法。在前列腺癌诊断和分期方面，MRI 较 CT 和 TRUS 更准确，并可评估肿瘤预后及监测肿瘤复发。MRI T_2WI 可清楚地显示前列腺内部的解剖分区，功能成像序列如弥散加权成像（DWI）、动态对比增强（DCE）、磁共振波谱成像（MRS）等能提供接近病理的微观组织结构改变及生物化学方面的信息。多参数磁共振成像（multiparametric MRI，mpMRI）技术联合了形态学及功能学成像，进一步提高了 MRI 对前列腺疾病的诊断及鉴别诊断能力。研究表明，mpMRI 在排除临床显著性前列腺癌方面非常可靠，检查结果阴性的患者可避免活检。国内专家也就前列腺癌 MRI 及诊断达成共识，认为 mpMRI 是目前公认的诊断前列腺疾病最好的影像检查方法。但 MRI 也有局限性，如扫描时间长，图像质量易受伪影干扰，且费用相对较高；mpMRI 对前列腺癌的诊断敏感性虽高，但特异性稍低。良性增生结节尤其是以间质增生为主的增生结节与中央腺体发生的前列腺癌的鉴别诊断仍是难题，轻微的包膜及精囊腺侵犯容易漏诊。故对于临床疑诊前列腺癌但 mpMRI 检查阴性的患者，尤其伴有高水平 PSA 或随访发现 PSA 值升高的年轻患者，需要系统性穿刺活检。MRI 引导的靶向穿刺活检较 TRUS 明显提高了前列腺癌的诊断率，减少了穿刺针数，但目前由于设备支持方面的问题，没有广泛开展。

6.1.4 前列腺核医学检查

核医学检查主要用于前列腺癌的分期（骨转移）和监测根治术后肿瘤复发。核素骨扫描评估前列腺癌患者全身骨转移情况，敏感性高，是目前检测前列腺癌患者骨转移的首选影像学技术。但其特异性低，对单发病变无法区分良、恶性。^{18}F-氟代脱氧葡萄糖（^{18}F-FDG）PET/CT 是一种新型功能解剖显像技术，不仅通过 CT 扫描观察组织的解剖结构，还通过 PET 扫描分析组织的功能代谢状况，两者信息的融合为疾病的鉴别诊断提供更多信息，^{18}F-FDG PET/CT 在原发性前列腺癌和复发前列腺癌的分期方面有较好的应用前景，对前列腺癌骨转移的诊断和鉴别诊断有较好的价值。PET/MRI 融合了 MRI 良好软组织分辨率及多参数成像的优势，有望提高前列腺癌诊断的准确性。MRI 对前列腺癌的早期骨髓转移改变也比 CT 更敏感，但是全身 PET/MRI 的使用受限于扫描时间过长。

前列腺特异性膜抗原（prostate specific membrane antigen，PSMA）也被称为Ⅰ型叶酸水解酶或Ⅱ型谷氨酸羧肽酶，在大多数前列腺癌细胞表面过度表达，且在低分化、转移性和雄激素非依赖型前列腺癌细胞中的表达进一步增加，而在肾脏、肠道等正常组织中的表达水平极低。以 PSMA 为影像探针的诊断技术可以明确有无病灶及转移模式，发现常规检查手段无法发现的前列腺癌转移灶，提高诊断的精准性。^{99m}Tc 标记的 PSMA-SPECT/CT 能更好地发现其他影像学阴性的前列腺癌转移灶，且在 PSA 水平较低时也能达到良好的检测效率，提升前列腺癌影像分期的准确性。Ga-PSMA PET/CT 和 PET/MRI 更有利于高危前列腺癌患者的临床管理。在局部复发的病例分期中，Ga-PSMA PET/MRI 更优。

6.2 前列腺炎

（1）概述

前列腺炎（prostatitis）是泌尿外科男性的常见病，约 50％男性一生中会经历前列腺炎，可由多种复杂因素引起。美国国立卫生研究院（NIH）将其分为 4 型：Ⅰ型，急性细菌性前列腺炎；Ⅱ型，慢性细菌性前列腺炎；Ⅲ型，慢性前列腺炎/慢性盆腔痛综合征，该型根据前列腺液、精液中白细胞的计数进一步分为炎症性（ⅢA）和非炎症性（ⅢB）2 种亚型；Ⅳ型，无症状性炎性前列腺炎。慢性非细菌性前列腺炎最常见，影响 10％～15％的男性，病因不明。有 IgG4 相关性Ⅲ型前列腺炎的报道。约 10％急性前列腺炎会发展为慢性前列腺炎。

（2）临床表现

多见于 50 岁以下成年男性。Ⅰ型前列腺炎发病突然，表现为寒战、发热、疲乏无力等全身症状，伴有会阴部和耻骨上疼痛，可有尿频、尿急和直肠刺激症状，甚至急性尿潴留，临床诊断容易。Ⅱ型和Ⅲ型前列腺炎临床症状相似，如盆骶疼痛、排尿异常和性功能障碍，统称为前列腺炎症候群。Ⅳ型前列腺炎无临床症状，仅在前列腺检查时发现炎性反应证据。PSA 可升高。前列腺液 IL-6、IL-8 升高可作为慢性前列腺炎的诊断依据之一。

（3）MRI 表现

T_2WI 外周带呈低或稍低信号，范围较弥漫，信号多均匀或欠均匀，境界多欠清（图 6-1）。急性期病灶可呈膨胀性改变，一般没有明显占位效应及外侵表现；病灶内可见小脓肿，结合病史与前列腺癌不难鉴别。慢性前列腺炎后期病灶纤维化，可形成瘢痕组织，表现为楔形、条索状，境界清晰。前列腺炎症 DWI 上可呈高信号，相应 ADC 图呈低信号，但扩散受限的程度（信号改变）一般没有前列腺癌明显。因为前列腺炎炎性细胞增多，伴腺体、平滑肌组织及纤维结缔组织不同程度的增生，导致水分子扩散受限程度高于正常腺体组织，但低于癌组织。高 b 值（1 500 s/mm^2 以上）DWI 可明显抑制炎性病灶信号，有助于与前列腺癌鉴别（图 6-2）。增强后炎性病灶常表现为动脉期明显强化，静脉期持续强化或渐进性强化，DCE 的时间-信号强度曲线为平台型或流入型，有少数病灶表现为前列腺癌样的流出型曲线。

（4）诊断要点

病变范围较弥漫，信号欠均匀，境界欠清；病变趋慢性陈旧性时境界可清晰，范围可较局限，但形态多呈条索状或楔形；DCE 表现为早期明显强化、持续性强化或渐进性强化。

（5）鉴别诊断

前列腺癌：好发年龄较前列腺炎患者的年龄大，病灶信号均匀，境界清楚，范围局限，呈凸透镜形或类圆形、卵圆形或不规则分叶状，DWI 信号更高，ADC 图信号更低，与背景信号对比更明显，特别是 1 500 s/mm^2 以上高 b 值图像。

前列腺出血灶：T_1WI 上呈局灶性或弥漫性高信号、T_2WI 上呈等、低信号。如有前列腺穿刺病史，或同时伴有精囊腺出血改变时，首先考虑前列腺出血灶。

6.3 良性前列腺增生

（1）概述

良性前列腺增生（benign prostatic hyperplasia, BPH）是老年患者出现下尿路症状的最常见原因。BPH 一般起源于精阜以上前列腺尿道周围的移行带，发生发展与年龄和雄性激素密切相关，增生明显时可挤压或突入外周带。可分为间质增生为主结节、以腺体增生为主结节和间质与腺体增生比例接近的混合型结节。

（2）病理

BPH 分为 5 种组织构型：①间质型结节：结节由肌成纤维细胞构成，细胞呈束状或漩涡状排列，常环绕血管周围，形成厚壁血管。②腺肌型结节：由间质结节分化而来，细胞向平滑肌分化，平滑肌排列紊乱，结节界限清楚，其中有腺管长入。间质成分的比例大于腺体成分。③纤维腺瘤型结

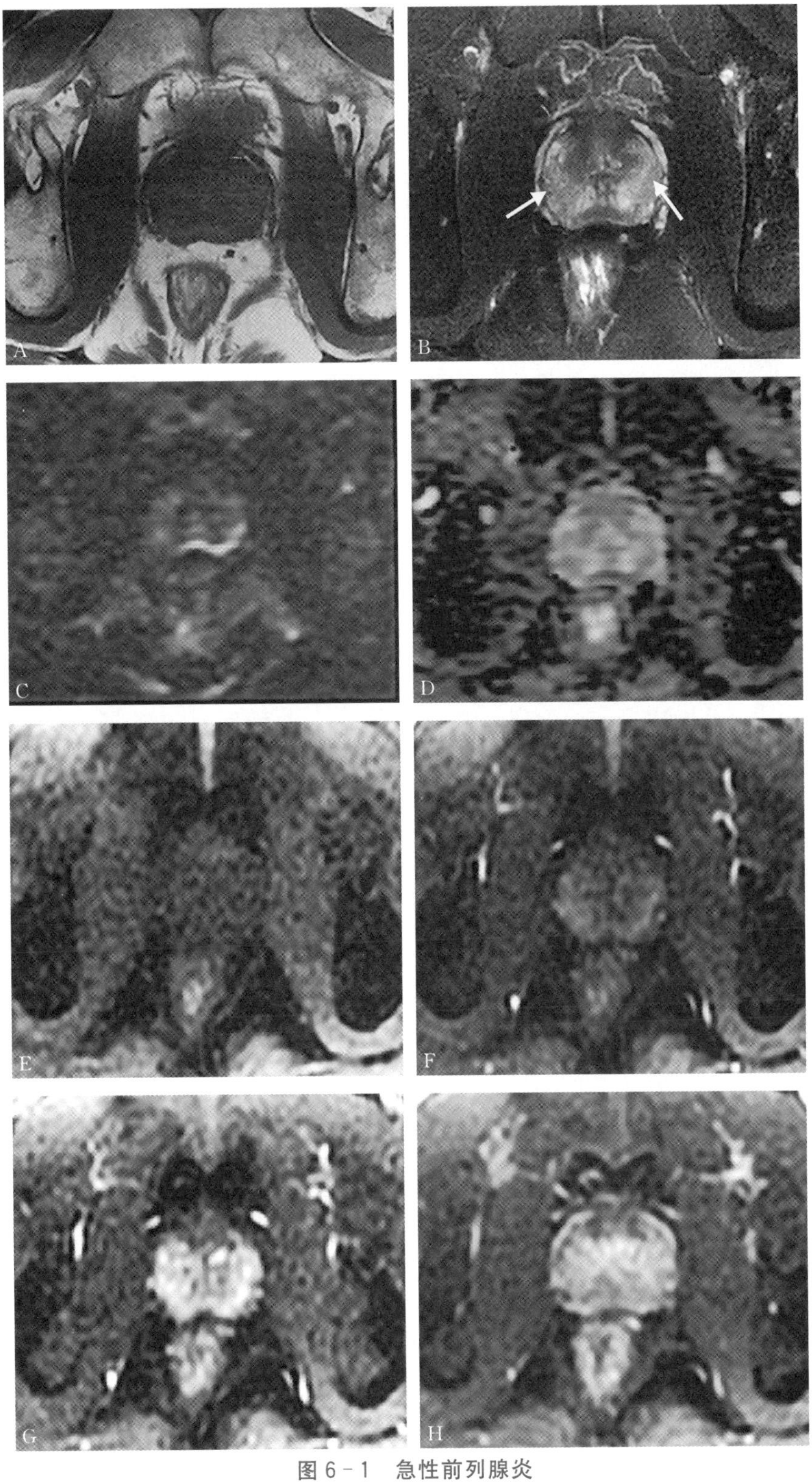

图 6-1　急性前列腺炎

注：患者，男性，46 岁，体检发现 PSA 升高（数值不详）。横断位 T_1WI（A）前列腺呈均匀低信号；横断位 T_2WI FS（B）显示两侧外周带弥漫低信号，境界欠清（箭）；DWI（C，$b=2\,000\ s/mm^2$）相应区域可见模糊稍高信号，相应 ADC 图（D）呈模糊稍低信号；DCE 序列（E～H）见病灶明显强化，后期强化退出可见腺体纹理整齐，不同于肿瘤性病变。

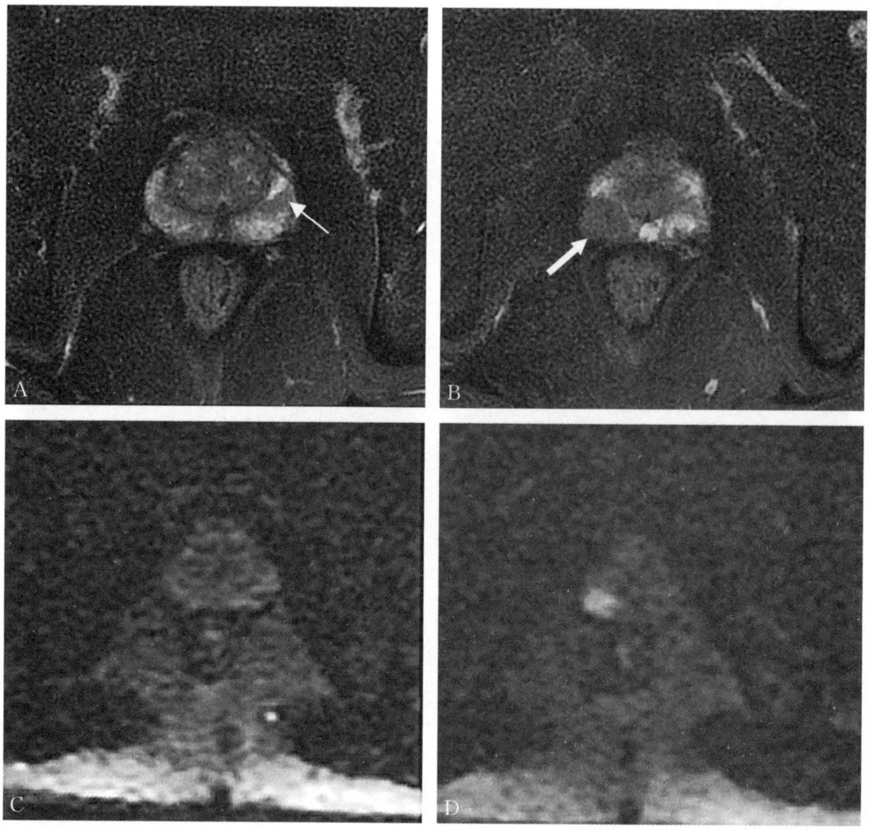

图 6-2 前列腺炎合并前列腺癌

注：患者，男性，62 岁，体检发现 PSA 升高（数值不详）。横断位 T_2WI FS（A、B）为同一患者不同层面，见左侧外周带条片状低信号为炎性病灶，趋慢性改变（细箭），右侧外周带结节状低信号为前列腺癌（粗箭）；DWI 上可见左侧相应区域无明显异常信号，右侧相应区域见局限性明显高信号结节（C、D，$b=2\,000\ s/mm^2$）。

节：结节以纤维组织为主，中间或边缘有腺管。④腺型结节（腺瘤性结节）：由腺体构成，在腺体周围间质很少。腺上皮细胞有增生呈乳头状，筛状或簇状。⑤混合型结节：是指结节由腺体和间质两种成分构成，比例大致相等。腺体成分由小叶形成。部分结节可含有萎缩上皮，腺腔扩大成囊状，形似奶酪样，肉眼可见到囊腔的腺体。第 1、2、3 种类型结节归属于以间质增生为主的 BPH；第 4、5 种类型结节归属于腺体增生为主的 BPH。BPH 常伴随前列腺炎，且多灶发生，炎症可位于结节内或结节之间。血运受阻时 BPH 可发生梗死，多呈灶性坏死，以腺体增生为主型的 BPH 常见。梗死可逐步被吸收，形成纤维化和钙化。前列腺梗死后可使前列腺的体积缩小，另一方面，梗死周围腺体新生，甚至可以发生癌变。

（3）临床表现

一般 35 岁以上男性均有不同程度的前列腺增生，50 岁以后出现临床症状，表现为膀胱刺激症状和梗阻症状，前者主要为尿频、尿急、夜尿和尿失禁，后者主要为排尿困难、尿线变细和尿流无力等，病变加重可致急性尿潴留。PSA 可升高，但一般<10～20 ng/ml。

（4）MRI 表现

前列腺增生表现为中央腺体不同程度的增大，前列腺体积相应增大，增生明显时可向膀胱突出，其上界可超过耻骨联合上缘。T_1WI 上前列腺增生结节多呈等、低信号，与前列腺其他部位的信号相仿，不易区分，如分泌黏液成分可见局部稍高信号。T_2WI 中央腺区域见增生结节，可多发或单发，随组织成分不同可表现为低信号、等信号、高信号。若以肌纤维成分为主则为低信号，以腺体成分为主则为高信号，2 种成分混杂则为不均匀中等信号。临床最常见的类型为混合型增生，T_2WI 信号强度取决于腺体内含水量的多少。DWI 上增生结节可表现为与周围组织相接近的信号，或局限性高信号，后者可能是 T_2 穿透效应引起的，应结合相应 ADC 图观察。ADC 图上前列腺增生结节可表现为等或低信号，当增生结节 DWI 呈高信号而 ADC 图呈低信号，则较难与恶性肿瘤鉴别。增生结节周围可见光滑的低信号环，为纤维组织构成的假包膜，结节间可相互融合（图 6－3、6－4）。病灶向周围压迫外周带致外周带变薄，可见明显的前列腺外科包膜。前列腺增生结节的强化程度和强化方式多种多样，与结节内肌纤维间质和腺体的比例相关。因增生结节血供相对丰富故强化较显著，但强化多不均匀，呈爆米花、填充式强化。动态增强时显示病灶的时间信号变化，增强早期不均匀强化更为明显，延迟时信号趋于均匀。若有囊变坏死则局部无强化。需要注意的是，部分前列腺增生结节的强化程度和方式与前列腺癌相仿，如果 PSA 增高，增生结节的形态和包膜具有十分重要的鉴别诊断价值。BPH 突向膀胱时膀胱壁多无不规则增厚，冠状位及矢状位可清楚显示增大的前列腺突入膀胱呈宽基底改变，并可显示膀胱出口及尿道受压情况。BPH 压迫精囊时其内一般无异常信号，与前列腺癌侵犯精囊不同。

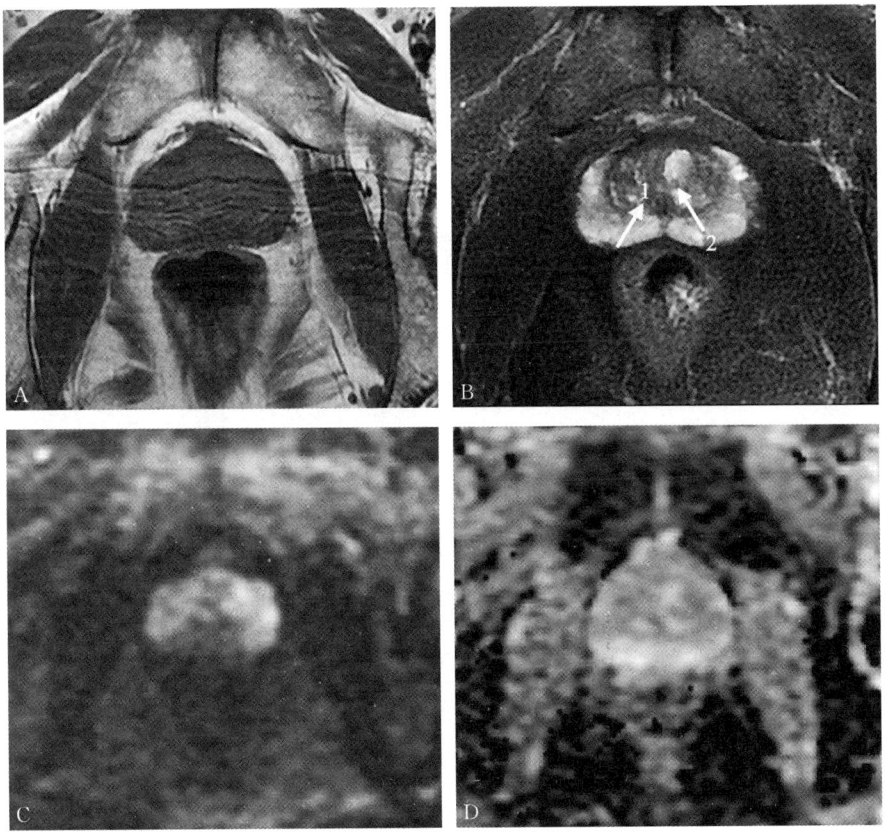

图 6－3 前列腺增生（混合型）

注：横断位 T_1WI(A)上增生结节呈等信号，与周围组织不能区分；横断位 T_2WI FS(B)上见右侧移行带低信号为主的混杂信号结节(1)，以间质增生为主，左侧移行带高信号为主的混杂信号结节(2)，结节周边均可见光滑完整的“包膜样”低信号环(箭)；DWI(C)受 T_2 穿透效应影响，腺体整体信号较高，形态基本对称，相应 ADC 图(D)信号欠均，未见明显局灶性低信号。

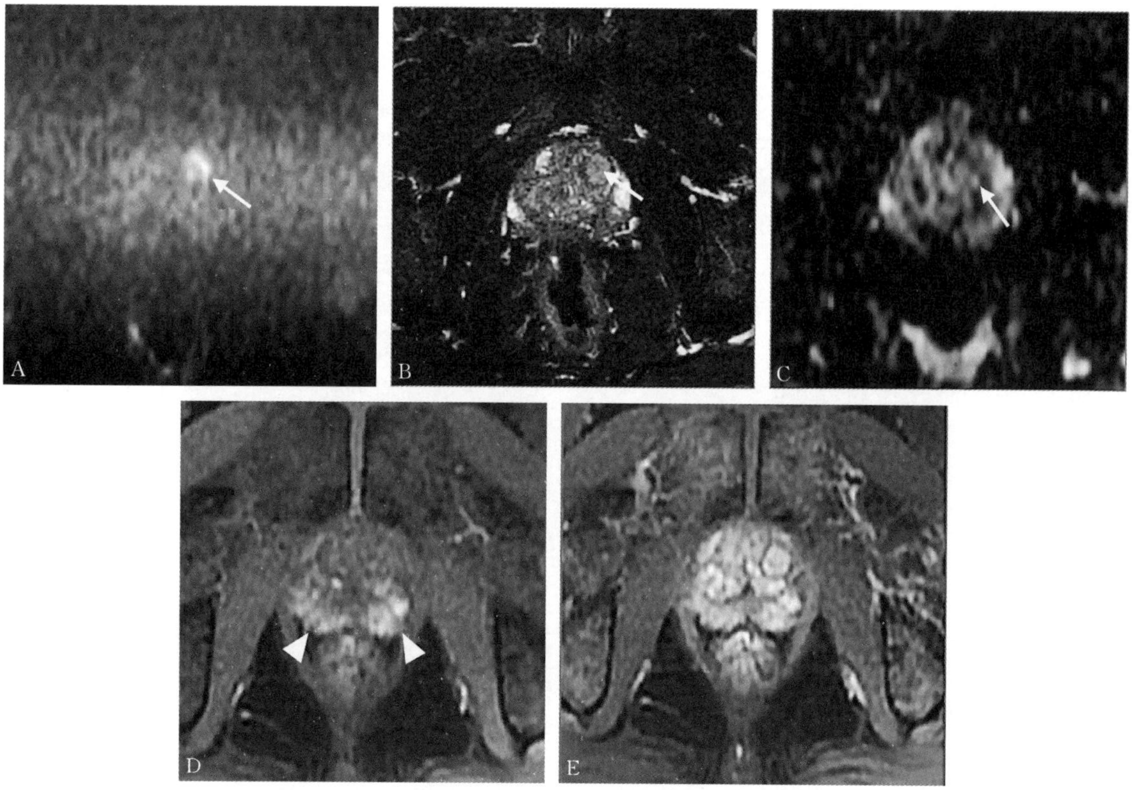

图 6-4　前列腺增生结节

注：DWI(A)见左侧移行带明显高信号结节(箭)；横断位 T_2WI FS(B)中等信号圆形结节、有完整低信号“假包膜”；ADC 图(C)呈等信号(箭)；横断位 T_1WI 增强动脉期(D)未见结节明显强化，箭头所示为出血灶；静脉期(E)见结节与其他结节同时强化，诊断为增生结节。活体组织检查为增生结节伴慢性炎性反应。

T_2WI 上增生结节周围低信号包膜影在接近精囊层面，因部分容积效应可在外周带显示带状低信号影，尤其因体位原因两侧不对称时可表现为一侧低信号影，注意勿误认为肿瘤，其特点为仅一个层面可见，在矢状面更易判断。有时射精管或精阜在横断面上的信号改变可能被误认为是肿瘤，两者均以正中线两边对称，连续层面可以观察其走行(图 6-5)。

前列腺摘除术或经尿道切除术后，MRI 上表现为部分或大部前列腺缺如，尿道可显示，常不甚规则，内呈液性信号。

(5) 诊断要点

前列腺增生结节的 T_2WI 信号强度与增生结节的间质和腺体比例有关。腺体增生型结节呈高信号不容易误诊，间质增生型结节呈低信号容易误诊。T_2WI 结节呈低/高/混杂信号，可有环形“假包膜”，DWI 显示扩散受限不明显，增强扫描后呈“爆米花样”、填充式强化。

(6) 鉴别诊断

前列腺癌：大多数前列腺癌起源于外周带，DWI 呈高信号，ADC 图上为低信号，ADC 值明显低于良性增生结节。前列腺癌肿瘤细胞的堆积效应使得病灶具有“膨胀感”呈所谓凸透镜样，包膜中断提示恶性的可能性更大。若精囊内出现异常信号病灶而排除出血改变时，前列腺癌侵犯可能性较大。增生结节发生在中央腺体，多有 T_2WI 低信号包膜，扩散受限不明显。极少数增生结节可以异位到外周带，此时观察不到其与移行带的联系，但仍可依据 T_2WI 上的形态辅助诊断。

来源于中央腺体的前列腺癌诊断比较困难，在下述情况下需考虑中央腺体前列腺癌的可能：①T_2WI 中央腺病灶呈中等均匀低信号，境界欠

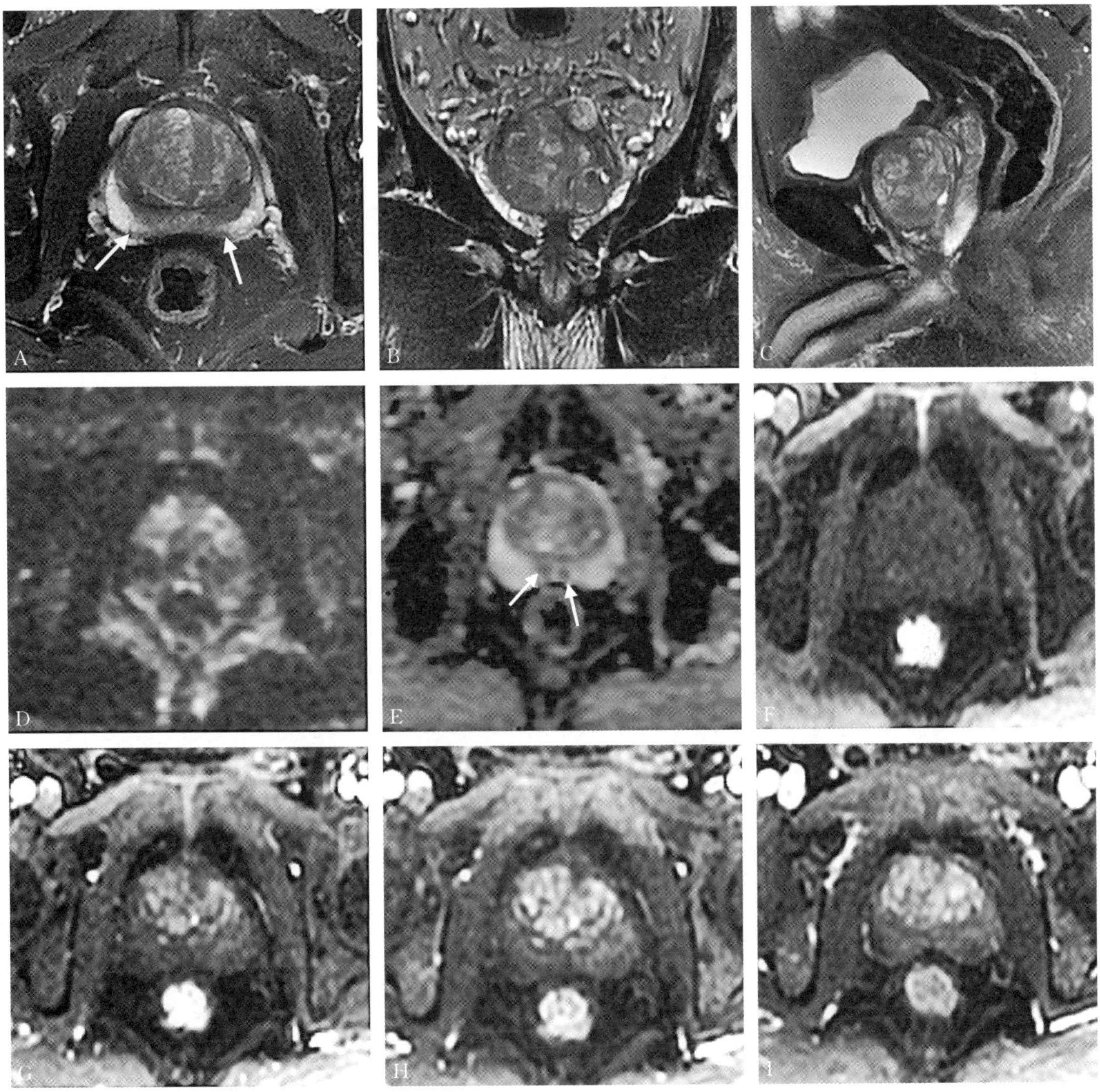

图 6-5 前列腺增生

注：T_2WI(A～C)见移行带增生明显，横断位(A)可见两侧外周带明显受压，勿误诊为前列腺癌(箭)；冠状位(B)和矢状位(C)见结节呈宽基底改变并稍凸向膀胱，部分增生结节相互融合，但仍可见原有规则形态结构；DWI(D)部分增生结节信号较高；相应ADC图(E)呈低信号，信号不均，6点钟方向见局限性低信号结节，为两侧射精管，勿误诊为前列腺癌(箭)；横断位DCE序列(F～I)见移行带呈“爆米花样”渐进性增强。

清，呈“橡皮擦样”改变，早期强化较均匀，不同于增生结节的不均匀强化；或增强延迟期见结节与周围信号差别更加明显提示可疑诊断，但需排除其他病变，如囊变或炎症等；②中央腺病灶明显累及一侧外周带且强化较明显；③前列腺外周带未见病灶，而患者PSA值持续升高在15～20 ng/ml以上，且可排除指检等因素所致；④中央腺病灶向膀胱内明显不规则隆起，T_2WI精囊内出现类似肿瘤的低信号灶。在上述情况下须注意随访，必要时行穿刺活检。

6.4 前列腺囊肿

前列腺囊肿是临床相对少见的良性病变，通常无症状。囊肿可位于前列腺的任何部位或突出于膀胱颈部，可分为先天性和后天性。

6.4.1 先天性前列腺囊肿

(1) 概述

米勒管(Müllerian duct,又名副中肾管)囊肿与扩张的前列腺囊(prostatic utricle)属于先天性囊性病变,为副中肾管融合末端退化不全及尿生殖窦男性化不全,残留的一囊状结构。如仅有副中肾管融合末端退化不全,则形成米勒管囊肿,此囊肿同精阜相连,与后尿道不通,外生殖器正常,一般成年后才出现症状。如既有副中肾管融合末端退化不全,又存在尿生殖窦男性化不全时,则成为扩张的前列腺囊,即前列腺囊囊肿,又称为真性前列腺囊肿。此囊与后尿道相通,开口多在精阜中央。

(2) 临床表现

米勒管囊肿患者一般无明显症状,有症状者多在30~40岁发病,为非特异性症状,包括尿路刺激征(尿频、尿急、尿痛)、尿路梗阻症状(排尿费力、尿流率低、排尿时间延长、尿潴留)、血尿、生殖器炎症等。

前列腺囊囊肿在普通人群的发病率为1%~5%,在尿道下裂患者中发病率达27.5%~35.7%。幼年即可发病,多数不出现临床症状,因术中置导尿管困难或术后出现并发症发现;囊肿较大压迫尿道时才出现梗阻症状,常造成反复发作的附睾炎和睾丸炎。

(3) MRI表现

米勒管囊肿位于前列腺基底部、后正中线单发囊性信号灶,纵切面上呈倒置水滴状形态(图6-6),囊肿体积较小,境界清晰,囊壁薄且光滑,囊液呈均匀水样信号,伴有出血时囊内可见T_2WI低信号成分,出现液-液平面。增强后囊肿壁轻度强化。可伴有双侧精囊腺增大。

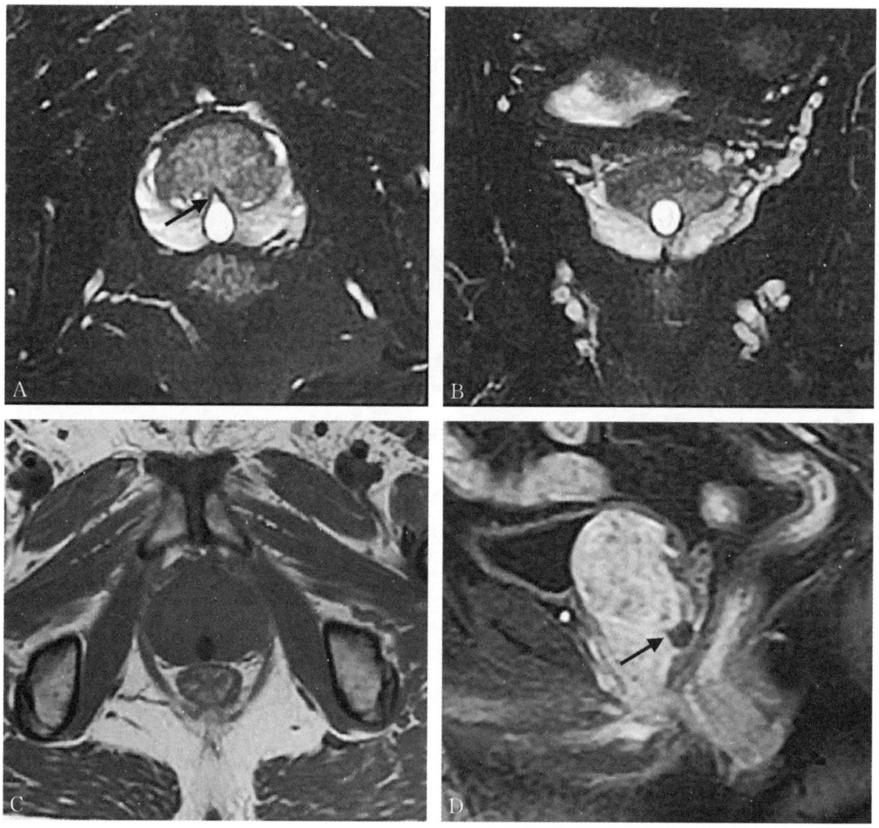

图6-6 前列腺米勒管囊肿

注:患者,男性,66岁。横断位和冠状位T_2WI FS(A、B)显示前列腺近基底部倒置水滴状囊性灶(黑箭),呈明显高信号,信号均匀,壁薄、光滑;横断位T_1WI(C)呈明显低信号;矢状位T_1WI FS增强(D)显示囊肿与精阜沟通(黑箭),囊肿壁轻度强化。

前列腺囊囊肿为椭圆形小囊，囊内壁光整，信号均匀，与膀胱内尿液信号一致。囊肿在膀胱后方中线区上下走行，穿过前列腺中心，矢状位 T_2WI FS能较好地显示囊腔与后尿道相通，表现为囊腔与后尿道间条形的高信号相连。由于管道走行与扫描方向可能不一致，应在连续几幅图像中寻找囊腔与后尿道之间的异常开口（图6-7）。

（4）诊断要点

米勒管囊肿位于前列腺后正中线上，与精阜沟通，形态如倒置水滴，囊壁薄且光滑，信号均匀。前列腺囊囊肿位于前列腺中线区，呈上下走行，椭圆形或泪滴状，下方尖端连于前列腺部尿道，囊内信号均匀。

（5）鉴别诊断

1）重复膀胱或膀胱憩室：当前列腺囊囊肿与膀胱距离较近时需要与之鉴别。鉴别点：①位置多变；②重复膀胱有各自的输尿管；③排泄性膀胱尿道造影可显影。而前列腺囊走行在前列腺中心区，与膀胱不相通；排尿过程中才可显影。

2）尿道憩室：可发生在尿道的任何部位，多发生于前尿道，影像检查时发现与前尿道相通的囊样信号影即可确诊。有时可观察到憩室前部尿道因梗阻而扩张，其后尿道因充盈不良而变细。尿道憩室大小不一，巨大者可位于阴囊部。

3）精囊囊肿：小的前列腺囊囊肿还需要与精囊囊肿等相鉴别。排泄性膀胱尿道造影时排尿过程囊腔显影有助于前列腺囊囊肿诊断。

6.4.2　后天性前列腺囊肿

后天性前列腺囊肿是由于前列腺腺泡阻塞，分泌物潴留所致，又称前列腺潴留性囊肿，多因炎性反应导致前列腺导管或腺管闭塞所致。前列腺

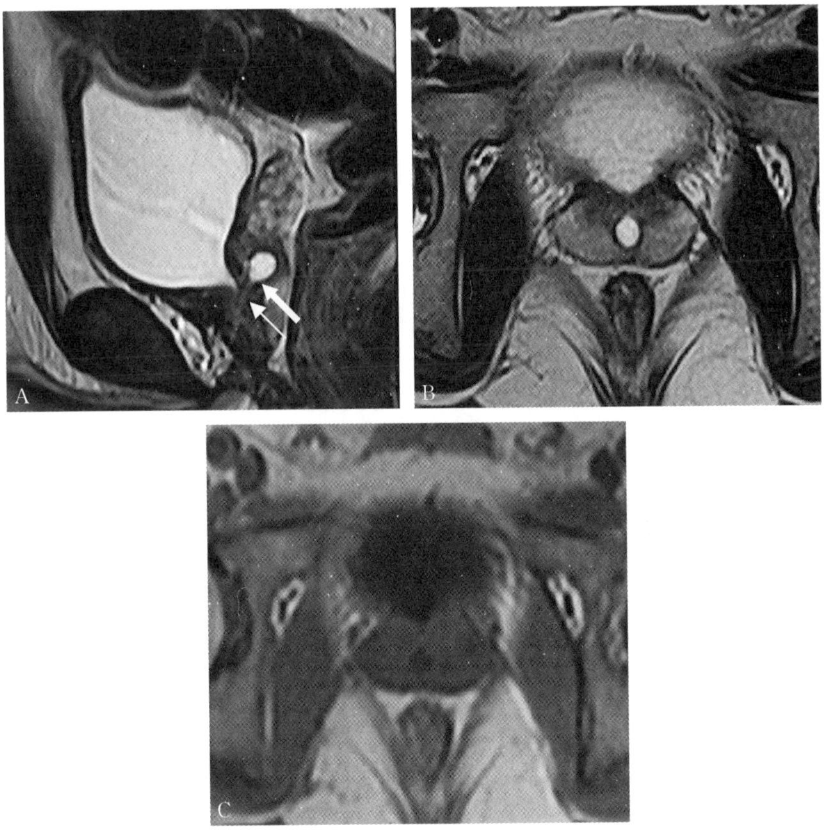

图6-7　前列腺囊囊肿

注：患者，男性，33岁。矢状位和横断位 T_2WI及横断位 T_1WI（A～C）显示膀胱后区前列腺中线区椭圆形囊肿，囊内壁光整，信号均匀，与膀胱内尿液信号一致，下方尖端（粗箭）有细管连于前列腺部尿道（细箭）。

腺管开口于精阜两侧，射精管开口于前列腺囊后外侧，故后天性前列腺囊肿多发生于前列腺外围。MRI表现为前列腺上的偏侧囊性信号灶（图6-8），信号与囊内潴留液的蛋白含量有关，可伴有囊内出血和囊壁钙化。

6.5 前列腺癌

（1）概述

前列腺癌（prostatic carcinoma，PCa）是一组发生于前列腺腺体的恶性上皮性肿瘤的统称（表6-1），是男性生殖系统最常见的恶性肿瘤，男性癌症相关死亡的第二大常见病因。尽管欧美国家多发，随着人口老龄化，饮食习惯西化及PSA筛查推广等原因，我国前列腺癌发病率逐渐升高，发病年龄呈年轻化趋势。前列腺癌可发生于前列腺的任何部位，其中70%～75%发生在外周带，20%～30%发生在移行带，中央带前列腺癌罕见，多为外周带的肿瘤侵犯到中央带。大部分前列腺癌为多灶性病变。前列腺癌病因不明确，可能与生活环境、饮食习惯、感染、遗传等有关。近年来随着相关分子生物学研究的开展，发现了一些癌基因（如*Bcl-2*基因、*C-myc*基因、*Ras*基因等）、抑癌基因（如*Rb*基因、*p53*基因、*p16*基因等）及生长因子（如血管内皮生长因子、转化生长因子-β、表皮生长因子等）在前列腺癌发生发展中的作用路径。

（2）病理及分期

前列腺癌标本多呈灰白或灰黄色，质地较硬，很少发生出血、坏死、明显间质反应等，切面缺少海绵状空隙。组织学分型多样，绝大多数前列腺癌为腺泡来源腺癌，即前列腺腺癌。Gleason评分

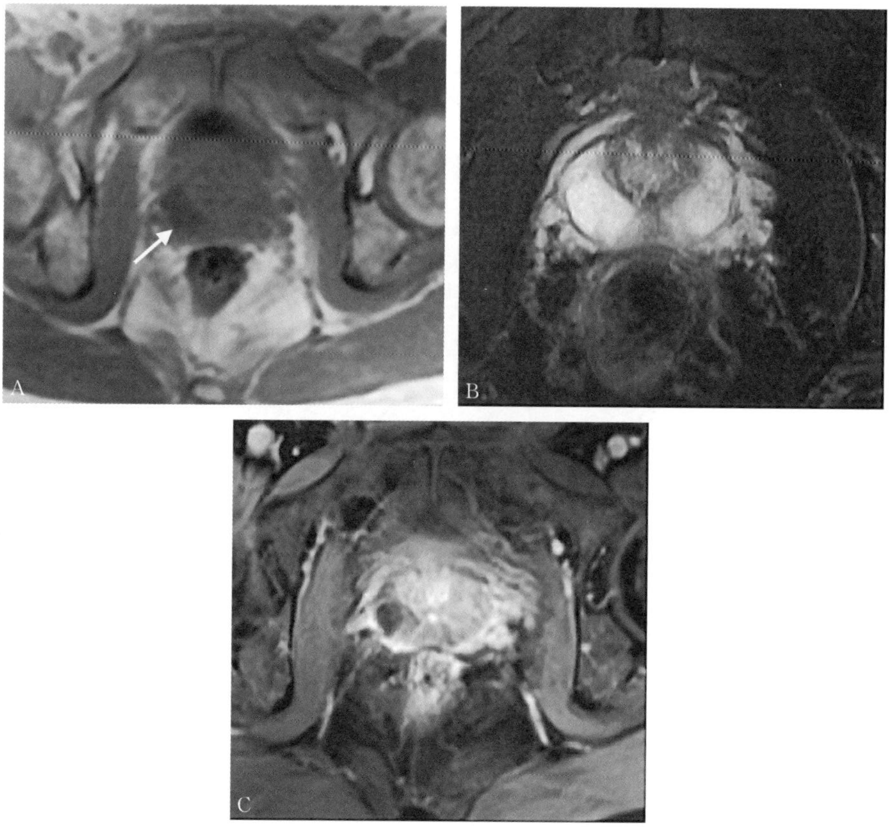

图6-8 前列腺继发性囊肿

注：患者，男性，57岁。横断位T_1WI（A）上见右侧外周带低信号灶，形态稍欠规则，边界尚清（箭）；T_2WI FS（B）呈高信号，与周围正常组织分界欠清；增强（C）后囊肿无明显强化。

表 6－1 前列腺肿瘤 WHO 组织学分类

肿瘤大类	分 类	肿瘤大类	分 类
上皮肿瘤	腺性肿瘤	间充质肿瘤	间质肉瘤
	腺泡腺癌		平滑肌肉瘤
	萎缩型		横纹肌肉瘤
	假性增生型		平滑肌瘤
	微囊型		血管肉瘤
	泡沫腺型		滑膜肉瘤
	黏液(胶样)		炎性肌成纤维细胞瘤
	印戒样细胞型		骨肉瘤
	多形性巨细胞型		未分化多形性肉瘤
	肉瘤样(癌肉瘤)		孤立性纤维瘤
	前列腺上皮内瘤变		孤立性纤维瘤，恶性
	高级别		血管瘤
	导管内癌		颗粒细胞瘤
	导管腺癌	血管淋巴瘤	弥漫性大 B 细胞淋巴瘤
	筛状		慢性淋巴细胞白血病/小淋巴细胞淋巴瘤
	乳头状		滤泡性淋巴瘤
	实性		套细胞淋巴瘤
	尿路上皮癌		急性髓性白血病
	鳞状肿瘤		B 淋巴母细胞白血病/淋巴瘤
	腺鳞癌	未归类肿瘤	囊腺瘤
	鳞状细胞癌		肾母细胞瘤
	基底细胞癌		横纹肌样瘤
神经内分泌肿瘤	腺癌伴神经内分泌分化		生殖细胞肿瘤
	高分化神经内分泌肿瘤		透明细胞腺癌
	小细胞神经内分泌肿瘤		黑色素瘤
	大细胞神经内分泌肿瘤		副神经节瘤
			神经母细胞瘤
间充质肿瘤	不确定恶性潜能的间充质瘤	转移性肿瘤	

(GS)系统依据组织结构分化程度(肿瘤细胞的排列、腺体分化程度、浸润程度)对前列腺癌分级，采取 5 级 10 分制(主要结构分级＋次要结构分级)。该评分被证实与前列腺癌的生物学行为及预后具有良好的相关性，是目前前列腺癌病理学诊断的重要内容，被认为是最有影响力的预后因素之一。根治术标本的 GS 是前列腺癌分级的金标准。

前列腺癌的组织学变异型占 5%左右，常与经典前列腺腺癌并存。常见的组织变异型评分情况如下：①泡沫状腺癌(黄色瘤样癌)：根据总体的组织结构特征分级，而不是看泡沫样的表现，大多数病例为 GS 3＋3＝6。②前列腺导管腺癌：增生的大腺体结构将腺腔挤压成缝隙样，或形成乳头或大筛状，腔内衬假复层高柱状上皮，通常为 GS 4＋4＝8，如果含有粉刺状坏死，就为 5 级。③黏液腺癌：大多数由漂浮于黏液基质中的不规则筛状腺体构成，以往一般认为属于 GS 4＋4＝8，但是偶尔可以见到单个圆形完整的腺体漂浮在黏液池中，究竟是 GS 4＋4＝8 还是归为 GS 3＋3＝6，未达成一致意见。最新版本更改了黏液腺癌的分级，根据其生长方式进行评价。④小细胞癌：由于组织学、免疫组织化学、临床特征和治疗都很独特，不作 Gleason 分级。⑤假增生型癌：GS 3＋3＝6。印戒细胞癌 5 级，萎缩性癌 3 级。导管内癌为恶性上皮细胞充盈大的腺泡和腺管，保留基底细胞，伴实性或致密/疏松的筛状结构或毛细管状结构伴显著核异型(6 倍于正常核大小)或坏死。不伴浸润的导管内癌不进行 Gleason 评分，但需要在病理报告中注明，该类型肿瘤常与高级别、高分期和较大体积的前列腺癌有关，无论其单独存在还是与其他亚型前列腺浸润癌伴发存在，均提示患者预后可能较差。对于出现肾小球样结构的癌组织大多数归为 4 级。

前列腺癌经激素治疗及放射治疗后，组织结构发生明显变化，有明显治疗效果的癌不应进行 Gleason 分级；对于缺乏治疗效果的癌，仍然可以进行 Gleason 分级。

根据国际泌尿病理学会(ISUP)Gleason 分级标准 2005 年修订版，通常认为 GS≤6 为高分化组，GS 7 为中分化组，GS 8～10 为低分化/未分化组，分别对应前列腺癌低、中、高危组。研究发现这种三级分组对于指导治疗和评估预后总体合理，但略显不足，如同为 GS 7 的不同亚组(GS 3+4 和 GS 4+3)肿瘤侵袭性存在明显差异。2014 年，ISUP 相关会议提出了 Jonathan 等学者建立的 5 级评分系统(表 6-2)，在实践中有待进一步验证和完善。

表 6-2 WHO 前列腺癌分级分组

分级分组	Gleason 评分
1组	≤6分
2组	3+4=7分
3组	4+3=7分
4组	4+4=8分，3+5=8分，5+3=8分
5组	9～10分

前列腺癌精准的分期对于患者的治疗方案及预后评估至关重要。由 WHO、美国癌症协会(AJCC)及国际抗癌协会(UICC)推荐 TNM 分期(表 6-3)，自 2010 年以来使用 AJCC/UICC 修订第 7 版。TNM 分期系统中，T 代表肿瘤，N 代表淋巴结，M 代表转移。该系统包括临床分期(基于直肠指诊和影像学检查)和病理分期。前列腺癌 TNM 分期也是指导治疗、指示预后的重要依据，仅次于 Gleason 分级。需要强调，前列腺癌的多灶性及异质性特点导致 40%～60%病例的临床分期不足。

pT_0 前列腺癌，即所谓“前列腺癌消匿现象”指的是由穿刺活检或经尿道前列腺电切术后病理组织诊断的前列腺癌，在后来的根治术标本中没有发现癌组织或仅发现微小癌(直径≤2 mm)的

表 6-3 前列腺癌 TNM 分期系统(AJCC/UICC 2010)

分类	临床	病理
原发肿瘤(T)	T_x 原发肿瘤无法评估	pT_2 肿瘤局限于前列腺内
	T_0 没有原发肿瘤证据	pT_{2a} 肿瘤局限于单侧叶的一半以内(包括一半)
	T_1 临床隐匿性肿瘤(指诊不能触及和影像中不能发现)	pT_{2b} 肿瘤累及单侧叶一半以上，但仍局限于单侧叶内
	T_{1a} 经尿道前列腺切除术(TURP)切除组织中偶然发现，肿瘤组织占切除组织比≤5%	pT_{2c} 肿瘤累及双侧叶
	T_{1b} TURP 切除组织中偶然发现，肿瘤组织占切除组织比>5%	pT_3 前列腺包膜外受侵
	T_{1c} 因 PSA 升高，行穿刺活检发现肿瘤(排除穿刺发现侵犯征象)，累及单/双侧叶，但指诊不可触及或影像学不能发现	pT_{3a} 前列腺外受侵(单/双侧)，或显微镜下可见膀胱颈受侵[1]
	T_2 肿瘤可触及，局限于前列腺内	pT_{3b} 精囊腺受侵
	T_{2a} 肿瘤局限于单侧叶的一半以内(包括一半)	pT_4 肿瘤固定或侵犯除精囊腺以外的其他邻近结构(如外括约肌、直肠、膀胱、提肛肌和/或盆壁等)
	T_{2b} 肿瘤累及单侧叶一半以上，但仍局限于单侧叶内	
	T_{2c} 肿瘤累及双侧叶	
	T_3 肿瘤侵犯包膜外，但未固定也未侵犯邻近结构(侵犯前列腺尖部或被膜但未突破被膜，归为 T2 期)	
	T_{3a} 包膜外侵犯(单侧或双侧)	
	T_{3b} 精囊腺受侵(单侧或双侧)	
	T_4 肿瘤固定或侵犯除精囊腺以外的其他邻近结构(如外括约肌、直肠、膀胱、提肛肌和/或盆壁等)	
区域淋巴结(N)	N_x 区域淋巴结无法评估	pN_x 区域淋巴结未取材

续 表

分类	临床	病理
	N_0 无区域淋巴结转移	pN_0 无区域淋巴结转移
	N_1 区域淋巴结转移	pN_1 区域淋巴结转移
远处转移[2](M)	M_0 无远处转移	
	M_1 远处转移	
	M_{1a} 非区域淋巴结转移	
	M_{1b} 骨转移	
	M_{1c} 其他部位转移，伴或不伴骨转移	

注：原发肿瘤无病理 pT_1 期分类。1. 切缘阳性由 R1 表示，提示可能存在显微镜下残余病灶；2. 存在一处以上转移时归为 pM_{1c}（最高分类）。

临床病理现象，被称为一针癌或一点癌。pT_0 前列腺癌发生率很低，一般预后良好。

(3) 临床表现

前列腺癌的生物学行为具有高度异质性，大多数相对惰性，进展缓慢，仅 10%～15%的前列腺癌具有侵袭性。前列腺影像报告和数据系统第 2 版（prostate imaging reporting and data system version 2，PI-RADS V2）将临床显著的前列腺癌定义为 GS≥7（包括 3＋4，具有突出但不是主要的 Gleason 4 成分）和/或体积≥0.5 cm^3 和/或包膜外侵犯。前列腺癌起病隐匿，较大的肿瘤可压迫尿路，出现与前列腺增生相似的症状，表现为逐渐加重的尿频、尿急、排尿困难等症状，临床表现无特异性。肿瘤进展可引起腺体外组织脏器压迫侵犯症状，如压迫输精管引起患侧腰痛、睾丸痛和/或射精痛；侵犯神经导致相应支配区功能或感觉的障碍（如会阴疼痛、阴茎勃起障碍）；压迫侵犯直肠引起类似直肠癌的表现（如腹痛、便秘、便血等）；肿瘤侵犯后尿道、膀胱颈，可引起血尿（甚至肉眼血尿），类似膀胱癌症状；累及输尿管时可引起尿路积水；肿瘤若侵犯精囊腺，则导致血精，有临床提示意义。晚期还可因骨转移引起骨性疼痛，有时骨痛是前列腺癌的首发症状。其他部位（如肝、肺、胃肠、肾上腺等）远处转移时，与相应部位的原发肿瘤症状类似。

除临床显著癌外，前列腺癌还包括潜伏癌和偶发癌。前者指临床无症状而于尸检或其他原因发现，后者指良性前列腺增生手术时偶然发现。据统计，存活至 84 岁的人患前列腺癌的可能性为 15%，但尸检前列腺潜伏癌在 80 岁以上人群中超过 40%。所以，虽然组织学显示有前列腺癌，但有相当数量的潜在的前列腺癌并不发展为临床癌。低危前列腺癌具有较长的自然病史，可通过主动监测和选择性延期治愈性治疗进行安全管理。美国有研究表明，大多数低危病例立刻接受治疗通常会降低生活质量。与前列腺癌预后相关的因素包括年龄、肥胖、血清 PSA 水平、Gleason 评分、临床分期等，已被证明可预测前列腺癌肿瘤特异性病死率。

PSA 为前列腺腺泡及导管的上皮细胞生成的一种丝氨酸蛋白酶，是检测前列腺癌的重要临床血清学指标，血清 PSA 正常参考值为≤4.0 ng/ml。以血清 PSA＞4.0 ng/ml 判断前列腺癌的阳性率为 50%～80%。PSA 对前列腺癌缺乏特异性，良性病变如 BPH、炎性反应、出血也可有 PSA 增高。还有一些因素如前列腺受到挤压（如直肠指诊、膀胱镜检、前列腺按摩、骑行等）、穿刺活检、服用非那雄胺类药物等都可能导致 PSA 升高。直肠指检后 PSA 可增加 1 倍，膀胱镜检查后可升高 4 倍，穿刺活检后更高。PSA 在直肠指检后 1 周，穿刺活检后至少 6 周才降至基础值。因此，判断 PSA 值时需具体分析。若 PSA 值在 15～20 ng/ml 以上并除外上述因素，则前列腺癌的可能性相对较大。临床工作中除了检测总 PSA（total PSA，tPSA），还有游离 PSA（free PSA，fPSA），并应用 fPSA/tPSA 比值以提高鉴别诊断价值。该比值越大，表明患癌的可能性越小。目前，复旦大学附属中山医院临床列出的正常比值为＞25%。fPSA/tPSA 比值＜10%有较高的患癌可能性。复合前列腺特异性抗原（complexed PSA，cPSA）是 PSA 在血液循环中的一种主要存在形式，占循环 PSA 的 86%，其稳定性好，直接检测 cPSA 可提高前列腺癌的检出率，结合 cPSA/tPSA 比值进行综合分析，能提高前列腺癌检测的特异性。

（4）MRI 表现

1）多参数 MRI（mpMRI）：前列腺癌在 T_1WI 上与周围正常组织的信号对比度不明显，一般为等或稍低信号，因此 T_1WI 不作为诊断前列腺癌的主要序列。典型前列腺癌病灶表现为 T_2WI 低信号结节，多呈凸透镜形、类圆形或不规则分叶状，病灶局限，信号较均匀，境界清楚。病变较大时可发生凝固性坏死，病灶内出现更低信号区；肿瘤出血时 T_1WI 上可以见到病灶内高信号。部分前列腺癌的 T_2WI 也可表现为稍低或等信号，与周围正常腺体分界不清。早期前列腺癌由于形态改变不明显，T_2WI 诊断敏感性低，故不推荐 T_2WI 独立诊断。DWI 上肿瘤呈局限性高信号，其扩散受限机制：正常前列腺腺体结构被破坏，代之以大量体积小、紧密排列、核质比增大的肿瘤细胞；基质和腺体腔隙减少，毛细血管增加。ADC 图表现为局灶性低信号。但腺癌的特殊变异型，如黏液型腺癌分泌黏液蛋白，T_2WI 和 T_1WI 可均表现为不同程度的高信号；部分病例 DWI 可无明显异常。一般认为前列腺癌是富血供肿瘤，增强后病灶明显强化。DCE 序列典型表现为快进快出，对应的时间-信号强度曲线（TIC）为Ⅲ型——流出型。这与肿瘤组织代谢旺盛、新生血管丰富但血管壁不成熟相关。部分病例 TIC 可表现为Ⅱ型——平台型、Ⅰ型——流入型，较难与前列腺增生及前列腺炎等良性病变鉴别。因此，DCE-MRI 诊断前列腺癌的特异性有一定限度，需要结合其他序列综合评估。然而，对于患者放化疗效果评价、术后复发的检测等，DCE-MRI 的重要性明显高于 T_2WI。

大多数前列腺癌发生于外周带，依据上述表现典型病例诊断相对容易。但许多病变如局部炎性反应、肉芽肿性病变、出血、局限梗死、局限性萎缩也可出现相似的 T_2WI 和 DWI 信号改变，因此，前列腺病变的“同病异影”“异病同影”特别明显，是影响前列腺癌诊断和鉴别诊断准确度的原因之一。DCE-MRI 可以辅助检出 T_2WI、DWI 容易漏诊的小病灶。mpMRI 结合高 b 值 DWI，可以减少误诊和漏诊。

移行带的前列腺癌占 20%～30%，且往往伴发增生结节，后者也可以出现类似前列腺癌的扩散受限和强化方式，给两者的鉴别诊断带来挑战。当 DWI 和 DCE 表现无法确定诊断时，需要结合 T_2WI 改变进行判断。移行带前列腺癌的典型表现为 T_2WI 上中等均匀偏低信号，境界欠清，呈“橡皮擦样”改变，增强早期呈弥漫较均匀强化，不同于增生结节的爆米花或结节状渐进性强化；或增强延迟期与增生结节信号差别更加明显而提示可疑诊断，但需排除其他病变如囊变或炎性反应等。当移行带前列腺癌侵犯外周带时，无法断定外周带内低信号病灶为侵犯或为新发病灶，因为前列腺癌常多中心起源，外周带与移行带病灶同时发生的概率并不低（图 6-9）。

中央带前列腺癌罕见，该区病灶多为邻近外周带或移行带病灶的侵犯。有时中央带精阜上方水平中线两侧表现为分开的 T_2WI 低信号结节，形态对称，且没有早期强化，注意不要误诊为肿瘤。对于一些中央带清晰可见的结节，一侧出现早期局灶性强化结节或 T_2WI/DWI/ADC 图发现两侧形态不对称时，需要排除前列腺癌的可能。单纯形态不对称时，可能是正常的形态变异或同侧良性增生结节的压迫所致。

临床工作中，中央带与移行带分界常不明显，尤其是当移行带增生明显时，中央带受压变薄难以分辨，故两者统称为中央腺体。中央腺体的前列腺癌诊断一直是个难题，较小前列腺癌一般无法显示；当病灶较大、突出轮廓外或有明显的坏死，以及累及外周带甚至发生前列腺外侵犯时，诊断相对简单（图 6-10）。但中央腺体的前列腺癌强化与背景强化的对比不及外周带癌明显，因为正常中央腺体的强化和增生结节强化均高于外周带。

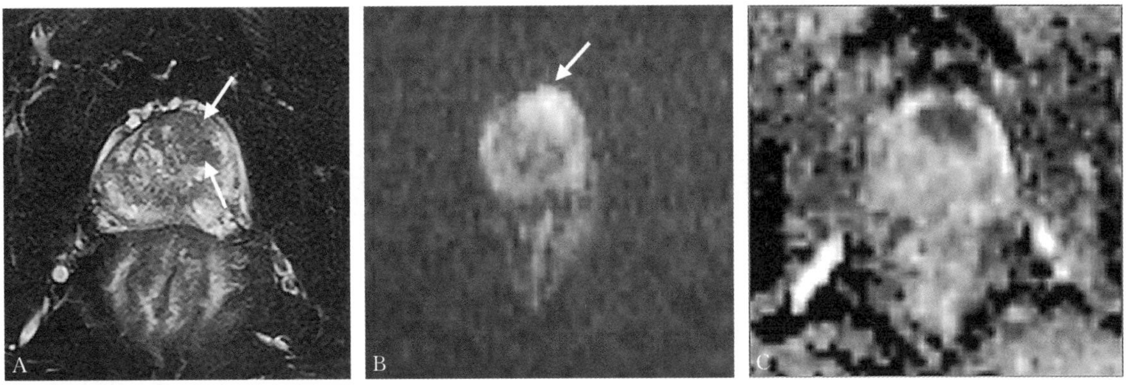

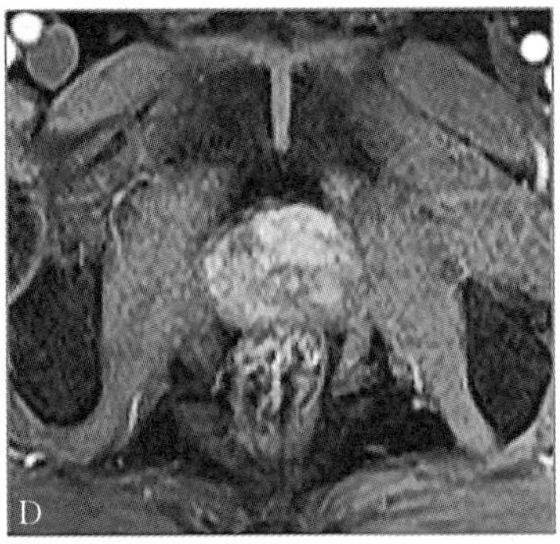

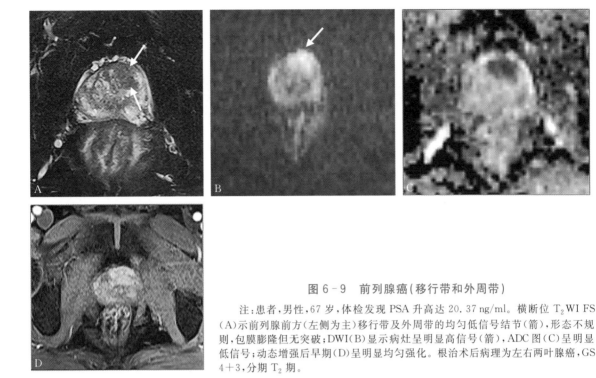

图 6-9　前列腺癌(移行带和外周带)

注：患者，男性，67 岁，体检发现 PSA 升高达 20.37 ng/ml。横断位 T_2WI FS(A)示前列腺前方(左侧为主)移行带及外周带的均匀低信号结节(箭)，形态不规则，包膜膨隆但无突破；DWI(B)显示病灶呈明显高信号(箭)，ADC 图(C)呈明显低信号；动态增强后早期(D)呈明显均匀强化。根治术后病理为左右两叶腺癌，GS 4+3，分期 T_2 期。

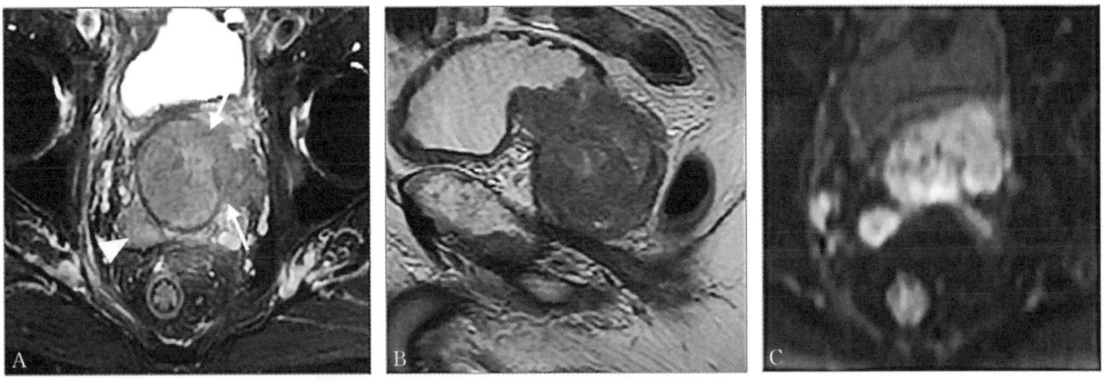

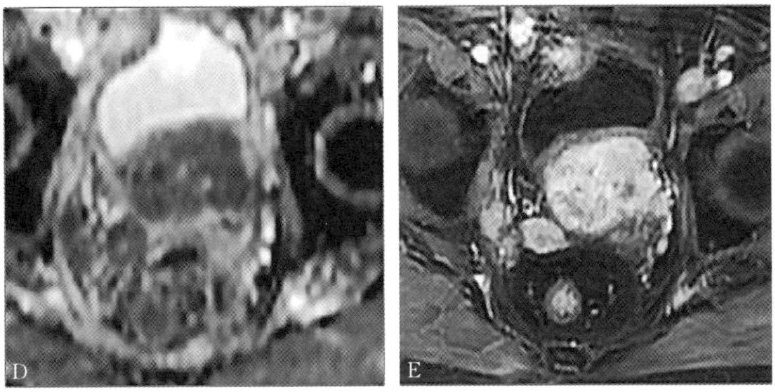

图 6-10　前列腺癌(中央腺)

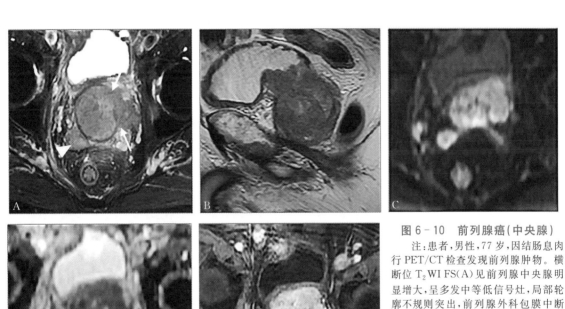

注：患者，男性，77 岁，因结肠息肉行 PET/CT 检查发现前列腺肿物。横断位 T_2WI FS(A)见前列腺中央腺明显增大，呈多发中等低信号灶，局部轮廓不规则突出，前列腺外科包膜中断(箭)，外周带明显受压变薄，右侧精囊内中等低信号结节(箭头)；矢状位 T_2WI(B)见不规则病灶突向膀胱；DWI(C)示病灶均呈高信号，ADC 图(D)示明显低信号；增强后(E)中央腺呈不均匀明显强化，形态不规则，伴包膜突破及精囊侵犯。

一般情况下，前纤维肌基质无原发性前列腺癌，当前纤维肌基质出现以下 MRI 表现：T_2WI 邻近盆底肌肉呈相对高信号、高 b 值 DWI 相对高信号、ADC 图相对低信号，不对称增厚或局灶性肿块且有早期强化，提示前纤维肌基质受侵，需要描述可能来源的邻近外周带或移行带内的病灶。

2）其他功能序列（fMRI）：磁共振灌注成像将组织毛细血管水平的血流灌注情况通过 MRI 进行显示。前列腺癌的生长伴有大量不成熟且通透性高的血管网形成，血管网的密度与恶性程度相关。前列腺癌灌注成像的开始强化时间和峰值出现时间均早于周围非癌组织，平均血流量和血管间隙容量明显高于非癌区域。MRS 诊断前列腺癌主要评价枸橼酸盐（Cit）、胆碱（Cho）、肌酸（Cr）3 种化合物的波峰改变（图 6－11）。前列腺癌细胞不同程度减少或丧失了产生和分泌 Cit 的能力，而且无法形成可浓缩和储存高浓度 Cit 的腺管，故前列腺癌 Cit 峰明显下降。Cho 与细胞膜的合成与降解有关，前列腺增生和前列腺癌时，细胞膜增生加快，Cho 升高，但前列腺增生升高幅度小，前列腺癌 Cho 升高明显，位于 3．25ppm 处。王霄英等推荐（胆碱＋肌酸）/枸橼酸盐（CC/C）比值＞0．99 作为国人前列腺癌的诊断标准，但对此仍有争议，因此一般不将其作为常规检查。PI－RADS 曾将其列为评分序列之一，但在后续的版本 2 和版本 2．1 中未出现。

DWI 扩散定量参数 ADC 值在鉴别前列腺良恶性病变中的价值得到了充分肯定，无论外周带还是移行带的前列腺癌，ADC 值都明显低于正常前列腺组织和良性前列腺病变。并且，ADC 值与 GS 呈负相关，对前列腺癌侵袭性评估有辅助诊断

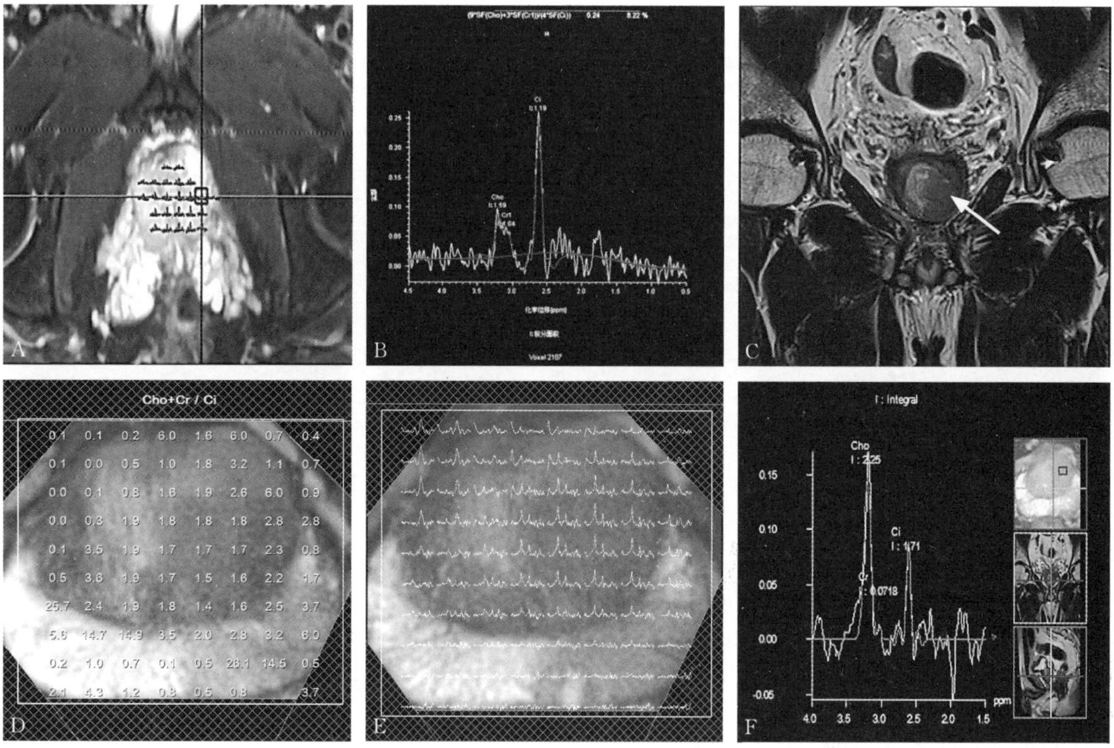

图 6－11　前列腺 MRS（正常外周带和腺癌）

注：患者 1，男性，38 岁，无明显不适。左侧正常外周带 T_2WI 定位图（A），MRS 图（B）示 3．25ppm 处见胆碱和肌酸复合峰（CC），2．65ppm 处见枸橼酸盐（Cit）峰，CC/C 比值为 0．24。患者 2，男性，74 岁，前列腺癌 Gleason 评分为 7 分。T_2WI 冠状位（C）示左侧移行带病灶，D～E 图为 CC/C 比值分布图及谱线图，选取肿瘤感兴趣区（F，图中右上角方框所示）所得 MRS 图（F）示 3．25ppm 处 CC 峰明显升高，2．7ppm 处 Cit 峰明显降低，CC/C 比值为 2．6。

价值。但是，对 ADC 值的影响因素众多，如受 MRI 扫描仪及扫描参数尤其受 b 值的影响大，并且 ADC 值在良恶性疾病中有一定重叠，因此，其诊断阈值难于统一。在 PI－RADS V2.1（详见后述）中，对于适用于 ADC 图获取和评估的 b 值做了如下调整：建议使用一个 0～100 s/mm^2（倾向于 50～100 s/mm^2）的低 b 值和一个范围在 800～1 000 s/mm^2 的中间 b 值；同时，数值 ≥ 1 400 s/mm^2 的高 b 值是必须的，应作为另一个单独 DWI 序列，或通过前 2 个低、中 b 值拟合计算 ADC 图。

DWI 其他衍生序列如 DTI、IVIM 和 DKI 在前列腺癌诊断方面的应用也是科研热点，主要分析其参数的定量诊断价值。其中 IVIM 参数 D、DKI 参数 Kapp 的诊断应用价值得到肯定。研究表明，良恶性病变的 Kapp 值重叠区较 ADC 值小，稳定性好。复旦大学附属中山医院的一组病例研究显示，在前列腺癌的诊断及侵袭性预测中，DKI 具有良好的应用前景。DTI 技术可用于前列腺周围血管神经束的显示，为术前评估前列腺周围神经纤维分布提供帮助，避免根治性前列腺切除术后所引起的尿失禁、勃起功能障碍等并发症。但这种方法主观性较强，不能用于定量分析。

3）前列腺影像报告和数据系统（PI－RADS）：由欧洲放射学会（European Society of Uroradiology，ESUR）于 2012 年首先提出，为了规范 mpMRI 的获取和影像解读，对前列腺的影像学表现进行了半定量标准化。在此基础上，2015 年美国放射学会（American College of Radiology，ACR）、ESUR 和 AdMetech 基金会基于当时的最佳证据和专家共识，联合更新为第 2 版（PI－RADS V2）。PI－RADS V2 对前列腺 MRI 从检测流程、扫描方案到影像解读进行了一系列规范化，较第 1 版具有更明确的使用范畴和目标，并对评分流程进行了一定的简化。PI－RADS V2 推荐的 mpMRI 组合，为常规 T_1WI、T_2WI 联合功能序列中的 DWI 和 DCE，通过分析评估病灶的影像学特点，对病灶行 1～5 等级评分，得分越大表示前列腺癌机会越大（1 分：非常低；2 分：低；3 分：不确定；4 分：高；5 分：非常高）。评分依据及规则如表 6－4～6－7 所示。

一般而言，外周带前列腺癌的诊断主要根据 DWI 序列，移行带前列腺癌的诊断主要依据 T_2WI 序列。研究表明，临床显著的前列腺癌多出现在 PI－RADS 3～5 分（图 6－12～6－14），因此，3 分及以上者具备穿刺指征。

2015 年 PI－RADS V2 发布以来，其临床应用价值得到了肯定。当然也存在一些争议，如某些评分定义模棱两可，需要更加明确或进一步阐述。为了解决这些问题，2019 年 5 月 PI－RADS 指导委员会推出了 PI－RADS V2.1 版，分别对移行带 T_2WI、DWI、DCE 评分标准做出调整，具体调整内容如下。①移行带 T_2WI：1 分，正常的移

表 6－4 PI－RADS V2 中 T_2WI 评分标准

评分	T_2WI 表现	
	外周带	移行带
1	外周带均匀高信号（正常）	均匀的中等信号强度（正常）
2	线样或楔形低信号或弥漫轻微低信号，边界模糊	局限性低信号或不均质有包膜的结节（良性前列腺增生）
3	信号不均匀或界限不清，呈圆形，中等低信号（包括其他不符合 2、4 或 5 分标准者）	信号不均匀，边界不清（包括其他不符合 2、4 或 5 分标准者）
4	界限清楚，均质低信号灶和/或团块局限于前列腺内，病灶最大径＜1.5 cm	透镜状或边界不清，信号均匀，中等低信号，病灶最大径＜1.5 cm
5	同 4 分者，但病灶最大径≥1.5 cm，或外周带及移行带 DWI 序列出现病灶确切向前列腺外扩散和/或侵袭征象	同 4 分者，病灶最大径≥1.5 cm 或已确定向前列腺外扩散或侵犯征象

表 6-5 PI-RADS V2 中 DWI 评分标准

评分	DWI 表现 外周带/移行带
1	ADC 图及高 *b* 值 DWI 均未见异常
2	ADC 图显示模糊低信号
3	ADC 图显示局灶性轻、中度低信号，且高 *b* 值 DWI 显示等信号或轻度高信号
4	ADC 图显示局灶性明显低信号，高 *b* 值 DWI 为明显高信号，最大径<1.5 cm
5	同 4 分者，但病灶最大径≥1.5 cm，或确切的前列腺外扩展和/或侵犯征象

表 6-6 PI-RADS V2 中 DCE 评分标准

评分	DCE 表现
阴性(−)	早期无强化，或弥漫性强化而 T_2WI 和/或 DWI 未找到相应病灶，或局灶性强化对应 T_2WI 为良性前列腺增生结节
阳性(+)	病灶局灶性强化，强化早于邻近正常组织或与邻近正常前列腺组织同时强化，相应的 T_2WI 和/或 DWI 发现病灶

表 6-7 外周带和移行带 PI-RADS V2 综合评分标准

PI-RADS 评分	外周带			移行带	
	DWI	T_2WI	DCE	T_2WI	DWI
1	1	1～5	阴性/阳性	1	1～5
2	2	1～5	阴性/阳性	2	1～5
3	3	1～5	阴性	3	≤4
4	3	1～5	阳性	3	5
4	4	1～5	阴性/阳性	4	1～5
5	5	1～5	阴性/阳性	5	1～5

行带(罕见)或圆形、完整的“典型增生结节”；2 分，大多数完整囊状结节或均匀外突结节，无包膜(“非典型增生结节”)或结节间轻度低信号区。②DWI：2 分，线性/楔形区，ADC 图呈低信号，和/或仅在高 *b* 值 DWI 呈高信号；3 分，高 *b* 值 DWI 局灶性高信号，和/或仅在 ADC 图局灶性低信号；可能在高 *b* 值 DWI 或 ADC 图有显著病灶，但并非两者都有。③DCE：阴性，与周围组织相比，早期不强化或弥漫性多灶性强化，强化部分在 T_2WI 和/或 DWI 图像无相应发现。此外，移行带综合评分规则也进行了调整，如表 6-8 所示。该版本依然使用椭圆体公式(最大前后径×最大左右径×最大上下径×0.52)报告前列腺体积，为了利于 PSAD 计算，需要可靠的前列腺体积计算。因此，V2.1 版本建议前后径和上下径的最大径在矢状位上测量，左右最大径在横断位上测量。此外，最新版本虽肯定了不使用 DCE-MRI 的双参数 MRI(biparametric MRI, bpMRI)，但同时指出不能忽略 DCE 提高前列腺癌诊断敏感性的价值，尤其在一些特殊情况下应推荐使用 mpMRI，如①活检阴性且存在无法解释的 PSA 值升高的患者，接受主动监测的患者 PSA 短期测量值倍增，以及临床/病理状态不断变化的患者；②以前接受过 bpMRI 检查，未发现可疑灶，仍怀疑患有前列腺癌的患者；③先前曾接受改变前列腺形态的干预(TRUS/经直肠前列腺切除术/BPH 治疗、放疗、局部治疗或栓塞术)和药物/激素疗法(睾丸激素，5-α 还原酶等)的患者，应行 mpMRI 评估；④有家族史，已知遗传易感性，尿基因组评分有较高临床显著前列腺癌的风险，未进行活检的男性；

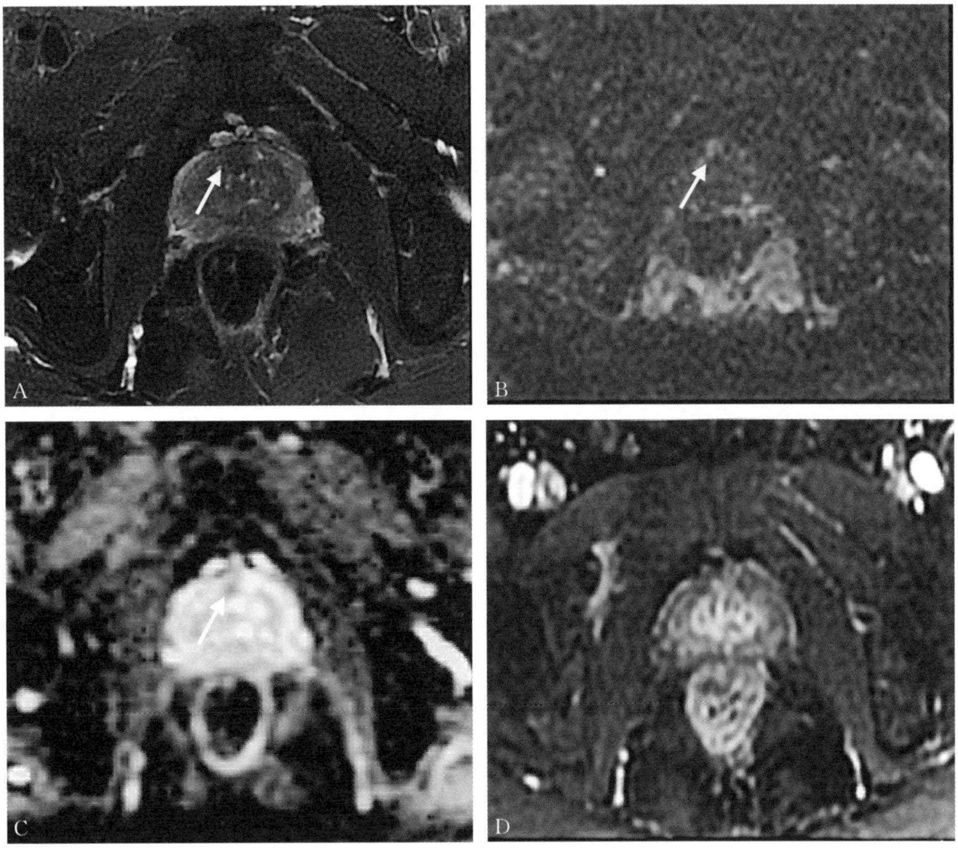

图 6－12 前列腺癌 T_{3a} 期

注：患者，男性，74 岁，PSA 7.84 ng/ml。横断位 T_2WI FS(A)显示腺体前部病灶类圆形，信号欠均，境界略模糊，T_2WI 序列评分 3 分(箭)；DWI(B，$b=2\,200\ s/mm^2$)示病灶呈中度模糊高信号，长径 6～7 mm；ADC 图(C)上呈中度模糊低信号(箭)，DWI 序列评分为 3 分；DCE(D)未见异常强化，PI－RADS V2 综合评分为 3 分。根治术后病理为左右两叶腺癌，GS＝3＋4，肿瘤体积占腺体约 7%，分期 T_{3a}。

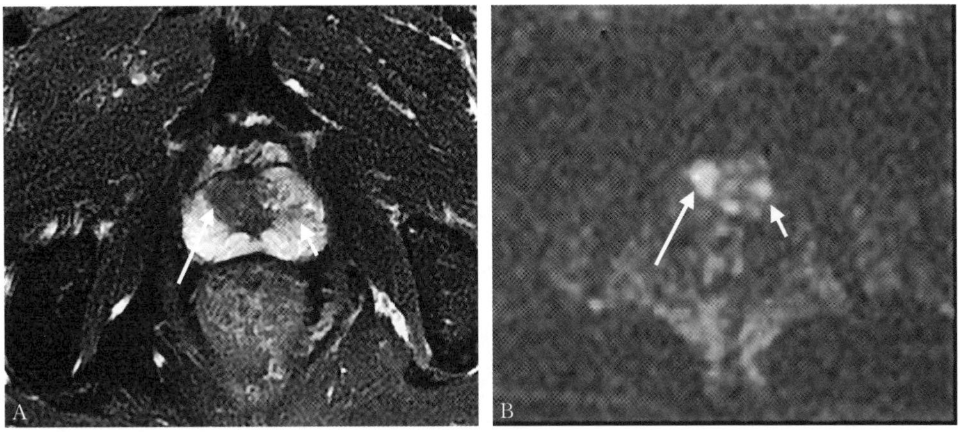

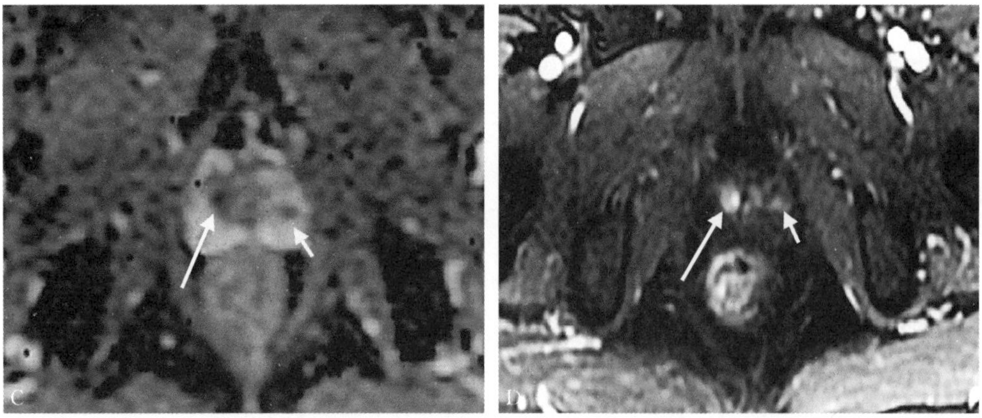

图 6-13　前列腺癌 T_2 期

注：患者，男性，68 岁，PSA 8.77 ng/ml。横断位 T_2WI FS(A)见右侧移行带低信号类圆形病灶，未见典型“包膜”(长箭)，左侧外周带稍低信号类圆形病灶(短箭)，T_2WI 序列评分分别为 3 分和 4 分；DWI(B，$b=2\,200\ s/mm^2$)示病灶均呈明显结节状高信号，ADC 图(C)呈明显低信号，长径均<1.5 cm，DWI 序列评分均为 4 分；DCE(D)显示病灶早期强化，DCE 评分均为阳性。综上，PI-RADS V2 综合评分右侧移行带病灶 3 分(长箭)、左侧外周带病灶 4 分(短箭)。根治术后病理为左右两叶腺癌，GS=4+3，肿瘤体积占腺体约 11%，分期 T_2。

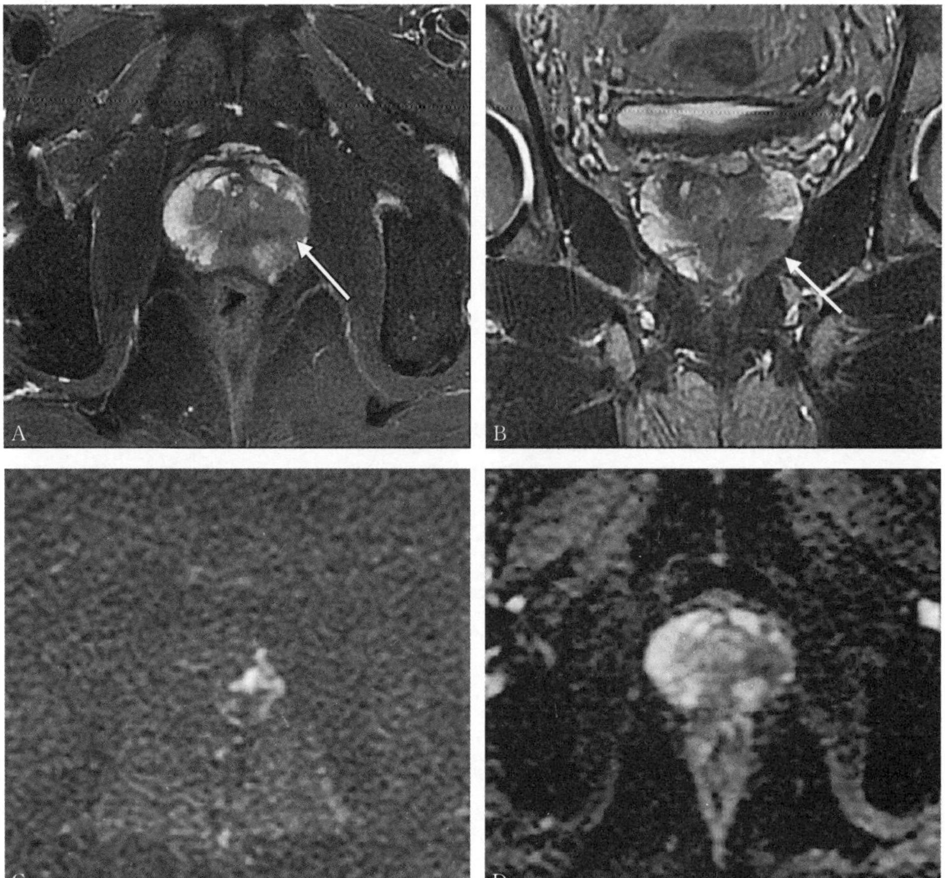

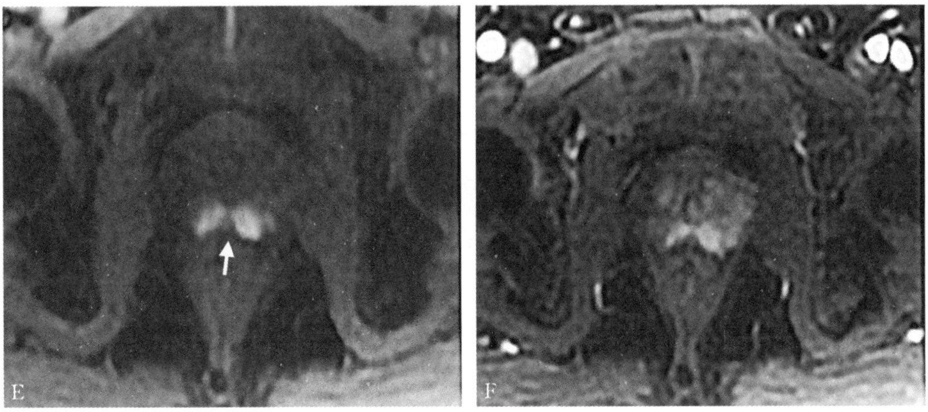

图 6－14 前列腺癌 T_{3b} 期

注：患者，男性，62 岁，PSA 36.00 ng/ml。横断位 T_2WI FS 和矢状位 T_2WI(A、B)显示左侧外周带分叶状低信号病灶(长箭)，有“膨胀感”，与包膜接触面广，T_2WI 序列评分为 5 分；DWI(C，$b=2\,200\ s/mm^2$)示病灶呈明显局限性高信号，长径＞1.5 cm；ADC 图(D)呈明显局限性低信号，DWI 序列评分均为 5 分；T_1WI FS 平扫(E)和 DCE(F)显示病灶动脉期明显强化，DCE 评定为阳性，短箭所示为出血灶。PI－RADS V2 综合评分为 5 分。根治术后病理为左右两叶腺癌，GS＝4＋5，肿瘤体积占腺体约 27％，分期 T_{3b}。

表 6－8 移行带 PI－RADS V2.1 综合评分标准

T_2WI	DWI	DCE	PI－RADS
1	1～5	阴性/阳性	1
2	≤3	阴性/阳性	2
2	≥4	阴性/阳性	3
3	≤4	阴性/阳性	3
3	5	阴性/阳性	4
4	1～5	阴性/阳性	4
5	1～5	阴性/阳性	5

⑤体内有髋关节植入物，或存在可能导致 DWI 图像质量降低因素的患者。V2.1 的诊断价值需要在实践中进一步评价。

4）前列腺癌 MRI 分期：高分辨率非抑脂 T_1WI、T_2WI 有助于显示前列腺与周围解剖结构的关系，有助于肿瘤分期(图 6－15)。肿瘤局限在前列腺内时，前列腺外缘完整，与周围静脉丛界限清晰。病灶进一步进展，可见病灶增大突向包膜，致包膜增厚、中断、穿破、局部隆起。病灶进展可致周围脂肪内出现 T_1WI 低信号病灶，前列腺直肠角可消失，两侧神经血管束不对称。周围静脉丛受侵犯时，T_2WI 上见高信号的静脉丛被低信号肿瘤占据，两侧不对称。以上几种情况可相对肯定病灶位于包膜外。包膜侵犯指包膜内有病灶但肿瘤细胞未突破包膜，包膜穿破指包膜外有病灶组织。前列腺癌突向包膜致包膜隆起，当包膜呈光滑隆起时，一般无包膜穿破(包膜穿破的可能性小于 25％)，此时为 T_2 期。当包膜不规则隆起时，多提示包膜穿破(突破包膜的可能性大于 70％)。前列腺包膜本身往往不太完整，MRI 无法显示包膜本身轻微受累，如 MRI 不能显示直径小于 1 mm 的包膜穿破，甚至直径 3 mm 内包膜穿破也不太容易判断。有临床研究认为，将包膜穿破直径 1 mm 之内的病灶归于 T_2 期，并不影响前列腺癌的预后，因此，MRI 是病灶分期的可靠方法。

精囊受侵表现为 T_2WI 上高信号的精囊内出现低信号，精囊角不对称(图 6－10、6－16)。早期侵犯主要表现为管道壁增厚，可单侧或双侧，T_2WI 显示佳，结合冠状位、矢状位图像判断更为可靠。精囊受累提示预后差。前列腺癌可直接侵犯精囊，也可沿射精管、神经血管束侵犯。另外，精囊内异常信号也可为转移所致。T_2WI 上精囊内低信号病灶除前列腺癌侵犯外，还可见于活检后出血(图 6－17)、放疗或激素治疗后，罕见情况有精囊淀粉样沉积和钙化等。精囊活检后出血可由于直接创伤或前列腺内出血产物通过射精管进入精囊，通常出血在 T_1WI 上为高信号，结合活检可以鉴别。除了上述因素外，血精还可以发生于泌尿生殖道感染等疾病，多数血精为良性病变引起，动态增强有助于精囊病变的鉴别诊断，肿瘤侵犯一般强化明显，尤其早期强化更有意义。

前列腺癌可侵犯膀胱及周边结构。膀胱受累表现为膀胱颈部出现结节状不规则的增厚或软组织肿块影(图 6－16)，病灶明显时，肿瘤可占据部分膀胱腔，也可向下方侵犯后尿道致尿道狭窄变形。因有膀胱直肠筋膜的阻拦作用，直肠受累较少。晚期可侵犯直肠，直肠前壁首先受累。前列腺癌向两侧侵犯闭孔内肌、肛提肌时，表现为两侧肌肉不对称，T_2WI 病变局部出现异常高信号病灶，与前列腺癌主灶相连。

盆腔及腹部可见淋巴结肿大。前列腺癌转移时，一般首先累及闭孔和髂内淋巴结，然后累及髂外、髂总、腹主动脉旁等淋巴结，甚至转移到胸部淋巴结(左膈上淋巴结)。发生淋巴结转移是预后不良的重要标志。与其他部位淋巴结一样，腹盆腔淋巴结肿大无特异性，正常大小也可有转移。一般以短径大于 1 cm 或多个淋巴结成串为阳性，与 CT 判断标准相似。对于稍肿大淋巴结，结合 MRI 多方位多序列成像，需要仔细分析淋巴结的形态、边界及有无坏死等。有关淋巴结显示序列，有一定争议，有研究认为 T_2WI 脂肪抑制比较好，也有研究认为 T_2WI 不抑脂更容易显示淋巴结。实际工作中，DWI 更有利于淋巴结的检出。但 MRI 对正常范围内淋巴结的良恶性鉴别诊断有一定限度。

前列腺癌骨转移以骨盆和脊柱最多见，病灶常为多发性，多表现为成骨性改变，但也有溶骨性(图 6－15)和混合型(图 6－18)表现者。转移病灶常规序列以 T_1WI 非脂肪抑制和 T_2WI 脂肪抑制较易发现病灶，多表现为 T_1WI 低信号，T_2WI 高信号，T_1WI 脂肪抑制增强扫描有较明显强化。

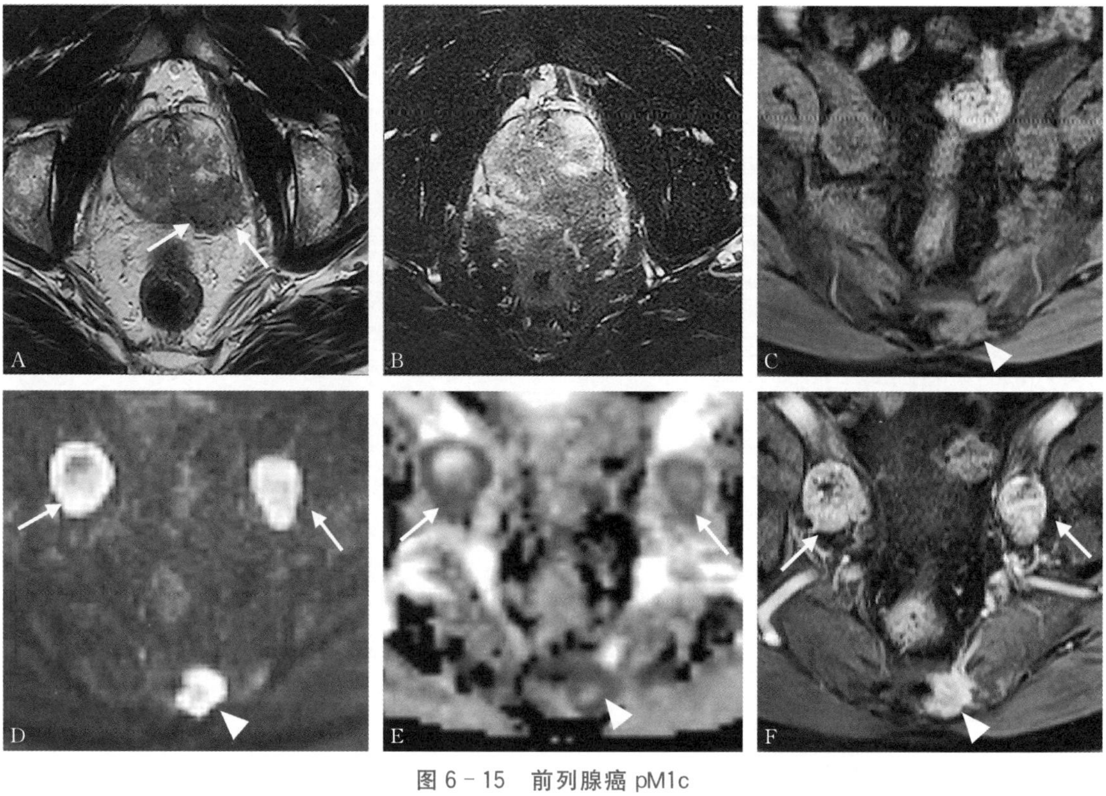

图 6－15　前列腺癌 pM1c

注：患者，男性，54 岁，骨痛月余，PSA 80.0 ng/ml。横断位 T_2WI(A)和 T_2WI FS(B)显示腺体左后侧外周带不规则均匀低信号灶，突破包膜并侵犯血管神经索及周围脂肪组织(箭)；横断位 T_1WI FS(C)见骶骨不规则软组织信号(箭头)，两侧髂血管旁中央稍低信号的转移淋巴结；DWI(D)骶骨病灶(箭头)和淋巴结转移(箭)均呈周边明显高信号，ADC 图(E)呈不均匀高低混杂信号；增强后(F)明显强化，转移淋巴结中心坏死强化弱(箭)，该例骨转移灶呈溶骨性。

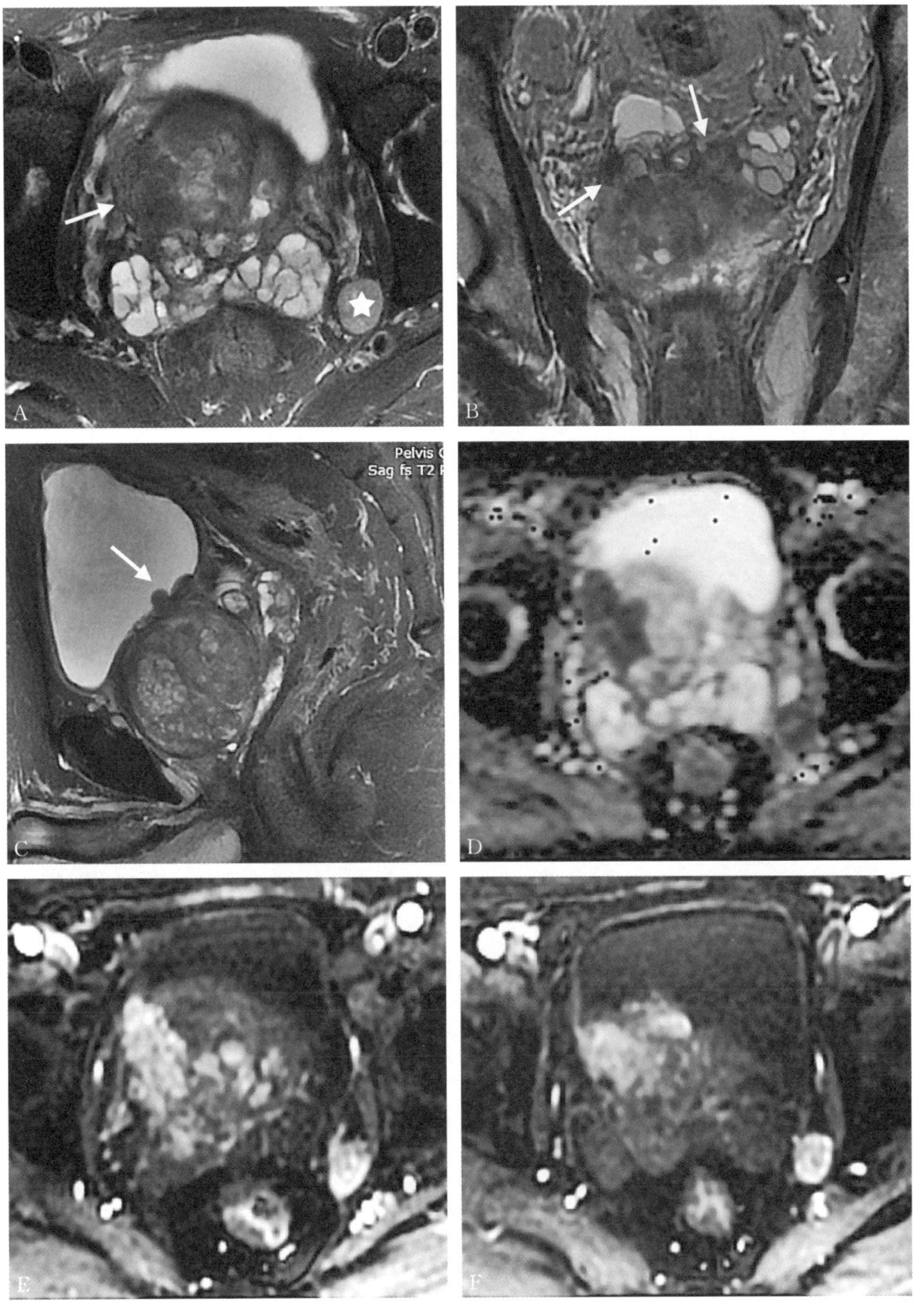

图 6 - 16 前列腺癌 T_4 期

注：患者，男性，69 岁，PSA 28.00 ng/ml。横断位 T_2WI(A)显示右侧移行带巨大低信号病灶，侵犯外周带并突破包膜(箭)，另见左侧盆壁一肿大淋巴结(星号)；冠状位和矢状位 T_2WI(B、C)精囊腺根部壁增厚伴囊内低信号结节影，精囊角消失，膀胱颈受累，膀胱右下壁局限性结节状增厚(箭)；ADC 图(D)病灶与淋巴结均呈明显低信号；DCE(E，F)见病灶和淋巴结明显强化。PI - RADS V2 综合评分 5 分。根治术后病理为左右两叶腺癌，GS＝4＋5，肿瘤体积占腺体约 20%，淋巴结转移，分期 T_4。

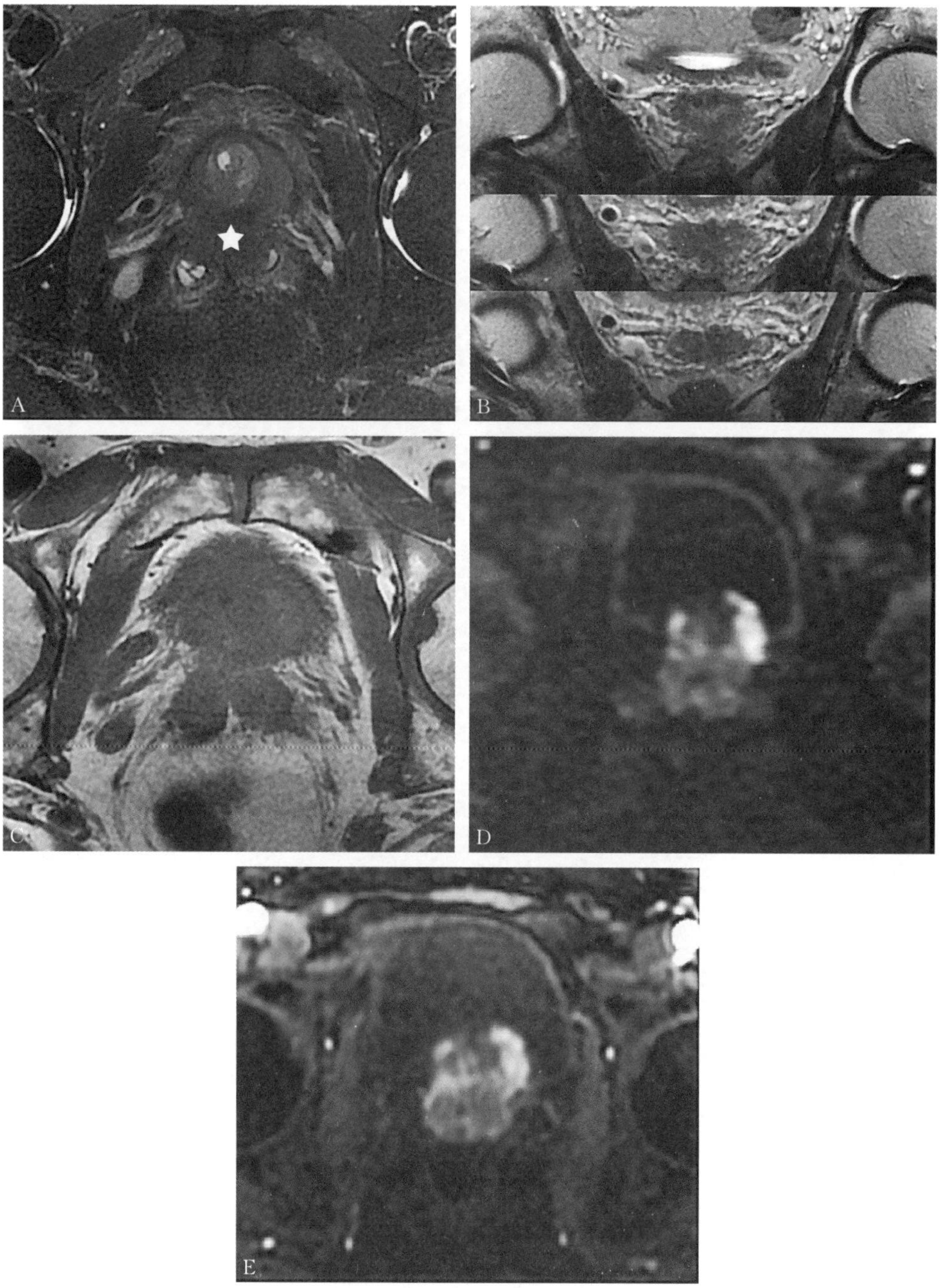

图 6-17　前列腺癌 T_{3b} 期

注：患者，男性，65 岁，PSA 61.86 ng/ml。横断位 T_2WI FS(A)和冠状位 T_2WI(B)示前列腺后部外周带及精囊腺根部内低信号改变(星号)；T_1WI(C)见病灶及精囊腺根部呈等信号；DWI(D)上相应位置呈高信号；增强动脉期(E)明显强化。PI-RADS V2 综合评分为 5 分。根治术后病理为左右两叶腺癌，GS=4+5，肿瘤体积占腺体约 85%，精囊腺受侵，分期 T_{3b}。

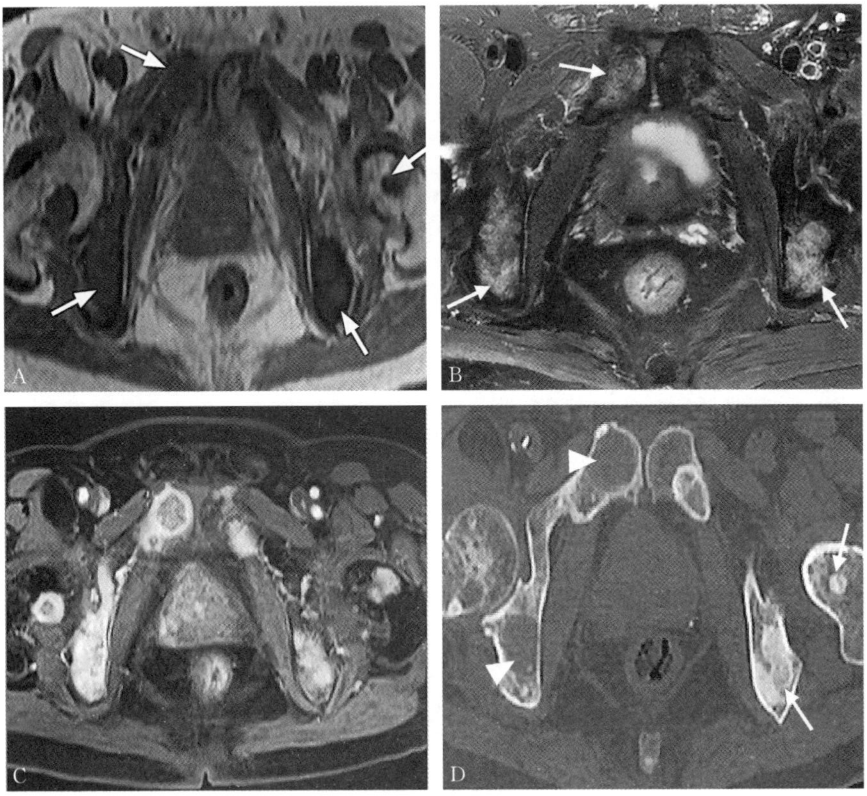

图 6－18 前列腺癌骨转移（混合型）

注：患者，男性，64 岁，因腰背痛 CT 检查发现椎体骨转移，术后病理证实。横断位 T_1WI(A)显示前列腺外周带右后部稍凸起，双侧耻骨、坐骨和股骨多发低信号病灶（箭）；T_2WI FS(B)见骨病灶均呈高信号（箭）；增强动脉期(C)见前列腺病灶和转移灶均明显强化；对应 CT 骨窗(D)见溶骨性（箭头）和成骨性（箭）转移灶。

5）前列腺癌治疗后 MRI 随访：根治性切除术后，前列腺组织缺如，膀胱下移，膀胱尿道吻合口信号欠均匀，前括约肌和直肠壁由于术后纤维化，表现为 MRI 全序列中低信号；肿瘤复发可见膀胱下缘异常信号结节，呈 T_2WI 稍高信号、T_1WI 等信号（与肌肉比较），DWI 高信号伴相应 ADC 图信号减低，增强扫描病灶强化，可以伴有膀胱受侵，有时需要与膀胱原发肿瘤鉴别。如手术保留部分精囊腺，需明确手术史，避免将残留萎缩精囊腺误诊为复发灶。放射治疗和内分泌治疗会导致肿瘤外的正常前列腺组织和精囊腺萎缩，放疗区纤维结缔组织增加，前列腺放疗后（图 6－19）在 T_2WI 上呈弥漫性低信号改变，腺体解剖分区不清，原肿瘤体积缩小、境界变模糊，甚至难以识别，此时识别存活肿瘤主要依靠 DWI 和 ADC 图联合 DCE 序列。如治疗有效可观察到原发灶范围缩小、异常信号改变程度较前减轻或与周围组织对比消失。肿瘤复发可表现为缩小或萎缩的区带内重新出现结节，致该部位局限性突出、不规整，甚至新发包膜外侵犯（图 6－20）。

（5）前列腺癌的诊断要点

T_2WI 见外周带局限性低信号结节，呈凸透镜形、类圆形、椭圆形或不规则分叶状，由于肿瘤细胞堆积病灶呈“膨胀感”。DWI 呈局限性高信号，ADC 图呈局限性低信号，与周围组织对比差异明显；动态增强呈典型的“快进快出”。中央腺前列腺癌主导诊断序列为 T_2WI，病灶呈透镜状或“炭灰/橡皮擦样改变”；增强扫描多为较均一的片状强化，可早于或同步于周围增生结节；病灶较大时可侵犯外周带，前列腺包膜甚至中断。PSA 明显升高或 PSA 随访增长速率快（需排除新发炎性反应、按摩挤压等原因所致）。

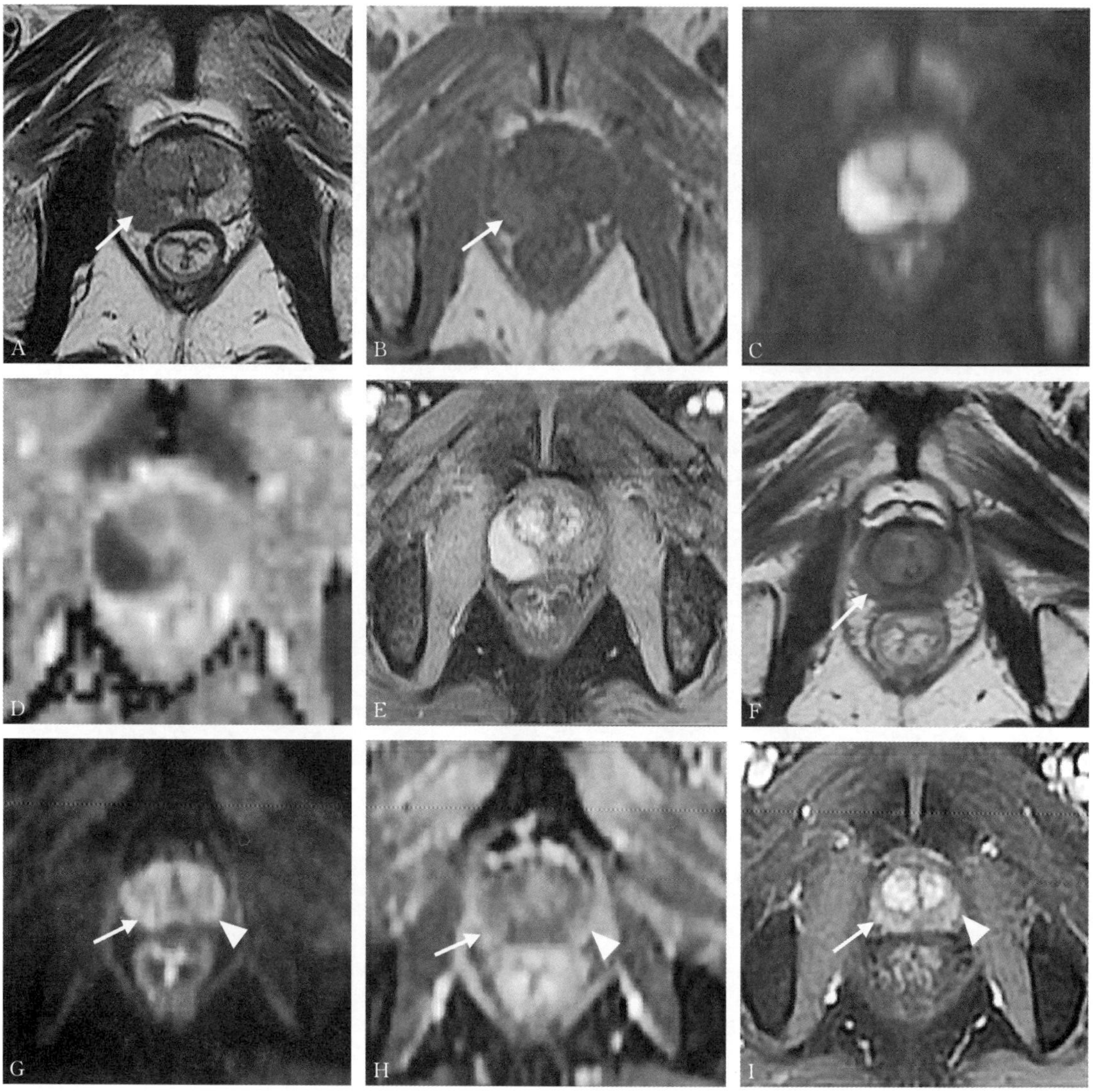

图 6－19　前列腺癌放疗后改变

注：患者，男性，72 岁，体检发现 PSA 升高为 56.2 ng/ml，穿刺病理示腺癌 GS 4＋4。放疗前 MRI(A～E)：T_2WI(A)右侧外周带见新月形均匀低信号灶，境界清楚(箭)；T_1WI(B)呈等、高信号(箭)；DWI(C)为明显高信号；ADC 图(D)为明显低信号，与其余腺体信号对比分明；增强动脉期(E)见病灶明显强化，强化程度与中央腺接近。放疗 1 个月后 MRI(F～I)：T_2WI(F)前列腺信号整体减低，右外周带变薄，病灶消失；DWI(G)和 ADC 图(H)见两侧外周带信号基本均一(箭和箭头)，扩散受限不明显；增强动脉期(I)外周带病变见轻度强化(箭)，但强化程度明显低于中央腺，对侧外周带亦见少许强化(箭头)，为放疗后炎症改变。患者 PSA 下降至 0.647 ng/ml。

(6) 鉴别诊断

1) 前列腺增生：前列腺癌主要需与间质增生为主的增生结节进行鉴别。良性增生结节主要发生在移行带，偶尔见于外周带，T_2WI 上呈境界清楚的类圆形结节，可有完整包膜；DWI 上可有扩散受限，但受限程度低于前列腺癌，超高 b 值 DWI 上信号多被抑制。需注意的是良恶性结节 ADC 值存在部分重叠。分化好、以腺体结构为主的前列腺癌的 ADC 值相对较高，但其在 T_2WI 上表现为高信号为主、边界清楚的结节，mpMRI 结合实验室检查有助于鉴别诊断。T_2WI 上中央腺体内均匀中等低或低信号结节、无(完整)包膜、

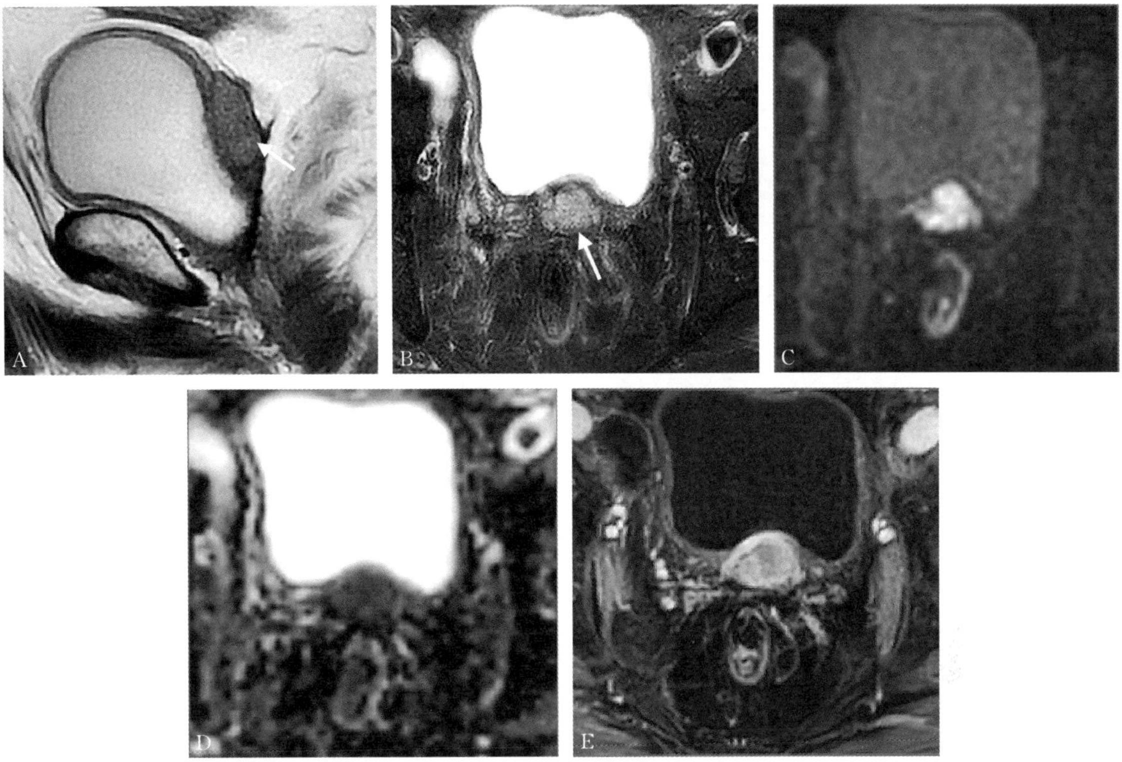

图 6-20 前列腺癌根治术后复发

注：患者，男性，70 岁患者，因体检发现 PSA 升高(81 ng/ml)行穿刺活检，确诊为前列腺癌，GS 5+4。新辅助治疗后 PSA 降至 2.5 ng/ml，行根治性前列腺切除术，病理证实前列腺包膜受侵及盆腔淋巴结转移，6 个月后复发。矢状位 T_2WI(A)和横断位 T_2WI FS(B)见膀胱位置下移，其后方见稍高信号结节(箭)；DWI(C)上明显高信号，ADC 图(D)明显低信号；增强扫描(E)病灶呈不均匀明显强化。

边界模糊等征象有助于前列腺癌的诊断。此外，PSA 明显高于正常范围的患者，即使 MRI 未发现病灶，仍需要多点穿刺活检或密切随访。

2）膀胱癌侵犯前列腺：因膀胱底部与前列腺底部相贴，膀胱底部为膀胱癌好发部位，前列腺癌和膀胱癌不仅单独发生，也可以合并发生。膀胱癌侵犯前列腺时，MRI 主要表现为瘤灶中心部位在膀胱内更明显，病变邻近膀胱壁增厚，局部黏膜异常强化，前列腺与膀胱分界消失，矢状位及冠状位有利于判断肿瘤的中心位置，动态增强有助于进一步明确。

3）外周带 T_2WI 低信号良性病灶：①前列腺萎缩 T_2WI、DWI 甚至 DCE 可以类似前列腺癌，但前列腺萎缩局部没有占位效应，与对侧比较外周带变薄；并且在多数情况下，DCE 早期强化不太显著。②局部前列腺炎在各个序列可类似于前列腺癌。但前列腺炎病变范围更弥漫、境界更模糊；高 b 值 DWI 上信号不及前列腺癌明显。③肉芽肿性病变在各个序列也可类似于前列腺癌，两者均可出现占位效应而鉴别困难，患者如有卡介苗治疗膀胱癌、结核性前列腺炎或前列腺介入治疗病史，则更倾向于肉芽肿性病变。肉芽组织后期无强化或轻度强化，出现干酪样坏死时，坏死区无强化。④一些 T_2WI 对正常的解剖结构有时也会被误认为前列腺癌，如增厚的前纤维肌性基质和中央带，但正常解剖结构大都有固有位置或对称分布。

6.6 前列腺其他肿瘤

WHO 依据组织起源将前列腺肿瘤分为上皮性、神经内分泌性、间充质源性、血管淋巴源性，以及未归类肿瘤和转移性肿瘤，具体分类见表 6-1。本章节主要介绍几种比较具有特征性肿瘤的 MRI 表现。

6.6.1 前列腺囊腺瘤

（1）概述

前列腺囊腺瘤(prostatic cystadenoma，PC)是一种罕见的良性肿瘤，组织学特征为由囊肿、内衬立方上皮的腺体及纤维基质构成。成年男性多见，发病年龄为 28～80 岁。大多数患者最初表现为尿路梗阻症状或可触及腹部肿块，一些患者早期阶段可无症状，但筛查发现血清 PSA 水平增高。确诊需要组织活检病理，并且可以通过阳性染色 PSA 上皮细胞确认病变的前列腺起源。有症状者往往需要手术切除，切除不完整者易复发。

（2）MRI 表现

前列腺囊腺瘤通常位于膀胱直肠间隙内，与前列腺可有蒂或无蒂相连。囊腺瘤 MRI 表现为囊性为主的多房囊性占位，分隔较厚，分房大小不一，信号可不均匀，T_2WI 多为高信号，如有液-液平面的存在常提示继发性出血；T_1WI 低信号为主，腺管阻塞(如腺体增生所致)导致分泌液潴留或继发出血，信号有不同程度增高。实性部分表现为 T_1WI 稍低、T_2WI 高信号，被认为是增生的腺体组织。病变分隔呈 T_1WI 和 T_2WI 低信号。囊腺瘤膨胀性生长，体积多较大，可达膀胱水平之上，甚至占据整个骨盆，具有明显的占位效应，但不会侵犯相邻结构(图 6-21)。周围结构出现局部受侵应提示其他恶性病变。前列腺囊腺瘤体积巨大和多房囊性分隔的存在有别于腺癌和前列腺囊肿。

6.6.2 前列腺间充质瘤

（1）概述

前列腺不确定恶性潜能的间充质瘤(stromal tumor of uncertain malignant potential，STUMP)是罕见前列腺间质增殖性病变，可发生在前列腺的任意解剖部位。STUMP 存在几种亚型，表现出广泛的生物学行为，并且具有不可预测的临床病程。一些病变仅引起局部占位效应和粘连(主要是直肠)，部分病变可导致局部侵犯和转移，该病切除后复发率高。通过病理活检可确诊 STUMP。

（2）MRI 表现

STUMP 表现为界限清晰的局限性病灶，体积大，具有明显异质性，T_1WI 和 T_2WI 上信号不均匀，以低信号为主。STUMP 可根据其大小和异质性与腺癌区分。STUMP 与前列腺肉瘤鉴别困难，鉴别诊断需要依据其特异的免疫组学特征。高分化 STUMP 表型可与 BPH 相仿。因此，对于类似 BPH 的体积巨大、甚至有可疑侵袭征象的病灶，有必要行穿刺活检以排除 STUMP。

6.6.3 前列腺肉瘤

（1）概述

前列腺肉瘤(sarcoma)罕见，占前列腺原发肿瘤的 0.1%～0.2%，主要为间叶组织来源，少部分可起源于前列腺基质。患者通常表现为急性尿路梗阻或短期内增大的盆部肿块。前列腺肉瘤存在几种亚型，包括横纹肌肉瘤、平滑肌肉瘤、纤维肉瘤、恶性间叶瘤、癌肉瘤、恶性淋巴瘤等。其中横纹肌肉瘤最常见，约占所有病例的 42%，主要见于儿童和青少年。其次是平滑肌肉瘤，约占 25%，是成年人中最常见的肉瘤。不同亚型肉瘤的鉴别诊断需要依据组织学。不论何种亚型，肉瘤的侵袭性强，容易早期转移。肺部是血行转移的好发部位之一，也可有局部淋巴结转移，预后差。

（2）MRI 表现

大多数肉瘤表现为界限清晰的肿块，相对低危亚型 T_1WI 上多呈均匀低信号，侵袭性强、生长迅速的肉瘤容易发生坏死，T_1WI 信号不均；T_2WI 上前列腺正常结构消失，区带分界不清，肿瘤信号不均，肿瘤常突破低信号前列腺包膜。肿瘤扩散受限程度不一，DWI 上信号不均。增强后病灶明显强化，液化坏死区无强化(图 6-22)。MRS 显示(胆碱＋肌酸)/枸橼酸盐比值明显升高，有助于与前列腺良性病变的鉴别。由于肉瘤体积大，信号不均，很少被误诊为前列腺癌。

（3）鉴别诊断

与前列腺癌相比，前列腺肉瘤进展快，占位效

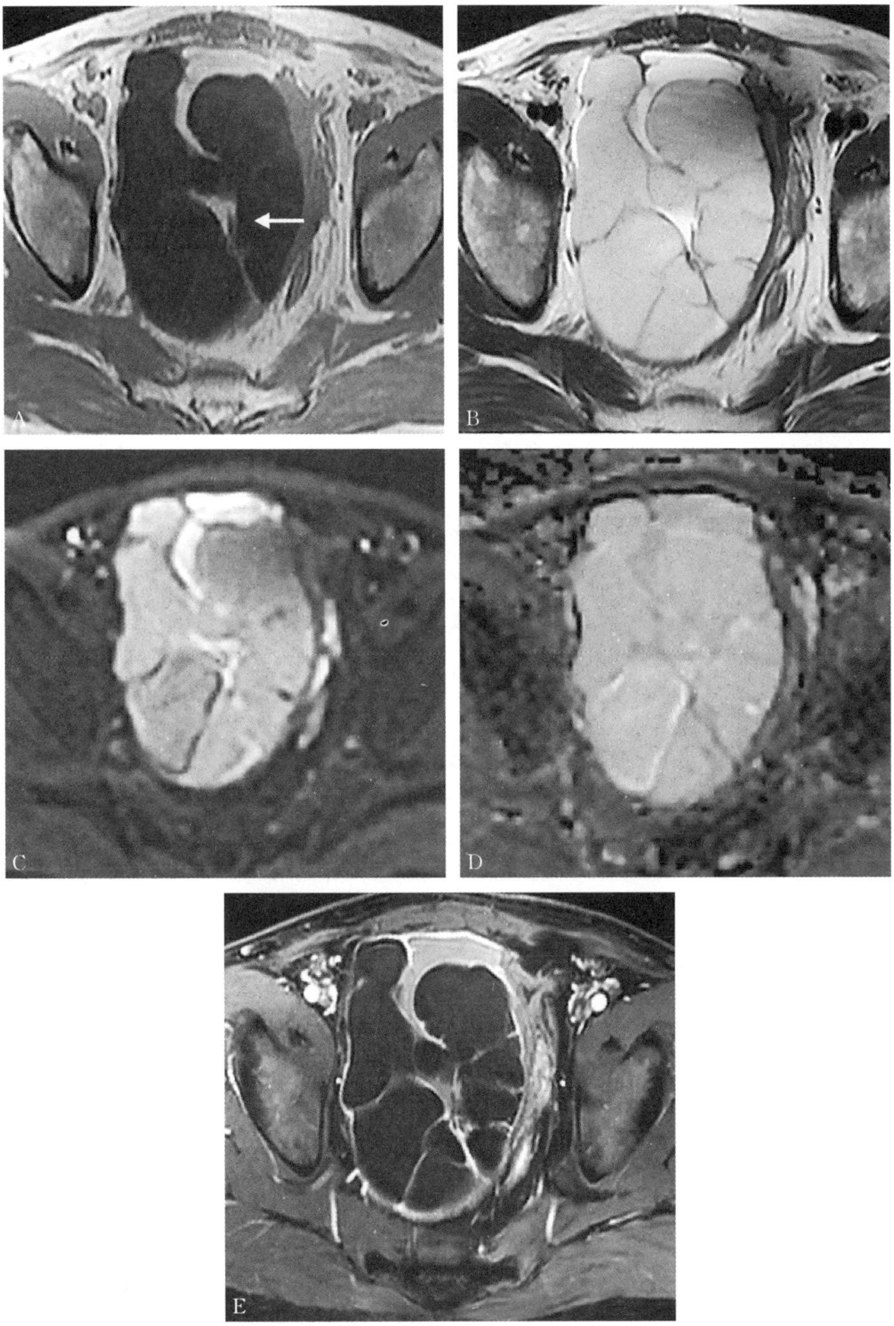

图 6-21 前列腺囊腺瘤

注：患者，男性，40 岁，因下腹部坠胀感就诊，行 MRI 检查发现前列腺肿物，PSA 2.77 ng/ml。横断位 T_1WI(A)和 T_2WI(B)见前列腺区多房囊性占位，占据盆腔，境界清晰，囊液成分呈 T_1WI 低信号、T_2WI 高信号，少数囊腔呈 T_1WI 高信号(箭)；DWI(C)和 ADC 图(D)显示囊液成分无明显扩散受限；增强后(E)见囊壁明显强化，似见壁结节。

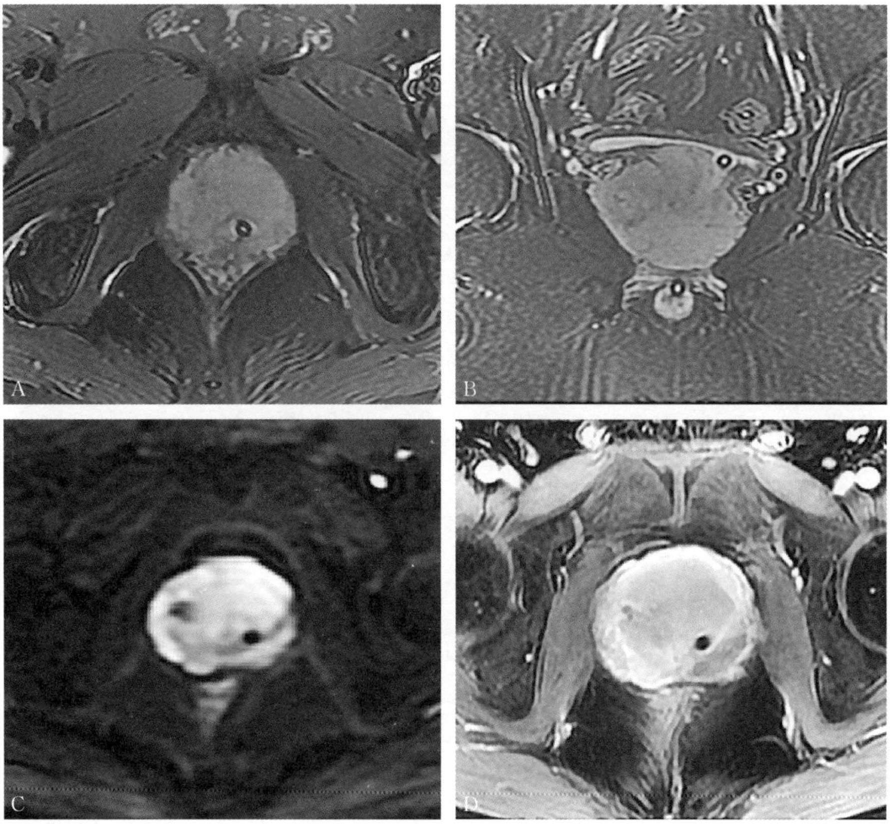

图 6-22　前列腺间质肉瘤

注：患者，男性，27 岁，排尿困难 1 月余，指诊发现前列腺Ⅲ度增大，PSA 3.52 ng/ml。横断位和冠状位 T_2WI FS(A、B)见前列腺体积增大，病灶呈高信号，信号欠均，几乎累及整个前列腺，腺体固有结构消失，边缘呈膨胀生长，前列腺包膜不规则隆起，提示受累；DWI(C)上病灶扩散明显受限，呈高信号；增强扫描(D)见肿瘤明显不均匀强化。

应明显，前列腺体积多明显增大，外形不规则分叶状，易发生坏死，T_2WI 呈高、低混杂信号，增强可见不均匀强化和液化坏死。腺体外侵犯及远处转移更常见，骨转移多为溶骨性。临床上，前列腺肉瘤发病年龄轻，触诊有结节、压痛，肿瘤质中等或呈囊性，血清 PSA 指标正常；而前列腺癌发病年龄大，多见于老年人，触诊无压痛，质硬，血清 PSA 指标升高。

6.6.4　前列腺尿路上皮癌

尿路上皮癌(urothelial carcinoma)也称移行细胞癌(transitional cell carcinoma)，原发性前列腺尿路上皮癌起源于前列腺尿道及前列腺导管近端部分被覆的尿路上皮，非常罕见，大部分为膀胱或尿道来源的尿路上皮癌侵犯前列腺，即为继发性前列腺尿路上皮癌。许多前列腺癌病理组织中可同时发现前列腺尿路上皮癌和腺癌的成分。大多数患者年龄较大，与膀胱尿路上皮癌的年龄分布相似。临床表现与前列腺癌所致尿路梗阻症状相似，也可有血尿，与血清 PSA 指标的关系不如前列腺癌密切。前列腺尿路上皮癌预后不良。详见 8.2.2“尿道癌”。

6.6.5　前列腺转移性肿瘤

其他组织器官原发肿瘤的前列腺转移非常罕见，多由邻近器官肿瘤的直接侵犯或是广泛性多器官受累导致。最常见的是膀胱尿路上皮癌累及前列腺，其次为结直肠癌累及前列腺。临床症状主要表现为原发肿瘤引起的症状，只有少数患者因前列腺受累导致血尿或尿路梗阻等症状。许多膀胱尿路上皮癌接受根治性膀胱前列腺切除术的患者，术后病理发现前列腺受累。病理上，尿路上皮癌可能通过尿道或导管浸润或直接由间质浸润扩散到前列腺。有时，原发性结直肠癌侵犯前列腺和原发性前列腺癌侵犯结直肠之间的鉴别诊断困难。病理上，结直肠癌经前列腺腺管扩散至前列腺基质内，与前列腺导管腺癌相似；结直肠腺癌黏蛋白染色阳性者，与前列腺黏液腺癌相似，因此，PSA 染色不能作为判断肿瘤是否为前列腺来源的可靠依据。转移性肿瘤鉴别诊断中，准确定位是鉴别诊断的关键，原发肿瘤病史也有提示作用。

（单颖婵　汪禾青　周建军　强金伟）

参考文献

[1] 蒋翠萍，臧士明，徐磊，等. ^{68}Ga-PSMA-11 PET/CT 对未经治疗前列腺癌的临床决策的影响[J]. 临床泌尿外科杂志，2018，33(7)：551-555.

[2] 宋刚. 前列腺癌精准诊断与治疗[M]. 北京：人民卫生出版社，2019.

[3] 孙龙伟，干芸根，周洋洋，等. 儿童扩张的前列腺囊影像学诊断[J]. 实用放射学杂志，2016，32(4)：584-587.

[4] 王良，陈敏，沈钧康. 倡导循证，推动前列腺疾病影像学的规范化发展[J]. 中华放射学杂志，2014，48(7)：529-530.

[5] 邢金春. 前列腺癌诊断治疗学[M]. 北京：人民卫生出版社，2018.

[6] 周康荣，陈祖望. 体部磁共振成像[M]. 上海：上海医科大学出版社，2000.

[7] 周良平，王霄英，丁建平，等. 正常前列腺、前列腺癌和良性前列腺增生的 MR 波谱成像代谢特征并与病理结果对照[J]. 中华放射学杂志，2005，(1)：50-53.

[8] ABESHOUSE A, AHN J, AKBANI R, et al. The molecular taxonomy of primary prostate cancer [J]. Cell, 2015, 163(4): 1011-1025.

[9] EPSTEIN J I. An update of the Gleason grading system [J]. J Urol, 2010, 183(2): 433-440.

[10] EPSTEIN J I. Precursor lesions to prostatic adenocarcinoma [J]. Virchows Archiv, 2009, 454(1): 1-16.

[11] GILANI N, MALCOLM P, JOHNSON G. A model describing diffusion in prostate cancer [J]. Magn Reson Med, 2017, 78(1): 316-326.

[12] HUMPHREY P A, MOCH H, CUBILLA A L, et al. The 2016 WHO classification of tumours of the urinary system and male genital organs — Part B: prostate and bladder tumours [J]. Eur Urol, 2016, 70(1): 106-119.

[13] KATO H, HAYAMA M, FURUYA S, et al. Anatomical and histological studies of so - called Müllerian duct cyst [J]. Int J Urol, 2005, 12(5): 465-468.

[14] LI C, CHEN M, WAN B, et al. A comparative study of Gaussian and non-Gaussian diffusion models for differential diagnosis of prostate cancer with in-bore transrectal MR-guided biopsy as a pathological reference [J]. Acta Radiol, 2018, 59(11): 1395-1402.

[15] LI Y, MONGAN J, BEHR S C, et al. Beyond prostate adenocarcinoma: expanding the differential diagnosis in prostate pathologic conditions [J]. Radiographics, 2016, 36(4): 1055-1075.

[16] LOEB S, FOLKVALJON Y, CURNYN C, et al. Uptake of active surveillance for very-low-risk prostate cancer in sweden [J]. JAMA Oncol, 2017, 3(10): 1393.

[17] MEIER-SCHROERS M, KUKUK G, WOLTER K, et al. Differentiation of prostatitis and prostate cancer using the Prostate Imaging — Reporting and Data System (PI-RADS) [J]. Eur J Radiol, 2016, 85(7): 1304-1311.

[18] MEYER F, TETU B, BAIRATI I, et al. Prostatic intraepithelial neoplasia in TURP specimens and subsequent prostate cancer [J]. Can J Urol, 2006, 13(5): 3255-3260.

[19] SHEBEL H M, FARG H M, KOLOKYTHAS O, et al. Cysts of the lower male genitourinary tract: embryologic and anatomic considerations and differential diagnosis [J]. Radiographics, 2013, 33(4): 1125-1143.

[20] SIEVERT K, HENNENLOTTER J, DILLENBURG T, et al. Extended periprostatic nerve distributions on the prostate surface confirmed using diffusion tensor

imaging [J]. BJU Int, 2019,123(6):995-1004.

[21] TAMADA T, PRABHU V, LI J, et al. Prostate cancer: diffusion-weighted MR imaging for detection and assessment of aggressiveness-comparison between conventional and kurtosis models [J]. Radiology, 2017,284(1):100-108.

[22] TURKBEY B, ROSENKRANTZ A B, HAIDER M A, et al. Prostate imaging reporting and data system version 2.1:2019 update of prostate imaging reporting and data system version 2 [J]. Eur Urol, 2019, 76 (3):340-351.

[23] WEINREB J C, BARENTSZ J O, CHOYKE P L, et al. PI-RADS Prostate imaging-reporting and data system: 2015, Version 2 [J]. Eur Urol, 2016, 69 (1):16-40.

[24] WU X, REINIKAINEN P, VANHANEN A, et al. Correlation between apparent diffusion coefficient value on diffusion-weighted MR imaging and Gleason score in prostate cancer [J]. Diag Interv Imaging, 2017,98(1):63-71.

7 睾丸附睾及阴囊病变

7.1 男性生殖道发育异常

7.1.1 男性生殖系统胚胎发育

（1）睾丸的分化

人胚胎第7周时，核型为46，XY的胚胎在*SRY*基因的作用下，未分化生殖腺向男性方向分化。生殖腺索进一步增生，与表面上皮分离，呈放射状排列，伸入深部，演变成弯曲的生精小管，末端互相连成睾丸网。生精小管在青春期前无明显管腔，生精上皮是由原始生殖细胞分化成的精原细胞和由生殖腺索分化来的支持细胞所组成。生殖腺嵴上皮下方的间充质形成白膜，生精小管之间的间充质细胞分化成睾丸间质细胞，并分泌雄激素。出生后，睾丸间质细胞暂时退化，至青春期才重新出现。

（2）睾丸的下降

生殖腺最初位置在腹后壁上部，其尾端有中胚层演变成的结缔组织纵索，称为引带（gubernaculum），与阴唇阴囊隆起相连。随着配体的发育，引带相对缩短，使生殖腺下移。人胚胎发育第3个月，睾丸的位置已移至骨盆边缘，然后继续下降，并在接近腹股沟管内口处暂时停留。胚胎发育第7～8个月时，睾丸与包绕它的双侧腹膜一起通过腹股沟管而降入阴囊，双侧腹膜即鞘膜。自此，鞘膜腔与腹膜腔之间的通道完全闭锁。睾丸的下降受促性腺激素和雄激素的控制。

（3）生殖管道的分化

当生殖腺分化为睾丸时，生殖管道向男性方向分化。睾丸间质细胞分泌的雄激素作用于中肾管、中肾小管，使其进一步发育。与睾丸相邻的15～20条中肾小管进一步发育形成附睾的输出小管，与睾丸网相接；其余中肾小管退化。中肾管头端延长弯曲形成附睾管，与输出小管相接；其中段形成输精管；尾段形成输精管和精囊。中肾旁管由于生精小管中的支持细胞所产生的抗中肾旁管激素的抑制作用而退化。

7.1.2 睾丸发育畸形

（1）隐睾

1）概述：隐睾（cryptorchidism）指睾丸未能按照正常发育过程从腰部腹膜后下降达阴囊底部。分为睾丸下降不全和睾丸异位两型（图7-1）。

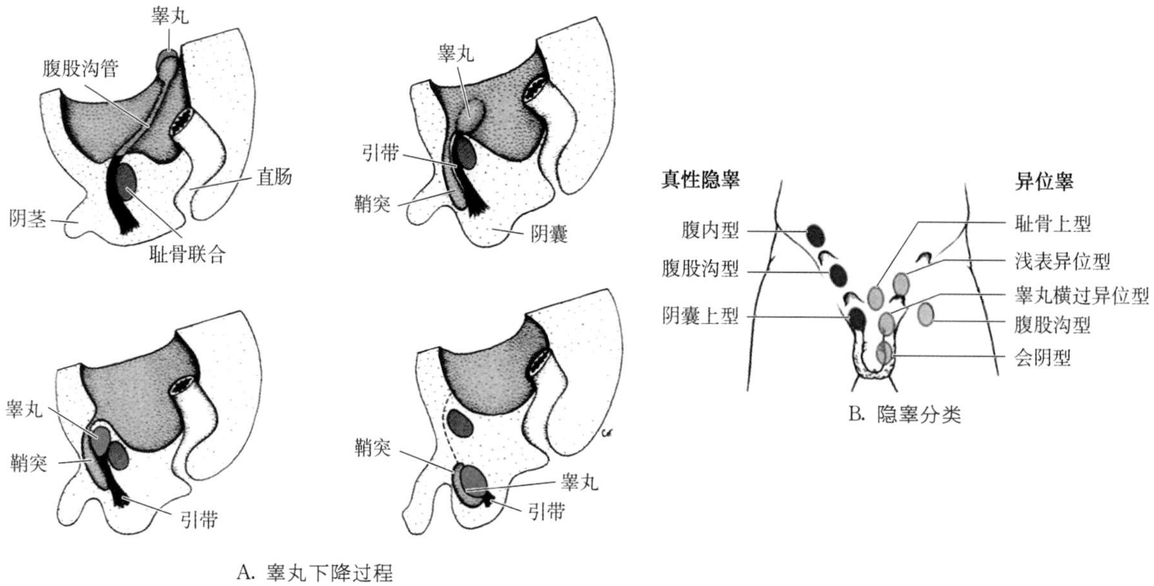

图 7－1　睾丸下降过程及隐睾分类示意图

隐睾的诊断首选超声，能可靠地发现位于腹股沟管或者腹股沟管外环与阴囊颈部之间的睾丸。但当睾丸位于腹腔内，超声则难以发现甚至无法发现。而 MRI 不仅可以发现位于腹股沟管内的睾丸，也能发现位于腹腔的睾丸，但是对于位置较高的腹腔内睾丸，MRI 敏感性较低。

2）病理：正常情况下，睾丸沿腹股沟管内环、腹股沟管及其外环向外脱出，并跟随腹膜鞘突的外突而出现，再沿睾丸引带尾端阴囊支进入阴囊底部。如睾丸下降停留在腹股沟管的内环、管内或外环，则可发生不同程度的下降不全。如睾丸未降至阴囊底而沿引带尾端其他分支下降至会阴、耻骨部或股部，称为睾丸异位。隐睾的超微结构改变，表现为曲精细管的基底膜增厚，精原细胞、支持细胞的内质网扩张，线粒体肿胀及空泡形成，间质的胶原纤维增多及排列紊乱。

3）临床表现：隐睾新生儿发病率为 2%～5%，在早产儿中高达 30%。约 2/3 隐睾患者的睾丸会在出生后的第 1 个月内自发下降，1 岁时隐睾的患病率为 0.8%。临床上可表现为腹部包块，伴或不伴有酸胀不适，隐睾发生扭转时，可表现为持续性疼痛。隐睾症最主要的并发症是恶变、不育症、睾丸扭转和腹股沟斜疝导致的肠管嵌顿。与正常位置的睾丸相比，睾丸肿瘤更容易发生在隐睾患者。

4）MRI 表现：阴囊内未见明确睾丸影，隐睾可发生在肾门至阴囊的任何部位。70%位于腹股沟（腹股沟管内口），20%位于阴囊上方刚出腹股沟管外口。睾丸信号多无明显改变，在 T_1WI 和 T_2WI 上分别呈等信号和高信号，重 T_2WI 上呈等信号，DWI 呈均匀一致的高信号。由于营养不良和退变，隐睾通常比正常位置的睾丸小（图 7－2、7－3）。

5）诊断要点：阴囊内睾丸影缺失，腹股沟管内口及腹股沟管外口结节，信号同正常睾丸。

6）鉴别诊断：隐睾需与腹腔淋巴结肿大相鉴别，由于两者在 MRI 上的表现颇为相似，给鉴别造成困难。研究表明，DWI 可有效区分隐睾和良恶性肿大的淋巴结。隐睾的 ADC 值明显低于炎性肿大的淋巴结，也明显低于恶性肿大的淋巴结，ADC 值的差异可有助于两者的鉴别。结合阴囊内睾丸缺失，排除肠管及内容物等易被误认为隐睾的结构时，可做出诊断。

（2）儿童营养性肥胖致睾丸发育不良

1）概述：营养性肥胖（又称单纯性肥胖）是非内分泌异常的代谢障碍引起的热能摄入大于消耗，使体内脂肪积蓄过多而导致的营养紊乱综合

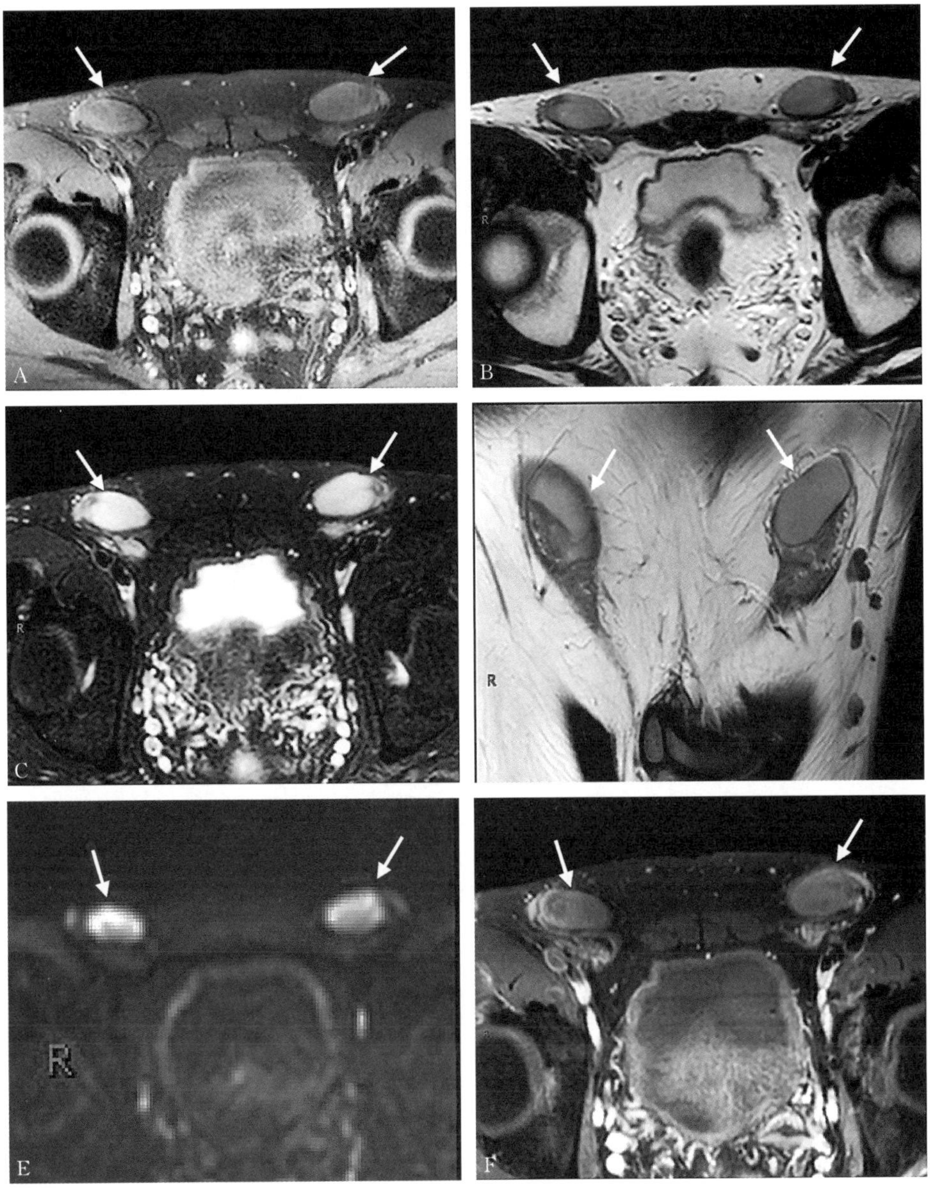

图 7-2 双侧隐睾

注：患者，男性，21 岁，不育。横断位 T_1WI FS(A)、T_2WI(B)、SPAIR(C)及冠状位 T_2WI(D)示双侧腹股沟管内隐睾，呈均匀 T_1WI 等信号、T_2WI 高信号(箭)；DWI(E)呈高信号(箭)；T_1WI FS 增强(F)呈轻度强化(箭)。

征，以过度营养、运动不足和行为异常为特征的全身脂肪组织过度增生性慢性疾病，属于继发性病理性肥胖。10 岁以上肥胖男孩生殖系统发育迟滞。

2）病理生理：肥胖所导致的患儿病理生理变化主要为以下几个方面。①肥胖儿童脂肪细胞分泌芳香化酶可使雄激素转化为雌激素，故肥胖儿童血清雌激素水平升高；②肥胖儿童常有瘦素水平升高，但不能发挥作用，为瘦素抵抗现象，后者可致肥胖，同时不能启动下丘脑促性腺激素释放激素(GnRH)的分泌，造成性腺发育延缓；③过多的脂肪堆积于脑垂体，导致垂体分泌 GnRH 功能障碍，从而造成儿童性腺轴功能紊乱，青春期性发育缓慢；④会阴部过多的脂肪将阴囊包埋起来，使睾丸局部温度升高，不利于睾丸发育。

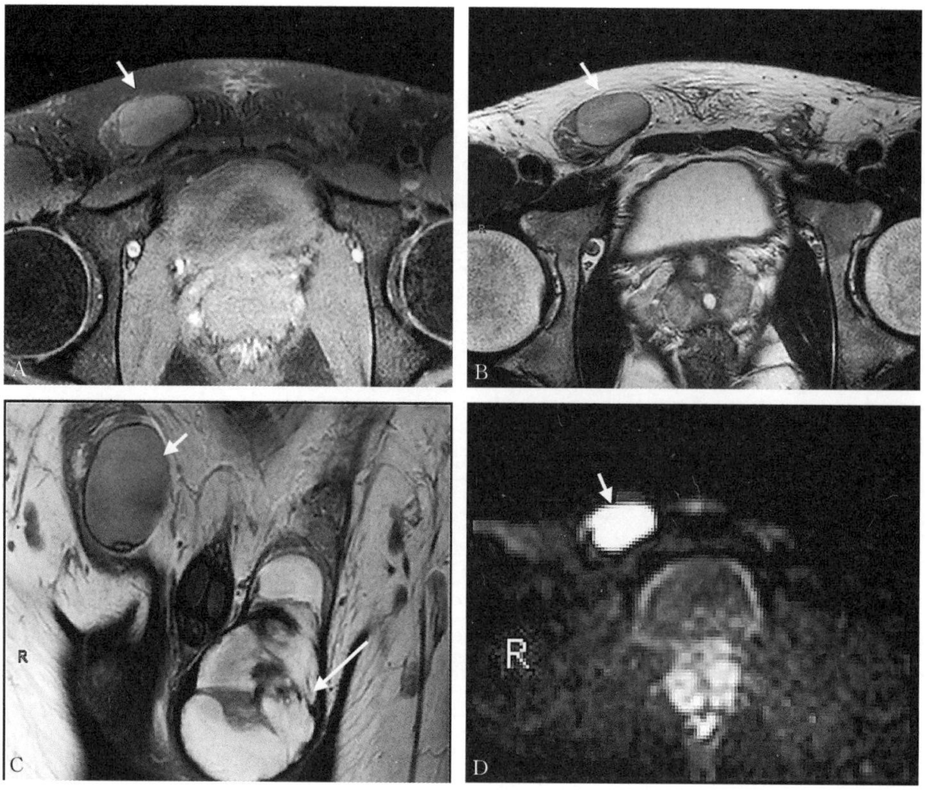

图 7-3　单侧隐睾

注：患者，男性，29 岁，不育。横断位 T_1WI FS(A)、横断位和冠状位 T_2WI(B、C)及 DWI(D)示右侧腹股沟管内隐睾，呈均匀 T_1WI 等信号、T_2WI 高信号、DWI 高信号(短箭)。另见左侧睾丸病变(长箭)。

3）临床表现：表现为 BMI 达到中国肥胖问题工作组(WGOC)的肥胖标准，睾丸发育滞缓。部分患儿出现女性化表现，如乳房增大、腹部脂肪多等。

4）MRI 表现：①睾丸体积小。10 岁以上肥胖症男孩睾丸体积较正常体质量男孩小，体积约 1.79 cm^3(图 7-4)。②睾丸脂肪含量较体质量正常儿童高。采用化学位移同/反相位成像可发现肥胖儿童的睾丸脂肪含量增高，采用 T_2^* 修正梯度多回波水脂分离脂肪定量序列(IDEAL-IQ)可见肥胖男孩的睾丸脂肪信号强度高，脂肪信号强度(FSF)值约 10.86(正常值约 6.93)(图 7-5)。③氢质子波谱成像(^1H-MRS)，肥胖男孩 Lip/Cho 峰高比及峰下面积比值高于体质量正常男孩，Lip/Cho 峰高比值为 11.38～58.32，峰下面积比值为 32.11～352.32(图 7-6)。

5）诊断要点：睾丸体积小，化学位移成像脂肪含量升高，^1H-MRS 示 Lip/Cho 峰高比及峰下面积比值升高。

6）鉴别诊断：儿童营养性肥胖致睾丸发育不良主要需与其他先天性睾丸发育异常(如 Klinefelter 综合征、两性畸形)等鉴别。Klinefelter 综合征和两性畸形同样可表现为睾丸体积小，凭借化学位移成像和波谱特征性改变，结合临床实验室检查和基因检测多不难诊断。

7.2　睾丸病变

睾丸病变主要包括肿瘤性病变、感染与炎性反应性病变及创伤性病变。肿瘤病变的影像学诊断需要密切结合完整的临床信息，比如睾丸肿瘤家族史、对侧睾丸肿瘤个人史和隐睾史。彩色多普勒超声以其较低的价格、广泛的适应证和较高的诊断率，而成为睾丸病变的首选检查。然而超

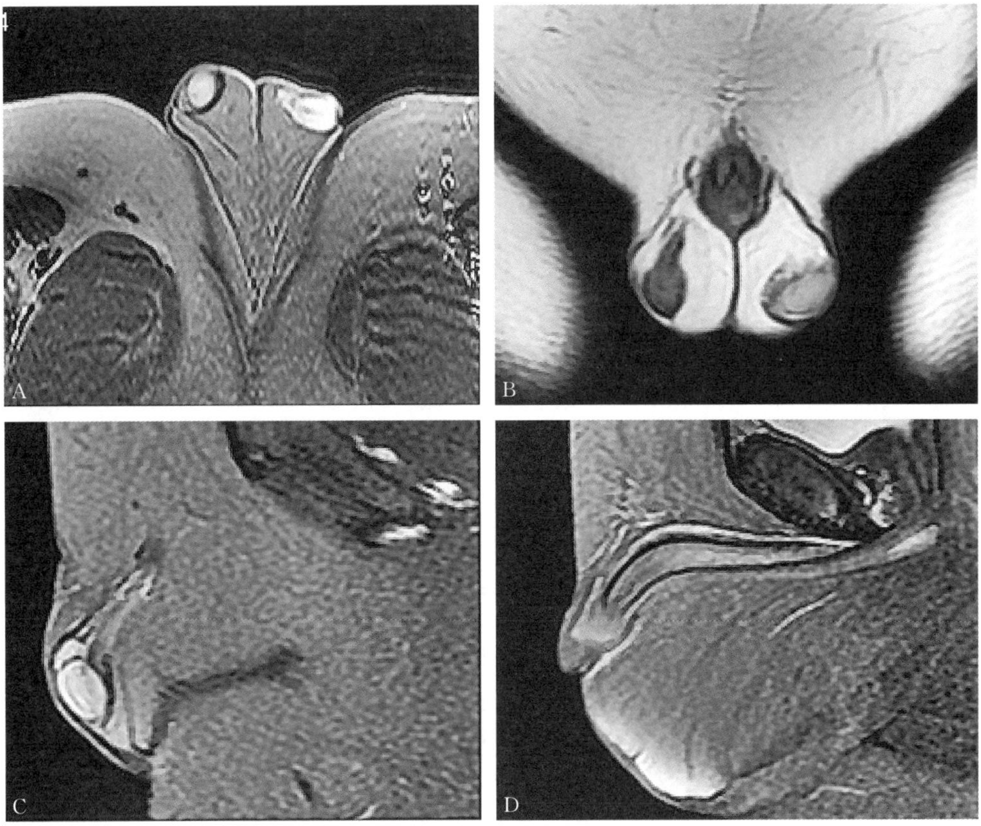

图 7-4 儿童营养性肥胖致睾丸发育不良(一)

注:患儿,男性,8 岁,肥胖,BMI=22.76 kg/m^2。横断位 T_2WI FS(A)、冠状位 T_2WI(B)和矢状位 T_2WI FS(C、D)显示双侧睾丸体积小,右睾 0.89 cm^3,左睾 0.84 cm^3,阴茎短小,但未完全被会阴部脂肪组织包裹。

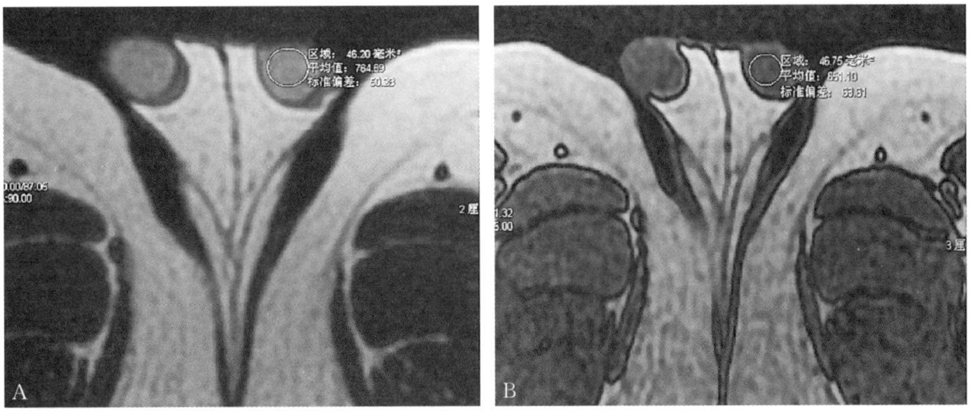

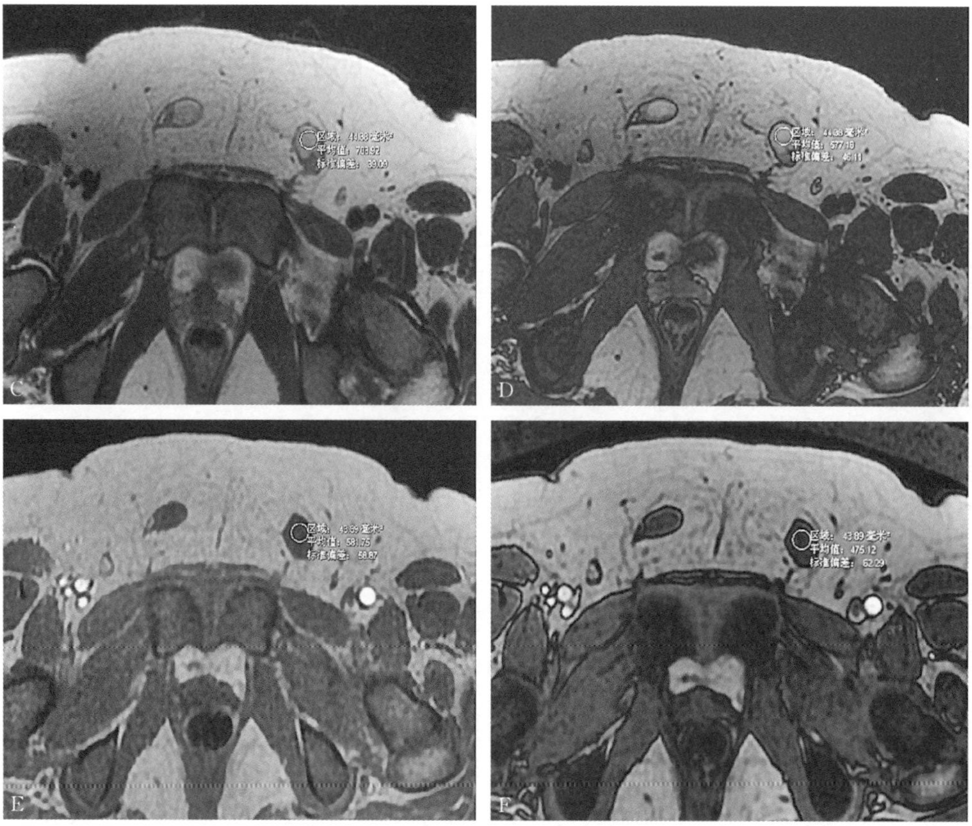

图 7-5　儿童营养性肥胖致睾丸发育不良(二)

注：患者 1，男性，7 岁，体重正常。横断位 IDEAL 序列(A、B)，左睾 3D DE FSF=2.31%，IDEAL FSF=4.53%。患者 2，男性，13 岁，肥胖。横断位 IDEAL 序列(C～F)显示双睾下降不全，左睾 3D DE FSF=9.16%，IDEAL FSF=9.00%。

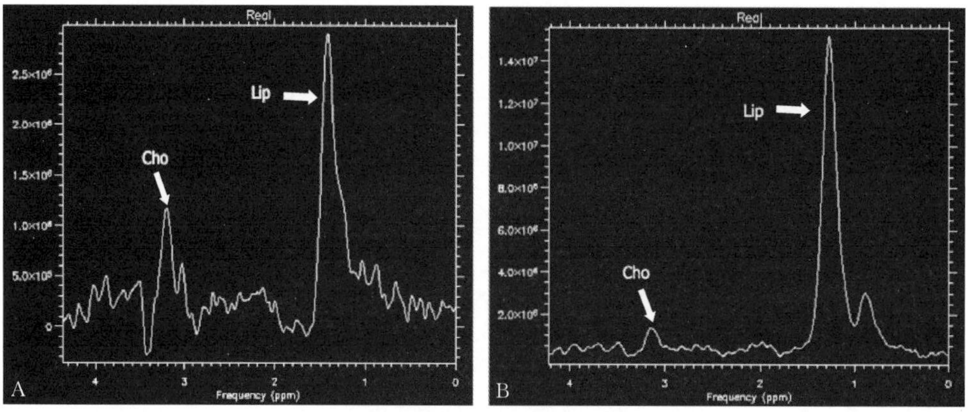

图 7-6　儿童营养性肥胖致睾丸发育不良(三)

注：患者 1，男性，12 岁，体重正常。^{1}H-MRS 示 Lip/Cho 峰高比和峰下面积比值分别为 2.48 和 3.43(A)。患者 2，男性，13 岁，肥胖。Lip/Cho 峰高比和峰下面积比值分别为 16.14 和 253.52(B)。

声也具有较多的局限性，比如操作者依赖性、相对较小的视野及缺乏组织特异性等。MRI 凭借其出色的软组织对比度及多方位和多参数成像能力，被越来越多地应用在睾丸病变诊断中，扮演着“问题解决者”的角色。MRI 可提供很多重要的信息，包括：更为清晰的形态学特征、病灶定位、组织特征（如脂肪、血液成分、肉芽和纤维组织）等，从而为手术方案的制订和患者的关爱提供强有力的帮助。MRI 同样可以在鉴别睾丸内病变或睾丸外病变、良恶性定性及局部浸润程度中起到关键作用。

7.2.1 睾丸肿瘤性病变

睾丸肿瘤在泌尿系统肿瘤中约占 5%，主要发生在 30～50 岁的人群，其危险因素包括隐睾病史或睾丸发育不全、睾丸肿瘤家族史、对侧睾丸肿瘤及不育等。病理学上睾丸肿瘤分 3 类：生殖细胞肿瘤（90%～95%）、性索间质肿瘤和混合性肿瘤（表 7－1）。中低危的睾丸肿瘤治愈率较高，这主要得益于准确的临床分期、以化疗为基础的充分早期治疗、放疗、手术及严格的随访和挽救性治疗。血清 AFP 和 hCG 水平在睾丸肿瘤性病变的诊断中至关重要（表 7－2）。

由于睾丸良性肿块不足 5%，所以准确的良恶性诊断至关重要，误诊将导致不可挽回的睾丸手术摘除。另外，鉴于睾丸肿瘤中恶性低分化肿瘤较多，取活组织送检或术中冰冻切片探查稍有不慎可造成肿块的破损及阴囊内播散。所以，睾丸病变的术前精准诊断意义重大。

表 7－1 2016 年 WHO 睾丸肿瘤分类

肿瘤大类	分类
由GCNIS产生的生殖细胞肿瘤	非侵袭性生殖细胞瘤
	原位生殖细胞瘤
	小管内特定类型的生殖细胞瘤
	单一组织学类型的肿瘤
	精原细胞瘤
	伴有合体滋养层细胞的精原细胞瘤
	非精原细胞性生殖细胞瘤
	胚胎癌
	卵黄囊瘤-成人型
	滋养细胞瘤
	畸胎瘤-成人型
	恶性畸胎瘤
	多种组织学类型的非精原细胞肿瘤
	混合性生殖细胞瘤
	未分型的生殖细胞瘤
与GCNIS无关的生殖细胞肿瘤	精母细胞瘤
	畸胎瘤-儿童型
	皮样囊肿
	表皮样囊肿
	高分化神经内分泌肿瘤（单胚层畸胎瘤）
	混合性畸胎瘤和卵黄囊瘤-儿童型
	卵黄囊瘤-儿童型
性索-间质肿瘤	Leydig 细胞瘤
	Sertoli 细胞瘤
	颗粒细胞瘤
	纤维-卵泡膜细胞组肿瘤
	混合性性索-间质肿瘤
	未分型性索-间质肿瘤
兼有生殖细胞和性索-间质成分的肿瘤	性腺母细胞瘤
睾丸其他肿瘤	卵巢上皮型肿瘤
	浆液性囊腺瘤
	浆液性交界性瘤
	浆液性囊腺癌
	黏液性囊腺瘤
	黏液性交界性瘤
	黏液性囊腺癌
	内膜样腺癌
	透明细胞癌
	Brenner 瘤
	幼年性黄色肉芽肿
	血管瘤
血液淋巴性肿瘤	弥漫性大 B 细胞淋巴瘤
	滤泡性淋巴瘤
	淋巴结外 NK/T 细胞淋巴瘤
	浆细胞瘤
	髓样肉瘤
	Rosai-Dorfman 病
连接导管和睾丸网肿瘤	腺瘤
	腺癌

注：GCNIS(germ cell neoplasia in situ)，原位生殖细胞瘤。

表 7-2　常见睾丸肿瘤的肿瘤标志物

类型	AFP	hCG
精原细胞瘤(SGCT)	−	+
非精原细胞瘤(NSGCT，通常都混合存在)		
成人型畸胎瘤	−	−
胚胎癌	+	−
卵黄囊瘤	+	−
绒毛膜癌	−	+

注：AFP，甲胎蛋白；hCG，人绒毛膜促性腺激素。

睾丸恶性肿瘤是为数不多的可以被治愈的恶性肿瘤，即使已发生转移。局限性的、伴区域转移的、伴有远处转移的睾丸恶性肿瘤，其 5 年生存率分别为 99%、96%和 73%，各期总 5 年生存率高达 97%。虽然睾丸恶性肿瘤发生率相对较低，仅占男性肿瘤的 1%～1.5%，但却是 15～34 岁男性最常见的恶性肿瘤。95%的睾丸肿瘤为生殖细胞瘤，由输精管的胚胎上皮细胞形成，不到 50%的恶性生殖细胞瘤仅具有一种细胞类型，其中 50%为精原细胞瘤，其余的均含有多种细胞类型。生殖细胞瘤中非精原细胞瘤具有多种病理类型，包括胚胎癌、卵黄囊瘤、畸胎瘤及绒毛膜癌，其中最为常见的是混合性生殖细胞瘤(mixed germ cell tumors，MGCT)，即同时存在多种病理类型的生殖细胞瘤。根据 2016 年 WHO 泌尿系统和男性生殖器官肿瘤分类系统，将睾丸肿瘤分为生殖细胞原位瘤(germ cell neoplasia in situ，GCNIS)来源和非 GCNIS 来源(见表 7-1)，精原细胞瘤属于 GCNIS 来源的肿瘤。在此之前，精母细胞性精原细胞瘤被认为是精原细胞瘤的一个亚型，然而因其缺乏与 GCNIS 的相关性，目前已将其划分为一个独立病理类型。

(1) 由 GCNIS 产生的生殖细胞肿瘤

原位生殖细胞瘤(germ cell neoplasia in situ，GCNIS)指发生于生精生态龛中的恶性生殖细胞肿瘤。大多数生殖细胞肿瘤源于具有精原细胞瘤形态和免疫组化特征的(生精)小管内生殖细胞。这类病变通常被称为原位癌(carcinoma in situ，CIS)或未分类的(生精)小管内生殖细胞瘤(intratubular germ cell neoplasia，unclassified，IGCNU)。其曾用名还包括睾丸上皮内瘤变和原位生殖母细胞瘤。主要分为精原细胞瘤和非精原细胞瘤(包括胚胎癌、卵黄囊瘤、绒毛膜癌、畸胎瘤和混合性生殖细胞瘤等)。

1) 精原细胞瘤：

A. 概述：精原细胞瘤(seminoma)是最常见的睾丸恶性肿瘤，占生殖细胞瘤的 30%～50%。2016 年 WHO 泌尿生殖系统肿瘤新分类将其归入 GCNIS 来源肿瘤分类中。

B. 病理：肿瘤大体呈分叶状、边界清楚，切面呈灰白色或乳白色，质软、均匀一致，界限清楚，伴灶性坏死或大片坏死。囊性变和出血不常见。镜下见大小较一致的肿瘤细胞被纤维分隔成巢状、片状、条索状或柱状。80%的病例纤维带中有淋巴细胞浸润，偶尔可见浆细胞和嗜酸细胞，肉芽肿性反应常见。免疫组织化学 PLAP 及 CDll7 表达阳性。83%的精原细胞瘤患者伴有血清 hCG 升高。

C. 临床表现：精原细胞瘤好发于 15～49 岁的男性，75%病灶局限在睾丸内，20%的患者伴有后腹膜淋巴结转移，5%伴有远处转移。肿瘤可表现为边界清晰的小结节，或一个大肿块遮盖整个睾丸，后者难以与其他睾丸浸润性肿块如淋巴瘤和白血病鉴别。2%的病例可出现双侧发病，且多为同时出现。精原细胞瘤对放疗非常敏感，5 年生存率可高达 95%。晚期患者在放疗后还需要化疗。

D. MRI 表现：精原细胞瘤的 MRI 表现具有特征性。①结节分叶状外观：其病理基础为瘤细胞排列成小巢状或不规则致密腺泡状，各个肿瘤组织趋向相互融合。②T_2WI 多发团块状均匀低信号，信号低于正常睾丸：此征象是区分精原细胞瘤与非精原细胞瘤的关键。其病理基础为瘤细胞排列致密，含水量低于正常睾丸生精细胞。③纤维间隔强化：T_1WI 和 T_2WI 均可在团块灶之间见多发索条状、带状或纤维小管状的分隔，平扫呈低信号，增强扫描呈相对明显强化，这是精原细胞瘤的特征性表现，其病理基础为纤维组织间隔内含有微细的小血管。④其他征象：肿瘤包膜，均匀等信号，增强扫描团块不均匀轻度强化，DWI 呈高信号，ADC 图呈低信号(图 7-7～7-9)。

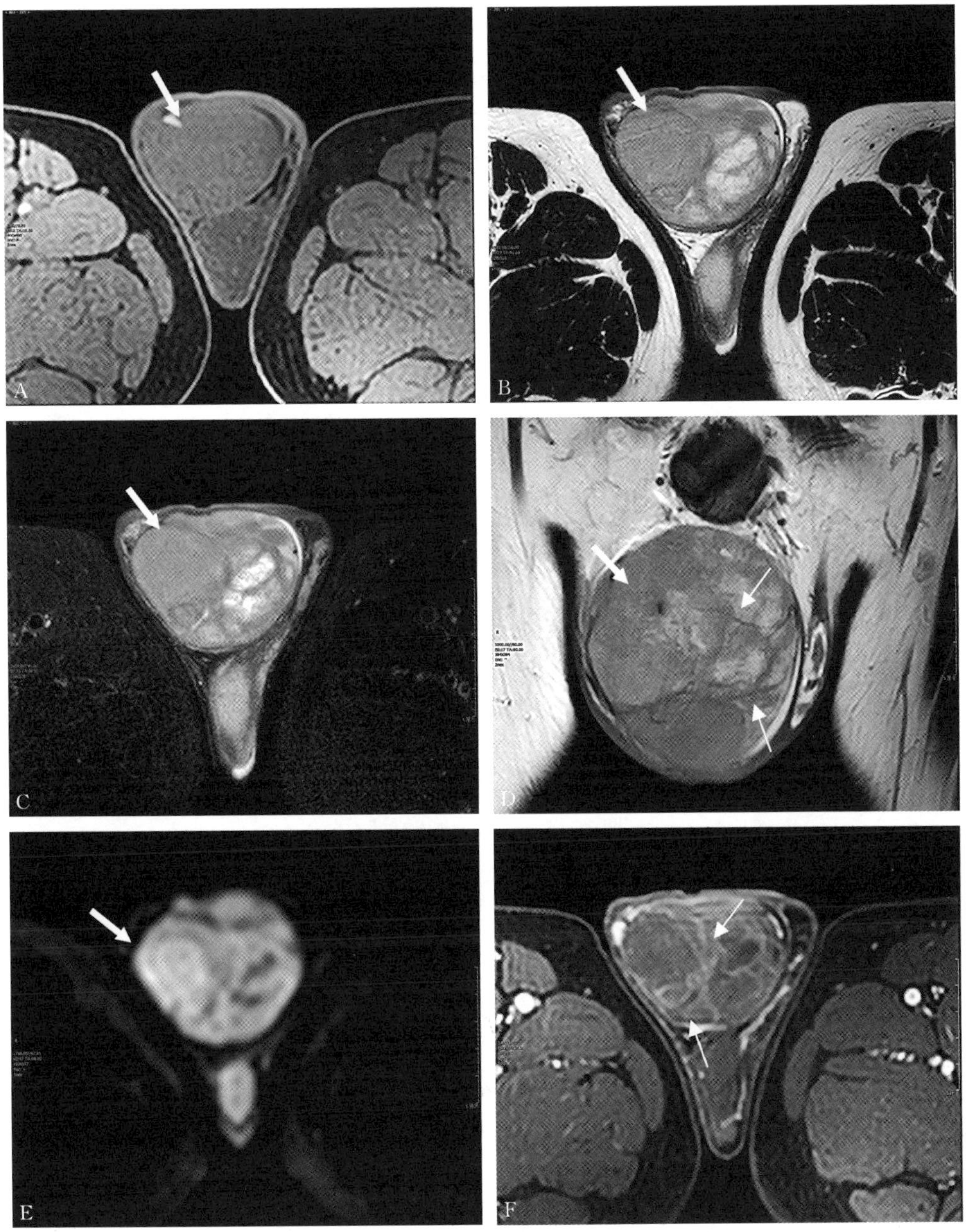

图 7-7 精原细胞瘤(一)

注:患者,男性,51 岁,右侧阴囊肿大 1 年,无疼痛,AFP 2.74 ng/ml, hCG 5.64 mIU/ml。超声右侧阴囊内不均质回声,CDFI 血流杂乱。横断位 T_1WI(A)示右睾丸等信号肿块;横断位 T_2WI、T_2WI FS 及冠状位 T_2WI(B～D)可见“结节堆积征”,表现为多发团块状低信号及斑片状坏死高信号影(粗箭),团块影中可见多发索条状低信号影(细箭);横断位 DWI(E)示病灶扩散明显受限(粗箭);增强扫描(F)见肿块弱强化,原低信号间隔强化较明显(细箭)。

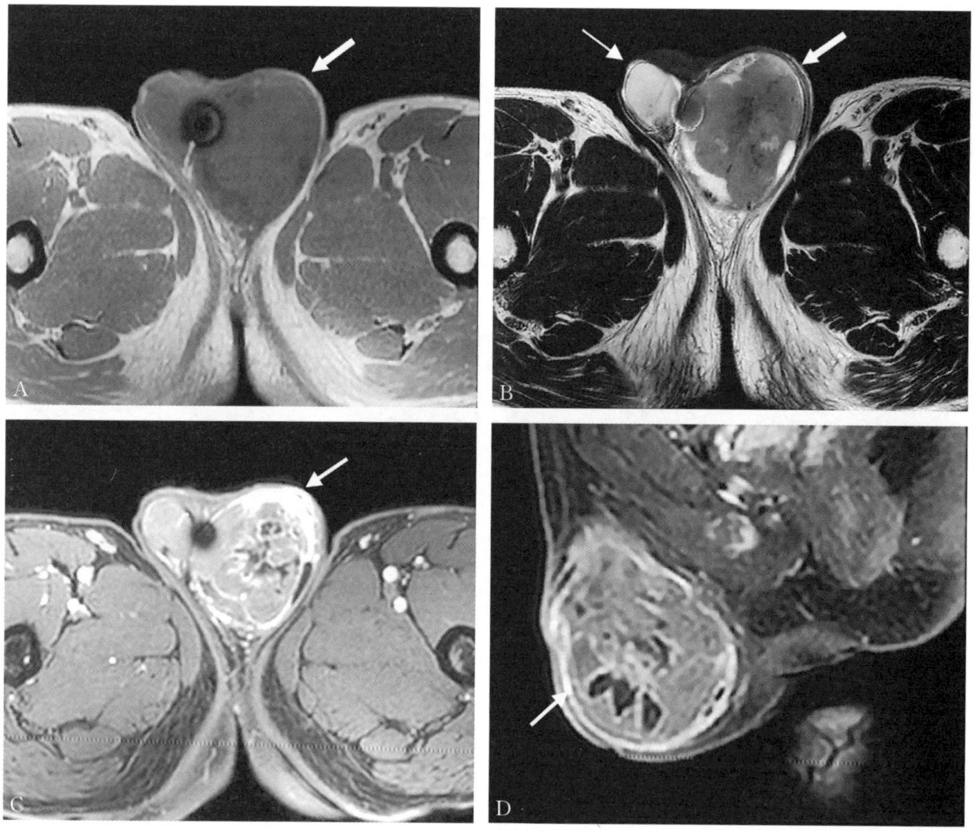

图 7-8　精原细胞瘤(二)

注：患者，男性，30 岁。横断位 T_1WI(A)示左睾丸等信号肿块；横断位 T_2WI(B)可见“结节堆积征”，表现为多发团块状低信号影(粗箭)，信号低于右睾丸(细箭)，间隔多发索条状低信号影；横断位和矢状位增强扫描(C、D)见肿块呈相对弱强化，纤维间隔和包膜明显强化，呈相对高信号(箭)。

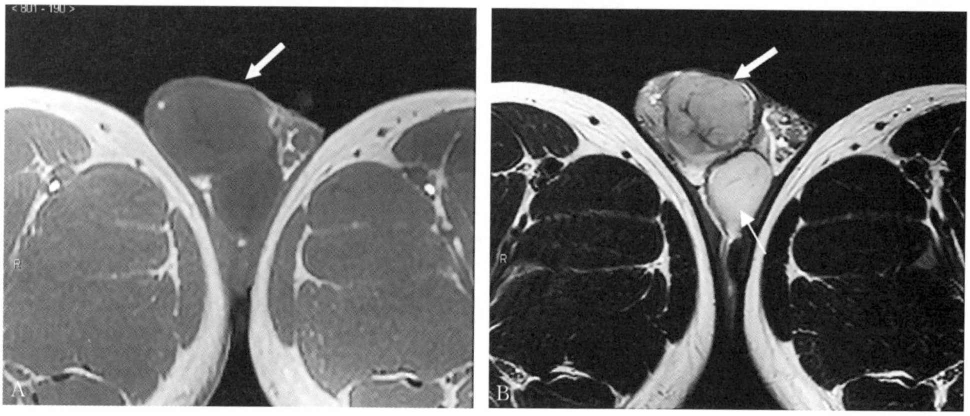

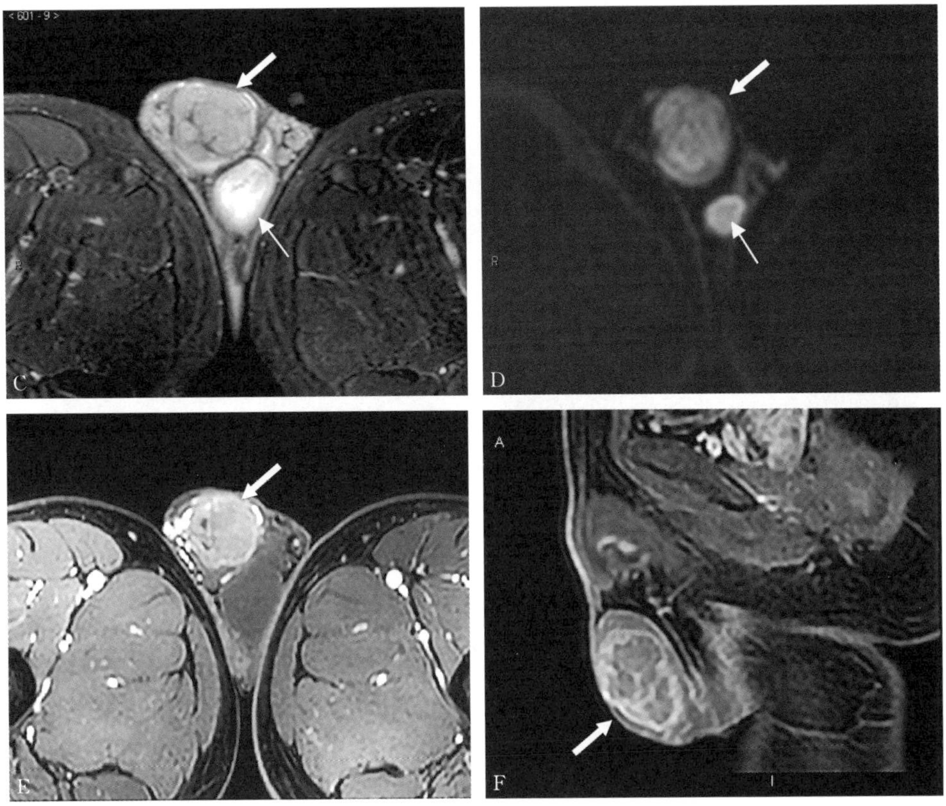

图 7-9 精原细胞瘤(三)

注：患者，男性，30 岁。横断位 T_1WI(A)示右睾丸等信号肿块；横断位 T_2WI 和 T_2WI FS(B、C)可见“结节堆积征”，表现为多发团块状低信号影(粗箭)，间隔多发索条状低信号影，肿块信号低于左睾丸(细箭)；横断位 DWI(D)示病灶扩散受限，但信号低于左睾丸(细箭)；横断位和矢状位增强扫描(E、F)见肿块相对弱强化，包膜和间隔强化较明显。

E. 诊断要点：T_2WI 相对低信号“结节堆积征”，多发索条状低信号间隔，增强扫描呈相对高信号，hCG 升高。

F. 鉴别诊断：精原细胞瘤主要需与睾丸原发淋巴瘤、睾丸畸胎瘤、卵黄囊瘤等鉴别。睾丸原发淋巴瘤为老年男性好发肿瘤，MRI 表现为均匀低信号，轻度强化。睾丸畸胎瘤好发于儿童，在肿瘤内有脂肪、钙化等成分，血清中的 AFP 等指标均明显升高。卵黄囊瘤是一种少见的恶性肿瘤，MRI 表现为明显不均匀强化，恶性程度高，常侵犯周围包膜，增强为不均匀强化，AFP 往往在 1000 mg/L 以上。

2) 胚胎癌：

A. 概述：胚胎癌(embryonal carcinoma)是除精原细胞瘤外最常见的睾丸肿瘤，87%的混合性生殖细胞瘤(mixed germ cell tumors，MGCTs)中带有胚胎癌成分。单纯的胚胎癌较为少见，仅占睾丸肿瘤的 2%～3%。我国胚胎癌的发病率占生殖细胞瘤的 10%左右，占男性全部恶性肿瘤的 1%～2%，占泌尿生殖系统恶性肿瘤的 3%～9%。睾丸胚胎癌多为一侧发病，双侧睾丸肿瘤仅占 1%～2%。可分为成人型、婴儿型和多胚瘤。

B. 病理：肿瘤细胞由原始性未分化的上皮细胞和间质成分构成，瘤细胞较大，多形性，大小、形态和排列不一，多数排列成实性片状或网状结构。少数排列成大小不等的腺泡状、管状和乳头状结构。实性片状区瘤细胞沿薄壁的血管呈放射状排列，部分瘤细胞围成腺管腔并互相吻合，管腔中可见大量立方细胞构成的“桑葚体”或乳头，乳头轴心为疏松结缔组织。含少量瘤巨细胞和多核瘤巨细胞。部分细胞向滋养叶上皮分化。病理性核分裂易见，瘤组织中可见大量的癌性坏死。免疫组织化学：CD30、AFP 阳性。

C. 临床表现：多见于25～35岁的年轻男性，常伴有AFP升高。睾丸增大，伴阴囊和腹股沟区酸痛不适感。患侧睾丸质硬，伴触痛，肿块与睾丸分界不清。早期首先表现为睾丸内一圆形不规则肿块，后生长迅速，侵及睾丸鞘膜及附睾，远处转移至肝、肺、脑等脏器，以腹膜后淋巴结转移最多见。临床分三期：Ⅰ期指病变局限在睾丸内；Ⅱ期指出现腹膜后淋巴结转移；Ⅲ期指出现横膈以上转移。睾丸胚胎癌首选手术治疗，主要术式是根治性睾丸切除术，腹膜后淋巴结清扫术及其他病灶切除术。

D. MRI表现：MRI的胚胎癌信号混杂，可见坏死和出血信号，因胚胎癌常浸润睾丸实质和邻近白膜，故表现为分叶状肿块，边界模糊。增强扫描呈不均匀强化，并可见索条状钙化信号，表现为T_1WI和T_2WI低信号（图7-10）。

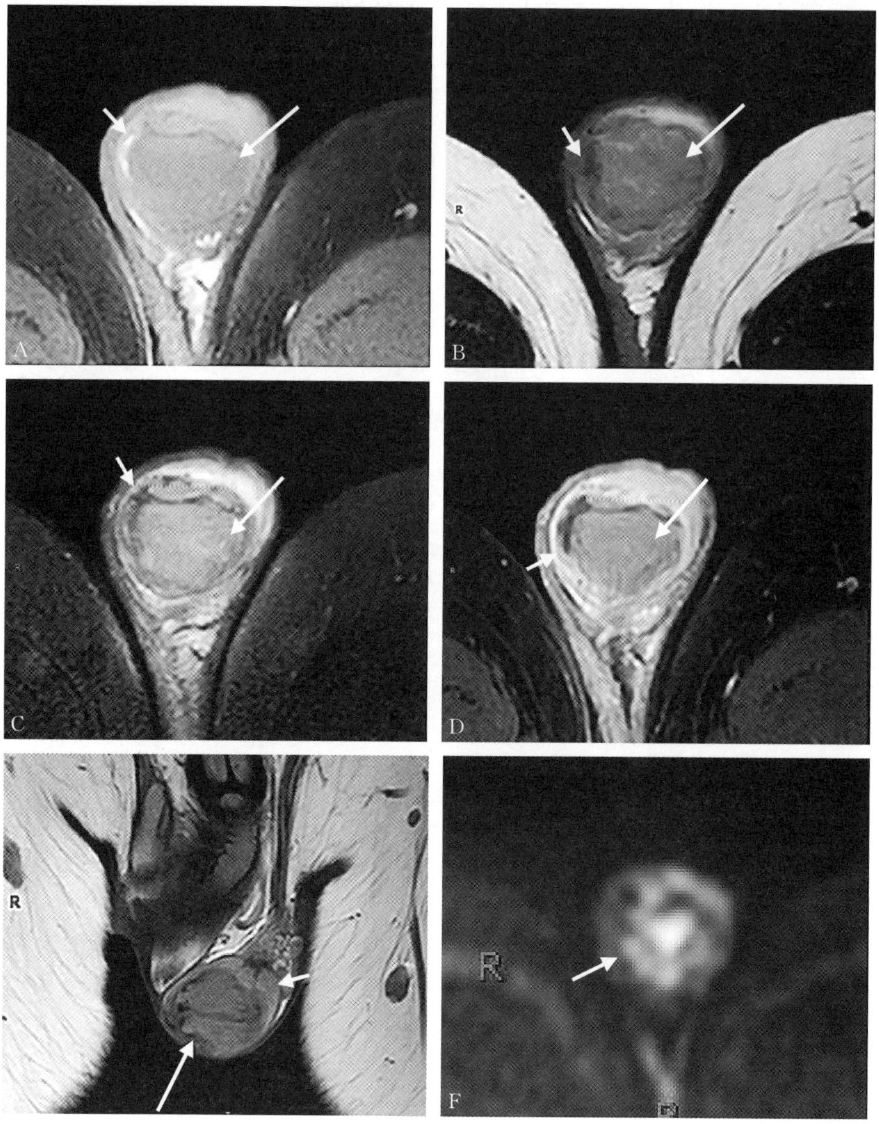

图7-10　胚胎癌

注：患者，男性，29岁，左侧睾丸肿大伴疼痛1月余，抗感染治疗无好转。横断位T_1WI FS(A)显示左睾丸低信号肿块（长箭），边缘见高信号出血灶（短箭）；横断位T_2WI和SPAIR(B、C)见肿块呈低信号（长箭），出血呈更低信号（短箭）；横断位T_1WI FS增强(D)见肿块轻度强化（长箭），边缘可见不均匀增厚的强化带，与邻近白膜分界不清（短箭）；冠状位T_2WI(E)可清晰显示低信号肿块位置（长箭），并可见邻近正常睾丸实质（短箭）；横断位DWI(F)见肿块内部分区域扩散受限（箭）。

E. 诊断要点：睾丸肿块信号混杂，边界模糊，可见坏死和出血信号，AFP升高。

F. 鉴别诊断：胚胎癌需与卵黄囊瘤、精原细胞瘤、淋巴瘤和绒毛膜癌等鉴别。①卵黄囊瘤：小儿多见，MRI信号混杂，可见网格状持续强化，肿瘤标志物与胚胎癌类似，AFP升高。②精原细胞瘤：为睾丸最多见的生殖细胞肿瘤，发病年龄多小于40岁，睾丸肿块边缘清晰呈分叶状，可见"结节堆积征"，内含条状分隔，T_2WI呈相对低信号，增强扫描后呈相对高信号，AFP阴性，hCG升高。③睾丸原发淋巴瘤：睾丸原发淋巴瘤为老年男性好发肿瘤，MRI上为均匀低信号，轻度强化。④绒毛膜癌：MRI信号混杂，见坏死和出血信号，hCG明显升高，AFP多为阴性。且绒癌较早发生转移，转移灶的发现往往先于睾丸病灶。

3）卵黄囊瘤：

A. 概述：卵黄囊瘤（yolk sac tumor）也称为内胚窦瘤，是来源于全能生殖细胞向胚胎外中胚层和胚胎外内胚层方向发展的恶性肿瘤。

B. 病理：巨检肿瘤大小不一，直径2.5～16 cm，呈圆形或卵圆形。肿瘤多限于白膜内，切面呈灰色、湿润、黏液状，可见大小不等的囊腔及出血坏死区域。镜下睾丸卵黄囊瘤可分单纯型及混合型恶性卵黄囊瘤两类。单纯型恶性卵黄囊瘤主要结构：①疏网状结构；②嗜酸性透明小体；③内胚窦样结构，亦称为S-D小体；④多泡性卵黄囊样结构；⑤腺样结构；⑥实性细胞巢。混合型恶性卵黄囊瘤：除具有纯型恶性卵黄囊瘤的成分外，还含有其他生殖细胞瘤成分，如未成熟性畸胎瘤、精原细胞瘤等。

C. 临床表现：卵黄囊瘤是最常见的儿童睾丸肿瘤，好发年龄为2岁。成人单纯的卵黄囊瘤十分罕见，但是有44%的混合性生殖细胞瘤含有卵黄囊瘤成分。临床上除了有隐睾及腹部肿块病史外，常无其他症状，临床不易诊断。90%的患者有AFP升高。

D. MRI表现：患侧睾丸明显增大，呈类圆形实性占位，囊性变少见，T_1WI和T_2WI均呈等/稍低混杂信号，信号明显不均匀。增强扫描可见网格状持续强化。由于卵黄囊瘤恶性程度高，常见侵犯包膜等邻近组织征象。可伴有鞘膜积液。

E. 诊断要点：睾丸实性肿块，MRI信号混杂，网格状持续强化，AFP升高。

F. 鉴别诊断：卵黄囊瘤需与精原细胞瘤、胚胎癌、畸胎瘤等鉴别。

4）绒毛膜癌：

A. 概述：绒毛膜癌（choriocarcinoma）是一种高度恶性的睾丸肿瘤，8%的MGCT中含有绒毛膜癌成分，单纯的绒毛膜癌非常罕见，占患者的比例不到1%。

B. 病理：镜下肿瘤呈双向分化，由合体滋养细胞、细胞滋养细胞和中间型滋养细胞混合组成。它们常混合存在，排列成不同的结构，瘤中心有出血和坏死，常见血管浸润。免疫表型上，合体滋养层细胞表达hCG、inhibin-a和上皮膜抗原（EMA），中间型滋养细胞表达人胎盘催乳素（hPL）。

C. 临床表现：好发于20～30岁。部分以睾丸肿大为首发症状，患者很早就出现广泛的远处转移，好发部位依次为肺（100%）、肝（86%）、胃肠道（71%）、脾、脑和肾上腺（56%），患者远处转移所引起的临床症状多早于睾丸肿块。血hCG水平升高。

D. MRI表现：绒毛膜癌及其转移灶均表现为混杂信号影，其内可见坏死和出血成分。增强扫描可见不均匀强化。

E. 诊断要点：睾丸肿块信号混杂，可见坏死和出血成分，早期出现转移，hCG升高。

F. 鉴别诊断：睾丸绒毛膜癌须与胚胎癌、卵黄囊瘤、精原细胞瘤、淋巴瘤等鉴别。

5）畸胎瘤：

A. 概述：畸胎瘤仅次于卵黄囊瘤，单纯性的畸胎瘤是儿童第2常见的睾丸肿瘤。在成人，单纯的畸胎瘤非常罕见，仅占睾丸肿瘤的2%～3%，但在MGCT中，近一半带有畸胎瘤成分。畸胎瘤发生在成年人，不管其年龄大小，都应认为是恶性的。畸胎瘤可进一步分为成熟型、不成熟型和恶性转化型。

B. 病理：肿物大多呈圆形或不规则，直径1.5～14.5 cm，成熟性畸胎瘤切面囊实性且以囊性为主，囊内含大量皮脂、毛发，部分病例可见头结节、骨骼和牙齿。未成熟性畸胎瘤以实性为主，多呈灰白或灰黄色，可见坏死、钙化。镜下观察，畸胎瘤包含所有3种生殖细胞层：内胚层、中胚层和外胚层。未成熟畸胎瘤主要为未成熟神经组织或伴有少量未成熟软骨组成，多为小圆形神经母细胞，可见神经上皮形成的菊形团、神经毡或神经管形成，混合不同比例的成熟组织，少数病例可见不成熟肝组织、小肠上皮或胚胎型肾组织。

C. 临床表现：畸胎瘤常见部位依次为骶尾部、卵巢、腹膜后、前纵隔和睾丸。睾丸畸胎瘤可见于任何年龄，以14岁以下多见，主要症状为患侧睾丸进行性增大，可伴有坠胀不适感，是小儿外科常见的肿瘤之一。小儿畸胎瘤绝大多数为成熟型，但若不进行治疗，随着年龄的增长，其恶性风险会随之增大。因为畸胎瘤在青春期前是良性的，因此患儿多采用保留睾丸的肿瘤剜除术，而不是睾丸切除术。成人畸胎瘤的所有病理类型，且无论是成熟型还是未成熟型，均可发生转移，非畸胎瘤成分也可出现在转移灶中。50%的病例伴有AFP升高。

D. MRI表现：畸胎瘤多表现为轮廓清晰的复杂性囊性肿块，其内信号混杂，取决于内部液体成分、软骨、钙化、纤维和瘢痕组织的含量。成熟型和未成熟性畸胎瘤影像表现上重叠，难以鉴别。成熟性畸胎瘤多以囊性成分为主，93%的畸胎瘤含有皮脂腺脂肪。未成熟畸胎瘤更加局限，伴有丰富的神经外胚层实性成分，因此表现为以实性为主或囊实性肿块影。DWI实性成分呈不均匀高信号；增强扫描实性成分可见不均匀强化（图7-11）。

E. 诊断要点：睾丸内轮廓清晰、复杂性囊性肿块，可见液体、软骨、钙化、纤维等不同成分的信号。

F. 鉴别诊断：畸胎瘤须与精原细胞瘤、睾丸结核、睾丸肉芽肿性炎症相鉴别。①精原细胞瘤：是睾丸最多见的生殖细胞肿瘤，发病年龄多小于40岁，表现为一侧睾丸肿块，边缘清晰呈分叶状，可见"结节堆积征"，T_2WI相对低信号的分隔增强扫描后较明显强化为其特征。②睾丸结核：表现为肿块形态不规则，密度不均匀，实质内可见斑点状钙化灶，并可见坏死液化区，实质与包膜分界不清，阴囊隔与患侧睾丸融合。增强静脉期实质部分呈不均匀强化，低信号区不强化或呈环形强化。③睾丸肉芽肿性炎症：多发于35岁以下男性，病程长，常合并其他部位炎性改变；病灶边界不规则，鞘膜增厚，可形成积液，阴囊隔向健侧弧形偏曲。增强实质不均匀强化，包膜强化且增厚。

6）混合性生殖细胞瘤：

A. 概述：混合性生殖细胞瘤（mixed germ cell tumors, MGCT）是一种含有多种生殖细胞成分或病理亚型的恶性生殖细胞瘤，占全部睾丸生殖细胞瘤的32%，在生殖细胞瘤中占非精原细胞瘤的69%，即使精原细胞瘤成分在其中占主要成分。

B. 病理：MGCT来源于全能性原始生殖细胞，具有多向分化潜能，可以向精原细胞瘤及非精原细胞瘤性生殖细胞肿瘤2个方向分化。向胚内三胚层分化为畸胎瘤；形成原始胚囊的滋养层细胞成分为绒毛膜癌；形成原始胚胎细胞，可向胚体和胚外结构分化为胚胎癌；向胚外内胚层、中胚层分化为卵黄囊瘤。虽然各种细胞类型组分均可见，但是胚胎癌是最常见的组分且多伴有另外一种或几种组分，包括畸胎瘤、精原细胞瘤、卵黄囊瘤和绒毛膜癌。肿瘤指标可反映其主要的病理成分，60%的病例AFP升高，55%的病例伴有β-人绒毛膜促性腺激素（β-hCG）升高。

C. 临床表现：平均好发年龄为30岁，很少发生于儿童。MGCT通常表现为单侧阴囊内的无痛性肿块，约20%的患者表现为阴囊疼痛，约10%的患者容易被误诊为睾丸附睾炎而延误诊断，约7%的患者表现为男子乳房发育。

D. MRI表现：MGCT表现与其所含不同病理组分的比例密切相关，MRI表现为混杂信号影，由出血、坏死或两者兼有所引起。40%的病例可见钙化，表现为T_1WI和T_2WI均为低信号。MGCT常见组合形式：①胚胎癌合并畸胎瘤（图

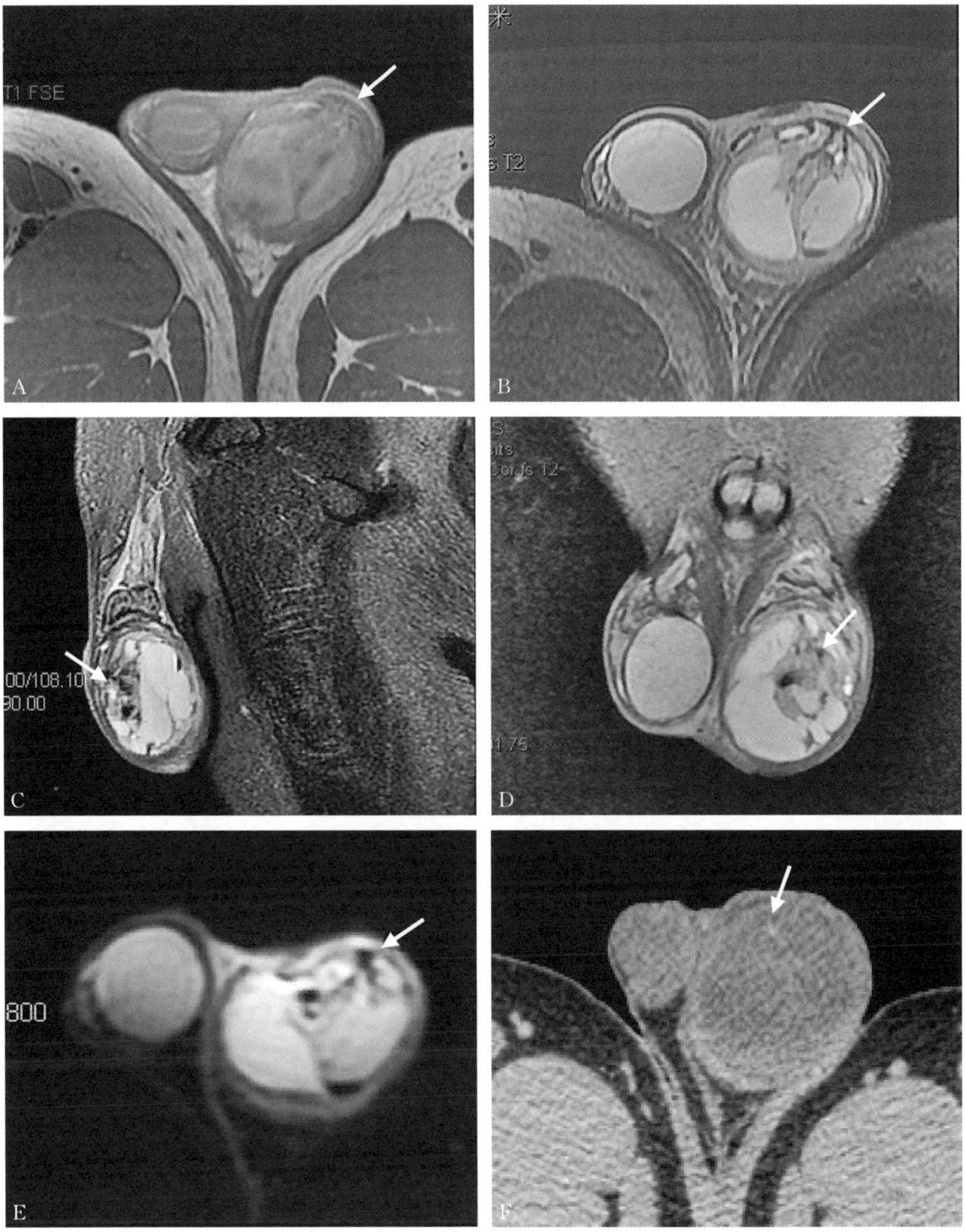

图 7－11　畸胎瘤

注：患者，男性，27 岁。横断位 T_1WI(A)、横断位 T_2WI(B)、矢状位和冠状位 T_2WI FS(C、D)显示左睾丸轮廓清晰的复杂性囊性肿块，其内信号混杂，见点片状极低信号(箭)；DWI(E)示囊性成分呈不均匀高信号，内含多个点状无信号区(箭)；横断位 CT 平扫(F)示病灶内见点状钙化灶(箭)。

7－12)；②胚胎癌、卵黄囊瘤合并畸胎瘤(图 7－13)；③精原细胞瘤合并胚胎癌(图 7－14)等多种合并形式。由于睾丸 MGCT 中畸胎瘤、胚胎癌及卵黄囊瘤的恶性程度较高，生长速度较快，肿瘤易发生缺血坏死，故肿块体积较大，MRI 信号常不均匀。

E. 诊断要点：肿块内部信号混杂，多见出血、坏死信号。

F. 鉴别诊断：MGCT 较为常见，且 MRI 表现具有一定特征性，结合临床病史多可做出正确的

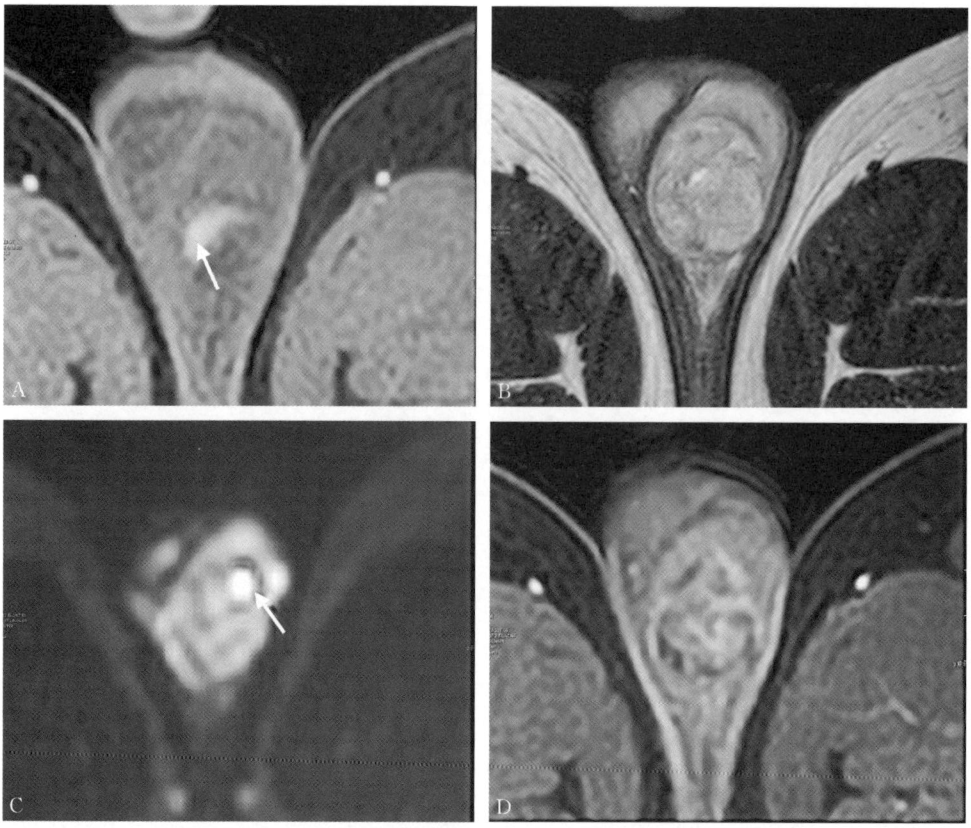

图 7-12　混合性生殖细胞瘤(以胚胎癌成分为主)

注:患者,男性,19 岁,扪及左侧阴囊肿块 3 个月,肿块逐渐增大伴疼痛。超声示左侧睾丸不均质低回声团块。AFP 110 ng/ml。横断位 T_1WI FS(A)、横断位 T_2WI(B)和 DWI(C)示左侧睾丸肿块更偏向于胚胎癌,信号混杂,可见坏死和出血信号(箭),因胚胎癌多侵犯邻近的白膜,边界较为模糊;横断位增强扫描(D)可见肿块不均匀强化。

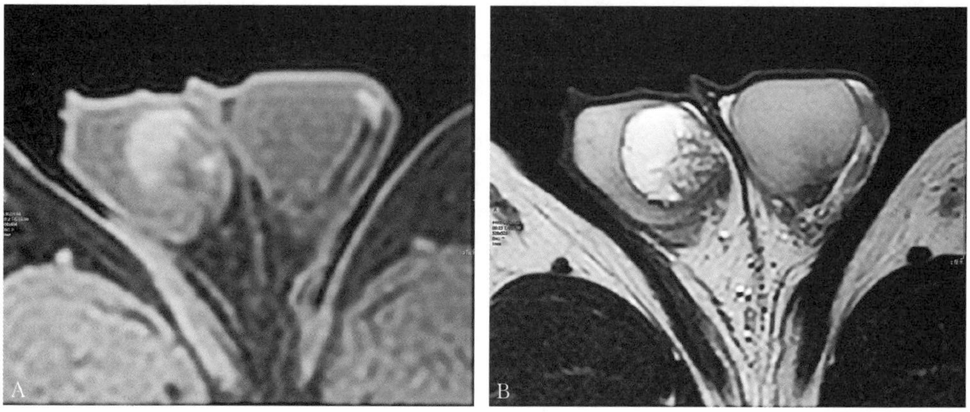

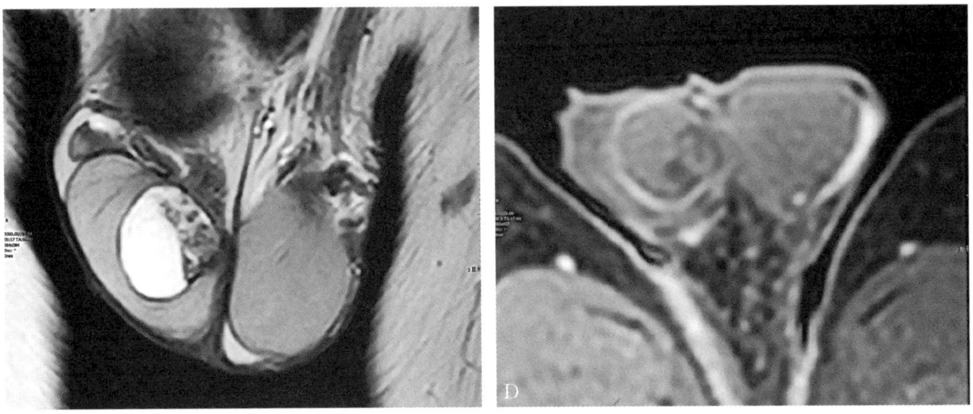

图 7－13　混合性生殖细胞瘤(以畸胎瘤成分为主)

注：患者，男性，27 岁，体检超声示右侧睾丸内低回声结节伴散在高回声。AFP 3.37 ng/ml。横断位 T_1WI FS(A)、横断位和冠状位 T_2WI(B、C)示右睾丸内信号混杂的囊实性肿块，可见钙化、出血、坏死等信号，表现与畸胎瘤类似；横断位 T_1WI FS 增强扫描(D)可见肿块轻度不均匀强化。

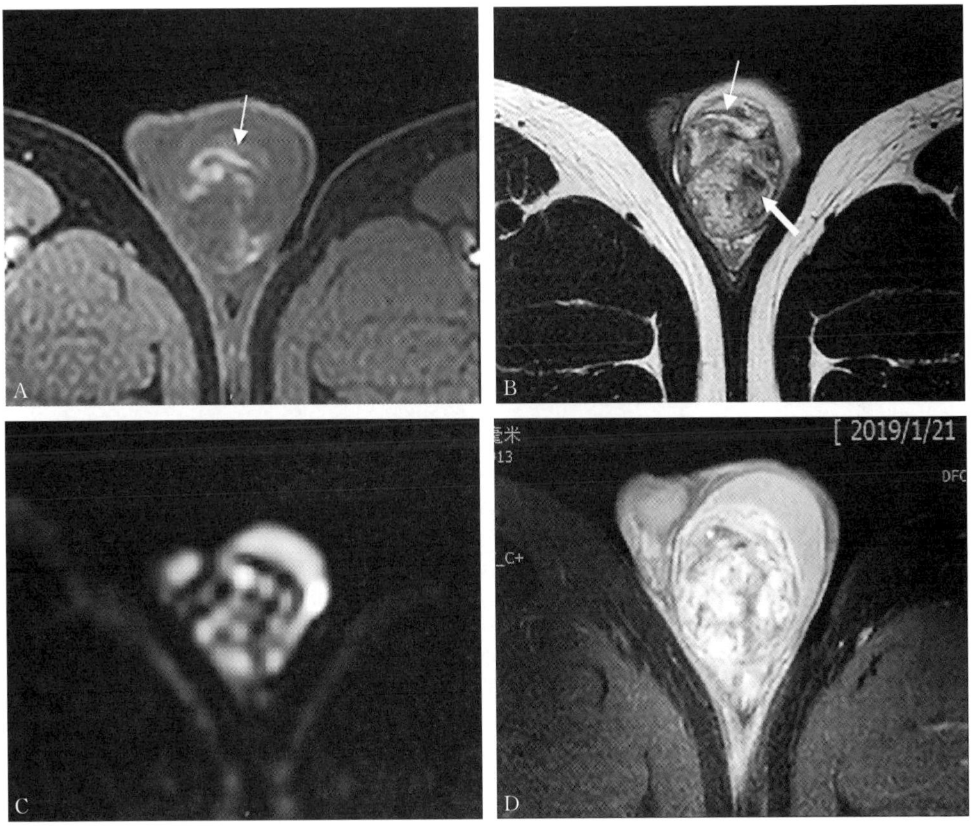

图 7－14　混合性胚胎癌及精原细胞瘤伴出血坏死

注：患者，男性，37 岁，发现左侧睾丸进行性增大 1 月余，质硬。超声示左侧睾丸混合回声团块，以实性回声为主。hCG 179.3 mIU/ml，AFP 510.9 ng/ml。横断位 T_1WI FS(A)、横断位 T_2WI(B)和 DWI(C)见左侧睾丸团块状软组织信号影，呈现"结节堆积征"类似精原细胞瘤。但病灶信号更为混杂，可见坏死、出血(细箭)和钙化信号(粗箭)；横断位 T_1WI FS 增强扫描(D)可见肿块明显不均匀强化。

诊断。MGCT 具有多种组分，结合各组分 MRI 表现及血清肿瘤标志物，往往可对其中主要的组分做出判断。主要需与睾丸精原细胞瘤、原发淋巴瘤和间质细胞瘤相鉴别。①精原细胞瘤：青壮年男性相对较为常见，见“结节堆积征”、T_2WI 低信号纤维间隔增强后较明显强化。②睾丸原发淋巴瘤：是老年男性最常见的睾丸恶性肿瘤，双侧睾丸同时或先后发病，肿块在 T_2WI 序列呈均匀低信号为主，增强后轻度强化，同时伴有睾丸鞘膜积液或精索、附睾受累。③睾丸间质细胞瘤：常有男性乳腺发育等内分泌症状，多发生于睾丸的外周部位，边界清晰，肿瘤周围有正常的睾丸组织，血供丰富，增强后强化显著。

（2）与 GCNIS 无关的生殖细胞肿瘤

包括表皮样囊肿和皮样囊肿。

1）概述：睾丸表皮样囊肿也称为角化囊肿，是一种比较罕见的睾丸良性肿瘤，无恶变倾向，发生率占所有睾丸内肿瘤的 1%左右，目前认为该病是睾丸畸胎瘤的一个亚类或是其发展过程中的一个阶段。皮样囊肿则是卵巢畸胎瘤中最常见的病理类型，但在睾丸畸胎瘤中却很少见，属于儿童型畸胎瘤中的一个亚型。

2）病理：平均直径为 2 cm。大体：囊肿边界清晰，局部睾丸实质受压；表面为淡黄色肿物、质韧，囊壁完整，内容物为白色豆渣样或透明胶冻样物。镜检：囊壁由纤维组织构成，部分组织可玻璃样变性，其内衬鳞状上皮，囊内可见大量角化物。

3）临床表现：该病可以发生于任何年龄，以 20～40 岁最为常见。可发生于睾丸的任何一处，一般为单侧单发，单侧多发及双侧发生者仅占睾丸表皮样囊肿的 0.5%。临床上，患者常以偶然发现阴囊肿物为首发症状，少数伴有睾丸轻微疼痛和不适感，血清肿瘤标志物和生化检查均未见明显异常。

4）MRI 表现：表皮样囊肿和皮样囊肿在超声上表现为典型的“旋涡征”或“洋葱皮样”，在 MRI 上表现与此类似，呈“牛眼征”或“靶征”，靶心多为稠密的角化组织和钙化构成，由于钙化成分的多样性，其 T_1WI 上信号也多变，可呈低、等或高信号。囊壁由于被覆角化的鳞状上皮，在 T_1WI 和 T_2WI 上均表现为完整的低信号环，当囊壁无纤维包囊或钙化时也可能无低信号环。靶心和囊壁之间是由较疏松的无定型角质样物质构成，呈“洋葱皮样”分层排列，MRI 信号的变化主要取决于内容物的不同，T_1WI 呈高信号或低信号，T_2WI 呈高信号。皮样囊肿和表皮样囊肿由于无血供，增强扫描后显示无强化，这是其与其他睾丸占位性病变的鉴别要点（图 7-15、7-16）。

5）诊断要点：“洋葱皮样”表现，“靶征”“牛眼征”，增强扫描无强化。

6）鉴别诊断：睾丸表皮样囊肿和皮样囊肿应与睾丸恶性肿瘤、睾丸结核、血肿相鉴别。①最常见的睾丸恶性肿瘤为睾丸精原细胞瘤，患侧睾丸肿块见“结节堆积征”，T_2WI 低信号纤维血管间隔，增强后较明显强化，可与无强化的表皮样囊肿和皮样囊肿相鉴别。②睾丸结核：常继发于附睾结核，可伴有发热症状，结核菌素试验呈阳性，MRI 上常表现为 T_2WI 呈相对低信号，可能为慢性感染或纤维化所致。③睾丸血肿：患者常有外伤史，病灶的边界大都较肿瘤模糊，其信号也较复杂且无规律。

（3）性索-间质肿瘤

性索-间质肿瘤（sex cord-stromal tumors）起源于形成性索和间质的细胞，在成人睾丸肿瘤中占 5%，但在儿童可占 30%。当患者发现睾丸肿块且存在内分泌病变时，须考虑性索-间质肿瘤的可能。性索-间质肿瘤包括 Leydig 细胞瘤、Sertoli 细胞瘤、颗粒细胞瘤、混合性性索间质细胞瘤和未分型性索间质细胞瘤。

Leydig 细胞瘤：

1）概述：Leydig 细胞瘤是睾丸性索-间质肿瘤中一种单一组织类型的肿瘤，来源于正常发育和演化的间质细胞，也是最常见的性索-间质肿瘤，占全部睾丸肿瘤的 1%～3%，多为良性病变。

2）病理：肿瘤质地中等或偏硬，包膜完整，剖面灰红灰黄、棕褐色，中央可有出血、坏死；肿块周围有正常的睾丸组织，可伴有鞘膜积液，液体淡黄清亮。镜下：肿瘤细胞呈团或片状分布，部分呈器官样；间质内见毛细血管、血窦、黏液样基质，部分可见细小的纤维间隔。免疫组织化学特征为

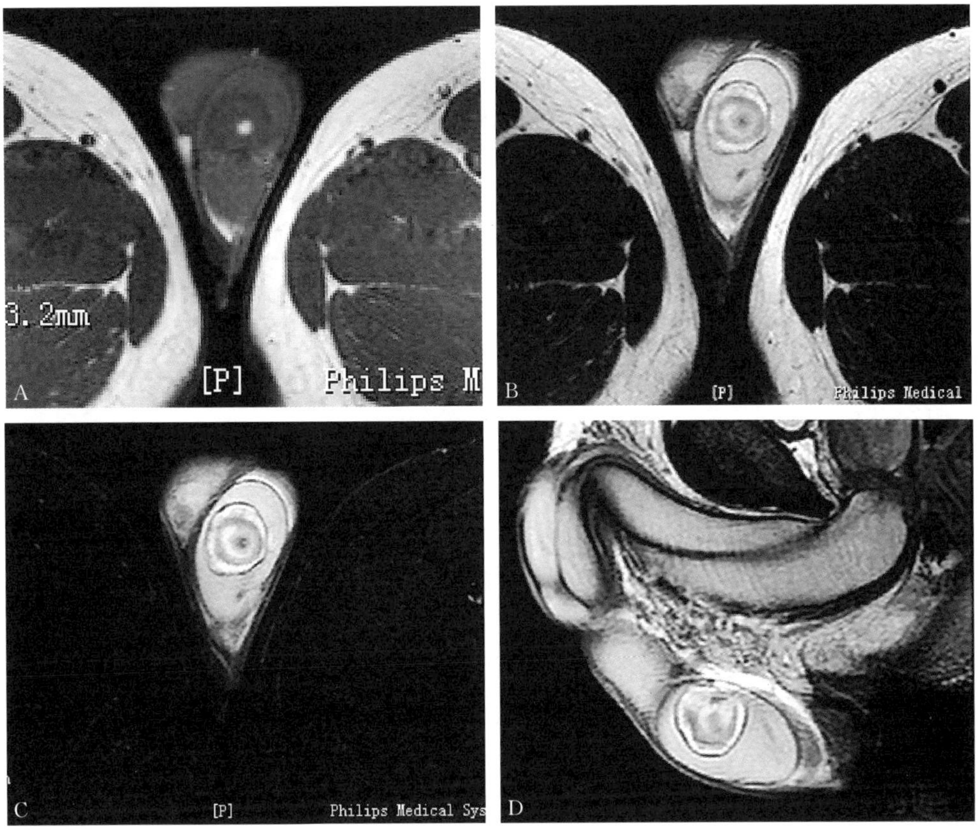

图 7－15 表皮样囊肿

注：患者，男性，23 岁。横断位 T_1WI(A)、横断位 T_2WI(B)、SPAIR(C)及矢状位 T_2WI(D)示左侧睾丸占位，呈典型“洋葱皮样”表现，边缘清晰。

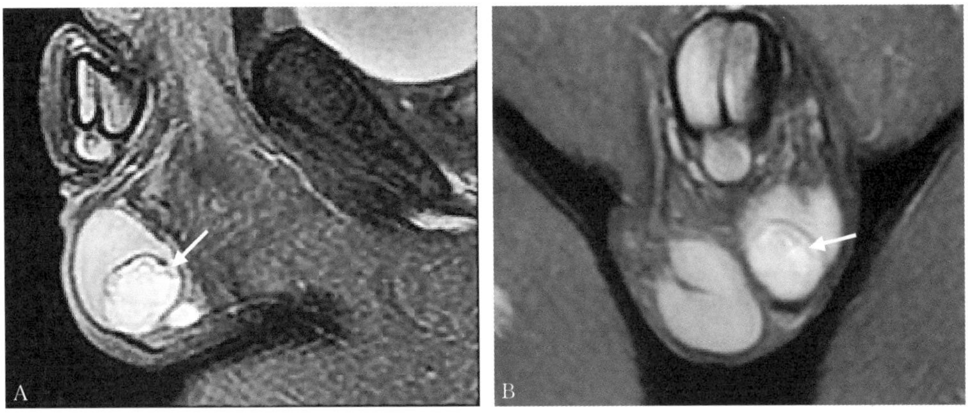

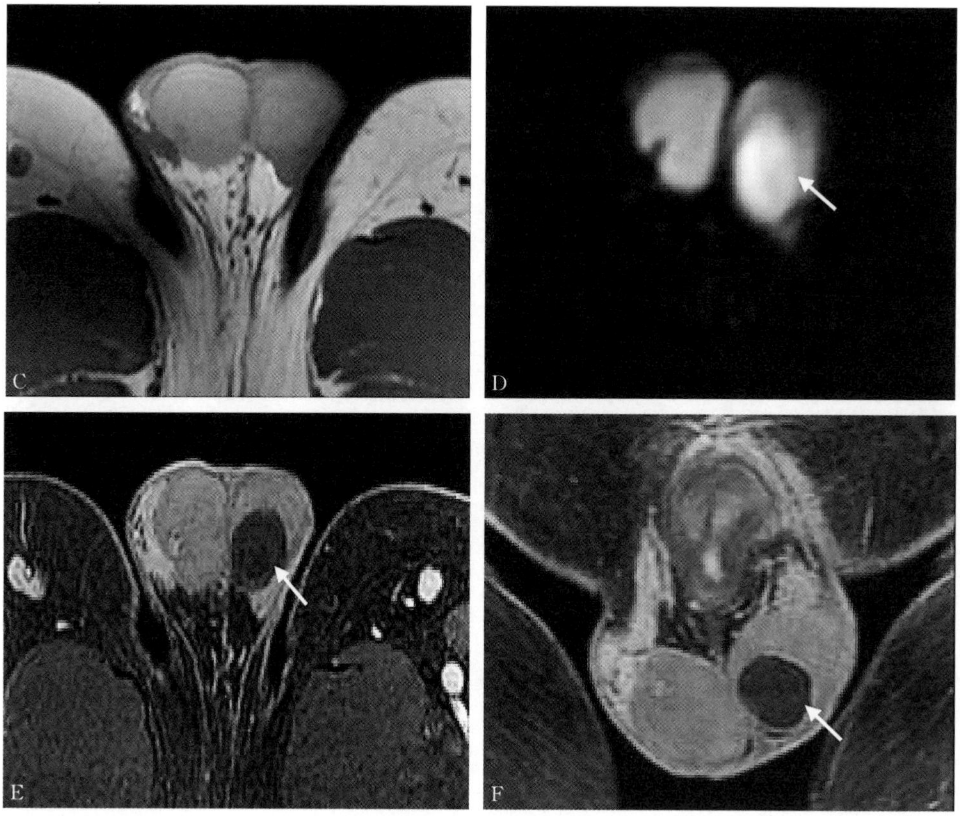

图 7-16　皮样囊肿

注：患者，男性，15 岁，5 岁时左侧睾丸接受过下降手术，现随访复查。超声提示左侧睾丸下极畸胎瘤可能。矢状位和冠状位 T_2WI FS(A，B)和横断位 T_1WI(C)示高信号囊性肿块，呈"洋葱皮样"改变(箭)；横断位 DWI(D)呈高信号(箭)；横断位和冠状位 T_1WI FS 增强扫描(E，F)示肿块囊壁强化，内部未见强化(箭)。

vimentin、inhibin-a、Melan-A 阳性。

3）临床表现：可见于任何年龄。最常见于 2 个年龄段：5～10 岁和 30～35 岁。Leydig 细胞瘤一般为良性的，但是恶性 Leydig 细胞瘤偶尔也可见，多与克氏综合征(Klinefelter syndrome)同时出现。Leydig 细胞常分泌雄激素，少数可分泌雌激素，故 30%的患者呈女性化或男性化表现，包括性早熟、男性乳房发育和性欲减退。肿瘤可为单纯性发生，也可与其他间质细胞瘤或生殖细胞瘤混合存在。目前，Leydig 细胞瘤多采用肿瘤剜除术治疗。

4）MRI 表现：Leydig 细胞瘤 T_1WI 呈等信号，T_2WI 呈低信号，增强扫描可见明显而持续的强化，为其典型表现。当中央发生液化坏死时，在 T_2WI 上可见肿块中央高信号(图 7-17)。基于此，可与生殖细胞瘤相鉴别。

5）诊断要点：T_1WI 等信号，T_2WI 低信号，增强扫描均匀、明显、持续强化。

6）鉴别诊断：Leydig 细胞瘤需与睾丸淋巴瘤、精原细胞瘤、浆细胞瘤相鉴别。睾丸淋巴瘤：患者年龄多在 60 岁以上，肿块多为弥漫浸润性生长，与周围组织边界不清，常有附睾、精索受累，增强后轻度强化。精原细胞瘤：青壮年男性多见，肿块内可见低信号纤维间隔，增强扫描后肿瘤轻度强化，纤维间隔强化高于肿瘤组织。浆细胞肿瘤：罕见，影像学上与睾丸 Leydig 细胞瘤较难鉴别，增强扫描病灶内的间隔相对低强化或可用以鉴别，且浆细胞肿瘤可伴发多发性骨髓瘤或胃淋巴瘤等表现，可通过 CD138、CD79a 与单克隆抗体 VS38 免疫染色进行鉴别。

(4) 睾丸其他良性病变

1）睾丸白膜囊肿和睾丸单纯性囊肿：

A. 概述：阴囊内囊性病变是男科常见疾病，

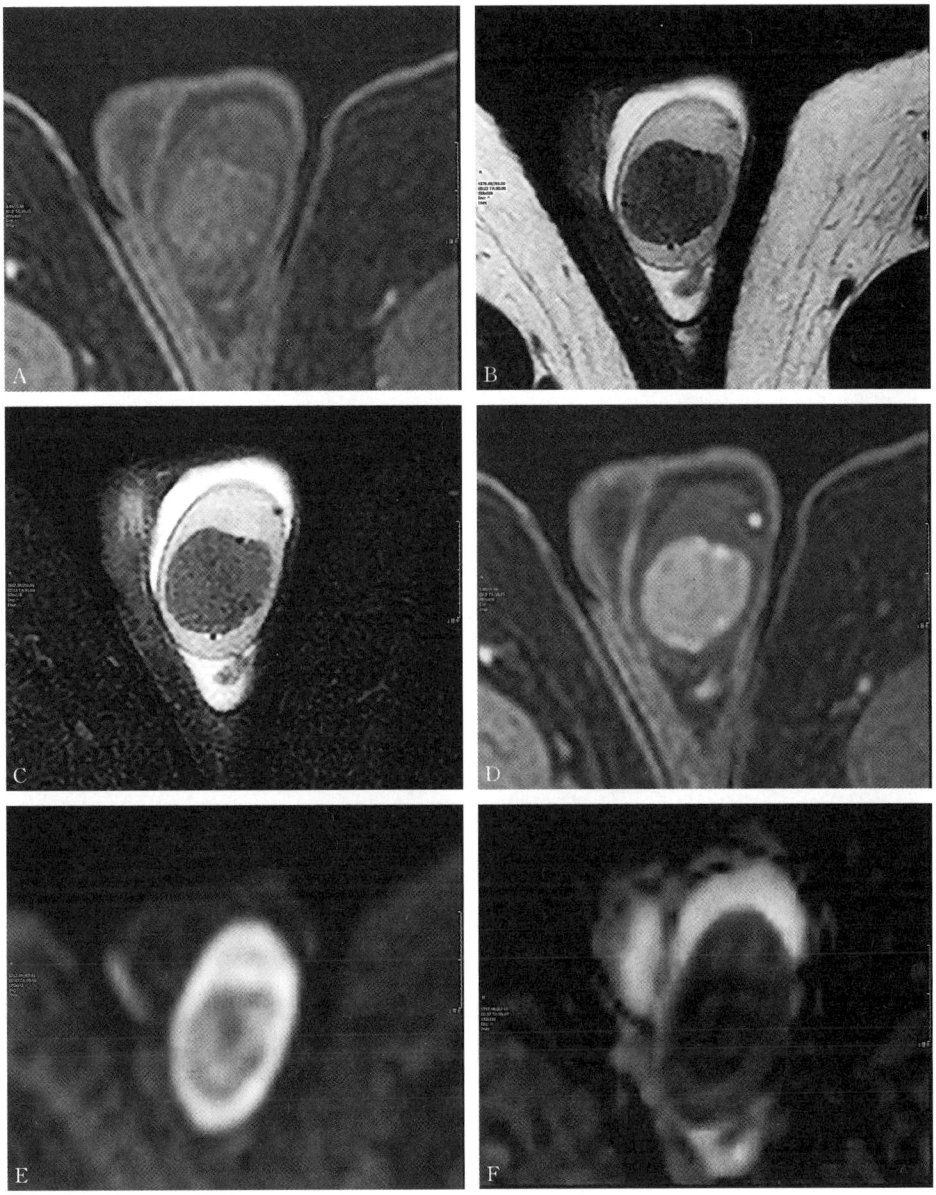

图 7-17　Leydig 细胞瘤

注：患者，男性，28 岁，体检时超声发现睾丸占位，无疼痛。横断位 T_1WI FS(A)左睾丸肿块呈中等稍高信号，边缘清楚；横断位 T_2WI(B)及 SPAIR(C)呈均匀低信号；横断位增强扫描(D)可见肿块明显、均匀强化；横断位 DWI(E)和 ADC 图(F)见病灶局部轻度弥散受限。

其中睾丸非肿瘤性囊肿(真性囊肿)主要有 2 种：白膜囊肿和睾丸内单纯性囊肿。睾丸内单纯性囊肿临床较少见。

B. 病理：大体观察可见囊肿，囊壁光整，内有淡黄色浑浊液体，周围组织灰黄质软；镜下囊壁内可见增生结缔组织，内衬单层扁平上皮细胞，间质少量淋巴细胞浸润。

C. 临床表现：睾丸内单纯性囊肿多在成年后发生，老年人多见，平均年龄在 60 岁左右。一般认为与外伤或慢性炎性反应有关。临床上睾丸囊肿可无临床症状，也可表现为睾丸肿大伴坠胀不适或会阴不适，多无压痛，透光试验过阳性，难以触及睾丸实体。白膜内囊肿者可触及睾丸表面小结节。

D. MRI 表现：阴囊内囊肿的 MRI 表现具有一定特异性，表现为圆形或类圆形的 T_1WI 低信号、T_2WI 高信号影，边界清晰光整，囊壁薄且光滑，DWI 可呈高信号，增强扫描无强化。小的囊肿仅数毫米，睾丸可无明显增大；大的囊肿表现为睾丸肿大，囊肿几乎占据睾丸大部，睾丸组织被挤压到囊肿周边（图 7-18、7-19）。

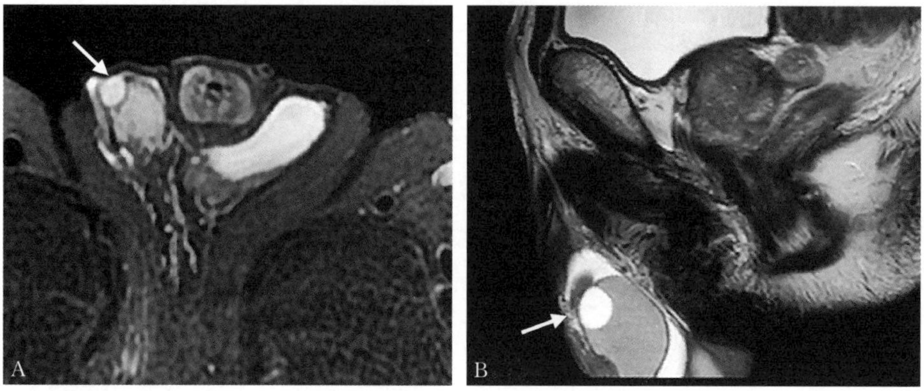

图 7-18 睾丸白膜囊肿

注：患者，男性，31 岁。横断位 SPAIR（A）和矢状位 T_2WI（B）示睾丸边缘囊性病灶，呈典型水样高信号，边界清晰光整，壁薄（箭）。

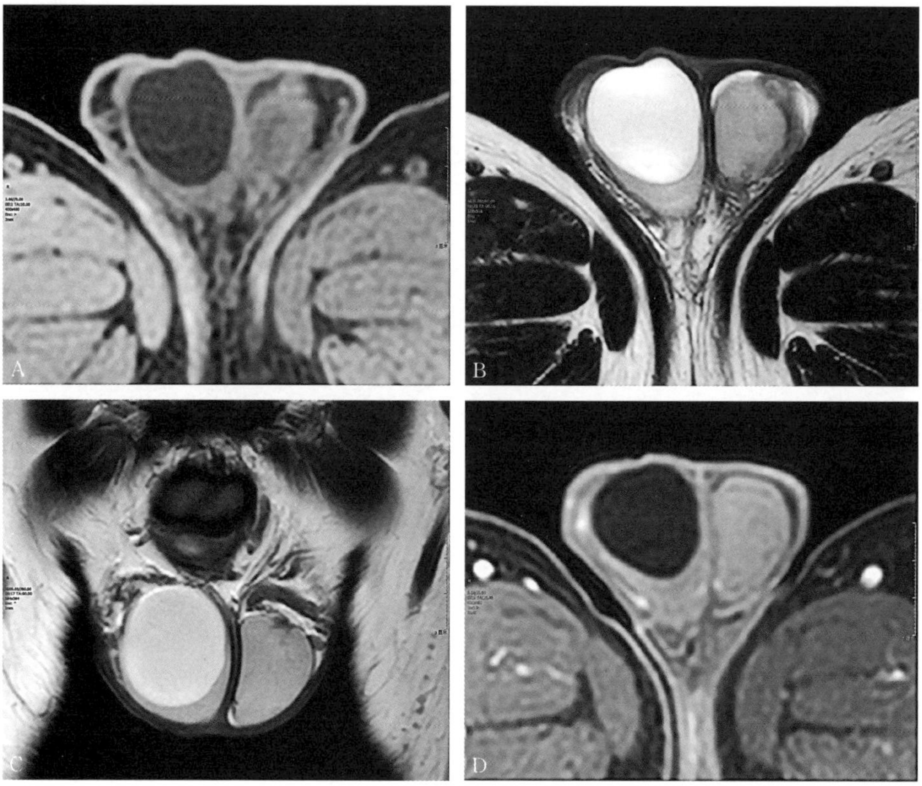

图 7-19 睾丸单纯性囊肿

注：患者，男性，64 岁，睾丸增大半年。横断位 T_1WI FS（A）示肿块呈类圆形低信号，边界清晰光整；横断位和冠状位 T_2WI（B、C）示病灶呈囊性水样高信号，壁薄；横断位增强（D）示病灶无强化。

E. 诊断要点：典型水样囊肿信号，边界清晰光整，壁薄，无强化。

F. 鉴别诊断：睾丸内单纯性囊肿主要与睾丸表皮样囊肿、睾丸囊性畸胎瘤、睾丸恶性肿瘤伴囊变、睾丸网管状扩张鉴别。睾丸表皮样囊肿 MRI 上呈“洋葱皮样”表现、“靶征”或“牛眼征”，增强扫描无强化为其特征性表现。睾丸囊性畸胎瘤也可表现为以囊性成分为主，但通常病灶内信号混杂，除囊性信号外，还可见多发实性成分及脂肪、钙化等成分。睾丸恶性肿瘤伴囊变者可表现病灶内大小不等、形态不规则的囊变区域，周围有实性成分，增强扫描可见实性成分强化。

2）硬化性脂肪肉芽肿：

A. 概述：硬化性脂肪肉芽肿（sclerosing lipogranuloma）是一种不明原因的良性病变，一般认为是一种对发生于阴囊和阴茎后背侧皮下组织内源性脂肪退变的炎性反应。大多数病例都继发于注射外来物，比如液体石蜡、矿物质油或硅胶，但小部分病例无外来物注射史。硬化性脂肪肉芽肿有 2 种类型：①主要由内源性脂肪分解引起；②其次由外来植入物引起。

B. 病理：大体呈橡胶样的质硬肿块，切面呈致密的黄白相间色。镜下可见大小不等的液泡，对应于外源物质，为硬化性或胶原基质所包绕。由于本病为肉芽肿性病变，因此含有上皮细胞、多核巨细胞、成纤维细胞、淋巴细胞、嗜酸性粒细胞和巨噬细胞。

C. 临床表现：硬化性脂肪肉芽肿通常形成对称的“Y”形质硬的肉芽肿，侵犯阴囊或阴茎阴囊交接处（69%）。类固醇激素治疗是首选的治疗方法，活检和手术切除也经常使用。

D. MRI 表现：24%的病例病灶两侧不对称，T_1WI 和 T_2WI 均呈混杂高信号，增强扫描可见不均匀强化，脂肪抑制序列可见多处信号被抑制，提示为脂肪成分。由于其可含有纤维组织，也可表现为 T_1WI 高信号，T_2WI 低信号。病灶内局灶性不伴强化的 T_2WI 高信号提示囊变坏死改变（图 7－20）。

E. 诊断要点：“Y”形，发生于阴茎阴囊交接处，信号混杂，多发脂肪信号。

F. 鉴别诊断：硬化性脂肪肉芽肿需与结核和真菌感染鉴别。这些病变均可见坏死成分，无脂肪成分信号。另外，硬化性脂肪肉芽肿还需和其他含脂肪的肿瘤性病变，比如脂肪瘤、脂肪肉瘤和畸胎瘤鉴别。这些病变多呈类圆形结节或肿块状，而硬化性脂肪肉芽肿“Y”形的独特形态可用以鉴别。

3）睾丸肾上腺残基瘤：

A. 概述：睾丸肾上腺残基瘤（testicular adrenal rests）是一种罕见的睾丸良性病变，由原始的肾上腺细胞迁移引起。

B. 病理：表现与睾丸间质细胞瘤非常类似，两者鉴别困难。镜下细胞呈片状、巢状或梁索状分布，胞质嗜酸性，丰富红染，免疫组织化学 Inhibin 阳性。

C. 临床表现：29%的睾丸肾上腺残基瘤见于患有先天性肾上腺增生症（CAH）的患者，也可见于 Cushing 病、Addison 病和 Nelson 综合征的患者。CAH 导致促肾上腺皮质激素 ACTH 升高，从而引起睾丸内的肾上腺残基增生，形成两侧睾丸内多发结节，位于睾丸纵隔位置。该病多采用糖皮质激素治疗，而不是手术切除，因此正确诊断对患者而言至关重要。应用糖皮质激素治疗后，肿块会明显缩小。通过睾丸静脉血检测肾上腺类固醇代谢物水平可帮助诊断。

D. MRI 表现：双侧睾丸内多发肿块，睾丸外形无改变，肿块边界清楚，略呈分叶状，其内信号均匀，T_1WI 常呈等或稍高信号，T_2WI 常呈稍低信号，大多数肿块增强后明显强化。病灶无被膜或假包膜（图 7－21）。

E. 诊断要点：双侧睾丸多发肿块，睾丸形态不改变，MRI 信号均匀，明显强化，先天性肾上腺增生症病史。

F. 鉴别诊断：单侧发生的睾丸肾上腺残基瘤需与生殖细胞瘤鉴别。生殖细胞瘤是睾丸实体肿瘤中最常见的，其中精原细胞瘤、卵黄囊瘤和畸胎瘤的 MRI 表现具有特征性，信号多混杂，可见出血、坏死等信号，肿瘤标志物可帮助鉴别诊断。双侧发生的睾丸肾上腺残基瘤需与睾丸淋巴瘤或转移性肿瘤鉴别。睾丸淋巴瘤也可表现为双侧多发

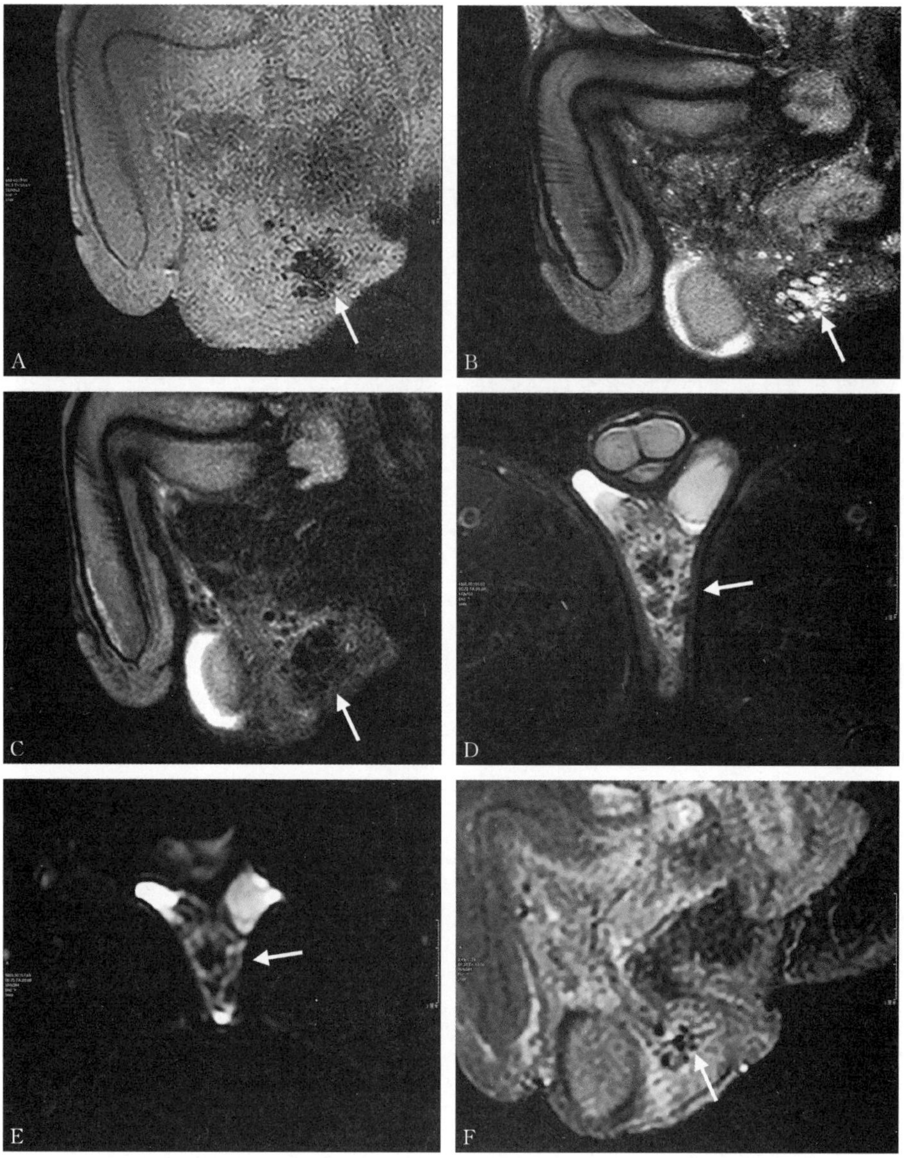

图 7-20 硬化性脂肪肉芽肿

注：患者，男性，47 岁，行尿道 MRI 时发现右侧睾丸后方占位。矢状位 T_1WI FS(A)、T_2WI 和 T_2WI FS(B、C)示阴茎阴囊交接处占位，T_2WI 呈高信号，脂肪抑制序列信号降低，提示为脂肪成分(箭)；横断位 SPAIR(D)示病灶呈"Y"形(箭)；DWI(E)示病灶信号混杂(箭)；矢状位增强(F)示病灶局部强化(箭)。

的结节，但通常呈低强化。睾丸转移瘤罕见，常有原发病灶。此外，睾丸肾上腺残基瘤还需与非肿瘤性病变如睾丸结核和肉芽肿性炎症等鉴别。睾丸结核表现为肿块形态不规则，信号不均匀，实质内可见斑点状低信号钙化灶，并可见坏死液化区，实质病变与包膜分界不清，阴囊隔与患侧睾丸融合。增强后静脉期，实质部分呈不均匀强化。睾丸肉芽肿性炎症病程长，常合并其他部位炎性改变；病灶边界不规则，鞘膜增厚，可形成积液，阴囊隔向健侧弧形偏曲。增强扫描实质病灶呈不均匀强化，并见包膜强化且增厚。除以上这些征象外，肾上腺残基瘤较为特征性的临床背景至关重要。

(5) 弥漫性大 B 细胞淋巴瘤

1) 概述：睾丸原发性淋巴瘤是老年男性最常

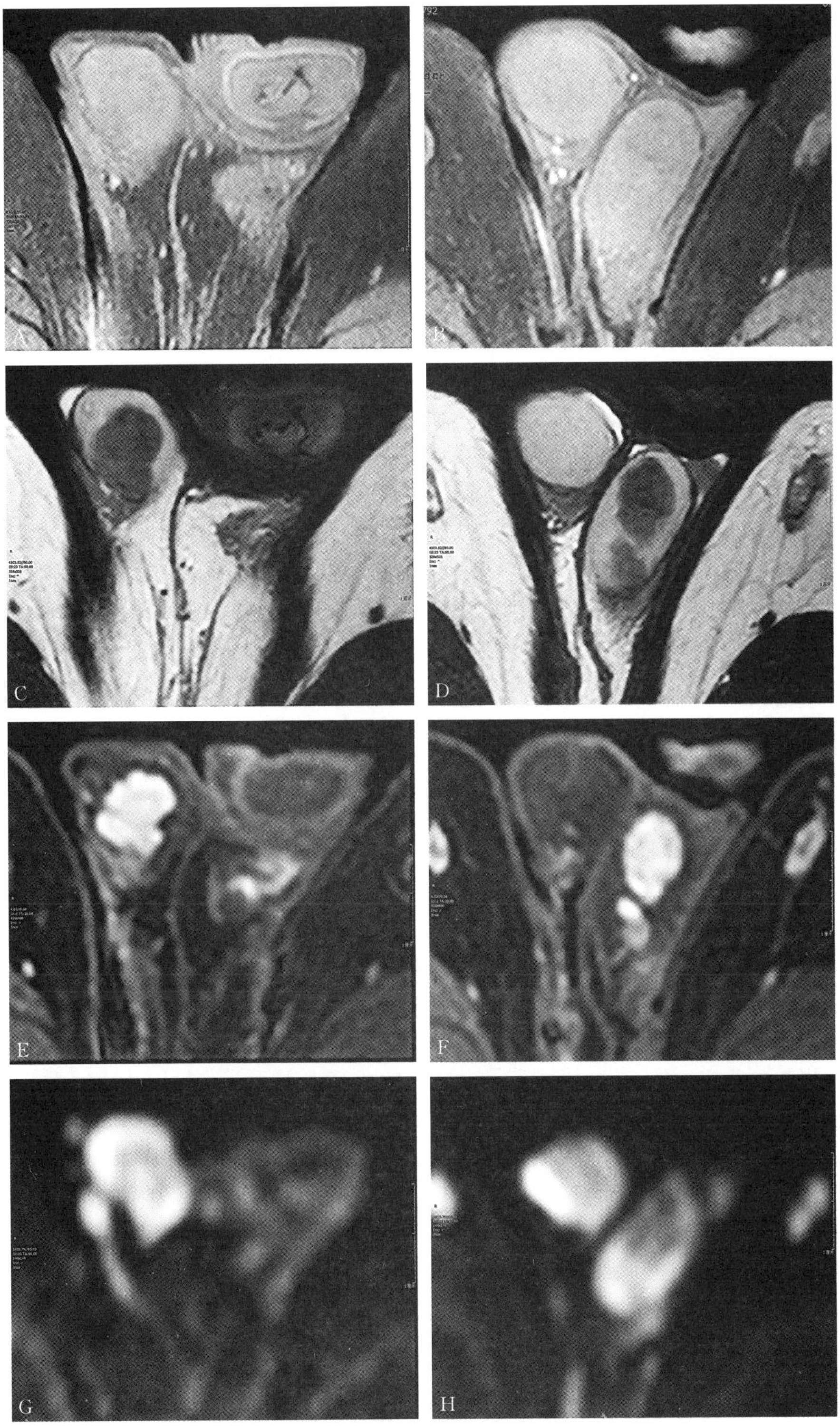

图 7-21 睾丸肾上腺残基瘤

注:患者,男性,23 岁,先天性肾上腺皮质增生症,超声显示双侧睾丸多发实质性占位。横断位 T_1WI FS示右侧睾丸(A)和左侧睾丸(B)多发结节,呈中等稍高信号;横断位 T_2WI示右侧睾丸(C)和左侧睾丸(D)多发结节呈低信号;横断位增强示右侧睾丸(E)和左侧睾丸(F)多发结节明显均匀强化;DWI示右侧睾丸(G)和左侧睾丸(H)结节弥散受限不明显。

见的睾丸恶性肿瘤，占65岁以上老年男性全部睾丸恶性肿瘤的50%，占所有睾丸肿瘤的1%～9%，可分为睾丸原发性淋巴瘤和继发性淋巴瘤。睾丸原发性淋巴瘤是指以睾丸病变为首发症状，属非生殖细胞性肿瘤，起源于淋巴细胞。睾丸继发性淋巴瘤远多于睾丸原发性淋巴瘤。

2）病理：睾丸原发性淋巴瘤绝大多数为非霍奇金淋巴瘤，最多见的是B细胞来源，占80%以上，T细胞来源次之，其他来源则非常罕见。淋巴瘤中可见中心细胞、中心母细胞、单核细胞样B细胞及小淋巴细胞和浆细胞等组织学类型，以弥漫性大B细胞性淋巴瘤为主，滤泡性淋巴瘤及其他类型少见。瘤细胞在睾丸组织内呈弥漫性生长，形成包膜较完整的结节。生精小管可见萎缩残留，瘤内见灶性出血和坏死，肿瘤常累及附睾及精索。瘤细胞可围绕生精小管生长，也可浸润至生精小管内，常见血管浸润、硬化，纤细的条索状纤维组织将瘤细胞分隔。

3）临床表现：好发于60岁以上老年男性，青少年和儿童少见。多双侧发病。虽然其发病机制不详，但年轻时免疫功能低下是危险因素。临床上以睾丸病变为首发症状，就诊时或以往没有发现睾丸以外有淋巴瘤征象者，多表现为睾丸无痛性肿大。随着年龄增长其发病率增加，并趋向双侧发病。

4）MRI表现：睾丸淋巴瘤的MRI表现具有一定特征性。①形态：表现为类圆形结节或软组织肿块影，可单发或多发，其中多发较为常见，呈多中心性，有融合倾向，一般无明确分隔；正常睾丸结构组织受破坏，被肿瘤组织取代，肿瘤呈浸润性生长，无正常睾丸组织残留。睾丸白膜多完整，未被肿瘤破坏，故肿瘤边界多较清晰；少部分肿瘤可侵犯白膜，导致白膜不完整，边界不清楚，向外侵犯常合并睾丸鞘膜积液。②信号：病灶多呈实性软组织信号，信号均匀，T_1WI肿块多呈等或略低信号，T_2WI呈等或稍高信号，可见坏死液化区、囊变、钙化及出血；DWI肿瘤呈高信号，ADC图信号较低，其病理基础是瘤细胞排列密实，水分子弥散受限；增强后肿块轻度强化。③毗邻结构：睾丸淋巴瘤呈浸润性生长，可穿破白膜，进而侵犯周围组织，如附睾、精索、阴囊等结构，对侧睾丸也可受累，双侧睾丸同时发生见于约17%的患者（图7-22、7-23）。另外，继发性睾丸淋巴瘤只是全身性淋巴瘤的一个受累器官，因此要查找其他部位有无肿大淋巴结。

5）诊断要点：老年男性，多结节融合征，中等信号，DWI明显高信号，轻度强化。

6）鉴别诊断：睾丸淋巴瘤需与精原细胞瘤、睾丸炎症、混合性生殖细胞瘤及畸胎瘤鉴别。①睾丸精原细胞瘤：发生年龄较轻，常单侧发生。肿瘤呈“结节堆积征”，T_2WI低信号纤维血管分隔增强后强化明显。②睾丸炎症：常有发热、睾丸疼痛等症状，实验室检查白细胞增高，常与腮腺炎并发，很少单独发生，影像学表现为睾丸增大，信号不均，可见索条状、云絮状低信号影。睾丸白膜完整，无向外浸润征象，结合临床症状不难鉴别。③混合性生殖细胞瘤：多见于年轻男性，20～40岁多见，恶性程度高，肿瘤境界不清，坏死多见，肿瘤信号不均匀，增强后实性成分明显强化。结合实验室检查如AFP、hCG等可做出诊断。④睾丸畸胎瘤，肿瘤信号不均匀，可见脂肪和钙化信号，增强后实性成分强化不明显，可资鉴别。

7.2.2 睾丸感染和炎性病变

睾丸脓肿。

（1）概述

睾丸脓肿是由急性睾丸炎（orchitis）病情加重所致，在临床非常少见，多继发于体内化脓性细菌感染，常见的致病菌为金黄色葡萄球菌、链球菌、大肠埃希菌和铜绿假单胞菌。感染途径包括血行感染、淋巴感染和直接感染。

（2）病理

病理改变为睾丸明显肿大，阴囊壁红肿，鞘膜脏层亦充血水肿，鞘膜腔内有浆液性渗出，睾丸实质肿胀较重，切面见局灶性坏死，有多形核白细胞浸润，曲细精管上皮细胞被破坏，严重者整个睾丸化脓形成脓肿。

（3）临床表现

睾丸脓肿多因细菌性睾丸附睾炎治疗不充分引起，也可继发于创伤、梗死，偶尔由结核引起。

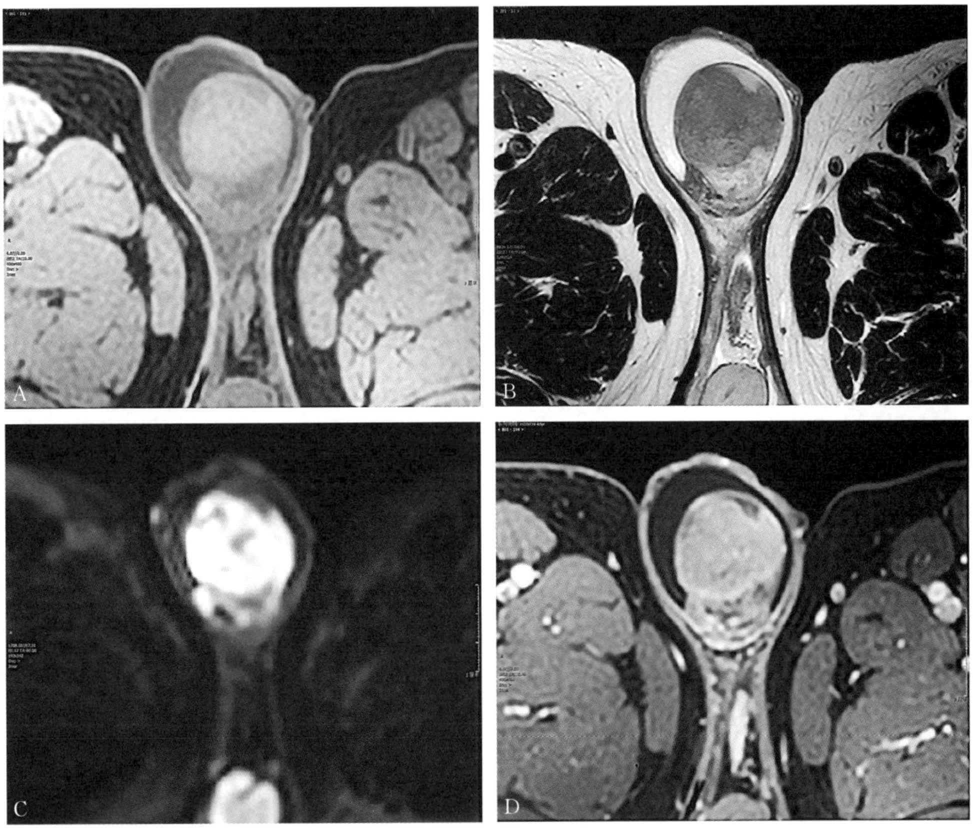

图 7－22 睾丸弥漫性大 B 细胞淋巴瘤

注：患者，男性，70 岁，右侧睾丸结节 20 年，近 1 年出现间断性酸痛伴增大。超声：右侧睾丸内低回声团块灶，CDFI 血流丰富。横断位 T_1WI FS(A)、T_2WI(B)和 DWI(C)示右侧睾丸类圆形、边界清晰的软组织肿块影，信号较均匀，T_1WI 呈等或略低信号，T_2WI 等或稍高信号，DWI 呈明显高信号；横断位增强扫描(D)示肿块轻度均匀强化。另可见鞘膜积液。

临床上多起病隐匿，睾丸逐渐肿大，质硬而表面光滑，睾丸坠痛，有轻度触痛，常无典型急性睾丸炎的临床症状。患侧睾丸肿痛，并向同侧腹股沟、下腹部放射，并可出现全身不适、胃肠道症状。

（4）MRI 表现

睾丸脓肿表现为 T_1WI 信号多样，T_2WI 液性高信号积聚，边缘呈低信号；增强扫描可见明显强化，以边缘强化为主，并伴有邻近睾丸实质强化；多期动态增强扫描可见病灶边缘早期强化，延迟期扫描可见持续强化(图 7－24)；DWI 上脓腔呈明显高信号，相应 ADC 图呈低信号，提示弥散受限(图 7－25)。

（5）诊断要点

病灶中央液性信号，边缘低信号，DWI 中央液性区高信号，环状强化，延迟强化。

（6）鉴别诊断

凭借其环状延迟强化，睾丸脓肿的诊断一般不难，但需与睾丸扭转和血肿鉴别。睾丸扭转也可见睾丸体积增大，表现为 T_1WI 稍高信号，T_2WI 稍低信号，其病理基础为睾丸凝固性坏死和出血。由于睾丸血供减少，增强扫描睾丸强化减弱或消失。睾丸血肿多有外伤史，并可见特征性的“黑环”征象，随访 MRI 可显示血液成分的信号变化。

7.2.3 阴囊外伤性病变

包括睾丸或阴囊血肿。

（1）概述

发生于鞘膜和阴囊壁之间的血肿多继发于钝器伤，和发生于其他部位的血肿类似，睾丸外血肿

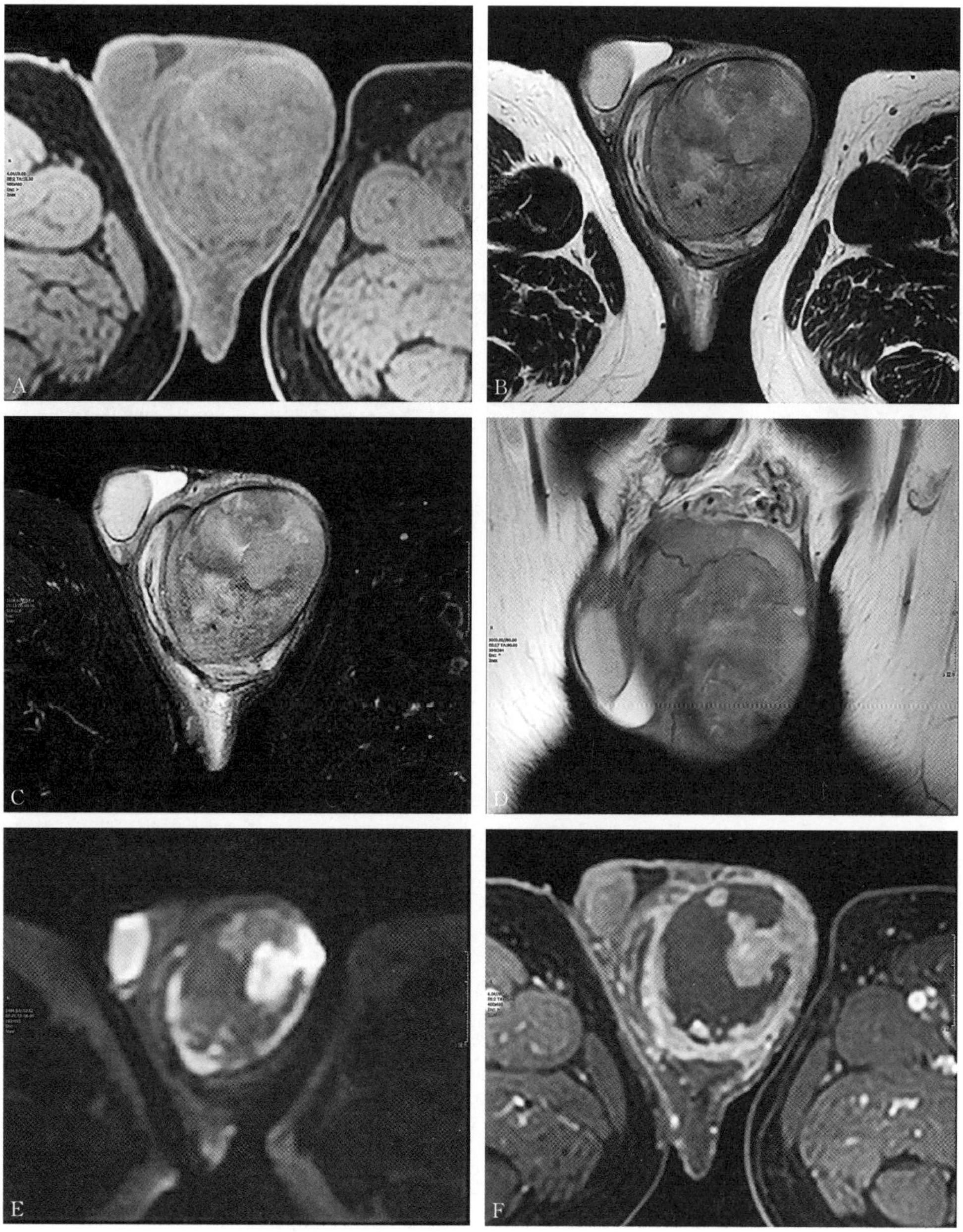

图 7－23　睾丸弥漫性大 B 细胞淋巴瘤

注：患者，男性，68 岁，左侧睾丸疼痛半年伴逐渐增大。横断位 T_1WI FS(A)、T_2WI(B)和 SPAIR(C)及冠状位 T_2WI(D)示左侧睾丸类圆形、边界清晰的软组织肿块影，呈低、等和高混杂信号，为液化坏死和出血信号；横断位 DWI(E)和增强扫描(F)示病灶活性成分形态不规则，DWI 呈明显高信号，增强后中度强化，出血坏死区无强化。

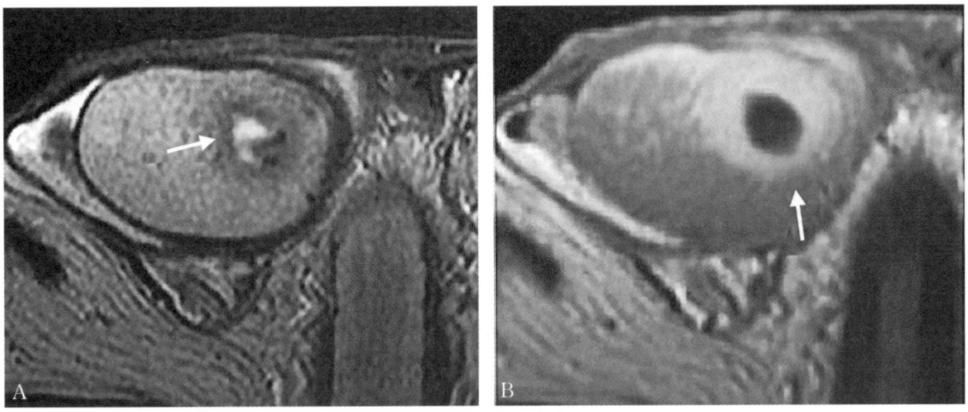

图 7-24 睾丸脓肿

注:患者,男性,26 岁。横断位 T_2WI FS(A)示睾丸明显肿大,内见液性高信号积聚,外周呈低信号(箭);横断位 T_1WI 增强(B)示病灶中心液性区无强化,周围睾丸组织见明显厚环形及片状强化,边缘稍模糊(箭)。

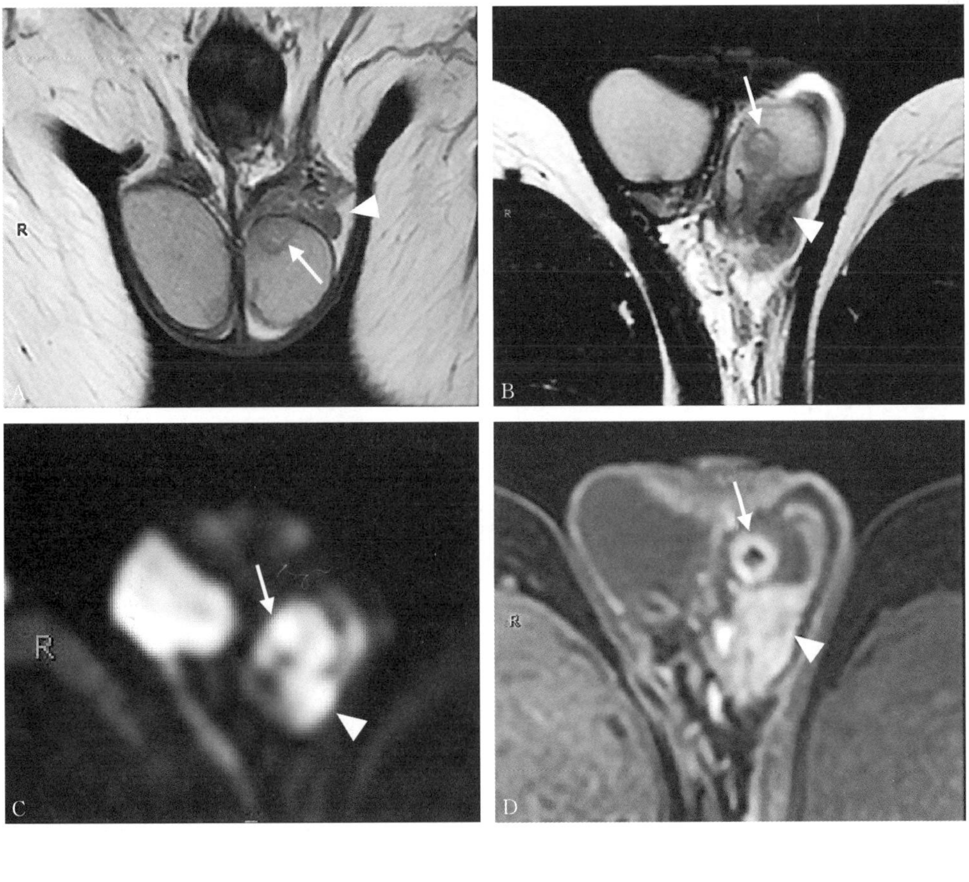

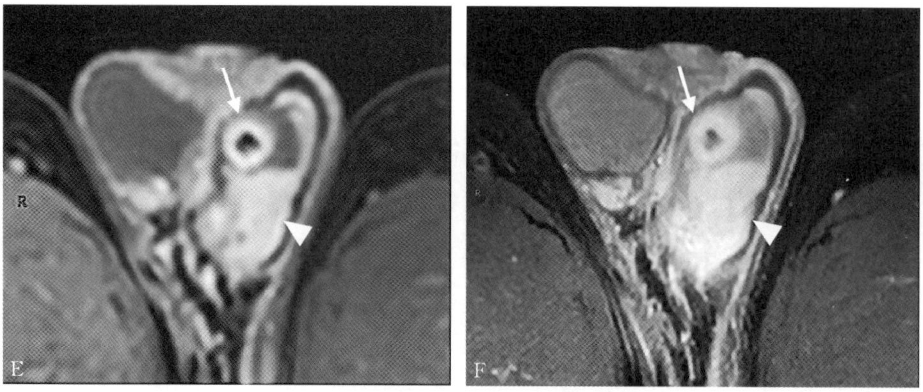

图 7-25 睾丸-附睾炎伴睾丸脓肿

注：患者，男性，57岁，左侧阴囊肿大伴疼痛2月余。冠状位(A)和横断位 T_2WI(B)示左侧附睾肿大(箭头)，左侧睾丸上极见一圆形等信号影(箭)，边缘可见低信号；横断位 DWI(C)，左侧睾丸内病灶(箭)及左侧附睾(箭头)弥散受限；横断位增强动脉期(D)、静脉期(E)和延迟期(F)显示睾丸内结节环形强化(箭)，左侧附睾早期强化和持续强化，病灶强化范围向周围"蔓延"(箭头)。

可为医源性的，由睾丸切除术或腹股沟疝引起。

(2) 病理

血肿中央可见红细胞，周围见含铁血黄素沉积及纤维组织增生。

(3) 临床表现

多存在外伤史或手术史，可扪及局部结节，临床表现为局部的疼痛。超声表现非常多样，取决于血肿发生的时间。急性血肿表现为强回声，而慢性血肿多表现为无回声区。

(4) MRI 表现

MRI 表现同样取决于血肿形成的时间。超急性血肿常呈等信号，急性血肿呈 T_1WI 和 T_2WI 高信号，表现可与睾丸扭转表现类似，因外来的压力压迫静脉，而形成低血流区域。"黑环征"是慢性血肿的特征性表现，表现为 T_2WI 病灶边缘环形的低信号，增强后血肿无强化(图 7-26)。

(5) 诊断要点

外伤史，T_1WI 高信号，"黑环征"，增强扫描无强化。

(6) 鉴别诊断

睾丸血肿需与睾丸脓肿、精原细胞瘤及混合性生殖细胞瘤鉴别。睾丸脓肿也呈结节样稍高信号，但增强扫描可见明显的环形持续强化可资鉴别。精原细胞瘤表现为"结节堆积征"，T_2WI 低信号的纤维血管间隔在增强扫描后呈相对高信号，是其特征性改变。混合性生殖细胞瘤信号混杂多样，除出血信号外，还可见钙化、囊变及实变信号影。

7.3 精索附睾病变

7.3.1 精索附睾良性病变

(1) 附睾结核

1) 概述：泌尿生殖系统结核是由结核分枝杆菌所引起的最为常见的肺外结核。阴囊内结核较少，见于7%的结核患者。多由直接蔓延而形成，也可血行播散引起。由于附睾尾部是血供最为丰富的地方，且是尿液逆流最前站，因此阴囊结核多起自附睾尾部，输精管也可受累。病灶可侵犯整个附睾，最后累及睾丸，单纯累及睾丸较为少见。

2) 病理：病灶具有多种不同的成分，包括干酪样坏死、纤维化和肉芽肿。淋巴细胞围绕在肉芽肿周围，少量到中等量不等，可见上皮样细胞、多核巨细胞组成的结核样肉芽肿，中央有干酪样坏死。

3) 临床表现：附睾结核好发于青壮年，尤其是性生活活跃的男性，60%的患者发病年龄在20～40岁，影响生育功能。附睾结核多以附睾无

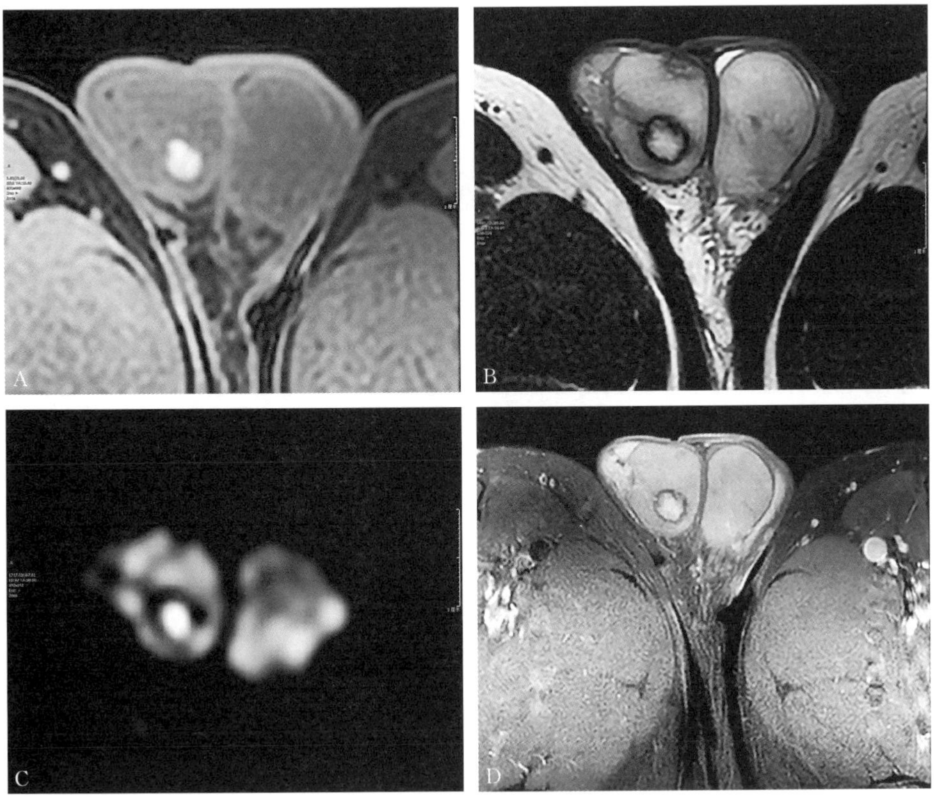

图 7－26　睾丸血肿

注：患者，男性，35 岁，双侧睾丸肿大伴剧痛，超声显示右侧睾丸混合回声结节，考虑炎性改变。横断位 T_1WI FS(A)见右侧睾丸内病灶呈高信号；横断位 T_2WI(B)见病灶呈高信号，周围"黑环征"；DWI(C)见病灶弥散明显受限；横断位增强扫描(D)示病灶无强化。

痛性肿物为首发症状，表现为阴囊肿胀，附睾可触及硬结，局限于附睾尾部或整个附睾。急性发作患者阴囊局部出现红肿、疼痛。病程较长时，可形成寒性脓肿，当肿物与皮肤粘连时可破溃流脓，形成经久不愈的窦道。附睾结核起病隐匿，病程较长，症状较轻，查体可发现附睾结节，结核菌素试验阳性。

4）MRI 表现：与病变的肉芽组织、纤维组织、干酪成分组成有关。①附睾结核的渗出、增殖期，结节常由肉芽或纤维化组织构成，与正常睾丸实质相比，T_1WI 呈稍高信号，T_2WI 呈低信号，增强扫描结核结节明显强化；病灶周围可见渗出，部分可累及睾丸及阴囊壁，与周围组织粘连明显，邻近的输精管可以增粗，呈串珠状。②附睾结核的干酪坏死期，结节呈囊实性，实性部分 T_1WI 呈等、稍高信号，T_2WI 呈低信号；囊性部分呈 T_1WI 低信号和 T_2WI 高信号；增强扫描呈实性成分不均匀强化，囊性成分无强化，周边可见环形强化。患者病程较长可出现多发钙化，呈 T_1WI 和 T_2WI 低信号，但 MRI 对细小的钙化显示不敏感，CT 可在病灶内或病灶周围见沙粒样或点状钙化（图 7－27、7－28）。

5）诊断要点：T_2WI 低信号，中央可有液性高信号，增强扫描 T_2WI 低信号区域强化明显，可有钙化。

6）鉴别诊断：附睾结核表现不典型时常需与附睾细菌性炎、附睾肿瘤鉴别。附睾炎常为单侧发病，伴有阴囊肿痛症状，附睾增大，病灶边界不清，在 T_2WI 呈高信号，伴精索增粗。附睾肿瘤也常以无痛性肿块就诊，但肿瘤性病变常呈 T_1WI 低信号、T_2WI 高信号，恶性肿瘤强化常不均匀。

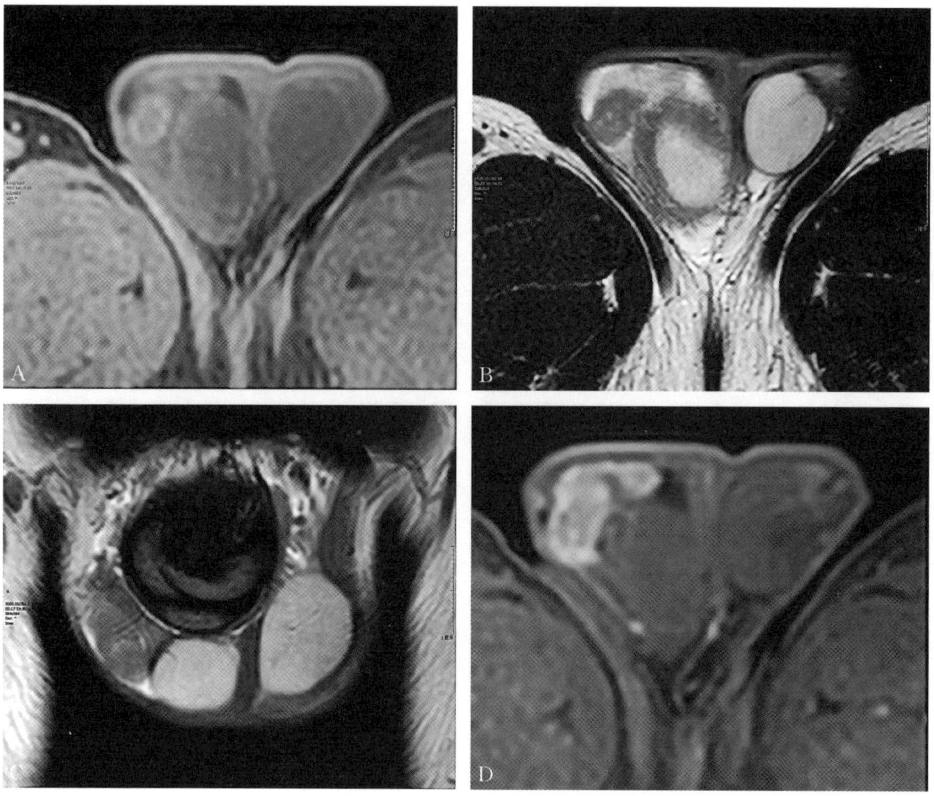

图 7-27　右侧附睾结核

注：患者，男性，20 岁，扪及右侧阴囊肿块，超声显示右侧附睾占位。横断位 T_1WI FS(A)示右侧附睾不规则增大，呈等、稍高信号；横断位和冠状位 T_2WI(B、C)呈中央低信号，周围高信号；横断位 T_1WI FS 增强扫描(D)可见内部不均匀轻度强化，周围较明显的环形强化。

(2) 附睾脓肿

1) 概述：附睾脓肿(epididymal abscess)是由尿路感染、前列腺炎、精囊炎等未能及时得到控制，逆行感染附睾形成附睾炎症，并最终迁延而形成的慢性炎症。临床非常少见，多继发于体内化脓性细菌感染，常见的致病菌为金黄色葡萄球菌、链球菌、大肠埃希菌和铜绿假单胞菌。

2) 病理：病理改变为附睾肿大、红肿，切面呈局灶性坏死，可有黄色脓液流出，镜下有多形核白细胞浸润。

3) 临床表现：附睾脓肿多因细菌性附睾炎治疗不充分引起，也可继发于创伤、梗死，偶尔由结核引起。临床上起病多隐匿，附睾逐渐肿大，质硬而表面光滑，阴囊坠痛，有轻度触痛。

4) MRI 表现：附睾脓肿表现为 T_2WI 液性高信号积聚，T_1WI 信号多样，边缘呈低信号，增强扫描可见脓腔无强化，脓肿周围见明显环形强化，多期动态增强扫描可见病灶呈持续环形强化并延迟强化。DWI 上脓腔呈明显高信号，相应 ADC 图呈低信号(图 7-29)。

5) 诊断要点：附睾病灶中央液性信号，边缘低信号，明显环状强化，延迟强化。

6) 鉴别诊断：附睾脓肿须与睾丸扭转和血肿鉴别，因为这 3 种病变都可表现为血供减少或缺失。睾丸或附睾血肿多有外伤史，可见特征性的“黑环”征象，随访 MRI 可显示血液成分的信号变化。

(3) 附睾、精索囊肿

1) 概述：附睾囊肿分为附睾单纯性囊肿和附睾精液囊肿(spermatoceles)2 类，好发部位依次为附睾头部(约 50%)、尾部及全附睾，多发生于单侧。发病原因尚不十分明了，可能与性欲刺激、睾丸附睾的慢性感染及输精管道部分梗阻有关。

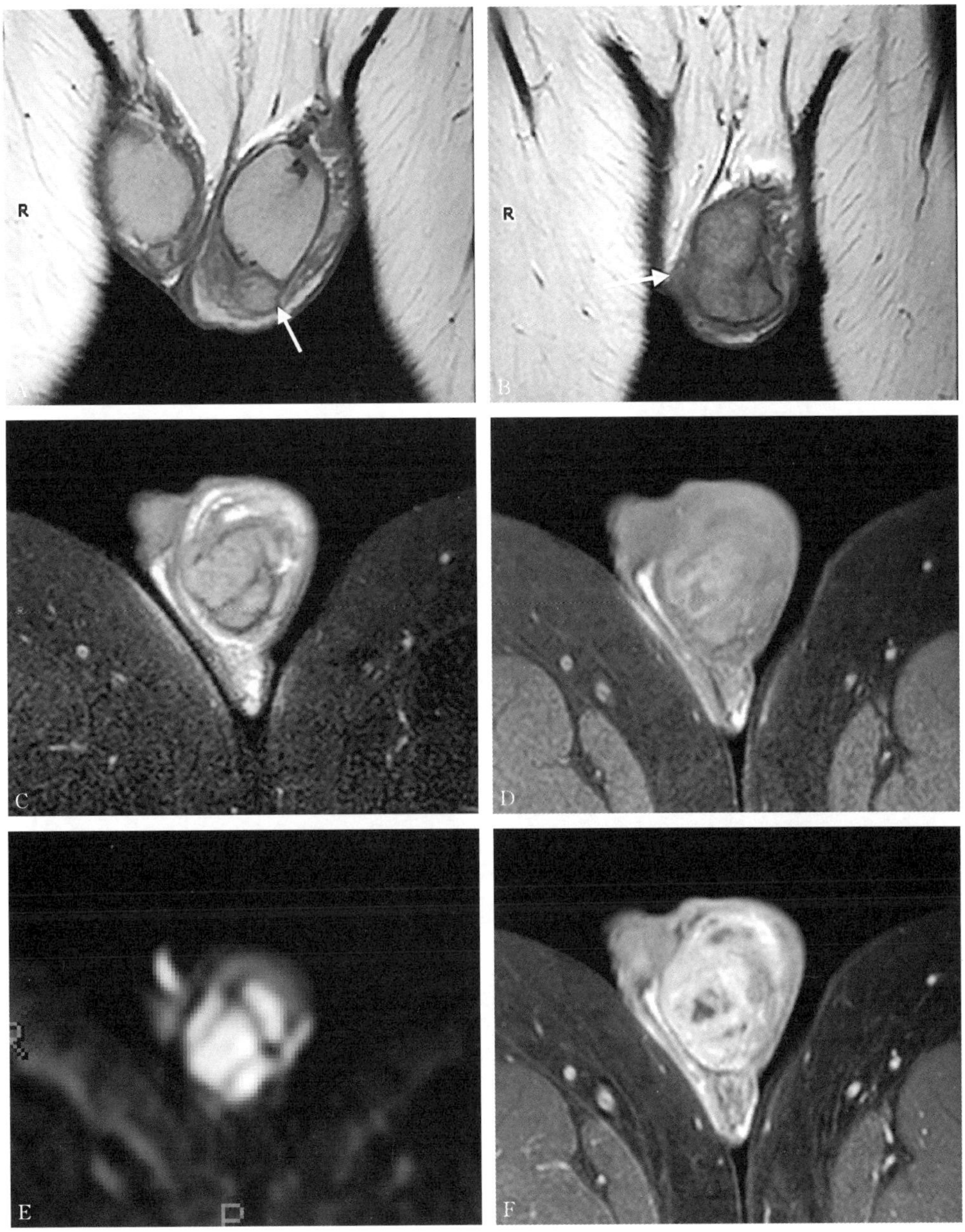

图 7-28 左侧附睾结核

注：患者，男性，34 岁，左侧阴囊肿大，血浆结核分枝杆菌 T 细胞免疫反应（+）；结核分枝杆菌-IGRA（T-N）53.56 pg/ml↑。冠状位 T_2WI（A、B）和横断位 SPAIR（C）可见左侧阴囊增大，左侧睾丸形态正常，白膜完整连续，肿块（箭）位于阴囊内睾丸外；横断位 T_1WI FS（D）示左侧附睾团块状增大，呈等、稍高信号；DWI（E）肿块呈高信号；横断位增强扫描（F）见不均匀明显强化，周围较明显的环形强化，提示与周围组织存在粘连。

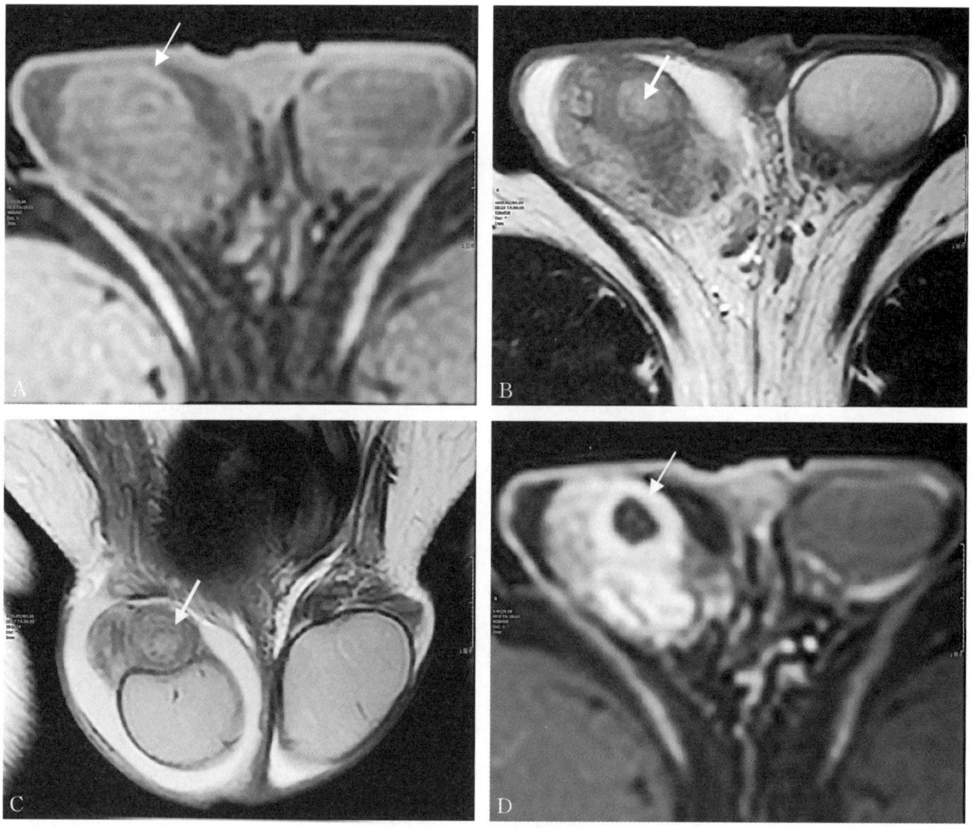

图 7-29　附睾脓肿

注：患者，男性，40 岁，睾丸疼痛，抗感染治疗后缓解，肿块缩小，疼痛消失。横断位 T_1WI FS(A)见右侧附睾明显增大，呈等及稍低信号(细箭)；横断位和冠状位 T_2WI(B、C)表现为附睾不均匀中等及靶样高信号(箭)；横断位 T_1WI FS 增强扫描(D)见不强化的脓腔、周边明显环形强化(细箭)及中高度强化。

2）病理：附睾单纯性囊肿的组织来源主要有：胚胎时期中肾管、副中肾管退化过程中的残余组织发生囊肿，其内容物为澄清液体，无精细胞；附睾精液囊肿因输精管道梗阻，附睾输出管道扩大而形成囊肿，其内容物因含有大量精子和淋巴细胞等沉积物而呈乳白色，故又称为精液包裹性囊肿。

3）临床表现：附睾囊肿多见于 20～40 岁成年人，一般位于附睾头部，呈圆形囊状肿块，无明显疼痛不适或仅有酸胀感，增大缓慢。体检时可于附睾头部或尾部扪及孤立圆形肿块，质地较韧，呈囊性感，与周围界限清，无触痛。

4）MRI 表现：MRI 可清晰显示病灶位于睾丸外，与附睾分界不清，表现为类圆形 T_1WI 低信号、T_2WI 高信号影，增强扫描无强化，伴有附睾炎性反应时，囊壁可厚薄不均，并伴有强化(图 7-30、7-31)。

5）诊断要点：病灶位于睾丸外，类圆形囊性信号，无强化。

6）鉴别诊断：附睾囊肿主要与附睾血肿、脓肿和附睾囊腺瘤鉴别。

(4) 附睾血肿

1）概述：发生于附睾的血肿多继发于钝器伤，和发生在睾丸的血肿类似。

2）病理：病灶中央可见红细胞，周围含铁血黄素沉积及纤维组织增生。

3）临床表现：多存在外伤史，可扪及局部结节，临床常表现为局部疼痛。超声表现非常多样，取决于血肿发生的时间。急性血肿超声表现为强回声，而慢性血肿多表现为无回声区。

4）MRI表现：与睾丸血肿类似，附睾血肿MRI表现同样取决于血肿形成的时间。通常在T_1WI上呈高信号，而T_2WI上信号多变。“黑环征”是慢性血肿的特征性表现，表现为病灶边缘环形的T_2WI低信号、增强扫描无强化。急性血肿的表现可与梗死类似，呈斑片状或类圆形低信号（图7－32）。

5）诊断要点：外伤史，附睾急性期T_1WI高信

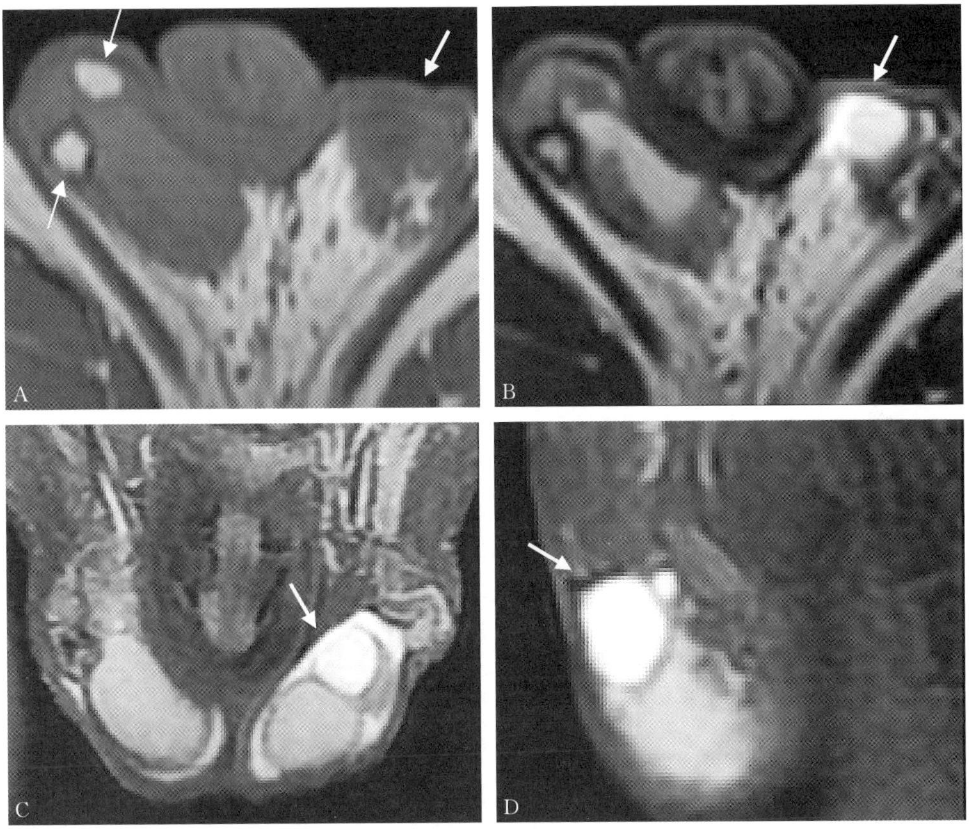

图7－30　左侧附睾囊肿、右侧附睾血肿

注：患者，男性，52岁，右侧附睾肿块，质硬，形态欠规则。横断位T_1WI(A)和T_2WI(B)可见左侧附睾类圆形T_1WI低信号、T_2WI高信号影，边界清晰光整，可见薄壁（箭）；右侧附睾可见2枚血肿，T_1WI和T_2WI均为高信号（细箭）；冠状位(C)和矢状位(D)T_2WI FS可清晰显示左侧病灶位于睾丸外，与附睾关系密切（箭）。

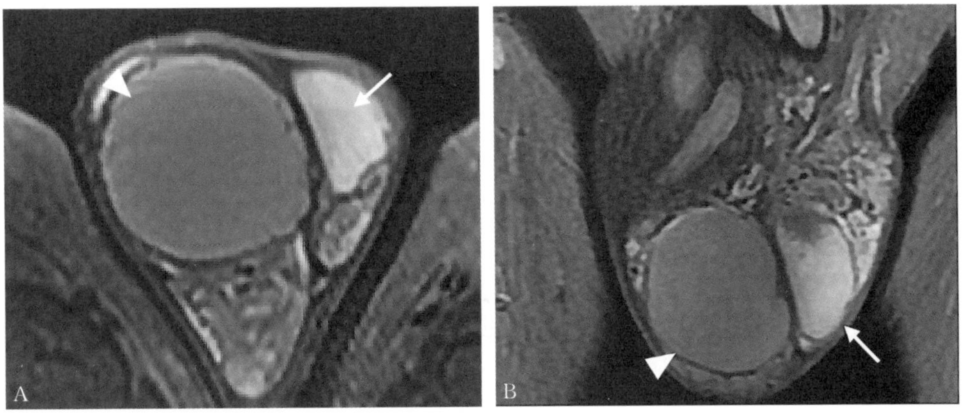

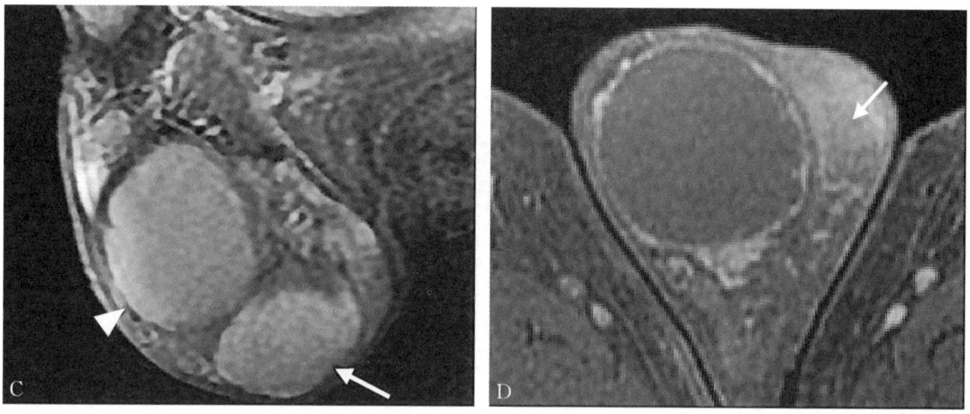

图 7－31　右侧附睾囊肿

注：患者，男性，22 岁，体检发现右侧阴囊质硬，左侧附睾结节，有压痛。B 超示双睾内部回声不均。横断位、冠状位和矢状位 T_2WI FS（A～C）可见右睾丸（箭头）外附睾区类圆形高信号影（箭）；横断位 T_1WI FS 增强（D）显示病灶无强化（箭）。

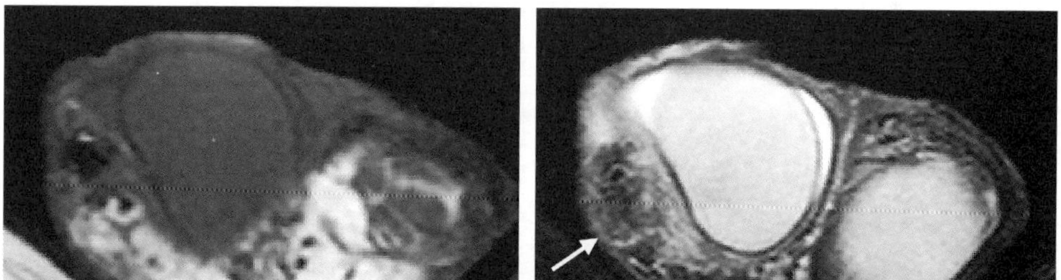

图 7－32　急性附睾血肿

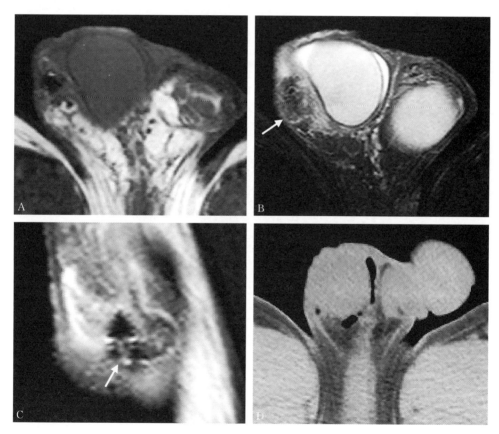

注：患者，男性，23 岁，右下腹及会阴部外伤。横断位 T_1WI（A）、T_2WI FS（B）和矢状位 T_2WI（C）示右侧附睾增大，信号混杂，可见斑片状极低信号影（箭）；横断位 CT 平扫（D）示右附睾区及阴囊积气。

号，慢性期 T_2WI 可见结节伴“黑环征”，增强扫描无强化。

6）鉴别诊断：附睾血肿需与睾丸、附睾脓肿、精原细胞瘤及混合性生殖细胞瘤鉴别。

（5）*精索脂肪瘤*

1）概述：精索脂肪瘤是由增生的成熟脂肪组织形成的良性肿瘤，是最常见的睾丸外良性肿瘤，也是精索最常见的良性肿瘤，占所有睾丸外肿瘤的 45%。

2）病理：精索脂肪瘤由分化良好的脂肪组织构成，为正常脂肪样组织的瘤状体，境界清楚，叶状，质软，可有假囊性感。镜下可见大量成熟的脂肪细胞及少量纤维组织。

3）临床表现：各年龄段均可发病，40～50 岁居多，多表现为阴囊无痛性肿块而意外发现。当精索脂肪瘤有症状或与恶性肿瘤鉴别诊断困难时，多行手术切除。

4）MRI 表现：精索脂肪瘤表现为边界清晰的类圆形肿块，T_1WI 和 T_2WI 上均呈高信号，脂肪抑制序列可见信号被抑制，增强扫描无强化（图 7－33）。偶尔其他间叶组织，比如纤维结缔组织或血管组织可改变其结构。

5）诊断要点：病灶位于阴囊内、睾丸外，呈边界清晰的类圆形脂肪信号，脂肪抑制序列信号被抑制。

6）鉴别诊断：精索脂肪瘤主要需与睾丸内肿瘤、畸胎瘤、附睾脂肪肉瘤和腹股沟斜疝等鉴别。睾丸肿瘤可在其周围存在低信号白膜层，以此与睾丸外病灶鉴别；畸胎瘤信号混杂，除脂肪信号外，还可见囊性、软组织成分和钙化信号。附睾脂肪肉瘤是睾丸外较为常见的恶性肿瘤，瘤内可见软组织分隔及实性成分，增强扫描可见不均匀强化；腹股沟斜疝伴有同侧腹股沟管扩张，可见病灶通过腹股沟管与腹腔相通（图 7－34）。

（6）*腺瘤样瘤*

1）概述：腺瘤样瘤（adenomatoid tumor）是第 2 常见的睾丸外肿瘤，源自中胚层，占睾丸外肿瘤的 30%，是附睾最常见的良性肿瘤。可发生于阴囊的任何部位，主要位于附睾尾（40%），其次白膜（14%）、附睾头（12%）、睾丸（7.5%）及其他部位（25%）。睾丸外腺瘤样瘤的处理包括穿刺活检以明确诊断，以及局部切除；睾丸内腺瘤样瘤多采用保留睾丸的手术切除方式。

2）病理：大体见肿瘤呈椭圆形肿块，质韧或硬，与睾丸紧邻，肿块与睾丸、附睾可游离，肿块切面灰白或淡黄。光镜下肿瘤由 2 种主要成分构成：上皮样细胞和纤维性间质。扁平状上皮样排列成不规则的腺泡腔，间隔的间质可含有丰富的平滑肌和弹力纤维，可有反应性纤维组织增生和炎细胞浸润。

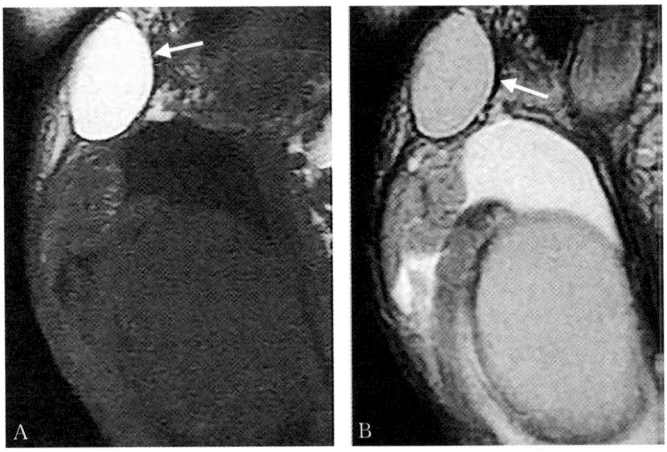

图 7－33　精索脂肪瘤

注：患者，男性，47 岁。矢状位 T_1WI（A）显示附睾肿块呈高信号（箭）；矢状位 T_2WI FS（B）可见信号被抑制（箭）。

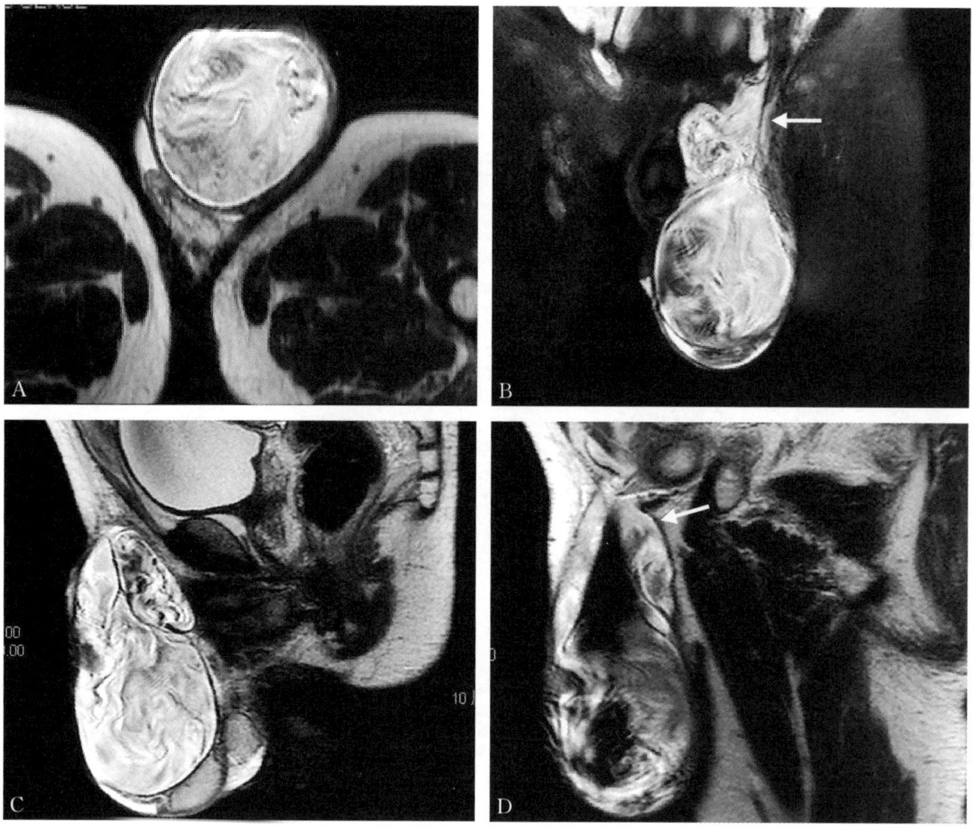

图 7-34　左侧腹股沟斜疝

注：患者，男性，65 岁。横断位 T_2WI(A)可见左侧阴囊内混杂高信号占位；冠状位 T_2WI FS(B)、矢状位 T_2WI(C、D)显示病灶信号不被抑制，病灶同侧腹股沟管扩张，且病灶通过腹股沟管与腹腔相通(箭)。

3）临床表现：任何年龄均可发病，好发于 20～25 岁。患者多表现为无痛性的阴囊肿块，病程长，进展缓慢，病程最长者可达 17 年。

4）MRI 表现：附睾腺瘤样瘤在 T_1WI、T_2WI 均为边界清晰的较均匀中等信号，可见完整低信号边缘(图 7-35)。增强扫描，肿块呈中等信号，紧邻附睾面可见弧线状强化，可能与反应性纤维组织增生有关。

5）诊断要点：边界清晰，均匀的中等信号，可见低信号边缘。

6）鉴别诊断：腺瘤样瘤主要与精原细胞瘤和胚胎癌等鉴别。精原细胞瘤见“结节堆积征”、瘤内分隔呈 T_2WI 低信号、强化明显超过肿块。胚胎癌生长快速，易出血坏死呈混杂信号，可与腺瘤样瘤鉴别。

7.3.2　精索附睾恶性病变

脂肪肉瘤相关内容如下。

(1) 概述

脂肪肉瘤是一组起源于间叶细胞的脂肪组织恶性肿瘤，70％位于四肢和腹膜后区。睾丸旁脂肪肉瘤较为罕见，占所有阴囊内肿瘤的 7％～10％，其中，成年人超过 75％位于精索。

(2) 病理

按照恶性程度从低到高，WHO 将脂肪肉瘤分为 5 型：高分化、低分化、黏液型、圆细胞型和多形型。高分化脂肪肉瘤可进一步分为脂肪细胞型(类脂肪瘤型)和致硬化型。肿瘤具有 MDM2 和 CDK4 标记的免疫反应性，这能帮助与脂肪瘤的鉴别。然而，大多数特异性标记是 S-100 蛋白，在 90％的病例中都是阳性。

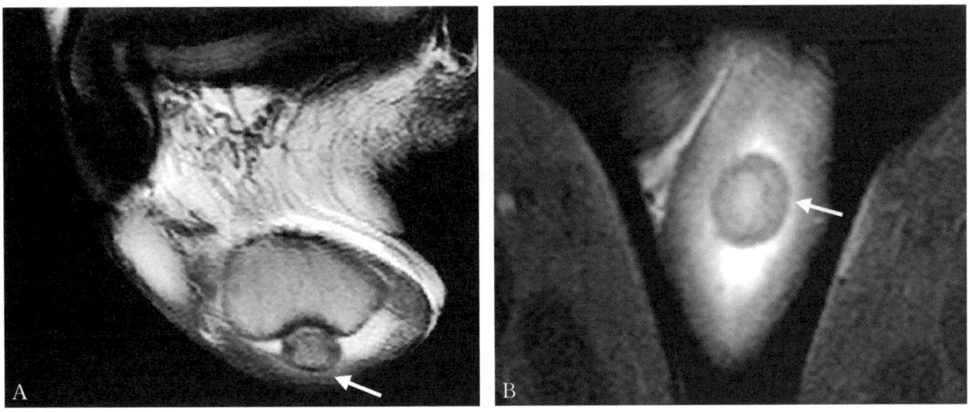

图 7-35 附睾腺瘤样瘤

注：患者，男性，21 岁。矢状位 T_2WI(A)和横断位 T_2WI FS(B)显示附睾边界清晰的较均匀中等信号，可见完整低信号边缘(箭)，与睾丸分界清晰。

(3) 临床表现

脂肪肉瘤多表现为阴囊和腹股沟区一个无痛性生长缓慢的肿块。16～90 岁均可发病，老年人多见，平均发病年龄为 56 岁。精索脂肪肉瘤容易被误诊为单纯性或嵌顿性腹股沟疝、鞘膜积液、精液囊肿、积血及睾丸和附睾的良、恶性肿瘤，如脂肪瘤、平滑肌瘤和横纹肌肉瘤。大多数的精索脂肪肉瘤都是高分化型，为低度恶性肿瘤，没有或具有很小的转移倾向，但是可伴有局部浸润。

(4) MRI 表现

阴囊或腹股沟一边界清晰、信号混杂的软组织肿块，脂肪成分呈 T_1WI 和 T_2WI 高信号，抑脂序列脂肪成分呈低信号；软组织成分呈 T_1WI 等信号、T_2WI 稍高信号，有时病灶内含黏液成分，T_1WI 呈低信号；增强扫描可见不均匀强化(图 7-36)。MRI 可清楚地显示精索脂肪肉瘤的特点及强化特征，有利于显示病灶的大小、范围、周围组织结构的关系和邻近组织受累情况等，对临床手术、手术方式有很大的帮助。

(5) 诊断要点

富含高信号脂肪组织，脂肪抑制序列信号降低，多发软组织成分，增强扫描不均匀强化。

(6) 鉴别诊断

阴囊脂肪肉瘤主要需与睾丸内肿瘤、附睾脂肪瘤和畸胎瘤等鉴别。睾丸内肿瘤可见瘤周存在低信号白膜层，以此与睾丸外病灶鉴别；附睾脂肪瘤是睾丸外最为常见的良性肿瘤，呈均匀的脂肪信号，无实性软组织成分，增强扫描强化不明显；畸胎瘤信号混杂，除脂肪信号外，还可见囊性、软组织成分和钙化。阴囊脂肪肉瘤还需与腹股沟斜疝鉴别，后者常有网膜或系膜脂肪进入阴囊，伴有同侧腹股沟管扩张，可见病灶通过腹股沟管与腹腔相通。

7.4 其他阴囊内睾丸外病变

阴囊淋巴管瘤相关内容如下。

(1) 概述

淋巴管瘤是由淋巴管和结缔组织组成的一种先天性良性肿瘤，主要由淋巴管内皮细胞增生或淋巴管扩张形成。分为单纯性淋巴管瘤、海绵状淋巴管瘤及囊性淋巴管瘤三型。

(2) 病理

病理上主要表现为真皮和皮下组织内淋巴管增生扩张或呈囊状，内衬以单层扁平内皮细胞，腔内见凝固淋巴液、少量淋巴细胞。

(3) 临床表现

淋巴管瘤可发生于任何年龄段，90%以上患者在 2 岁以内发现，多发生于颈部，但在腋下、胸部、腹壁、腹股沟等处也可以发现，罕见于精索、阴囊。淋巴管瘤虽属先天良性病变，但可因出血或感染致瘤体短期内迅速增大，阴囊内肿胀可致

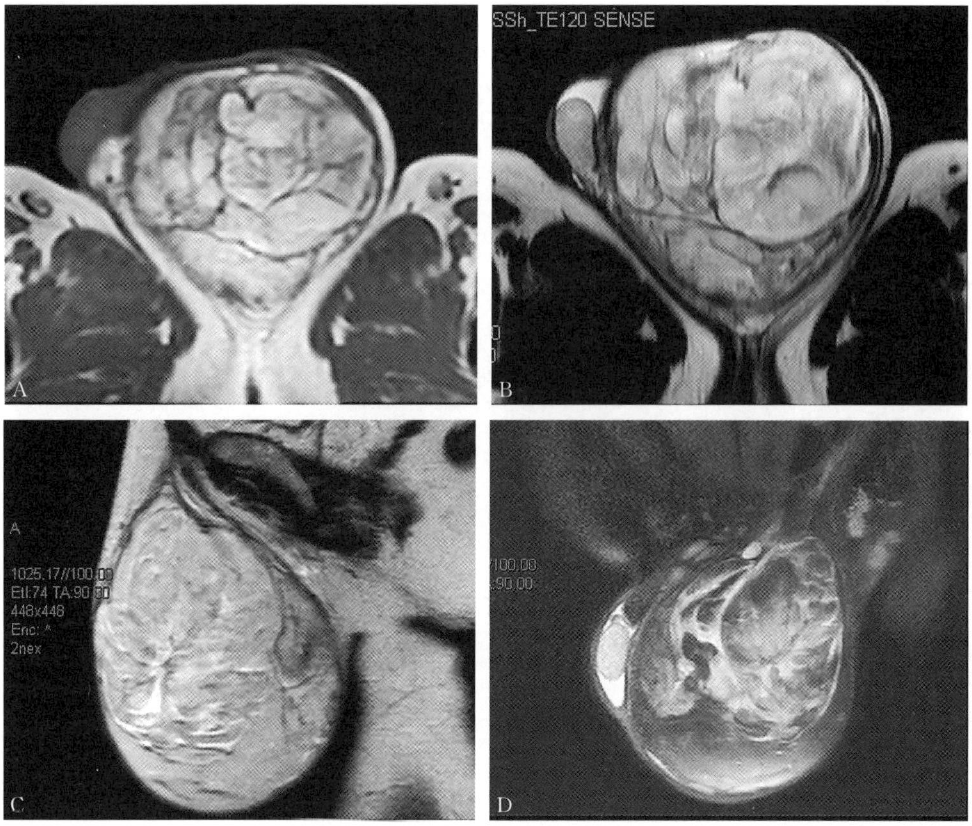

图 7－36　左精索高分化脂肪肉瘤

注：患者，男性，57 岁。横断位 T_1WI(A)、横断位和矢状位 T_2WI(B、C)及冠状位 T_2WI FS(D)表现为腹股沟区阴囊内边界清晰软组织肿块，信号混杂，以 T_1WI 和 T_2WI 高信号为主，脂肪抑制序列见部分信号被抑制；另见 T_1WI 等信号、T_2WI 稍高信号的软组织成分及 T_2WI 更高信号的黏液成分。

患者疼痛不适，行走不便。主要治疗方法为手术切除。

(4) MRI 表现

阴囊内睾丸外均匀的水样信号影，形态不规则，与阴囊形状匹配，T_1WI 呈低信号，T_2WI 呈高信号，DWI 可见高信号，其内可见“头发丝样”“网格状”低信号分隔。增强扫描病灶液性部分无强化，分隔可见强化(图 7－37)。

(5) 诊断要点

阴囊外水样信号，与阴囊形态相同，其内多发“头发丝样”“网格状”分隔，增强无强化。

(6) 鉴别诊断

阴囊淋巴管瘤主要需与鞘膜积液鉴别。两者均为均匀的水样信号影，且形态不规则，与阴囊形态相仿。但鞘膜积液信号均匀，无淋巴管瘤的“头发丝样”分隔。另外，阴囊淋巴管瘤还需与阴囊内囊肿鉴别。后者多呈类圆形，可见囊壁，伴有炎性反应时，囊壁可不均匀增厚伴强化。

(孙奕波　周　斌　周　滟　许建荣　强金伟)

参考文献

[1] 余跃南，王新亭，缪亦安. 实用组织学与胚胎学[M]. 7 版. 上海：第二军医大学出版社，2005：175－180.

[2] ADHAM W K, RAVAL B K, UZQUIANO M C, et al. Bilateral testicular tumors: seminoma and mixed germ cell tumor [J]. Radiographics, 2005, 25(3): 835－839.

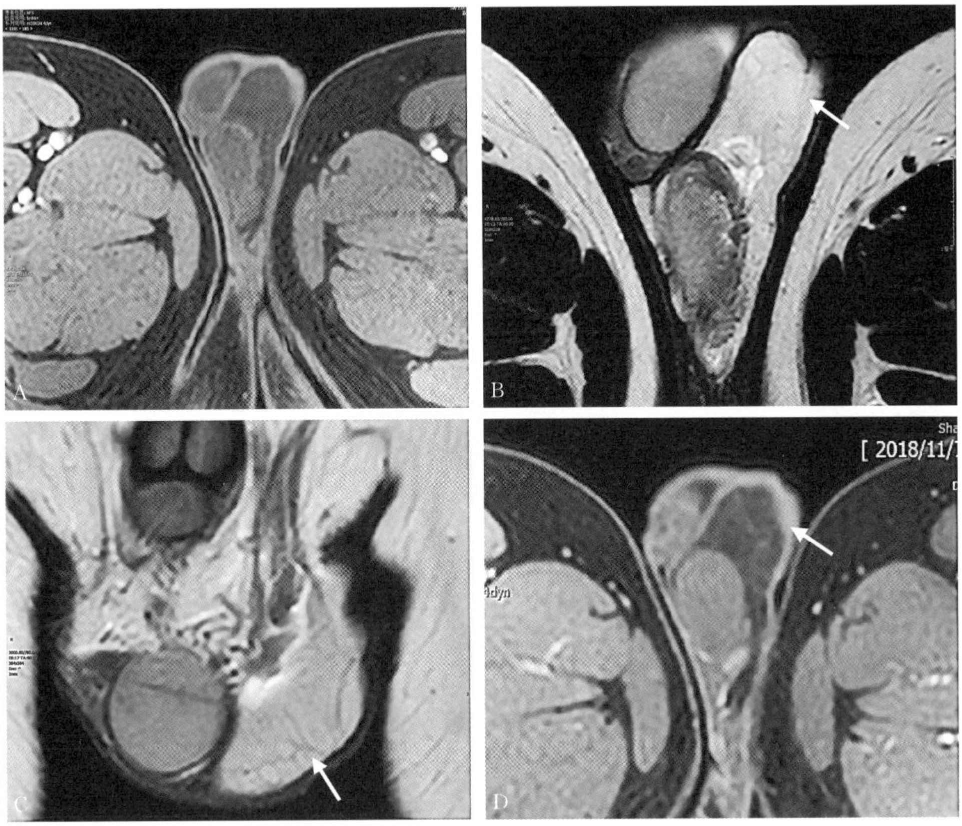

图 7－37 阴囊淋巴管瘤

注：患者，男性，27 岁，体检超声示左侧睾丸下方蜂窝状低回声区，血管瘤可能。横断位 T_1WI FS(A)、横断位和冠状位 T_2WI(B、C)显示阴囊内睾丸外均匀的 T_1WI 低信号，T_2WI 高信号影，形态不规则，与阴囊形状匹配，其内可见“头发丝样”“网格状”低信号分隔(箭)；横断位 T_1WI 增强(D)见液性部分无强化，其内分隔轻微强化(箭)。

[3] AGANOVIC L, CASSIDY F. Imaging of the scrotum [J]. Radiol Clin North Am, 2012, 50(6): 1145 - 1165.

[4] AKIN E A, KHATI N J, HILL M C. Ultrasound of the scrotum [J]. Ultrasound Q, 2004, 20(4): 181 - 200.

[5] AVERY G R, PEAKMAN D J, YOUNG J R. Unusual hyperechoic ultrasound appearance of testicular Leydig cell tumour [J]. Clin Radiol, 1991, 43(4): 260 - 261.

[6] AVILA N A, PREMKUMAR A, MERKE D P. Testicular adrenal rest tissue in congenital adrenal hyperplasia: comparison of MR imaging and sonographic findings [J]. Am J Roentgenol, 1999, 172(4): 1003 - 1006.

[7] BHATT S, JAFRI S Z, WASSERMAN N, et al. Imaging of non-neoplastic intratesticular masses [J]. Diagn Interv Radiol, 2011, 17(1): 52 - 63.

[8] CHENG L, LYU B, ROTH L M. Perspectives on testicular germ cell neoplasms [J]. Hum Pathol, 2017, 59: 10 - 25.

[9] CHO J H, CHANG J C, PARK B H, et al. Sonographic and MR imaging findings of testicular epidermoid cysts [J]. Am J Roentgenol, 2002, 178: 743 - 748.

[10] CONKEY D S, HOWARD G C, GRIGOR K M, et al. Testicular sex cord-stromal tumours: the Edinburgh experience 1988 - 2002, and a review of the literature [J]. Clin Oncol (R Coll Radiol), 2005, 17(5): 322 - 327.

[11] CRAMER B M, SCHLEGEL E A, THUEROFF J W. MR imaging in the differential diagnosis of scrotal and testicular disease [J]. Radiographics, 1991, 11: 9 - 21.

[12] FRUSH D P, SHELDON C A. Diagnostic imaging for pediatric scrotal disorders. Radiographics, 1998, 18 (4):969 - 985.

[13] GOURGARI E, SALOUSTROS E, STRATAKIS C A. Large-cell calcifying Sertoli cell tumors of the testes in pediatrics [J]. Curr Opin Pediatr, 2012, 24 (4): 518 - 522.

[14] GUPTA R, ALOBAIDI M, JAFRI S Z, et al. Correlation of US and MRI findings of intratesticular and paratesticular lesions: from infants to adults [J]. Curr Probl Diagn Radiol, 2005, 34(1):35 - 45.

[15] GUPTA R, ALOBAIDI M, JAFRI S Z, et al. Correlation of US and MRI findings of intratesticular and paratesticular lesions: from infants to adults [J]. Curr Probl Diagn Radiol, 2005, 34(1):35 - 45.

[16] HANSON J A, AMBAYE A B. Adult testicular granulosa cell tumor: a review of the literature for clinicopathologic predictors of malignancy. Arch Pathol Lab Med, 2011, 135(1):143 - 146.

[17] HENDERSON C G, AHMED A A, SESTERHENN I, et al. Enucleation for prepubertal Leydig cell tumor [J]. J Urol, 2006, 176(2):703 - 705.

[18] HIROKAWA M, MONOBE Y, SHIMIZU M, et al. Sclerosing lipogranuloma of the scrotum: report of a case with fine needle aspiration biopsy findings [J]. Acta Cytol, 1998, 42(5):1181 - 1183.

[19] JUNG Y Y, KIM J K, CHO K S. Genitourinary tuberculosis: comprehensive cross-sectional imaging [J]. Am J Roentgenol, 2005, 184:143 - 150.

[20] LIU H Y, FU Y T, WU C J, et al. Tuberculous epididymitis: a case report and literature review [J]. Asian J Androl, 2005, 7:329 - 332.

[21] LIU K L, CHANG C C, HUANG K H, et al. Imaging diagnosis of testicular lymphoma [J]. Abdom Imaging, 2006, 31(5):610 - 612.

[22] MASON B J, KIER R. Sonographic and MR imaging appearances of paratesticular rhabdomyosarcoma [J]. AJR Am J Roentgenol, 1998, 171(2):523 - 524.

[23] MITTAL P K, ABDALLA A S, CHATTERJEE A, et al. Spectrum of extratesticular and testicular pathologic conditions at scrotal MR imaging [J]. Radiographics, 2018, 38(3):806 - 830.

[24] MOCH H, CUBILLA A L, HUMPHREY P A, et al. The 2016 WHO classification of tumours of the urinary system and male genital organs — Part A: renal, penile, and testicular tumours [J]. Eur Urol, 2016, 70:93 - 105.

[25] MUNGAN S, KARAGÜZEL E, TURAN C, et al. A giant primary sclerosing lipogranuloma of the scrotum [J]. Turk Patoloji Derg, 2014, 30(1):78 - 80.

[26] OKADA H, GOTOH A, KAMIDONO S. Multiple hypoechoic lesions in bilateral testes [J]. Urology, 2003, 61:833 - 834.

[27] PARK K W, PARK B K, KIM C K, et al. Chronic tuberculous epididymo-orchitis manifesting as a non-tender scrotal swelling: magnetic resonance imaging-histological correlation [J]. Urology, 2008, 71:755, e5 - 7.

[28] RICCHIUTI V S, RICHMAN M B, HAAS C A, et al. Sclerosing lipogranuloma of the testis [J]. Urology, 2002, 60(3):515.

[29] RUSHTON H G, BELMAN A B, SESTERHENN I, et al. Testicular sparing surgery for prepubertal teratoma of the testis: a clinical and pathological study [J]. J Urol, 1990, 144(3):726 - 730.

[30] SCHWARTZ S L, SWIERZEWSKI S J 3RD, SONDAK V K, et al. Liposarcoma of the spermatic cord: report of 6 cases and review of the literature [J]. J Urol, 1995, 153(1):154 - 157.

[31] SECIL M, ALTAY C, BASARA I. State of the art in germ cell tumor imaging [J]. Urol Oncol, 2016, 34 (3):156 - 164.

[32] SHAHAB N, DOLL D C. Testicular lymphoma [J]. Semin Oncol, 1999, 26(3):259 - 269.

[33] SHUKLA A R, WOODARD C, CARR M C, et al. Experience with testis sparing surgery for testicular teratoma [J]. J Urol, 2004, 171(1):161 - 163.

[34] SORIA J C, DURDUX C, CHRE TIEN Y, et al. Malignant Leydig cell tumor of the testis associated with Klinefelter's syndrome [J]. Anticancer Res, 1999, 19 (5C):4491 - 4494.

[35] STEVENSON S M, LOWRANCE W T. Epidemiology and diagnosis of testis cancer [J]. Urol Clin North Am, 2015, 42(3):269 - 275.

[36] TRABERT B, CHEN J, DEVESA S S, et al. International patterns and trends in testicular cancer incidence, overall and by histologic subtype, 1973 - 2007 [J]. Andrology, 2015, 3(1):4 - 12.

[37] TSILI A C, ARGYROPOULOU M I, GIANNAKIS D, et al. Diffusion-weighted MR imaging of normal and abnormal scrotum: preliminary results [J]. Asian J Androl, 2012,14(4):649-654.

[38] TSILI A C, TSAMPOULAS C, GIANNAKIS D, et al. Case report. Tuberculous epididymo-orchitis: MRI findings [J]. Br J Radiol, 2008,81:e166-e169.

[39] TSILI A C, TSAMPOULAS C, GIANNAKOPOULOS X, et al. MRI in the histologic characterization of testicular neoplasms [J]. Am J Roentgenol, 2007,189(6):W331-W337.

[40] TSILI A C, XIROPOTAMOU O N, NOMIKOS M, et al. Silicone-induced penile sclerosing lipogranuloma: magnetic resonance imaging findings [J]. J Clin Imag Sci, 2016,6(1):3-6.

[41] TSITOURIDIS I, MASKALIDIS C, SDROLIA A, et al. Adult type granulosa cell tumor of the testis: radiological evaluation and review of the literature [J]. Turk J Urol, 2014,40(2):115-119.

[42] UENO T, TANAKA Y O, NAGATA M, et al. Spectrum of germ cell tumors: from head to toe [J]. Radiographics, 2004,24(2):387-404.

[43] ULBRIGHT T M, YOUNG R H. Testicular and paratesticular tumors and tumor-like lesions in the first 2 decades [J]. Semin Diagn Pathol, 2014, 31(5): 323-381.

[44] WILLIAMSON S R, DELAHUNT B, MAGI-GALLUZZI C, et al. The World Health Organization 2016 classification of testicular germ cell tumours: a review and update from the International Society of Urological Pathology Testis Consultation Panel [J]. Histopathology, 2017,70(3):335-346.

[45] YOUNG R H. Sex cord-stromal tumors of the ovary and testis: their similarities and differences with consideration of selected problems [J]. Modern Pathol, 2005,18(suppl 2):S81-S98.

[46] ZICHERMAN J M, WEISSMAN D, GRIBBIN C, et al. Primary diffuse large B-cell lymphoma of the epididymis and testis [J]. Radiographics, 2005, 25(1):243-248.

8 阴茎与尿道病变

8.1 阴茎创伤性病变

阴茎创伤(penile injury)是指阴茎在疲软或勃起状态下,受暴力作用或利器切割所致创伤,导致纤维化和尿道中断,从而引起反复的尿道狭窄、尿失禁、瘘管形成和勃起功能障碍。阴茎外伤临床少见,可分为闭合性损伤和开放性损伤两大类。闭合性阴茎损伤主要有阴茎折断、阴茎挫伤、阴茎绞窄、包皮创伤性淋巴管炎和阴茎脱位。开放性阴茎损伤主要有阴茎皮肤撕脱、阴茎截断、阴茎咬伤、阴茎穿通伤及包皮系带伤。单纯阴茎海绵体损伤少见,常与尿道外伤同时发生。与MRI检查有关的通常为阴茎挫伤和阴茎折断,以及伴随着的尿道断裂及后期尿道瘢痕。

8.1.1 阴茎折断

(1) 概述

阴茎折断常由作用于勃起阴茎的轴向外力引起,造成阴茎白膜的断裂。阴茎折断既可因自身阴茎勃起时对其强有力地向下弯曲而造成,也可由于阴茎勃起时在床上翻身、勃起阴茎的直接钝伤或咬伤造成。对于萎软的阴茎而言,钝伤通常不会引起阴茎断裂,但可引起外鞘膜或海绵体血肿。长距离的自行车骑行也可引起阴茎海绵体血肿。

(2) 病理

阴茎勃起时白膜较薄,厚度从2 mm减少至0.25~0.5 mm,这时阴茎受到强烈的外力作用,阴茎内压力上升,使薄薄的白膜进一步膨胀和拉伸从而导致撕裂。在未完全破裂的情况下,静脉丛或平滑肌的损伤可形成海绵体血肿。阴茎折断最常发生的部位是阴茎近段或中段。阴茎白膜断裂最常发生在阴茎海绵体腹侧,累及范围常小于勃起部分周长的一半。

(3) 临床表现

大多数的阴茎折断具有典型的临床病史。患者自诉听到一种裂开或"啪"的声响,同时伴有剧烈疼痛阴茎随即萎软,阴茎肿胀皮下淤血青紫并偏向受伤的对侧。海绵体和尿道损伤的患者则可表现为排尿困难、血尿、尿痛、溢尿和/或尿道出血。

依靠病史和体征,临床已足以对阴茎断裂进

行诊断并确认白膜撕裂位置。然而体检有时会将表皮血肿误诊为阴茎断裂，从而导致没必要的手术。而当无血肿或阴茎偏曲形成时，则会造成假阴性。阴茎根部的断裂或面向尿道海绵体的中央性断裂则会引起漏诊。海绵体造影检查作为一项有创的放射学检查，被用于阴茎和白膜折断的诊断，但在较小的折断时会出现假阴性，在阴茎未充分勃起时会出现假阳性。由于手术对阴茎海绵体和白膜进行充分的修复可大大降低创伤后勃起功能障碍的发生率，因此精确的诊断非常重要，MRI在术前评估中价值尤为重要。

(4) MRI 表现

发生锐器伤时，通常要求在影像学评估之前就采取迅速的手术；钝器伤多需要影像学评估以指导临床决策。超声是首选的检查方式，可迅速观察阴茎的血供情况。MRI 凭借其卓越的组织分辨率和对创伤的敏感性，较超声更为精确，可清晰显示白膜的全层，从而提供更有利的依据，也能有效避免不必要的手术。

MRI 可准确显示白膜撕裂的位置和程度，阴茎断裂表现为低信号的白膜局部中断，邻近多伴有血肿(图 8-1、8-2)。MRI 可诊断不伴有白膜撕裂的孤立性海绵体外和体内血肿，并指导泌尿外科医生采取更为保守的治疗方式，血肿表现为类圆形 T_1WI 和 T_2WI 高信号，可见结节边缘 T_2WI 低信号环，增强扫描无明显强化(图 8-3)；存在局部炎性反应时，结节周围可见斑片状的强化，延迟强化(图 8-4)。

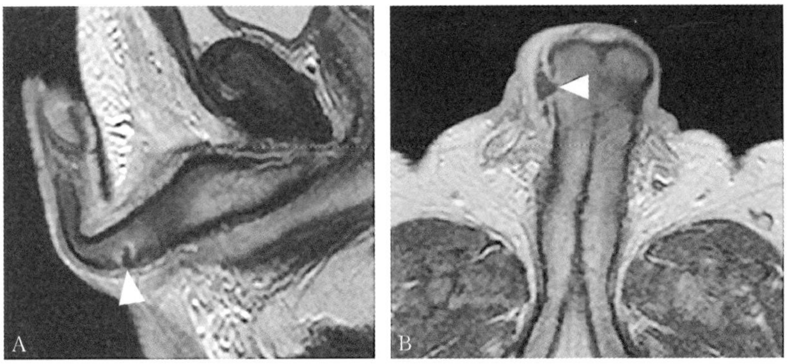

图 8-1 急性阴茎断裂

注：患者，男性，30 岁，车祸伤 2 h。矢状位和横断位 T_2WI(A、B)显示右侧阴茎海绵体低信号白膜层连续性中断(箭头)，周围可见高信号。

引自：KIRKHAM A, ILLING R O, MINHAS S, et al. MR imaging of nonmalignant penile lesions[J]. Radiographics, 2008,28(3):837-853.

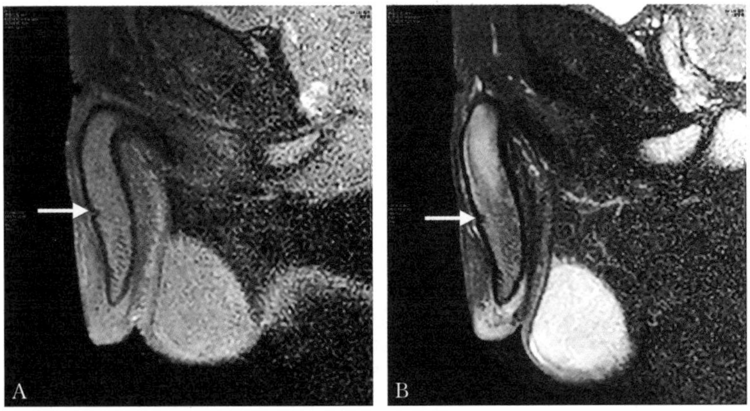

图 8-2 陈旧性阴茎断裂

注：患者，男性，22 岁，暴力性生活史。矢状位 T_2WI(A)和 SPAIR(B)示低信号白膜层连续性中断(箭)。

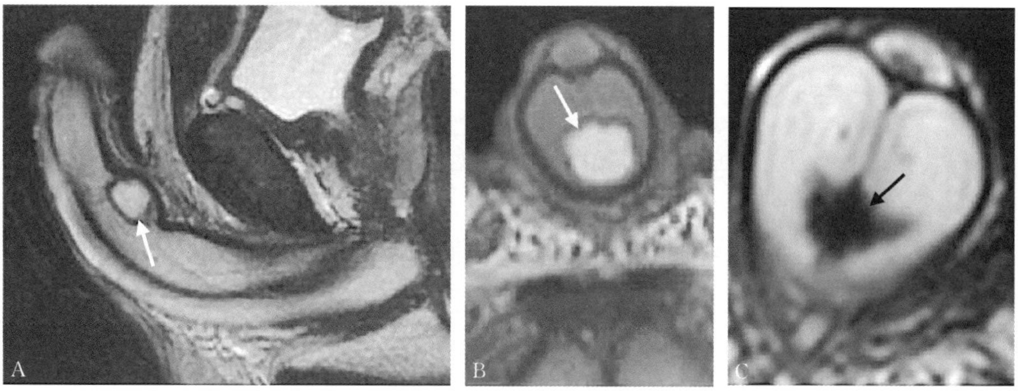

图 8-3　阴茎海绵体血肿(一)

注:患者,男性,22 岁,车祸伤。矢状位 T_2WI(A)示阴茎海绵体内结节状高信号,边缘可见低信号环(箭);横断位 T_1WI(B)和增强扫描(C)示病灶呈高信号,强化不明显(箭)。

引自:KIRKHAM A, ILLING R O, MINHAS S, et al. MR imaging of nonmalignant penile lesions[J]. Radiographics, 2008,28(3):837-853.

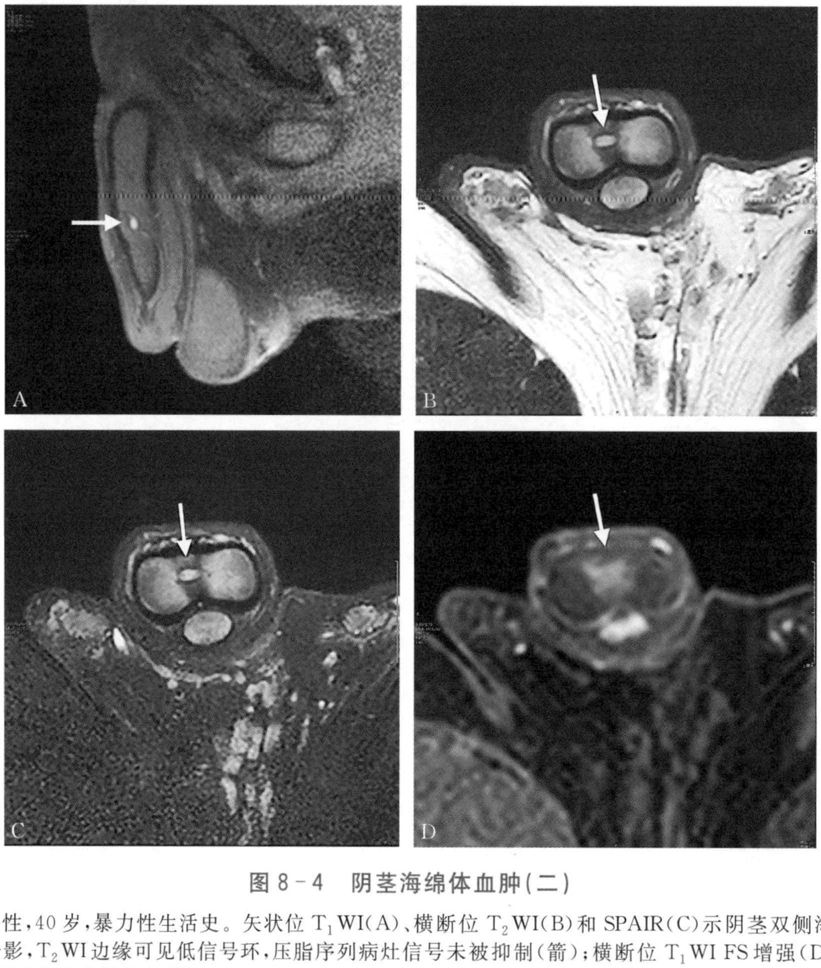

图 8-4　阴茎海绵体血肿(二)

注:患者,男性,40 岁,暴力性生活史。矢状位 T_1WI(A)、横断位 T_2WI(B)和 SPAIR(C)示阴茎双侧海绵体中间白膜处结节状高信号影,T_2WI 边缘可见低信号环,压脂序列病灶信号未被抑制(箭);横断位 T_1WI FS 增强(D)示病灶周围组织斑片状强化,提示存在炎性反应(箭)。

（5）诊断要点

明确外伤史，阴茎海绵体白膜线低信号的连续性中断，T_1WI 高信号结节，T_2WI“黑环征”提示血肿形成。

（6）鉴别诊断

阴茎折断有时需与阴茎挫伤鉴别。白膜的连续性是此两者鉴别的关键，单纯阴茎挫伤时，白膜连续完整。

8.1.2 阴茎挫伤

（1）概述

阴茎挫伤是指阴茎在勃起时受到外力的撞击而导致阴茎皮下出血，但白膜连续完整。阴茎挫伤也可由阴茎在非勃起状态下遭受直接暴力打击或踢伤、骑跨伤所致。自慰时过度揉搓或粗暴性交也可造成阴茎挫伤。也有报道把阴茎插入粗糙或口径较小的空穴内泄欲时发生挫伤。

（2）病理

阴茎挫伤时，阴茎海绵体白膜连续，病理变化主要是皮肤及阴茎海绵体的炎性反应水肿，有时有少量出血。

（3）临床表现

表现为阴茎皮肤肿胀，皮下少量出血及大小不等的瘀斑。严重者还可出现阴茎皮下、阴茎海绵体和龟头血肿，并伴有疼痛的症状。

（4）MRI 表现

阴茎挫伤表现为阴茎海绵体白膜完好无损，正常 T_2WI 高信号的阴茎海绵体中出现局部斑片状的信号减低区，增强扫描无明显强化。存在炎性反应时，可见病灶周围斑片状强化（图 8－5）。可伴有阴茎皮下、海绵体和龟头出血信号。

（5）诊断要点

明确外伤史，阴茎海绵体白膜连续无中断，T_2WI 高信号的阴茎海绵体内局部信号减低。

（6）鉴别诊断

1）阴茎折断：通常伴有邻近软组织的炎性改变或血肿。然而阴茎海绵体白膜连续与否是两者鉴别的关键征象，白膜中断即可诊断为阴茎折断，而单纯阴茎挫伤时，白膜连续完整。

2）阴茎栓塞：无明确外伤史，表现为阴茎海绵体长条状的异常信号，T_1WI 呈高信号，增强扫描呈相对低信号，MRA 或 CTA 可见阴茎海绵体供血动脉（髂内动脉及其分支）狭窄或闭塞，DSA 可确诊其诊断。

3）阴茎肿瘤：种类很多，阴茎癌占绝大多数。相对于海绵体而言，肿瘤在 T_1WI 和 T_2WI 上均呈低信号；边界不规则且不清楚，增强扫描呈不均匀强化，比正常海绵体强化程度略低。DWI 表现为扩散受限。患者无明确的外伤史、有升高的肿瘤标志物，有利于两者的鉴别。

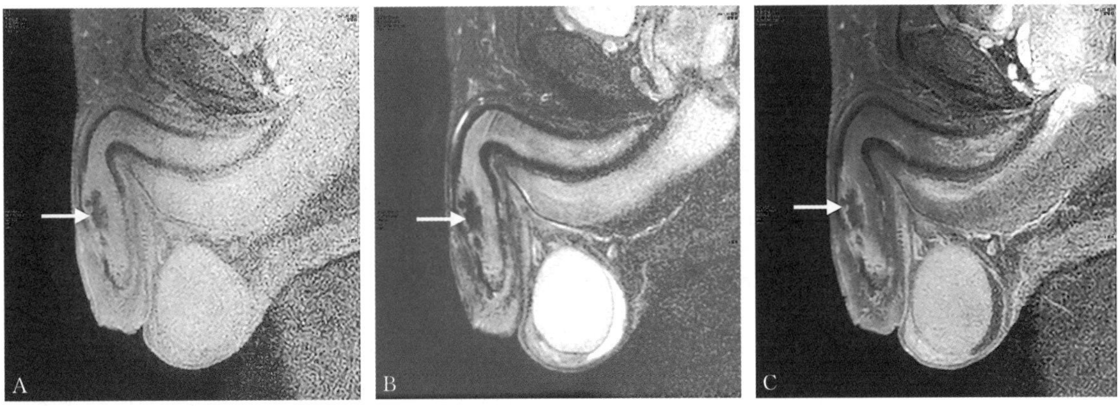

图 8－5 阴茎挫伤

注：患者，男性，44 岁，暴力性生活史。矢状位 T_1WI FS（A）和 SPAIR（B）示阴茎海绵体斑片状低信号（箭）；矢状位 T_1WI FS 增强（C）示病灶不强化，周围斑片状强化，提示病灶周围存在炎性反应（箭）。

8.1.3 尿道损伤

（1）概述

男性尿道解剖学以泌尿生殖膈为界分为前尿道和后尿道。后尿道损伤常是由一个巨大的剪切力引起，伴骨盆骨折和尿道膜部破坏。尿道膜部破裂与多器官损伤有关；而前尿道损伤常独立发生。前尿道损伤是由于骑跨伤使不动的尿道球部撞击耻骨支或阴茎断裂引起相邻尿道的撕裂。

外伤性尿道断裂是泌尿外科常见的损伤，骨盆骨折及会阴骑跨伤时常合并外伤性尿道断裂，患者伤情往往很严重，给其处理与救治带来极大的困难。

（2）病理

尿道损伤后，可引起局部纤维化和瘢痕形成。尿道瘢痕部位尿道腔变窄，甚至完全闭锁；腔内上皮变薄，易剥脱，部分为复层鳞状上皮；固有层不连续，海绵体的血管窦结构被纤维结缔组织所代替，且结缔组织与海绵体组织相互交错，无明显边界，但可见海绵体的血管窦受压、缩小；致密的结缔组织中有较多的细胞成分，部分有炎性细胞的浸润。

（3）临床表现

尿道断裂的典型临床表现为不能排尿、尿道口滴血和明显的膀胱充盈。其他症状还表现为明显血尿、直肠指检扪及高骑式前列腺（前列腺上浮）、尿流减少、尿分叉或双流及淋漓不尽。不能排尿、导尿管无法置入是尿道损伤的第 1 个征象，其后会出现可扪及的创伤后狭窄区硬化。

（4）MRI 表现

尿道断裂表现为尿道白膜及尿道海绵体中断、错位，断端嵌插（图 8－6），尿液外渗表现为 T_2WI 高信号液体影积聚（图 8－7）。外伤或手术后形成的尿道狭窄 MRI 平扫就可清晰显示，表现为 T_2WI 低信号的尿道局部狭窄，此为直接征象；其上游尿道可见扩张，此为间接征象。MRI 可精确定位尿道狭窄的部位，周围阴茎海绵体的纤维组织瘢痕。瘢痕范围＜1.5 cm 为轻度，≥1.5 cm 为重度。瘢痕表现为斑片状 T_1WI 和 T_2WI 低信号，增强扫描后无强化，若见斑片状强化，提示局部存在活动性炎症（图 8－8）。

（5）诊断要点

患者多有明确外伤史；T_2WI 低信号的尿道局部狭窄（直接征象）、其上游尿道扩张（间接征象）提示尿道狭窄。尿道瘢痕表现为狭窄尿道周围 T_1WI、T_2WI 斑片状低信号，增强扫描强化提示活动性炎性反应可能。

（6）鉴别诊断

根据明确外伤史或导尿管留置史，结合临床表现和 MRI 直接征象和间接征象，通常不难诊断。尿道损伤的鉴别取决于损伤部位。前尿道损伤需与阴茎损伤鉴别。阴茎折断时低信号白膜不连续。后尿道损伤须与膀胱损伤、直肠损伤相鉴别。T_2WI 显示高信号外渗的位置，可明确其损伤部位。

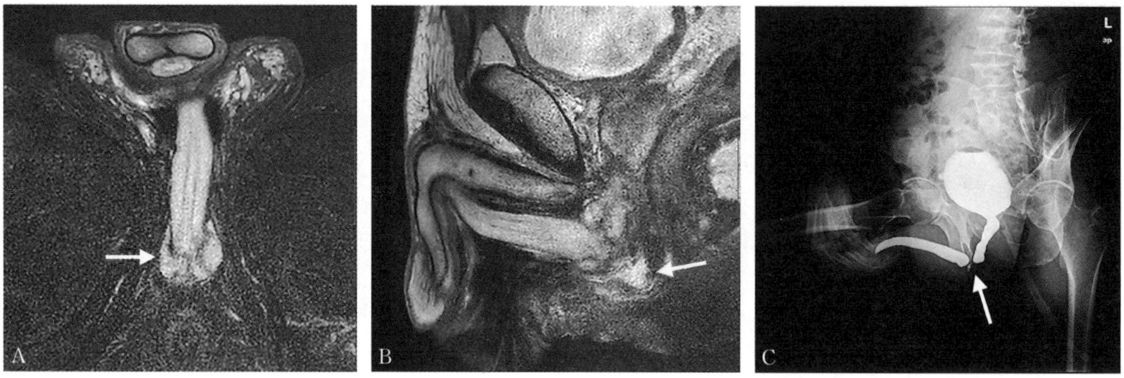

图 8－6 尿道断裂

注：患者，男性，44 岁，高处坠落伤。横断位 SPAIR（A）、矢状位 T_2WI（B）显示尿道海绵体及其周围白膜、尿道连续性中断，断端嵌插（箭）；尿道造影（C）证实尿道连续性中断（箭）。

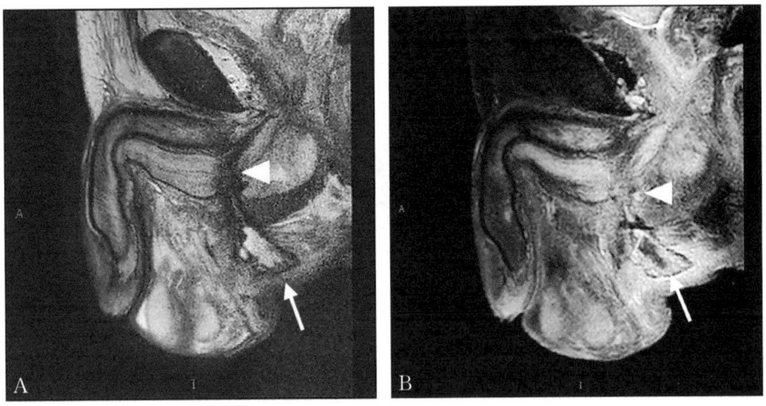

图 8-7　尿道断裂伴尿液外溢包裹机化

注：患者，男性，23 岁，骑跨伤。矢状位 T_2WI(A)显示尿道海绵体中断（箭头），其断裂处下方尿液外渗并包裹机化，呈团块状高信号伴低信号边缘（箭）；矢状位 T_1WI 增强扫描(B)显示尿道断裂处可见不均匀强化（箭头），外渗尿液无强化（箭）。

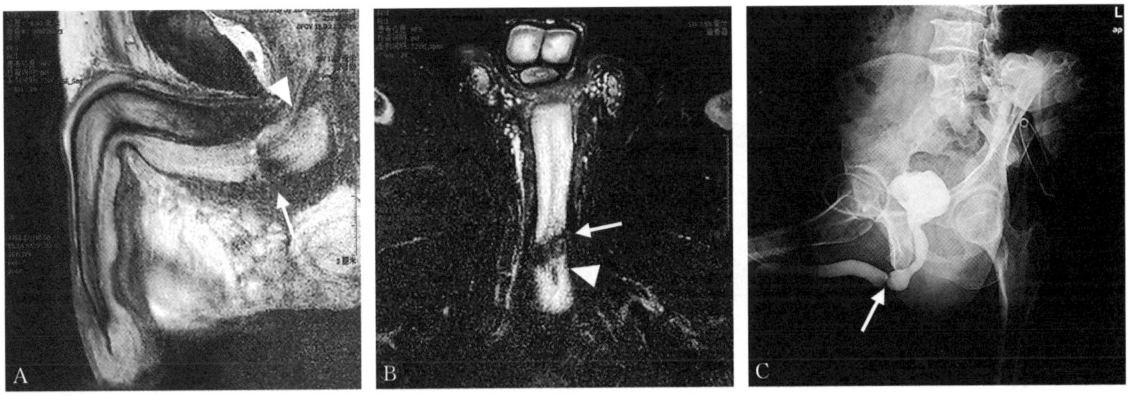

图 8-8　尿道狭窄伴瘢痕形成

注：患者，男性，33 岁，车祸伤致尿道断裂，手术修复后尿道狭窄伴周围瘢痕形成。矢状位 T_2WI(A)、横断位 SPAIR(B)显示尿道球部低信号灶，与局部尿道分界不清（箭），其上游尿道扩张（箭头）；尿道造影(C)显示尿道局部狭窄，周围瘢痕组织无法显示（箭）。

8.2　阴茎肿瘤性病变

阴茎肿瘤种类很多，包括恶性和良性两类，其中起源于阴茎上皮细胞的阴茎癌占绝大多数，少数为良性肿瘤及癌前期病变。阴茎癌是一种起源于阴茎头、冠状沟和包皮内板黏膜及阴茎皮肤的恶性肿瘤，是阴茎最常见的恶性肿瘤，占阴茎肿瘤的 90%～97%。长期包茎及包皮过长被认为是阴茎癌的诱因，部分病例可由白斑、皮角、增殖性红斑及尖锐湿疣等癌前病变恶变而来。此外，人乳头瘤病毒（HPV）感染、吸烟、阴茎损伤、性伙伴数量与阴茎癌的发病也有一定关系。

8.2.1　阴茎鳞癌

(1) 概述

阴茎鳞癌是起源于阴茎鳞状上皮的恶性肿瘤，是阴茎最常见的恶性肿瘤，多发于 40～70 岁的男性，在亚洲和非洲男性中常见。阴茎鳞癌与 HPV 16、18 亚型有关。前列腺和直肠恶性肿瘤可转移到阴茎。对于尚未侵犯海绵体的肿瘤，阴茎切除术后 3 年生存率达 95%，5 年生存率 70%，但若已出现海绵体浸润和淋巴结转移，则生存率大大下降。

（2）病理

阴茎鳞状细胞癌通常发生在阴茎龟头或包皮内接近冠状沟的区域。肉眼观呈乳头型或扁平型，乳头型似尖锐湿疣，或呈菜花样外观；扁平型局部黏膜表面灰白，增厚，表面可见裂隙，逐渐可出现溃疡。镜下为分化程度不一的鳞状细胞，一般分化较好，有明显的角化。

（3）临床表现

早期临床表现为菜花状或不规则团块样肿物、丘疹、溃疡及疣等，进而溃烂、边缘硬而不整齐，有脓性恶臭分泌物；继续发展可侵犯整个海绵体，出现排尿困难。除非有溃疡形成或感染，一般无痛感。肿瘤进展缓慢，早期转移至腹股沟和髂淋巴结，广泛播散极其少见。肿瘤远处转移可出现转移部位的相应症状和全身消瘦、贫血及食欲不振等恶病质表现。

（4）MRI 表现

相对于阴茎海绵体而言，肿瘤在 T_1WI 和 T_2WI 图像中均呈低信号；边界不规则且不清楚，增强扫描可见不均匀的强化，强化程度低于正常海绵体，DWI 表现为扩散受限（图 8－9）。MRI 检查有助于阴茎癌的术前评估，确定肿瘤侵犯白膜、阴茎或尿道的深度；对阴茎恶性肿瘤进行分期，亦可评价术后并发症和肿瘤的深部或局部复发。阴茎鳞癌目前多采用 Jackson 分期系统：Ⅰ期，病灶局限于龟头和包皮；Ⅱ期，肿瘤累及阴茎柄；Ⅲ期，肿瘤侵犯腹股沟淋巴结；Ⅳ期，出现盆腔淋巴结转移和远处转移。

（5）诊断要点

阴茎鳞癌的 MRI 有一定特征性，表现为“三低”：T_1WI 和 T_2WI 均呈相对“低”信号，增强扫描呈相对“低”强化。

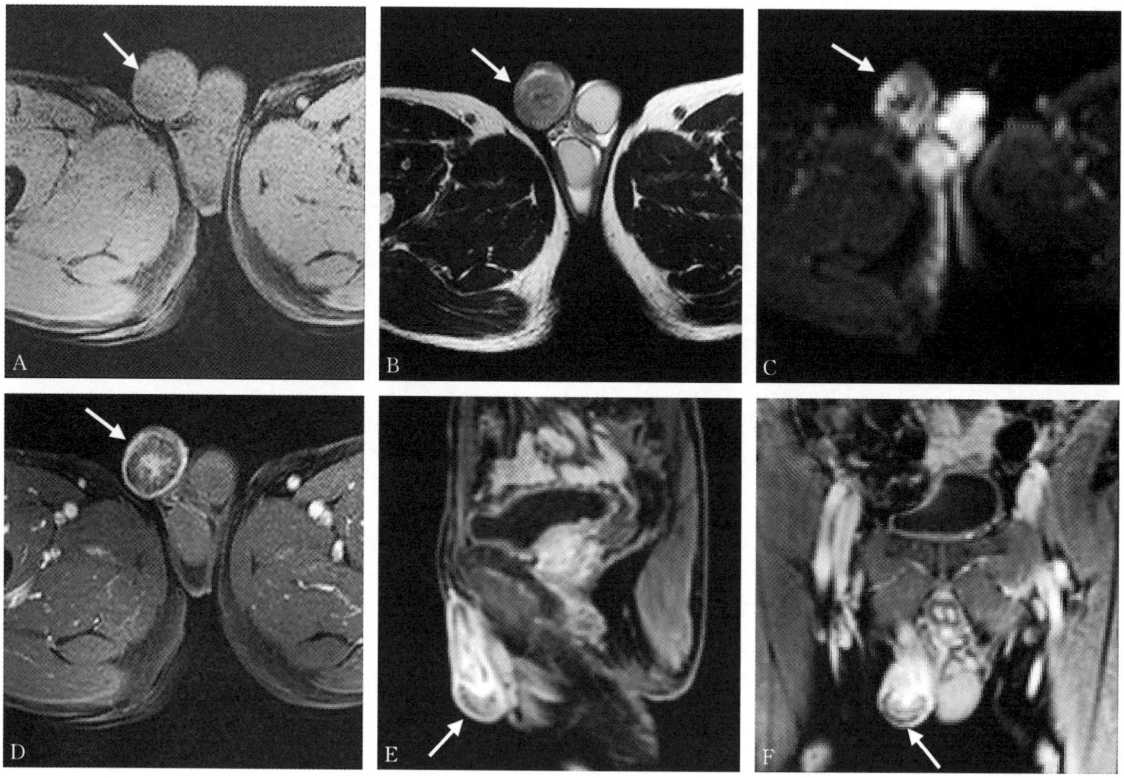

图 8－9 阴茎鳞癌

注：患者，男性，68 岁，阴茎肿物入院。横断位 T_1WI FS(A)和 T_2WI(B)示龟头处相对低信号软组织团块影（箭）；横断位 DWI(C)示病灶不均匀高信号（箭）；横断位、矢状位和冠状位增强扫描（D～F）见肿瘤强化，但相对于阴茎海绵体仍呈低信号（箭）。

（6）鉴别诊断

1）阴茎挫伤：也可表现为高信号的阴茎海绵体内局灶性的低信号区域，有时与阴茎鳞癌难以鉴别。然而阴茎挫伤多有明确的外伤史，病灶以长条状多见，白膜清晰、完整、连续。而阴茎鳞癌可伴有肿瘤标志物升高，可见肿块向周围浸润表现，可用于两者的鉴别。

2）阴茎栓塞：MRI 表现为阴茎海绵体长条状的异常信号，增强扫描呈相对低信号，有时与阴茎鳞癌容易混淆。阴茎栓塞 T_1WI 多呈高信号，有别于阴茎鳞癌的低信号，这是两者的鉴别点。另外，MRA 或 CTA 可见阴茎海绵体供血动脉狭窄或闭塞，DSA 可确诊。

3）尿道癌：是发生于尿道的恶性肿瘤，以尿道球部和膜部多见，T_1WI 和 T_2WI 均呈相对低信号，增强后渐进性强化，但较海绵体强化弱，呈相对低信号，与阴茎鳞癌的表现类似。两者的鉴别有赖于 MRI 对病灶部位的精确定位。

8.2.2　尿道癌

（1）概述

尿道癌（urethral carcinoma）好发于 50 岁以上的中老年人，男女比例为 1∶4，是最常见的尿道恶性肿瘤。病因常为性传播疾病，慢性尿道炎症，尿道狭窄和 HPV 16 感染。男性尿道癌最常见的部位是尿道球部和膜部，占 60％左右，其次是尿道海绵体部（30％）和尿道前列腺部（10％）。

（2）病理

60％位于球膜部，其中 80％为移行细胞癌，10％为鳞状细胞癌，10％为腺癌；30％的尿道癌位于尿道前列腺部，其中 90％为鳞癌，10％为移行细胞癌。

（3）临床表现

包括①尿道分泌物，常为早期表现，可呈浆液性、血性，亦可出现尿道滴血，并发感染时，分泌物可呈脓性。②排尿障碍，表现为尿痛、排尿困难、尿线变细、分叉或成滴沥状，可引起尿潴留。③尿道肿块。④阴茎异常勃起，药物及减压治疗无效。⑤并发症状，如感染可出现尿道周围脓肿，破溃后形成尿瘘，肿瘤可以从瘘口翻出，形成菜花样癌性溃疡。

MRI 检查的主要目的是进行肿瘤分期评估。目前使用较为广泛的是美国癌症联合委员会（American Joint Committee on Cancer，AJCC）第 8 版尿道癌 TNM 分期（表 8－1）。尿道癌的治疗主要为手术治疗，对于尿道远端 0 期或 A 期肿瘤，可行经尿道肿瘤切除术或电灼治疗，效果较好。若肿瘤侵犯尿道海绵体或远端尿道一半，可行阴茎部分切除术，切缘为肿瘤近端 2 cm 处。若肿瘤侵犯近端尿道或全部尿道，则需要行阴茎全切术。如触及腹股沟淋巴结肿大，须行髂腹股沟淋巴结清扫术。对于球膜部尿道肿瘤，推荐行根治性膀胱前列腺切除术、盆腔淋巴结清扫术和阴茎全切术，可提高远期生存率。

表 8－1　尿道癌 TNM 分期（2017 AJCC 第 8 版）

类型	分期	
男性尿道海绵体部和女性尿道	T_X	原发肿瘤无法评估
	T_0	无原发肿瘤证据
	T_a	非浸润性乳头状尿路上皮癌
	T_{is}	原位癌
	T_1	肿瘤侵及上皮下结缔组织
	T_2	肿瘤侵及以下任何之一：尿道海绵体，尿道周围肌组织
	T_3	肿瘤侵及以下任何之一：阴茎海绵体，阴道
	T_4	肿瘤侵及邻近结构（如膀胱壁）
尿道前列腺部	T_{is}	原位癌
	T_1	肿瘤侵及上皮下结缔组织
	T_2	肿瘤侵及前列腺实质
	T_3	肿瘤侵及前列腺周围脂肪组织
	T_4	肿瘤侵及邻近结构（如膀胱壁、直肠壁）
N（区域淋巴结）	N_X	区域淋巴结无法评估
	N_0	无区域淋巴结转移
	N_1	真骨盆/腹股沟单个区域淋巴结转移（膀胱周围、闭孔、髂内/外、骶前淋巴结转移）
	N_2	真骨盆多个区域淋巴结转移（膀胱周围、闭孔、髂内/外、骶前淋巴结转移）
M（远处转移）	M_0	无远处转移
	M_1	有远处转移

（4）MRI 表现

男性尿道癌表现为位于尿道的软组织肿块，

形态不规则，边界欠清，与尿道海绵体相比，肿块 T_1WI 和 T_2WI 均呈相对低信号，增强后渐进性明显强化，但由于阴茎海绵体血供非常丰富，肿瘤呈相对低信号；DWI 可见肿瘤弥散受限（图 8-10）。Ⅰ期病变 MRI 难以显示，当肿瘤侵犯阴茎海绵体、前列腺或尿道周围组织时 MRI 可以清晰地显示肿瘤的部位及浸润的范围，还可以判断盆腔及腹股沟区淋巴结是否肿大，明确肿瘤分期，这对于患者手术方式的选择非常重要。若尿道癌仅累及前 1/3 的尿道称为前尿道癌，若累及后 2/3 的尿道称为全尿道癌。前尿道癌的预后较全尿道癌好。

MRI 对女性尿道癌局部肿瘤分期具有重要的价值，鳞癌或移行细胞癌在 T_1WI 呈低信号，T_2WI 呈低至中等信号，增强后不均匀强化。腺癌 T_2WI 呈相对高信号，增强后不同程度强化。透明细胞腺癌均起源于尿道憩室，高宽比明显低于其他类型肿瘤，肿瘤内均有分隔，增强后明显不均匀强化，残余正常尿道大。MRI 难以显示Ⅰ期病变，Ⅱ期病变表现为 T_2WI 上正常阴道的靶征被破坏，Ⅲ期和Ⅳ期病变须与阴道或宫颈来源的肿瘤鉴别。

（5）诊断要点

尿道鳞癌和移行细胞癌：T_1WI 和 T_2WI 均呈相对低信号，增强扫描相对弱强化；尿道腺癌：T_2WI 呈相对高信号，增强扫描可见强化。

（6）鉴别诊断

尿道癌的鉴别有赖于 MRI 对病灶部位的精确定位。需要与阴茎癌及来源于前列腺、精索、膀胱的恶性肿瘤侵犯尿道鉴别。阴茎癌 T_1WI 和 T_2WI 均呈相对低信号，增强后渐进性明显强化，但呈相对低信号，与尿道癌表现类似，但阴茎癌多发生于龟头。而女性尿道癌需要与阴道、宫颈和膀胱等恶性肿瘤侵犯尿道鉴别。

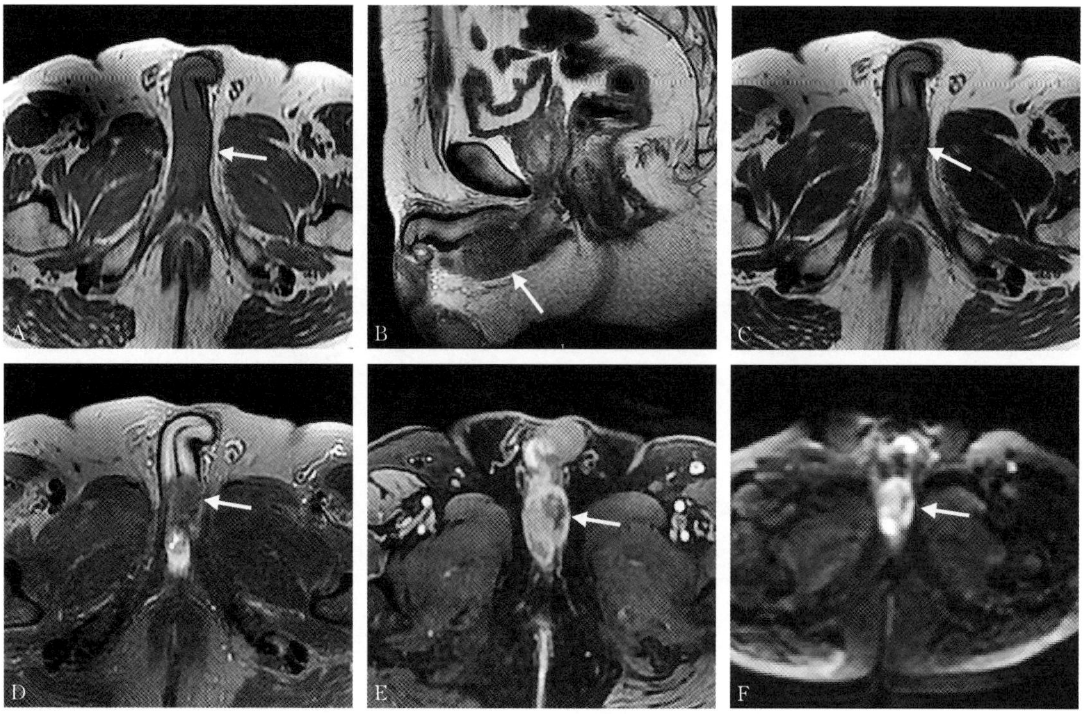

图 8-10 尿道癌

注：患者，男性，65 岁，排尿障碍半年余。T_1WI 横断位（A）、矢状位和横断位 T_2WI（B、C）及 T_2WI FS（D）显示前尿道一团块状低信号影（箭）；增强扫描动脉期（E）示肿块呈相对低信号（箭）；DWI（F）呈高信号（箭）。

8.3 阴茎炎症性病变

8.3.1 阴茎硬结症

（1）概述

阴茎硬结症（Peyronie's disease，PD）又称为阴茎纤维性海绵体炎、海绵体硬化病、海绵体纤维化等，是一种阴茎海绵体白膜和勃起组织之间的血管周围性炎症。它是一种以阴茎白膜纤维性斑块为特征的泌尿男科疾病，占泌尿外科男性就诊患者的0.3%～0.7%。本病发病率随年龄的增高而增加，以中年人最为多见，发病年龄45～60岁。本病有缓慢自发性消退的特征。就症状而言，与勃起相关的疼痛随时间的变化而缓解，但阴茎所发生的畸形不可逆转。一般认为病程在2年以上、伴有Dupuytren挛缩、斑块已经发生钙化和阴茎弯曲度大于45°者无法自发性消退。

阴茎硬结症病因不明，可能与Dupuytren挛缩、白膜硬化、外伤、尿道器械操作、糖尿病、痛风、Peget病、感染、自身免疫疾病、HLAs异常及使用β-受体阻滞剂相关，或为全身性纤维瘤样病的局部表现。目前多认为阴茎硬结症的诱发因素是创伤，是由于勃起的阴茎受到使之发生弯曲的力（Buckling），如暴力性生活，从而导致损伤的结果。此外，经尿道前列腺电切后留置导尿管、夜间勃起引起阴茎Buckling均可造成阴茎损伤甚至白膜断裂。

（2）病理

根据PD病程，可将其分为3个阶段：炎性硬结、纤维性硬结和含钙化的混合性硬结。组织病理和免疫组织化学显示阴茎硬结斑块为瘢痕组织，含有弹力纤维、胶原和纤维蛋白，是一种局部的伤口异常愈合的过程。斑块内含有大量的Ⅲ型胶原，造成了斑块的挛缩和阴茎勃起时畸形。

（3）临床表现

阴茎硬结症的临床表现可以概括为早期和晚期三联症。早期三联症：阴茎结节、痛性阴茎勃起和/或勃起时阴茎畸形；晚期三联症：阴茎硬结、勃起时稳定的阴茎畸形和勃起功能障碍。因为阴茎硬结症是自限性疾病，有些患者可以自愈或缓解，因此无须手术治疗，多采用维生素E、对氨基苯甲酸（PABA）、秋水仙碱、他莫昔芬和皮质激素等治疗。

（4）MRI表现

MRI用于发现临床无法触及且超声无法观察到的早期PD病变（炎症阶段）；评估斑块的性质、范围、是否存在炎性活动；评估斑块与阴茎内血管的关系，指导临床选择合适的治疗方法。

炎性硬结：表现为阴茎海绵体白膜局部增厚，T_1WI呈等信号，T_2WI呈高信号或混杂信号伴周围阴茎海绵体高信号（水肿），增强扫描可见强化（图8-11）。

纤维性硬结：表现为阴茎海绵体白膜局部增厚，可呈结节状或斑片状，T_1WI和T_2WI均为低信号，周围无或存在少许稍高信号影，增强扫描无或仅有轻度强化，呈小条状（图8-12）。

含钙化的混合性硬结：表现为阴茎海绵体白膜局部增厚呈结节状，T_1WI低信号，T_2WI低信号（约70%）或稍高信号（约30%），增强扫描无明显强化，周围水肿多不明显。MRI对于细小钙化的显示敏感度不高，CT平扫见阴茎海绵体白膜走行区域点状或结节状的钙化影（图8-13）。

（5）诊断要点

阴茎海绵体白膜局部增厚；斑块及其周围T_2WI呈高信号，增强扫描有强化，提示炎性硬结。斑块T_1WI和T_2WI均呈低信号，提示纤维硬结或钙化硬结，后者CT扫描可见钙化。

（6）鉴别诊断

阴茎硬结症需与阴茎可触及结节的病变如阴茎断裂和阴茎癌鉴别。①阴茎断裂：表现为阴茎海绵体白膜连续性中断，呈T_2WI高信号，周围亦可见斑片状水肿；急性期伴出血见局部T_1WI高信号。患者多有明确的外伤史，结合临床资料可资鉴别。②阴茎鳞癌多为40岁以上的成年人，阴茎头部出现外生性或溃疡性肿块。MRI表现为阴茎海绵体内的团块状异常信号，T_1WI和T_2WI均呈低信号，强化程度低于正常阴茎海绵体。病灶较阴茎硬结大，位于海绵体内，邻近更低信号的白膜多连续完整，可资鉴别。

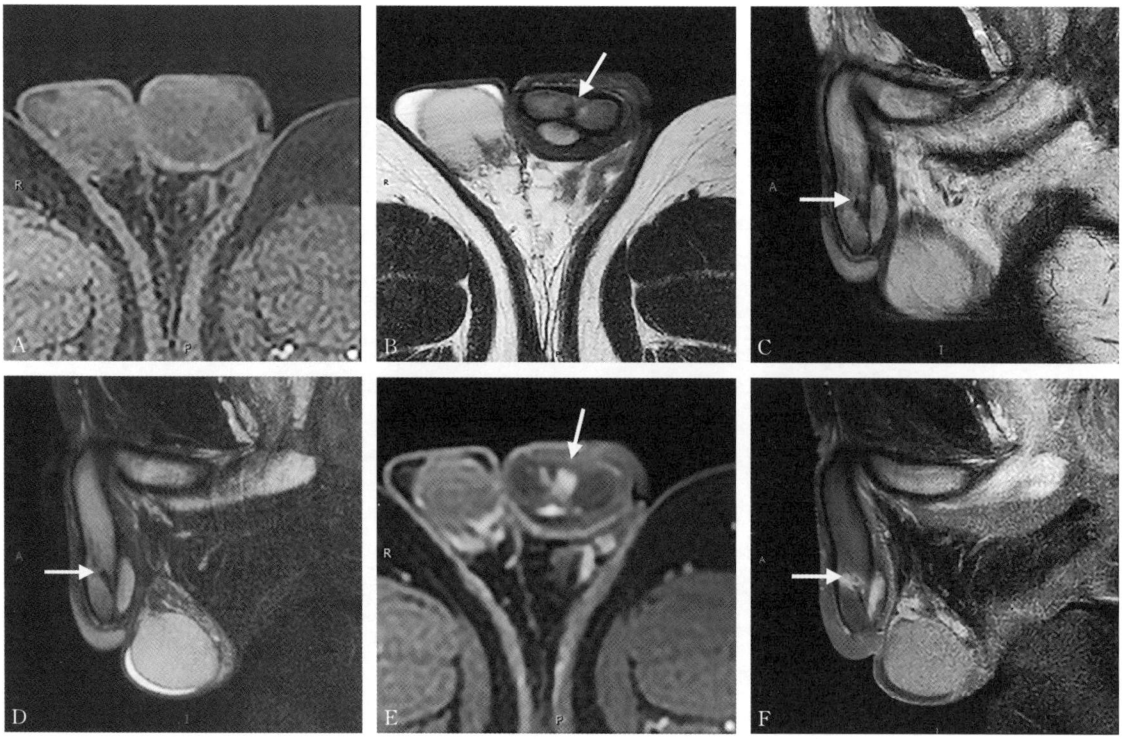

图 8-11 阴茎硬结症(炎性硬结)

注:患者,男性,33 岁,诉性交时阴茎疼痛。横断位 T_1WI FS(A)、横断位和矢状位 T_2WI(B、C)及矢状位 SPAIR(D)显示阴茎海绵体远段中间白膜局部结节状增厚,T_1WI 和 T_2WI 均呈低信号(箭);横断位和矢状位 T_1WI FS 增强(E、F)显示硬结及周围组织延迟强化(箭)。

8.3.2 尿道炎性狭窄

(1) 概述

炎性尿道狭窄是泌尿系统常见病,多见于男性,临床上常见有先天性尿道狭窄,如先天性尿道外口狭窄、尿道瓣膜、精阜肥大、尿道管腔先天狭窄等危险因素,炎性尿道狭窄常因尿道管腔感染所致,也可因外伤初期处理不当所致,或医源性原因如导尿管留置等引起。

(2) 病理

尿道损伤和管腔感染后,管壁可见水肿,局部纤维化和瘢痕形成;腔内上皮变薄,部分为复层鳞状上皮;固有层不连续,海绵体的血管窦结构被纤维结缔组织代替,两者相互交错,海绵体的血管窦受压、缩小;致密的结缔组织中有较多的细胞成分,可见炎性细胞浸润。

(3) 临床表现

尿道狭窄的症状因其程度、范围和发展过程而有不同:①排尿困难,呈渐进性排尿不畅,尿流变细,有时排尿中断,排尿淋漓,甚至不能排尿;②尿潴留;③尿失禁;④上尿路病理性改变,如肾积水、肾萎缩、肾功能不全;⑤阴茎勃起异常;⑥肛门排便异常。

(4) MRI 表现

尿道管腔感染可见尿道局部管壁增厚、水肿,T_1WI 低信号,T_2WI 高信号,增强后可见延迟强化。T_2WI 呈相对低信号的尿道管腔局部狭窄,此为直接征象;其上游尿道可见扩张,此为间接征象。MRI 可精确定位尿道狭窄部位和狭窄范围。尿道中注入 0.9%氯化钠溶液后行排泄性尿路造影能够更加清晰地显示尿道狭窄的部位和长度,测量狭窄段长度较常规尿道造影更准确(图 8-14)。

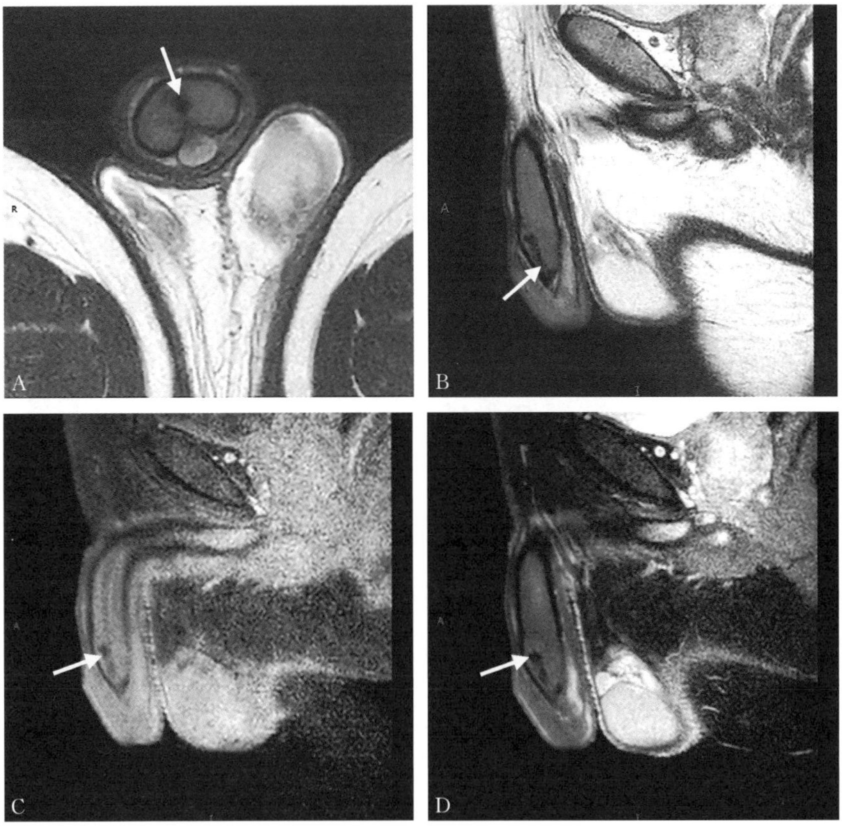

图 8-12 阴茎硬结症(纤维硬结)

注:患者,男性,49 岁,诉阴茎勃起时酸胀不适。横断位和矢状位 T_2WI(A、B)、矢状位 T_1WI(C)显示阴茎海绵体远段中间白膜局部结节状增厚,T_1WI 和 T_2WI 均呈低信号(箭);矢状位 T_1WI FS 增强(D)显示硬结强化不明显(箭)。

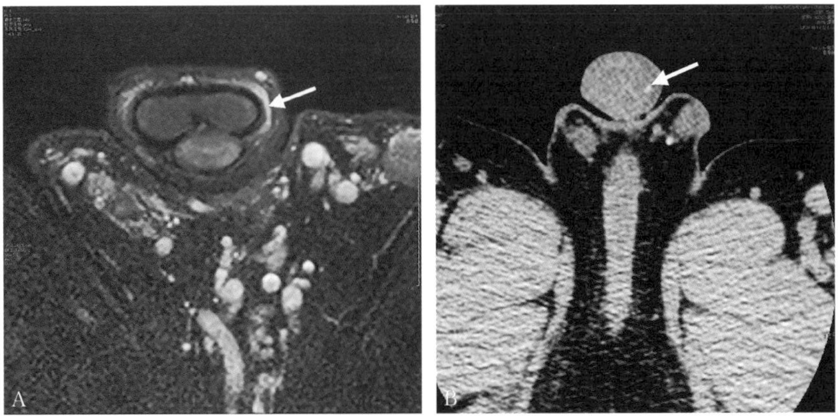

图 8-13 阴茎硬结症(钙化硬结)

注:患者,男性,67 岁,诉勃起时阴茎向左侧弯曲 30°。横断位 SPAIR(A)示左侧阴茎海绵体外侧白膜局部稍增厚,钙化显示欠佳(箭);横断位 CT 平扫(B)见左侧阴茎海绵体外侧白膜点状钙化灶,提示钙化硬结(箭)。

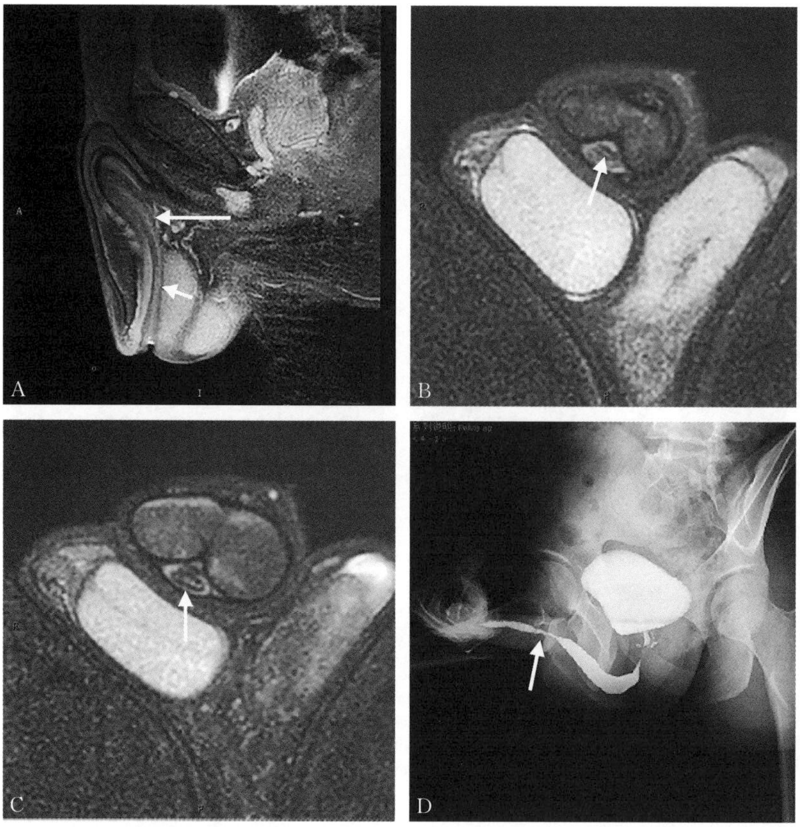

图 8-14　炎性尿道狭窄

注：患者，男性，28 岁，因排尿不畅就诊，反复尿路感染史 4 年余。矢状位 SPAIR(A)显示尿道远端狭窄(短箭)，其上游尿道扩张(长箭)；横断位狭窄段 SPAIR(B)见黏膜增厚，管腔狭窄(箭)；横断位扩张段 SPAIR(C)见黏膜均匀，管腔扩张(箭)；尿道造影(D)见尿道远端管腔毛糙，不均匀狭窄(箭)。

(5) 诊断要点

尿道壁增厚水肿，T_2WI 呈高信号；局部尿道狭窄。

(6) 鉴别诊断

1) 尿道损伤后瘢痕狭窄：MRI 表现与炎性尿道狭窄类似，可见狭窄段及上游尿道扩张。然而两者的成因不同，尿道损伤具有明确的外伤史或临床操作史，如导尿管留置等，并可见局部低信号的瘢痕影；而炎性尿道狭窄见局部尿道壁增厚水肿，患者有长期的尿道感染史。

2) 尿道癌：表现为位于尿道外的相对低信号软组织肿块，形态不规则，边界欠清，增强后渐进性明显强化，但仍较阴茎海绵体强化弱；DWI 可见肿瘤弥散受限。而炎性尿道狭窄一般无肿块形成。

8.4　尿道憩室

(1) 概述

尿道憩室(urethral diverticulum)为尿道周围与尿道相通的囊性腔隙，可分为先天性和后天性 2 种，儿童尿道憩室罕见，多为先天性病变。绝大部分尿道憩室为获得性病变，以 30～50 岁女性多见，女性发病率 0.6%～6%。多为单发，位于尿道与阴道之间；男性则多位于阴茎阴囊交界处的尿道腹侧。

(2) 病理

先天性尿道憩室多位于阴茎部及球部尿道，位于尿道腹侧，憩室有上皮细胞覆盖，壁内有平滑肌纤维，憩室口多宽大。后天性憩室可发生于尿道任何部位，憩室壁为机化的纤维组织，憩室口大小不一，一般口较小。

(3) 临床表现

憩室大小及颈部宽窄不同，造成的尿路梗阻程度和症状亦不同。小的憩室无临床症状，不易被发现。憩室较大，在排尿时由于尿液灌入憩室内，可在尿道腹侧看到或触及肿块，压缩时肿块缩小，可有尿液自尿道口滴出。憩室可继发感染、结石，穿破后形成尿瘘。

(4) MRI 表现

环绕尿道大部或一周的囊性信号影，单发或多发，单囊或有分隔，窄颈或宽颈，圆形、U 形或马鞍状。T_2WI 高信号、T_1WI 低信号，信号均匀(图 8-15、8-16)。憩室内出血或含有大量蛋白成分时，T_1WI 呈高信号，T_2WI 呈低信号。感染为尿道憩室的常见并发症，表现为囊内信号不均匀，可见液-液平面，尿道憩室内结石发病率约10%，T_1WI 和 T_2WI 上均为极低信号。尿道憩室癌变目前报道约 100 多例，其中腺癌最常见(60%)，其次是移行细胞癌(30%)。MRI 表现为病灶包绕尿道部分尿道外壁不光滑，并可见不规则不均匀软组织信号影附着。

(5) 诊断要点

尿道周围囊性病灶，包绕尿道；可见分隔；病灶无强化。

(6) 鉴别诊断

1) 尿道癌：位于尿道外的不规则软组织肿块，T_2WI 呈相对低信号，增强后渐进性明显强化，DWI 见肿瘤扩散受限。尿道憩室呈典型的囊性表现，内可见细线样分隔。

2) 尿道炎症：见尿道壁“环形”T_2WI 高信号水肿，与较小的尿道憩室会发生混淆。但其高信

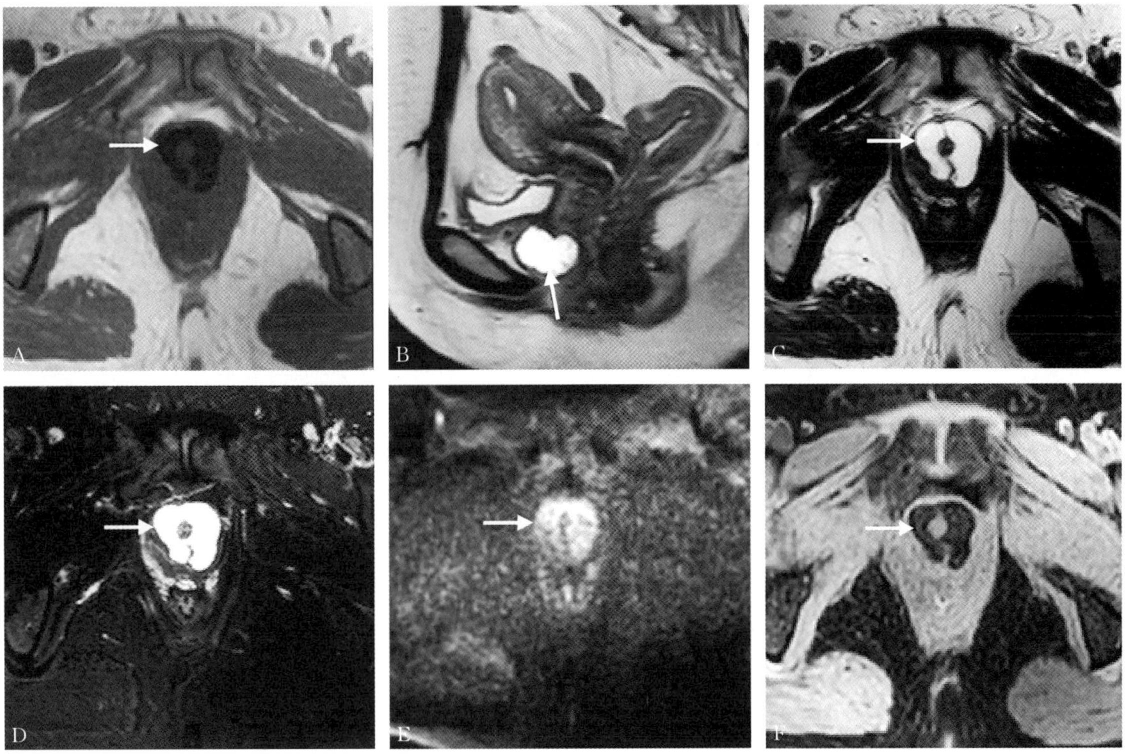

图 8-15 尿道憩室(一)

注：患者，女性，48 岁，因排尿不适就诊。横断位 T_1WI(A)、矢状位和横断位 T_2WI(B、C)及横断位 SPAIR(D)示尿道走行区“马鞍状”影；病灶环绕尿道一周，T_1WI 低信号，T_2WI 水样高信号，其内可见分隔(箭)；横断位 DWI(E)见病灶扩散受限；增强扫描(F)见病灶无强化(箭)。

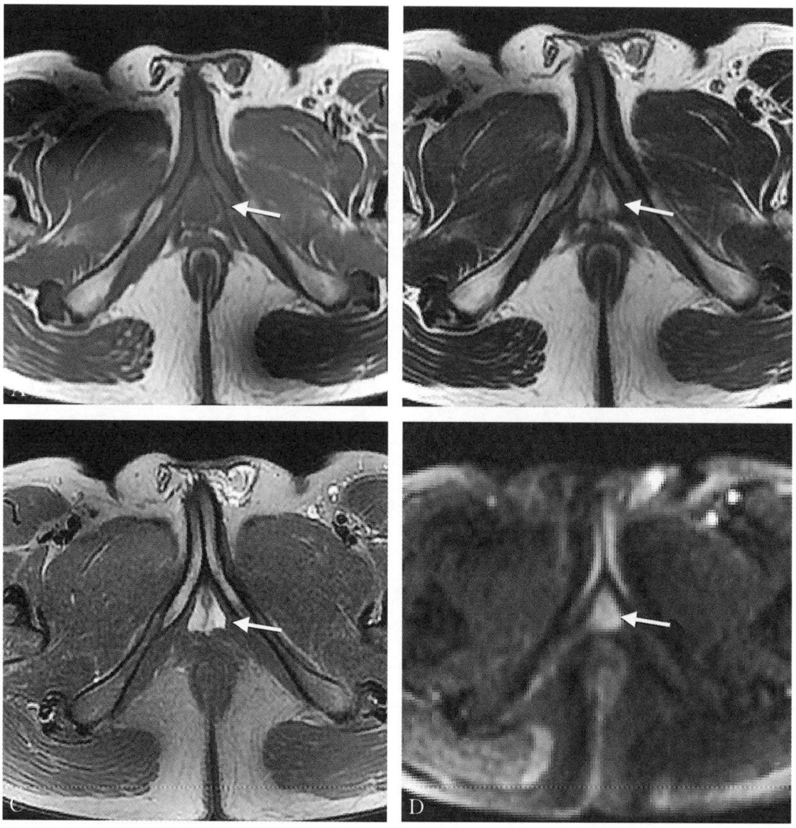

图 8－16　尿道憩室(二)

注：患者，男性，51 岁，尿道下裂术后 1 年余。横断位 T_1WI(A)和 T_2WI(B)见尿道周围 T_1WI 低信号、T_2WI 高信号影(箭)；横断位 SPAIR(C)见病灶信号未被抑制(箭)；DWI(D)示病灶扩散受限(箭)。

号环位于尿道轮廓内，可伴局部尿道的狭窄；而尿道憩室环形高信号位于尿道轮廓外，范围局限，其内可见分隔。

3）尿道断裂：可引起外渗并局部机化包裹，表现为尿道外局部团块状的囊性信号灶，囊壁较厚且不规则，呈低信号。可见与尿道之间的窦道。而尿道憩室壁光整且菲薄，病灶紧贴于尿道周围。

（孙奕波　周　滟　许建荣　强金伟）

参考文献

[1] 王焕军，关键，林晋华，等．高场强磁共振成像对阴茎硬结症的诊断价值[J]．中华男科学杂志，2016，22(9)：787－791．

[2] ANDRESEN R, WEGNER H E, MILLER K, et al. Imaging modalities in Peyronie's disease. An intrapersonal comparison of ultrasound sonography, X-ray in mammography technique, computerized tomography, and nuclear magnetic resonance in 20 patients [J]. Eur Urol, 1998, 34(2): 128－135.

[3] ANDRICH D E, O'MALLEY K J, SUMMERTON D J, et al. The type of urethroplasty for a pelvic fracture urethral distraction defect cannot be predicted preoperatively [J]. J Urol, 2003, 170: 464－467.

[4] BARBER E, DOMES T. Painful erections secondary to rare epithelioid hemangioma of the penis [J]. Can Urol Assoc J, 2014, 8(9－10): E647－649.

[5] BERTOLOTTO M, PAVLICA P, SERAFINI G, et al. Painful penile induration: imaging findings and management [J]. Radiographics, 2009, 29(2): 477－493.

[6] KULKARNI S B, JOSHI P M, HUNTER C, et al. Complex posterior urethral injury [J]. Arab J Urol, 2015,13(1):43-52.

[7] PARKER R A, MENIAS C O, QUAZI R, et al. MR imaging of the penis and scrotum [J]. Radiographics, 2015,35(4):1033-1050.

[8] PAWLOWSKA E, BIANEK-BODZAK A. Imaging modalities and clinical assesment in men affected with Peyronie's disease [J]. Pol J Radiol, 2011, 76(3): 33-37.

9 女性生殖系统 MRI 检查技术及正常表现

9.1 女性生殖系统 MRI 检查技术

常规磁共振成像(magnetic resonance imaging, MRI)具有无辐射损伤、组织分辨率高和多平面、多参数成像的优势,在显示女性盆腔解剖及疾病方面较超声和 CT 更准确和特异,在评价妇科疾病方面起着越来越重要的作用,已逐步成为女性盆腔疾病的首选和主要影像检查技术。近年来,随着磁共振软件及硬件的发展,功能磁共振成像(functional MRI, fMRI)越来越多地应用于女性盆腔疾病的研究中。妇科常用的 fMRI 包括弥散加权成像(diffusion weighted imaging, DWI)、动态对比增强 MRI(dynamic contrast-enhanced MRI, DCE-MRI)和磁共振波谱成像(magnetic resonance spectroscopy, MRS)等,在女性盆腔中的应用逐渐增多,主要应用于恶性肿瘤的诊断、分级与分期、疗效评价和预后预测等方面。

9.1.1 常规 MRI 检查

(1) MRI 检查设备及线圈

1.5 T 或 3.0 T 高场强磁共振扫描仪,体部多通道相控阵线圈。

(2) 检查前准备

A. 确认患者有无幽闭恐惧症及禁忌证,如装有心脏起搏器、人工瓣膜、动脉瘤夹、血管内滤器或栓塞钢圈、植入体内的任何电子装置或药物灌注装置等。

B. 体内其他植入物经手术医生确认为非磁性物体者可行 MRI 检查。

C. 放置金属节育环的患者,须取环后才能行 MRI 检查;放置曼月乐环(不含金属)的患者,可常规进行 MRI 检查。

D. 告知患者对比剂及解痉镇静剂可能会存在的不良反应。

E. 妊娠期妇女进行 MRI 检查时,应进行风险-受益比评估,虽然未记录 1.5 T 磁共振会影响胎儿发育,但目前仍不建议妊娠早期妇女进行

MRI 检查。

F. 膀胱准备：检查前适度充盈膀胱，膀胱过度充盈可引发患者不适，引起运动伪影。

G. 阴道内充填超声耦合剂可有助于观察阴道壁及阴道与宫颈之间的对比，有利于探查阴道肿瘤或阴道穹隆的占位性病变。

H. 急症或危重症患者，应有临床医生陪同。

（3）检查体位及扫描范围

A. 头或脚先进，平躺仰卧、身体居中，使患者感觉舒适，双臂置于身体两侧，自由呼吸但尽量表浅，以降低腹壁呼吸伪影。

B. 扫描范围自肾脏下极至股骨头，冠状位包括肾门，横断位自肚脐水平至耻骨联合下缘。

（4）MRI 常规扫描序列

1）常规盆腔 MRI 扫描序列：

A. 矢状位 T_2WI。

B. 横断位 TSE T_1WI、T_2WI 脂肪抑制（FS）。

C. 冠状位 T_2WI。

D. 横断位或矢状位 DWI，b 值 0、800 或 1 000 s/mm^2。

E. 增强横断位、矢状位及冠状位 T_1WI FS。

2）子宫内膜癌常规序列（以子宫体为中心）：

A. 三层面快速 Haste 序列定位图：层厚 7 mm，盆腔横断位、矢状位和冠状位，每个层面 6～7 层。

B. 矢状位 T_2WI 和 FS 序列：以子宫体长轴为中心的矢状位。

C. 横断位 TSE T_1WI、T_2WI FS：垂直于子宫体长轴的子宫横断位。

D. 冠状位 T_2WI：平行于子宫体长轴的斜冠状位。

E. 横断位或矢状位 DWI，b 值 0、800 或 1 000 s/mm^2。

F. 增强横断位、矢状位及冠状位 T_1WI FS。

推荐序列：①小视野、高分辨矢状位和横断位或冠状位 T_2WI。②小视野高分辨 DWI（resolved DWI）。③矢状位 T_1WI FS 动态增强。

扫描定位参考：矢状位、横断位及冠状位均是针对子宫内膜腔的正交矢状位、横断位及冠状位。①矢状位扫描：与宫体长轴平行，在正交冠状位和横断位分别定位，如图 9-1 所示。②横断位扫描：与宫体长轴垂直，在正交矢状位及冠状位分别定位，如图 9-2 所示。③冠状位扫描：与宫体长轴平行，在正交矢状位及横断位分别定位，如图 9-3 所示。

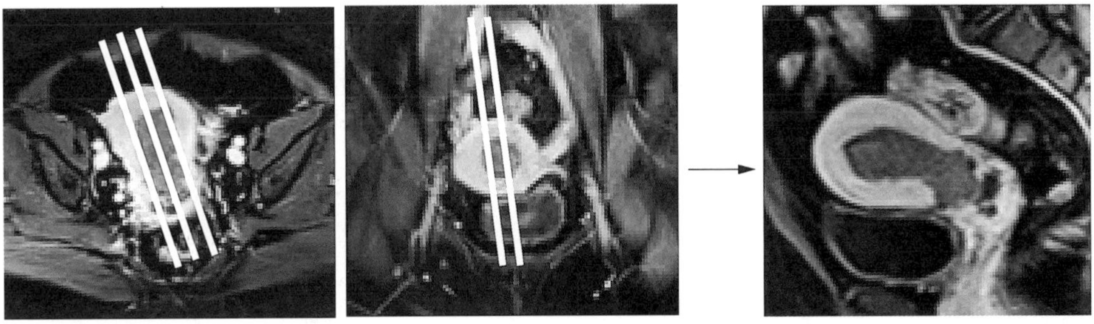

图 9-1　子宫矢状位扫描定位参照图

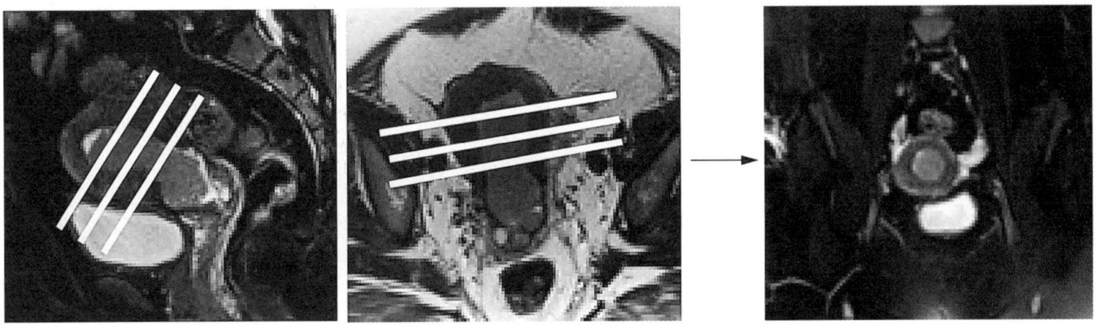

图 9-2　子宫横断位扫描定位参照图

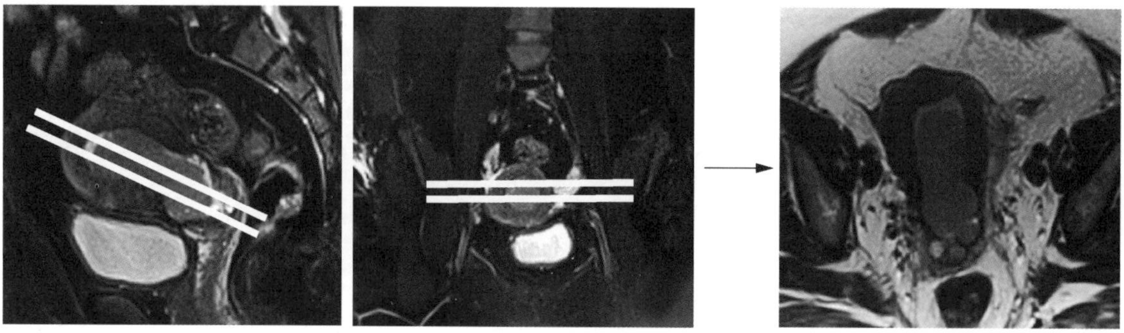

图 9-3　子宫冠状位扫描定位参照图

3）宫颈癌常规序列（以子宫颈为中心）：

A. 矢状位 T_2WI。

B. 横断位 TSE T_1WI、T_2WI FS。

C. 冠状位 T_2WI。

D. 横断位或矢状位 DWI，b 值 0、800 或 1 000 s/mm^2。

E. 增强横断位、矢状位及冠状位 T_1WI FS。

推荐序列：①小视野、高分辨矢状位及横断位或冠状位 T_2WI。②小视野高分辨 DWI（resolved DWI）。③矢状位 T_1WI FS 动态增强。

扫描定位参考：矢状位、横断位及冠状位均是针对宫颈管的正交矢状位、横断位及冠状位。①矢状位扫描：与宫颈长轴平行，在正交横断位和冠状位分别定位，如图 9-4 所示。②横断位扫描：与宫颈垂直，在正交矢状位及冠状位分别定位，如图 9-5 所示。③冠状位扫描：与宫颈长轴平行，在正交矢状位及横断位分别定位，如图 9-6 所示。

4）妇科生殖道发育畸形常规序列：

A. 矢状位 T_2WI。

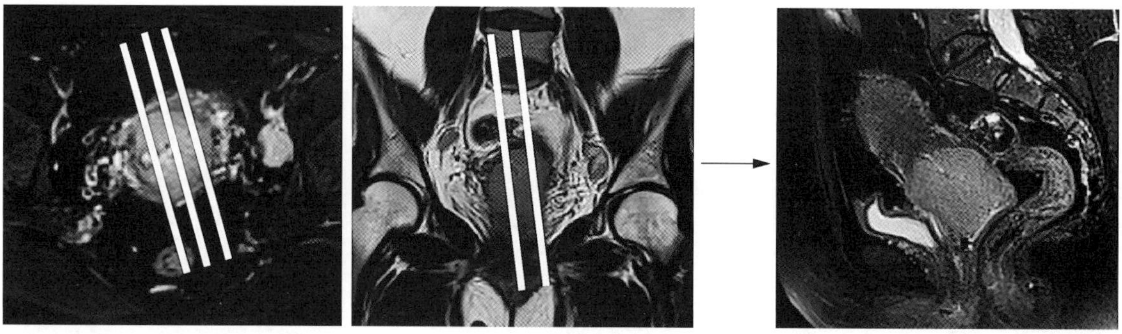

图 9-4　宫颈矢状位扫描定位参照图

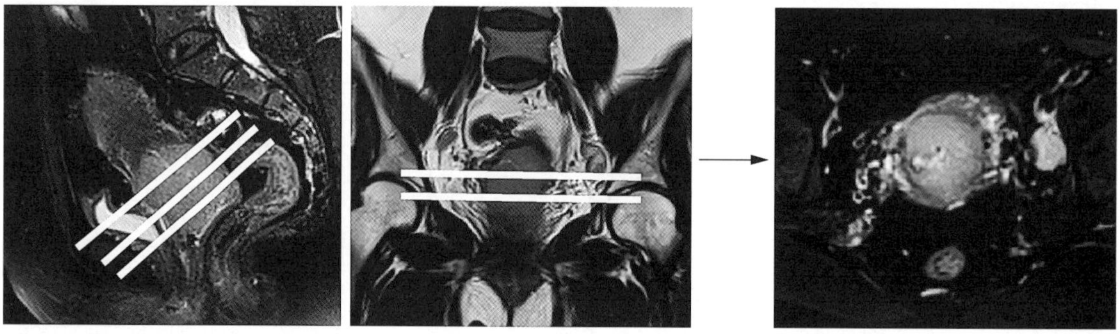

图 9-5　宫颈横断位扫描定位参照图

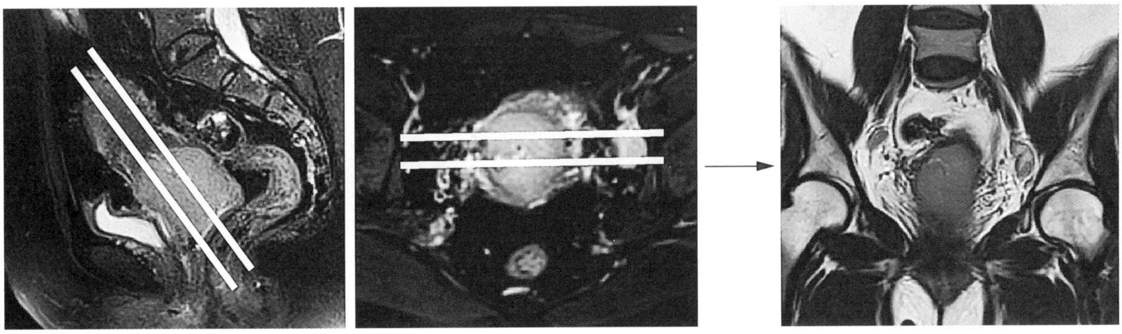

图 9-6　宫颈冠状位扫描定位参照图

B. 横断位 TSE T_1WI、T_2WI FS。

C. 大视野冠状位 Haste 序列：上缘包括双侧肾脏，主要用于排除肾脏发育畸形。

D. 薄层扫描 3D - SPACE 序列：层厚 1.2 mm，以子宫为中心，66～72 层，扫描时间 4～5 min，此序列可用于子宫多层面重建，以便最佳显示畸形类型。

E. 增强横断位、矢状位及冠状位 T_1WI FS。

（5）扫描参数根据不同的 MRI 机型设定

1）1.5 T 机型（Avanto，Siemens）参考扫描参数如下。重复时间（TR）/回波时间（TE）：矢状位 T_2WI FS，4 000 ms/83 ms；横断位 T_1WI，761 ms/10 ms；横断位 T_2WI FS，8 000 ms/83 ms；冠状位 T_2WI，4 000 ms/98 ms；横断位 T_1WI FS，4.89 ms/2.38 ms。FOV（300～380）mm×（320～400）mm；矩阵 256×256 或 320×320；层厚 4.0～8.0 mm，层距 1.2～1.5 mm；激励次数 4。增强扫描参数同平扫。

2）3.0 T 机型（Verio，Siemens）参考扫描参数如下。TR/TE：矢状位 T_2WI，4 500 ms/96 ms；横断位 T_2WI，5 500 ms/96 ms；横断位 T_2WI FS，3 000 ms/64 ms；横断位 T_1WI，455 ms/10 ms；横断位 T_1WI FS，3.9 ms/1.89 ms。FOV（300～380）mm×（320～400）mm；矩阵 320×320；层厚 3.0～5.0 mm，层距 0.6～1.0 mm；激励次数 1～2。增强扫描参数同平扫。

9.1.2　功能 MRI 检查

（1）DWI/IVIM/DKI

DWI 能够无创性评价组织内微观水分子扩散运动（布朗运动），并可用表观扩散系数（ADC）值来定量水分子扩散受限的程度。目前，DWI 已常规应用于妇科肿瘤的良恶性病变的鉴别及疗效评价中。最常采用单次激发平面回波成像（single shot echo planar imaging，EPI）序列进行 DWI 扫描。扫描参数如下：TR 为无穷大，TE 一般为 50～100 ms；推荐 b 值为 0 和 800 或 1 000 s/mm^2；层厚 4～8 mm；矩阵 128×128；FOV 260～340 mm。

体素内不相干运动（intravoxel incoherent motion，IVIM）模型能够同时获得组织内灌注和扩散的信息，并将两者区分开来。其定量参数能更精确地反映组织水分子扩散及血流情况，可获得 3 个定量参数值：①D 值，代表纯粹的血管外的水分子扩散，主要反映细胞密度与结构，由 b 值＞200 s/mm^2 测量得出，也称慢弥散，单位为 mm^2/s；②D^* 值，代表毛细血管微灌注，与血管的结构和血流速率相关，由 b 值＜200 s/mm^2 测量得出，也称快弥散或“假扩散系数”，单位为 mm^2/s；③f 值，灌注分数，代表感兴趣区域内局部微循环的灌注效应占总体扩散效应的容积比。临床上推荐采用 6～8 个 b 值，能够将扫描时间集中于获得灌注敏感范围的图像。

扩散峰度成像（diffusion kurtosis imaging，DKI）模型是在磁共振扩散张量成像（DTI）理论上的进一步延伸，由 Jensen 等在 2005 年创立用来研究水分子的非高斯分布特性。DKI 模型包含了 2 个主要的参数：D 值代表非高斯分布下的 ADC 值，K 值为一个无量纲的值，反映水分子扩散偏离理想的高斯分布的程度，代表组织中水分子扩散运动的复杂程度和受限程度，值越高说明组织结构越复杂。根据我们的经验及他人的研究，体部DKI扫描 b 值推荐：200、500、1 000、1 500 和 2 000 s/mm^2 共 5 个 b 值。IVIM和DKI的临床应用处于探索阶段，可用于良恶性肿瘤的鉴别和疗效观察。

（2）MRS

磁共振波谱成像（magnetic resonance spectroscopy，MRS）技术是利用高场磁共振仪检测活体组织内生化物质结构及含量的一种完全无创的成像方法，其基本原理是基于化学位移现象。临床应用最多的是氢质子磁共振波谱，即^{1}H－MRS。MRS技术在女性盆腔中并未常规应用，在卵巢肿瘤中的应用仍处于探索阶段。目前，用于卵巢肿瘤的^{1}H－MRS多为点解析波谱（point-resolved spectroscopy，PRESS）序列。根据体素选择的不同，^{1}H－MRS可分为单体素波谱成像（single-voxel spectroscopy，SVS）和多体素3D化学位移成像（chemical shift imaging，CSI）。尽量选择病灶中心、信号均匀一致区作为感兴趣区，远离肠管、膀胱及骶椎，以避免周围组织的运动干扰和磁敏感差异带来的容积效应的影响。SVS扫描感兴趣体积（VOI）为（2.0～4.0）cm×（2.0～4.0）cm×2.0 cm；多体素CSI扫描VOI为（4.0～10.0）cm×（4.0～10.0）cm×2.0 cm。由于卵巢肿瘤常较大并且成分复杂，推荐使用多体素CSI扫描。

（3）DCE－MRI

动态对比增强MRI（dynamic contrast-enhanced MRI，DCE－MRI）是一种通过追踪快速注射的低分子对比剂（如钆喷酸葡胺，Gd－DTPA）进出肿瘤血管系统的药代动力学过程来研究组织微血管结构和功能的定量方法。利用药代动力学模型，将时间-信号强度曲线转换为时间-浓度函数曲线，从而获得定量参数。目前临床上常用的模型是单室的Tofts模型或双室的修正Tofts模型。前者可获得3个定量参数：①容积转移常数 K^{trans}，代表对比剂从血管内经血管内皮进入血管外细胞外间隙（EES）的速率；②速率常数 k_{ep}，代表对比剂从EES回流入血管的速率；③EES容积分数 v_e，代表EES占单位体积的比率。3个参数满足以下关系：$k_{ep}=K^{trans}/v_e$；而后者还可获得血浆容积分数vp。

根据定量影像生物标志物联盟（Quantitative Imaging Biomarkers Alliance）DCE－MRI扫描规范与标准，扫描方案主要包括以下内容。①合适的定位像；②常规平扫的 T_1WI和 T_2WI解剖序列图像；③多个不同翻转角的 T_1－mapping图；④扰相的2D或3D的梯度回波序列（动态图像）；⑤增强后的 T_1WI解剖序列。DCE－MRI的获得包括多翻转角的本底组织 T_1－mapping图和动态增强图2个部分。

9.2 女性生殖系统解剖及正常MRI表现

骨盆由两侧髂骨、后方的骶骨和尾骨，并借助骨之间的连接而围成。骶骨的岬、骶翼前缘、髋骨的弓状线、耻骨梳、耻骨结节和耻骨联合上缘共同连成一环状的界线（terminal line），将骨盆分为前上方的大骨盆和后下方的小骨盆。大骨盆又被称为假骨盆，主要由髂骨翼围成，属腹腔的一部分。小骨盆又被称为真骨盆，上界为骨盆入口（界线），下界为骨盆下口（会阴的菱形周界）。女性生殖器官包括内外生殖器，内生殖器官位于骨盆内，骨盆的结构和形态与分娩密切相关；骨盆底组织承托内生殖器官，协助保持其正常位置。

女性盆腔具有前、中、后三大间隙。其中前间隙的前下侧缘分别由耻骨联合、侧提肛肌及尿道生殖膈下筋膜构成，其与后方的中间间隙并无明确的分界。前间隙内的脏器包括膀胱和尿道，这些脏器在间隙内主要依靠周围的致密结缔组织和脂肪组织固定。中间间隙侧下方由提肛肌和会阴体构成，其中会阴体又称会阴中心腱。中间腔隙的主要脏器是女性生殖器官，包括卵巢、输卵管、子宫和阴道。中间间隙腹侧毗邻前间隙背侧，两部分依靠致密韧带连接的膀胱背侧壁和阴道前壁分界。中、后间隙则以直肠阴道筋膜为界。盆腔后间隙由骶尾骨的骨性结构、肛门底部的肛尾韧带、两侧及底部提肛肌围成，在MRI上，低信号的直肠筋膜覆盖其外周构成其边界，其内唯一的脏器是直肠肛门结构（图9－7）。

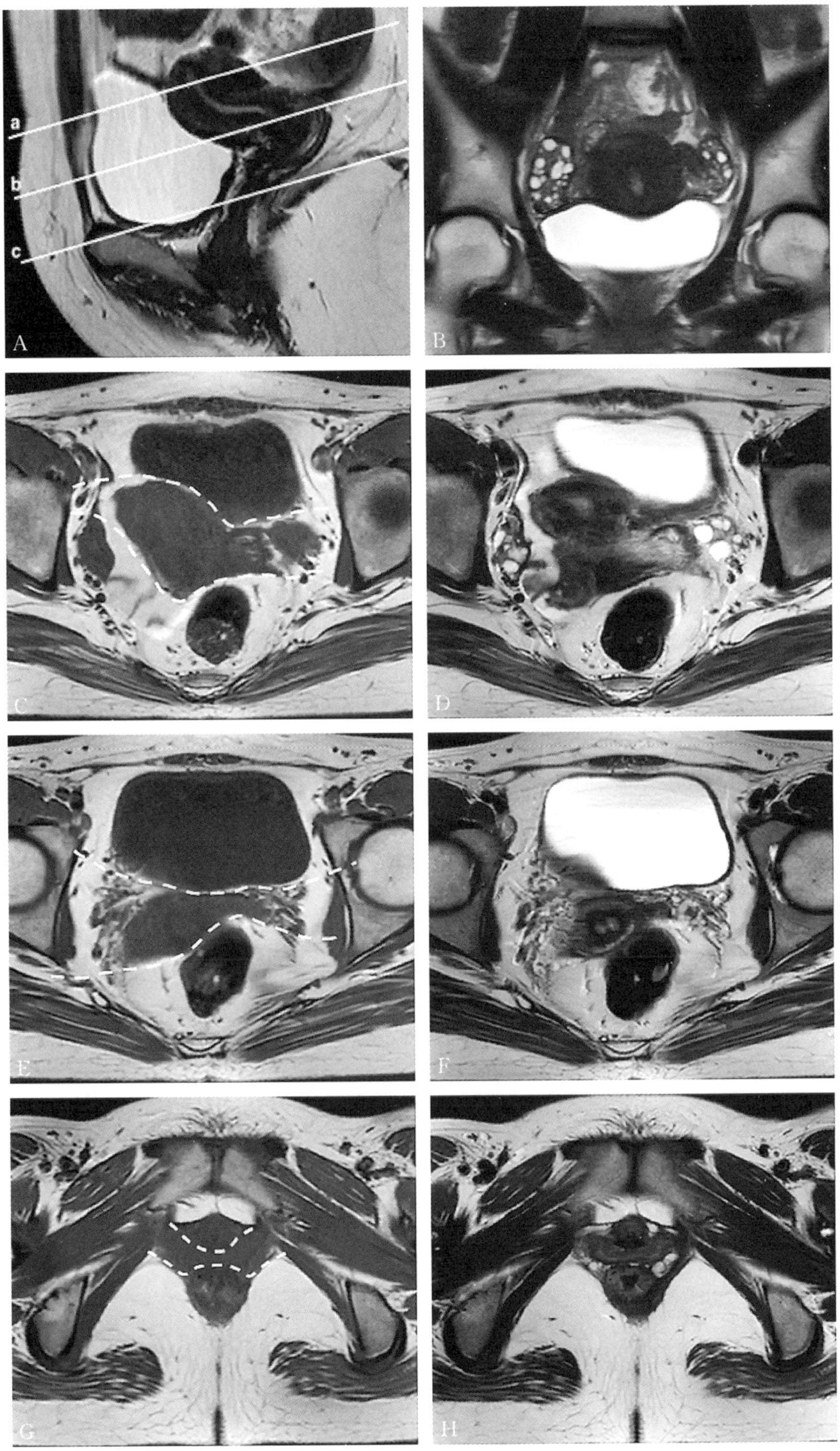

图 9-7　女性盆腔前、中、后间隙示意图

注：图 A 为矢状位 T_2WI，a、b、c 3 条线代表分别截取的宫体(C、D)、宫颈(E、F)和阴道(G、H)3 个横断位层面。图 C、E、G 分别为宫体、宫颈和阴道 3 个横断位 T_1WI 层面，两条虚线为前、中、后三间隙的分界。图 D、F、H 分别为宫体、宫颈和阴道 3 个横断位 T_2WI 层面，前间隙内的主要脏器为膀胱、尿道，中间间隙内的主要脏器为包括卵巢、输卵管、子宫和阴道在内的女性生殖器官，后间隙内的主要脏器为直肠和肛门。图 B 为冠状位 T_2WI，显示两侧卵巢和子宫位于同一冠状面内。

盆腔主要容纳泌尿生殖器和消化道的末段。膀胱位于盆腔的前下部，直肠位于盆腔的后部，沿骶骨、尾骨的凹面下降，穿盆膈与肛管延续。膀胱与直肠之间有生殖器官和输尿管。女性的生殖器官在盆腔所占范围大，正中线上有子宫和阴道上部，两侧有子宫阔韧带包裹的卵巢和输卵管。壁腹膜自腹前壁进入女性盆腔，覆盖于膀胱上方，于膀胱上方后缘处折返至子宫，先后覆盖子宫体前面、子宫底、子宫体后面，达阴道后穹和阴道上部后面，继而转向后上到直肠中1/3段前面。膀胱与子宫之间为膀胱子宫陷凹，直肠与子宫之间为直肠子宫陷凹。覆盖子宫体前后面的腹膜在子宫体两侧汇集成子宫阔韧带，韧带包裹输卵管、子宫圆韧带等结构，并向两侧延伸与盆侧壁的壁腹膜相移行。

9.2.1 卵巢解剖及正常MRI表现

(1) 概述

卵巢为一对扁椭圆形的性腺，是产生与排出卵子，并分泌甾体激素的性器官。位于髂内外动脉分叉处的卵巢窝内，由外侧的卵巢悬韧带（又称骨盆漏斗韧带）和内侧的卵巢固有韧带悬于盆壁与子宫之间，借卵巢系膜与阔韧带相连。卵巢是盆腔内唯一的腹膜外脏器，其长轴通常与地面垂直，但卵巢的位置多变。卵巢前缘中部有卵巢门，神经血管通过卵巢悬韧带经卵巢系膜在此出入卵巢；卵巢后缘游离。卵巢的大小、形状随年龄大小而异。卵巢悬韧带是定位卵巢的标志（图9-8），可通过追踪卵巢血管从后腹膜至盆腔找到，呈扇形，近卵巢时加宽，较卵巢静脉粗。

卵巢的表面无腹膜覆盖，由单层立方上皮覆盖，称为生发上皮。上皮的深面有一层致密纤维组织，称为卵巢白膜。再往内为卵巢实质，又分为外侧的皮质和内侧的髓质。皮质是卵巢的主体，由大小不等的各级发育卵泡、黄体和它们退化形成的残余结构和间质组织组成；髓质与卵巢门相连，由疏松结缔组织及丰富的血管、神经、淋巴管及少量与卵巢韧带相延续的平滑肌纤维构成。

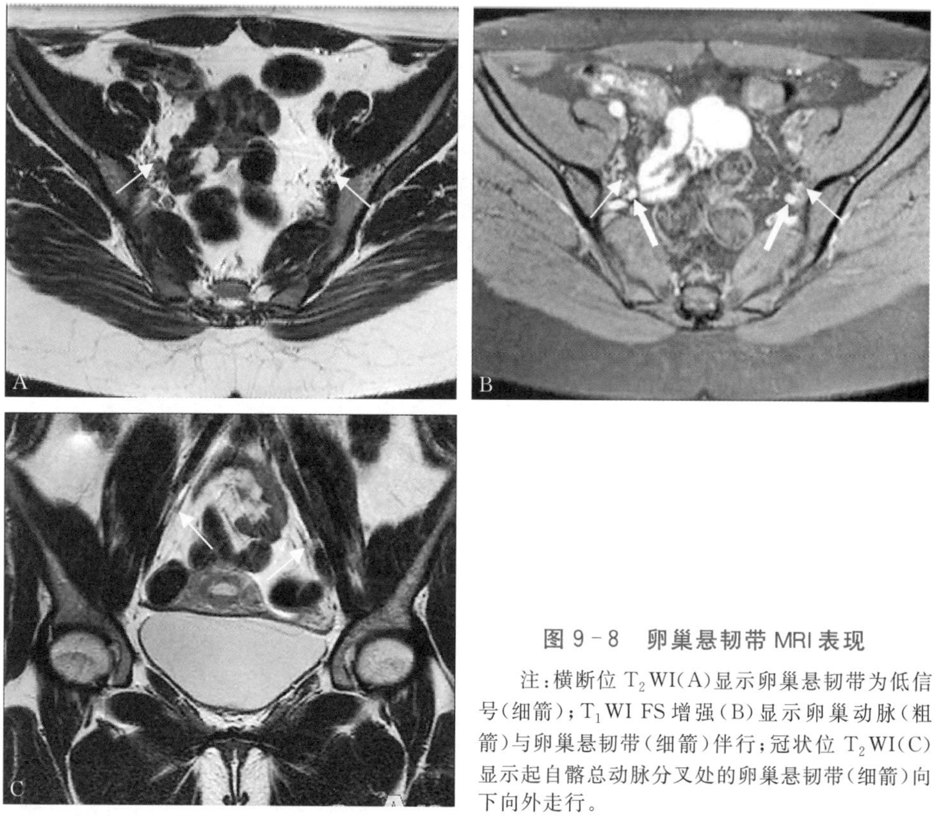

图9-8 卵巢悬韧带MRI表现

注：横断位 T_2WI(A)显示卵巢悬韧带为低信号（细箭）；T_1WI FS增强(B)显示卵巢动脉（粗箭）与卵巢悬韧带（细箭）伴行；冠状位 T_2WI(C)显示起自髂总动脉分叉处的卵巢悬韧带（细箭）向下向外走行。

在女性一生的不同阶段，卵巢的功能有较大变化。卵巢主要功能为产生卵子并排卵和分泌女性激素，分别为卵巢的生殖功能和内分泌功能。从青春期到绝经前，卵巢在形态和功能上发生周期性变化，称为卵巢周期。进入青春期后，卵巢由自主发育推进至发育成熟的过程依赖于促性腺激素的刺激。每月发育一批（3～11 个）卵泡，经过募集、选择，其中一般只有一个优势卵泡可达完全成熟，并排出卵子。其余的卵泡发育到一定程度通过细胞凋亡机制而自行退化，称卵泡闭锁（彩图 2）。女性一生中一般只有 400～500 个卵泡发育成熟并排卵，仅占总数的 0.1%。卵泡的发育始于始基卵泡到初级卵泡的转化，始基卵泡可以在卵巢内处于休眠状态数十年。始基卵泡发育远在月经周期起始之前，从始基卵泡形成窦前卵泡需要 9 个月以上的时间，从窦前卵泡到成熟卵泡经历持续生长期（1～4 级卵泡）和指数生长期（5～8 级卵泡），共需 85 天，实际上跨越了 3 个月经周期（图 9－9）。一般卵泡生长的最后阶段正常需要 15 天左右，是月经周期的卵泡期。

排卵后卵泡液流出，卵泡腔内压下降，卵泡壁塌陷，形成许多皱襞，周围由结缔组织构成的卵泡外膜包围，共同形成黄体。排卵后 7～8 天，黄体体积和功能达到高峰，直径 1～2 cm，外观黄色。若排出的卵子受精，黄体在胚胎滋养细胞分泌的绒毛膜促性腺激素（hCG）作用下增大，转变为妊娠黄体，至妊娠 3 个月末才退化。若卵子未受精，则黄体在排卵后 9～10 天开始退化，黄体功能限于 14 天，其机制尚未完全明确。黄体退化时，黄体细胞逐渐萎缩变小，周围的结缔组织及成纤维细胞侵入黄体，逐渐由结缔组织所代替，组织纤维化，外观白色，称白体。黄体衰退后月经来潮，卵巢中又有新的卵泡发育，开始新的周期。

卵巢动脉起自肾动脉平面稍下的腹主动脉，与后腹膜中的卵巢静脉及腰大肌前方的输尿管伴行，随后卵巢动静脉穿过输尿管和盆壁边缘的髂血管进入卵巢悬韧带，走行于阔韧带前后层之间，最后通过卵巢系膜进入卵巢门，并在输卵管系膜内与子宫动脉的输卵管分支相吻合。卵巢静脉出卵巢门后形成静脉丛，与同名动脉伴行，左侧卵巢静脉汇入肾静脉，右侧卵巢静脉汇入下腔静脉。肾下极以下的卵巢淋巴管与卵巢血管伴行，走行于腰大肌前，流入腹主动脉旁淋巴结。一些侧支经过阔韧带流入髂内和髂总动脉、腹主动脉旁淋巴结，也可沿着圆韧带进入髂外血管旁和腹股沟淋巴结。

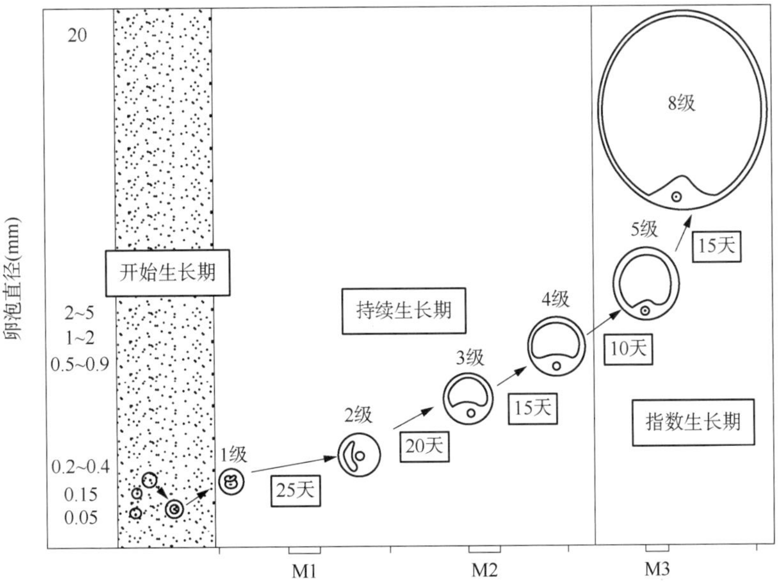

图 9－9　卵泡生长速率示意图

(2) 育龄期卵巢正常 MRI 表现

成年女子的卵巢约 4 cm×3 cm×1 cm，体积 4～16 cm^3，质量 5～6 g，其形状、大小随内分泌状况、月经周期、卵泡情况而异，30 岁以下育龄期女性的卵巢通常大于其他年龄阶段。MRI 上 95% 的育龄期女性卵巢因含卵泡而易于辨别，T_1WI 表现为等信号，T_1WI FS 隐约可见内部多个低信号小囊样结构；皮质由致密间质细胞组成，细胞外基质很少，T_2WI 呈等低信号；卵泡位于皮质内，常呈多个、串珠样排列在皮质内的高信号囊样结构，育龄期妇女的单个卵泡直径可达 3 cm，常于一个或数个月经周期内消失。因此，育龄期妇女卵巢内出现直径在 3 cm 左右的单房薄壁囊肿时可仅在报告中提及，而不需进一步随访，或仅考虑 6 个月的随访。

正常情况下，卵巢平均有 9～11 个囊性卵泡(图 9-10)。卵巢髓质内含大量富含血管的疏松结缔组织，T_2WI 表现为高信号。DWI 上卵巢的影像表现通常与月经周期有关，多表现为等或稍高信号，在黄体期信号最高，其内可见更高信号的卵泡，但目前未曾有研究报道卵巢的 ADC 值会随月经周期出现相应变化。在月经周期中，仅排卵侧的卵巢体积会在排卵期有所增大，主要与优势卵泡体积明显增长有关。而在排卵后，髓质内疏松结缔组织增多使得卵巢的体积无明显缩小。

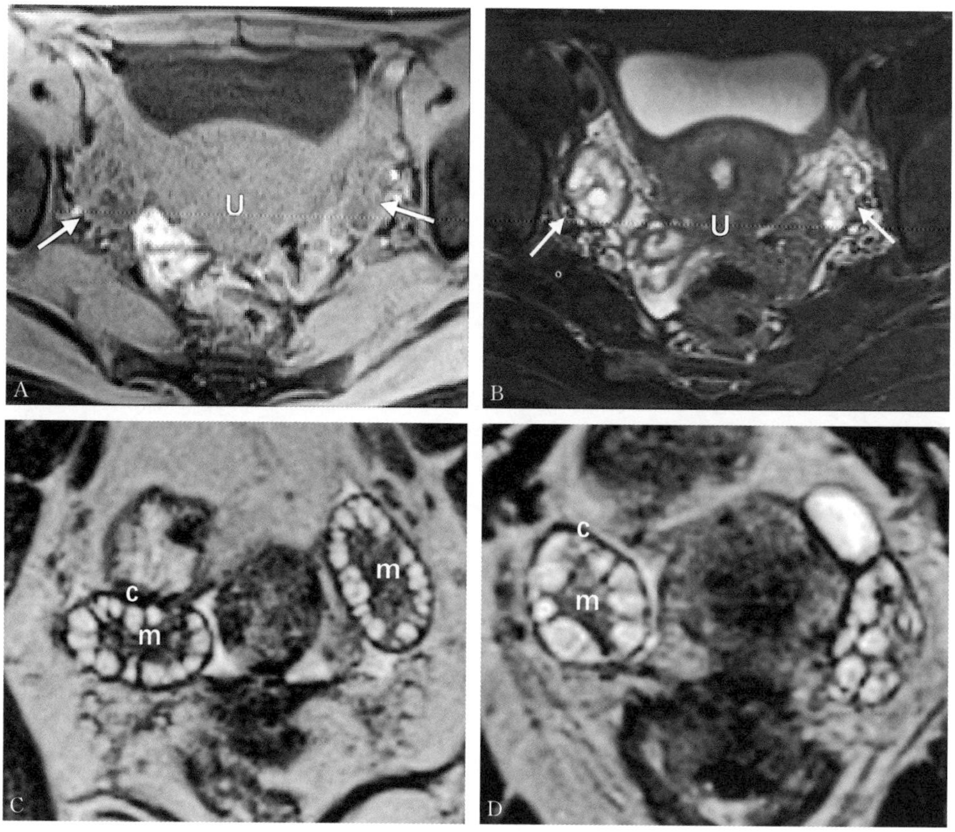

图 9-10　育龄期女性卵巢正常 MRI 表现

注：横断位 T_1WI FS(A)、T_2WI FS(B)显示卵圆形卵巢(箭)位于子宫(U)旁两侧卵巢窝内，卵泡大小不等、呈串珠状排列于皮质内，呈 T_1WI 低、T_2WI 水样高信号；另一卵巢 T_2WI 放大图像(C、D)显示卵巢皮质(c)为低信号，髓质(m)为等、稍高信号。

(3) 绝经后卵巢正常 MRI 表现

40 岁后卵巢开始缩小，绝经后卵巢多数为梨形，部分保留光滑的外观，体积可萎缩为原卵巢大小的一半，以皮质萎缩为主，卵巢间质增多，髓质常有轻度增生，卵巢呈纤维化改变，可见未退化的黄体。因为卵泡的活动常在绝经后 4～5 年完全消失，绝经后尚有零星的排卵和卵泡形成。绝经后卵巢常可见到表皮包涵囊肿。随着年龄的增长，卵巢血管钙化及透明变，45 岁以后卵巢逐渐萎缩常无法显示。少数可通过追踪髂腰肌旁的血管找到，表现为三角形或带状软组织结构，呈低至中度强化(图 9－11)。

9.2.2 输卵管解剖及正常 MRI 表现

输卵管为卵子和精子结合场所及运送受精卵的管道，自两侧子宫角向外延伸，长 8～15 cm。输卵管由浆膜层、肌层及黏膜层组成。浆膜层：即阔韧带上缘腹膜延伸包绕输卵管而成。肌层：为平滑肌，分外、中、内 3 层。外侧纵行排列；中层环形排列，与输卵管的血管平行；内层又称固有层，从间质部向外延伸 1 cm 后，内层呈螺旋状。肌层有节奏地收缩可引起输卵管由远端向近端的蠕动。黏膜层：由高柱状上皮组成。输卵管肌肉的收缩和黏膜上皮细胞的形态、分泌及纤毛摆动均受卵巢激素影响，呈现周期性变化。

根据形态不同，输卵管由内向外分为 4 个部分(图 9－12)。①间质部(interstitial portion)：潜

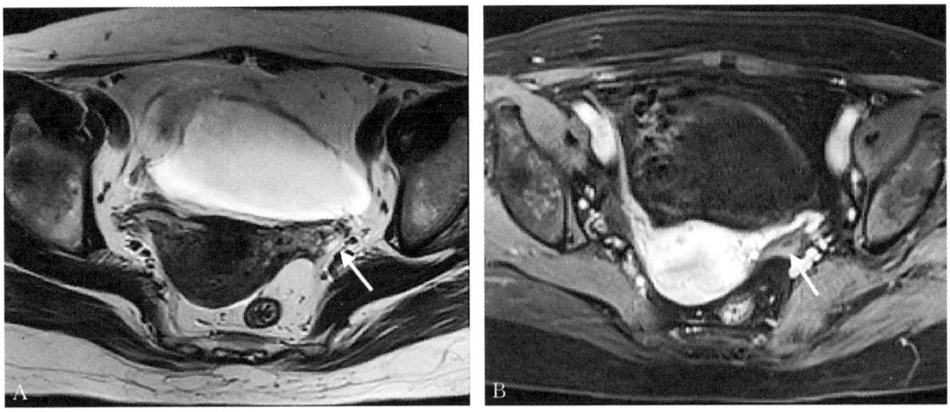

图 9－11 绝经后女性卵巢正常 MRI 表现

注：左侧卵巢窝内见萎缩卵巢组织呈三角形(箭)，横断位 T_2WI(A)显示为等信号，同层面 T_1WI FS 增强(B)示卵巢轻度强化，呈相对低信号。

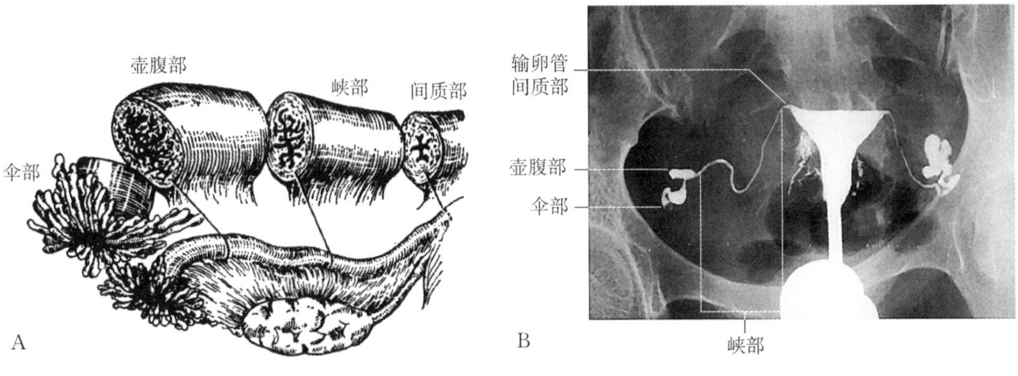

图 9－12 输卵管解剖示意图和输卵管碘油造影图

注：A. 显示间质部、峡部、壶腹部及伞部的横截面解剖图，黏膜在腔内形成多重皱褶。B. 输卵管碘油造影图，显示两侧输卵管间质部、峡部、壶腹部、伞部均通畅。

行于子宫壁内的部分，长 1～2 cm，管腔直径最细；②峡部（isthmic portion）：紧接间质部外侧，长 2～3 cm，管腔略变大，约 2 mm；③壶腹部（ampulla）：峡部外侧，长 5～8 cm，约占输卵管全长的 2/3，为管腔最大部分，管径 6～8 mm；④伞部（fimbria）：为输卵管的最外侧端，游离，开口于腹腔，管口为许多须状组织，呈伞状，故名伞部，其长短不一，常为 1～1.5 cm，有“拾卵”作用。

正常的输卵管黏膜呈皱褶状，输卵管腔内含有微量液体，分散于多重黏膜皱褶间，MRI 或 CT 无法显示，也无法分辨正常输卵管结构。当输卵管结扎后或被腹腔大量积液衬托时，可于 MRI 上显示。输卵管的间质部和输卵管峡部由子宫动脉的输卵管支供血，输卵管壶腹部和伞部由卵巢动脉的分支供应，彼此间有广泛的吻合。同样，输卵管的静脉回流也存在两个路径：一部分输卵管静脉汇入子宫静脉；另一部分汇入卵巢静脉。

9.2.3 子宫解剖及正常 MRI 表现

（1）概述

子宫是有腔、壁厚的肌性器官，呈前后略扁的倒置梨形，宫体长 7～8 cm，宽 4～5 cm，厚 2～3 cm，宫腔容量约 5 ml。子宫分为子宫体和子宫颈两部分（图 9-13）。子宫体较宽，位于子宫上部，顶部称宫底部，宫底两侧为宫角，与输卵管相通。子宫颈，习惯称宫颈，较窄呈圆柱状，位于子宫下部。子宫体与子宫颈的比例因年龄和卵巢功能而异，青春期前为 1∶2，育龄期为 2∶1，老年后为 1∶1。

宫体与宫颈之间的狭窄区域为子宫峡部，非孕期长约 1 cm，其上端因解剖上较狭窄，称为解剖学内口，其下端因黏膜组织在此处由宫腔内膜转变成宫颈黏膜，称为组织学内口，即宫颈管内口。子宫颈内腔呈梭形，称为宫颈管，成年妇女的子宫颈长 2.5～3.0 cm，其下端称为子宫颈外口，通向阴道。子宫颈以阴道的穹隆顶端为界，分为上下两部，上部占子宫颈的 2/3，两侧与子宫主韧带相连，称为子宫颈阴道上部；下部占子宫颈的 1/3，伸入阴道内，称为子宫颈阴道部。正常子宫位于盆腔中央，前邻膀胱，后邻直肠，下接阴道，两侧有输卵管及卵巢，正常子宫可因膀胱的充盈状态而略有变化。屈曲是指宫体长轴与宫颈长轴的夹角；倾斜是指子宫和阴道长轴的夹角。子宫正常姿势是前倾前屈位，部分可呈前倾中位或后屈位，部分呈后倾后屈位（图 9-14）。

子宫体和子宫颈的组织结构不同。子宫体的壁由内而外分为子宫内膜层、肌层和浆膜层。①子宫内膜层：由单层柱状上皮和固有层组成，衬于宫腔表面。子宫内膜分为 3 层：致密层、海绵层和基底层。内膜表面 2/3 为致密层和海绵层，统称为功能层，受卵巢性激素影响，发生周期变化而脱落。基底层为靠近子宫肌层的 1/3 内膜，不受卵巢性激素影响，不发生周期性变化。②子宫肌层：较厚，由大量平滑肌组织、少量弹力纤维与胶

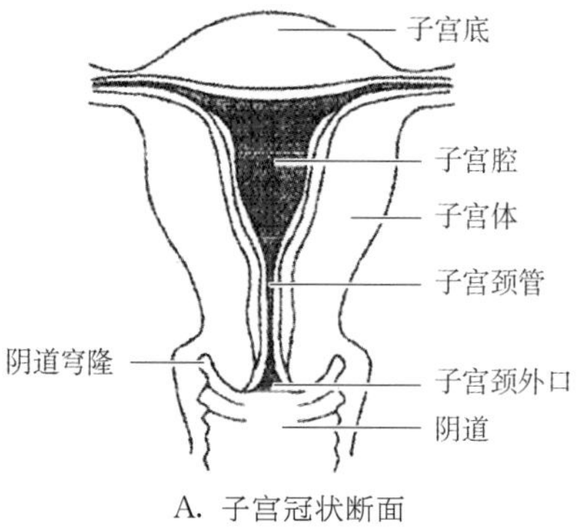

A. 子宫冠状断面

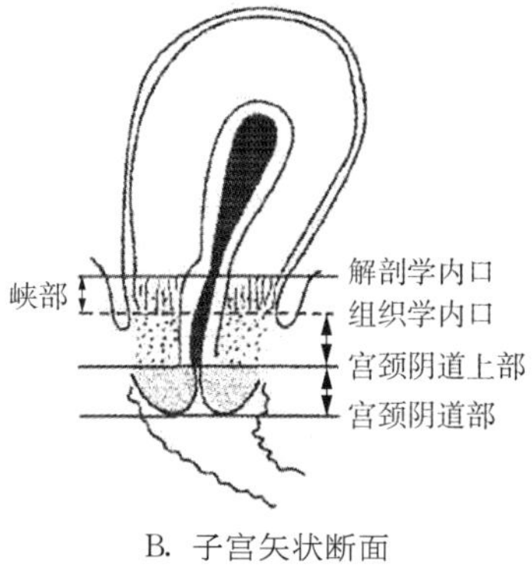

B. 子宫矢状断面

图 9-13 子宫结构图

注：子宫各部结构示意图（A. 子宫冠状位；B. 子宫矢状位）。冠状位显示宫底部呈弧形，为子宫底；宫腔呈倒三角形，宫底两侧为宫角，与输卵管相通；子宫颈管较窄呈长条形，位于子宫下部。矢状位显示宫颈的解剖学内口及组织学内口，宫颈阴道上部及宫颈阴道部。

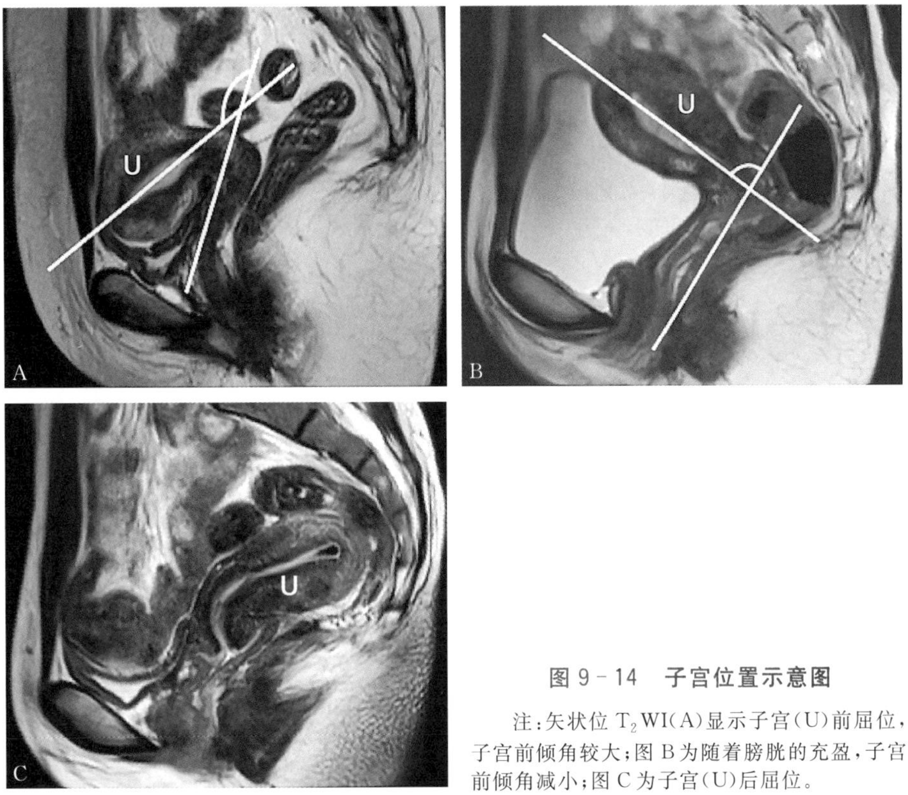

图 9－14 子宫位置示意图

注：矢状位 T_2WI(A)显示子宫(U)前屈位，子宫前倾角较大；图 B 为随着膀胱的充盈，子宫前倾角减小；图 C 为子宫(U)后屈位。

原纤维组成。分为 3 层：外层非常薄，由从宫颈延伸至宫角区的纵行纤维组成；中层最厚，由各个方向上交织成束的平滑肌纤维构成，1.5～2.5 cm，这些交织排列的纤维束与子宫静脉窦形成网格状，因此，该层被称为血管层；内层肌纤维环形排列，痉挛性收缩可形成子宫收缩环。③子宫浆膜层：为覆盖宫底部和其前后面的脏腹膜。

内膜周期性变化可分为 3 期，即增生期、分泌期和月经期。增生期又称卵泡期，为月经周期的第 5～14 天，与卵泡期相对应。卵巢内卵泡开始生长发育，在生长卵泡分泌的雌激素作用下，子宫内膜发生增生期变化。至增生晚期，子宫内膜厚 2～3 mm。当卵巢内的一个卵泡发育成熟并排卵，子宫内膜由增生期转入分泌期。分泌期又称黄体期，为月经周期的第 15～28 天。在黄体分泌的孕激素和雌激素共同作用下，子宫内膜继续增厚，可达 5～6 mm。基质细胞继续分裂增殖，胞质内充满糖原和脂滴，称前蜕膜细胞。妊娠时，细胞继续发育增大变为蜕膜细胞。如未妊娠，卵巢内的黄体退化，孕激素和雌激素水平下降，内膜功能层脱落，转入月经期。月经期为周期的第 1～4 天。由于卵巢黄体退化，雌激素和孕激素骤然下降，引起子宫内膜功能层的螺旋动脉收缩，从而使内膜缺血，功能层坏死。继而螺旋动脉又突然短暂地扩张，血液溢入结缔组织，并与内膜一起剥落后经阴道排出。在月经期末，内膜基底层残留的子宫腺上皮就开始增生，使子宫内膜表面上皮逐渐修复并转入增生期，至月经期末内膜完全修复(彩图 3)。

子宫颈主要由结缔组织构成，含少量平滑肌纤维、血管及弹力纤维。子宫颈黏膜为单层高柱状上皮，黏膜内腺体分泌碱性黏液，形成黏液栓堵塞子宫颈管。黏液栓成分及性状受性激素影响，发生周期性变化。子宫颈阴道部由复层鳞状上皮覆盖，表面光滑。子宫颈外口处圆柱状上皮移行为鳞状上皮，为宫颈癌高发部位(图 9－15)。

子宫由子宫动脉和卵巢动脉供血。子宫动脉为髂内动脉前干分支，在腹膜后沿骨盆侧壁向下向前行，经阔韧带基底部、宫旁组织达子宫外侧，相当于子宫颈内口水平约 2 cm 处，横跨输尿管至子宫前缘后分为上升支和下行支。上支较粗，为子宫体支，沿子宫侧缘迂曲上行，至子宫角处分为子宫底支、卵巢支和输卵管支；下支较细，分布于子宫颈和阴道上段，称为子宫颈-阴道支。子宫动脉向子宫发出螺旋动脉，后者分布均匀，排列整齐进入子宫肌层。子宫内膜血管来自子宫动脉，从外膜穿入子宫肌层，呈放射状分支，垂直穿入内膜，在内膜基底层发出基底动脉，呈螺旋状在内膜浅层形成毛细血管网，毛细血管汇入小静脉，穿越肌层回流至子宫静脉。CT 和 MRI 动脉期增强可显示子宫动脉及其分支，甚至螺旋动脉；静脉期可见较多位于子宫边缘、迂曲增粗的静脉血管(图 9－16)。宫体的淋巴管引流经阔韧带至主动脉旁淋巴结，宫颈的淋巴直接引流至子宫旁及髂动脉旁淋巴结(彩图 4)。

子宫借周围韧带将其固定于盆腔内，主要有 4 对(彩图 5)。①阔韧带(broad ligament)：位于子宫两侧的双层翼状腹膜皱襞，从子宫两侧延伸至两侧盆壁，能够限制子宫向两侧倾斜。阔韧带上缘游离，内 2/3 包裹输卵管，外 1/3 移行为卵巢悬韧带或称为骨盆漏斗韧带，内含卵巢动静脉。宫体两侧的阔韧带中，有丰富的血管、淋巴管、神经和疏松结缔组织，称为宫旁组织。②圆韧带(round ligament)：呈圆索状，由纤维结缔组织和平滑肌组成，长 12～14 cm。起自双侧宫角前面、输卵管近端的下方，穿行于子宫阔韧带间向前外侧伸展达两侧骨盆壁，再经过腹股沟管，终止于大阴唇前端。有维持子宫前倾位置的作用(图 9－17)。③主韧带(cardinal ligament)：又称子宫颈横韧带，为一对坚韧的平滑肌和结缔组织纤维束，在阔韧带下部，横行于宫颈两侧与骨盆侧壁之间。主韧带起固定宫颈位置、防止子宫脱垂的作用。

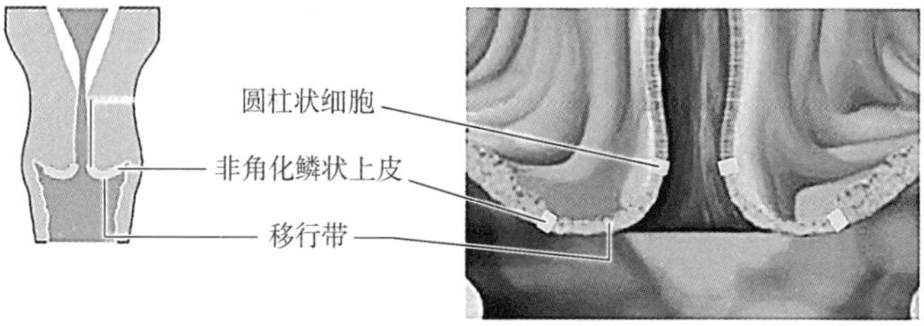

图 9－15　子宫颈外口上皮示意图

注：子宫颈外口处圆柱状上皮移行为非角化鳞状上皮，为移行带，是宫颈癌高发部位。

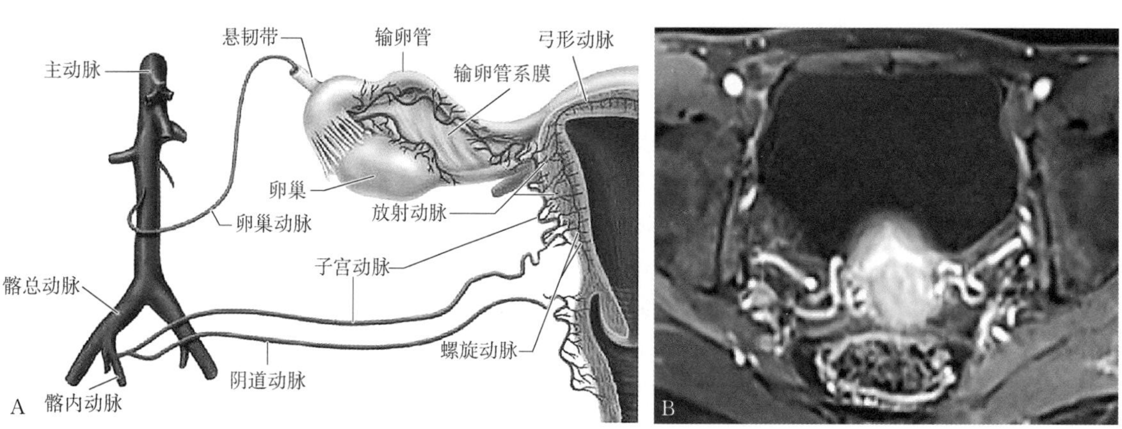

图 9－16　子宫动脉和卵巢动脉分布示意图和 MRI 表现

注：A. 子宫供血主要来源于起自髂内动脉的子宫动脉和起自腹主动脉的卵巢动脉。卵巢供血主要来源于卵巢动脉。图 B 为横断位 T_1WI FS 增强扫描，显示宫颈旁大量弯曲强化的子宫动脉和阴道动脉。

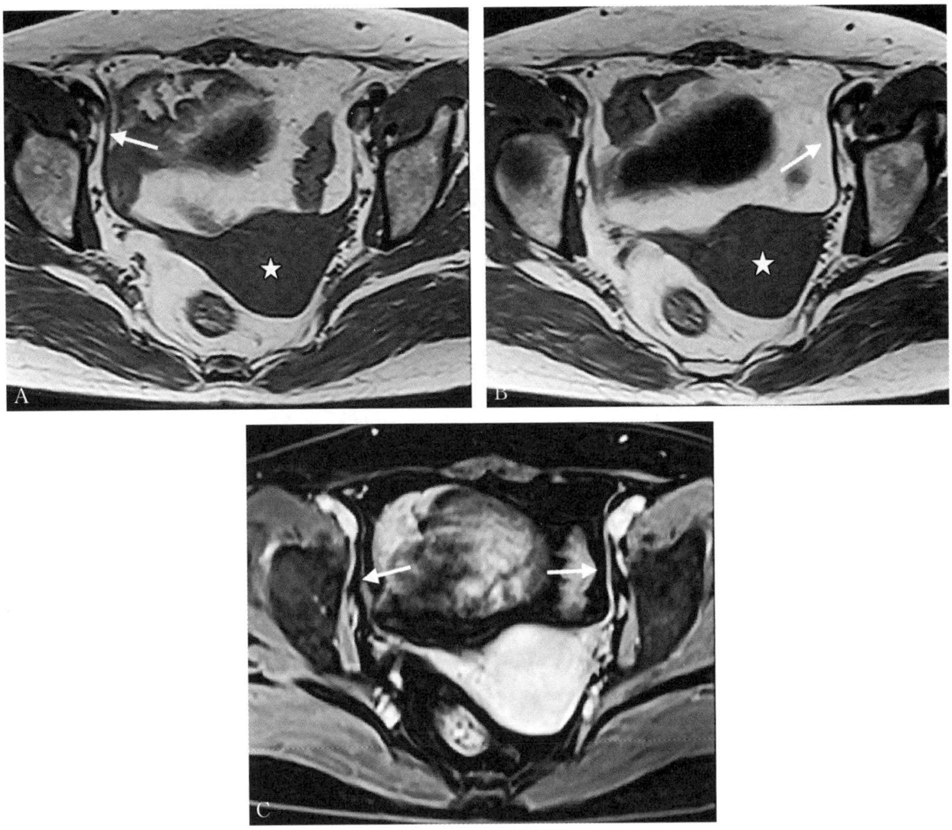

图 9－17　子宫圆韧带 MRI 表现

注：横断位 T_1WI（A、B）示子宫体（星号）呈等低信号，信号均匀，圆韧带自子宫两侧向前外侧走向，呈迂曲弧形达两侧腹股沟区，信号与正常肌层相仿（箭）；横断位 T_1WI FS 增强（C）示子宫体及两侧圆韧带均匀强化（箭）。

④宫骶韧带（uterosacral ligament）：由结缔组织和平滑肌组成，外有腹膜覆盖。起自子宫体和子宫颈交界处后面的上侧方，向两侧绕过直肠止于骶 2/3 椎体前面的筋膜（图 9－18）。其短厚有力，向后向上牵引宫颈，维持子宫处于前倾位置。年龄的增长及分娩次数的增加常会使该韧带张力减弱，最终导致子宫脱垂。

腹膜在子宫前面近子宫峡部处与子宫壁结合疏松，并向前反折覆盖膀胱，形成膀胱子宫陷凹；子宫后面的腹膜向下转至阴道，反折至直肠前面，形成子宫直肠陷凹，是腹膜腔最低的部位（图 9－19）。正常情况下，盆腔内特别是子宫直肠陷凹可有少量生理性液体。MRI 研究显示：在排卵后，生理性积液最明显，出现率最高，可见于 87％的健康育龄女性，经期前后出现率略多于半数。

（2）子宫正常 MRI 表现

MRI 示正常生育期女性子宫长约 8 cm，高约 4 cm，宽约 5 cm，但子宫体的影像学表现随年龄及激素水平的不同变化很大。子宫体 T_1WI 呈与盆腔肌肉与骨骼肌一致的均匀低信号，无法分辨各层结构。T_2WI 可清晰辨别出育龄期妇女的内膜层、结合带和子宫外肌层 3 层结构（图 9－20）。内膜呈高信号，其厚度随着内分泌状况及年龄的变化而改变：增生期 1～3 mm，分泌期 5～10 mm，在雌激素作用下分泌早期达到最厚。在月经期，子宫内膜腔内有时可发现低信号血块。内膜下是结合带，即子宫内肌层，占肌层厚度的 20％～25％，其肌纤维核质比大，肌细胞密集，细胞外基质及水分少，T_2WI 上呈明显低信号。随经期周期变化，结合带厚度也发生变化，分泌晚期最厚，但各期差异不大，正常厚度 5～8 mm。

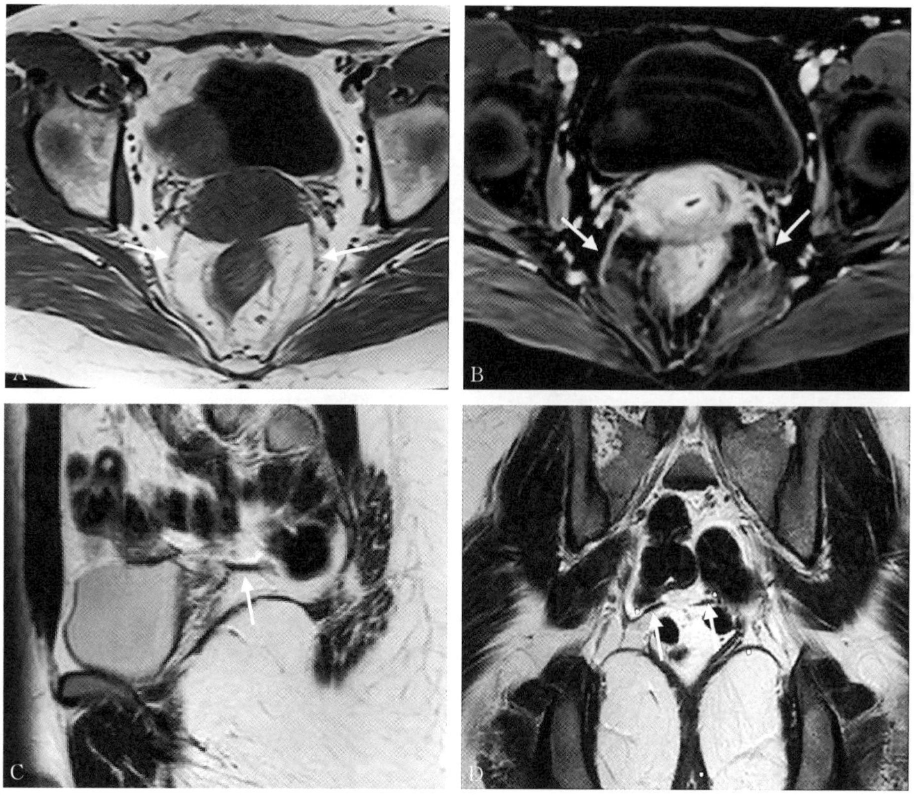

图 9－18　宫骶韧带 MRI 表现

注：横断位 T_1WI 平扫和增强（A、B）、矢状位及冠状位 T_2WI（C、D）示宫骶韧带（箭）自骶骨前方弓状绕过直肠至子宫峡部。

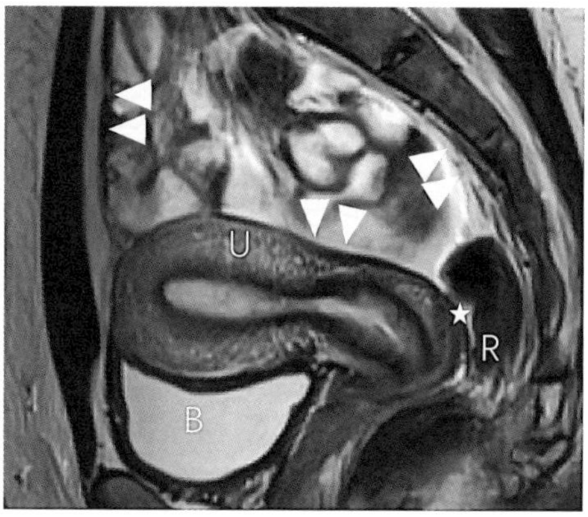

图 9－19　腹膜解剖分布

注：正常子宫矢状位 T_2WI，灰线（箭头）代表腹膜覆盖的区域，子宫（U）前下方为膀胱（B），两者之间为膀胱子宫陷凹，后方为直肠（R），两者形成的子宫直肠陷凹（星号）为盆腔最低点。

外肌层在 T_2WI 上表现为中等信号，但其厚度及信号也会伴随月经周期出现变化，在月经期逐渐变薄，T_2WI 信号减低，而在增殖期逐渐增厚，分泌期时因含水量增加、血管增生而信号轻度增高，在分泌中期信号达到最高，此时，结合带信号最低，两者界限最清楚，对比最鲜明。正常育龄期子宫体三层结构在 DWI 上也可清晰显示，因内膜由间质细胞和腺体细胞组成，细胞内含水量较少，且宫腔内含有黏稠分泌液，限制了细胞内外水分子自由运动，从而使 ADC 值降低，相应的 DWI 上则表现为中等稍高信号。而结合带细胞外具有较高的含水量，水分子扩散运动相对较强，因此 ADC 值增高，DWI 信号强度降低。子宫肌层主要由平滑肌和结缔组织构成，结构致密，一定程度上

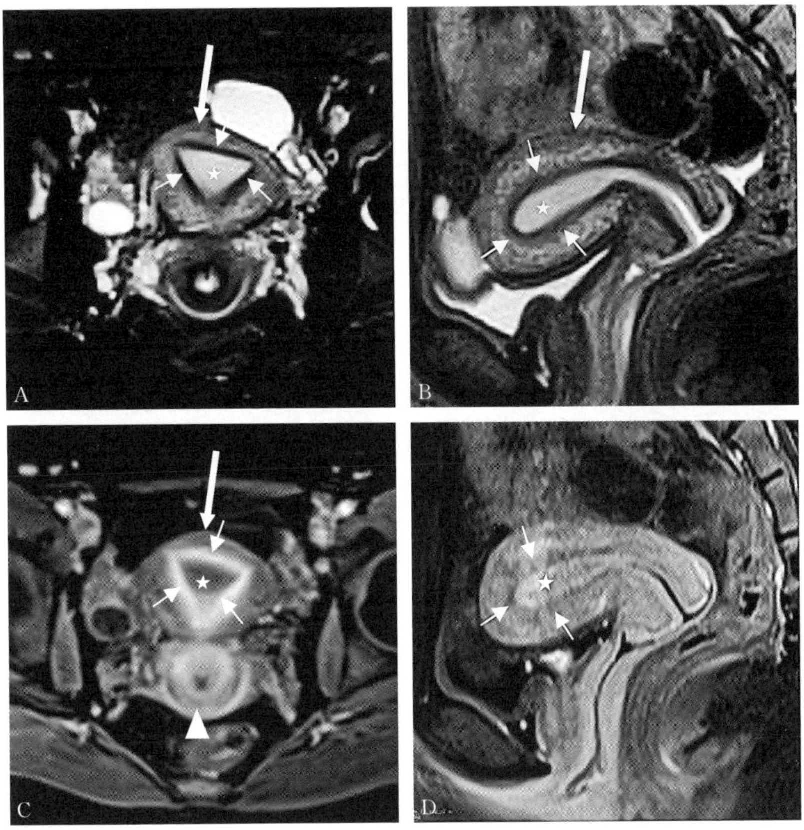

图 9-20 育龄期女性子宫正常 MRI 表现

注：横断位和矢状位 T_2WI FS(A、B)示子宫呈前倾前屈位，大小形态正常，子宫内膜呈均匀高信号(星号)，子宫外肌层呈中等偏高信号(粗长箭)，高信号内膜与中等信号外肌层之间可见薄层低信号结合带(细短箭)；注入对比剂后动脉期横断位 T_1WI FS(C)显示内膜轻度强化(星号)，内膜下见显著均匀强化带(细短箭)，外肌层强化弱(粗长箭)；后方宫颈(箭头)强化表现与宫体类似；延迟期(D)显示子宫内膜均匀强化(星号)，强化程度高于子宫外肌层，结合带强化弱(细短箭)；宫颈黏液无强化，黏膜显著均匀强化，间质环轻度强化，肌层强化与体部肌层相仿。

影响水分子的自由扩散，从而使 ADC 值和 DWI 信号均介于内膜与结合带之间。增强后外肌层明显强化，结合带由于组织致密、细胞外空间少所含对比剂较少，强化程度可较外肌层低。绝经后宫体萎缩，而宫颈体积变化不大，T_1WI 呈等信号，T_2WI 见子宫腔内膜层仍表现为高信号，而肌层的信号明显减低，增强后子宫肌层强化程度不如育龄期(图 9-21)。

多种功能 MRI 技术目前已广泛应用于女性盆腔疾病的诊断中。动态增强扫描表现随年龄及月经周期而不同。Ymashita 等将正常子宫的动态增强特点分为 3 种类型：①Ⅰ型，首先出现内膜和肌层之间的薄层强化，即内膜下强化带，接着为子宫肌层的强化；②Ⅱ型，快速出现结合带的明显强化；③Ⅲ型，全肌层强化，主要是外肌层的显著强化。育龄期妇女Ⅰ型、Ⅱ型和Ⅲ型强化分别为 39%、15%和 46%；绝经后比例分别为 86%、0 和 14%。Ⅰ型多见于增生期，后 2 种类型多见于分泌期或经期子宫。动态增强 MRI 还能借助多种灌注参数来反映不同肌层间微循环和超微结构的差异，例如与外肌层相比，内肌层具有更高的组织血流和毛细血管表面渗透性，较低的血液体积分数和间隙体积及更长的滞后时间。外肌层的各灌注参数在不同月经周期间不具有统计学差异，而内肌层增殖期的组织血流和血流体积分数较分泌期升高，滞后时间缩短。血氧水平依赖(blood

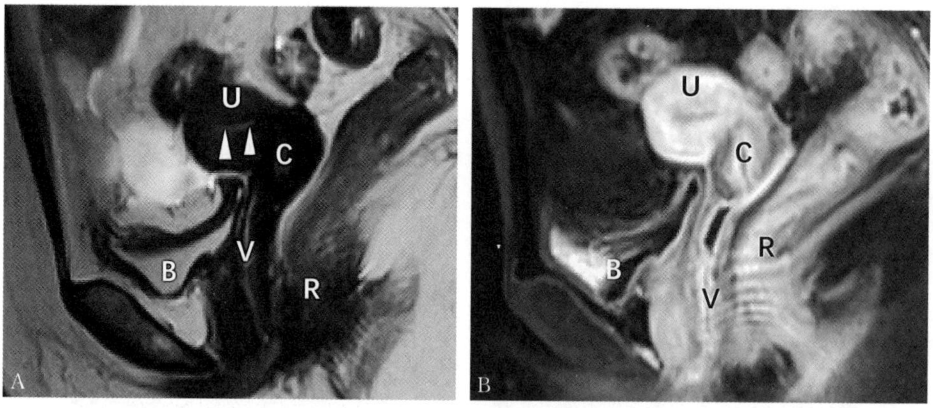

图 9－21　绝经后女性子宫正常 MRI 表现

注：子宫矢状位 T_2WI(A)显示子宫腔内见高信号的线状内膜层(箭头)；矢状位 T_1WI 增强(B)显示子宫肌层明显强化。U 为子宫体，C 为宫颈，B 为膀胱，V 为阴道，R 为直肠。

oxygenation level dependent，BOLD) MRI 能够通过 T_2^* 值来反映子宫结构间的差异，例如显示结合带的 T_2^* 值明显低于外肌层。扩散张量成像则可用来显示子宫不同结构间的纤维数目、长度及方向上的差异，宫体内纤维结构的分布具有各向异性，大致可分为环形和纵形分布，其中结合带内纤维成分具有最高的各向异性分数，其次为外肌层和内膜层。

成年人子宫颈长 2.5～3 cm，上端与子宫体相连，下端伸入阴道。阴道顶端的穹窿又将子宫颈分为两部分：宫颈阴道部和宫颈阴道上部。宫颈内的梭形宫腔称子宫颈管。宫颈壁由黏膜、间质、肌层和外膜组成。黏膜即子宫颈内膜，由单层柱状上皮和其下的固有层组成，上皮在固有层下陷成腺样隐窝，即为子宫颈腺，能分泌黏液，腺口堵塞分泌液潴留致腺腔扩大即形成子宫颈腺潴留囊肿，又称纳氏囊肿(Nabothian cyst)。黏膜下为宫颈间质，由连接纤维构成，与宫体结合带延续；肌层由平滑肌(占 10%～15%)和结缔组织(占 85%～90%)构成；外膜为结缔组织构成的纤维膜。与子宫体不同，子宫颈的 3 层结构随激素水平、年龄增长变化不大。

T_1WI 无法分辨子宫颈的分层结构。T_2WI 可分辨宫颈的 3 层结构，以矢状位显示最佳(图 9－22)：内层为高信号黏膜层，中间为极低信号的宫颈间质，外层为较松散的肌肉组织，呈中等信号。增强后宫颈黏膜层明显强化，易与轻度强化的宫颈基质相区别。

9.2.4　阴道解剖及正常 MRI 表现

在妊娠的第 7～9 周，阴道上 2/3 由两侧米勒管融合形成，此时阴道中线多有隔膜结构，但在 20 周左右会消退。阴道下 1/3 起源于尿生殖窦背侧，由窦阴道球在米勒结节处嵌插入泌尿生殖窦形成。阴道位于真骨盆下部中央，呈上宽下窄的管道，前壁长 7～9 cm，与膀胱、尿道相邻；后壁长 10～12 cm，与直肠贴近。上端包绕子宫颈阴道部，下端开口于阴道前庭后部。子宫颈与阴道间的圆周状隐窝，称为阴道穹隆。按其位置分为前、后、左、右 4 部分，其中后穹窿最深，与盆腔最低的直肠子宫陷凹紧密相邻，临床上可经此穿刺、引流或作为手术入路。

阴道在解剖上分为 3 个部分，上 1/3 在阴道穹窿处，中 1/3 在膀胱背侧，下 1/3 在尿道背侧，对肿瘤的定位和淋巴引流的分类十分重要。阴道壁厚 3～4 mm，自内而外由黏膜、肌层和纤维组织膜构成。黏膜由复层鳞状上皮覆盖，无腺体，受性激素影响周期性变化。表面有横行皱襞，具有较大伸展性。肌层由两侧较薄的平滑肌组成，外纵内环，肌纤维排列疏松。外层为盆内筋膜，与其下

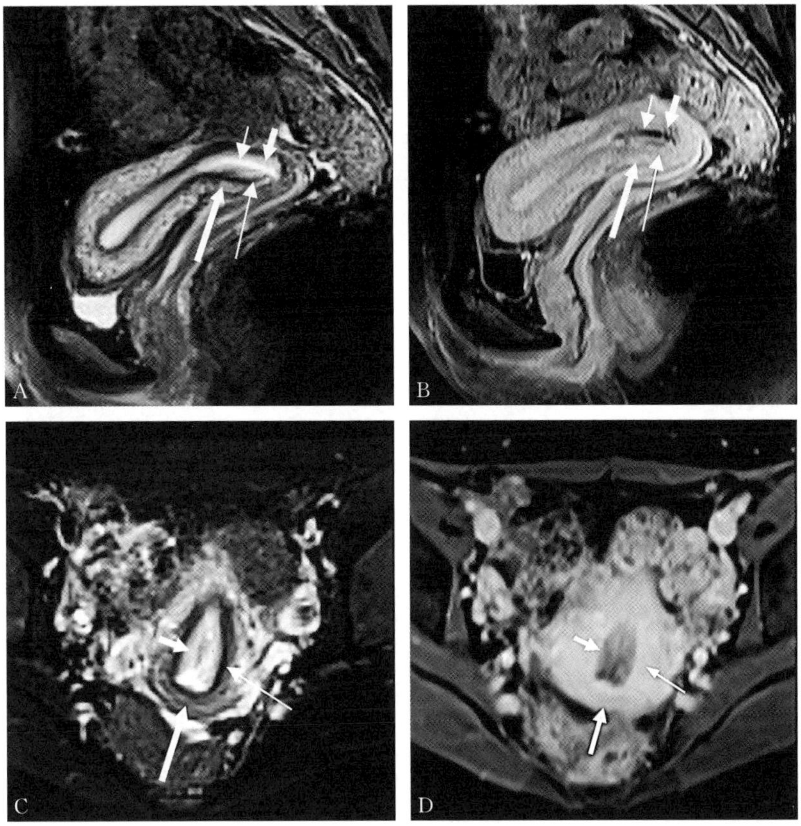

图 9-22 正常宫颈MRI表现

注：矢状位 T_2WI FS(A)示子宫呈前倾前屈位，大小形态如常，子宫内膜均匀高信号，与高信号宫颈黏液延续；宫颈可见4层结构，最内层线状显著高信号为黏液（细短箭），宫颈黏膜层高信号（粗短箭），低信号间质环（细长箭），最外侧为偏高信号肌层（粗长箭）；矢状位 T_1WI FS增强晚期(B)示宫颈黏液无强化（细短箭），黏膜层中度强化（粗短箭），间质环（细长箭）强化弱于宫颈肌层（粗长箭），后者均匀明显强化，阴道壁均匀强化；横断位 T_2WI FS(C)示宫颈间质环呈连续、光整的低信号（细长箭），宫颈黏膜呈高信号（粗短箭），宫颈肌层呈编织状稍高信号（粗长箭）；横断位 T_1WI FS增强早期(D)宫颈肌层（粗长箭）和间质（细长箭）均匀强化，黏膜轻度强化（粗短箭）。

的肌层紧密相连。肌层外覆盖纤维组织膜，其弹力纤维成分多于平滑肌纤维。阴道由子宫动脉、髂动脉和直肠中动脉的分支供应，上2/3淋巴回流至髂血管旁、主动脉旁淋巴结，下1/3至腹股沟及骶前淋巴结。

T_1WI FS示阴道呈中低信号，与肌肉信号相似，不能区分阴道结构。T_2WI及 T_1WI增强则能够较好地显示阴道的各层解剖结构（图9-23），阴道黏膜及管腔内分泌物表现为薄层的 T_2WI高信号，而阴道肌层则表现为 T_2WI低信号，增强后阴道壁较明显强化，典型者横断位呈“H”形。阴道壁内富含静脉丛，由于静脉血流缓慢，T_2WI呈高信号，增强后强化显著。激素不仅影响阴道上皮及黏膜的厚度，也会改变其信号。育龄期妇女在月经早期，阴道腔内的分泌物及黏膜呈 T_2WI高信号，肌层呈 T_2WI低信号，两者对比最鲜明；分泌期，黏膜层信号降低呈中等信号，同时伴有阴道壁的信号增高，这让两者难以区分。绝经后妇女，阴道肌层呈低信号，中间为细带状高信号的黏膜层。

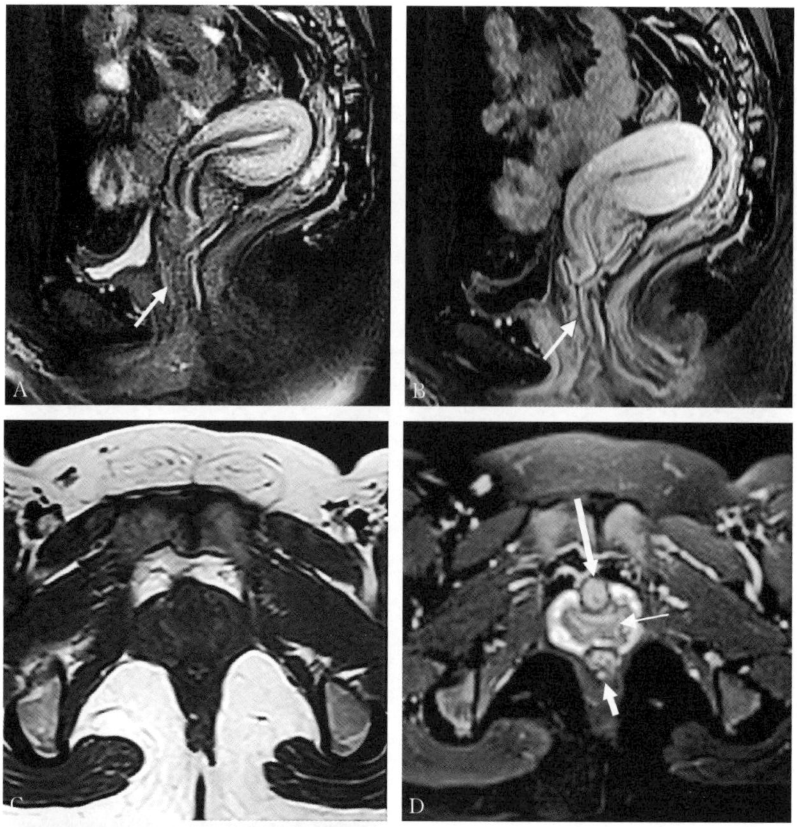

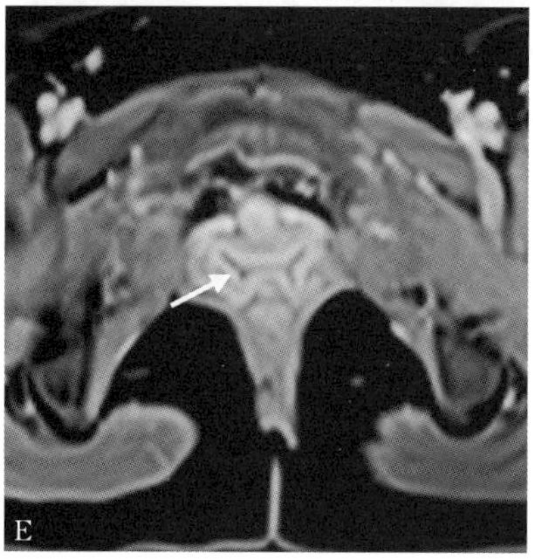

图 9-23 阴道正常 MRI 表现

注：矢状位 T_2WI FS(A)和 T_1WI FS 增强(B)显示正常阴道壁双轨状中等信号，增强后明显强化，与子宫肌层强化相仿(箭)；横断位 T_1WI(C)示阴道黏膜呈稍高信号；T_2WI FS(D)示阴道呈“H”形，阴道黏膜呈高信号(细箭)，阴道壁肌层呈中等信号，阴道壁血管呈明显高信号，前方为尿道(粗长箭)，后方为直肠(粗短箭)；横断位 T_1WI FS 增强(E)示阴道黏膜明显均匀强化(箭)，“H”形边界更加清晰，肌层强化稍弱。

（马凤华　李海明　蔡宋琪　邓　林　王长梅　强金伟）

参考文献

[1] 曹泽毅. 中华妇产科学[M]. 北京：人民卫生出版社，1999.

[2] 成令忠，王一飞，钟翠平. 组织胚胎学：人体发育和功能组织学[M]. 上海：科学技术出版社，2003，303-315.

[3] 丰有吉，沈铿. 妇产的科学[M]. 北京：人民卫生出版社，2010，6-11.

[4] 卢光明. 动态对比增强 MRI 的应用与进展[J]. 中华放射学杂志，2015，49(6)：406-409.

[5] 强金伟，邱海英，李若坤，等. 正常女性子宫和卵巢周期性变化的 MRI 研究[J]. 实用放射学杂志，2009，25(2)：207-211.

[6] 周康荣. 腹部CT诊断学[M]. 上海:复旦大学出版社,2011,851-855.

[7] 邹倩,罗城,龚良庚. 基于体素内不相干运动的扩散加权成像在肾脏疾病中的应用进展[J]. 中华放射学杂志,2016,50(3):235-237.

[8] BOOTH S J, PICKLES M D, TURNBULL L W. In vivo magnetic resonance spectroscopy of gynecological tumors at 3.0 Tesla[J]. BJOG, 2009,116(2):300-303.

[9] BROSENS J J, DE SOUZA N M, BARKER F G. Uterine junctional zone: function and disease [J]. Lancet, 1995,346(8974):558-560.

[10] BROWN H K, STOLL B S, NICOSIA S V, et al. Uterine junctional zone: correlation between histologic findings and MR imaging [J]. Radiology, 1991,179(2):409-413.

[11] FRITSCH H, LIENEMANN A, BRENNER E, et al. Clinical anatomy of the pelvic floor [J]. Adv Anat Embryol Cell Biol, 2004,175:1-64.

[12] FRITSCH H. Development of the rectal fascia [J]. Anat Anz, 1990,170(3-4):273-280.

[13] FRITSCH H. The connective tissue sheath of uterus and vagina in the human female fetus [J]. Ann Anat, 1992,174(3):261-266.

[14] HAMM B, FORSTNER R. MRI and CT of the female pelvis [M]. Berlin: Springer, 2007.

[15] HAUTH E A, JAEGER H J, LIBERA H, et al. Magnetic resonance imaging of the ovaries of healthy women: determination of normal values [J]. Acta Radiol, 2006,47(9):986-992.

[16] HAUTH E A, JAEGER H J, LIBERA H, et al. MR imaging of the uterus and cervix in healthy women: determination of normal values [J]. Eur Radiol, 2007, 17(3):734-742.

[17] JENSEN J H, HELPERN J A, RAMANI A, et al. Diffusion kurtosis imaging: the quantification of non-Gaussian water diffusion by means of magnetic resonance imaging [J]. Magn Reson Med, 2005, 53 (6):1432-1440.

[18] KOH D M, COLLINS D J, ORTON M R. Intravoxel incoherent motion in body diffusion-weighted MRI: reality and challenges [J]. Am J Roentgenol, 2011, 196(6):1351-1361.

[19] LE BIHAN D, BRETON E, LALLEMAND D, et al. Separation of diffusion and perfusion in intravoxel incoherent motion MR imaging [J]. Radiology, 1988, 168(2):497-505.

[20] LEACH M O, MORGAN B, TOFTS P S, et al. Imaging vascular function for early stage clinical trials using dynamic contrast-enhanced magnetic resonance imaging [J]. Eur Radiol, 2012,22(7):1451-1464.

[21] MASUI T, KATAYAMA M, KOBAYASHI S, et al. Changes in myometrial and junctional zone thickness and signal intensity: demonstration with kinematic T2-weighted MR imaging [J]. Radiology, 2001,221(1): 75-85.

[22] MCLEAN M A, CROSS J J. Magnetic resonance spectroscopy: principles and applications in neurosurgery [J]. Br J Neurosurg, 2009,23(1):5-13.

[23] ORSI N M, BASKIND N E, CUMMINGS M. Anatomy, development, histology, and normal function of the ovary [M]//Pathology of the Ovary, Fallopian Tube and Peritoneum. London: Springer, 2014.

[24] OUTWATER E K, MITCHELL D G. Normal ovaries and functional cysts: MR appearance[J]. Radiology, 1996,198(2):397-402.

[25] OUTWATER E K, TALERMAN A, DUNTON C. Normal adnexa uteri specimens: anatomic basis of MR imaging features [J]. Radiology, 1996,201(3): 751-755.

[26] ROSENKRANTZ A B, PADHANI A R, CHENEVERT T L, et al. Body diffusion kurtosis imaging: basic principles, applications, and considerations for clinical practice [J]. J Magn Reson Imaging, 2015,42(5): 1190-1202.

[27] SCOUTT L M, FLYNN S D, LUTHRINGER D J, et al. Junctional zone of the uterus: correlation of MR imaging and histologic examination of hysterectomy specimens [J]. Radiology, 1991,179(2):403-407.

[28] SCOUTT L M, MCCAULEY T R, FLYNN S D, et al. Zonal anatomy of the cervix: correlation of MR imaging and histologic examination of hysterectomy specimens [J]. Radiology, 1993,186(1):159-162.

[29] TOFTS P S, BRIX G, BUCKLEY D L, et al. Estimating kinetic parameters from dynamic contrast-enhanced T1-weighted MRI of a diffusible tracer: standardized quantities and symbols [J]. J Magn Reson

Imaging, 1999,10(3):223-232.

[30] TOGASHI K, NAKAI A, SUGIMURA K. Anatomy and physiology of the female pelvis: MR imaging revisited [J]. J Magn Reson Imaging, 2001,13(6): 842-849.

[31] YAMASHITA Y, TORASHIMA M, TAKAHASHI M, et al. Hyperintense uterine leiomyoma at T2-weighted MR imaging: differentiation with dynamic enhanced MR imaging and clinical implications [J]. Radiology, 1993,189(3):721-725.

10 女性生殖道发育异常

女性生殖道发育异常是女性生殖器官在形成和分化过程中，受各种内在或外在因素影响所引起的畸形。包括原始性腺的分化、发育异常，内生殖器始基的融合、管道腔化和发育异常，以及外生殖器的衍变异常。发生率 4%～7%，是影响女性生殖健康的常见原因之一。目前普遍采用的女性生殖道发育异常的分类系统为美国生育协会（American Fertility Society, AFS）1988 年发布的分类系统。该分类从双侧副中肾管的融合程度及子宫畸形的外观进行分类，具体如表 10-1 所示。

磁共振能清晰显示解剖结构及同时伴发的盆腔其他异常，对诊断子宫及阴道的畸形有非常重要的意义。

10.1 女性生殖系统胚胎发育

女性生殖道从胚胎第 4 周开始发育，需要经过一系列的分化过程才能形成。这个过程包括：生殖细胞从卵黄囊迁移到肠系膜背侧后形成性腺，米勒管形成及融合产生子宫体和输卵管，阴道和子宫颈鳞状黏膜产生，阴道入口和外阴部位的一系列上皮-间叶交互作用形成阴蒂和阴唇。女性性腺和生殖管道在胚胎发育中起源于不同的始基，后者与泌尿生殖系统、直肠的发育密切相关，其发生过程如下。

10.1.1 性腺的形成及分化

性腺由体腔上皮、上皮下间质及原始生殖细胞共同组成。胚胎发育第 3～4 周时，在卵黄囊内胚层内，出现多个较周围体细胞体积大的生殖细胞，称为原始生殖细胞（primordial germ cell）。胚胎发育第 4～5 周时，体腔背面肠系膜基底部两侧各出现 2 个由体腔上皮增生形成的隆起，称泌尿生殖嵴（urogenital ridge），外侧隆起为中肾，内侧隆起为生殖嵴。生殖嵴表面上皮细胞增生，成为性腺始基。在胚胎发育第 4～6 周末，原始生殖细胞沿肠系膜迁移到生殖嵴，后被起支持和调节作

表 10-1 美国生育协会女性生殖道畸形分类

类型	发病率	表现
Ⅰ	5%～10%	副中肾管未发育或发育不全
ⅠA		无阴道或阴道发育不全(子宫正常或伴一种或多种畸形)
ⅠB		无宫颈或宫颈发育不全
ⅠC		宫底不发育或发育不全
ⅠD		输卵管未发育或发育不全
ⅠE		混合型未发育或发育不全(ⅠA～ⅠD中2种或以上)
Ⅱ	10%～20%	单角子宫
ⅡA		残角子宫含内膜腔,并与单角子宫相通
ⅡB		残角子宫含内膜腔,但不与单角子宫相通
ⅡC		残角子宫不含内膜腔
ⅡD		无残角子宫,单纯单角子宫
Ⅲ	5%～20%	双子宫
Ⅳ	10%	双角子宫
ⅣA		完全性双角子宫(分隔延伸至宫颈内口或外口)
ⅣB		部分性双角子宫(分隔局限于宫底区)
Ⅴ	55%	纵隔子宫
ⅤA		完全性纵隔子宫(分隔达宫颈内口)
ⅤB		部分性纵隔子宫(分隔未达宫颈内口)
Ⅵ		弓形子宫
Ⅶ	6%～9%	己烯雌酚(DES)相关发育异常
ⅦA		T形宫腔
ⅦB		T形宫腔伴宫角扩张
ⅦC		子宫发育不全

用的性索包围,形成原始生殖腺即未分化的性腺。原始生殖腺具有向睾丸或卵巢分化的双向潜能,其进一步分化取决于Y染色体短臂上的睾丸决定基因。若染色体核型为XX,无睾丸决定基因,原始性腺分化为卵巢。在胚胎发育第17～20周,出现卵巢结构,第20～25周FSH达高峰,初级滤泡形成。妊娠28周,卵原细胞进入减数分裂期,并停滞于核网期(图10-1)。卵巢的正常分化需要2条X染色体、常染色体及FSH的参与。

10.1.2 内生殖器的形成及发育

胚胎约在第6周时,生殖嵴外侧的中肾有两对未分化的纵行管道:一对为中肾管(mesonephric duct或Wolffian duct),是男性生殖管道的始基;另一对为副中肾管(paramesonephric duct或称米勒管Müllerian duct),是女性生殖管道的始基。当胚胎为女性,生殖腺分化为卵巢后,中肾管退化,副中肾管继续发育,向尾部延伸。在胚胎第9周,双侧副中肾管上段形成输卵管,其起始端的卷曲部位保持开放形成输卵管的伞端,与腹腔相通。两侧中段和下段合并,构成子宫、输卵管及阴道的上2/3。初合并时保持有中隔,使之分为2个腔,胚胎发育至约在12周末时中隔消失,形成单一的内腔,此时子宫已具有其本身器官的形态。在融合的副中肾管周围的特定位点,基质细胞聚集形成宫颈。副中肾管的尾端与尿生殖窦(urogenital sinus)相连,同时细胞分裂增殖形成一实质圆柱体,称为阴道板。阴道板将泌尿生殖窦分为两部分,上部形成膀胱与尿道,下部分化成尿生殖窦和阴道前庭。自胚胎11周起,阴道板开始腔化,形成阴道(彩图6、图10-2)。

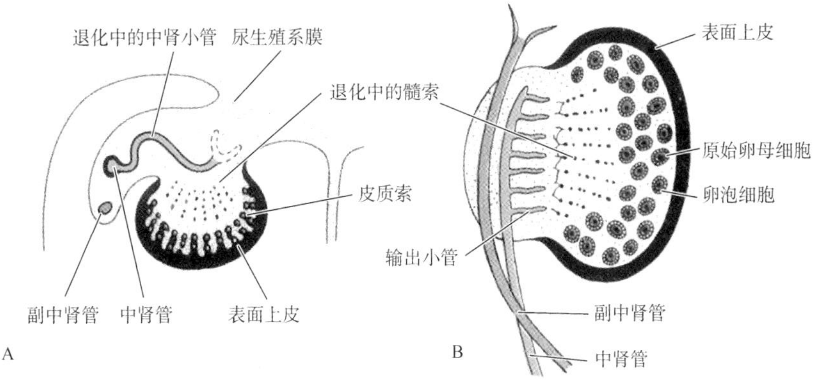

图 10-1　女性卵巢胚胎发育示意图

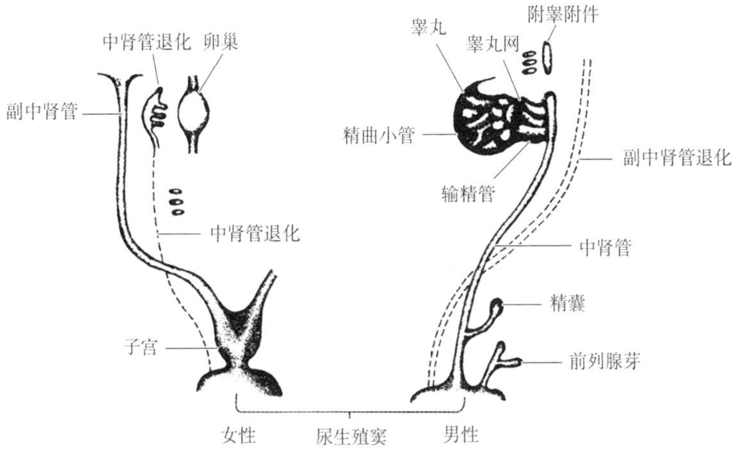

图 10-2　女性内生殖器发育示意图

10.1.3　外生殖器的形成与衍变

胚胎初期的泄殖腔分化为后方的直肠与前方的尿生殖窦。尿生殖窦两侧隆起为尿生殖褶。约在第 5 周，胚胎左右两侧尿生殖褶前后会合呈结节状隆起，形成生殖结节。尿生殖褶外侧较大的隆起为阴唇阴囊隆起。尿生殖褶间的凹陷为尿生殖沟，沟底为尿生殖膜。生殖腺为卵巢时，约在 12 周末，胚胎生殖结节发育为阴蒂，两侧的尿生殖褶发育为小阴唇，阴唇阴囊隆起发育为大阴唇，在阴蒂前方会合形成阴阜。尿生殖沟扩展，并与尿生殖窦下段共同形成阴道前庭，而尿生殖窦的上段则发育为膀胱和尿道(图 10-3)。

10.2　子宫发育畸形

女性生殖器官在形成、分化过程中，若受到某些内源性因素(生殖细胞染色体不分离、嵌合体、核型异常等)或外源性因素(性激素药物的应用等)的影响，均可出现发育异常。常见的生殖器官发育异常一般分为 3 类：①发育不全，包括无子宫、无阴道、子宫发育不良、单角子宫等；②副中肾管融合障碍，包括双子宫、双角子宫、子宫纵隔等；③正常管道形成受阻，包括处女膜闭锁、阴道横隔、阴道纵隔、阴道闭锁和宫颈闭锁等。

目前普遍采用美国生育协会(AFS)1998 年发布的分类系统，见表 10-1。该分类从双侧副中肾管的融合程度及子宫畸形的外观进行分类，简洁、明了，并且与患者预后相关(图 10-4)。影像诊断主要依靠 B 超及 MRI。B 超可作为初查手段，经济、便捷，有异常发现时，可行 MRI 检查。MRI 因其优良的软组织对比可提供高分辨率图像，能够清晰显示女性生殖道解剖结构，准确地显示宫底内外结构。T_2WI 是女性盆腔最重要的序

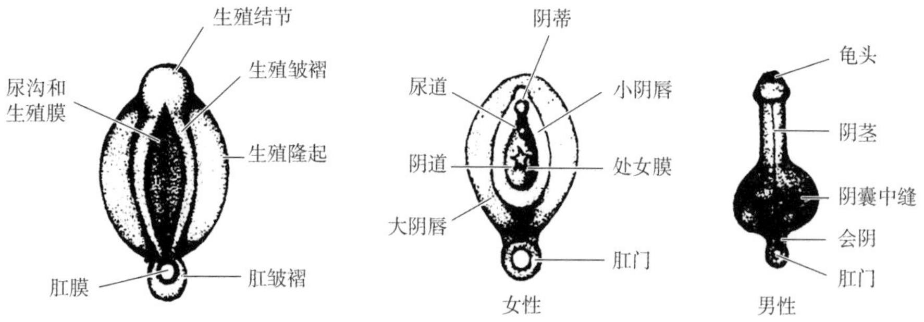

图 10－3　女性外生殖器发育示意图

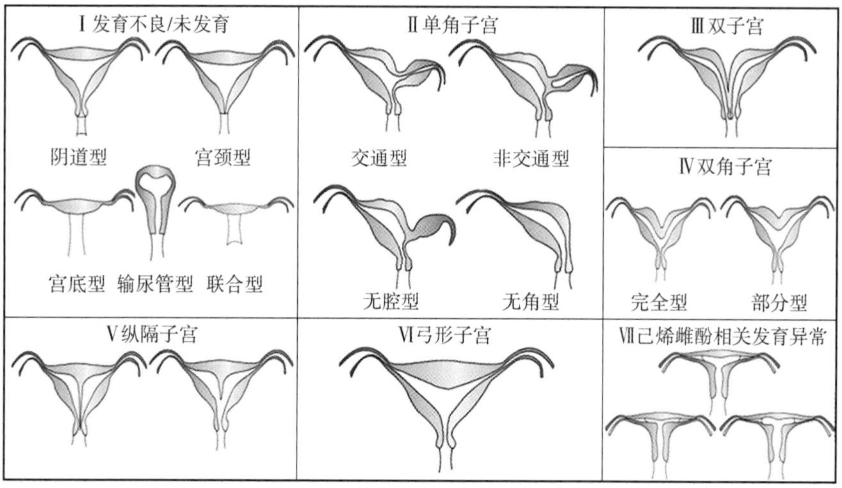

图 10－4　常见子宫发育畸形示意图

列；3D Space 图像层厚 1 mm，并可进行多方位重建，可清晰显示子宫腔内有无畸形、两侧卵巢内的卵泡结构，是明确子宫畸形类型的重要序列；冠状位 HASTE 序列时间短，视野大，可观察同时存在的泌尿系统畸形（主要是双肾畸形）。

10.2.1　先天性无子宫、始基子宫及幼稚子宫

（1）先天性无子宫

由双侧副中肾管形成子宫段未融合，退化所致，常合并无阴道。卵巢一般发育正常。

1）临床表现：临床多无症状，常因青春期后无月经就诊，经检查才发现，体检触及不到子宫或相当于子宫位置触及条索状软组织块。

2）MRI 表现：MRI 在正常子宫位置均无子宫形态及结构，矢状位 T_2WI 观察较为清晰，可见直肠膀胱之间有较多结缔组织，信号较混杂（图 10－5）。

（2）始基子宫

始基子宫是双侧副中肾管融合后不久即停止发育，子宫体积小，仅长 1～3 cm。多数无宫腔或为一实体肌性子宫，也可以有宫腔和内膜。卵巢发育可正常。

1）临床表现：无内膜的始基子宫多无症状，有内膜的始基子宫，若宫腔闭锁或无阴道，可因月经血无法排出出现周期性腹痛。

2）MRI 表现：MRI 可见两侧附件区卵巢下方实体肌性子宫，T_1WI 呈等信号，T_2WI 呈等或略高信号，但多数无子宫内膜，少数可见面积较小的内膜（图 10－6）。若宫腔有积血，MRI 可显示不同时期的血液信号。Pompili 等比较了 MRI 与腹腔镜诊断，结果显示两者具有非常高的一致性。

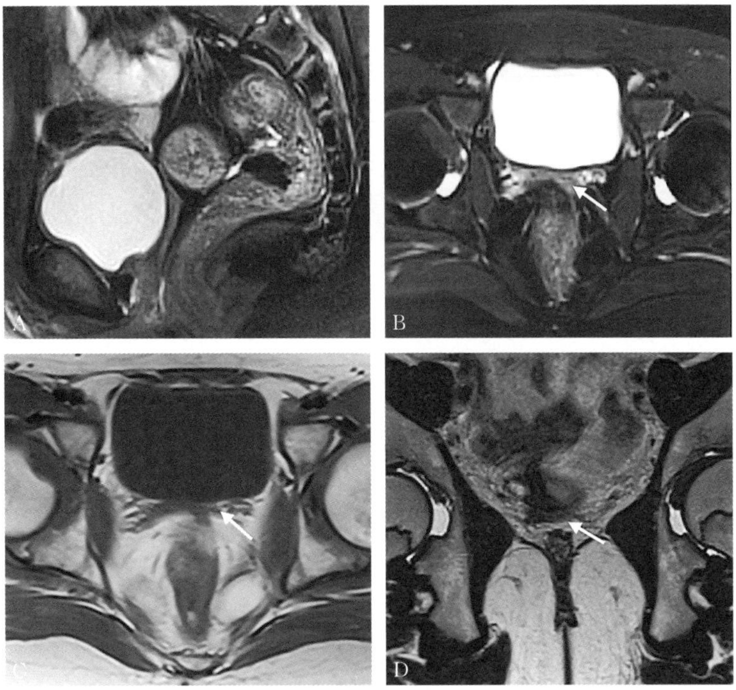

图 10-5 先天性无子宫

注：矢状位及横断位 T_2WI FS(A、B)、横断位 T_1WI(C)显示膀胱与直肠之间无正常子宫结构，可见条索状未发育软组织(箭)；冠状位 3D-SPACE 重建(D)示膀胱上方软组织信号灶，未见正常子宫结构(箭)。

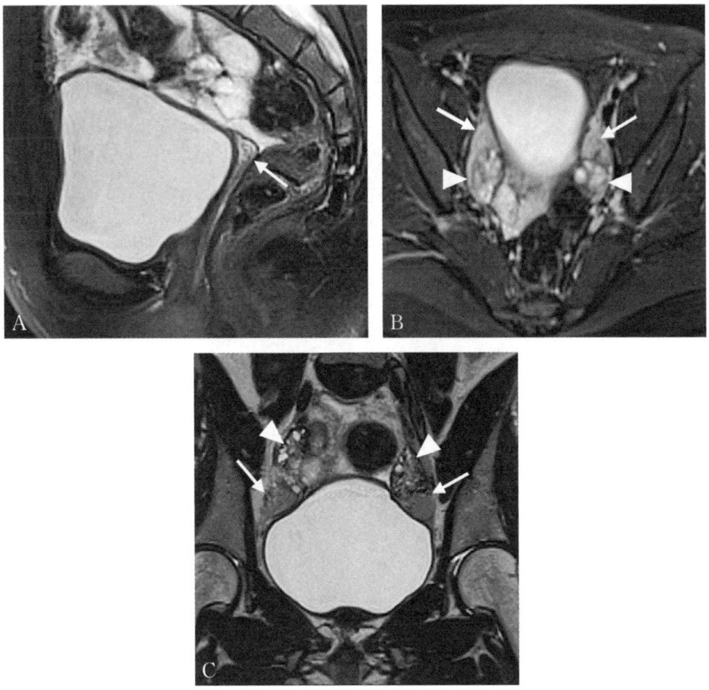

图 10-6 始基子宫

注：矢状位 T_2WI FS(A)显示膀胱与直肠之间软组织信号影(箭)，未见明显子宫结构；横断位 T_2WI FS(B)及冠状位 3D-SPACE 重建(C)显示双侧卵巢(箭头)前下方各一枚结节状软组织信号影(箭)，无内膜，为发育不良的始基子宫。

（3）幼稚子宫

幼稚子宫为双侧副中肾管融合形成子宫后发育停止所致，宫颈相对宫体较长，宫体与宫颈比例为1∶1或2∶3。卵巢发育正常。

1）临床表现：月经稀少或初潮延迟，常伴痛经。不孕者少数可怀孕，但发生流产概率高。

2）MRI表现：MRI矢状位 T_2WI可显示宫体与宫颈比例异常，解剖分层不清或为低信号的肌层组织，以及显示体积较小的宫体及宫腔（图10－7）。

（4）鉴别诊断

由于直肠膀胱之间有较多结缔组织，需仔细观察有无子宫，不能把体积较小的始基子宫误认为结缔组织而诊断为先天性无子宫。

10.2.2 单角子宫与残角子宫

一侧副中肾管未发育或发育不良，另一侧副中肾管正常发育成为单角子宫，此侧输卵管及卵巢一般发育正常。根据发育程度可将此种发育异常分为4种类型：ⅡA型为交通型，残角与主宫腔相通；ⅡB型为非交通型，残角与主宫腔不相通（图10－8）；ⅡC型为无子宫腔，残角无子宫内膜腔（图10－9、10－10）；ⅡD型为纯单角子宫，无残角（图10－11、10－12）。异常侧多数输卵管缺如，卵巢发育可正常，且常伴有同侧的泌尿系统发育异常。

（1）临床表现

单角子宫可无任何症状。残角子宫若为有内膜，且内膜与单角宫腔不相通的类型，由于月经血无法流出而出现周期性下腹痛及痛经，经血逆流入盆腔可发生子宫内膜异位症。

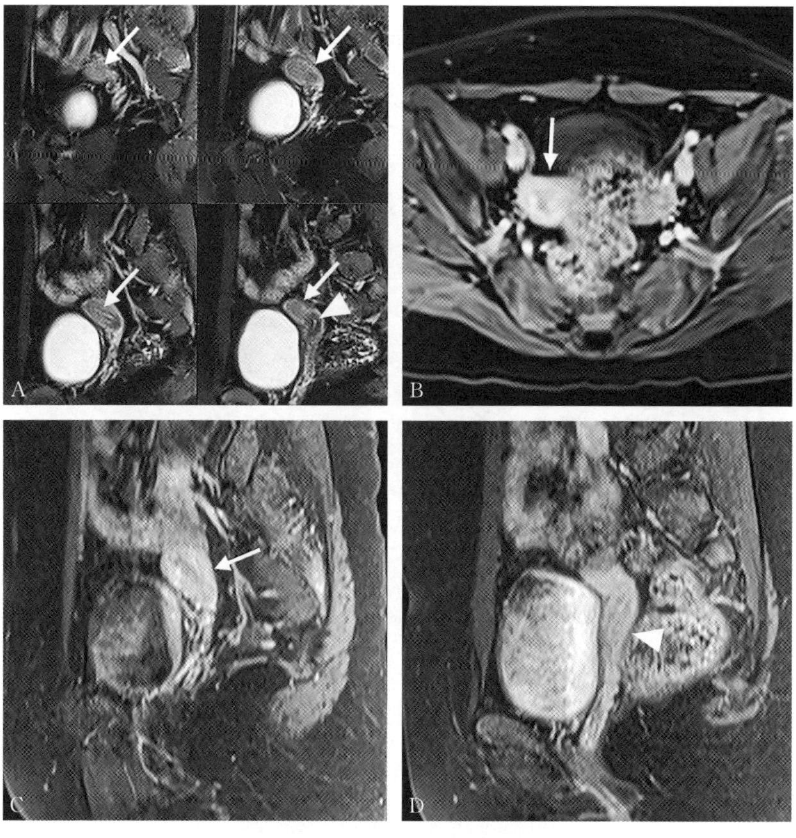

图10－7 幼稚子宫

注：矢状位 T_2WI FS连续层面（A）见膀胱与直肠之间发育不良的子宫结构，可见较小的宫体（箭）及宫颈（箭头），可见内膜；增强横断位（B）示盆腔右侧见明显强化的三角形宫体结构（箭）；增强矢状位连续层面（C、D）见较小的宫体（箭）和宫颈（箭头）。

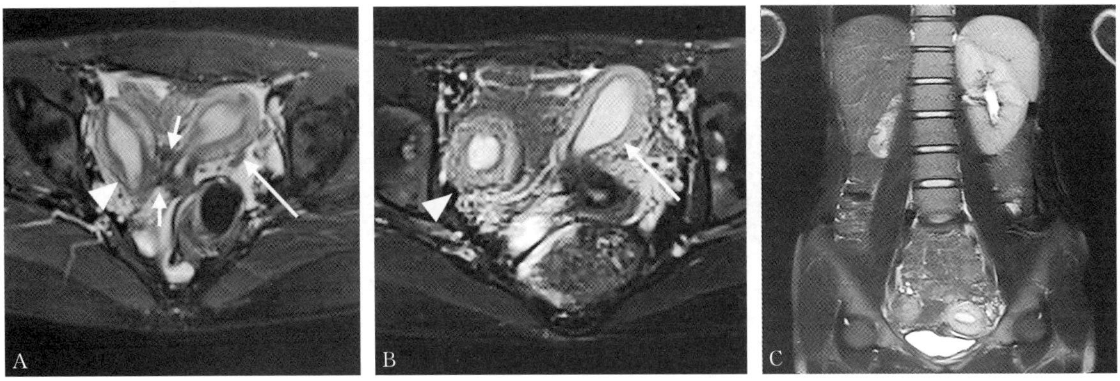

图 10-8 单角子宫(非交通型)

注：横断位 T_2WI FS(A、B)示左侧为梭形的单角子宫(长箭)，其右侧可见残角子宫(箭头)与左侧宫体相连(短箭)，残角内可见内膜，与左侧宫腔不通；冠状位 T_2WI FS(C)示右肾未见显示，左侧孤立肾。

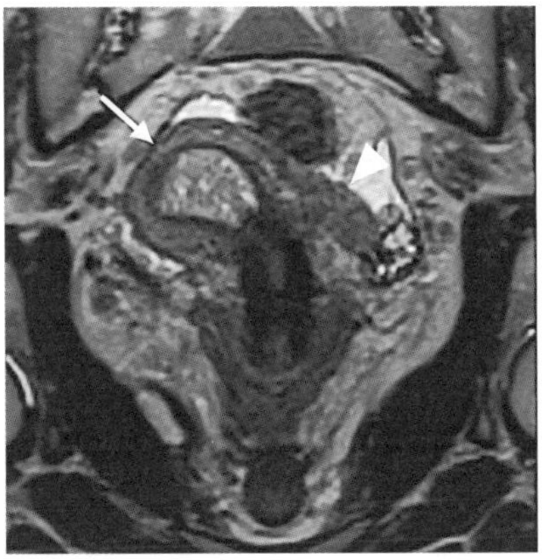

图 10-9 单角子宫(无腔型)(一)

注：右侧为梭形单角子宫(箭)，左侧可见一梭形实性残角子宫(箭头)与其相连，残角子宫信号与左侧子宫肌层信号一致，其内无内膜。

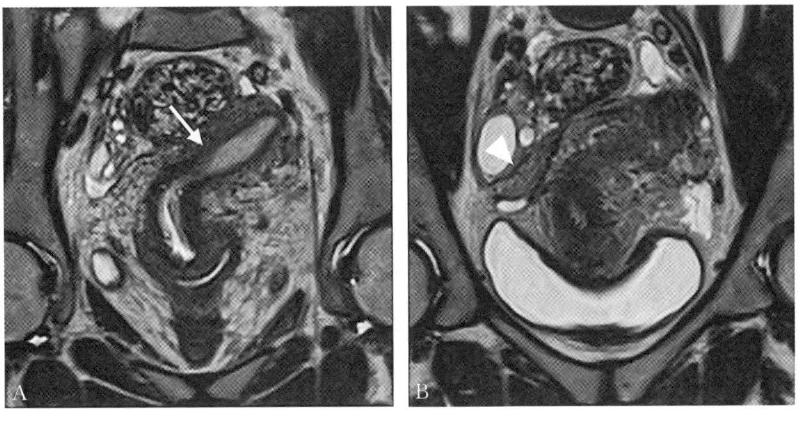

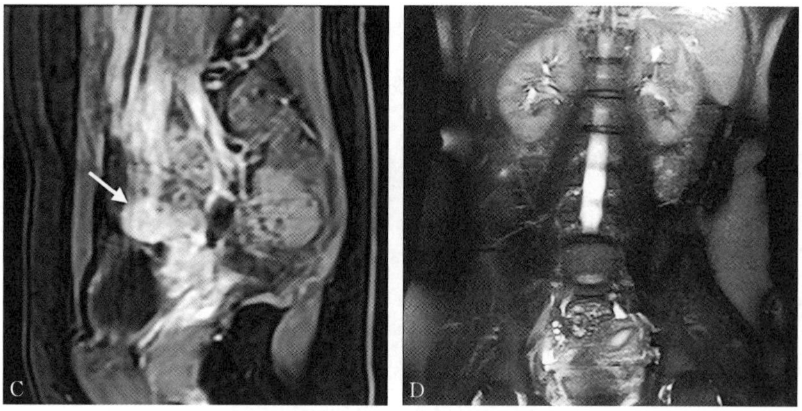

图 10-10　单角子宫(无腔型)(二)

注:冠状位 3D-SPACE 重建(A、B)分别可见宫腔呈梭形,偏于盆腔左侧(箭),宫体右侧见实性软组织信号影,为残角(箭头),无内膜;矢状位动态增强(C)见残角明显均匀强化(箭);MRU(D)示双肾结构未见明显异常。

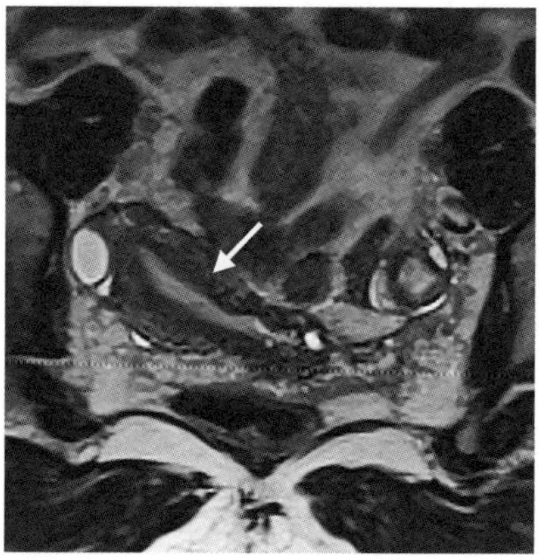

图 10-11　单角子宫(无残角)(一)

注:盆腔内可见梭形单角子宫(箭)偏于盆腔右侧,未发现残角子宫。

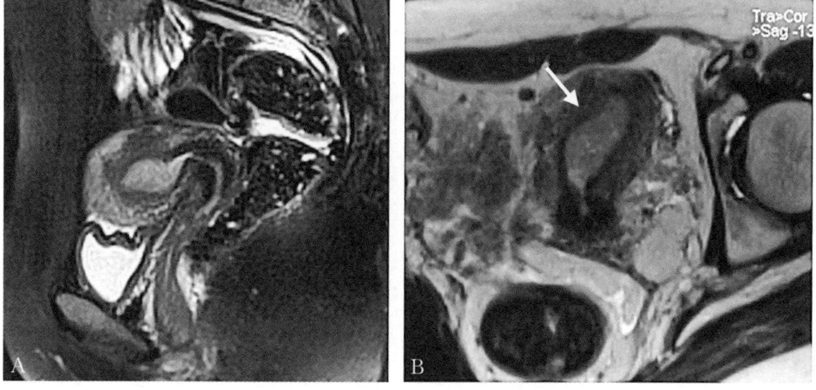

图 10-12　单角子宫(无残角)(二)

注:矢状位 T_2WI FS(A)可见子宫呈前倾前屈位,形态未见明显异常;横断位 3D 重建(B)可见子宫呈梭形,偏于盆腔左侧(箭),宫体右侧未发现残角子宫。

(2) MRI表现

“梭形”或“香蕉”形状的子宫,体积正常或偏小,无正常倒三角形宫腔形态。T_2WI 可见解剖分层正常。残角子宫可表现为与肌层信号一致的软组织信号,可直接与对侧正常宫腔相连或以纤维带相连。若残角子宫宫腔有内膜,可显示内膜与对侧宫腔是否相通,若不相通,可表现为残角侧宫腔积血。子宫输卵管造影可显示宫腔呈梭形,多偏于一侧,但不能明确残角子宫类型。

(3) 鉴别诊断

单角子宫根据子宫形态不难诊断。残角子宫由于为肌性结构,需要与子宫浆膜下肌瘤鉴别。增强扫描对鉴别有一定帮助,浆膜下肌瘤于 T_2WI 一般较正常子宫肌层信号低,由于血供多较差,增强扫描常与正常子宫肌层有一定差异,而残角子宫多数与正常子宫肌层强化完全同步。

10.2.3 双角子宫与双子宫

(1) 双角子宫

双侧副中肾管融合不良,仅部分融合,宫底部及宫体分化为 2 个宫角,即双角子宫。双侧宫角于宫颈内口处分开称为完全双角子宫,于宫颈内口以上分开称为不全双角子宫。

1) 临床表现:一般无症状,有时可有月经量多及不同程度痛经。部分患者由于宫腔形态异常而影响妊娠,导致不良妊娠结局。

2) MRI表现:MRI 可显示 2 个分开的宫腔,两宫角距离较宽(多大于 4 cm),宫底不同程度凹陷,解剖分层正常,内膜信号正常,其中间隔的信号多为肌肉信号(图 10-13)。

3) 鉴别诊断:有时双角子宫宫底部肌层凹陷较少时无法确切与弓形子宫分别。双角子宫还需要与纵隔子宫鉴别,双角子宫两侧宫角距离较大,角度较大(多大于 105°),MRI 及子宫输卵管造影有助于鉴别(图 10-14)。

(2) 双子宫

为两侧副中肾管未融合,各自发育成 2 个子宫和 2 个宫颈。2 个宫颈可分开或相连,宫颈管可有交通(图 10-15、10-16)。

双侧子宫发育可不同步,常伴阴道纵隔或斜隔。部分患者可有一侧宫颈发育不良。

1) 临床表现:多无自觉症状。伴有阴道斜隔或宫颈发育不良时,由于月经血流出不畅或不能流出,可出现痛经、月经淋漓不尽,甚至感染症状。月经血逆流可产生子宫内膜异位症。

2) MRI表现:MRI 可显示双子宫、双宫颈,部分患者可显示宫颈之间的交通。T_2WI 显示子宫解剖分层清晰,内膜信号无异常。若合并阴道斜隔或宫颈发育不良时,可见相应的阻塞性表现,如一侧宫腔积血、输卵管积血及盆腔内膜异位灶等。

3) 鉴别诊断:影像学检查发现 2 个子宫及 2 个宫颈即可明确诊断。需与完全性纵隔子宫鉴别。完全性纵隔子宫宫底部无凹陷,为一个宫体,可有双宫颈管,但仍为一个宫颈,据此可鉴别。

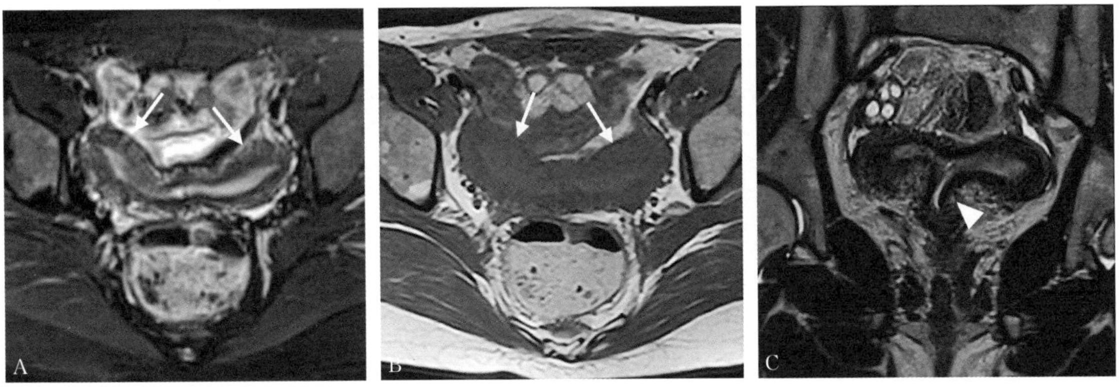

图 10-13 双角子宫

注:横断位 T_2WI FS、T_1WI(A、B)显示宫底凹陷,2 个宫角分开(箭),于子宫下段融合;冠状位 3D-SPACE 重建图(C)可见双侧宫角于宫颈内口处分开,1 个宫颈(箭头)。

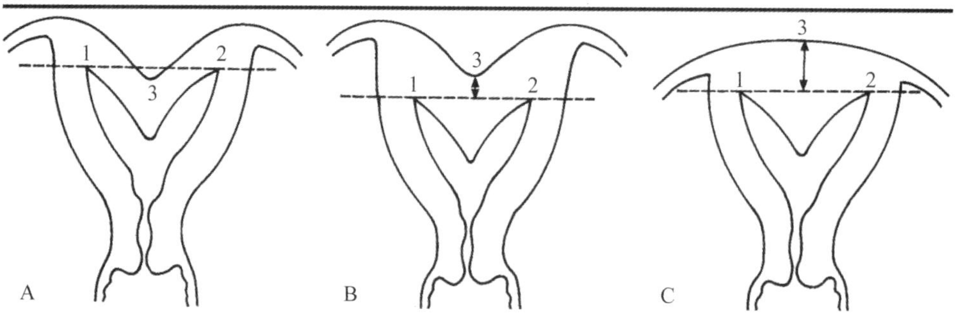

图 10－14　子宫纵隔与双角子宫的鉴别示意图

注：宫底浆膜层凹陷最深处低于两侧宫角连线时（A）或宫底浆膜层与两侧宫角部内膜连线距离＜0.5 cm 时（B）为双角子宫；当宫底浆膜层与两侧宫角部内膜连线距离＞0.5 cm，则为纵隔子宫（C）。

引自：TROIANO R N，MCCARTHY S M. Mullerian duct anomalies：imaging and clinical issues [J]. Radiology，2004，233(1)：19－34.

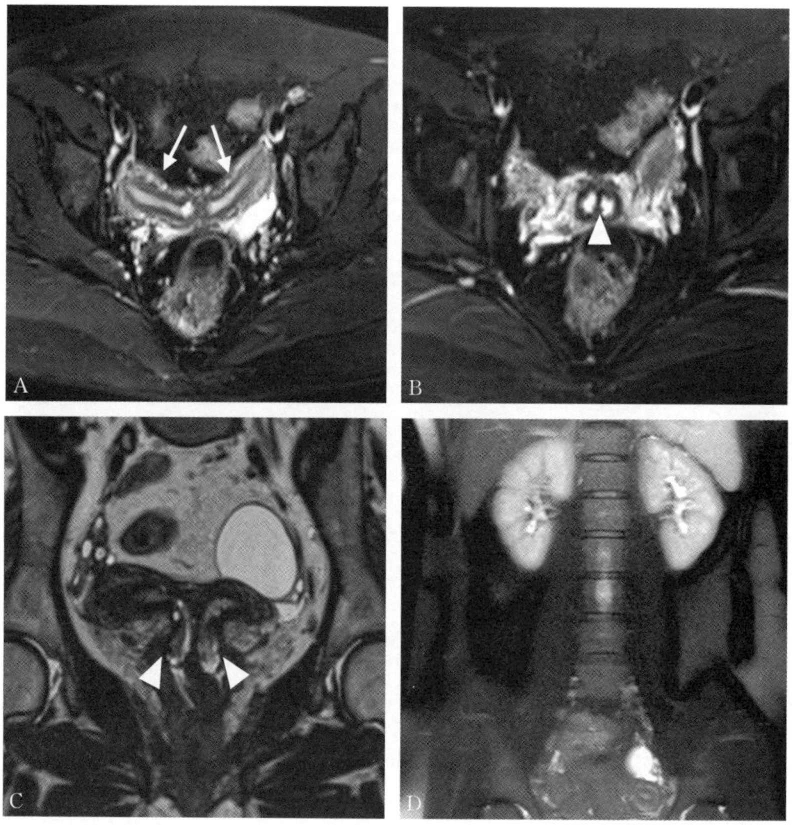

图 10－15　双子宫

注：横断位 T_2WI FS（A、B）示盆腔两侧见 2 个梭形宫体（箭），双宫颈管（箭头）；冠状位 3D－SPACE 图（C）见 2 个宫体于宫颈内口上方分开，双宫颈管（箭头），双阴道；MRU（D）显示此患者双肾未见明显异常。

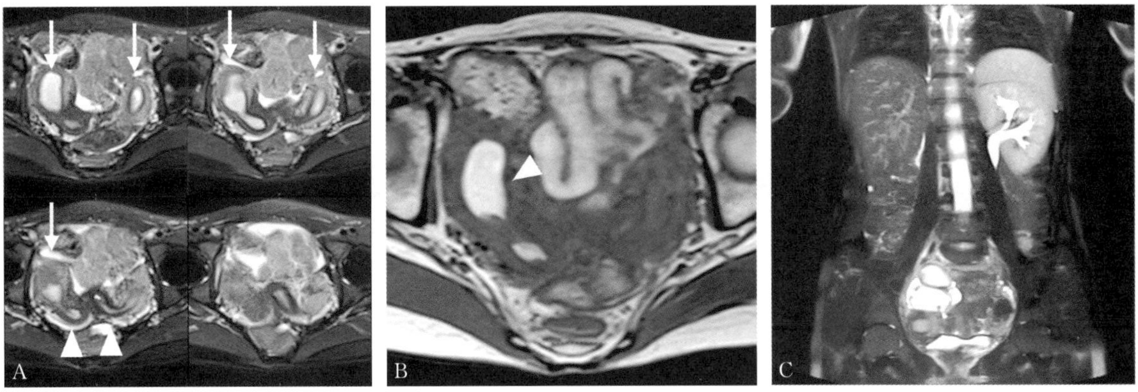

图 10－16　双子宫伴右侧宫颈发育不良

注：横断位 T_2WI FS(A)连续层面见盆腔两侧各有 1 个宫体(箭)和宫颈管(箭头)；横断位 T_1WI(B)示右侧宫颈管及宫腔高信号积血(箭头)，考虑右侧宫颈外口闭锁可能；MRU(C)示右肾缺如。

10.2.4　纵隔子宫与弓形子宫

(1) 纵隔子宫

双侧副中肾管完全融合，子宫外形正常，但纵隔吸收受阻所致。约占全部子宫畸形的 55%。分两型：纵隔完全未吸收，纵隔末端达到或超过宫颈内口水平者称为完全性纵隔子宫；纵隔部分吸收，末端未达到宫颈内口水平者称为部分性纵隔子宫。

1) 临床表现：一般无症状。可有月经血量多。由于宫腔形态异常可导致反复流产或胎位异常、胎膜早破等，其中，反复流产是纵隔子宫最常见表现。

2) MRI 表现：MRI 能立体地显示子宫形态及信号改变，沿子宫长轴的斜冠状面扫描是观察纵隔子宫的最好序列。MRI 检查可见子宫外形正常，宫腔内可见纵隔影，纵隔可为肌性信号或纤维组织信号或两者混合信号，将宫腔分离。完全性纵隔子宫可见 2 个完全被分离的宫腔，部分性纵隔子宫宫腔内膜呈“Y”型(图 10－17)。

3) 鉴别诊断：纵隔子宫需与双角子宫鉴别。双角子宫两侧宫角相距较远，且外形上宫底凹陷，而纵隔子宫宫角距离较近，外形正常；双角子宫的宫腔内隔在 MRI 上一般为肌性信号，而纵隔子宫

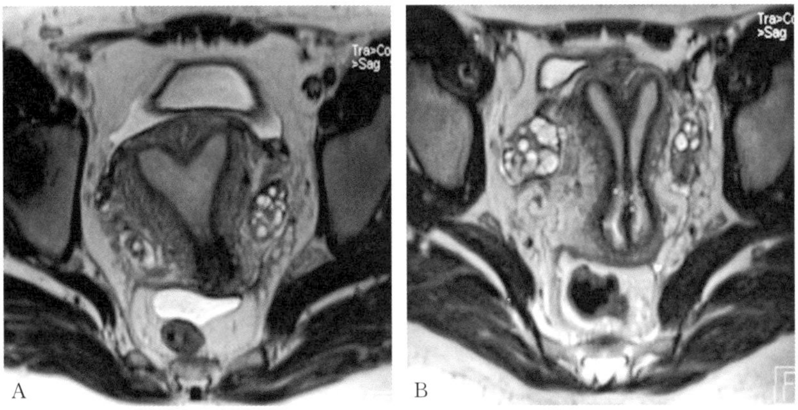

图 10－17　纵隔子宫

注：横断位 T_2WI(A)示宫腔内见纵隔影，一端连于宫底，一端游离，游离端未达宫颈内口称为部分性纵隔子宫；另一患者 T_2WI(B)示游离端达到或超过宫颈内口，即为完全性纵隔子宫，并见双宫颈管。纵隔子宫外形一般正常。

的隔可以表现为肌性、纤维性或混合性信号。完全性纵隔子宫有时可有双宫颈管，需与双子宫鉴别。

(2) 弓形子宫

宫底部肌层稍向宫腔内凹陷，黏膜层亦可向宫腔内凹陷，宫底部内膜呈弧形改变，宫腔呈浅鞍状。MRI及超声均能确诊，一般不需要特殊处理。

10.3 阴道发育异常

10.3.1 处女膜闭锁

(1) 概述

处女膜闭锁又称无孔处女膜(imperforate hymen)，系尿生殖窦上皮未能贯穿前庭部所致，发病率占新生女婴的0.1%。闭锁的处女膜由两层扁平上皮细胞及中间一层薄的结缔组织组成。处女膜闭锁的临床和影像学特征与低位阴道横隔相仿，所不同的是前者无正常处女膜结构，而后者可见正常处女膜结构，是女性生殖道发育异常中较常见的疾病。

(2) 临床表现

绝大多数患者在月经来潮之前无症状，偶发生阴道积液，使闭锁的处女膜膨隆，有下腹坠感。青春发育期，多表现为原发性闭经，由于处女膜闭锁，导致阴道分泌物或月经血排出受阻，可表现为周期性下腹坠痛，严重者可压迫肛门或尿道，出现便秘、肛门坠胀、尿频或尿潴留等症状；也可引起宫腔积血、输卵管积血，经血逆流还可引起子宫内膜异位症。月经期过后，症状可缓解，但是会随着下次月经期来临而进行性加重。妇科检查可见处女膜向外膨隆，表面呈蓝紫色，无阴道开口。肛诊可扪及阴道膨隆，向直肠凸出；阴道上方可扪及盆腔包块，用手指按压肿块可见处女膜膨隆更明显。

(3) MRI表现

MRI矢状位 T_2WI 可见近阴道外口处膜状闭锁，其上方阴道腊肠状或纺锤形扩张、积血，积血信号因出血的不同时期而表现出一定差异，典型表现为 T_1WI 和 T_2WI 均呈高信号，部分患者可伴宫腔积血、输卵管积血等(图10-18)。

(4) 鉴别诊断

主要与阴道部分闭锁及阴道未发育相鉴别。阴道闭锁临床症状相似，但位置一般比处女膜闭锁高，妇科检查无阴道开口。阴道未发育多无阴道积血，妇科检查亦无阴道开口。

10.3.2 阴道闭锁与先天性无阴道

(1) 概述

阴道闭锁(atresia of vagina)一般指阴道下段闭锁，而阴道完全闭锁则没有明确的分类，有的定义为先天性无阴道(congenital absence of vagina)。1976年Simpson指出，阴道闭锁与先天性无阴道

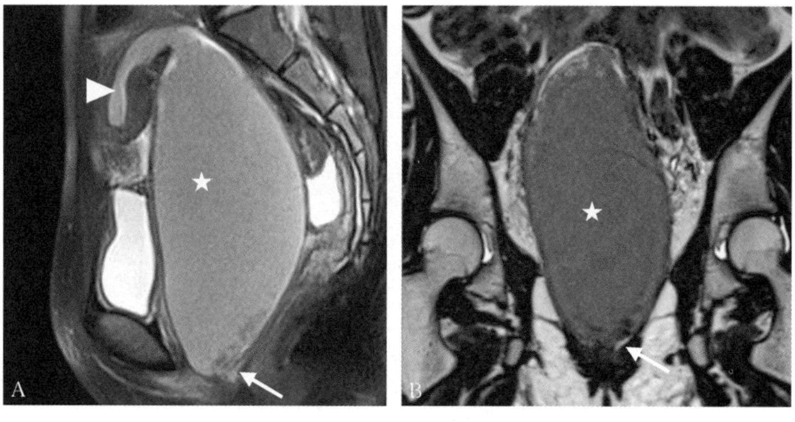

图10-18 处女膜闭锁

注：矢状位(A)及冠状位 T_2WI(B)示阴道内大量积血(星号)，宫颈及宫腔内亦有积血(箭头)，阴道于接近外口处闭锁(箭)。

不同，前者系尿生殖窦发育缺陷所致，子宫多发育正常；而后者是副中肾管发育不全或尾端发育不良所致，表现为阴道缺如，常伴子宫缺如，而卵巢正常。根据阴道闭锁的解剖学特点，将其分为两型：Ⅰ型（阴道下段闭锁，阴道上段和子宫体正常）和Ⅱ型（阴道完全闭锁，多合并子宫颈发育不良，宫体正常或子宫畸形）。先天性无阴道的发生率为 1/4 000～1/5 000。

（2）临床表现

阴道闭锁属生殖道梗阻性疾病，多见于青春期少女。主要表现为无月经来潮、周期性腹痛及盆腔包块。症状出现的早晚、严重程度与子宫内膜的功能有关。Ⅰ型闭锁者，子宫内膜功能正常，因此症状出现得早，就诊比较及时，不会有经血逆流而引起子宫内膜异位症。盆腔检查，一般包块位置很低，位于直肠前面。Ⅱ型闭锁者，往往因为子宫发育不良、内膜分泌不正常，症状出现会比较晚，经血容易逆流至盆腔引起子宫内膜异位症。

先天性无阴道患者，一般无特殊症状，多因原发性闭经或性生活困难就诊。妇科检查可见外阴和第二性征发育正常，但无阴道口。肛查和盆腔B超检查发现无子宫或有始基子宫，卵巢和输卵管一般正常。45%～50%的患者合并泌尿道畸形，约 10%合并脊柱异常。

（3）MRI 表现

Ⅰ型阴道闭锁表现为宫腔和中上段阴道不同程度扩张、积血，T_1WI 和 T_2WI 均呈高信号，而阴道下段呈实性软组织信号。根据梗阻点位置的不同，表现为与外阴有一定距离的间隔。Ⅱ型阴道闭锁在矢状位 T_2WI 上可见发育不良的子宫，正常阴道区未见正常阴道“H”结构，可见实性结缔组织信号。先天性无阴道在矢状位 T_2WI 上见尿道及直肠之间无阴道壁肌性结构，仅见一些结缔组织影，亦能发现伴随无子宫或始基子宫。副中肾管发育异常可导致阴道上 2/3、宫颈和子宫的未发育或发育不良。如果副中肾管完全未发育，引起子宫、宫颈、输卵管及上 2/3 阴道缺如，称之为 Mayer-Rokitansky Kuster-Hause 综合征（MRKH 综合征），代表了副中肾管异常的极端形式。

（4）鉴别诊断

Ⅰ型阴道闭锁需与处女膜闭锁鉴别，两者均可见阴道内积血，但处女膜闭锁梗阻点位置更低，而Ⅰ型阴道闭锁梗阻点位置较高，有时影像学检查难以鉴别两者，需要借助妇科检查，前者可见正常处女膜，而后者见无孔、实性处女膜，由此可对两者鉴别。阴道完全闭锁与先天性无阴道均无法观察到阴道结构，多数时候两者鉴别较困难。

10.3.3 阴道重复

（1）概述

包括阴道横隔、阴道纵隔及阴道斜隔综合征。阴道横隔（transverse septae of vagina）是胚胎发育时期两侧副中肾管会合后的尾端与尿生殖窦相接处未贯通或部分贯通所致，发病率为 1∶2 100～1∶72 000。阴道横隔可位于阴道内任何部位，但以上中段交界处为多见，约占 46%，厚度约为 1 cm。阴道横隔无孔为完全性横隔（图 10－19），隔上有小孔则为不全性横隔。

不全性横隔位于阴道上部者多无症状，在青春期或儿童期不需要处理；位置偏低者可影响性生活，阴道分娩可影响胎先露部下降。对于有症状的患者应手术纠正。完全性横隔与处女膜闭锁症状相似，表现为原发性闭经合并周期性下腹痛，呈进行性加重。由于经血潴留，可在相当于横隔上方触及肿块。完全性横隔影像学表现与阴道下段闭锁相仿，两者鉴别困难，诊断时需结合妇科检查。

阴道纵隔（longitudinal septae of vagina）为双侧副中肾管融合后，尾端纵隔未吸收或部分吸收所致，常伴双子宫、完全性纵隔子宫、双宫颈。阴道纵隔多无症状，影像学检查常因双子宫或纵隔子宫附带发现阴道纵隔，横断位 T_2WI 可见阴道一分为二，呈双腔改变，多数阴道纵隔同时伴双子宫或纵隔子宫（图 10－20）。

阴道斜隔综合征（oblique vaginal septae syndrome）其胚胎学发育尚存争议，一侧阴道与外

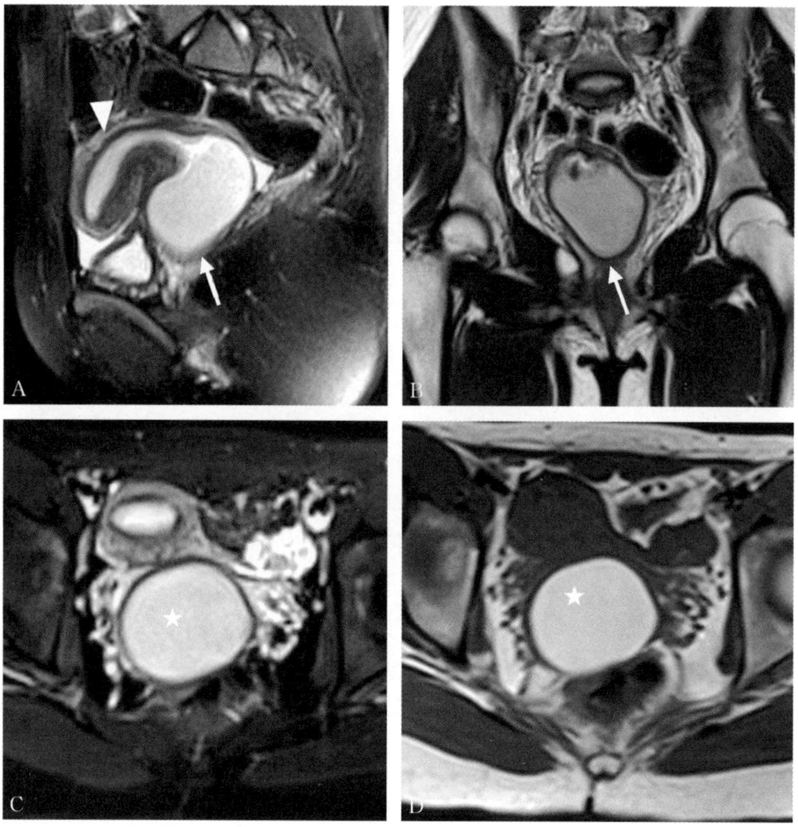

图 10－19　阴道横隔

注：矢状位 T_2WI FS(A)示阴道下段明显扩张(箭)，中上段阴道、宫颈管及宫腔扩张、积血(箭头)；冠状位 T_2WI(B)示阴道下段见横隔(箭)，其上方阴道显著扩张积液；横断位 T_2WI FS 和 T_1WI(C、D)，示阴道扩张呈球形，内含大量高信号积血(星号)。

界相通，另一侧为盲端。常伴斜隔侧泌尿系统发育异常。分以下三型。

1）Ⅰ型：无孔斜隔。斜隔上无孔，斜隔侧子宫经血无法流出(图 10－21、10－22)。

2）Ⅱ型：有孔斜隔。斜隔上有小孔，斜隔侧子宫经血可流出，但流出不畅(图 10－23)。

3）Ⅲ型：无孔斜隔合并宫颈瘘管。斜隔无孔，但双侧宫颈之间有瘘管交通，斜隔侧子宫经血可经瘘管由对侧宫腔流出，但亦流出不畅(图 10－24)。

(2) 临床表现

不同的分型临床症状也不相同。均有痛经。Ⅰ型因经血无法流出而痛经最重。Ⅱ型及Ⅲ型多表现为经期长、月经淋漓不尽，伴感染时可有脓性分泌物。

(3) MRI 表现

T_2WI 可见阴道内的斜隔，终止于一侧阴道壁，隔后腔可见不同程度积血，Ⅰ型多积血较明显，Ⅱ型及Ⅲ型多数可见积血，少数亦可无明显积血。Ⅰ型还可有宫腔及输卵管的积血。有时可观察到斜隔上的小孔或宫颈内的瘘管。Deven 等认为，超声和 MRI 是诊断阴道斜隔综合征主要检查手段。但 MRI 相比超声能更精确显示子宫畸形、阴道阻塞情况及同侧肾脏发育异常。

(4) 鉴别诊断

斜隔侧阴道积血须与双子宫一侧宫颈闭锁鉴别。两者均可表现为一侧宫腔显著积血。前者积血位于阴道上段斜隔后方，宫颈正常；后者阴道内无积血，积血位置较高，位于宫颈管内，且宫颈管显著扩张。

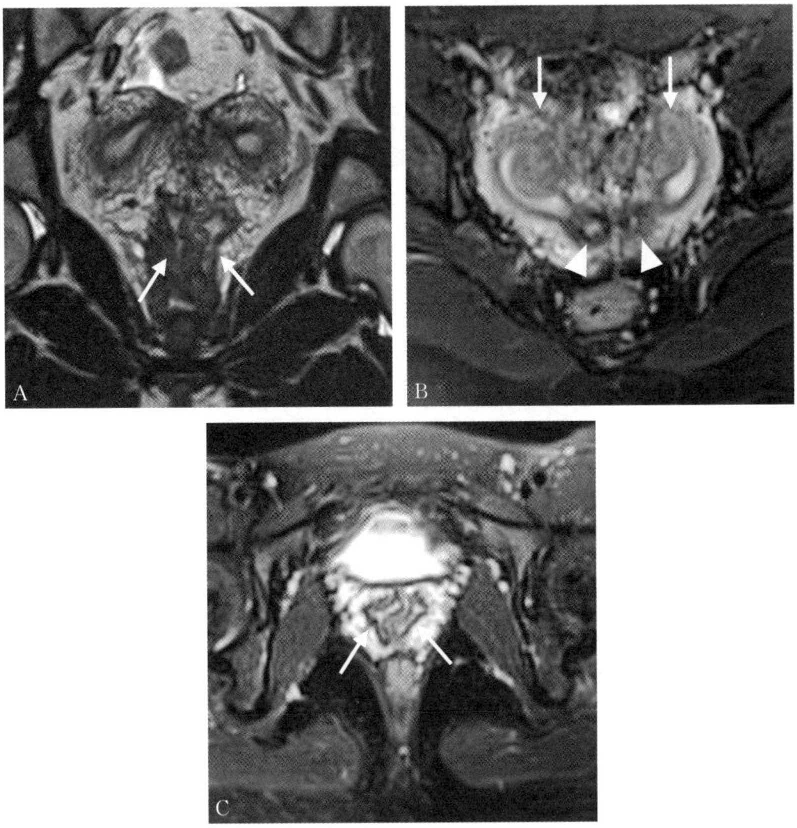

图 10-20　阴道纵隔

注：冠状位 3D-SPACE 重建图(A)示双宫体、双阴道(箭)；横断位 T_2WI FS(B)示双宫体(箭)、双宫颈(箭头)；横断位 T_2WI FS(C)示双阴道(箭)。

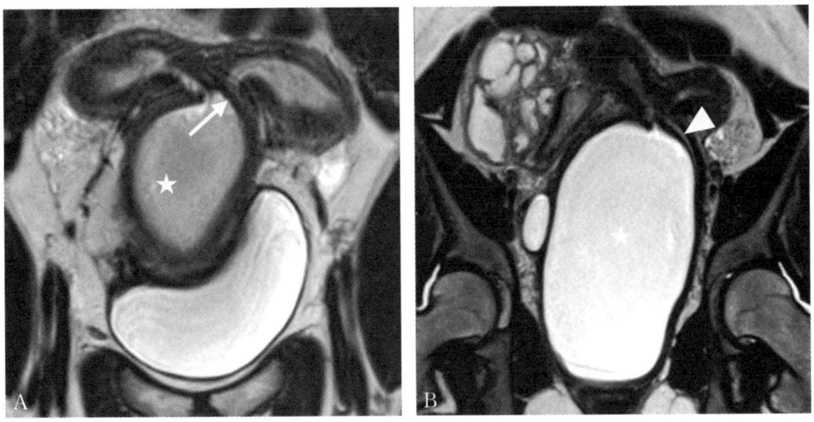

图 10-21　Ⅰ型阴道斜隔(一)

注：冠状位 T_2WI(A、B)示阴道内可见斜隔(箭)，右侧阴道大量积血(星号)，斜隔上无孔，隔后阴道及宫腔与对侧完全不通，左侧阴道受压呈线样 T_2WI 高信号(箭头)。

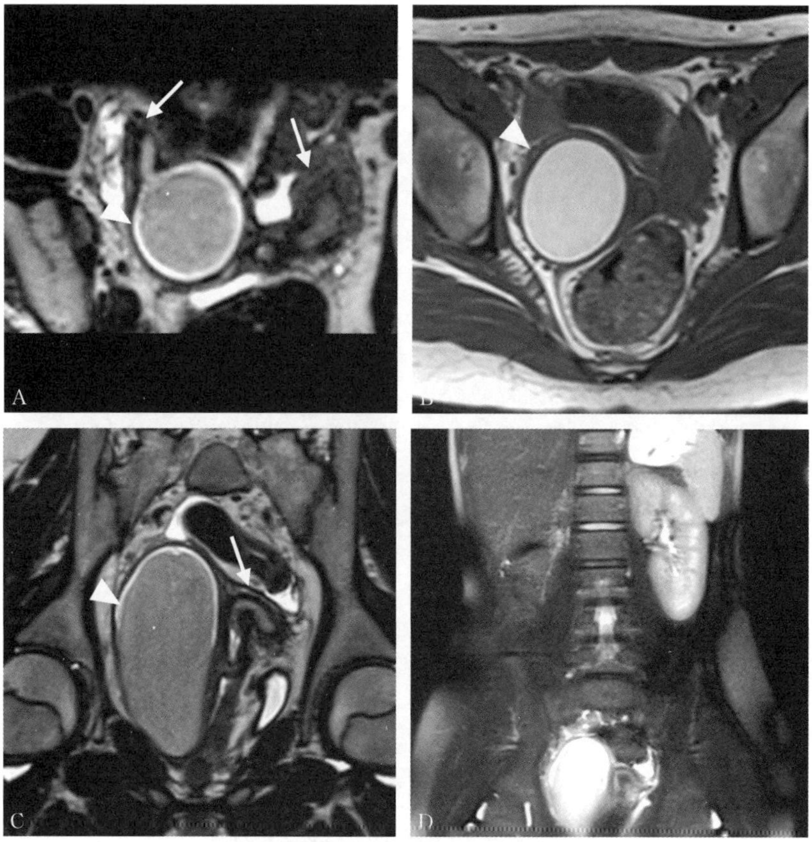

图 10-22 Ⅰ型阴道斜隔(二)

注：3D-SPACE横断位图(A)示双宫体(箭)，双宫颈管，右侧宫颈及阴道扩张(箭头)；横断位 T_1WI(B)示右侧宫颈管及阴道扩张，内容物为高信号出血(箭头)；冠状位3D-SPACE图(C)示右侧阴道显著扩张积液(箭头)，左侧宫体及宫颈未见明显异常(箭)；MRU(D)示右肾缺如。

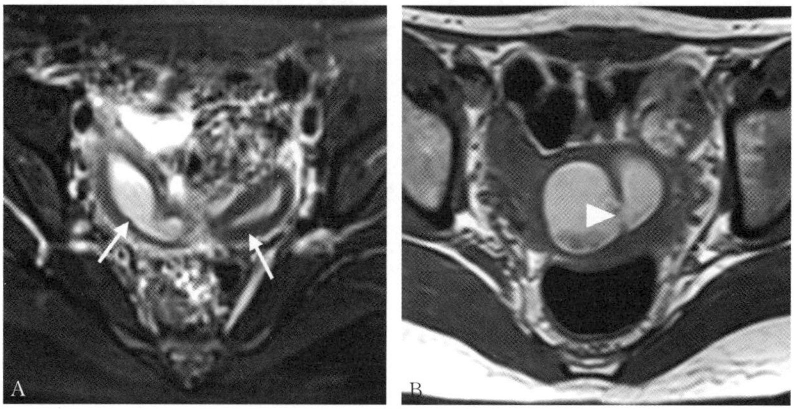

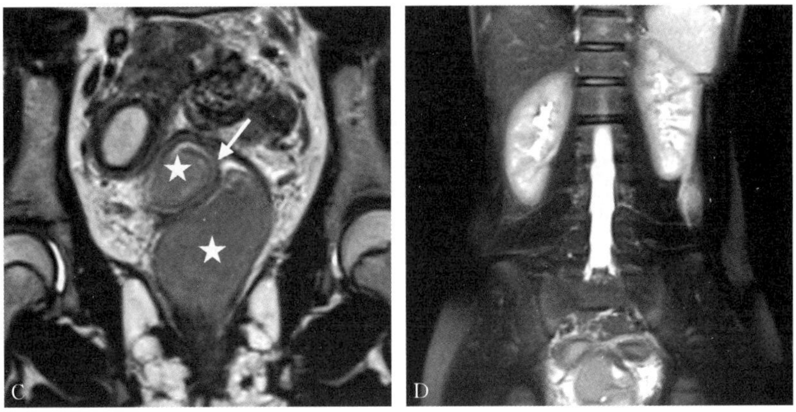

图 10－23　Ⅱ型阴道斜隔综合征

注：横断位 T_2WI FS(A)示双宫体、双宫颈管(箭)，右侧宫颈管及宫腔积血；横断位 T_1WI(B)示阴道内斜隔的小孔(箭头)，隔后宫腔的经血可经由小孔流出；冠状位 3D－SPACE 重建(C)可见阴道斜隔(箭)，阴道积液(星号)；MRU(D)显示双肾未见明显异常。

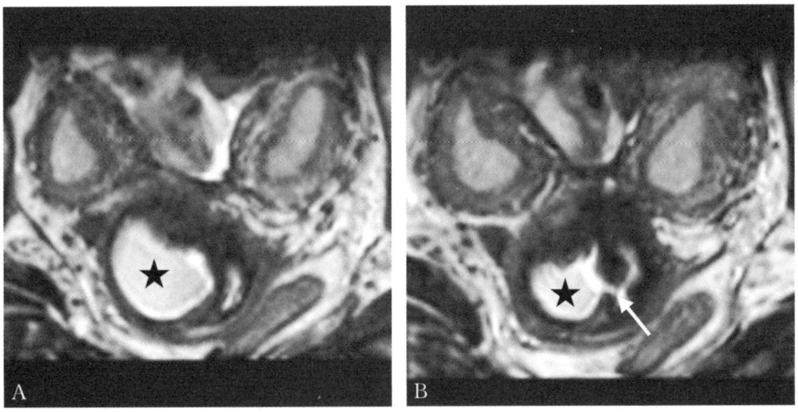

图 10－24　Ⅲ型阴道斜隔综合征

注：3D－SPACE 重建图像显示阴道斜隔终止于左侧阴道壁(A)，右侧阴道上段积血(星号)；宫腔下段可见两侧宫颈之间有交通(B，白箭)。

（王士甲　马凤华　张国福　强金伟）

参考文献

［1］曹泽毅. 中华妇产科学[M]. 2 版. 北京：人民卫生出版社，2004.

［2］丰有吉，沈铿. 妇产科学[M]. 2 版. 北京：人民卫生出版社，2010.

［3］高英茂，李和. 组织学与胚胎学[M]. 北京：人民卫生出版社，2010.

［4］孔北华. 妇产科学[M]. 北京：高等教育出版社，2005.

［5］张惜阴. 实用妇产科学[M]. 北京：人民卫生出版社，2003.

［6］BURGIS J. Obstructive Müllerian anomalies: case report, diagnosis, and management [J]. Am J Obstet Gynecol, 2001,185(2):338－344.

［7］CHAN Y Y, JAYAPRAKASAN K, ZAMORA J, et al. The prevalence of congenital uterine anomalies in unselected and high-risk populations: a systematic review [J]. Hum Reprod Update, 2011,17(6):761－771.

［8］COX D, CHING BH. Herlyn-Werner-Wunderlich syndrome: a rare presentation with pyocolpos [J]. Radiol Case Rep, 2012,6(3):9－15.

[9] GRIMBIZIS G F, CAMPO R, TARLATIZS B C, et al. Female genital tract congenital malformations: classification, diagnosis and management [M]. Netherlands: Springer, 2015.

[10] IMAOKA I, WADA A, MATSUO M, et al. MR imaging of disorders associatedwith female infertility: use in diagnosis, treatment, and management [J]. Radiographics, 2003,23(6):1401-1421.

[11] POMPILI G, MUNARI A, FRANCESCHELLI G, et al. Magnetic resonance imaging in the preoperative assessment of Mayer-Rokitansky-Kuster-Hauser syndrome [J]. Radiol Med, 2009,114:811-826.

[12] PROPST A M, HILL J A. Anatomic factors associated with recurrentpregnancy loss [J]. Semin Reprod Med, 2000,18:341-350.

[13] SARAVELOS S H, COCKSEDGE K A, LI T. Prevalence and diagnosis of congenital uterine anomalies in women with reproductive failure: a critical appraisal [J]. Hum Reprod Update, 2008,14(5):415-429.

[14] The American Fertility Society. The American Fertility Society classifications of adnexal adhesions, distal tubal occlusion, tubal occlusion secondary to tubal ligation, tubal pregnancies, Müllerian anomalies and intrauterine adhesions [J]. Fertil Steril, 1988,49(6):944-955.

[15] TROIANO R N, MCCARTHY S M. Müllerian duct anomalies: imaging and clinical issues [J]. Radiology, 2004,233(1):19-34.

[16] ZLOPASA G, SKRABLIN S, et al. Uterine anomalies and pregnancy outcome following resectoscope metroplasty [J]. Int J Gynaecol Obstet, 2007,98(2):129-133.

11 子宫病变

11.1 子宫颈良性病变

11.1.1 宫颈纳氏囊肿

宫颈纳氏囊肿(Nabothian cyst)是子宫颈囊肿最常见的类型,发生于子宫颈移行区,继发于鳞状上皮化生,覆盖并阻塞子宫颈管腺体。这些病变一般呈黄白色囊肿,常常多发,直径多在1.5 cm以下。镜下见囊肿被覆较扁平的、分泌黏液的单层子宫颈管上皮。纳氏囊肿通常无临床症状,多数因为其他疾病行MRI检查时偶然发现。宫颈纳氏囊肿通常局限于子宫颈浅表层,但也可以扩展至子宫颈壁全层。MRI示囊肿呈类圆形或椭圆形,边界清晰,T_1WI呈等或稍高信号,T_2WI呈均匀高信号,增强后无强化(图11-1)。

11.1.2 宫颈息肉

(1) 概述

子宫颈息肉(cervical polyp)是最常见的子宫颈良性病变,由子宫颈褶皱的局灶性增生产生,可发生于任何年龄的妇女,最常见于生育年龄的妇女,绝经后妇女偶尔可见。绝大多数息肉来源于宫颈管。子宫颈息肉由血管丰富的结缔组织间质组成,被覆柱状、鳞状上皮。子宫颈息肉的发生来源尚不明,可能与慢性炎症致局限性增生过长或宫颈管组织对激素刺激的异常反应有关,子宫颈息肉常伴子宫内膜增生过长,因此,雌激素过多可能起重要作用。

(2) 病理

子宫颈息肉呈圆形、椭圆形或长条状,表面光滑或分叶状,常常因血管增生而呈红色。子宫颈息肉多数单发,大小不等,小者数毫米,大者数厘米,可充满整个宫颈管。一些少见的病例,息肉体积巨大,突出于阴道口。镜检,间质由结缔组织组成,中心有丰富的小血管,并且几乎总是有慢性炎性细胞浸润;息肉的上皮与颈管的上皮相同,为典型的柱状上皮及复层鳞状上皮。

(3) 临床表现

子宫颈息肉常无症状,一旦出现症状,最常见

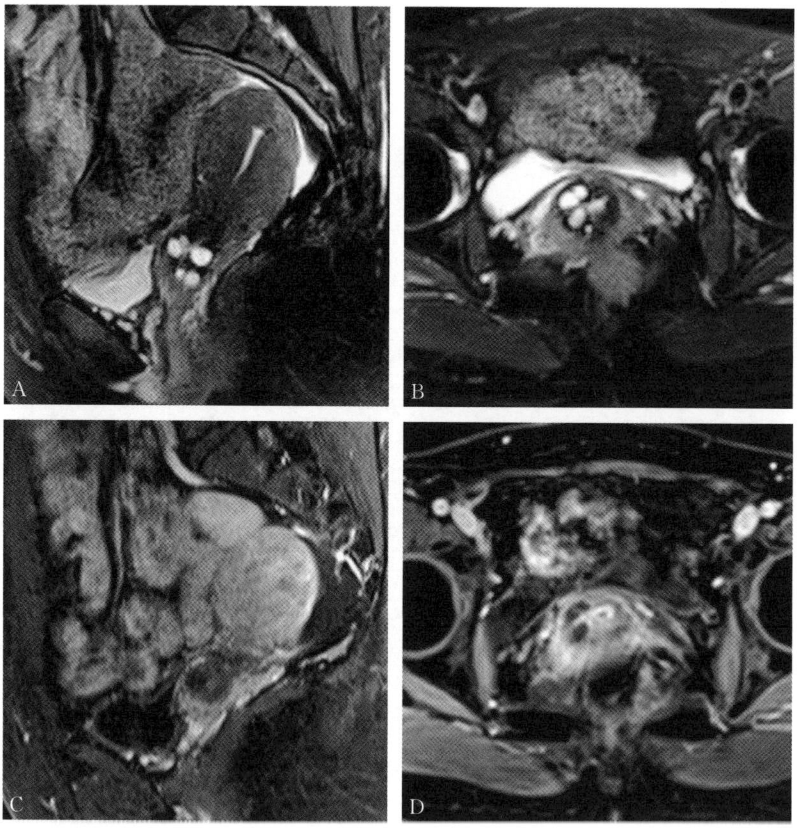

图 11-1 宫颈纳氏囊肿

注：矢状位和横断位 T_2WI FS（A、B）见宫颈前后唇多个类圆形高信号囊性灶；矢状位和横断位 T_1WI FS 增强（C、D）见病灶无明显强化，局部宫颈间质环显著均匀强化。

的是经间期出血或性交后出血，有时有白带增多或月经过多。息肉伴感染或蒂扭转后，可出现阴道排液增多或呈脓性。

（4）MRI 表现

子宫颈息肉呈圆形或椭圆形、长条状软组织肿块，大小不等，直径数毫米到 3 cm，边界清晰，绝大多数单发，表面光滑或浅分叶状，T_1WI 等信号，T_2WI 呈稍低于子宫内膜或宫颈黏膜的中等偏高信号（图 11-2～11-4）；动态增强序列，动脉早期可见病灶中心显著强化的血管，晚期依然明显强化，与黏膜下肌瘤的动脉血管在瘤体外周不同。典型 MRI 特征包括低信号强度的中央纤维核心和肿瘤内多个 T_2WI 高信号囊性结构。

（5）诊断要点

宫颈管圆形、椭圆形、长条形肿块，T_2WI 低信号纤维轴心及肿瘤内小囊肿，动态增强早期显著强化。

（6）鉴别诊断

子宫颈息肉需与黏膜下肌瘤、子宫内膜息肉鉴别。黏膜下肌瘤可突出在宫颈外口或位于颈管内，与子宫颈息肉鉴别困难。肌瘤表现为带蒂的实性肿块，T_2WI 信号与子宫肌层相仿或偏低，增强后肿块明显强化，与子宫肌层强化相仿，低信号纤维核心及高信号囊肿少见。子宫内膜息肉可脱出于宫颈管使宫颈口扩张，息肉自宫腔突向宫颈管，两者 MRI 表现相似，仔细观察息肉的蒂，可有助于与子宫颈息肉鉴别。

11.1.3 宫颈内膜异位囊肿

子宫内膜异位症是影响子宫体的常见疾病，但很少影响子宫颈。子宫体本身的内膜异位症称为子宫腺肌病。然而，子宫腺肌病可以形成子宫

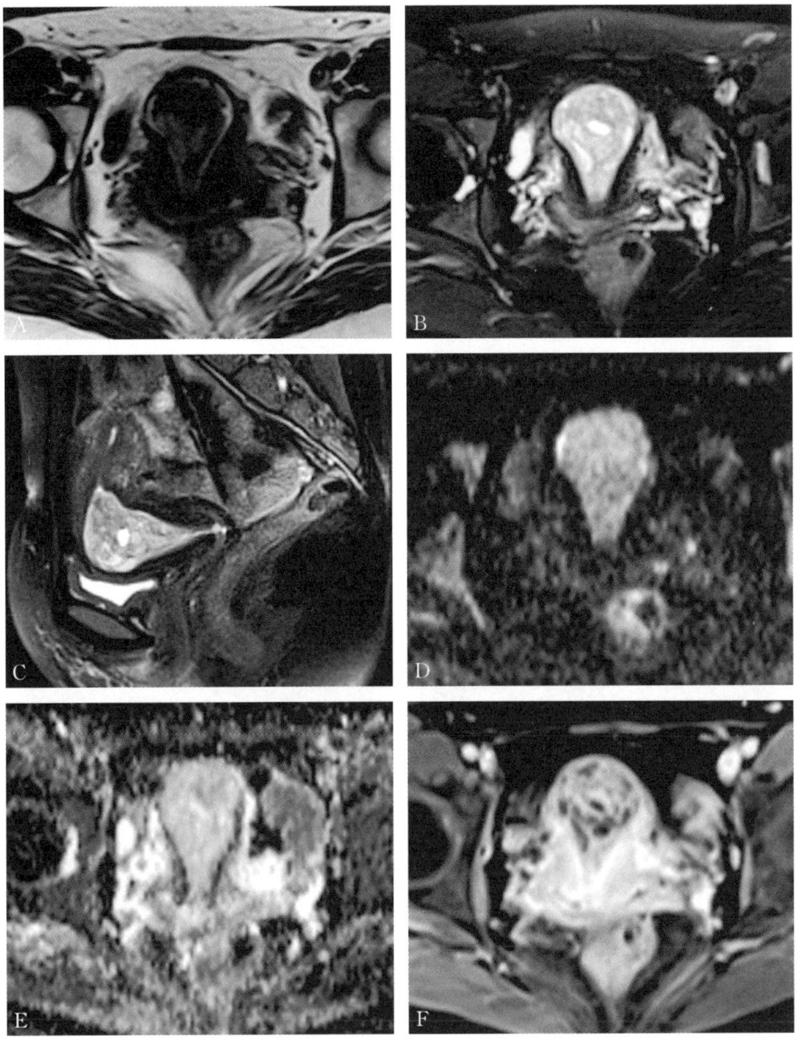

图 11-2　宫颈息肉(一)

注：患者，女性，51 岁，阴道排液增多半年。横断位 T_1WI(A)和 T_2WI FS(B)显示宫颈管扩大，可见椭圆形肿块，T_1WI 呈等信号，边缘见薄层高信号，T_2WI 不均高信号，内见囊性灶；矢状位 T_2WI FS(C)见肿块位于宫颈管；DWI(D)示肿块呈稍高信号；ADC 图(E)呈高信号，宫颈间质环完整；增强后(F)肿块显著不均匀强化。

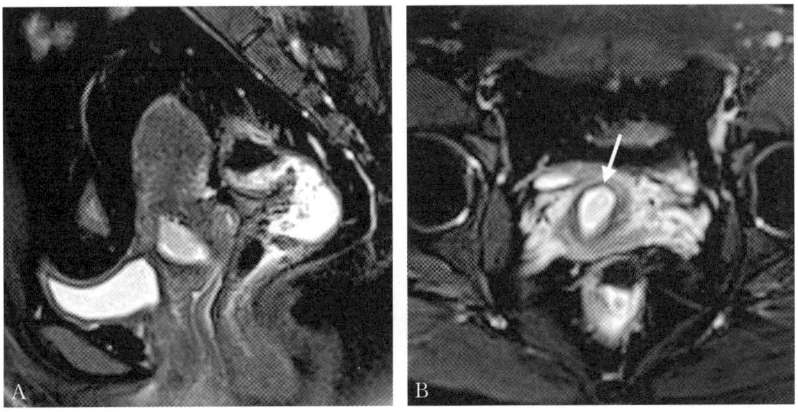

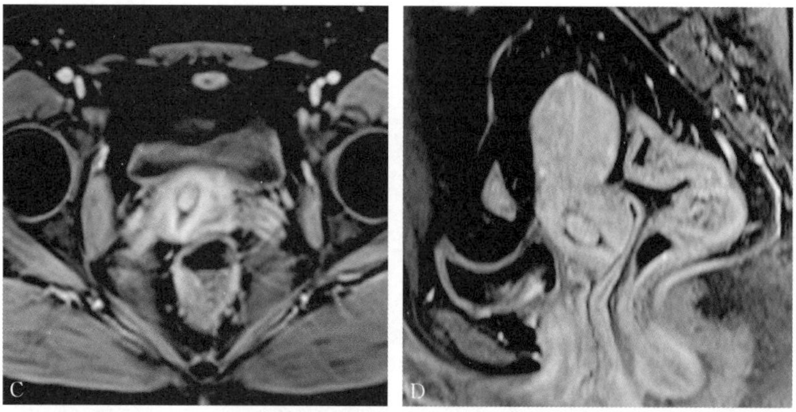

图 11-3 宫颈息肉(二)

注:患者,女性,29 岁,不孕,体检发现宫颈占位。矢状位和横断位 T_2WI FS(A、B)显示宫颈管扩大,内见梭形软组织信号,呈不均匀稍高信号(箭),中心可见稍低信号纤维轴索,宫颈间质环完整;横断位和矢状位 T_1WI FS 增强(C、D)示病灶显著均匀强化,与宫颈分界清晰。

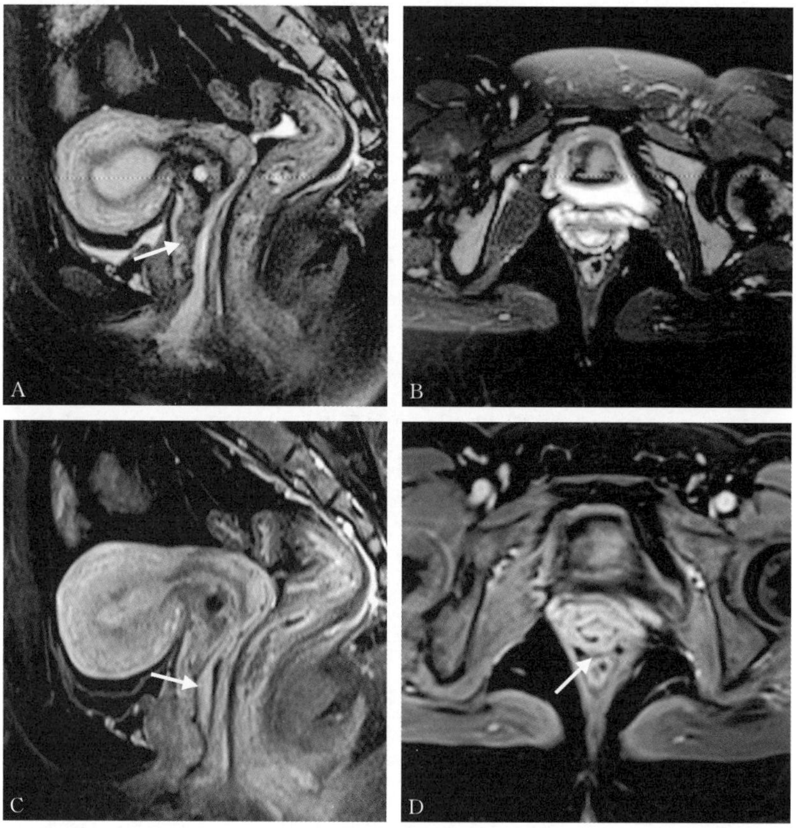

图 11-4 宫颈外生性息肉

注:患者,女性,28 岁,阴道排液增多 3 月余。矢状位和横断位 T_2WI FS(A、B)显示宫颈外口延伸至阴道内长条状稍高信号影;矢状位和横断位 T_1WI FS 增强(C、D)可见长条状显著强化灶(箭),与阴道壁分界清晰。

息肉样肿块，进入子宫颈管内。它有一个被子宫内膜黏膜包围的腔和类似子宫肌层的平滑肌层。宫颈内膜异位囊肿可与子宫腺肌病、卵巢内膜异位囊肿等同时存在，MRI 信号与卵巢内膜异位囊肿相似，T_1WI 呈高信号，T_1WI FS 呈显著高信号，与纳氏囊肿的等或稍高信号不同，T_2WI 呈高信号或中等偏低信号（T_2 阴影征），增强后未见强化（图 11-5）。

11.1.4 宫颈平滑肌瘤

宫颈平滑肌瘤（cervical leiomyoma）指来自宫颈间质内肌肉组织或血管肌组织的平滑肌瘤。但由于宫颈间质内含极少量平滑肌，宫颈平滑肌瘤远少见于子宫体平滑肌瘤，约 90% 的平滑肌瘤位于子宫体，宫颈平滑肌瘤约占 10%。通常单发，导致宫颈单侧增大。有时，病变从宫颈管腔突出，

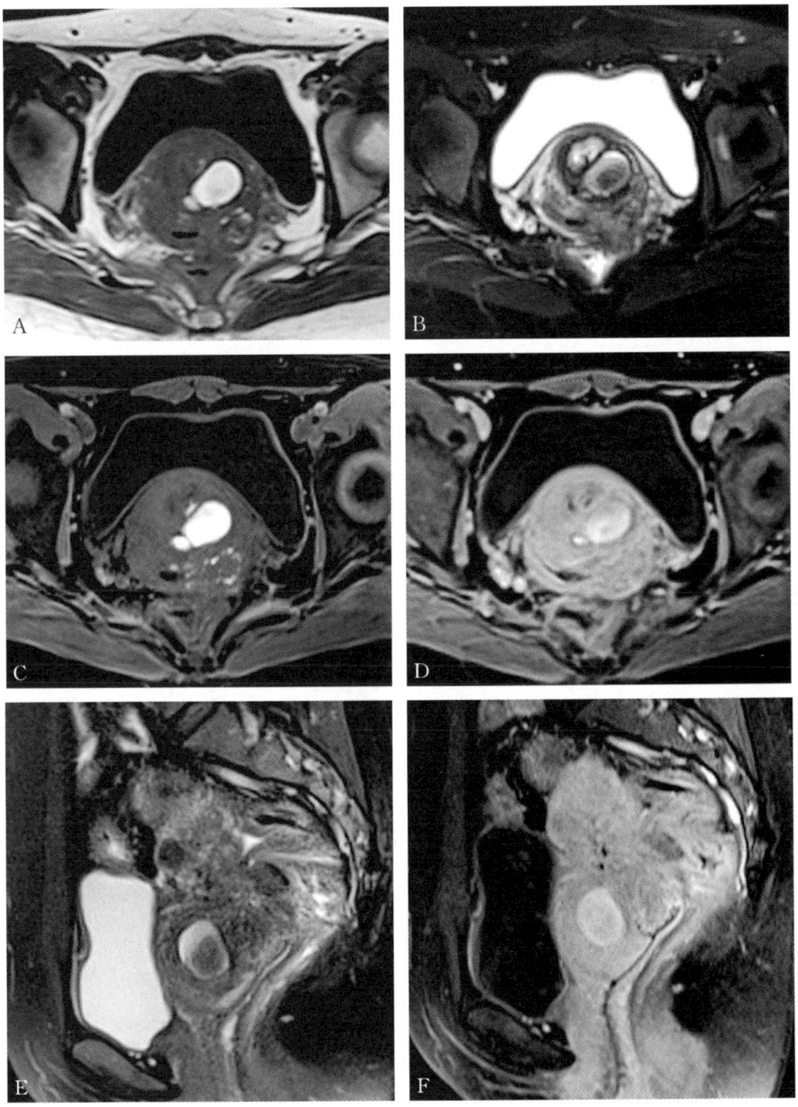

图 11-5 宫颈内膜异位囊肿

注：患者，女性，33 岁，体检发现宫颈囊肿半月余，痛经多年。横断位 T_1WI（A）、T_2WI FS（B）、T_1WI FS（C）和 T_1WI FS 增强扫描（D）显示宫颈左侧后壁弥漫性增厚，局部见椭圆形囊性灶，T_1WI 呈明显高信号，T_2WI 呈混杂高、低信号，另见多发点状 T_1WI 高信号；增强后宫颈后壁较明显欠均匀强化，囊性灶无强化；左侧宫骶韧带增厚，亦较明显强化；矢状位 T_2WI FS（E）及 T_1WI FS 增强扫描（F）另见直肠前壁间团片状软组织增厚，呈不均低信号，子宫直肠陷凹封闭，直肠前壁受牵拉改变。

类似于子宫颈息肉。子宫颈平滑肌瘤大体上和发生于子宫肌层的肌瘤相似；镜下，前者的血管往往比后者更多，可以见到多种组织学类型，包括含有奇异细胞核的非典型平滑肌瘤。

临床常无症状，只是在其他原因行妇科检查时偶然发现。宫颈黏膜下肌瘤常有不规则阴道出血，月经血量增多或阴道分泌物增多。肌瘤体积较大时，可出现各种压迫症状。宫颈前壁的较大肌瘤可向前挤压膀胱，出现尿频、尿潴留、排尿不畅等症状，严重者，压迫输尿管下端，致输尿管梗阻而出现输尿管积水、肾积水等。位于后壁的宫颈肌瘤可向后压迫直肠，可引起便秘、排便困难、里急后重等。

MRI 表现与子宫体平滑肌瘤相似，T_1WI 呈等信号，T_2WI 呈中等或稍高信号，DWI 呈中等信号，ADC 图呈中等信号，增强后均匀强化，与正常子宫肌层相似(图 11－6、11－7)。富于细胞性宫颈平滑肌瘤，有时肿块较小，T_2WI 呈稍高信号，DWI 呈高信号，ADC 图呈低信号，不易与宫颈恶性肿瘤鉴别，但平滑肌瘤形态多数呈类圆形或椭圆形，增强后多数均匀强化(图 11－8)。

(马凤华　郭艳会　强金伟)

11.2　子宫颈癌

子宫颈癌(cervical cancer，简称宫颈癌)在全球女性癌症发病率中排名第 3，是发展中国家最常见的妇科恶性肿瘤。我国每年新增宫颈癌病例约 13.5 万，占全球发病数量的 1/3。宫颈癌以鳞状细胞癌为主，高发年龄为 50～55 岁。近 40 年由于宫颈细胞学筛查的普及，更多的宫颈癌得到早期发现和治疗，宫颈癌的死亡率已有显著下降。

(1) 概述

宫颈癌的发病有很多危险因素：初次性交年龄早(＜16 岁)、多个性伴侣、多产、慢性免疫抑制等。这些危险因素中，大多数都和性行为及性传播疾病的暴露有关。现已表明人乳头瘤病毒(human papillomavirus，HPV)是宫颈癌的致病原因，宫颈发生不典型增生和癌变之前，最初阶段是 HPV 感染。人类免疫缺陷病毒(HIV)通过免疫抑制起到协同致病作用。HPV 有 100 多种亚型，致癌 HPV 有 14 种亚型，其中 2 种高危亚型为 HPV16 和 HPV18。在美国，70％的高级别上皮内瘤变(HSIL)及浸润性宫颈癌病例中检测到 HPV16 和 HPV18。

(2) 病理

宫颈鳞状细胞癌是宫颈癌最常见的病理学类型，占 80％～85％。多数起源于鳞状上皮和柱状上皮交界移行带区的上皮非典型增生或原位癌。早期浸润癌肉眼观察常似宫颈糜烂，无明显异常。随病变进展，可有 4 种类型：①外生型，最常见，癌灶向外生长呈乳头状或菜花样，组织脆、易出血，瘤体体积大，常累及阴道，较少浸润宫颈深肌层及宫旁组织；②内生型，癌灶向宫颈深部组织浸润，宫颈表面光滑或仅有轻度糜烂，宫颈扩张、肥大、变硬，常累及宫旁组织；③溃疡型，上述 2 种类型组织继续发展合并感染坏死，脱落后形成溃疡或空洞，似火山口状；④颈管型，癌灶发生于宫颈管内，常侵入宫颈及子宫下段供血层或转移至盆腔淋巴结。

宫颈腺癌占 15％～20％，近年来发病率有上升趋势。大体形态与宫颈鳞癌相同，来自宫颈管内，浸润管壁；或自宫颈内向宫颈外口突出生长；常可侵犯宫旁组织。宫颈腺鳞癌较少见，占 3％～5％。由储备细胞同时向腺癌和鳞癌发展而形成，癌组织中含有腺癌和鳞癌 2 种成分，两者的比例和分化程度可不同。少见病理类型如神经内分泌癌、未分化癌、间叶肿瘤、黑色素瘤、淋巴瘤等。

(3) 临床表现

早期宫颈癌常无症状和明显体征，宫颈光滑，与慢性宫颈炎无区别。病变进展后，阴道出血是最常见的临床症状，大多数表现为性交后出血，有时表现为绝经后不规则出血；多数有阴道排液增多，可为白色或血性。晚期患者因癌组织坏死伴感染，而有脓性恶臭白带；根据癌灶累及范围，出现不同的继发症状。临近组织器官及神经受累时，可出现尿频尿急、便秘、下腹肿胀、疼痛等症状。癌肿压迫或累及输尿管时可引起输尿管梗阻、肾积水或尿毒症；部分晚期患者可有贫血、恶病质等全身衰竭症状。

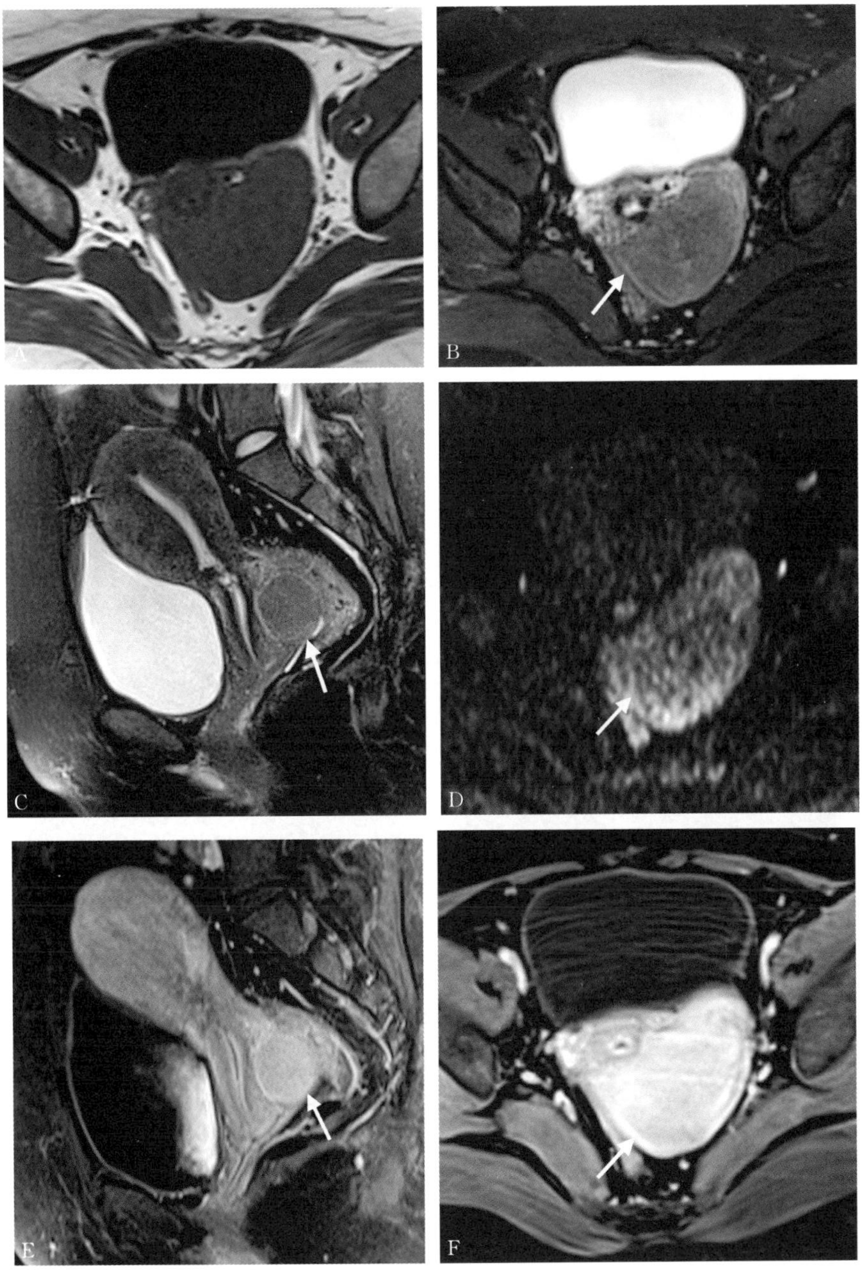

图 11-6　宫颈平滑肌瘤(一)

注：患者，女性，43 岁，便秘 2 年余。横断位 T_1WI(A)、横断位和矢状位 T_2WI FS(B、C)显示宫颈左后壁外生性椭圆形实性肿块，T_1WI 呈等信号，T_2WI 呈稍低信号(箭)，信号均匀；DWI(D)肿块呈等、稍高信号(箭)；矢状位和横断位 T_1WI FS 增强(E、F)示肿块显著均匀强化，稍强于正常肌层强化(箭)。

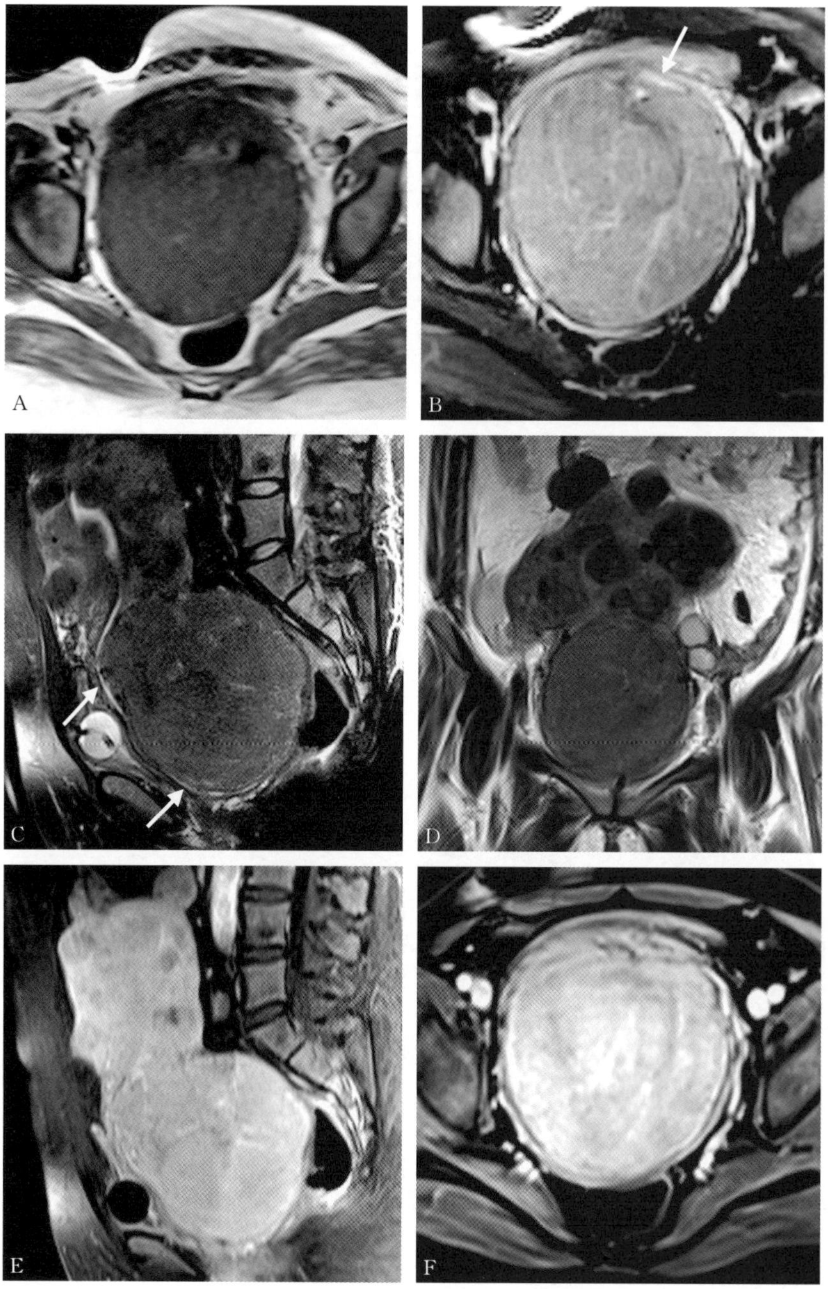

图 11-7　宫颈及子宫体多发平滑肌瘤

注：患者，女性，45 岁，发现子宫体积增大 10 年，经量增多 1 年。横断位 T_1WI(A)、横断位和矢状位 T_2WI FS(B、C)及冠状位 T_2WI(D)显示宫颈后壁巨大类圆形实性肿块，最大径约 12 cm，T_1WI 呈等信号，T_2WI 呈等、稍高信号。宫颈管细线状，推移向前(箭)。另见子宫肌壁间、黏膜下及浆膜下多发大小不等的肌瘤；矢状位和横断位 T_1WI FS 增强(E、F)显示宫颈后壁肿块显著均匀强化，子宫体肌瘤中度均匀或欠均匀强化。

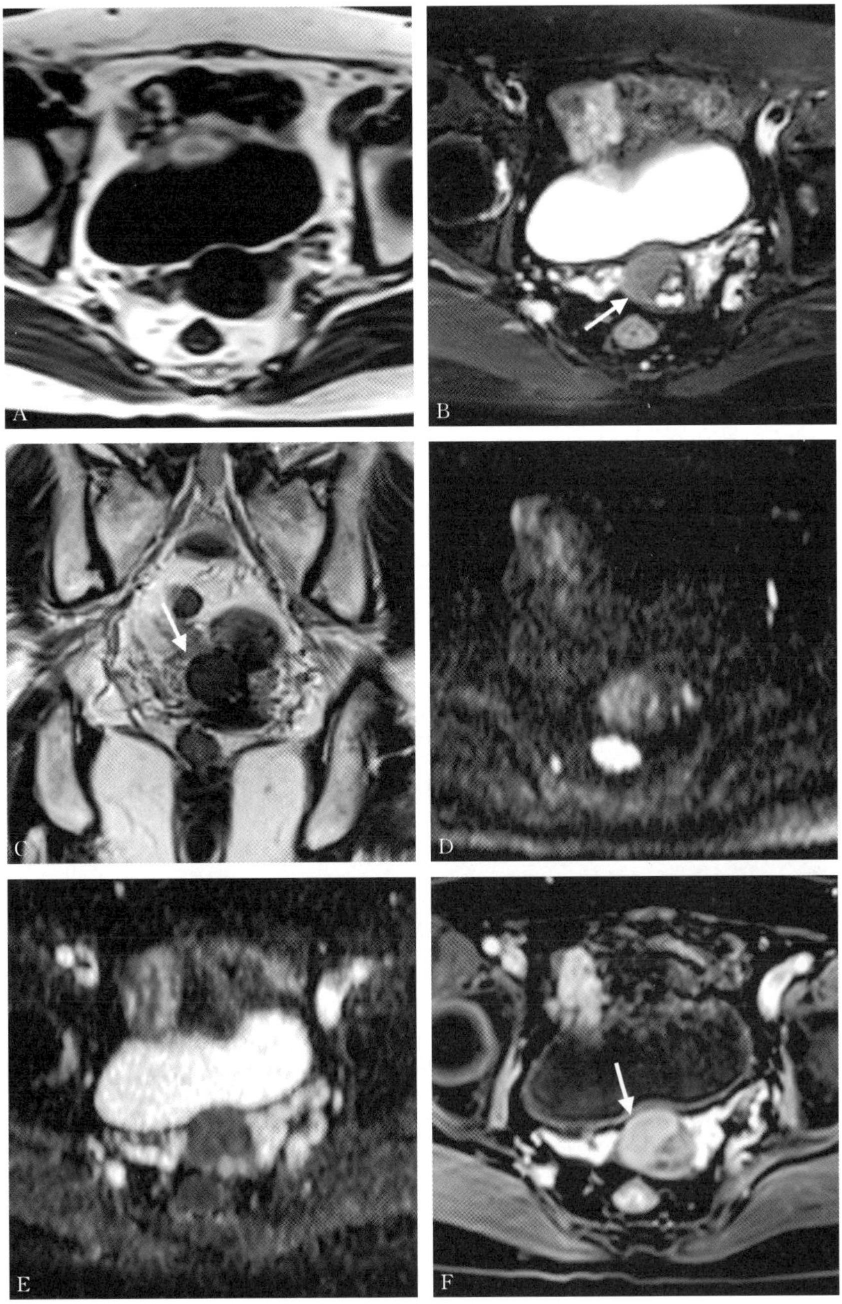

图 11-8　宫颈平滑肌瘤(二)

注：患者，女性，57 岁，绝经 5 年，B 超发现宫颈占位。横断位 T_1WI(A)、T_2WI FS(B)和冠状位 T_2WI(C)显示宫颈右前壁椭圆形实性肿块，边界清晰，T_1WI 呈等信号，T_2WI 呈稍高信号(箭)；DWI(D)呈稍高信号；ADC 图(E)呈稍低信号；横断位 T_1WI FS 增强(F)示肿块显著均匀强化(箭)。

（4）转移途径和分期

宫颈癌的转移途径包括以下 4 种。①直接蔓延：最常见，癌组织局部浸润，向邻近器官及组织扩散，向下累及阴道，向上累及宫体，向两侧扩散累及主韧带、宫旁组织；晚期向前、后蔓延累及膀胱或直肠；②淋巴转移：癌灶浸润后累及淋巴管，并随淋巴液经淋巴引流扩散；③血行转移；④腹腔内种植转移。准确的癌症分期是预后的重要决定因素，并指导最佳的治疗。FIGO 分期主要基于临床检查，并添加了 FIGO 允许改变分期的某些程序。2018 年，FIGO 妇科肿瘤学委员会对此进行了修订，以便在可能的情况下进行影像学和病理辅助检查，修订分期如表 11－1 所示。

（5）MRI 表现

因ⅠA 期病灶仅在显微镜下可见，故宫颈癌最早可通过 MRI 检测的是ⅠB 期病灶（图 11－9），表现为宫颈内局灶性 T_2WI 稍高信号，与正常纤维肌肉基质的低信号不同，肿瘤通常无法在 T_1WI 上显示。非常小（＜1 cm）的宫颈肿瘤难以检测，DWI 可以帮助定位非常小的肿瘤，表现为 DWI 高信号、ADC 图呈低信号；动态对比增强图像也有助于小病灶显示，增强早期可见病灶显著强化。随着肿块逐步增大，呈现不同形状的不规则肿块。典型宫颈癌表现为 T_1WI 等或稍低信号，T_2WI 稍高信号，DWI 不同程度高信号，ADC 图不同程度低信号，增强后可呈不同程度的强化（图 11－10）。

MRI 检查可以准确测量肉眼可见的宫颈癌，据文献报道，MRI 测量值与手术标本的病理测量值误差＜5 mm，准确率为 83％～93％。因肿瘤大小与分期有关，并影响治疗方案，所以肿瘤测量应该在 3 个扫描正交层面上分别进行。早期宫颈癌（ⅠB1 和癌灶距离宫颈内口＞10 mm），可以考虑局部切除（即切除子宫颈，但保持子宫体完整）来保留生育功能。而较大的肿瘤（4 cm，ⅠB2－ⅡA）与宫外扩散和淋巴结受累的发生率成正比，不能采用保留生育能力的手术。

表 11－1　宫颈癌 FIGO 2018 分期

分期	临床表现
Ⅰ期*	癌灶局限于宫颈
ⅠA*	肉眼未见癌灶，仅在显微镜下可见浸润癌，最大浸润深度＜5 mm
ⅠA1	间质浸润深度＜3 mm
ⅠA2	间质浸润深度≥3 mm，但＜5 mm
ⅠB	癌灶局限于宫颈，所测最大浸润深度≥5 mm
ⅠB1*	癌灶最大直径＜2 cm
ⅠB2*	癌灶最大直径≥2 cm，但＜4 cm
ⅠB3*	癌灶最大直径≥4 cm
Ⅱ期	肿瘤超出宫颈，但未达盆壁，未超过阴道下 1/3
ⅡA	仅限于阴道上 2/3，无宫旁浸润
ⅡA1	肿瘤最大直径＜4 cm
ⅡA2	肿瘤最大直径≥4 cm
ⅡB	宫旁浸润，但未达盆壁
Ⅲ期*	肿瘤累及阴道下 1/3，和/或延伸至骨盆壁，和/或引起肾积水或肾功能不全，和/或累及盆腔和/或主动脉旁淋巴结
ⅢA	肿瘤累及阴道下 1/3，但未达盆壁
ⅢB	肿瘤达盆壁，和/或引起肾积水或肾功能不全
ⅢC*	肿瘤转移至盆腔和/或主动脉旁淋巴结†
ⅢC1*	肿瘤仅转移至盆腔淋巴结
ⅢC2*	肿瘤转移至主动脉旁淋巴结
Ⅳ期*	肿瘤超出盆腔外，或累及膀胱和/或直肠黏膜（活检证实）
ⅣA*	肿瘤累及邻近盆腔器官
ⅣB*	远处转移

注：成像和病理分析，如果可用，可用于补充所有阶段的临床发现。FIGO：国际妇产科联合会；* 表示 2009 FIGO 系统新增内容；†ⅢC 期应使用 r（放射学）或 p（病理分析）进行注释，以指示用于分期的方法，还应记录成像模式或病理学技术。

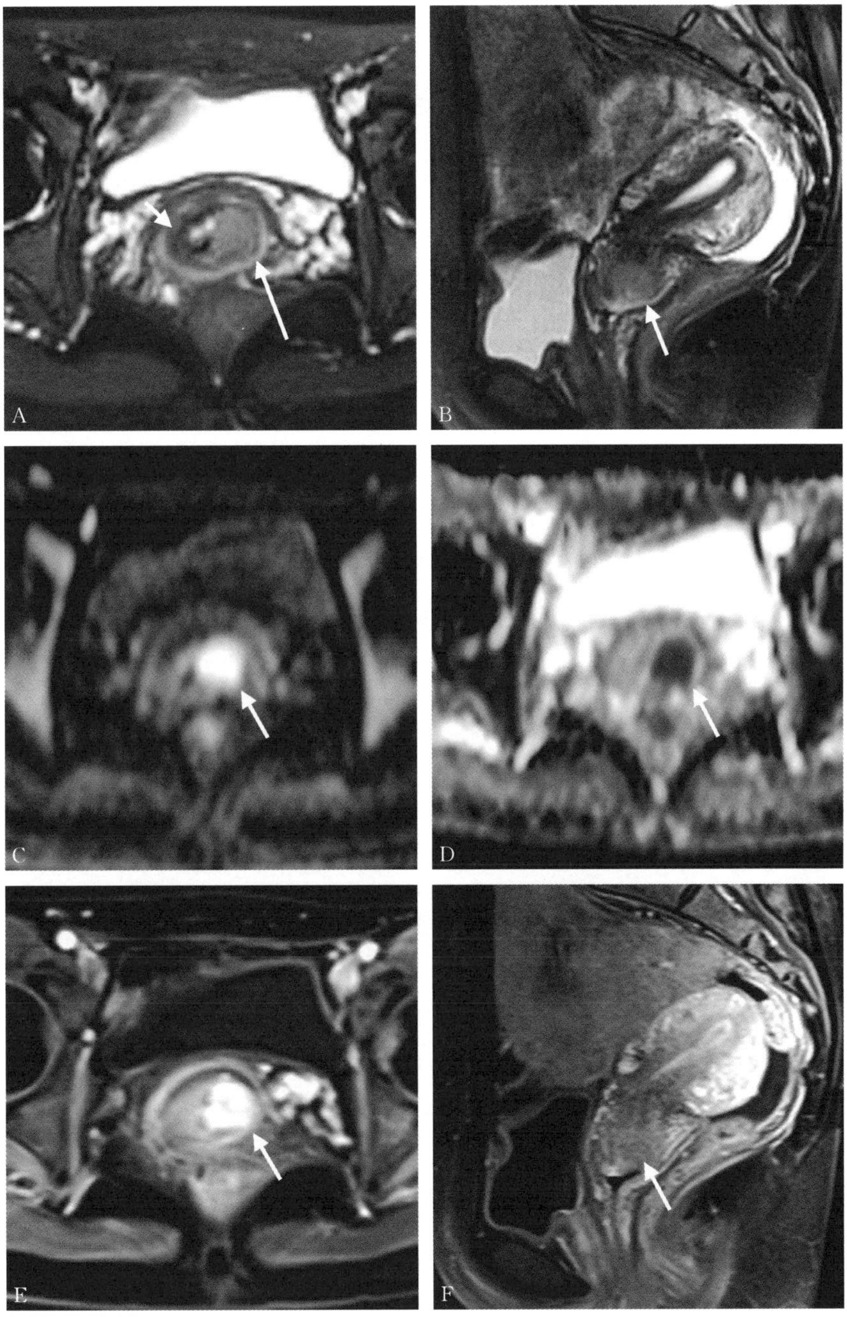

图 11-9 宫颈癌ⅠB1 期

注：患者，女性，45 岁，检查发现宫颈癌。横断位(A)和矢状位(B) T_2WI FS 见宫颈左侧壁后唇斑片状稍高信号，最大直径 1.7 cm(长箭)，间质环消失，右侧壁低信号间质环尚存(短箭)；DWI(C)呈明显高信号；ADC 图(D)呈明显低信号(箭)；横断位和矢状位 T_1WI FS 增强(E、F)动脉期见肿块明显均匀强化(箭)，静脉期强化均匀减弱(箭)。

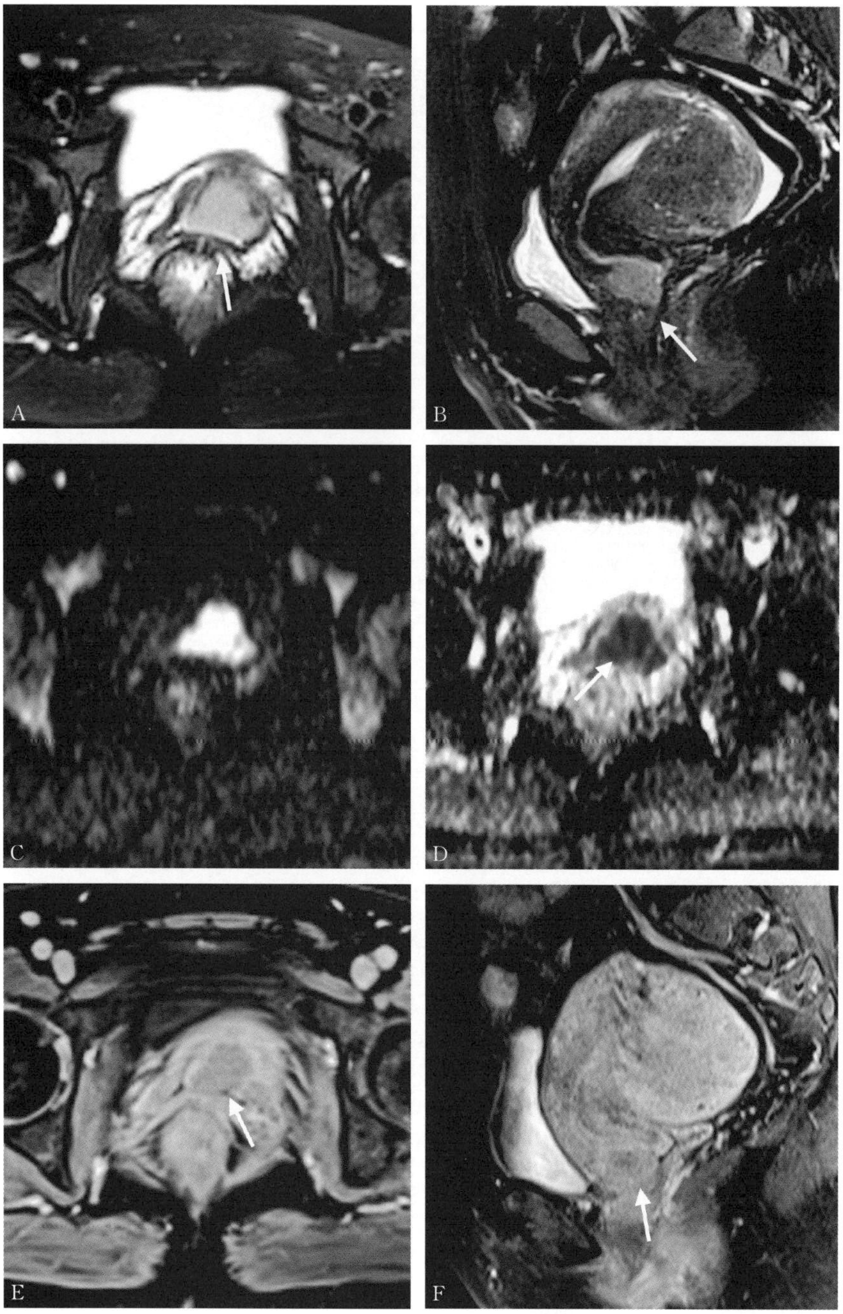

图 11-10　宫颈癌ⅠB2 期

注：患者，女性，50 岁，接触性出血 3 月余。横断位和矢状位 T_2WI FS(A、B)显示宫颈前唇不规则略高信号实性肿块，最大直径约 3.5 cm(箭)；DWI(C)呈高信号；ADC 图(D)呈低信号；横断位和矢状位 T_1WI FS 增强(E、F)显示肿块静脉期和延迟期欠均匀强化(箭)，强化程度弱于正常肌层。

稍晚期的宫颈肿瘤可逐渐累及阴道和子宫体，仅限于阴道上 2/3，无宫旁浸润，仍属于ⅡA 期（图 11－11、11－12）。宫颈癌常通过直接局部侵犯而累及宫旁，宫旁浸润（ⅡB）的明确非常重要，因为它是手术治疗的禁忌。MRI 诊断宫旁浸润的准确性为 88％～97％，与临床检查相比准确性更高。编者最新的荟萃分析显示 MRI 诊断宫旁浸润的敏感性和特异性分别为 72％和 92％。早期宫旁浸润表现为宫颈与宫旁组织交界面不规则和毛刺状改变，晚期宫旁浸润表现为宫旁脂肪组织内的不规则肿块（图 11－13），附加征象表现为软组织肿块向宫旁延伸（图 11－14），宫旁血管被软组织包绕。如果宫颈低信号间质环大于 3 mm（“低信号边缘征”），则可排除宫旁侵犯，特异度为 96％～99％，阴性预测值为 94％～100％。一个重要的诊断陷阱为较大肿瘤的宫旁侵犯容易高估，与较小肿瘤相比，较大肿瘤宫旁侵犯的准确度仅为 70％，前者准确度为 96％。

更晚期的宫颈肿瘤距离闭孔内肌、肛提肌或梨状肌小于 3 mm，或者如果髂血管被肿瘤包裹，则属于盆腔侧壁受累（ⅢB 期）。输尿管的受累导致肾积水也属于ⅢB 期，若同时伴淋巴结转移，则属ⅢC 期（图 11－15）。膀胱或直肠的侵犯属于ⅣA 期（图 11－16、11－17），表现为膀胱或直肠壁 T_2WI 低信号消失或管腔内肿块，或存在膀胱阴道或直肠阴道瘘。膀胱壁或直肠壁的弥漫性水

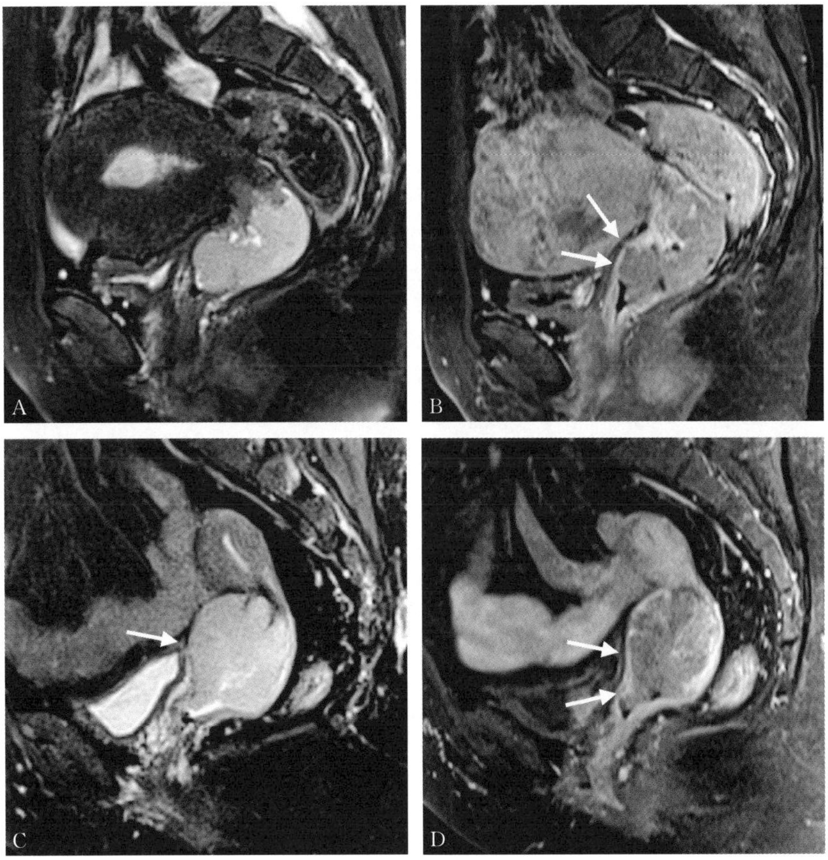

图 11－11　宫颈癌累及阴道上段（ⅡA 期）

注：患者，女性，52 岁，临床怀疑阴道炎。矢状位 T_2WI FS（A）示宫颈外生性不规则实性肿块，最大直径约 5.0 cm，呈中等偏高信号，信号尚均匀；增强后矢状位 T_1WI FS（B）肿块轻度不均匀强化，局部与阴道上段前壁分界不清（箭）；病理：宫颈浸润性腺鳞癌。另一患者，59 岁，检查发现宫颈癌。矢状位 T_2WI FS（C）示宫颈体积增大，见不规则实性肿块，最大直径约 4.6 cm，呈中等偏高信号；矢状位 T_1WI FS 增强（D）示肿块轻度不均匀强化，局部与阴道上段前壁分界不清（箭）；病理：宫颈浸润性鳞癌。

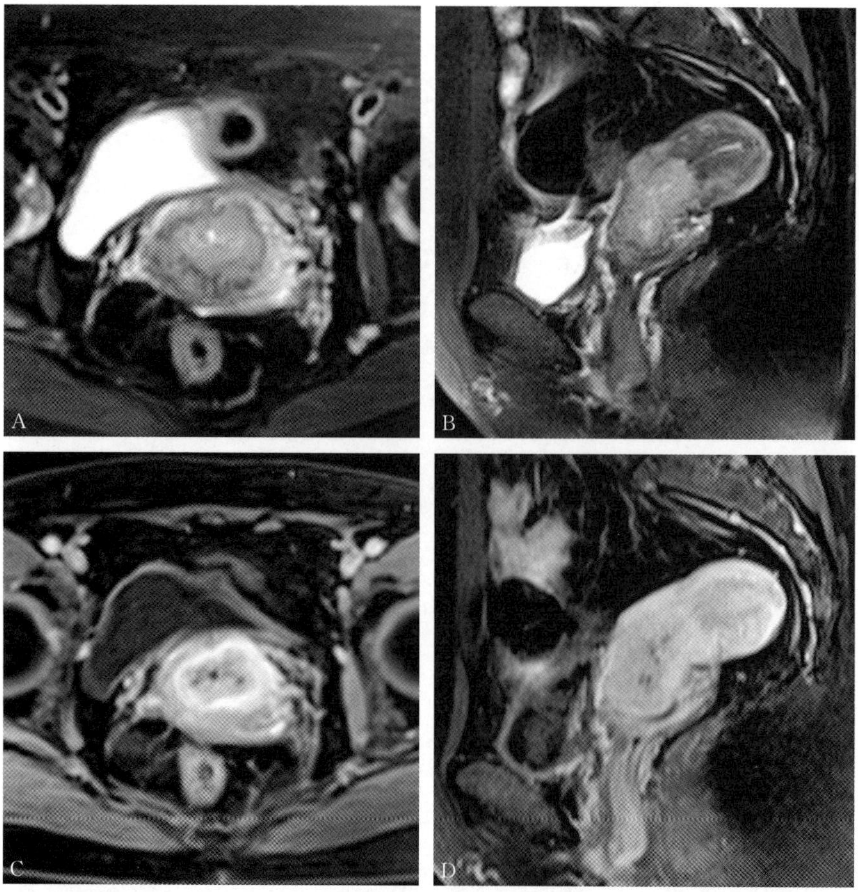

图 11-12　宫颈癌累及宫体下段(ⅡA期)

注：横断位和矢状位 T_2WI FS(A、B)示宫颈前后唇不规则稍高信号实性肿块，宫颈间质环局部欠规则，上缘达宫体中段；横断位和矢状位 T_1WI FS增强(C、D)示动脉期肿块较明显不均匀强化，稍强于正常子宫肌层强化，静脉期低于肌层强化。

肿表现为膀胱或直肠壁的均匀增厚和 T_2WI 均匀高信号，容易误认为直肠和膀胱侵犯，与肿瘤侵犯膀胱壁或直肠壁的不规则肿块、T_2WI 稍高信号不同。如果宫颈肿瘤与膀胱或直肠之间的脂肪间隙完整，基本可排除膀胱或直肠侵犯。

淋巴结的转移与否是宫颈癌预后的另一重要因素。如果手术时存在淋巴结转移，不仅需要术后辅助放化疗，患者生存率也从85%～90%显著下降至30%～60%。正常淋巴结呈卵圆形，信号均匀，T_2WI 呈中等稍高信号，T_1WI 呈等低信号，DWI 中等信号，增强后均匀强化。MRI 评估淋巴结转移的总体效能较差，编者最新的荟萃分析显示 MRI 对盆腔淋巴结转移的总体敏感性仅51%，特异性为89%。评估主要基于淋巴结大小，如短轴直径≥1 cm，转移可能较大。但该标准具有明显的局限性，因为增大淋巴结可能是反应性的，并且小于此标准的淋巴结也可能包含微转移灶。其他提示淋巴结转移的特征包括圆形、淋巴门消失、边缘不规则和内部信号不均(图 11-18)，淋巴结中心坏死高度提示淋巴结转移。但这些征象的敏感度均较低。

除了宫颈鳞状细胞癌，少见类型宫颈癌如腺癌、黏液腺癌、浆液性癌 MRI 表现各异(图 11-19)，T_2WI 可呈稍低、稍高或高信号，信号多不均匀，DWI 多表现为扩散受限，呈不同程度高信号，ADC 图呈不均匀低信号，增强后多呈不均匀强化。宫颈神经内分泌癌可表现为宫颈巨大均质软组织肿块(图 11-20)，T_1WI 呈低信号，T_2WI 呈

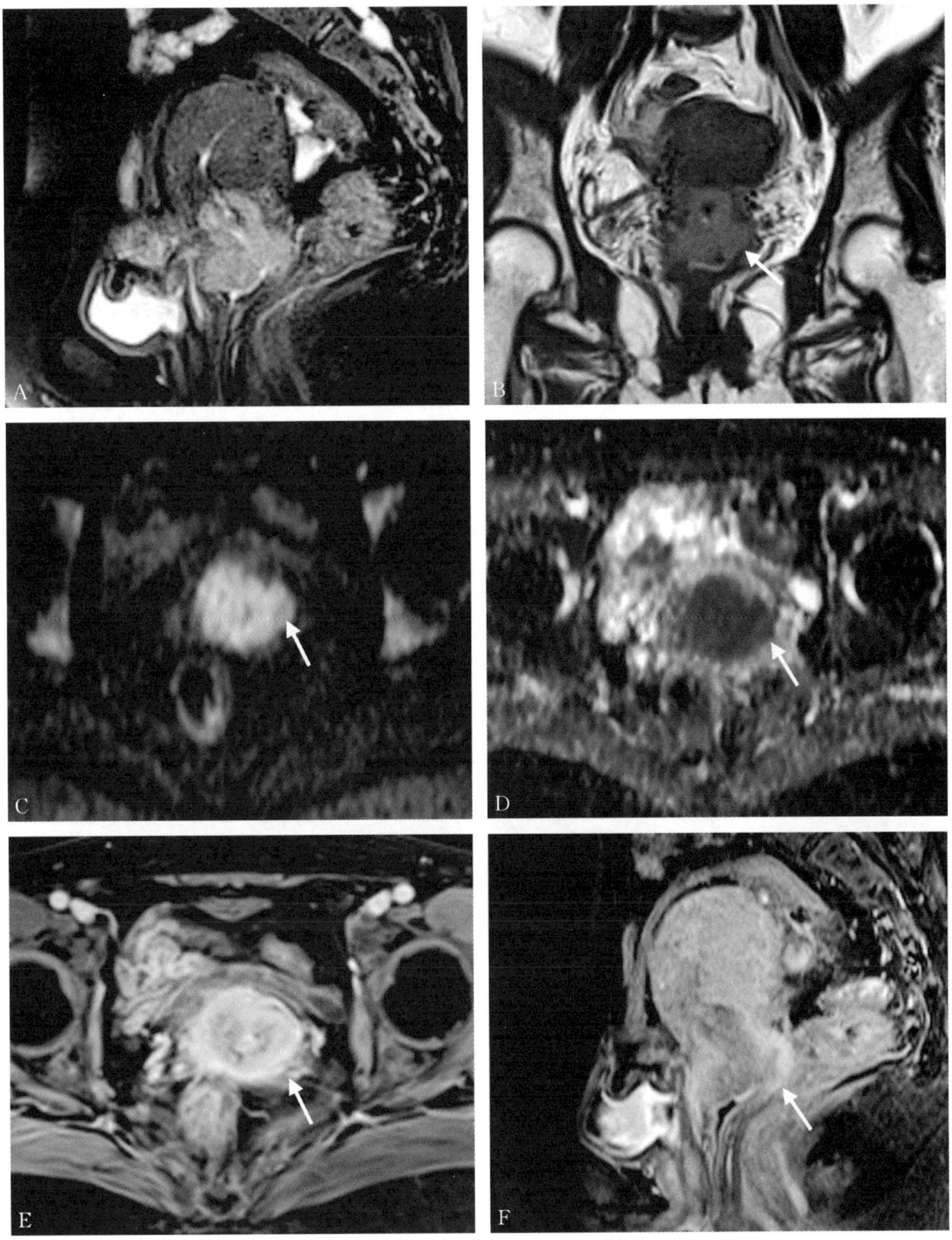

图 11-13　宫颈癌累及左侧宫旁（ⅡB 期）

注：矢状位 T_2WI FS(A)和冠状位 T_2WI(B)示宫颈前后唇不规则稍高信号实性肿块，累及左侧宫旁（箭）；DWI(C)肿块呈高信号，向左侧宫旁结节状突出（箭）；ADC 图(D)呈低信号；横断位和矢状位 T_1WI FS 增强(E、F)见动脉期肿块明显不均匀强化，静脉期强化减弱（箭）。

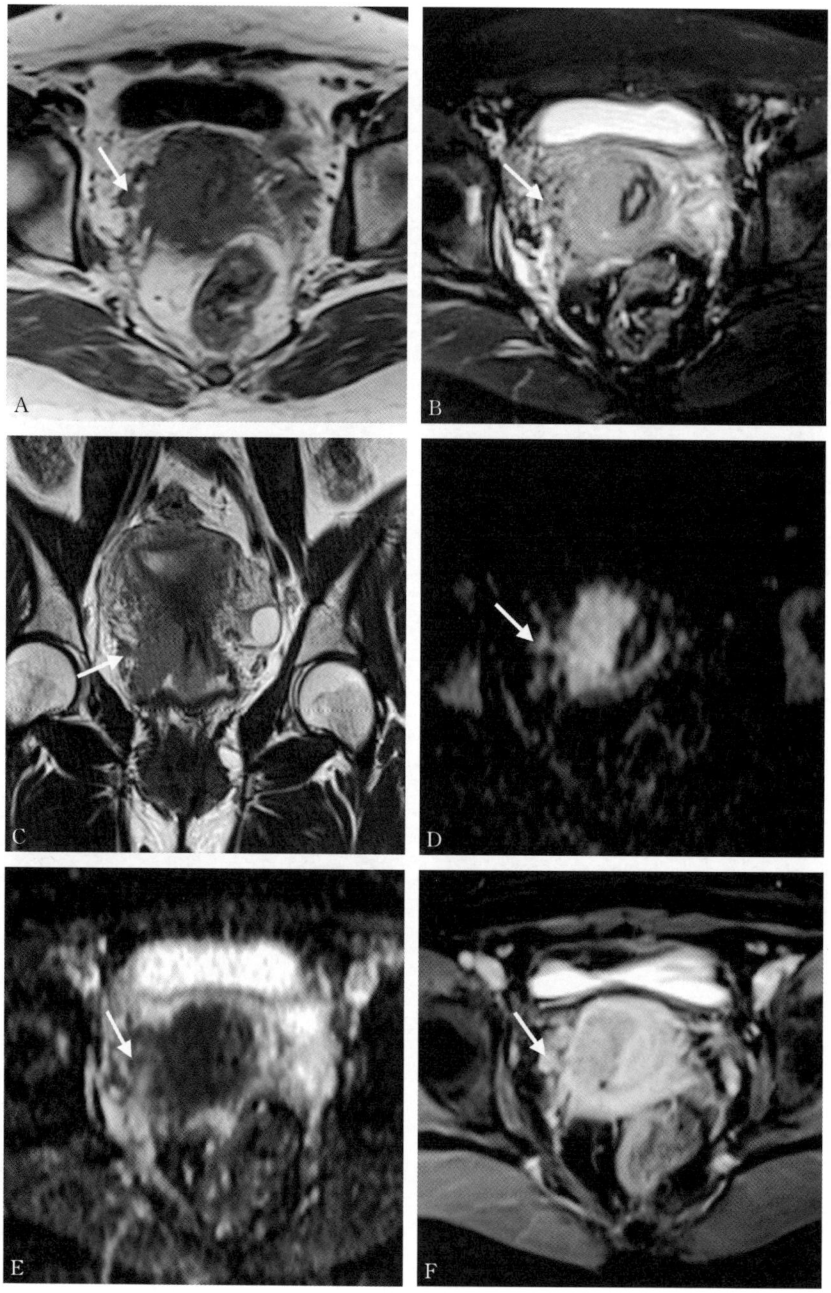

图 11-14 宫颈癌ⅡB期

注：患者，女性，36岁，不规则阴道出血半年余，检查发现宫颈癌。横断位 T_1WI(A)示宫颈体积增大，右侧宫旁高信号脂肪层内可见斑片状低信号软组织影（箭）；横断位 T_2WI FS(B)和冠状位 T_2WI(C)示肿块呈等、稍高信号，右侧宫旁软组织以窄蒂与宫颈肿块相连，宫颈间质环尚完整；横断位 DWI(D)见宫颈肿块及宫旁软组织均呈稍高信号；ADC图(E)均呈低信号（箭）；横断位 T_1WI FS增强(F)示宫颈肿块及宫旁软组织均呈不均匀强化（箭）。

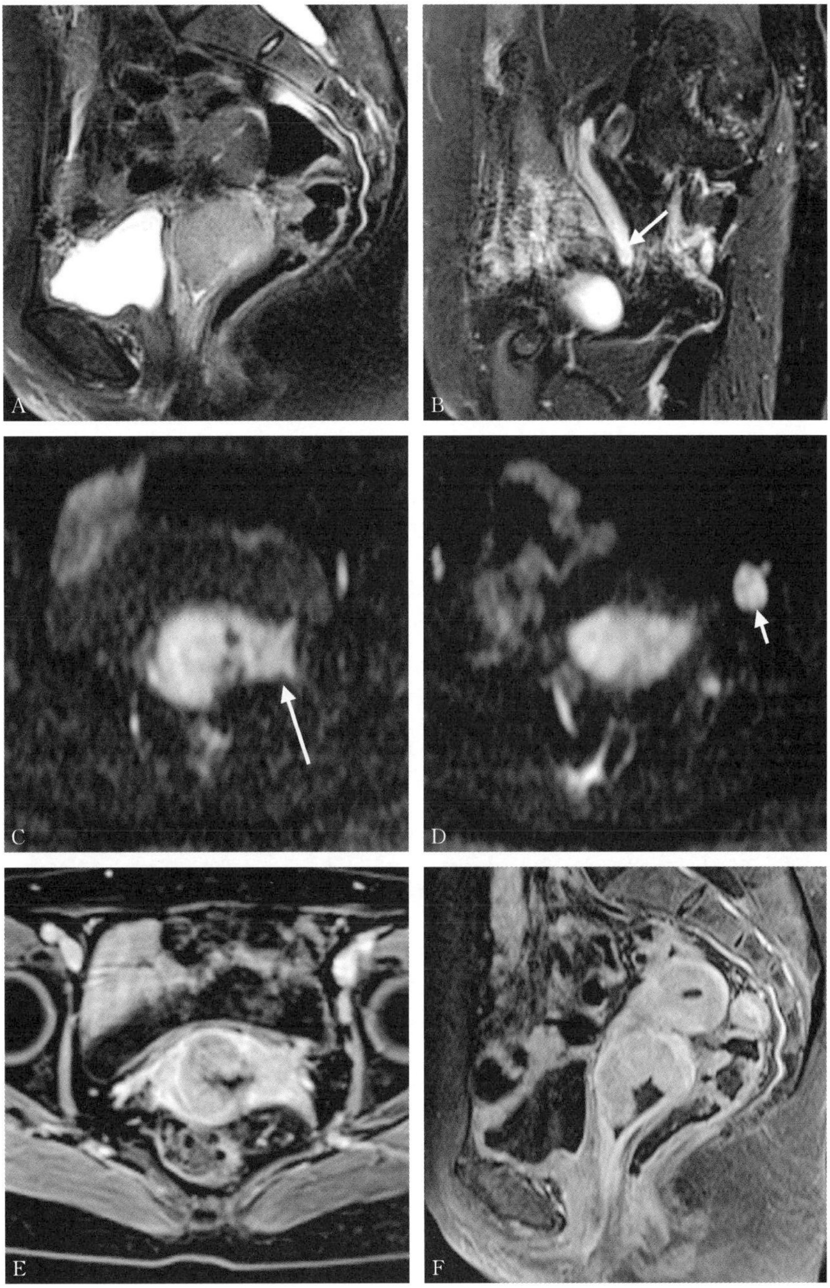

图 11－15 宫颈癌累及左侧宫旁及盆壁引起输尿管积水和左侧淋巴结转移(ⅢC 期)

注：患者，女性，62 岁，活检提示宫颈癌。不同层面矢状位 T_2WI FS(A、B)显示宫颈前后唇不规则稍高信号肿块，左侧输尿管扩张、积水(箭)；DWI(C、D)示宫颈和宫旁肿块(长箭)及髂血管旁淋巴结转移(短箭)均呈高信号；横断位和矢状位 T_1WI FS 增强(E、F)示宫颈及左侧宫旁肿块明显不均匀强化。

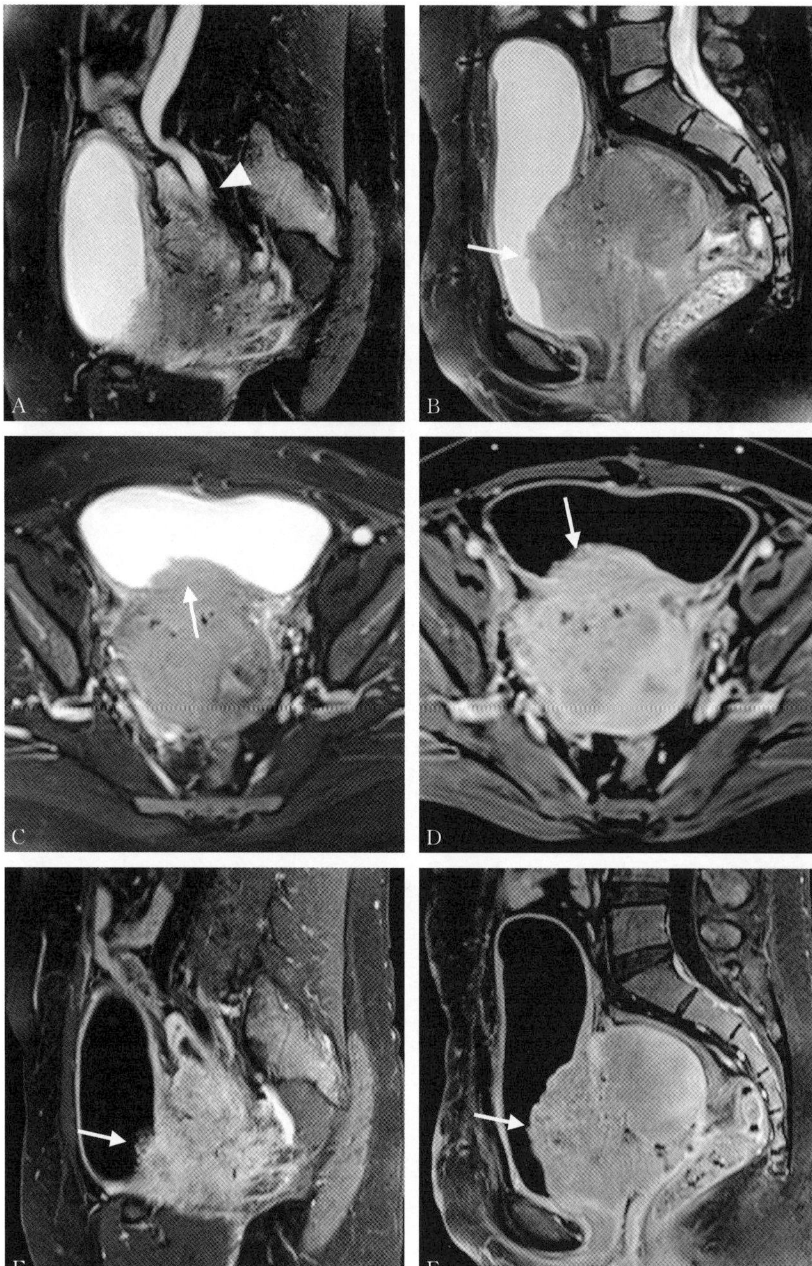

图 11-16 宫颈癌累及膀胱后壁及右侧输尿管(Ⅳ期)

注：患者，女性，26 岁，宫颈癌术后，阴道残端浸润性鳞癌。不同层面矢状位 T_2WI FS(A、B)和横断位 T_2WI FS(C)显示阴道残端巨大不规则肿块浸润膀胱后壁，致其局限性增厚并突入腔内，表面高低不平(箭)，右侧输尿管亦受侵扩张(箭头)；横断位和矢状位 T_1WI FS 增强(D～F)显示肿块明显强化，突入膀胱腔内，表面结节状(箭)。

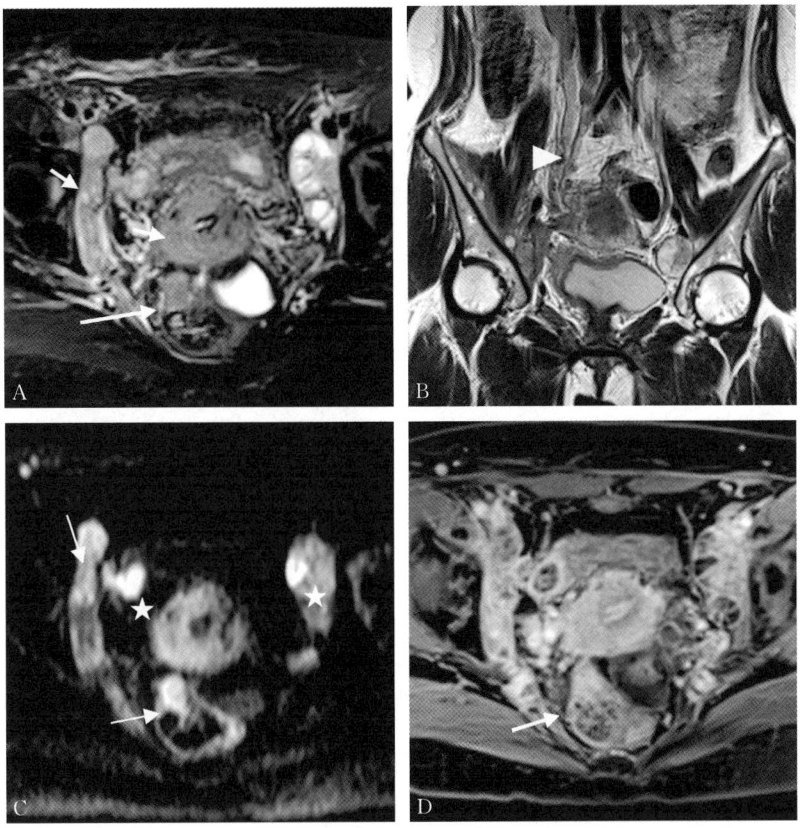

图 11-17 宫颈癌侵犯盆壁及直肠前壁(Ⅳ期)

注：患者，女性，42 岁，不规则阴道出血 2 个月；宫颈活检提示高级别鳞状上皮内瘤变，疑有间质浸润。横断位及冠状位 T_2WI(A、B)示宫颈环形不规则稍高信号肿块，间质环欠连续(短箭)；右侧盆壁不规则实性肿块(长箭)，伴右侧输尿管扩张、积水(箭头)；直肠前壁侵犯(细箭)；DWI(C)显示宫颈肿块、右盆壁、子宫直肠陷凹肿块均呈高信号，直肠前壁受侵显示清晰(细箭)，双侧卵巢正常(星号)；横断位 T_1WI FS 增强(D)示肿块较明显不均匀强化，盆腔侧壁肿块及子宫直肠陷凹肿块较明显欠均匀强化(箭)。

均匀中等偏高信号，DWI 呈显著高信号，ADC 图呈均匀低信号，增强后轻度强化，与其他类型宫颈恶性间质性肿瘤不均匀信号略有不同(图 11-21)。妊娠合并宫颈癌，多数有临床症状，临床活检提示宫颈癌，MRI 检查主要目的在于明确宫颈癌累及的范围(图 11-22)。

(6) 诊断要点

宫颈前唇、后唇或前后唇不规则肿块，T_2WI 呈稍高信号，DWI 高信号，ADC 图低信号，增强后动脉期显著不均匀强化，静脉期轻中度强化。

(7) 鉴别诊断

宫颈癌根据典型临床表现、阴道镜等检查，一般容易诊断。MRI 评价主要在于识别肿瘤的浸润范围、宫旁情况、盆腔相邻器官、淋巴结评估等。当活检提示腺癌，而 MRI 显示病灶位于宫腔下段与宫颈管上段时，需要与内膜癌鉴别(图 11-23)。尽管体格检查和肿瘤活检通常足以诊断宫颈癌与子宫内膜癌，但部分病例组织学有时无法做出明确的诊断。当组织学不确定腺癌来源(宫颈或内膜)时，有研究者设计 MRI 评分系统(表 11-2)，对两者进行鉴别。他们发现 7 个具有重要鉴别价值的 MRI 征象，除了肿瘤位置外，倾向宫颈癌的 4 个征象是肿瘤动脉期增强、肿瘤边缘增强、宫颈间质全层累及和宫腔积液，倾向内膜癌的 2 个征象是宫腔内肿块、深肌层浸润。上述各种征象总评分 4 分及以上时，倾向于宫颈癌；如果总评分小于 4 分时，倾向于内膜癌。

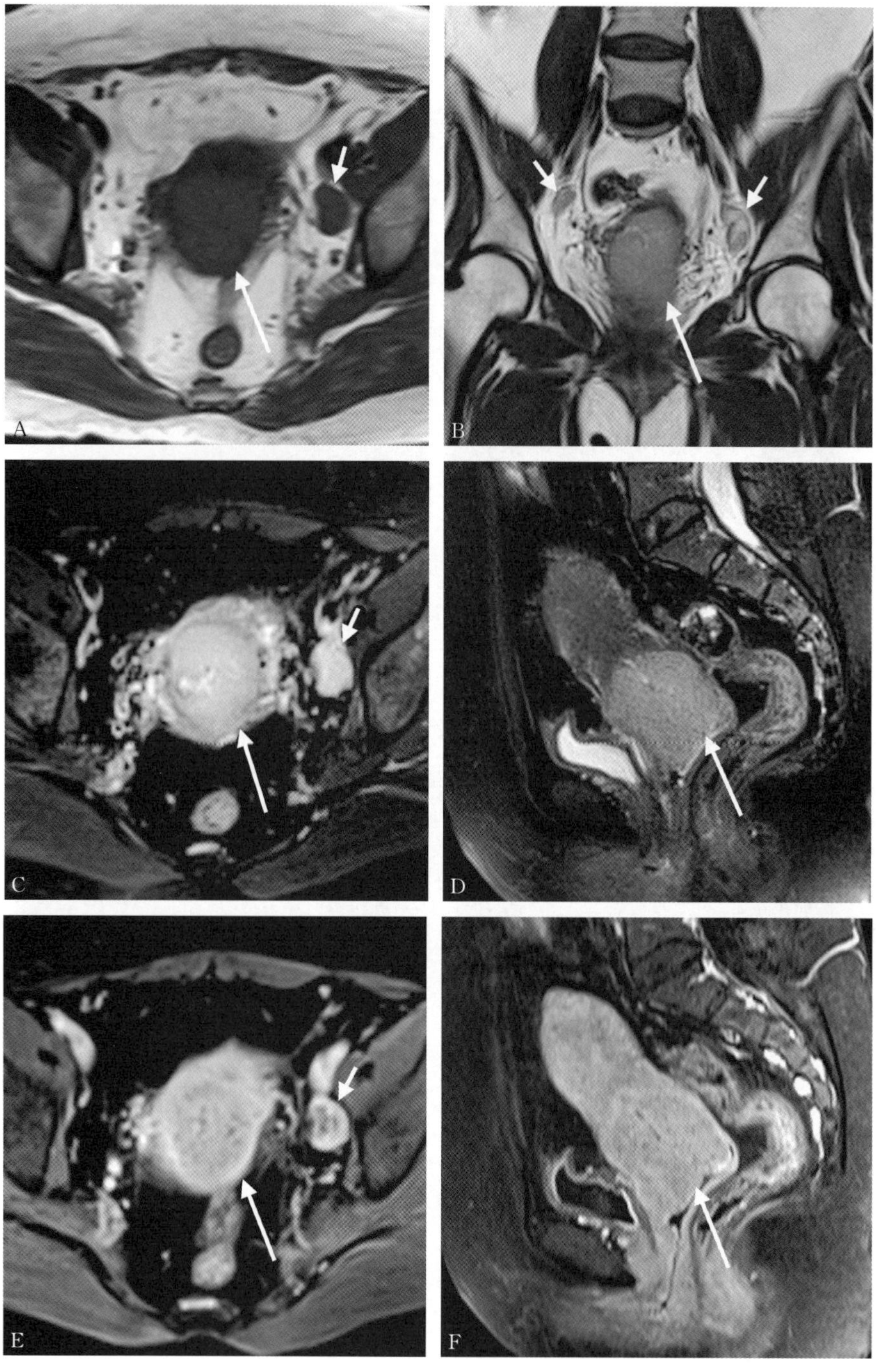

图 11－18　宫颈癌伴左侧髂血管淋巴结转移(ⅢC1)

注：横断位、冠状位 T_1WI(A、B)和横断位、矢状位 T_2WI FS(C、D)显示宫颈欠规则实性肿块，T_1WI 呈等、低信号，T_2WI 呈等、稍高信号(长箭)；两侧髂血管旁大小不等的肿大淋巴结各一枚(短箭)，其中左侧淋巴结信号不均；横断位(E)和矢状位 T_1WI FS 增强(F)示宫颈肿块呈显著欠均匀强化(长箭)，左侧淋巴结明显不均匀强化(短箭)。

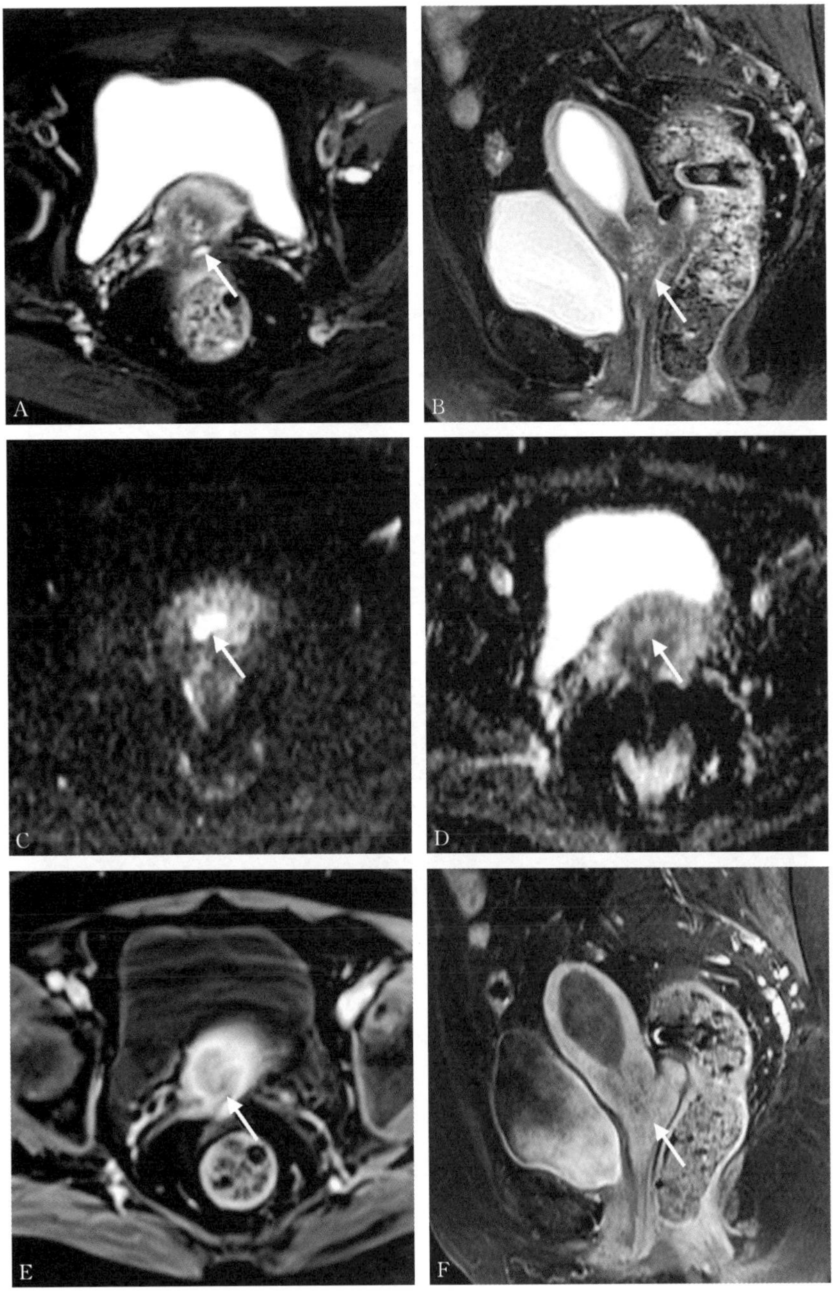

图 11-19 宫颈浸润性黏液腺癌

注：患者，女性，66 岁，阴道排液增多 6 月余。横断位和矢状位 T_2WI FS(A、B)显示宫颈管信号不均，呈等稍高信号，无明显肿块，宫腔较多积液，呈高信号(箭)；横断位 DWI(C)见宫颈局部扩散受限呈高信号；ADC 图(D)呈中等信号(箭)；横断位(E)和矢状位 T_1WI FS 增强(F)见宫颈斑片状不均匀强化灶(箭)，强化低于外肌层，边界模糊。

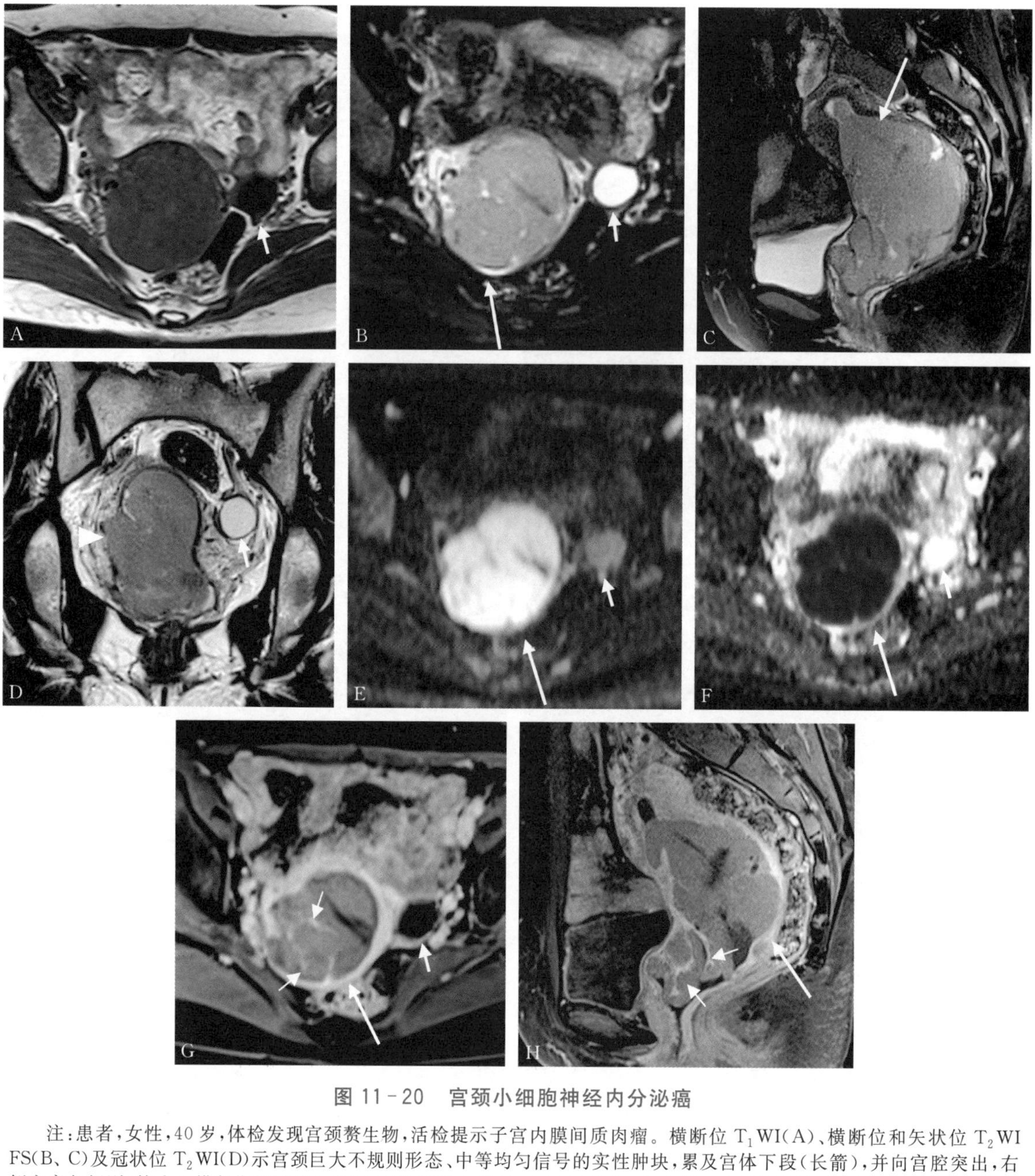

图 11-20　宫颈小细胞神经内分泌癌

注：患者，女性，40 岁，体检发现宫颈赘生物，活检提示子宫内膜间质肉瘤。横断位 T_1WI(A)、横断位和矢状位 T_2WI FS(B、C)及冠状位 T_2WI(D)示宫颈巨大不规则形态、中等均匀信号的实性肿块，累及宫体下段(长箭)，并向宫腔突出，右侧宫旁欠规则(箭头)；横断位 DWI(E)肿块显著扩散受限呈明显高信号，ADC 图(F)呈显著低信号，ADC 值 $0.463\times10^{-3}\ mm^2/s$；横断位(G)和矢状位 T_1WI FS 增强(H)示肿块呈轻度强化，内部见线状明显强化(短细箭)，正常子宫肌层明显均匀强化。最终病理：宫颈小细胞神经内分泌癌；左侧卵巢见单房类圆形囊性灶为浆液性囊腺瘤(短箭)。

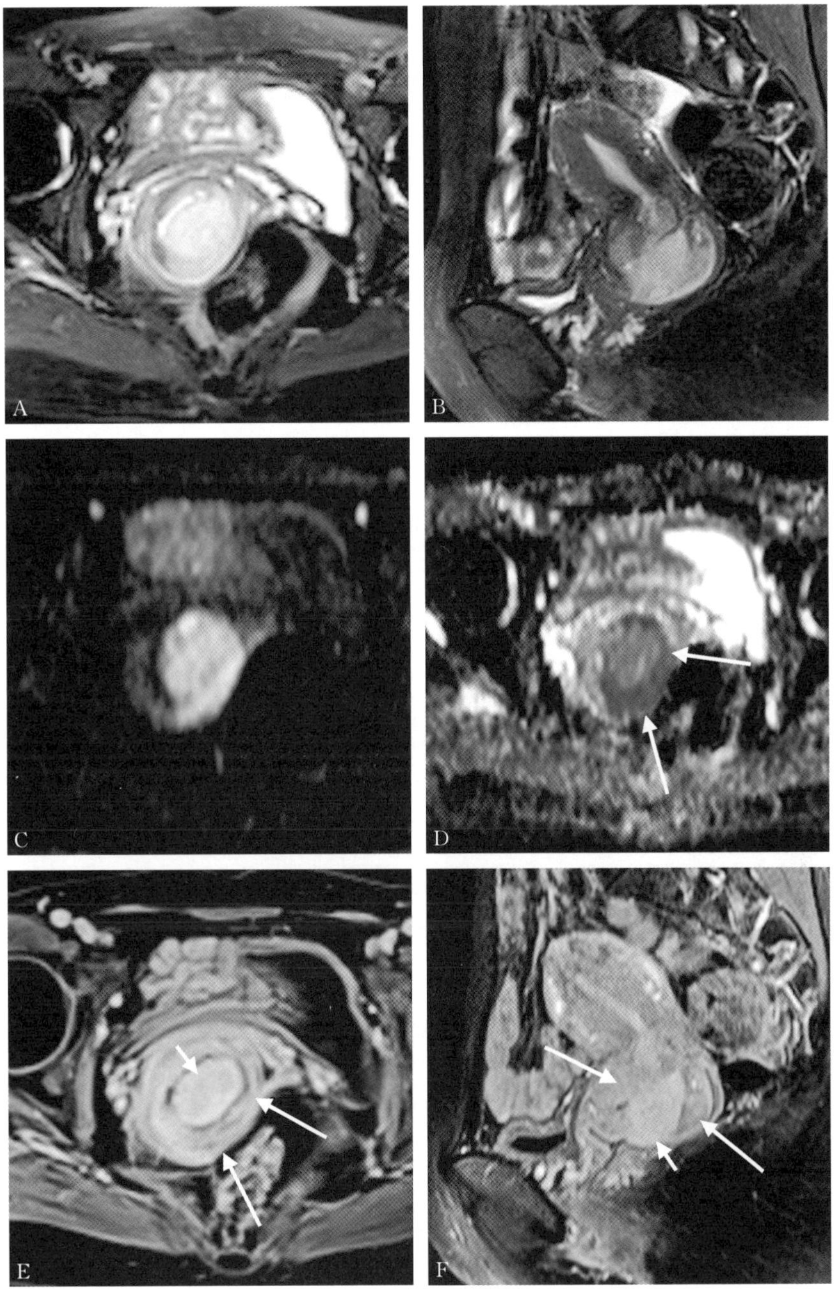

图 11-21 宫颈腺肉瘤

注：患者，女性，69 岁，阴道排液增多 6 月余，活检提示宫颈癌。横断位和矢状位 T_2WI FS(A、B)显示宫颈管扩大并见不均匀等和稍高信号肿块；横断位 DWI(C)呈高信号；ADC 图(D)呈不均匀低信号，周边信号较中央更低(长箭)；横断位(E)和矢状位 T_1WI FS 增强(F)示肿块中心显著均匀强化(短箭)，周边包绕不均匀轻度强化灶(长箭)。

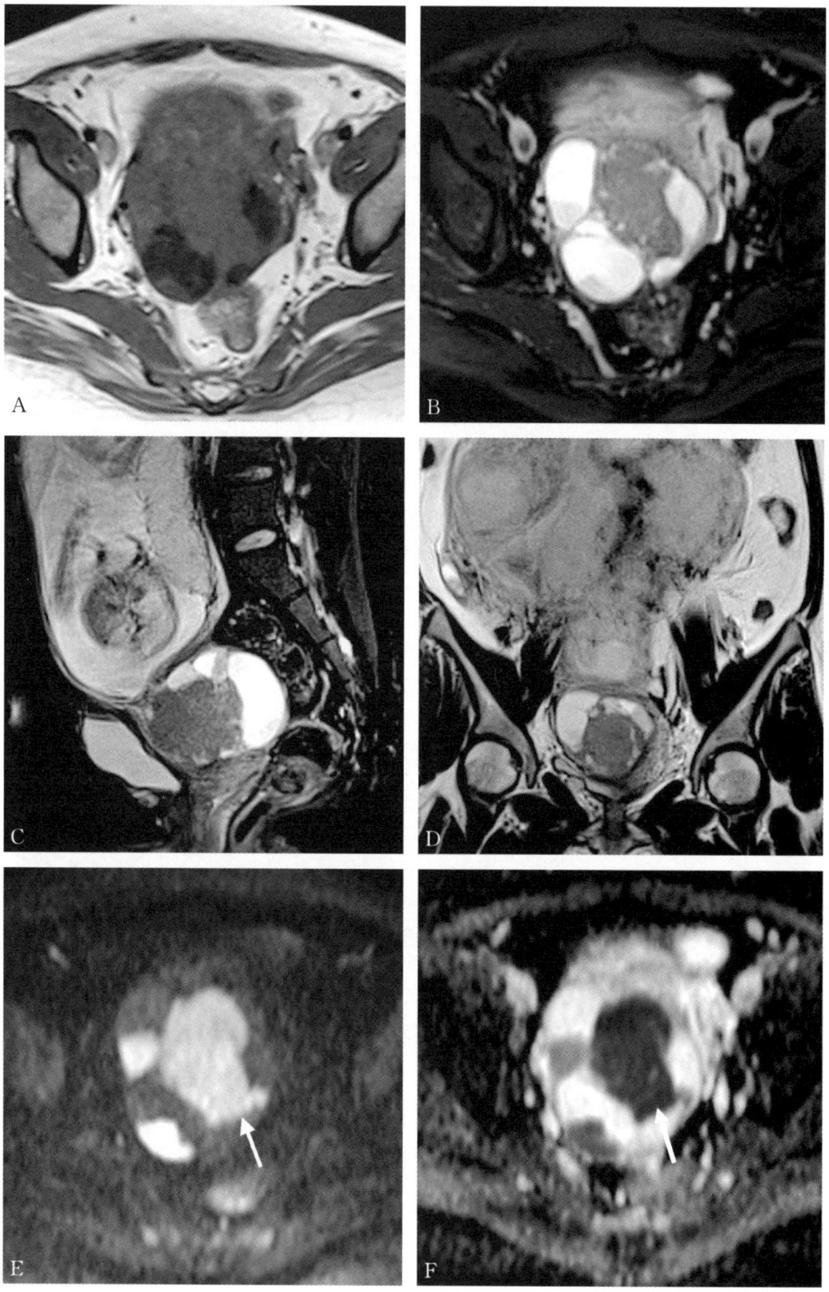

图 11-22　中孕合并宫颈浸润性黏液腺癌

注：患者，女性，32 岁，中孕先兆流产，检查发现宫颈占位。横断位 T_1WI(A)、横断位和矢状位 T_2WI FS(B、C)及冠状位 T_2WI(D)显示宫颈体积增大，见囊实性肿块，实性成分 T_1WI 等、低信号，T_2WI 等信号，囊性成分 T_2WI 不均匀高信号；子宫呈孕期改变，内可见胎儿及胎盘影；横断位 DWI(E)显示宫颈肿块实性成分高信号；ADC 图(F)呈不均匀低信号(箭)。

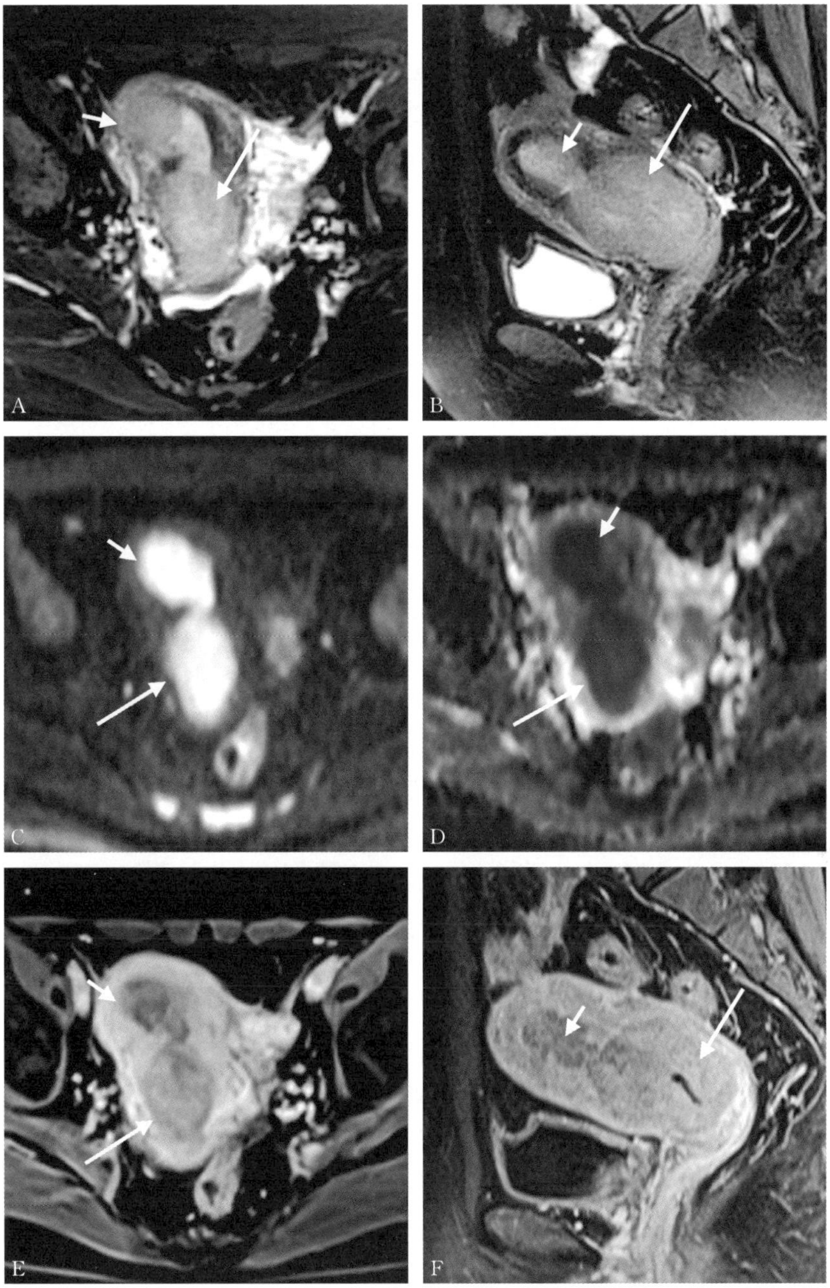

图 11-23 内膜癌累及宫颈间质

注：患者，女性，56 岁，活检提示宫颈腺癌。横断位和矢状位 T_2WI FS(A、B)显示宫腔及宫颈弥漫不规则稍高信号实性肿块，两肿块中间狭窄处系宫颈内口，宫腔肿块局部与右侧宫角区肌层分界模糊（短箭），宫颈肿块较大，宫颈前后壁变薄（长箭）；DWI(C)显示肿块均呈高信号；ADC 图(D)呈显著低信号；横断位和矢状位 T_1WI FS 增强（E、F）见宫腔肿块轻度欠均匀强化（短箭），符合内膜癌强化表现，宫颈肿块中度强化（长箭）。

表 11-2 MRI 评分系统

MRI 特征	评分
肿瘤位于宫颈	3
肿瘤位于宫体	−3
肿瘤动脉期显著强化	2
肿瘤动脉期轻度强化	−2
肿块位于宫腔*	−2
肌层浸润≥50%*	−2
宫腔内容物潴留*	2
宫颈间质全层累及*	2
瘤周环形强化*	1

注：TAS 总评分，TAS≥4 宫颈癌；TAS<4 内膜癌。* 所示征象不存在时，记为 0 分。

（马凤华　强金伟）

11.3 子宫体良性病变

11.3.1 内膜息肉

子宫内膜息肉（endometrial polyp）指子宫内膜腺体和间质的良性局部过度生长，常常突出于子宫腔，大多数源自基底部内膜，逐渐长到子宫内膜表面。

（1）概述

内膜息肉的发生原因并不清楚，可能与局部内膜对雌激素的异常反应有关，长期使用他莫昔芬（tamoxifen）也与内膜息肉的发生有关，而激素替代治疗（HRT）是否增加内膜息肉的发生还存在争议。有研究认为息肉的发生是因细胞遗传学相关的内膜间质细胞的单克隆性过多生长，继而诱导多克隆性良性腺性增生所致。子宫内膜息肉的发生率难以统计，在 20 岁以下的女性中很少见，随着年龄的增长，发病率稳步上升，40～50 岁到高峰，绝经后逐渐下降。在接受子宫内膜活检或子宫切除术的女性中，息肉的患病率为 10%～24%，在绝经后妇女中使用他莫昔芬治疗的人群患病率为 8%～36%。

（2）病理

内膜息肉可发生在内膜的任何部位，以宫底部及宫角居多，约 14%发生于子宫峡部，20%的息肉为多发性。内膜息肉大小不等，小者数毫米，略隆起于内膜，容易忽略，大者可充满整个宫腔，多数 1～2 cm。内膜息肉或有长短不等的蒂，或呈宽基的舌状或椭圆形肿物突向宫腔，约 10%的内膜息肉可从宫颈管脱出，状似宫颈息肉。镜检见息肉的主体由纤维间质及位于其中的腺体组成，还含有迂曲的厚壁血管。有时间质中包含平滑肌成分，此为腺肌瘤样息肉。

（3）临床表现

主要临床表现为不规则阴道出血及月经出血过多。在育龄期，最常见的表现是血崩或月经出血过多，这可能是不孕症的原因。绝经后，阴道出血是常见的表现。部分患者有服用他莫昔芬治疗乳腺癌史。也有部分患者无临床症状。

（4）MRI 表现

内膜息肉呈圆形或椭圆形肿块，大小不等，边界清晰，绝大多数 T_1WI 等信号，T_2WI 呈稍低于子宫内膜的中等偏高信号，典型 MRI 特征包括低信号强度的中央纤维核心、肿块内多个 T_2WI 高信号囊肿、扩散不受限和肿块明显强化（图 11-24）。小息肉（<1 cm）因信号与子宫内膜相仿，容易漏掉。大息肉（≥1 cm）容易显示，动态增强早期内膜息肉早于正常子宫内膜强化而显示较清晰。有时子宫内膜息肉病灶大（平均直径 5 cm）、囊性腺体扩张和间质增生可以比较明显（图 11-25），MRI 表现易与子宫内膜恶性肿瘤混淆，应仔细观察病灶 DWI 是否扩散受限、增强后是否均匀强化等，综合影像、病理组织学进行鉴别。而包含平滑肌成分的腺肌瘤样息肉因 T_2WI 信号与子宫肌层相仿，增强后与正常肌层强化相仿，有时与黏膜下肌瘤影像学鉴别困难（图 11-26）。

（5）诊断要点

宫腔内圆形、椭圆形、长条状软组织肿块，T_2WI 低信号纤维轴心，肿瘤内小囊肿，扩散受限不明显，动态增强早期显著强化。

（6）鉴别诊断

子宫内膜息肉须与黏膜下肌瘤、子宫内膜癌和子宫内膜不典型增生鉴别。黏膜下肌瘤常表现为带蒂的实性肿块，T_2WI 信号与子宫肌层相仿或

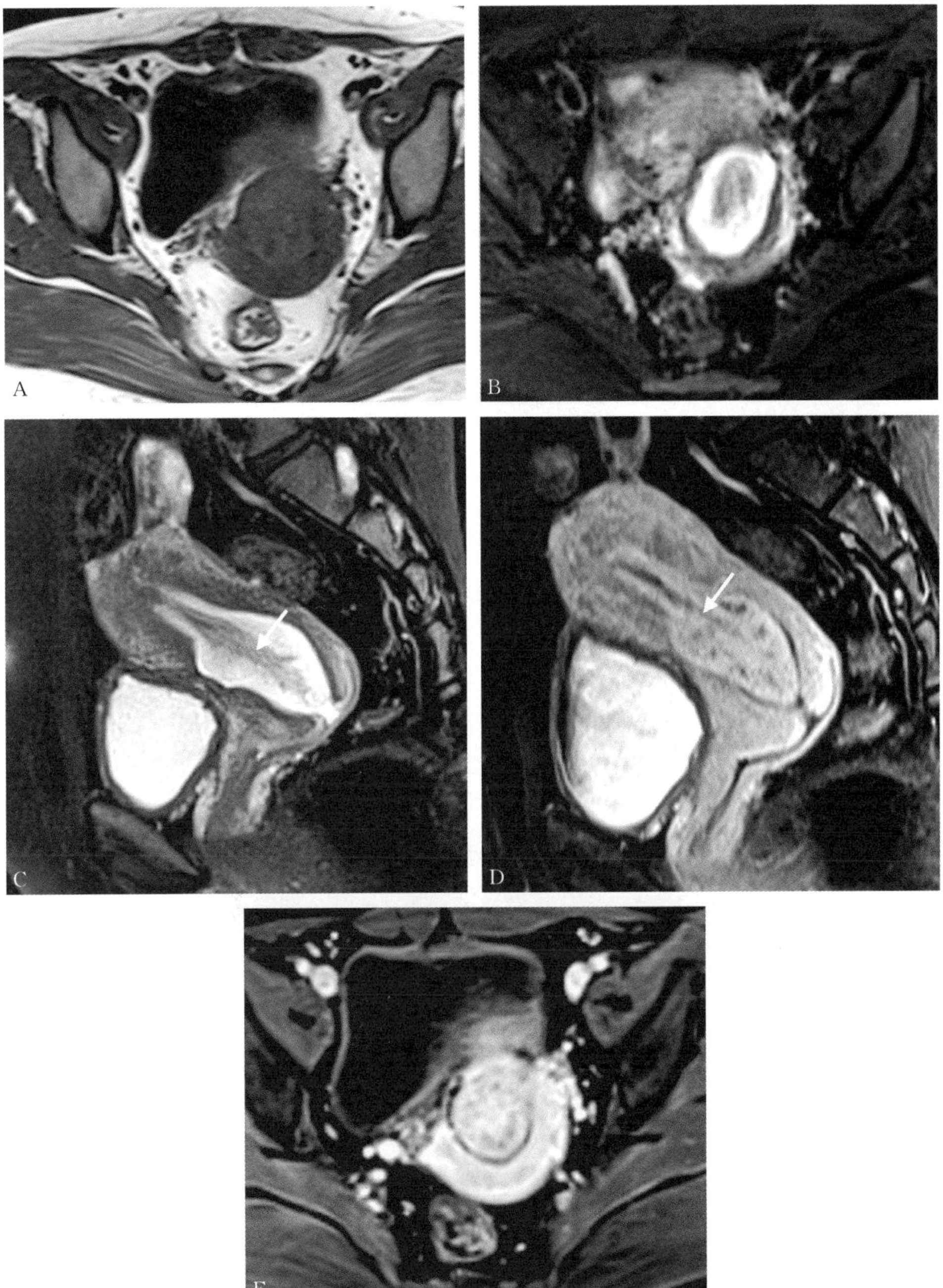

图 11-24　子宫内膜息肉(一)

注：横断位 T_1WI(A)、横断位和矢状位 T_2WI FS(B、C)见宫腔内肿块 T_1WI 等、低信号，T_2WI 中心树枝状稍低信号纤维分支(箭)，周边高信号；矢状位和横断位 T_1WI FS 增强(D、E)见肿块明显欠均匀强化，纤维分支轻度强化呈相对低信号(箭)。

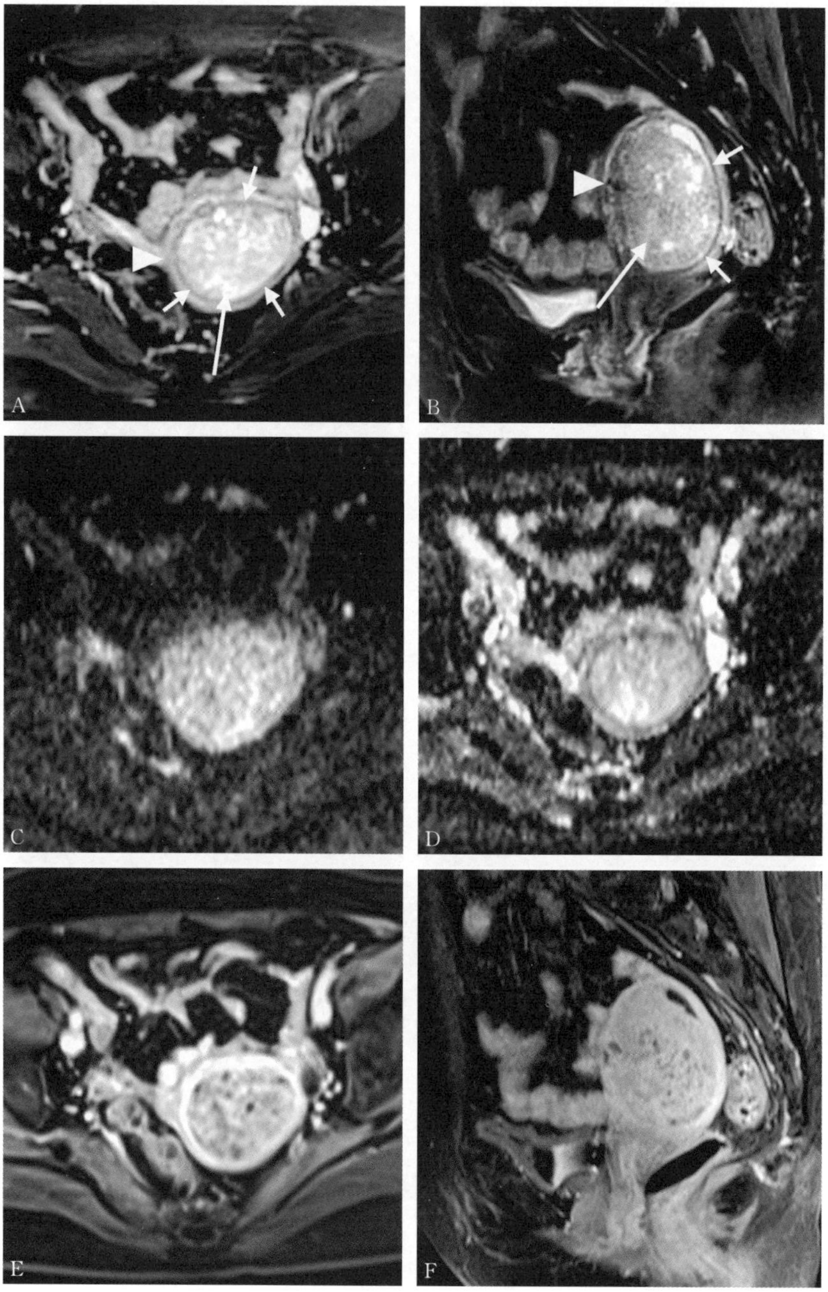

图 11-25　子宫内膜息肉(二)

注：患者，女性，72 岁，绝经后阴道出血。横断位和矢状位 T_2WI FS(A、B)显示宫腔弥漫性分布、信号不均的软组织肿块(长箭)，内含多个小囊，结合带尚完整(短箭)，肌层受压、变薄(箭头)；横断位 DWI(C)呈等稍高信号；ADC 图(D)中等信号，与子宫肌层信号相仿；横断位和矢状位 T_1WI FS 增强(E、F)病灶显著欠均匀强化，内部可见无强化的囊性灶。

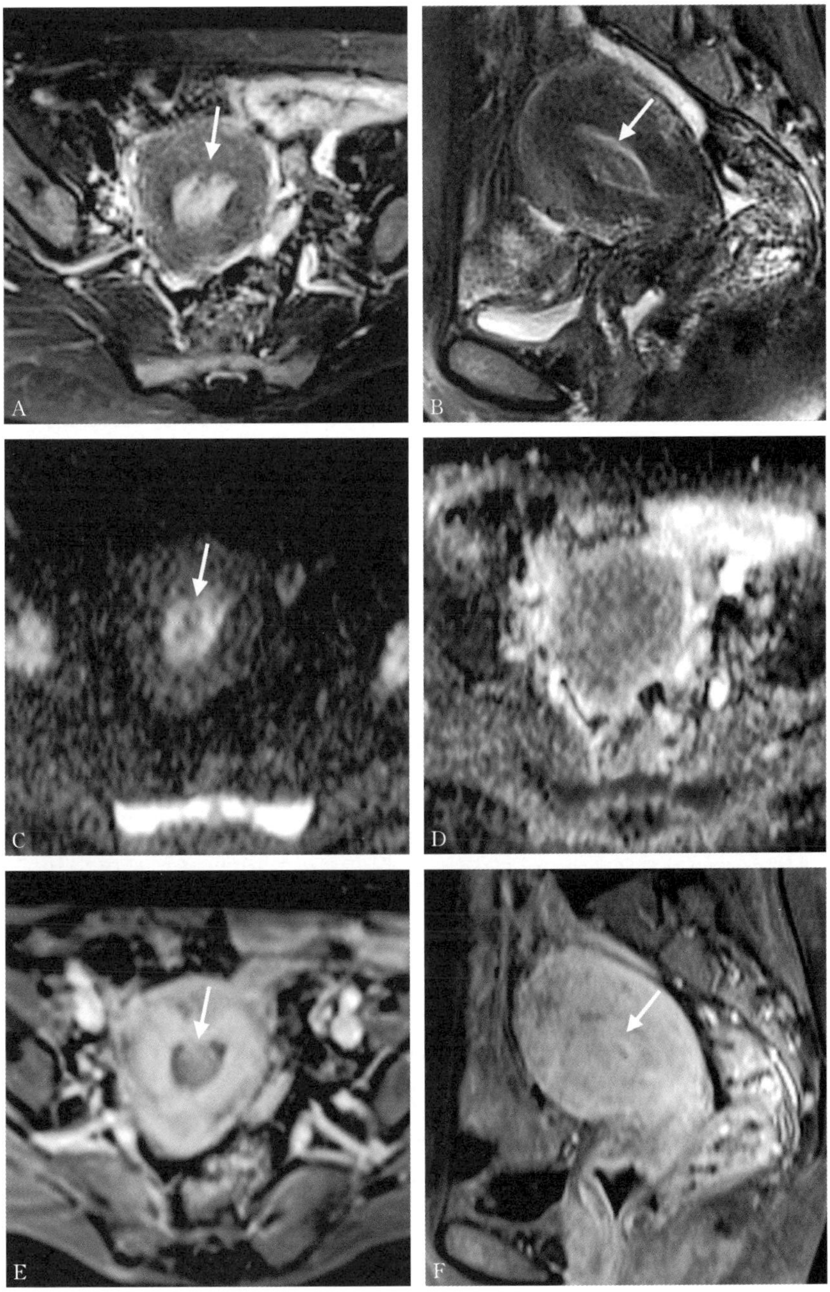

图 11-26 子宫腺肌瘤型息肉

注：患者，女性，50 岁，月经不规则 1 年余，B 超提示宫腔占位。横断位和矢状位 T_2WI FS(A、B)显示宫腔梭形软组织肿块，信号与子宫肌层相仿(箭)；横断位 DWI(C)呈等、稍低信号(箭)；ADC 图(D)呈中等信号，与子宫肌层信号相仿；横断位和矢状位 T_1WI FS 增强(E、F)示病灶早期中度均匀强化，晚期强化与子宫肌层强化相仿(箭)。

偏低，增强后肿块明显强化，与子宫肌层强化相仿，低信号纤维核心及高信号囊肿少见。子宫内膜癌 T_2WI 信号更加偏低，可见肌层不同程度累及，DWI 呈高信号，ADC 值降低，增强扫描后轻度强化，据此可与子宫内膜息肉鉴别。子宫内膜不典型增生，多数呈宫腔弥漫性分布，T_2WI 信号较子宫内膜的中等偏高信号更高，DWI 扩散多数不受限，增强扫描后多呈不同程度显著强化，呈蜂窝状或斑片状，而内膜息肉病灶多数较局限，可见窄蒂与子宫前后壁相连，T_2WI 信号较不典型增生偏低。

11.3.2　子宫内膜增生

（1）概述

子宫内膜增生（endometrial hyperplasia）是一组子宫内膜腺体异常增生导致子宫内膜组织厚度增加的增生性疾病。与周期性增生的子宫内膜相比，子宫内膜增生的特点是腺体结构（形状和大小）的改变，腺体组织与间质之间的比率增加，以及有时伴有细胞学改变。子宫内膜增生是临床常见妇科疾病，属于良性病变，但具有一定的癌变倾向。其发生与过度雌激素刺激有关。由于外源或内源性雌激素的持续增多，造成子宫内膜腺体的增殖性生长，此时如缺乏孕激素的拮抗，子宫内膜不能发生分泌期转化，导致子宫内膜增生的发生。子宫内膜增生被认为是Ⅰ型子宫内膜癌（雌激素依赖型）的癌前病变，不同类型增生癌症发展的风险各不相同，取决于病变的严重程度，其中非典型性增生发展为癌症和并发子宫内膜癌的风险最高。

（2）病理

WHO 2014 病理分类中，根据细胞的复杂性，子宫内膜腺体的密集程度及细胞学上的异型性将子宫内膜增生分为单纯性或复杂性增生，伴或不伴异型性。子宫内膜单纯性增生镜下病理表现为子宫内膜腺体过度增生伴腺体大小和形状不规则，腺体/间质比例增加，不伴显著的细胞不典型性。子宫内膜增生进展为分化良好的内膜癌的风险为 1%～3%。复杂性增生指子宫内膜增生基础上出现细胞不典型性。子宫内膜不典型性增生患者中，25%～40%同时存在子宫内膜癌，罹患子宫内膜癌的长期风险增加 14～45 倍。

（3）临床表现

子宫内膜增生最常见于绝经期或绝经后的妇女，主要临床表现为绝经后出血或不规则阴道出血。绝经后出血的患者中，内膜增生约占 15%。子宫内膜增生也可发生于生育年龄的妇女，但较少见于月经周期正常的患者，大部分患者表现为月经不规律和异常子宫出血，如月经过多、经期延长、经间期出血等。也有部分患者无临床症状，偶然发现。

（4）MRI 表现

子宫内膜厚度随着月经周期改变，卵泡早期约 4 mm，黄体期后期达 1.4～1.5 cm。而绝经后妇女，如没有雌激素替代治疗，内膜厚度应小于 4 mm。当内膜出现增生时，内膜明显增厚。单纯性或复杂性子宫内膜增生典型 MRI 表现：子宫内膜弥漫性或局灶性增厚（≥16 mm），部分可包含囊性间隙，T_1WI 信号与子宫肌层相仿，T_2WI 呈不均匀高信号；DWI 多数扩散不受限，与正常子宫内膜相仿，呈稍高信号，ADC 值不降低；增强后呈蜂窝状强化（图 11-27、11-28）。动态增强早期，增生内膜强化稍弱于正常肌层强化，晚期强化程度与肌层相仿，多数呈蜂窝状或斑片状不均匀强化，T_2WI 上局灶性高信号病灶无强化，代表囊性腺体扩张（图 11-29）。部分子宫内膜不典型增生可合并局部分化良好的内膜癌，表现为 T_2WI 信号更加不均，含局灶性稍低信号，后者在 DWI 上呈高信号，ADC 值降低，增强后呈局灶性轻度强化，与内膜癌的轻度强化方式相仿。

（5）诊断要点

子宫内膜弥漫性增厚，T_2WI 呈不均匀高信号，DWI 扩散不受限，增强后呈蜂窝状轻中度强化。

（6）鉴别诊断

子宫内膜增生主要通过病理组织学诊断，极少患者因子宫内膜增生过长行 MRI 检查，少数为偶然发现。需与黏膜下肌瘤、子宫内膜息肉和子宫内膜癌鉴别。黏膜下肌瘤常表现为带蒂的实性肿块，T_2WI 信号与子宫肌层相仿或偏低，增强后肿块明显强化，与子宫肌层强化相仿，低信号纤维

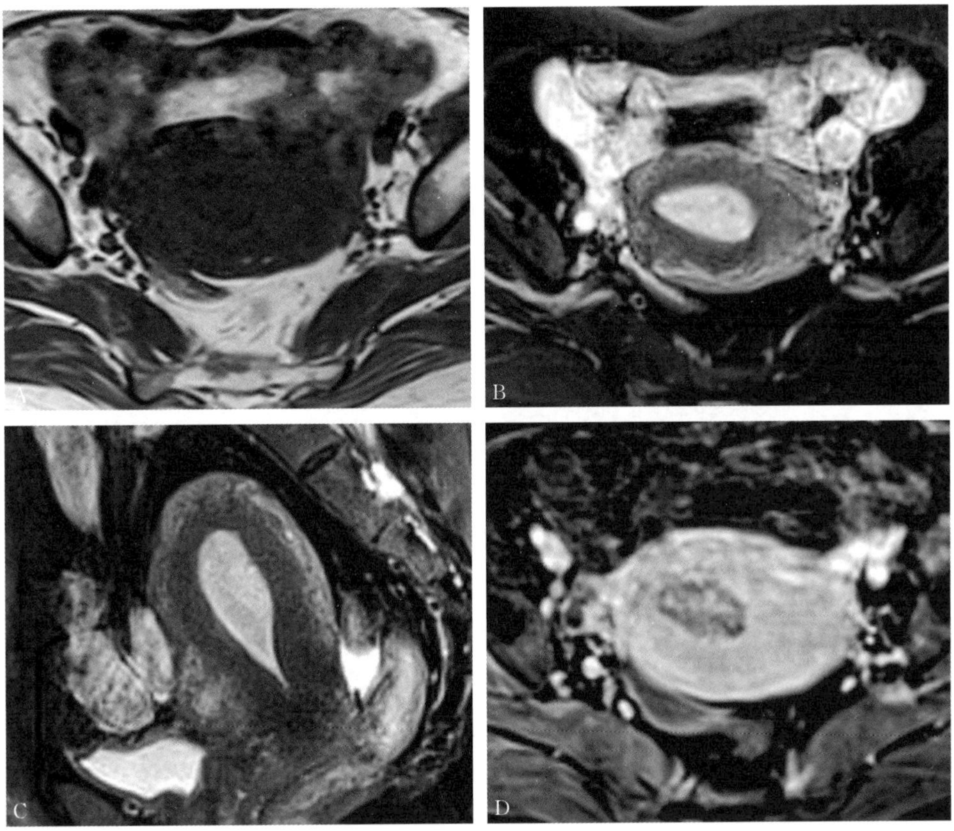

图 11-27　子宫内膜增生

注：横断位 T_1WI(A)、横断位和矢状位 T_2WI FS(B、C)显示宫腔扩大，子宫内膜弥漫性增厚，T_2WI 呈稍不均匀高信号；横断位 T_1WI FS 增强(D)显示内膜蜂窝状强化，幅度低于肌层强化。

核心及高信号囊肿少见。子宫内膜息肉表现为宫腔内圆形、椭圆形、长条状软组织肿块，T_2WI 低信号纤维轴心及肿瘤内小囊肿，动态增强早期显著强化，多数有清晰的边界，与子宫内膜增生宫腔弥漫性分布不同。子宫内膜癌 T_2WI 信号更加偏低，可见肌层不同程度累及，DWI 呈高信号，ADC 值降低，增强后轻度强化，可与子宫内膜增生鉴别。但子宫内膜不典型增生为内膜癌的癌前病变，有时两者共存，影像学鉴别困难。

11.3.3　子宫腺肌病

子宫腺肌病(adenomyosis)指具有生长功能的子宫内膜腺体及间质侵入子宫肌层，导致子宫肌层炎症和肥大。正常情况下，子宫内膜和肌层的交界面不规则，界限不清楚，内膜腺体和间质可以有不同程度侵入浅肌层。区分正常和病理情况子宫内膜长入子宫肌层深度的界限很难确定，一般认为，当子宫肌层中的内膜组织距离子宫内膜-肌层交界处超过一个中倍视野(2.5 mm)时，可诊断为子宫腺肌病。

(1) 概述

子宫腺肌病是一种临床常见病变，多发生于 30～50 岁经产妇，因其常发生在育龄妇女，并有绝经后减轻或消失的特点，被认为系激素依赖性疾病。由于子宫腺肌病只能在子宫切除术后才能确诊，其发病率的报道差异较大，为 5%～70%。部分子宫腺肌病患者子宫肌层中的内膜病灶与宫腔内膜直接相连，故认为是由基底层子宫内膜侵入肌层生长所致，多次妊娠及分娩、人工流产、慢性子宫内膜炎等造成子宫内膜基底层损伤，与腺肌病发病密切相关。目前，子宫腺肌病与不孕症的关系已经得到了很多研究肯定，并且其与子宫

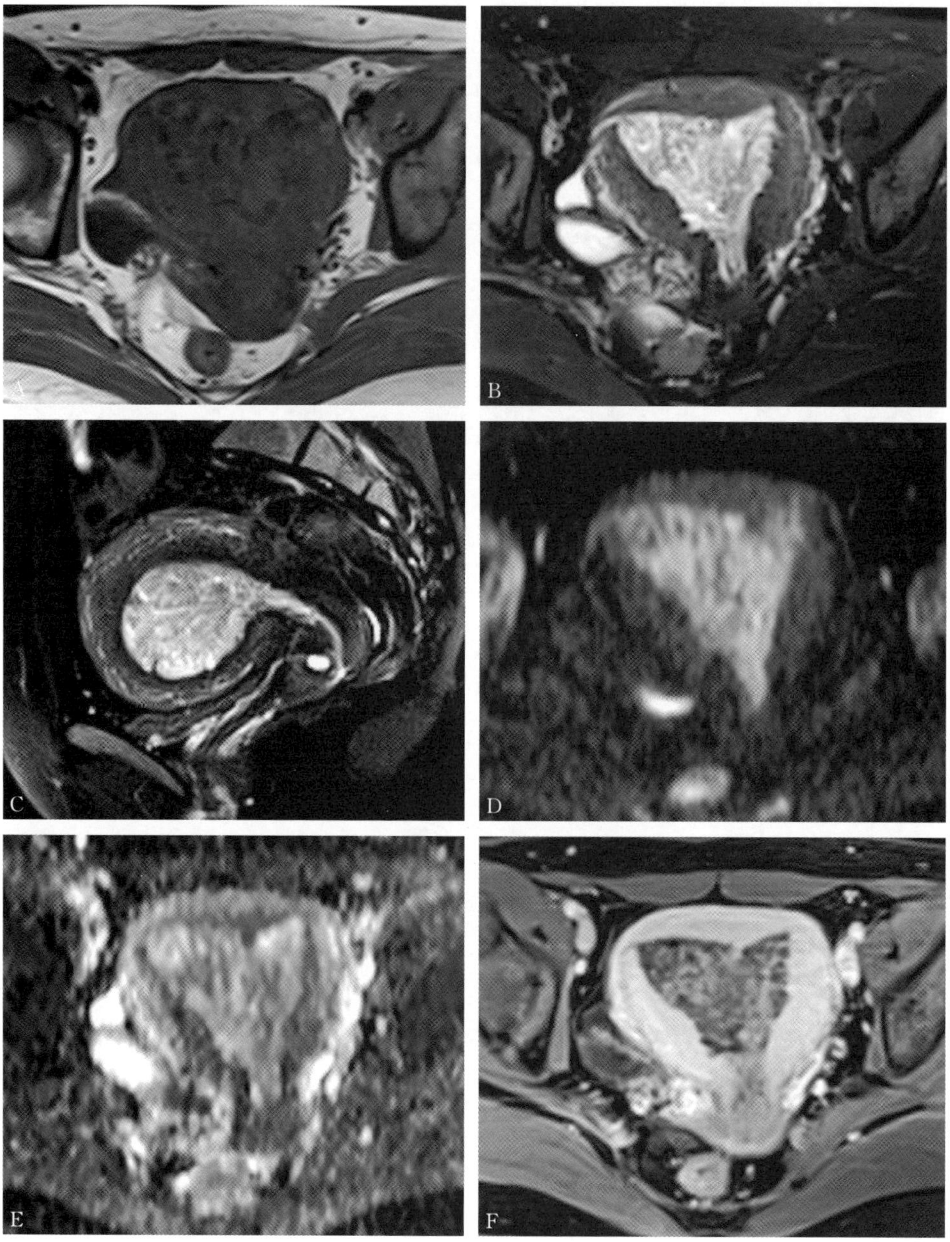

图 11-28　子宫内膜不典型增生(一)

注：患者，女性，35 岁，不规则阴道出血月余。横断位 T_1WI(A)、横断位和矢状位 T_2WI FS(B、C)显示宫腔扩大，内膜弥漫性增厚，呈不均匀高信号，结合带连续光整；DWI(D)呈不均匀等、稍高信号；ADC 图(E)呈中等信号；横断位 T_1WI FS 增强(F)示宫腔蜂窝状轻中度强化。

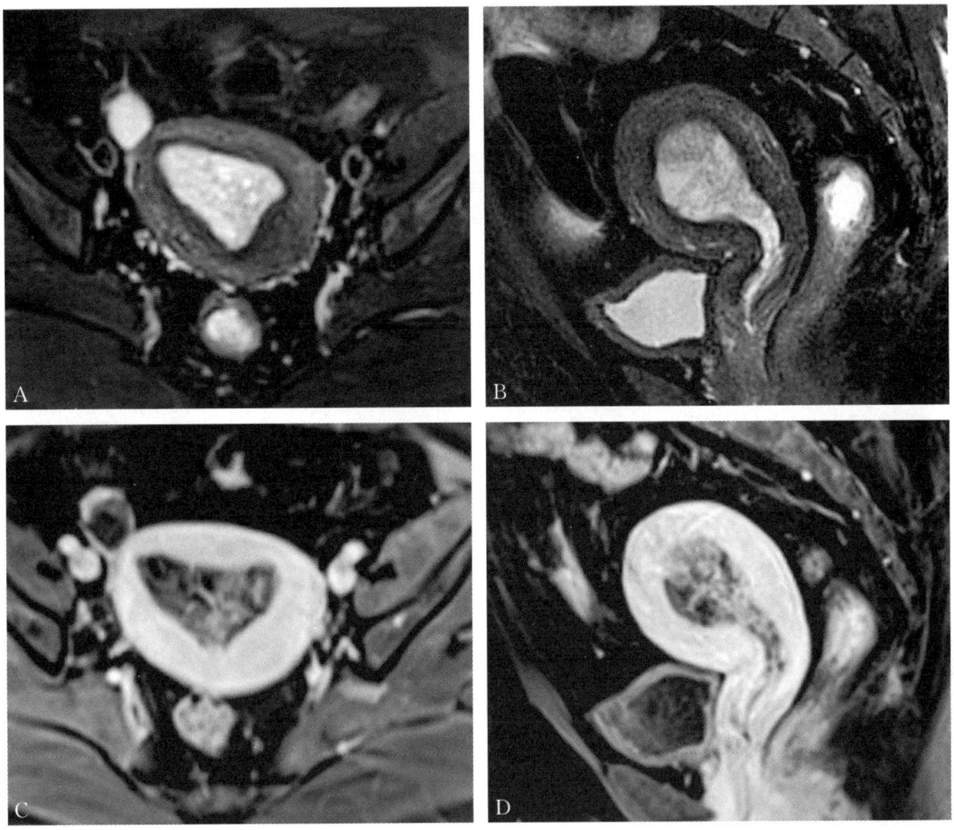

图 11－29　子宫内膜不典型增生（二）

注：患者，女性，30 岁，不规则阴道出血月余。横断位和矢状位 T_2WI FS（A、B）显示宫腔内弥漫性软组织信号，呈不均匀高信号，宫腔扩大，结合带清晰；横断位和矢状位 T_1WI FS 增强（C、D）见内膜蜂窝状轻中度强化。

内膜异位症常常共存，发生率 27%～70%。两者病因虽不同，但均受雌激素的调节。

（2）病理

其特征为子宫肌层中出现子宫内膜腺体和间质，多数病变在子宫肌层呈弥漫性生长，导致子宫均匀性增大呈球形；部分腺肌病累及后壁，导致子宫不均匀性增大。少数腺肌病病灶呈局限性生长，局部反复出血导致病灶周围纤维组织增生形成结节或团块，似肌壁间肌瘤，称子宫腺肌瘤。一般检查可见，子宫肌壁增厚、质硬，无旋涡状结构。腺肌瘤见粗厚肌纤维带和微囊腔，腔内偶有陈旧血液。腺肌瘤与周围正常子宫肌层无明显分界。局限性腺肌病子宫呈不规则的结节状，切面见肌层有单个或多个结节，类似平滑肌瘤，但没有假包膜，不能剥出。结节的切面见大小不等的出血小腔或半透明海绵区域。个别情况下，子宫腺肌病在肌层内形成大囊腔。

（3）临床表现

患者通常为中年或围绝经期经产妇，临床表现多种多样，20%～30%的患者无任何症状。15%～30%的患者有继发性痛经，特点为进行性加重。疼痛的程度与肌层中内膜岛的多少及浸润的深度有关，约 80%的痛经者为子宫肌层深部病变。约 50%的患者表现为月经异常，如月经量增多、经期延长。月经量增多可能与病变导致子宫内膜面积增加和子宫收缩不良等有关，同时腺肌病常合并子宫肌瘤、子宫内膜增生，也是导致月经量增多的又一原因。其他症状如性交痛、慢性盆腔痛、不孕等较少见。

（4）MRI 表现

虽然子宫腺肌病的 MRI 表现多种多样，但 MRI 的诊断准确性可达 85%，并可确定疾病特征、范围及其他子宫病变。MRI 诊断腺肌病分为直接和间接征象，直接征象为子宫肌层出现与异位子宫内膜岛相关的微小囊肿（<3 mm），镶嵌于邻近子宫内膜的子宫内肌层，T_1WI、T_2WI 均呈高信号（图 11－30、11－31）。然而，这种征象仅见于一半左右的病例，低灵敏度主要是由于 T_2WI 空间分辨率低。间接征象包括子宫体积弥漫性增大，前后壁非对称性增厚，结合带（junctional zone，JZ）普遍增厚（>12 mm，图 11－32）。正常 JZ 厚度 5～8 mm，JZ>12 mm 是诊断腺肌病的一种重要征象，JZ 为 8～12 mm，需要结合其他辅助间接征象诊断，小于 8 mm 可基本排除腺肌病。增厚

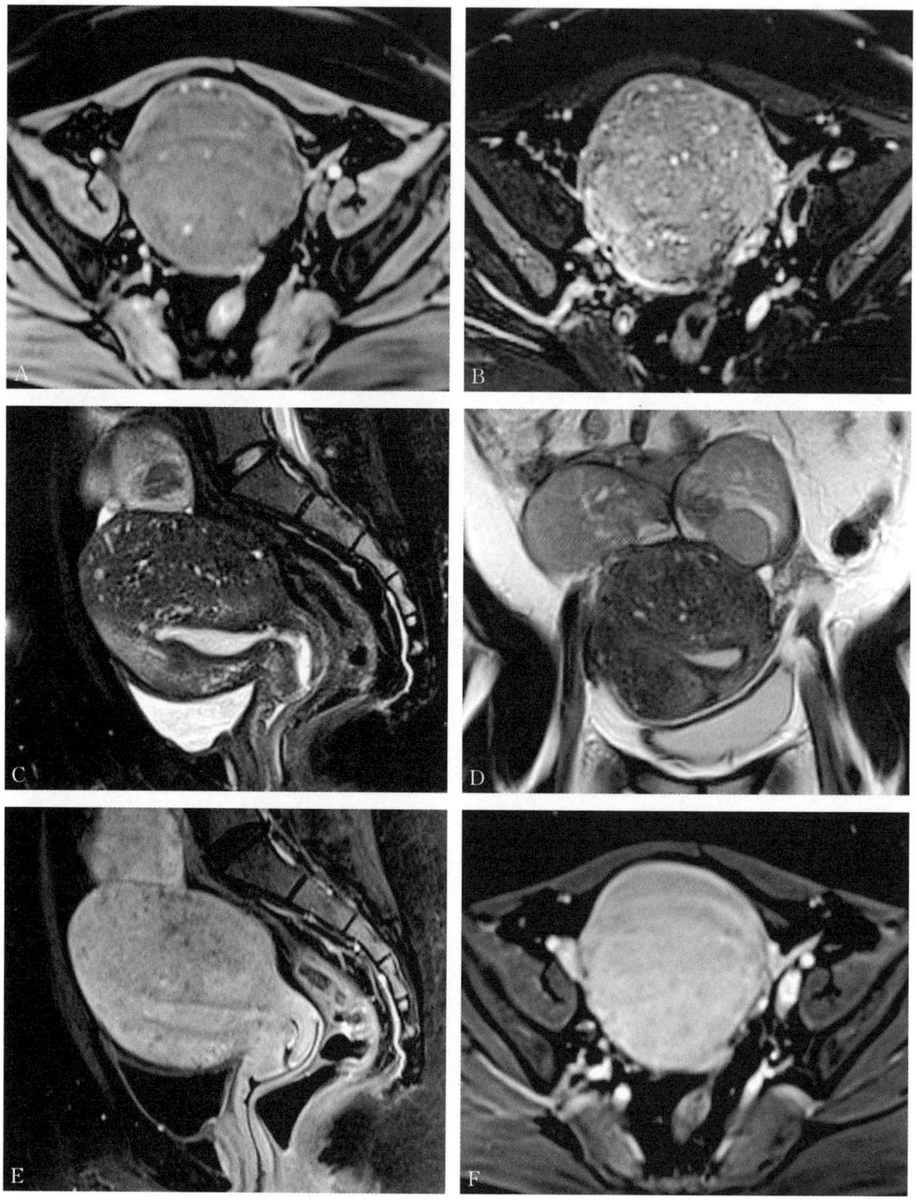

图 11－30　子宫弥漫性腺肌病，双侧卵巢内膜样囊肿

注：横断位 T_1WI FS(A)、横断位和矢状位 T_2WI FS(B、C)和冠状位 T_2WI(D)显示子宫增大，后壁肌层弥漫性增厚，T_1WI 有多发小点状高信号，T_2WI 更多散在点状高信号；矢状位和横断位 T_1WI FS 增强(E、F)见子宫肌层明显强化，略欠均匀。双侧卵巢内膜囊肿，T_2WI 稍低信号。

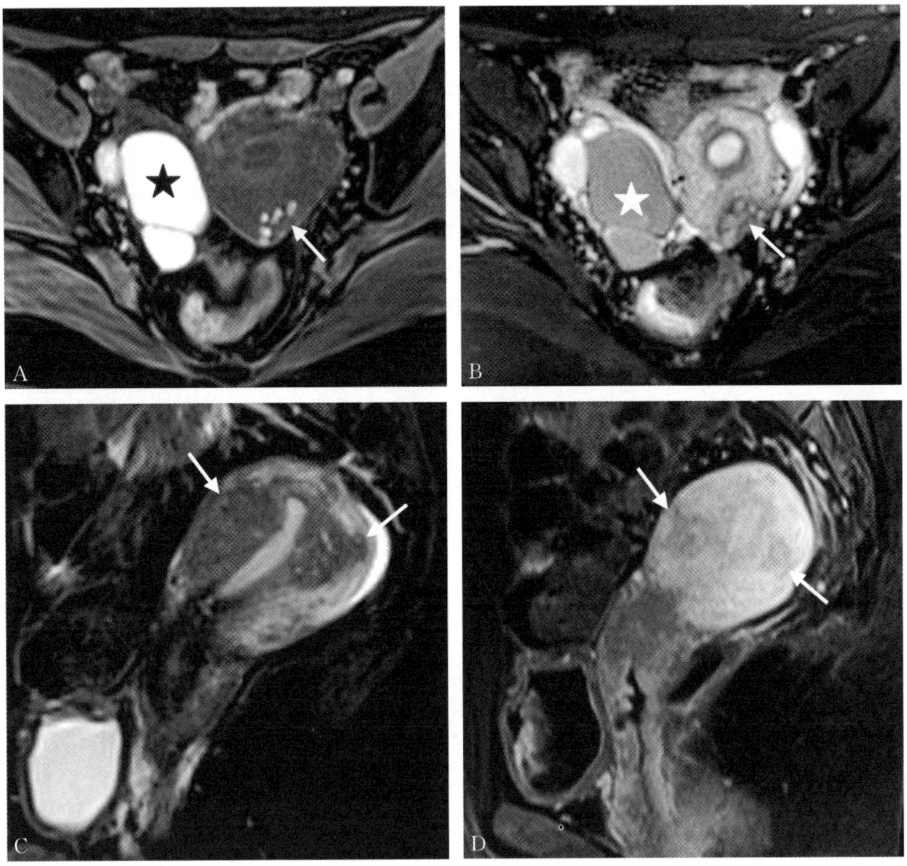

图 11-31 子宫腺肌病

注：横断位 T_1WI FS 和 T_2WI FS（A、B）显示子宫后壁肌层局灶性增厚伴微囊形成，T_1WI 和 T_2WI 呈高信号（箭）。另右侧卵巢见内膜样囊肿（星号），T_1WI 呈高信号，T_2WI 呈稍低信号（阴影征）。另一患者矢状位 T_2WI FS（C）显示子宫前后壁结合带局限性增厚（箭），内见点状高信号；T_1WI FS 增强（D）示子宫前后壁强化欠均匀，病变区强化稍弱（箭）。

的结合带 T_2WI 呈弥漫性低信号，可夹杂点状或小斑片状高信号，低信号代表伴随异位子宫内膜组织的平滑肌增生，高信号代表异位内膜腺体的囊性扩张或出血灶，出血灶 T_1WI 呈高信号。此种表现，对诊断子宫腺肌病具有较高的阳性预测值（95%），但灵敏度较低（47.5%）。辅助间接征象还包括最大 JZ 厚度与子宫肌层厚度比（$ratio_{max}$）超过 40%，子宫前后壁 JZ 的最大和最小厚度之间的差异（JZ_{diff}）大于 5 mm，子宫体积均匀性增大。

子宫腺肌病的少见表现包括腺肌瘤、囊性腺肌病、瑞士奶酪征等。子宫腺肌瘤多数位于子宫体，类似肌壁间肌瘤，也可突向宫腔，类似息肉样肿块，或者向宫体外突出，类似浆膜下肌瘤。T_2WI 信号多不均匀，与子宫肉瘤信号相似，T_1WI 部分病例可见特征性高信号出血灶，DWI 呈等或稍高信号，而 ADC 值不低，可与子宫肉瘤鉴别（图 11-33）。囊性腺肌病（腺肌病性囊肿）是腺肌病的一种罕见改变，表现为子宫肌层的出血性囊性肿块，周围被腺肌组织包绕，或者表现为宫腔内或浆膜下息肉样囊性肿块。囊腔 T_1WI 高信号、T_2WI 高或稍低信号，囊肿壁 T_2WI 呈低信号，增强后囊肿壁均匀强化，与正常肌层强化相仿（图 11-34）。瑞士奶酪征是一种弥漫性子宫腺肌病，囊性扩张的子宫内膜异位腺体和正常肌层的实性结节在子宫肌层弥漫性交错分布，形成瑞士奶酪样外观。这种瑞士奶酪样外观在矢状位或横断位 T_2WI 及增强 T_1WI 尤为明显（图 11-35）。

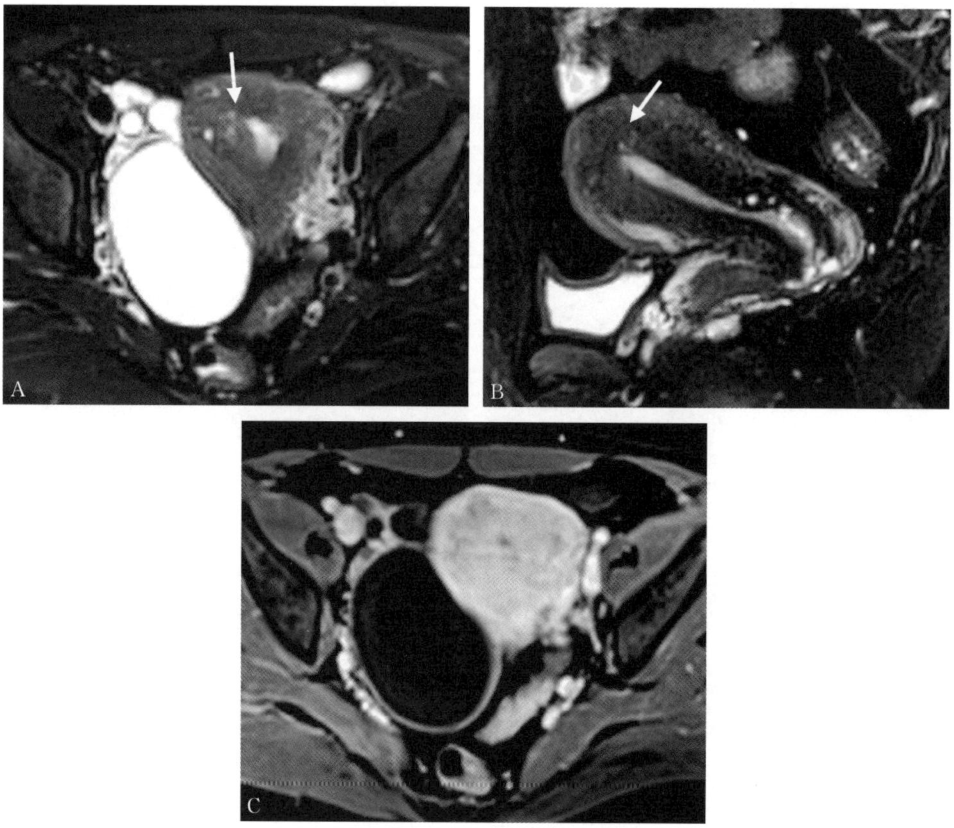

图 11-32 子宫腺肌病

注：横断位和矢状位 T_2WI FS(A、B)显示子宫前后壁结合带对称性增厚，右宫角后壁结合带可见点状高信号(箭)；横断位 T_1WI FS 增强(C)见子宫肌层欠均匀强化，部分囊性灶不强化。另见右侧卵巢囊肿，T_2WI 显著高信号，增强扫描后未见强化。

虽然多数子宫腺肌病根据直接或间接征象诊断不难，但也存在一些诊断陷阱或误区。如子宫结合带厚度受月经周期、激素水平影响：月经期间结合带增厚可造成腺肌病假象；服用避孕药的妇女，MRI 诊断敏感度降低。约 30%的绝经后妇女无法显示结合带。子宫一过性、局限收缩可能造成结合带增厚的假象。怀疑子宫肌层一过性收缩时，可间隔一定时间再次 MRI 扫描，前后图像对比可有助于鉴别。当子宫内膜癌与子宫腺肌症并存时，评估内膜癌肌层浸润深度时，结合带假性变宽现象可能使内膜癌过度分期，DWI 能有助于显示内膜癌的累及深度，从而防止内膜癌的误分期。

根据 MRI 表现，Bazot 等对腺肌病进行了分类(图 11-36)：内部腺肌病(局灶型、弥漫型、表浅型)；腺肌瘤(肌壁间实性或囊性，黏膜下或浆膜下)；外部腺肌病(后陷凹、前陷凹)。内部、外部子宫腺肌病和腺肌瘤可以单独存在或合并存在(图 11-37、11-38)。该分类系统中的重要参数：①受影响的区域，内部或外部子宫肌层；②定位，前、后壁或宫底部；③侵犯模式，弥漫性或局灶性；④成分，囊性或实性；⑤可能对生殖方面的影响。基于这些参数的分类系统与疾病的严重程度估计具有较好的一致性。

(5) 诊断要点

轮廓规则的球形子宫，子宫肌层非对称性增厚，结合带增宽＞12 mm，结合带/肌层厚度比＞40%，病灶内局灶性点状 T_2WI 高信号和 T_1WI 高信号。

(6) 鉴别诊断

根据典型 MRI 表现，子宫腺肌病的诊断一般

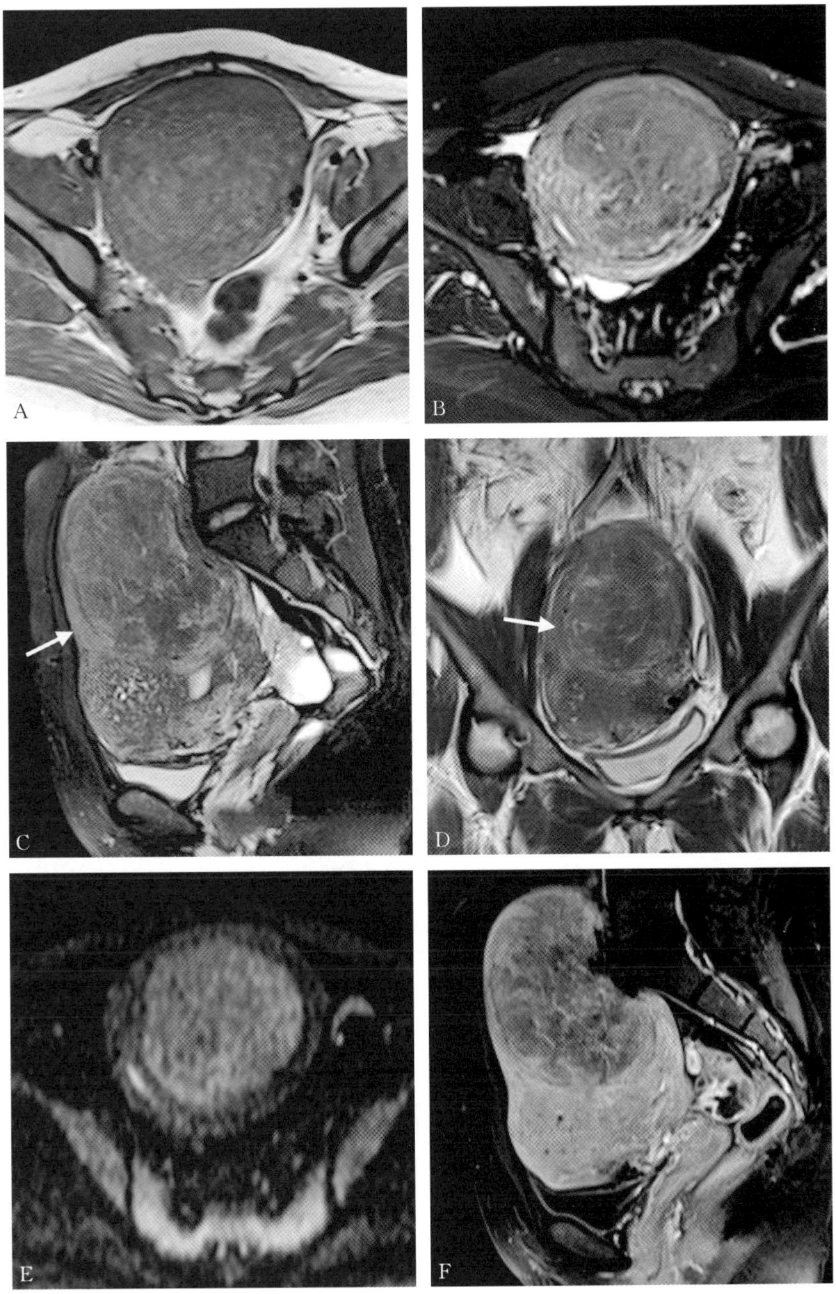

图 11-33　子宫腺肌瘤

注：横断位 T_1WI(A)、横断位和矢状位 T_2WI FS(B、C)及冠状位 T_2WI(D)显示子宫前壁及宫底部弥漫性增厚，局部形成卵圆形肿块，边界周边似见假包膜，T_1WI 呈等、低信号，T_2WI 呈不均匀等、低信号(箭)，下方病灶内见散在点状 T_2WI 高信号；横断位 DWI(E)肿块扩散受限不明显；矢状位增强(F)上部肿块强化弱，分界清；下部病灶无界限，强化明显。病理：子宫腺肌病，局部腺肌瘤形成。

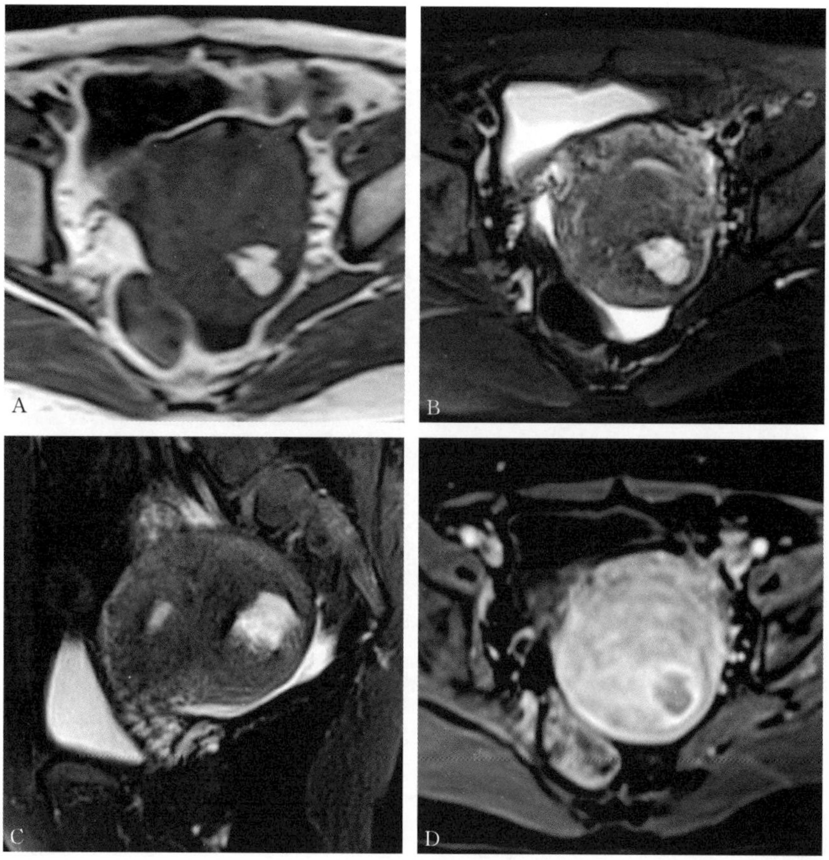

图 11-34　子宫囊性腺肌病

注：患者，女性，48 岁，经期腹痛数年，数年前发现子宫增大，考虑子宫肌瘤，随访中逐渐增大。横断位 T_1WI(A)、横断位和矢状位 T_2WI FS(B、C)显示子宫后壁弥漫性增厚，T_1WI 和 T_2WI 均呈等、低信号，局部可见不规则形囊性灶，T_1WI 和 T_2WI 均呈高信号；横断位 T_1WI FS 增强(D)见子宫后壁肌层欠均匀强化，囊性灶环形强化，内部不强化。

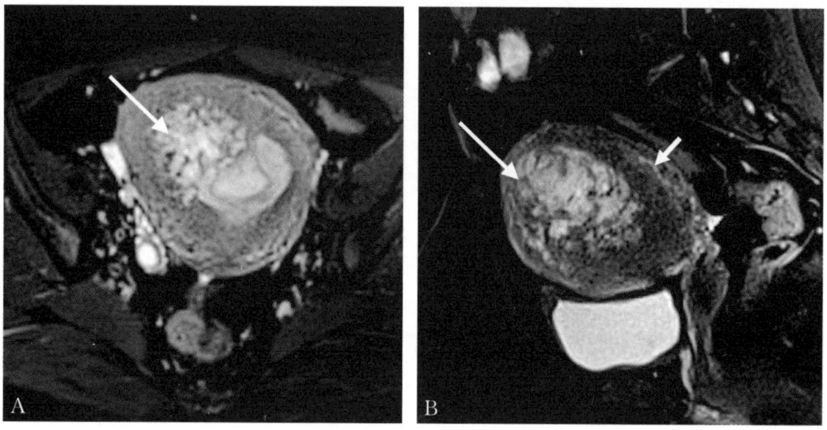

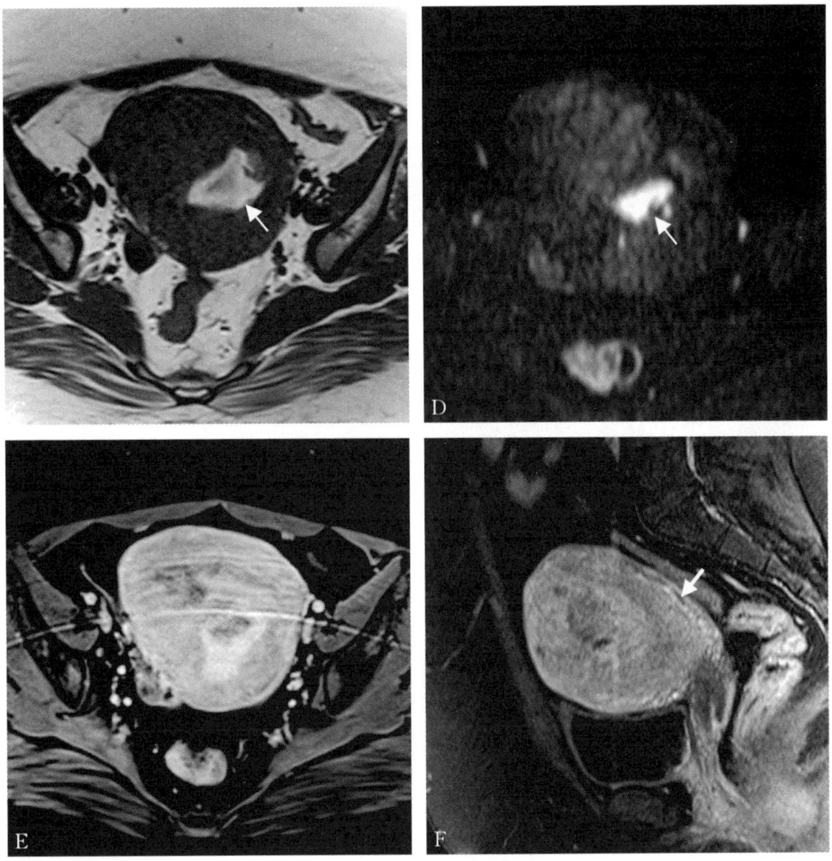

图 11-35 子宫腺肌病-瑞士奶酪征

注：横断位和矢状位 T_2WI FS(A、B)显示子宫右前壁肌层明显增厚，内见团片状疏松不均稍高信号，呈瑞士奶酪样改变(长箭)；横断位 T_1WI(C)子宫肌层病灶呈等信号，内见斑片状高信号出血(细短箭)；横断位 DWI(D)病灶呈中等略高信号，出血呈高信号(细短箭)；横断位和矢状位 T_1WI FS 增强(E、F)子宫右前壁肌层不均匀强化，明显强化部分与正常子宫肌层相仿，宫腔明显受压(短箭)。

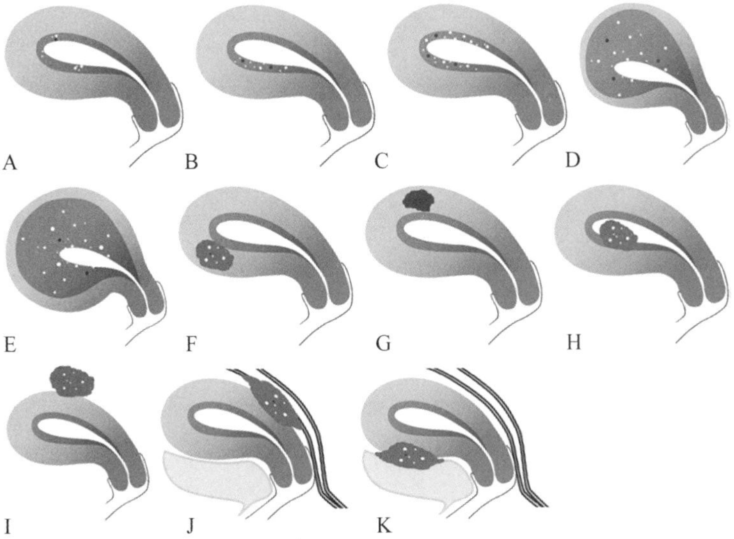

图 11-36 子宫腺肌病的 MRI 分类示意图

注：子宫腺肌病亚型的不同形态和位置，包括内部子宫腺肌病、子宫腺肌瘤和外部子宫腺肌病。内部子宫腺肌病：局灶性或多灶性(A)，浅表不对称(B)或对称(C)，弥漫性不对称(D)或对称(E)。腺肌瘤：壁内腺肌瘤实性(F)或囊性(G)，黏膜下(H)或浆膜下(I)。外部子宫腺肌病：后陷凹(J)和前陷凹(K)，分别与后部和前部深部子宫内膜异位症相关。

引自：BAZOT M，DARAÏ E. Role of transvaginal sonography and magnetic resonance imaging in the diagnosis of uterine adenomyosis. [J]. Fertil Steril, 2018, 109(3): 389-397.

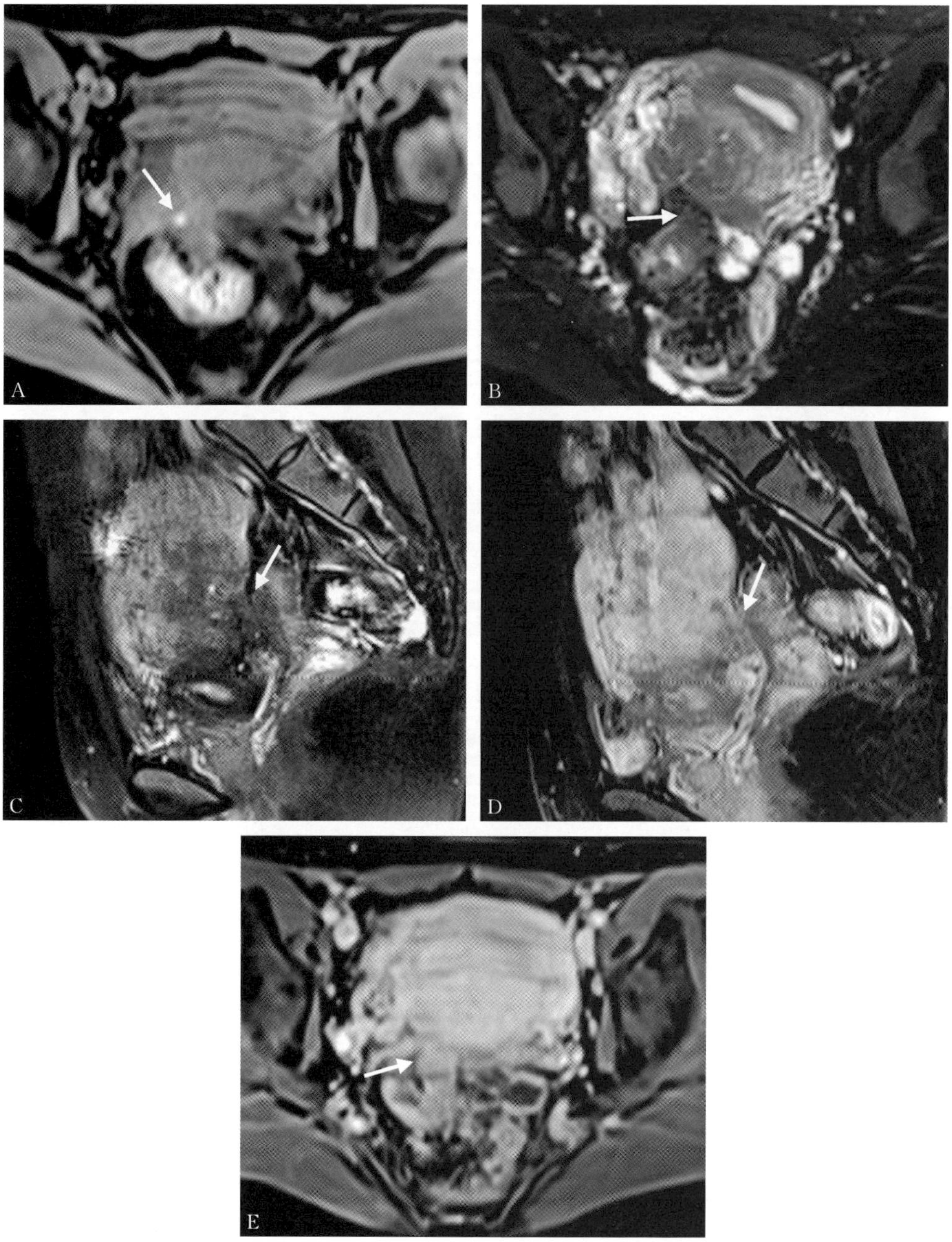

图 11－37　子宫腺肌病合并子宫直肠陷凹深部内膜异位症

注：横断位 T_1WI FS(A)、横断位和矢状位 T_2WI FS(B、C)显示子宫后壁普遍增厚，T_1WI 呈等低信号，局部夹杂点状高信号(箭)，T_2WI 呈不均匀低信号，直肠前壁增厚与子宫后壁浆膜层分界不清，子宫直肠陷凹消失(箭)；矢状位和横断位 T_1WI FS 增强(D、E)见子宫后壁肌层均匀强化，子宫直肠陷凹病灶强化稍弱，边界消失(箭)。

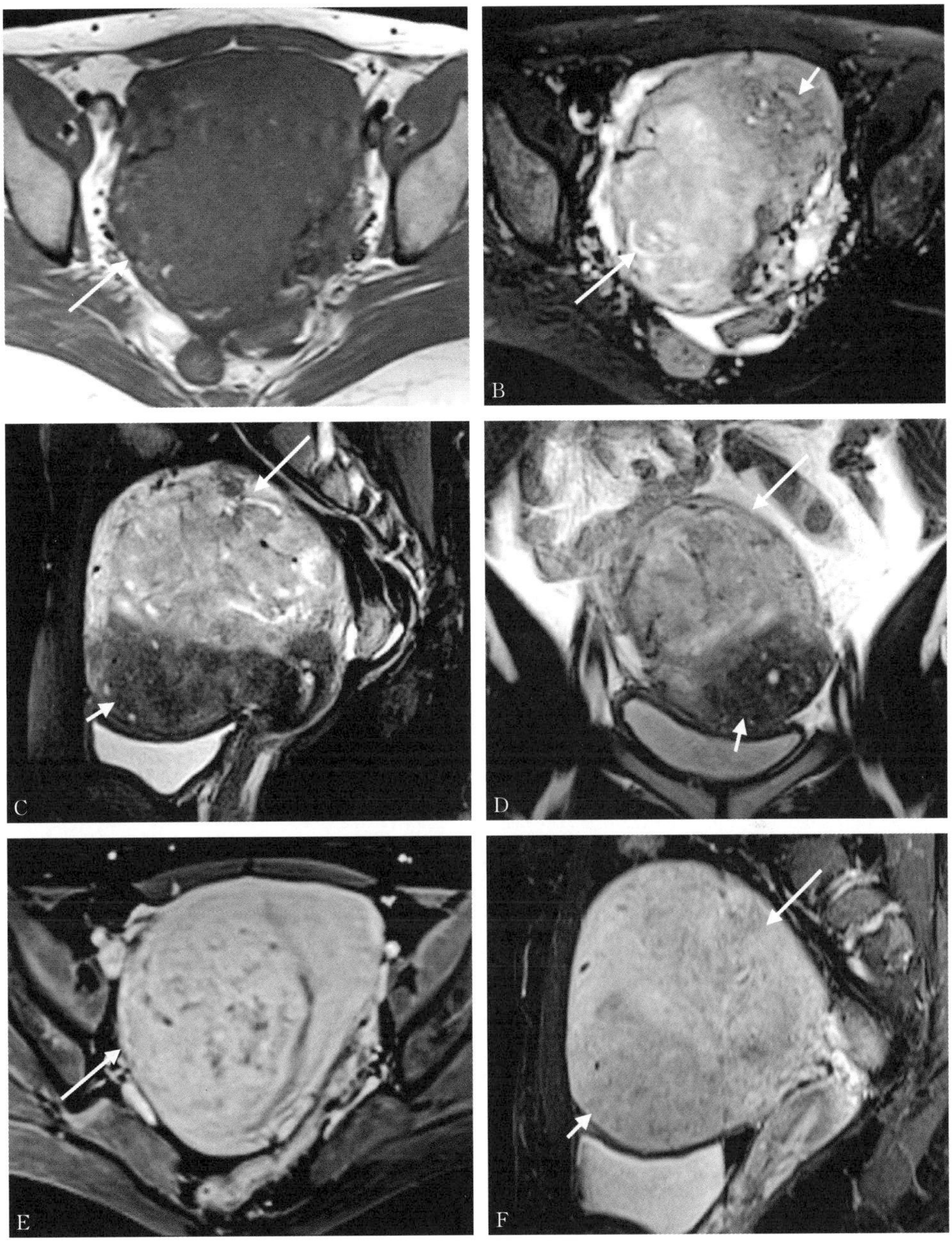

图 11－38 子宫腺肌病合并子宫肌瘤

注：横断位 T_1WI(A)、横断位和矢状位 T_2WI FS(B、C)及冠状位 T_2WI(D)显示子宫右后侧壁肌瘤，T_1WI 呈等、低信号，T_2WI 呈等、稍高信号(长箭)；子宫前壁腺肌病呈弥漫性增厚，T_2WI 低信号为主，夹杂点状高信号(短箭)；横断位和矢状位 T_1WI FS 增强(E、F)见子宫右侧壁肿块显著欠均匀强化(长箭)，子宫前壁强化稍弱(短箭)。

不难。但是结合带的厚度与激素水平有关，并根据月经周期而变化。月经期间的子宫可能表现出结合带明显增厚，类似子宫腺肌病。为此，子宫腺肌病的MRI检查应该在增殖晚期进行，避免月经期。此外，约30%的绝经后子宫可能无法测量结合带；使用避孕药的女性MRI的诊断敏感性也会降低。瞬时子宫收缩表现为垂直于结合带的T_2WI低信号带或结合带的局灶性增厚，类似于局灶性子宫腺肌病，间隔几分钟重复扫描图像可有助于区分子宫瞬时收缩与子宫腺肌病。腺肌瘤需要与子宫肌瘤鉴别，两者T_2WI均呈低信号，腺肌瘤一般无明显边界，肿块占位效应轻，部分腺肌瘤可见局灶性T_1WI、T_2WI点状高信号灶；而子宫肌瘤一般边界清晰，常有肿块占位效应，肿块周边出现粗大供血动脉也有助于诊断子宫肌瘤。

11.3.4 子宫肌瘤

子宫肌瘤又称子宫平滑肌瘤(leiomyoma of uterus)，是发生于子宫平滑肌及纤维结缔组织的良性肿瘤，为女性生殖道最常见的肿瘤。多见于30～50岁妇女，通常多发。

(1) 概述

虽然子宫平滑肌瘤是最常见的妇科肿瘤，但其确切发病率仍不清楚，据文献报道生育期妇女发病率为20%～40%，30岁以上的妇女20%～30%有子宫肌瘤，而40岁以上的妇女这一比例上升至40%～50%。子宫肌瘤的病因尚不明确，性激素可能是肌瘤发生的必要因素。遗传学因素、类固醇激素、生长因子等在子宫肌瘤的发生、发展中均有一定作用。子宫肌瘤是由突变的单个平滑肌细胞增殖而成的单克隆肿瘤，多发性子宫肌瘤来源于不同的平滑肌细胞克隆。

(2) 病理

子宫肌瘤可发生在子宫任何部位，按肌瘤所在部位分为子宫体肌瘤和子宫颈肌瘤，前者占90%～96%，后者仅占2.2%～8%。此外，偶可见生长于圆韧带、阔韧带、宫骶韧带的肌瘤。大体，子宫肌瘤可以单发，也可多发，其大小、结构和位置变化较大。按其生长部位与子宫壁各层的关系分为3类：①肌壁间子宫肌瘤(intramural myoma)。此类肌瘤最多见，占总数的60%～70%。肌瘤位于子宫肌层内，周围为正常肌层包绕，分界清楚，被挤压的周围肌壁的结缔组织束形成“假包膜”。肌瘤小者子宫形状无明显改变，大者可使子宫增大或使之变形而呈不规则状，宫腔也随之变形。②浆膜下子宫肌瘤(subserous myoma)。肌瘤向子宫表面突出，表面仅覆盖少许肌壁或浆膜层时，称为“浆膜下子宫肌瘤”，占肌瘤总数的20%～30%。有时肌瘤仅有一蒂与子宫壁相连，称为带蒂浆膜下肌瘤(pedunculated myoma)。带蒂浆膜下子宫肌瘤可发生蒂扭转，肿瘤坏死脱落，并与邻近器官粘连，从而获得血供而生长，称为寄生性肌瘤(parasitic myoma)或游走性肌瘤。肌瘤长在子宫侧壁并向阔韧带生长时，称为阔韧带内肌瘤。③黏膜下子宫肌瘤(submucous myoma)。近宫腔的肌壁间肌瘤向宫腔方向生长，其表面覆盖子宫内膜者，称为黏膜下肌瘤，占10%。这种肌瘤突出于宫腔，可以改变宫腔的形状，有些肌瘤仅以蒂与宫壁相连，称为带蒂黏膜下肌瘤。

(3) 临床表现

多数无明显症状，仅在体检时偶然发现。临床症状取决于肌瘤的生长部位、肌瘤大小、有无变性，而与数目关系不大。常见的临床表现如下。①月经改变：最常见，发生于30%～50%的有症状患者。主要见于较大的肌壁间肌瘤和黏膜下肌瘤。表现为月经出血量增多、月经周期延长。黏膜下肌瘤若发生感染坏死还可能出现持续性阴道流血或脓血性排液。浆膜下肌瘤很少引起月经改变。②下腹部包块：当子宫增大超过孕12周妊娠子宫时，于下腹部可触及不规则的质硬包块。③白带增多：肌瘤使宫腔内膜面积增加、腺体分泌增多及盆腔充血，致白带增多。黏膜下肌瘤感染时可致脓血性白带。④压迫症状：随着肌瘤增大，压迫邻近器官引起相应症状。前壁肌瘤压迫膀胱造成尿频、尿急，压迫膀胱三角区引起尿潴留。后壁肌瘤压迫直肠引起便秘等。阔韧带肌瘤压迫输尿管引起输尿管梗阻。⑤贫血：经量长期增多可致继发性贫血，多见于黏膜下肌瘤患者。严重者出现乏力、面色苍白、心慌、气短等。⑥疼痛：一般不引起疼痛。肌瘤增大压迫盆腔脏器、血管、神经,可出现下腹胀痛或隐痛;带蒂肌瘤扭转、肌瘤红色样变可引起急性腹痛。⑦不孕:黏膜下肌瘤压迫宫腔内膜影响受精卵着床;宫角部的肌瘤可影响输卵管的通畅而引起不孕。

（4）MRI 表现

横断位、矢状位和冠状位多个平面 T_2WI 不仅显示肌瘤的大小、数目,而且可清晰显示肌瘤在子宫的位置(子宫体、子宫颈、周围韧带),肌瘤与子宫肌层的关系(肌壁间、浆膜下、黏膜下等),以及肌瘤与邻近器官和组织如卵巢、输卵管的关系。为了对子宫肌瘤进行标准化分类及命名,2011 年 FIGO 将平滑肌瘤细分为 8 类(图 11-39)。FIGO 0:带蒂的黏膜下宫腔内肌瘤;FIGO 1:黏膜下肌瘤,肌瘤肌壁间部分＜50%;FIGO 2:黏膜下肌瘤,肌瘤肌壁间部分≥50%;FIGO 3:肌壁间肌瘤,肌瘤 100%位于肌层,局部接触子宫内膜;FIGO 4:肌壁间肌瘤,完全位于肌壁间;FIGO 5:浆膜下肌瘤,肌壁间部分≥50%;FIGO 6:浆膜下肌瘤,肌壁间部分＜50%;FIGO 7:带蒂的浆膜下肌瘤;FIGO 8:其他类型肌瘤(例如宫颈肌瘤、寄生型肌瘤)。混合性平滑肌瘤,同时影响子宫内膜和浆膜,用连字符隔开的 2 个数字表示;第 1 个数字是指与子宫内膜的关系,第 2 个数字是指与浆膜的关系,如 FIGO 2-5,意指肌瘤黏膜下及浆膜下部分均小于整个肌瘤的一半。该型病变不适用于宫腔镜手术。FIGO 3、4 和 5 型是位于子宫壁内的病变,可能会扩大子宫并扭曲子宫腔或浆膜

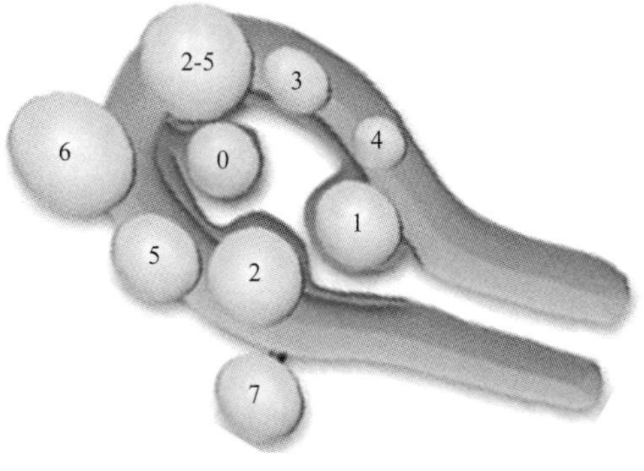

图 11-39 子宫肌瘤 FIGO 分类

表面。FIGO 6、7 型肌瘤来自子宫浆膜表面的子宫肌层,可以具有宽的或有蒂的基部,并且可以位于韧带内。FIGO 8 型病变是与子宫肌层无任何关系的肌瘤,例如宫颈肌瘤和阔韧带肌瘤,没有直接附着于子宫体,或"寄生"于阔韧带的病变。

子宫肌瘤典型 MRI 表现为子宫肌壁间、浆膜下或黏膜下边界清晰的圆形、类圆形肿块,T_1WI 呈等信号,T_2WI 呈低信号,DWI 呈中等信号,ADC 图呈稍低或中等信号,增强扫描后肿块明显强化,与正常子宫肌层强化相仿(图 11-40、11-41)。非典型影像学特征可由于各种变性、变异亚型,既往局部治疗,少见部位或罕见恶性变等引起。宫颈肌瘤信号与肌层信号相仿,强化幅度稍弱于子宫体强化,与子宫颈强化相仿。巨大宫颈肌瘤可将宫体压至一边(图 11-42)。阔韧带肌瘤位于阔韧带内,信号和增强表现均与子宫肌层相仿。肌瘤较小时与子宫分界清楚,较大时可与子宫体紧贴,有时与子宫外生性浆膜下肌瘤难以鉴别,需要多平面综合仔细观察肌瘤与宫体的关系。肿块与子宫体间的肿瘤供血动脉显示有助于浆膜下子宫肌瘤的诊断(图 11-43～11-45)。黏膜下肌瘤较小时,可表现为由宫体突入宫腔的小类圆形肿块,较大时可下垂至宫颈管、阴道,甚至外阴部,仔细观察可见窄蒂与子宫前壁或后壁相连(图 11-46)。其他罕见类型肌瘤如盆腔寄生型肌瘤虽然形态部位多变,但一般表现为等、低信号的实性肿块,其信号及增强扫描表现均与子宫肌层相仿(图 11-47)。

子宫肌瘤的血供来自肌瘤的包膜,它的血管壁缺乏外膜,当肌瘤较大或生长较快时可压迫供血动脉而引起肌瘤的血供障碍,营养缺乏,继发各种变性。主要类型:①透明变性(hyaline degeneration),又称玻璃样变,是最常见的肌瘤变性,约占肌瘤变性的 63%。肌瘤组织水肿变软,肌纤维退变,旋涡状或编织状结构消失,融合成玻璃样透明体。具有透明质酸但未液化的肌瘤 T_1WI 信号多变,呈等、低或稍高信号,T_2WI 呈低信号,增强扫描后多数不强化(图 11-48),可与未变性的显著强化的肌瘤鉴别。②水肿变性及囊性变(hydropic and cystic degeneration),也是比较

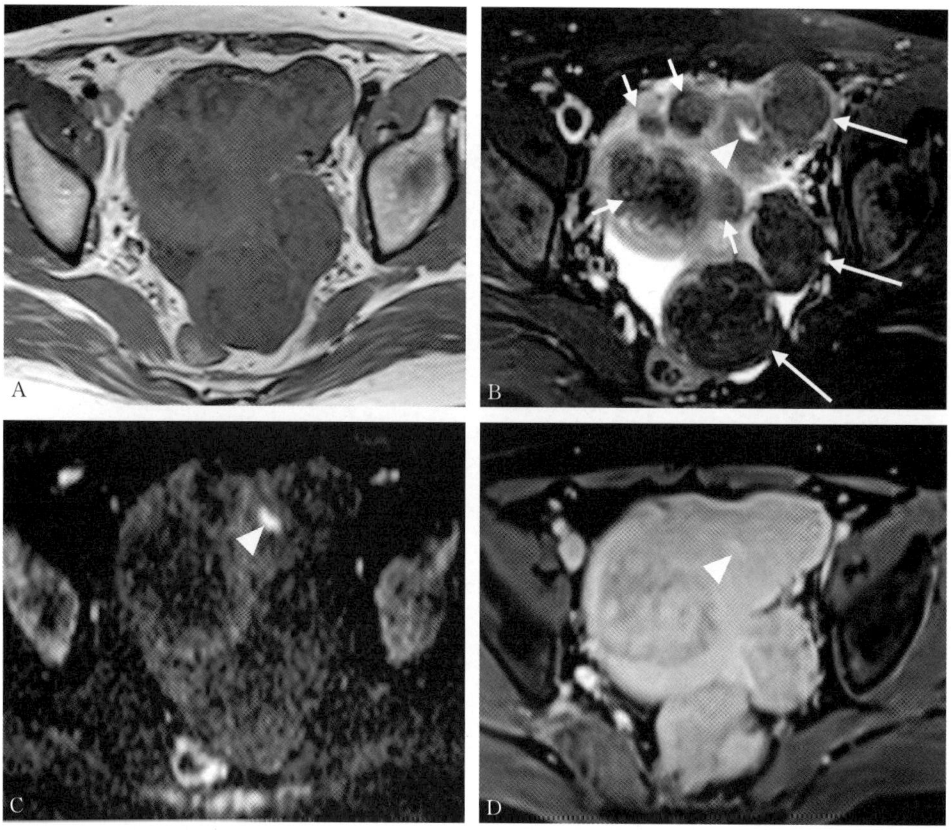

图 11-40 子宫多发肌壁和浆膜下肌瘤

注：患者，女性，48 岁，体检发现子宫肌瘤 1 个月。横断位 T_1WI(A)和横断位 T_2WI FS(B)显示子宫肌壁间(短箭)、浆膜下多发肌瘤(长箭)，T_1WI 呈等信号，T_2WI 呈低信号，子宫外形扭曲变形；DWI(C)呈低信号，内膜呈高信号(箭头)；横断位 T_1WI FS 增强(D)见肿块显著均匀或欠均匀强化，强化程度与正常子宫肌层相仿。箭头为宫腔内膜。

常见的变性。肌瘤间液化形成大小不等的腔隙，切面变性区域呈棉絮状，有透亮的液体积聚。当病变继续发展，逐渐液化形成许多大小不等的小空腔甚至融合成一个大囊腔，致使肌瘤质地较软，呈囊性（图 11-49）。③黏液样变性（myxoid degeneration），为较少见的一种变性，约占肌瘤变性的 19%，是肌瘤中结缔组织的黏液样变的结果，切面呈胶冻样，富含酸性黏多糖，PAS 和黏液卡红染色均阳性。黏液样变性的平滑肌瘤 T_1WI 信号多变，呈低、等或稍高信号，T_2WI 呈混杂低信号和极高信号，增强后肿瘤轻度或中度不均匀强化，T_2WI 极高信号区不强化（图 11-50）。④红色变性（red degeneration），是一种特殊形态的变性，约占肌瘤变性的 4%。多见于妊娠期或产褥期，原因不明，可能是肌瘤小血管发生退行性变所致，引起血栓或溶血，血红蛋白渗入肌瘤，切面呈暗红色如半熟牛肉，质软、腥臭，旋涡状结构消失（图 11-51）。⑤脂肪变性（fat degeneration），极少见，一般病灶小，肉眼看不到。镜下所见肌瘤细胞内有小空泡出现，有时瘤组织内出现岛屿状分布的成熟脂肪细胞。一般认为是来源于平滑肌瘤的脂肪化生，也可能是来源于脂肪组织浸润。

除了肌瘤变性，肌瘤还可发生坏死。平滑肌瘤的细胞坏死有透明样坏死和凝固性坏死，各种坏死的形态特点及其在良恶性病变的鉴别诊断中的意义不同。透明样坏死，多见于良性平滑肌瘤；而凝固性坏死主要见于平滑肌肉瘤。当子宫肌瘤

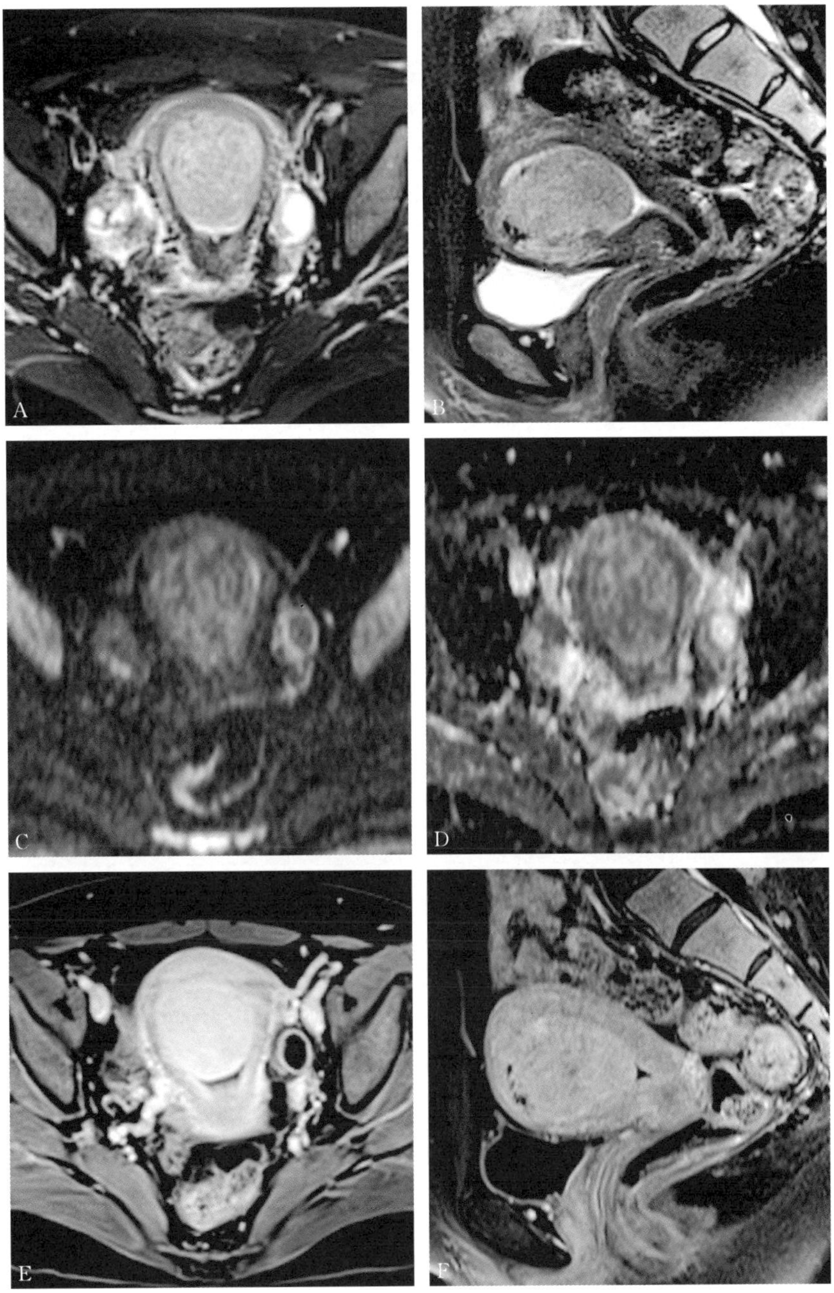

图 11-41 子宫黏膜下肌瘤

注：患者，女性，45 岁，月经增多 2 年余，B 超发现宫腔占位。横断位和矢状位 T_2WI FS(A、B)显示子宫腔实性类圆形稍高信号肿块，与子宫前壁关系密切，后方宫腔完整显示；DWI(C)呈稍高信号；ADC 图(D)呈中等信号，与子宫结合带分界清晰；横断位和矢状位 T_1WI FS 增强(E、F)显示动脉期肿块显著均匀强化，稍高于正常肌层强化，静脉期强化与肌层相仿。

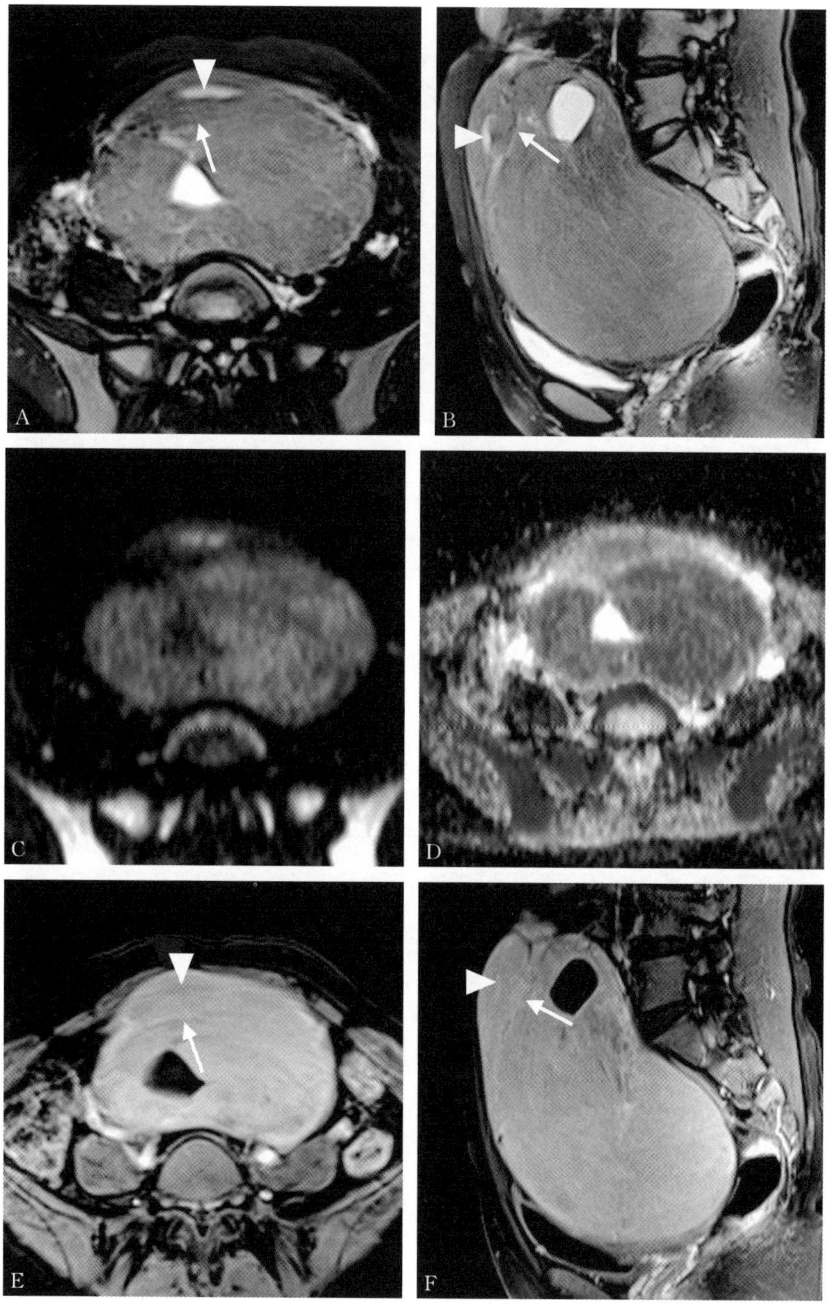

图 11－42　宫颈巨大富细胞性肌瘤

注：患者，女性，36 岁，发现子宫增大 5 年。横断位和矢状位 T_2WI FS(A、B)显示宫颈巨大椭圆形实性等、低信号肿块，将宫体向前推压(箭)，局部见斑片状高信号囊变区；DWI(C)呈稍高信号；ADC 图(D)呈低信号，ADC 值 $0.881 \times 10^{-3}\ mm^2/s$；横断位和矢状位 T_1WI FS 增强(E、F)示肿块显著均匀强化，强化程度与正常子宫肌层相仿(箭)，囊变区无强化。箭头示宫腔。

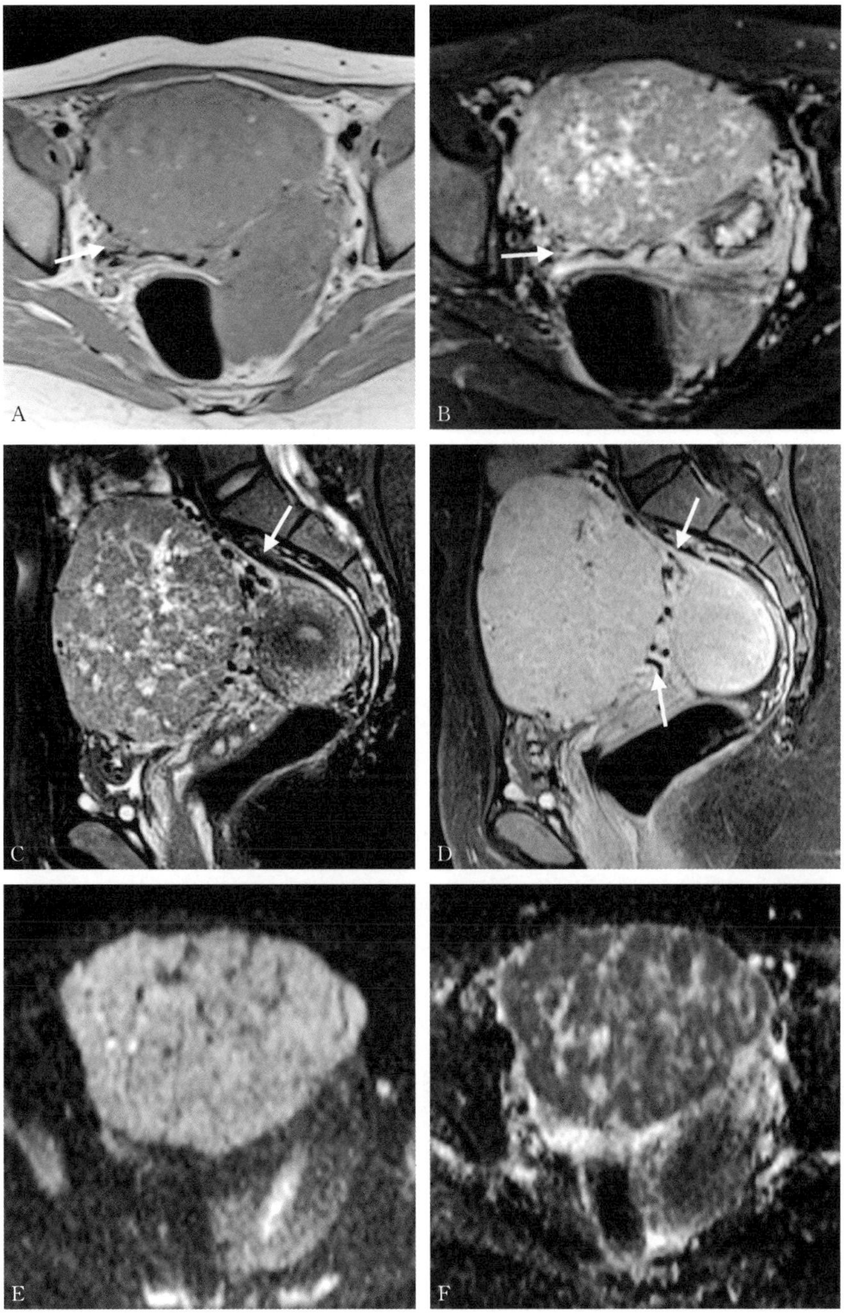

图 11－43　阔韧带平滑肌瘤

注：患者，女性，32 岁，体检发现盆腔肿块。横断位 T_1WI(A)、横断位和矢状位 T_2WI FS(B、C)显示子宫右前旁巨大实性等信号肿块，内见散在点片状高信号，与子宫交界面可见粗大迂曲流空血管(箭)；矢状位 T_1WI FS 增强(D)示肿块显著均匀强化，与正常子宫肌层相仿；DWI(E)呈稍高信号；ADC 图(F)呈中等信号。

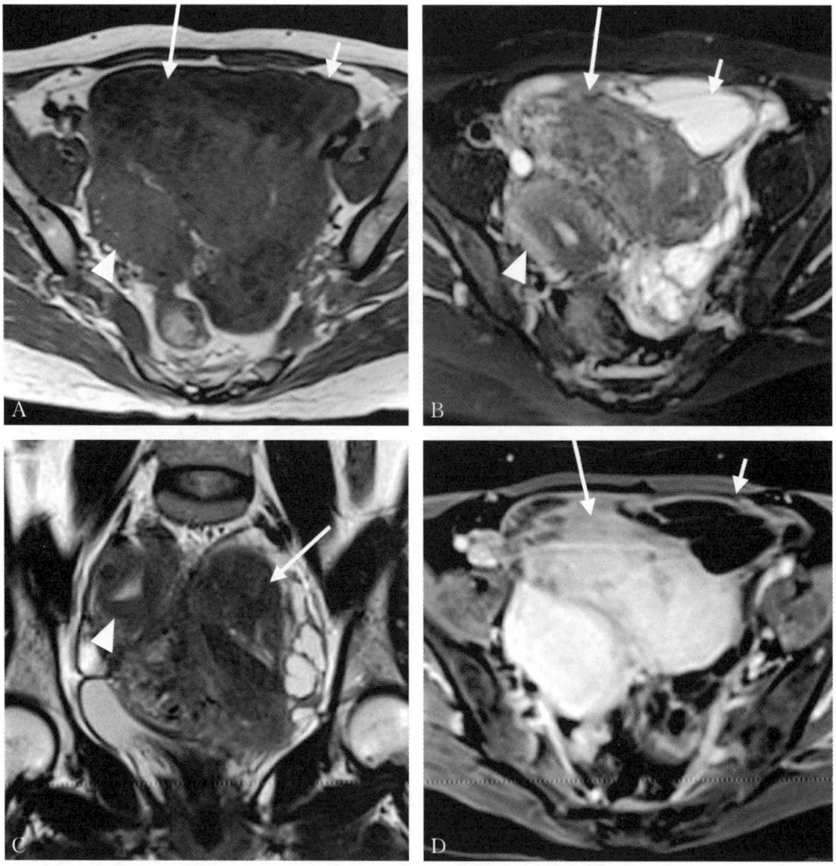

图 11－44　左侧阔韧带肌瘤

注：患者，女性，47 岁，B 超提示左侧宫旁肿块。横断位 T_1WI(A)和 T_2WI FS(B)及冠状位 T_2WI(C)显示左侧宫旁不规则实性为主的肿块伴局部囊变，实性部分呈等、低信号(长箭)，囊性区呈 T_2WI 高信号(短箭)；肿块与子宫分界清楚，子宫受压、向右移位(箭头)；横断位 T_1WI FS 增强(D)示肿块实性区欠均匀显著强化(长箭)，强化程度与子宫体肌层相仿，囊性区未见强化(短箭)。

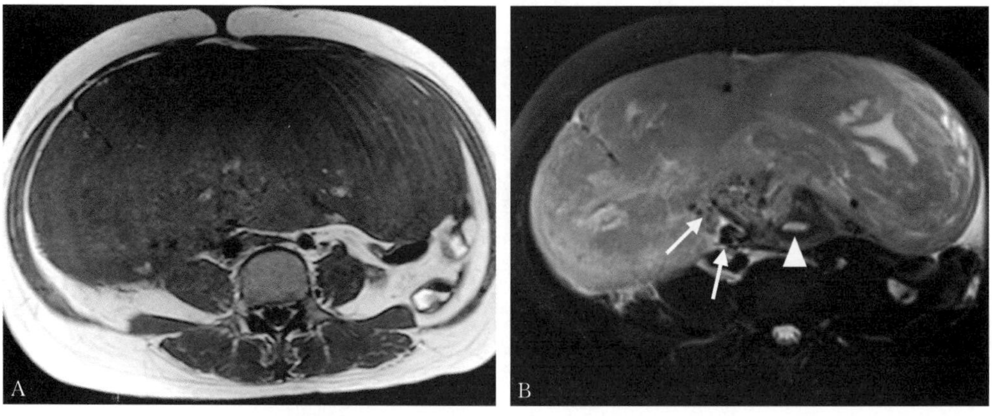

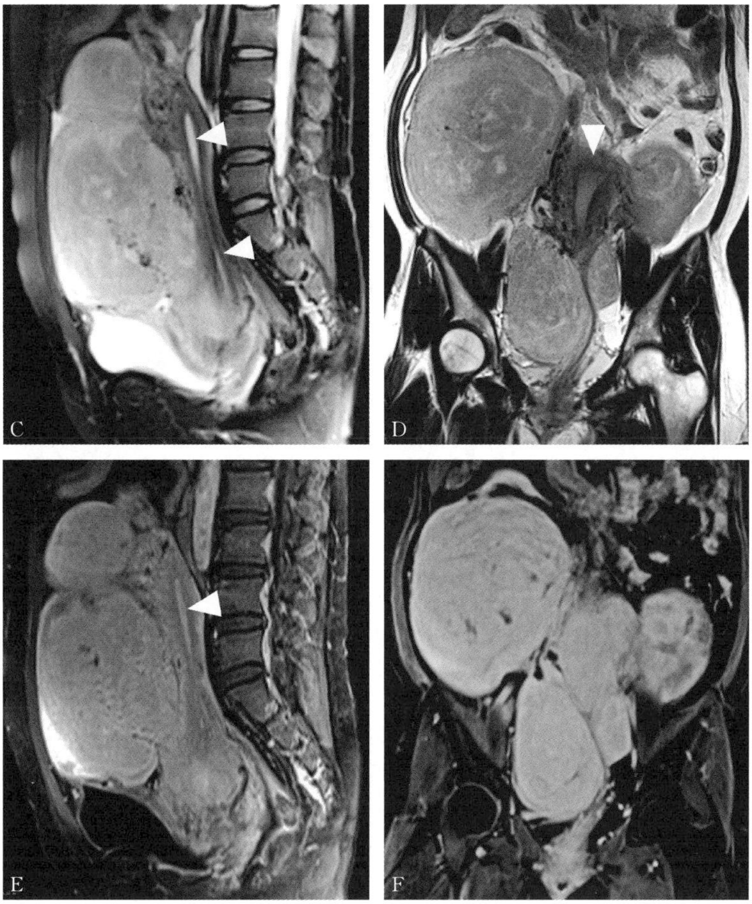

图 11－45　子宫巨大外生性肌瘤

注：患者，女性，48 岁，腹胀 1 周，绝经 2 年，10 年前子宫肌瘤剥除术。横断位 T_1WI(A)、横断位和矢状位 T_2WI FS(B、C)及冠状位 T_2WI(D)显示子宫前壁巨大外生性不规则实性肿块，T_1WI 呈等信号，T_2WI 呈不均匀稍高信号，肿块与子宫前壁之间可见多发供血动脉(箭)，子宫被压向后方，狭长(箭头)；矢状位和冠状位 T_1WI FS 增强(E、F)见肿块明显欠均匀强化，强化程度与子宫体肌层相仿，与后方子宫(箭头)相连处可见较多增粗血管。

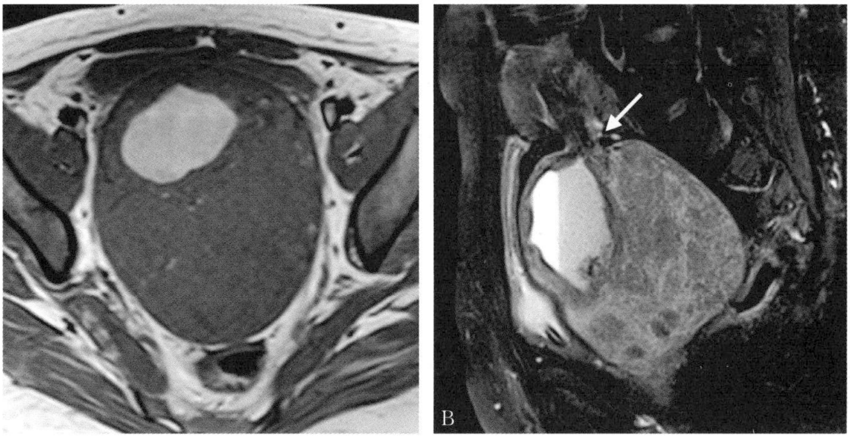

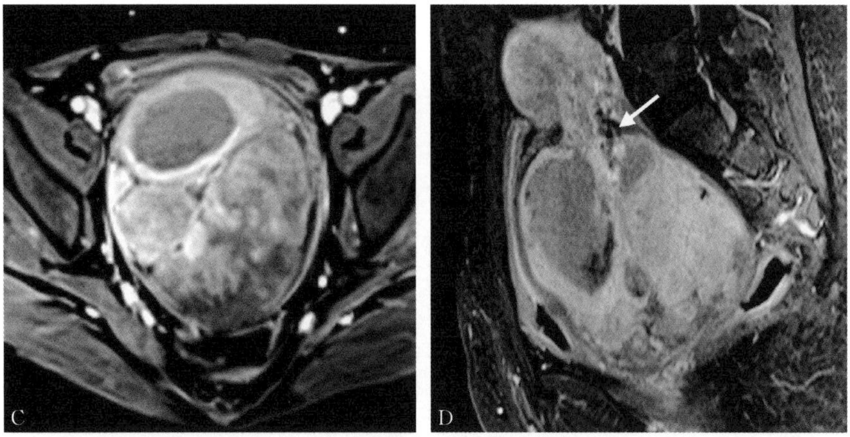

图 11－46　子宫黏膜下肌瘤脱入宫颈管

注：患者，女性，41 岁，月经血量增多 2 年余，贫血 1 年余。横断位 T_1WI(A)和矢状位 T_2WI FS(B)显示盆腔巨大、不规则形态、实性为主肿块，伴局部出血囊变，实性区 T_1WI 呈等信号，T_2WI 呈等、稍高信号；囊性区 T_1WI 和 T_2WI 均呈高信号，并可见液-液平面；肿块主体位于宫颈管，以一窄蒂与子宫后壁相连(箭)；横断位增强动脉期(C)见肿块明显欠均匀强化；矢状位增强静脉期(D)见肿块强化趋向均匀，窄蒂强化与子宫肌层相仿(箭)，囊性区无强化。

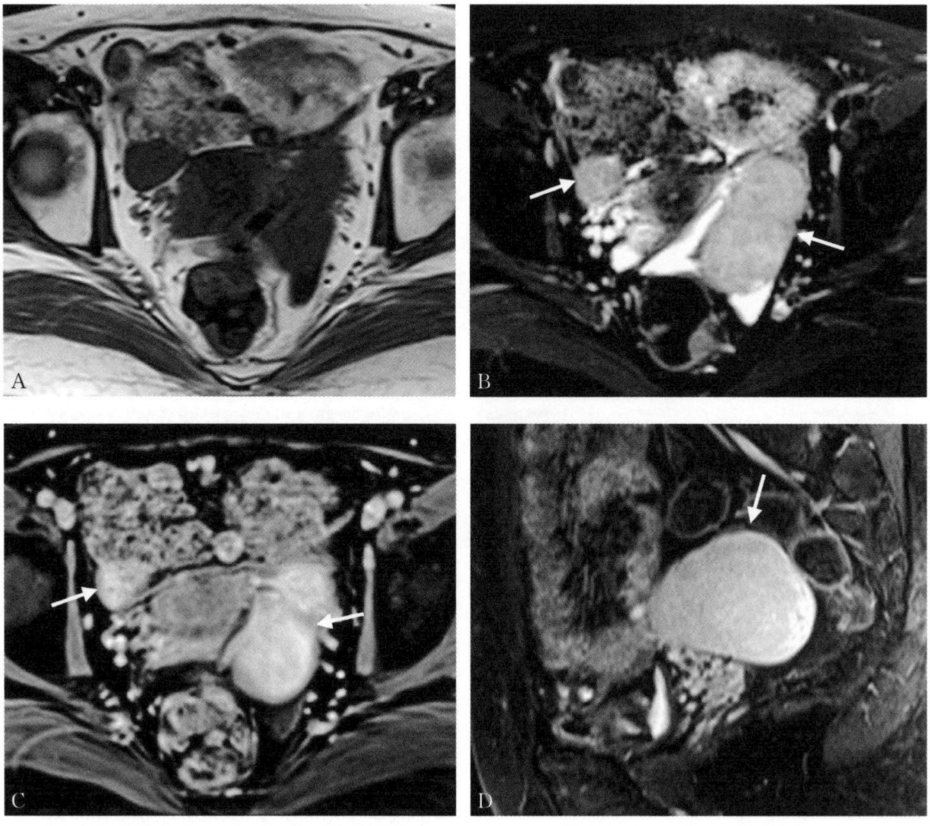

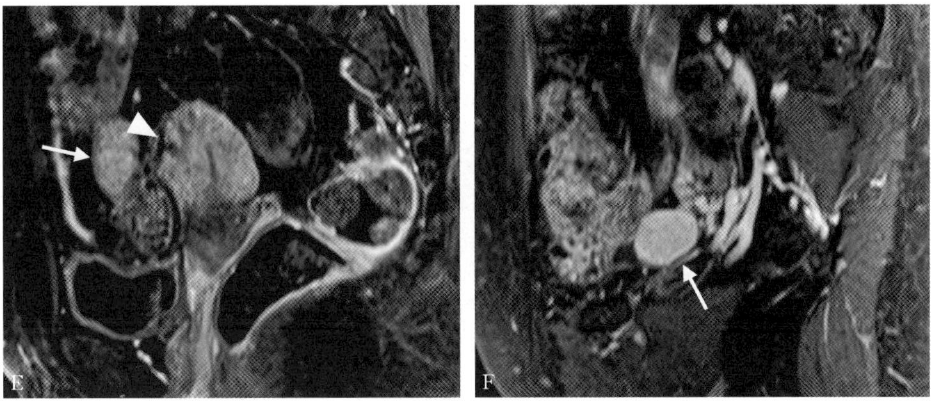

图 11－47　盆腔腹膜平滑肌瘤

注：患者，女性，43 岁，子宫肌瘤剥除术后 7 年，检查发现盆腔包块 2 年。横断位 T_1WI(A)和 T_2WI FS(B)显示宫颈两旁可见大小不等的椭圆形实性肿块，T_1WI 呈等信号，T_2WI 呈稍高信号(箭)；横断位(C)和矢状位 T_1WI FS 增强(D、E、F)见肿块均显著均匀强化(箭)，与子宫强化相仿，子宫前壁肌层见片状无强化区，为肌瘤剥除术后改变(箭头)。

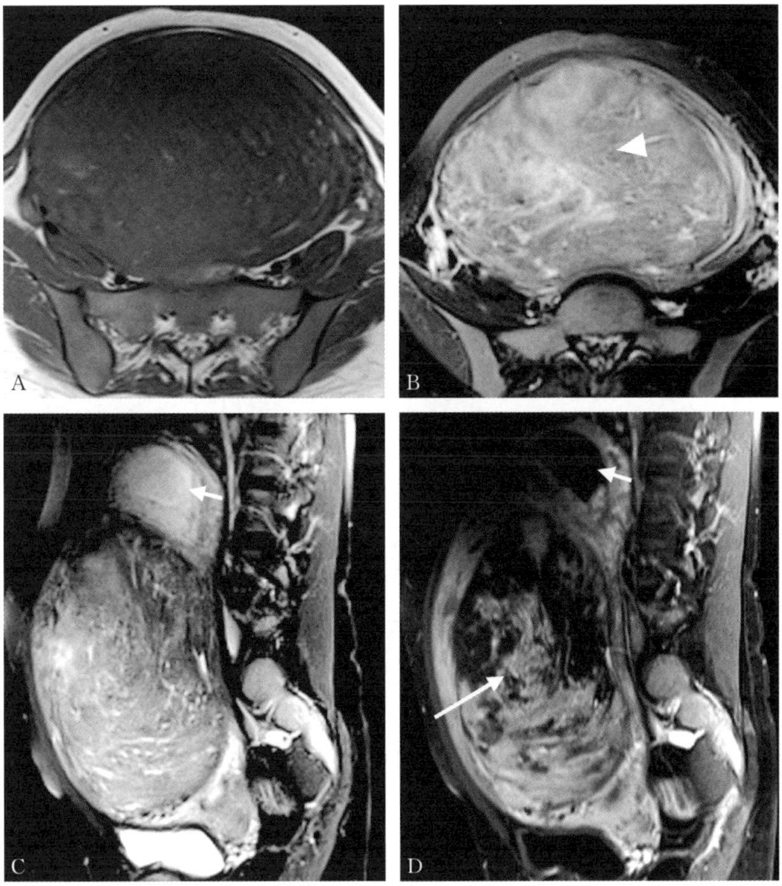

图 11－48　子宫肌瘤玻璃变性

注：患者，女性，30 岁，早孕，发现子宫巨大肿块。横断位 T_1WI(A)和 T_2WI FS(B)显示子宫体积显著增大，T_1WI 等信号为主，内多个散在小点片状高信号，T_2WI 呈等、高、低混杂信号，局部旋涡状改变(箭头)；矢状位 T_2WI FS(C)及 T_1WI FS 增强(D)显示子宫前壁肿块巨大，宫底部受压上抬，肿块上方见早孕胎盘，较明显均匀强化(短箭)，肿块不均匀显著强化，与肌层强化相仿(长箭)，局部可见大片状无强化区。

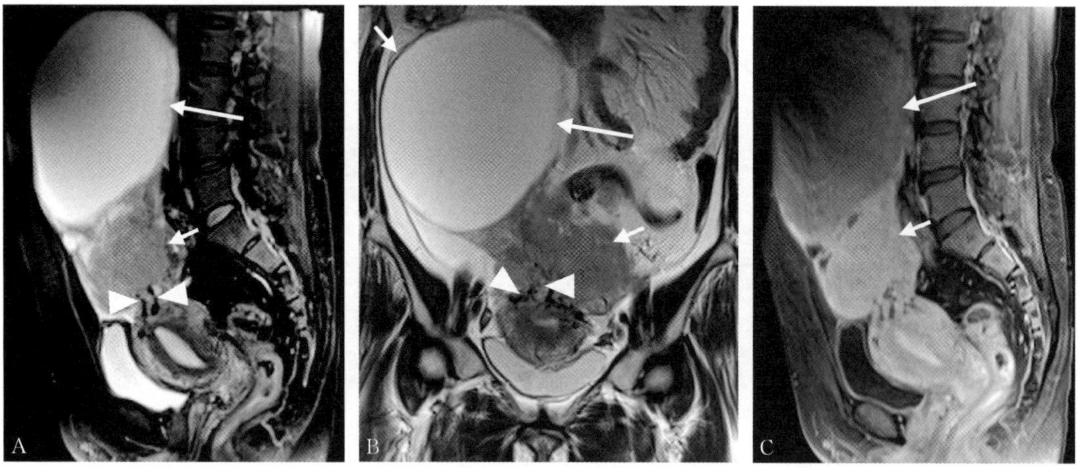

图 11－49　浆膜下肌瘤囊性变

注：患者，女性，41 岁，发现子宫肌瘤 2 年余，近来下腹胀痛。矢状位 T_2WI FS(A)和冠状位 T_1WI(B)显示子宫底部浆膜下巨大囊实性肿块，实性区与子宫肌层信号相仿(短箭)，囊性区巨大，T_2WI 呈水样高信号(长箭)，肿块与子宫体之间可见较多供血动脉(箭头)，提示肿块子宫来源；矢状位 T_1WI FS 增强(C)见肿块实性区显著均匀强化，与正常肌层相仿(短箭)，囊变区无强化(长箭)。

发生变性或坏死时，因信号混杂，与平滑肌肉瘤的 MRI 表现存在相当多的重叠，平滑肌瘤和平滑肌肉瘤的鉴别具有极大挑战性。Lakhman 等最近报告了 4 种鉴别特征(表 11－3)：边界不规则呈结节状改变，肿瘤内出血、坏死，T_2WI 低信号流空血管和中央无强化区。上述 4 种征象中，出现 3 种及以上，诊断平滑肌肉瘤的特异性＞95％。

表 11－3　子宫肌瘤与子宫平滑肌肉瘤的鉴别

鉴别	平滑肌瘤	平滑肌肉瘤
年龄	绝经前	围绝经期或绝经后
边界	多数清晰	常不规则、呈结节状 *
DWI	多变	扩散受限，ADC 值低
侵袭性	无	周围邻近脏器
数量	常多发	多数单发
大小	多变，数毫米至数十厘米	常＞10 cm
T_2WI	多数低信号，变性时信号混杂多变	不均质信号，出血、坏死常见 * 病灶内血管流空征象，T_2WI 低信号 *
血管情况	多变，可显著均匀强化，变性时也可无强化	多数显著不均质强化，周边强化为主，内部坏死区不强化 *

注：出现 3 种以上 * 号所标注的征象时，子宫平滑肌肉瘤的可能性大，诊断特异度达 95％。

平滑肌瘤可以有一些独特的生长方式，包括子宫弥漫性平滑肌瘤病、血管内平滑肌瘤病、良性转移性平滑肌瘤、腹膜播散性平滑肌瘤病。

1) 弥漫性平滑肌瘤病：子宫弥漫性平滑肌瘤病(diffuse leiomyomatosis)是一种罕见的子宫平滑肌瘤，其发病机制尚未明确。主要特点是子宫肌层密布大量界限不清、直径 0.5～3 cm 的平滑肌瘤，瘤体间相互融合，子宫对称性增大，临床上常表现为月经血量过多和不孕。近年来的研究表明，该病可能为激素依赖性良性肿瘤，且孕激素在其发生、发展中发挥较大作用。大体病理，子宫呈对称性增大，可以达到 1 kg，浆膜面凹凸不平，肌层遍布边界不清、相互融合、无法计数的小肌瘤，镜下可见直径 2～3 cm 的质地偏硬的瘤体，比周围肌层苍白，切面呈旋涡状、小梁状结构，类似腺肌病。MRI 表现为宫体对称性增大，肌层见不计其数的小肌瘤；各瘤体边界不清、相互融合，其间很难分辨出正常肌层组织。T_2WI 多数瘤体表现为稍高信号，T_1WI 呈等信号，增强扫描后瘤体呈均匀强化(图 11－52)。

2) 静脉内平滑肌瘤病：子宫静脉内平滑肌瘤病(intravenous leiomyomatosis，IVL)是子宫平滑肌瘤中一种特殊形式，表现为肿瘤性的平滑肌沿

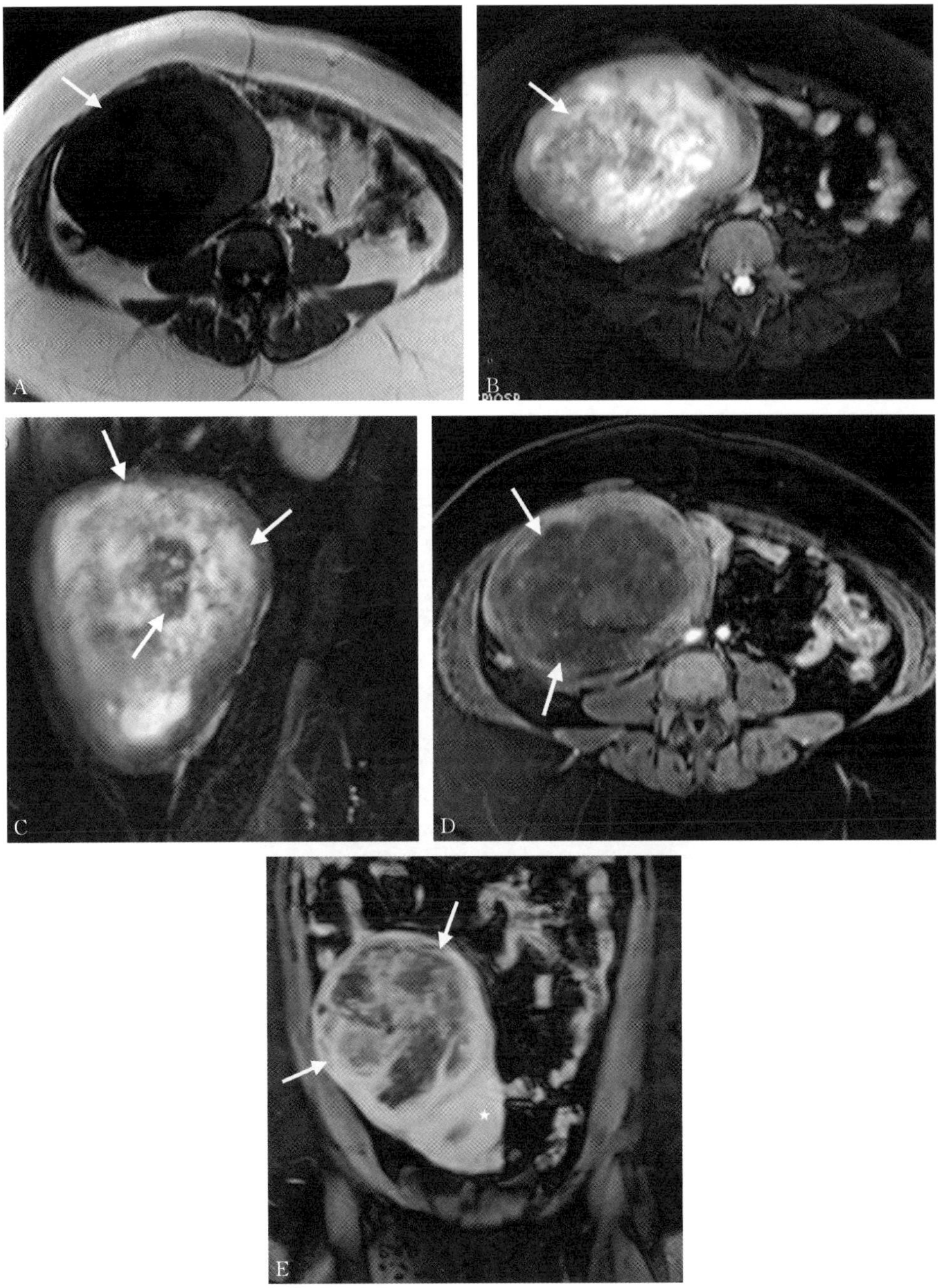

图 11-50 子宫肌瘤伴黏液变性

注：患者，女性，42岁，发现子宫肌瘤数年。横断位 T_1WI(A)见右下腹盆部类圆形肿块，呈等、低信号(箭)；横断位和矢状位 T_2WI FS(B、C)呈高、等、低混杂信号(箭)；横断位和冠状位 T_1WI FS 增强(D、E)见肿瘤位于子宫右上方浆膜下(箭)，动脉期轻度周边强化，静脉期呈轻中度不均匀强化，明显弱于子宫肌层(星号)。

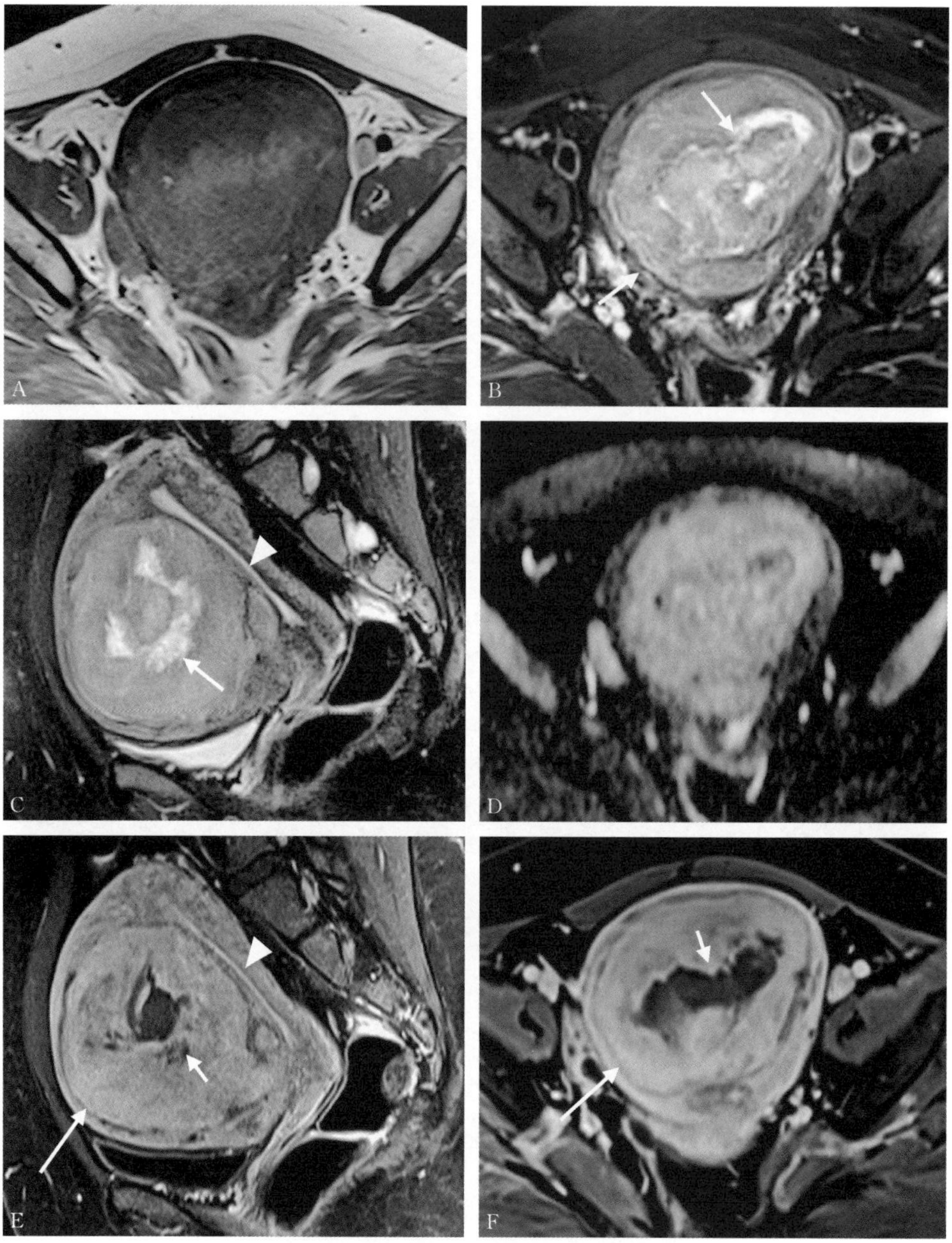

图 11－51　子宫肌瘤红色变性

注：患者，女性，36 岁，发现子宫增大 1 年。横断位 T_1WI(A)、横断位和矢状位 T_2WI FS(B、C)子宫显著增大，前壁肌层内见边界清楚肿块，T_1WI 等信号为主，T_2WI 呈混杂不均匀高信号(箭)；DWI(D)肿块呈稍高信号；矢状位和横断位 T_1WI FS 增强(E、F)见肿块显著强化，有完整弱强化包膜(长箭)，内部见大片状无强化坏死区(短箭)。箭头为狭长的子宫腔内膜。

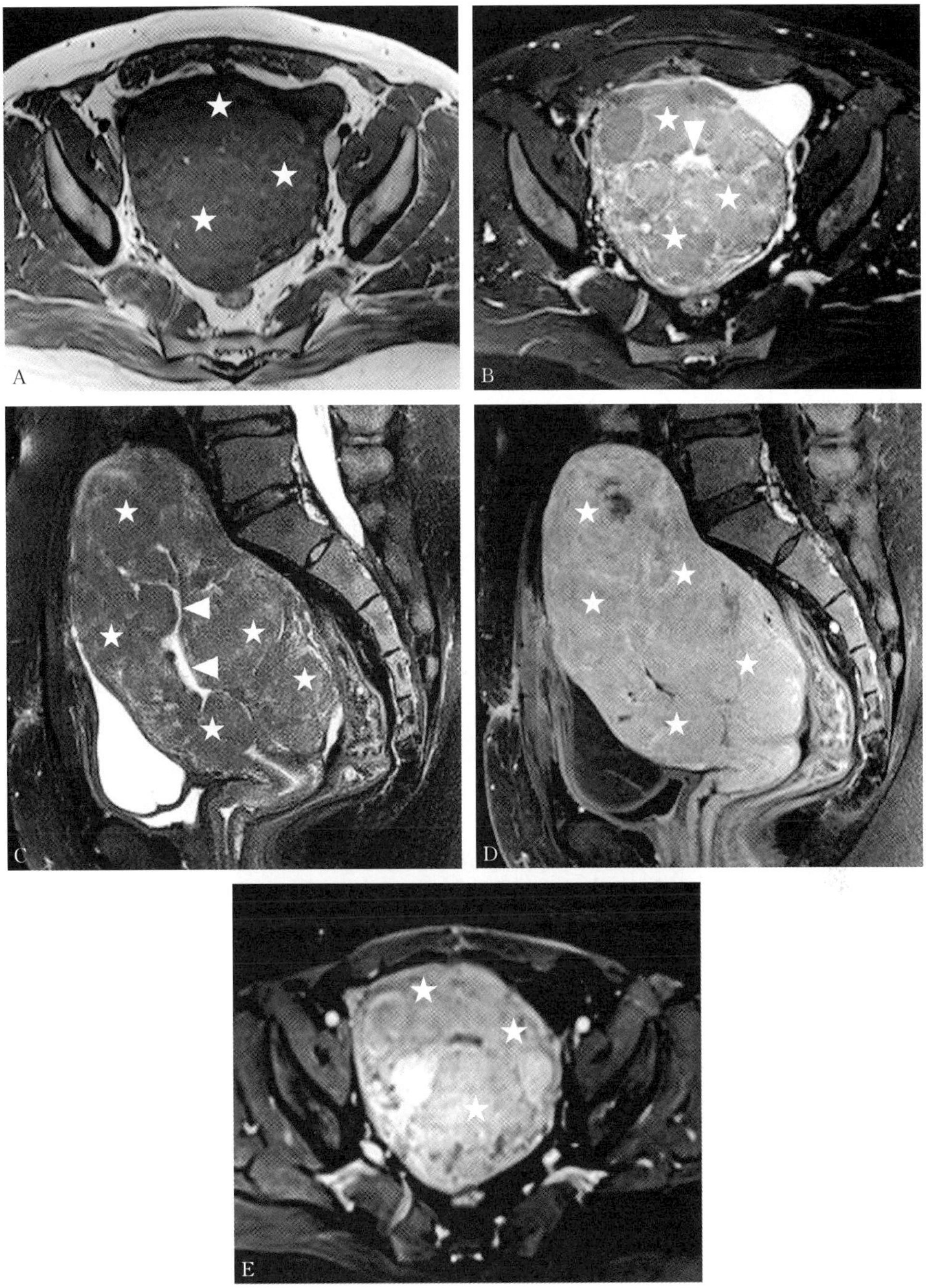

图 11-52 子宫弥漫性平滑肌瘤病

注：横断位 T_1WI(A)、横断位和矢状位 T_2WI FS(B、C)显示子宫弥漫性增大，宫体前后壁弥漫性不均匀性增厚，呈等低信号(星号)，子宫腔明显受压，形态不规则(箭头)；矢状位及横断位 T_1WI FS 增强(D、E)见子宫体弥漫性强化(星号)，局部强化欠均匀。

子宫静脉或盆腔静脉生长，组织学上为良性，但生长方式具有侵袭性。1896 年 Birch－Hirschfeld 首次报道。病理上表现为良性平滑肌卷曲或结节状生长，呈“蠕虫样”沿子宫静脉或盆腔静脉扩展，约 10%患者可累及下腔静脉，部分甚至到达心脏。大体上，子宫不规则增大，切面见多个灰白色肿块，直径 0.4～11 cm，肿块边缘水肿、不规则，可见灰白色蠕虫样结节穿行于周围肌层血管内，易拉出，抽出结节后，可见光滑的血管壁。镜下可见大小一致的平滑肌细胞呈束状或旋涡状排列，肿瘤中血管丰富，散在分布着厚壁小血管，周围有带状玻璃样变组织围绕。子宫肌层或子宫旁穿梭状肿块是 IVL 的特征性影像学表现；子宫旁和盆腔内较多明显增粗、迂曲的静脉是另一特征性表现（图 11－53、11－54），肿瘤信号与一般性子宫肌瘤相仿，T_1WI 呈等信号，T_2WI 呈等或稍高信号，增强后可明显强化。

3）子宫脂肪瘤样肿瘤：子宫脂肪瘤样肿瘤包括脂肪瘤、脂肪平滑肌瘤、纤维黏液脂肪瘤、血管平滑肌脂肪瘤等，为临床罕见的一类良性子宫肿瘤。子宫脂肪瘤样肿瘤是由成熟平滑肌细胞和不等量的脂肪细胞构成，发病率 0.003%～0.35%。肿瘤多位于肌壁间，单发或多发。肿瘤大小不一，呈结节状，边界清楚，无包膜。大体上，肿瘤切面色泽和质地与脂肪组织所占比例有关，一般为实性，可呈灰色、灰黄色，脂肪组织丰富时肿瘤切面呈淡黄色。镜下见肿瘤由平滑肌细胞、脂肪细胞和少量纤维血管组织构成，呈交错分布、分界清楚。MRI 发现肿瘤内特异性的脂肪成分是诊断本病的关键。子宫脂肪瘤样肿瘤大多数发生在宫体肌壁间或黏膜下，发生于宫颈者少见，罕见发生于阔韧带。肿瘤多呈球形，边缘清晰，可见假包膜。典型 MRI 表现为瘤内含 T_1WI 和 T_2WI 高信号区（图 11－55），脂肪抑制图像可见高信号减低，由此可与出血灶鉴别。

（5）诊断要点

子宫肌壁间、黏膜下或浆膜下单发或多发、大小不等的类圆形、椭圆形或分叶状实性肿块，T_1WI 呈等信号，T_2WI 呈稍低、稍高或高低混杂信号，DWI 和 ADC 图均呈中等或稍高信号；增强扫描后显著强化，强化均匀或不均匀。肿瘤巨大时常见各种类型变性。

（6）鉴别诊断

A. 卵巢良性实性肿瘤：如卵泡膜细胞瘤或纤维瘤，因形态、信号与阔韧带或浆膜下肌瘤相似而较难鉴别，应在多方位观察肿瘤与子宫、卵巢的位置关系。多数卵泡膜细胞瘤在增强序列呈逐步强化，强化程度为轻度或中度强化；纤维瘤强化较弱；强化幅度均低于子宫肌层，也低于子宫肌瘤。此外，如果能够发现肿瘤的供血动脉来自子宫，可以诊断为子宫肌瘤。

B. 子宫腺肌病：两者均可表现为子宫增大、形态不规则。子宫腺肌病多表现为子宫前壁或后壁肌层弥漫性增厚，与正常子宫无明显分界，T_2WI 呈等、低信号，混杂散在点片状高信号，结合带明显增宽。T_1WI 上点状或片状高信号灶为特征性表现，据此可与子宫肌瘤相鉴别。

C. 子宫平滑肌肉瘤：子宫肌瘤较大伴变性时，易误诊为子宫平滑肌肉瘤。子宫平滑肌肉瘤常为巨大、不均质肿块，半数以上见肿块内出血和坏死，T_2WI 呈混杂信号，坏死区呈不规则高信号，DWI 多数呈不均匀高信号，ADC 值较低，有助于鉴别。笔者的研究显示，当 ADC 值小于 1.0×10^{-3} mm^2/s，平滑肌肉瘤的诊断有很高的准确性。

（马凤华　王长梅　强金伟）

11.4 子宫恶性肿瘤

11.4.1 子宫内膜癌

子宫内膜癌（endometrial carcinoma）是发生于子宫内膜的一组上皮性恶性肿瘤，为女性生殖系三大恶性肿瘤之一，约占女性全身恶性肿瘤的 7%，占女性生殖道恶性肿瘤的 20%～30%。

（1）概述

子宫内膜癌多见于 60～70 岁绝经后女性，平均发病年龄 60 岁，75%发生于 50 岁以上的女性，绝经前女性占 20%～25%，而 40 岁以下女性占 3%～14%。近年来，子宫内膜癌患者逐渐增加，约 5%（3%～14%）的患者发病年龄在 40 岁以下，

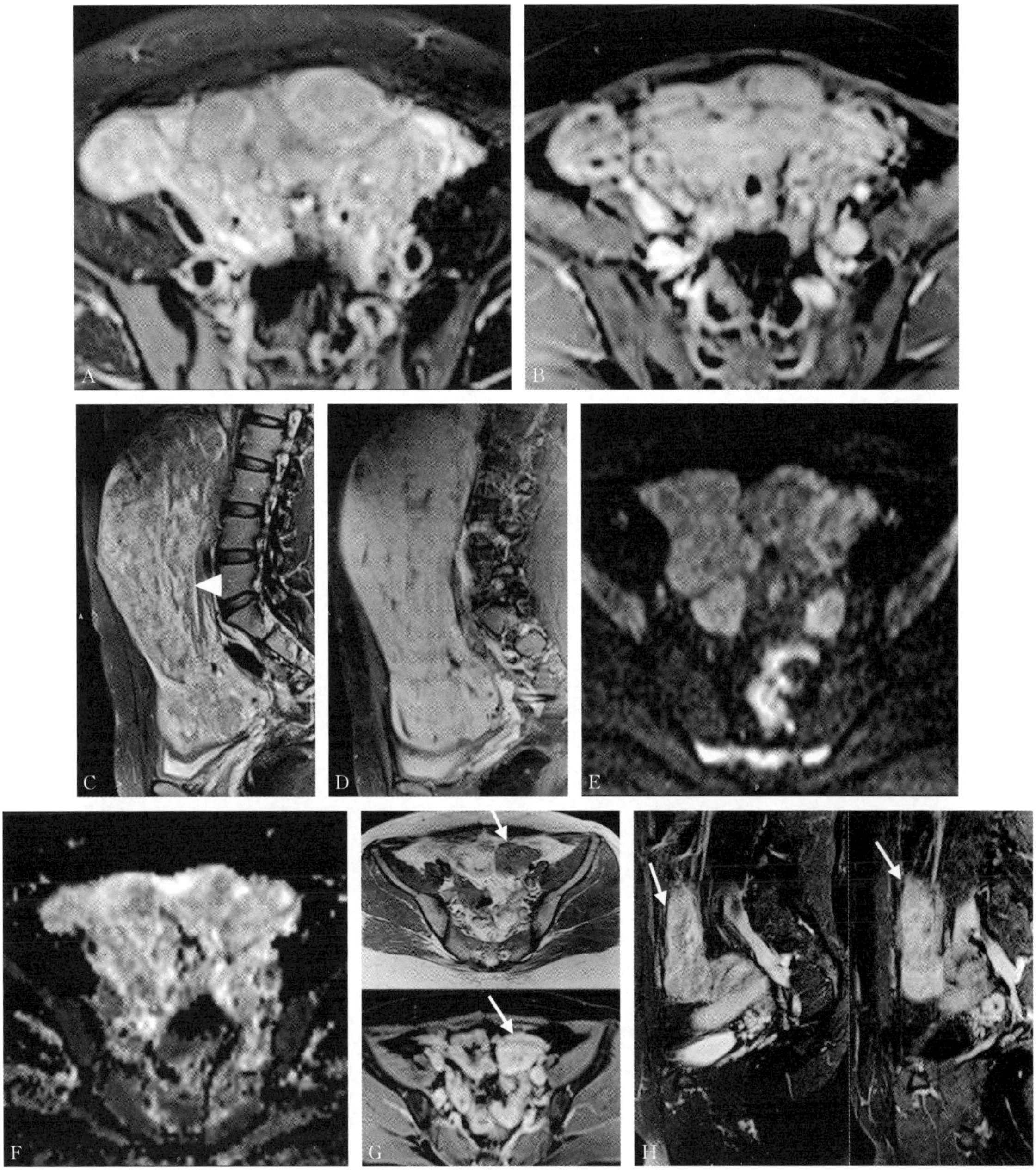

图 11－53 子宫静脉内平滑肌瘤病(一)

注：患者，女性，36 岁，子宫腺肌症数年。横断位和矢状位 T_2WI FS(A、C)及增强扫描后横断位和矢状位 T_1WI FS(B、D)显示子宫体积明显增大，子宫前壁及宫旁不规则实性肿块，见纵向条索，呈不均匀等、高混杂信号，显著欠均匀强化，宫腔狭长，向后推移(箭头)；横断位 DWI(E)肿块呈稍高信号；ADC 图(F)呈不均匀等、高信号，ADC 值 1.225×10^{-3} mm^2/s。手术病理证实为子宫静脉内平滑肌瘤病。患者术后 5 年复发，横断位 T_1WI 及 T_1WI FS 增强(G)、矢状位 T_2WI 及 T_1WI FS 增强(H)显示盆腔左侧腰大肌旁条索状实性肿块(箭)，信号和强化与术前肿块相仿。

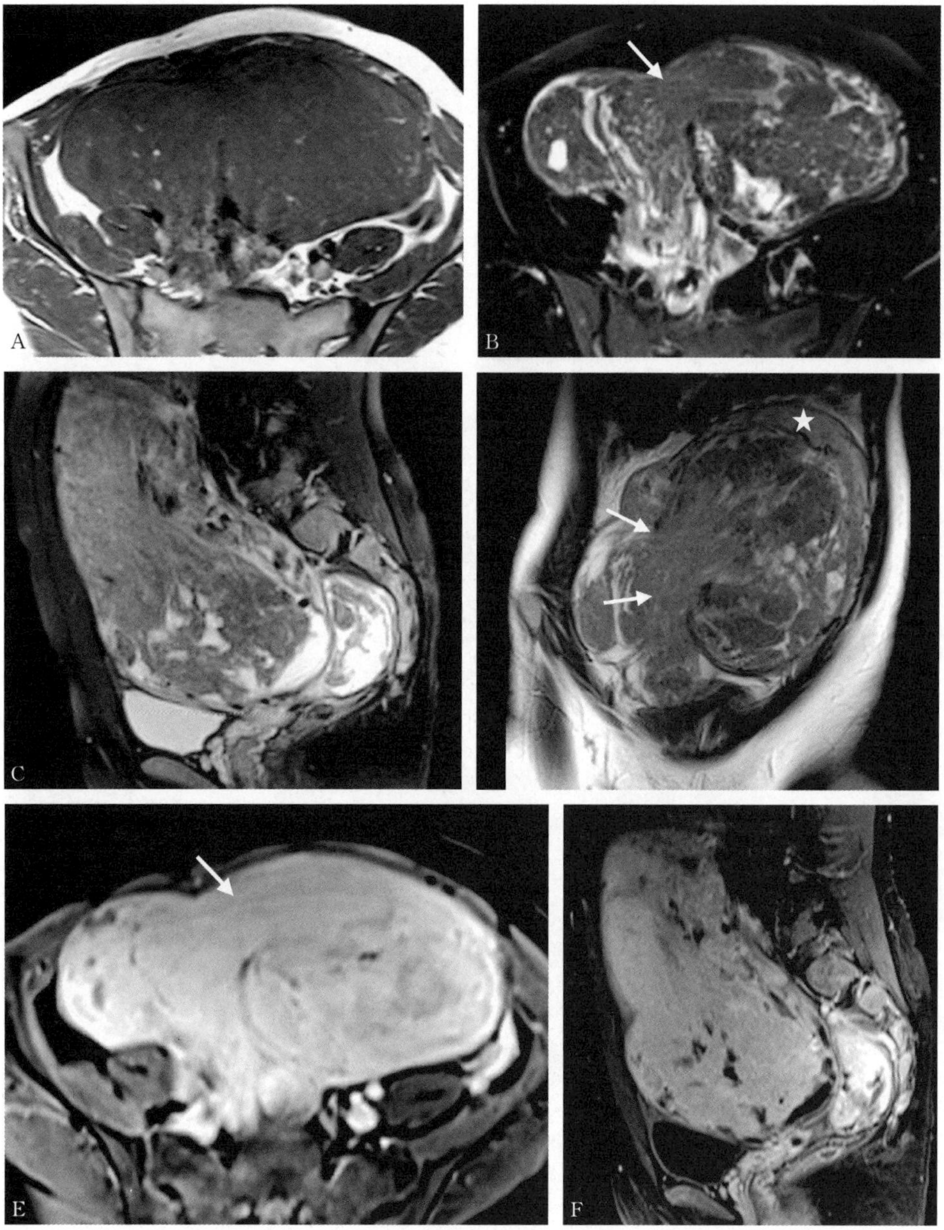

图 11-54 子宫静脉内平滑肌瘤病(二)

注：患者，女性，34 岁，体检发现盆腔包块。横断位 T_1WI(A)示子宫体积不均匀性增大，T_1WI 等信号为主，局部夹杂点状高信号；横断位、矢状位 T_2WI FS 及冠状位 T_2WI(B～D)示肿块呈不均匀等、稍高信号，局部穿梭状(箭)，正常子宫肌层受压、上抬(星号)；横断位和矢状位 T_1WI FS 增强(E、F)示肿块显著强化，局部见斑片状无强化区及穿梭状改变(箭)。

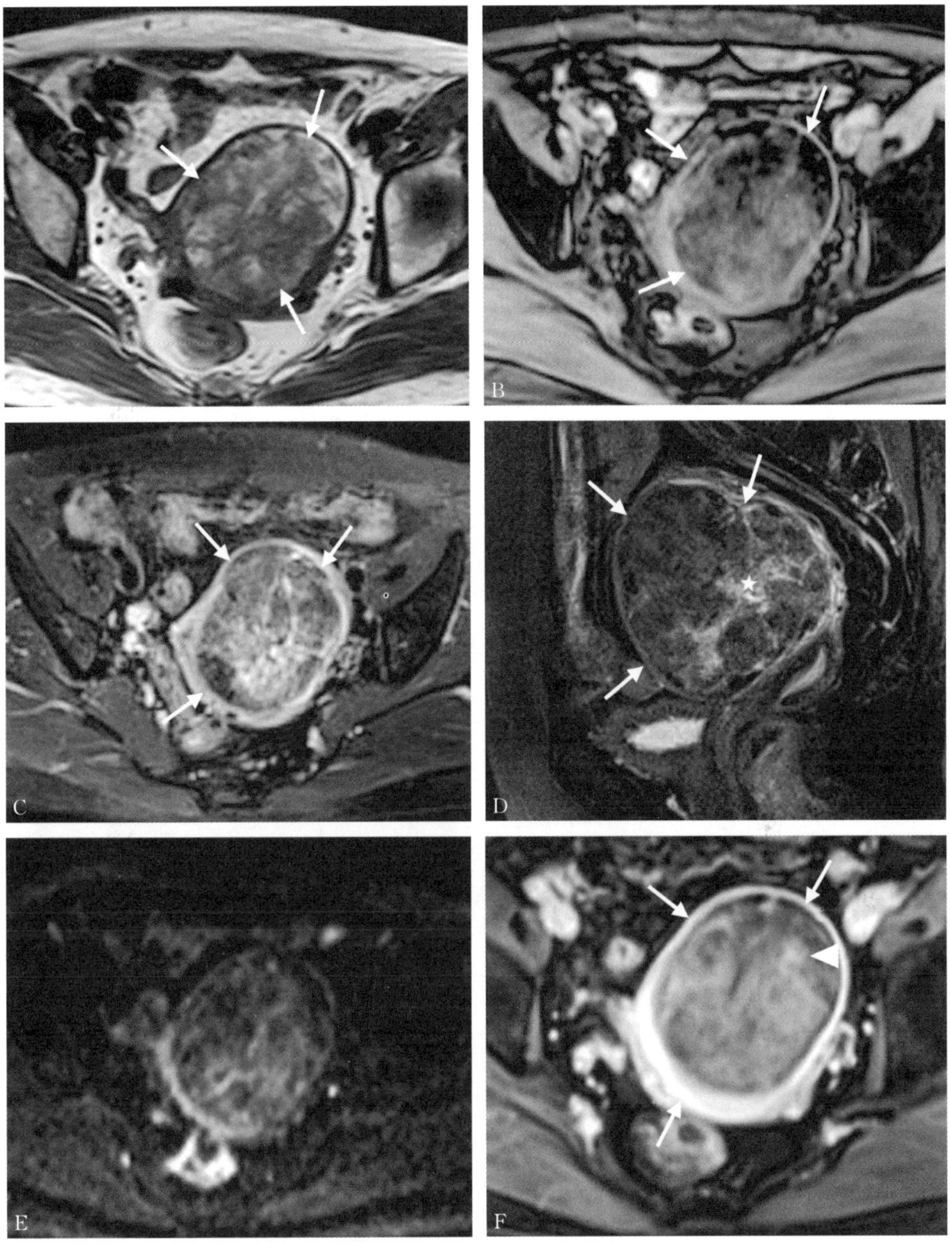

图 11-55 子宫脂肪平滑肌瘤

注：患者，女性，60 岁，发现子宫增大 10 年。横断位 T_1WI 和 FS(A、B)示子宫前壁肌壁间类圆形肿块(箭)，呈高低混杂信号，FS 见高信号被抑制；横断位和矢状位 T_2WI FS(C、D)显示肿块低信号为主，内含条片状高信号(星号)；DWI(E)肿块呈混杂等、稍高信号；横断位 T_1WI FS 增强(F)显示肿块周边明显强化带为正常子宫肌(箭)，中心呈斑片状轻度强化区(箭头)术后证实为平滑肌组织。

其中70%是未生育女性。子宫内膜癌是发达国家或地区最常见的妇科恶性肿瘤，是发展中国家第2常见的妇科恶性肿瘤。国内子宫内膜癌发病率也不断升高，已接近甚至超过宫颈癌发病率。子宫内膜癌发病率的增加可能与人均寿命延长、肥胖者增多、外源性雌激素的应用、生育率下降等因素有关。

（2）病理

巨检：不同组织学类型的子宫内膜癌大体表现相似。早期病灶范围小而浅，表现为内膜表面粗糙，无明显肿块形成；病变进一步发展形成局灶型或弥漫型肿块。局灶型：多位于宫底部，以两侧宫角处居多，为突向宫腔的息肉状或菜花状肿块，质地脆，表面可有坏死；弥漫型：子宫内膜大部分或全部为癌组织侵犯，在宫腔内弥漫分布，甚至累及子宫下段、宫颈。

镜检及病理类型：由于子宫内膜保留了米勒管的多向分化潜能，子宫内膜癌有多种组织学类型。WHO女性生殖系统肿瘤分类将子宫内膜癌分为以下类型。①内膜样腺癌：占80%～90%。内膜腺体高度异常增生，上皮复层，细胞异型明显，核分裂活跃，分化差的腺体少，形成实性癌肿。依照细胞分化程度分为3级，Ⅰ级(高分化，G1)，Ⅱ级(中分化，G2)，Ⅲ级(低分化，G3)，分级越高，恶性程度越高。②黏液性癌：占1%～9%。其中，超过50%的肿瘤由内含黏液的细胞组成，并分泌大量黏液。这类肿瘤大多数分化较好，生物学行为与内膜样腺癌类似，预后好。③浆液性癌：也称子宫乳头状浆液性癌，占3%～4%，为高级别病变，具有较高的侵袭性，预后差。无明显肌层浸润时，也可能发生腹腔内播散，与卵巢癌的生物学行为相似。④透明细胞癌：比例小于5%，透明细胞癌通常混合多种组织成分，常有“鞋钉样”结构，伴有透明蒂，恶性程度高，易早期转移。常见于老年妇女，预后较浆液性癌更差，通常总体生存率33%～64%。⑤其他类型：包括神经内分泌癌、鳞状细胞癌、混合细胞腺癌、未分化癌等。其中鳞状细胞癌为极少见的内膜癌类型，大多数含有少量腺体成分，可确定为内膜来源，小部分为单纯鳞状细胞。⑥内膜和卵巢双癌：同时发生的生殖系统恶性肿瘤中，内膜和卵巢双癌最为常见。通常，卵巢癌和内膜癌均为分化好的内膜样腺癌，患者常为绝经前妇女，以异常子宫出血为临床表现。由于内膜癌临床表现出现早，较意外发现的卵巢癌分期早，预后好。

基于病因学和病理学特征，子宫内膜癌又分为2种不同的类型。①Ⅰ型：雌激素依赖型，在无孕激素拮抗的雌激素长期作用下，子宫内膜增生逐渐发展为癌。该类型占子宫内膜癌的大多数，均为内膜样腺癌，分化较好，雌激素受体阳性率高，预后好于非雌激素相关性内膜癌。②Ⅱ型：非雌激素依赖型，发生于无雌激素刺激的内膜，与基因突变有关。该类型少见，包括浆液性癌、黏液性癌、透明细胞癌等，多见于老年、绝经后、体型偏瘦的妇女，癌灶周围可以是萎缩的内膜，肿瘤分化差、恶性程度高，雌激素受体多为阴性，预后差。

（3）临床表现

临床表现为不规则阴道出血、异常阴道排液、疼痛等。异常子宫出血是最常见的症状，育龄妇女可表现为阴道不规则出血，周期延长或缩短，出血量和出血时间各异。绝经后阴道出血为绝经后患者的主要症状，发生率90%以上，绝经时间越长而出现阴道出血者，发生子宫内膜癌的概率越高。约1/3患者阴道排液增多，呈浆液性或血水样。若合并宫腔积脓，则阴道排液为脓性或脓血性，伴恶臭。晚期患者肿瘤浸润周围组织或压迫神经，引起下腹或腰骶部疼痛，可向下肢放射。5%以下患者无任何症状。

（4）内膜癌FIGO分期

准确的癌症分期是预后的重要决定因素，并指导最佳的治疗。目前，最为广泛采用的是子宫内膜癌FIGO 2009分期(表11-4)。该分期的优点在于综合考虑了肌层浸润、宫颈侵犯、附件受累、腹腔细胞学、腹膜后淋巴结转移、腹腔内扩散及远处转移等多个危险因素。肿瘤分期是最重要的预后因素，其他如肿瘤体积、激素受体状态、流式细胞学分析和癌基因表达情况也是重要的影响因素。

表 11-4 子宫内膜癌 FIGO 2009 分期

分期	临床表现
Ⅰ期*	局限于宫体
ⅠA*	无或肌层浸润<1/2
ⅠB*	肌层浸润≥1/2
Ⅱ期*	肿瘤累及宫颈间质，但未扩散宫体外**
Ⅲ期*	肿瘤局部或区域扩散
ⅢA*	肿瘤累及宫体浆膜和/或附件
ⅢB*	阴道和/或宫旁受累
ⅢC*	肿瘤转移至盆腔和/或主动脉旁淋巴结
ⅢC1*	肿瘤转移至盆腔淋巴结
ⅢC2*	肿瘤转移至主动脉旁淋巴结，有/无盆腔淋巴结转移
Ⅳ期*	肿瘤累及膀胱和/或直肠黏膜，和/或远处转移
ⅣA*	肿瘤累及膀胱和/或直肠黏膜
ⅣB*	远处转移，包括腹腔转移和/或腹股沟淋巴结

注：* 无论 G1、G2 或 G3；** 宫颈内膜腺体受累为Ⅰ期，而不再是Ⅱ期；腹腔细胞学阳性应当单独报告，但不改变分期。

（5）MRI 表现

正常子宫内膜表现为 T_2WI 均匀高信号，增强后均匀强化。子宫内膜癌时，信号局灶性或弥漫性降低，T_2WI 呈中等稍高或稍高于子宫肌层的信号，DWI 呈不同程度高信号，ADC 值不同程度降低，多数患者 ADC 值<1.15×10^{-3} mm^2/s，增强扫描后病灶轻度强化（图 11-56、11-57）。MRI 评价子宫内膜癌的主要指标体现在以下方面。

1）肌层浸润深度：肌层浸润深度是评价子宫内膜癌分期的第一要素，但能否正确评价主要取决于正确的扫描技术及根据子宫内膜长轴进行精确地扫描定位。肌层浸润深度计算方法：首先测量病灶处未受累肌层的厚度（a），其次测量无病变处相应部位肌层厚度（b），肌层浸润＝(b－a)/b×100%。子宫内膜癌 2009 FIGO 分期系统将肌层浸润<50%分为ⅠA 期，而将肌层浸润≥50%分为ⅠB 期。最近，一多中心研究显示基于 MRI 的 FIGO 分期与组织病理学完全一致率约 65.6%，而子宫肌层浸润深度和宫颈间质侵犯的 MRI 准确率分别为 73.3% 和 89.3%（图 11-58、11-59）。不同扫描方案可影响 MRI 对肌层浸润的评估，标准的高质量扫描序列有助于提高 MRI 诊断的准确性。需要注意的是，较大息肉样病变、宫腔积液等可能引起宫腔扩大，从而降低正常肌层厚度；子宫内膜癌信号与正常肌层信号相仿；或者病灶位于宫角，该区肌层生理上较其他部位薄；又或者子宫肌瘤或腺肌病致子宫扭曲变形，这些情况均容易误判子宫肌层浸润深度，需要借助 DCE－MRI 或 DWI，以免肿瘤分期不足或过分期。

2）宫颈间质有无浸润：区分肿瘤和宫颈间质之间的关系是评价子宫内膜癌分期的第二要素。内膜癌浸润宫颈黏膜时（也可能是子宫内膜活检后播散所致）不影响内膜癌的分期，但宫颈间质浸润时应归为Ⅱ期。文献报道 MRI 评价宫颈间质浸润的准确性为 82%～97%。T_2WI 依然是判断宫颈间质有无浸润的最重要的序列。正常情况下，宫颈间质环呈低信号，如果低信号环消失或连续性中断，高度提示宫颈间质浸润（图 11-60）。当子宫腔肿块较大突向宫颈管，致宫颈受压、向外膨大时，应在不同方位扫描图像中仔细观察低信号间质环是否完整，或仅仅受压改变，如果间质环仅仅受压、低信号连续存在，宫颈间质受累可能性不大；当子宫内膜病变位于宫腔下段累及肌层、直接通过肌层累及宫颈时，需要结合延迟期增强图像（至少 123 s 以上），判断宫颈是否受累及。

3）宫旁有无扩散：一旦发现内膜癌宫腔内扩散，应仔细观察有无宫旁扩散。根据 FIGO 2009 分期系统，宫旁扩散属Ⅲ期或Ⅳ期，尤其肿瘤浸润子宫浆膜层和/或蔓延到附件，应分为ⅢA 期；肿瘤浸润阴道或宫旁，应分为ⅢB 期；而肿瘤浸润相邻盆腔器官，尤其是膀胱和直肠，应分为ⅣA 期。宫旁有无扩散主要依赖轴位 T_2WI、DWI 及增强 T_1WI。子宫浆膜层浸润主要在横断位、矢状位及冠状位 T_2WI 进行判断，浆膜层受累的直接征象是低信号消失，取而代之为稍高信号的肿瘤组织；间接征象为宫旁高信号脂肪间隙消失（图 11-61）。两侧卵巢常因输卵管播散而受累，

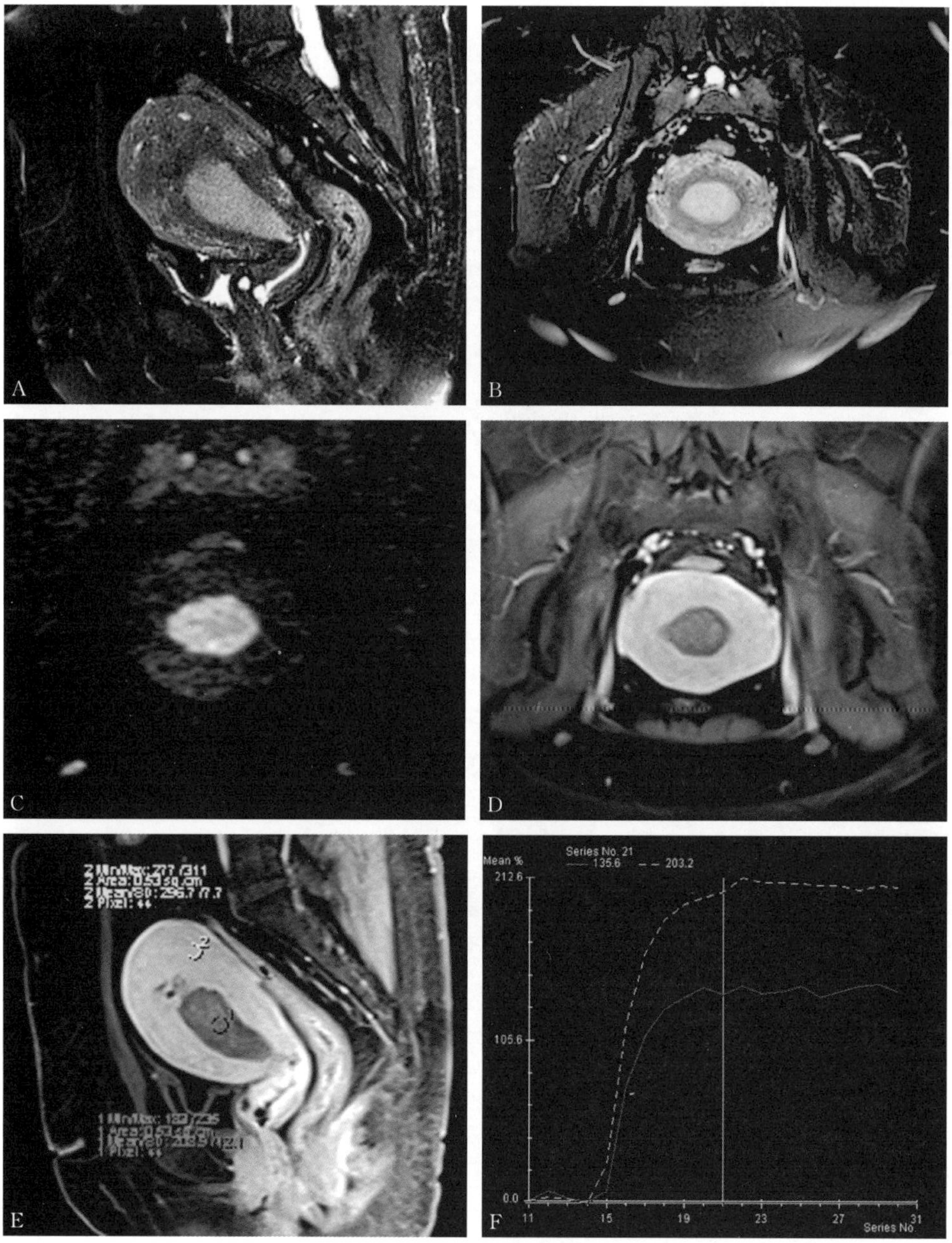

图 11－56　子宫内膜癌

注：患者，女性，43 岁，不规则阴道出血 3 月余，诊刮发现内膜癌。矢状位和子宫体横断位 T_2WI FS（A、B）示宫腔内弥漫性肿块，信号均匀，结合带尚连续；子宫体横断位 DWI（C）显示病灶扩散受限，呈明显高信号；子宫体横断位和矢状位 T_1WI FS 增强（D、E）示病灶轻度强化；动态增强曲线（F）呈速升平台型，内膜病灶强化弱于正常肌层强化。

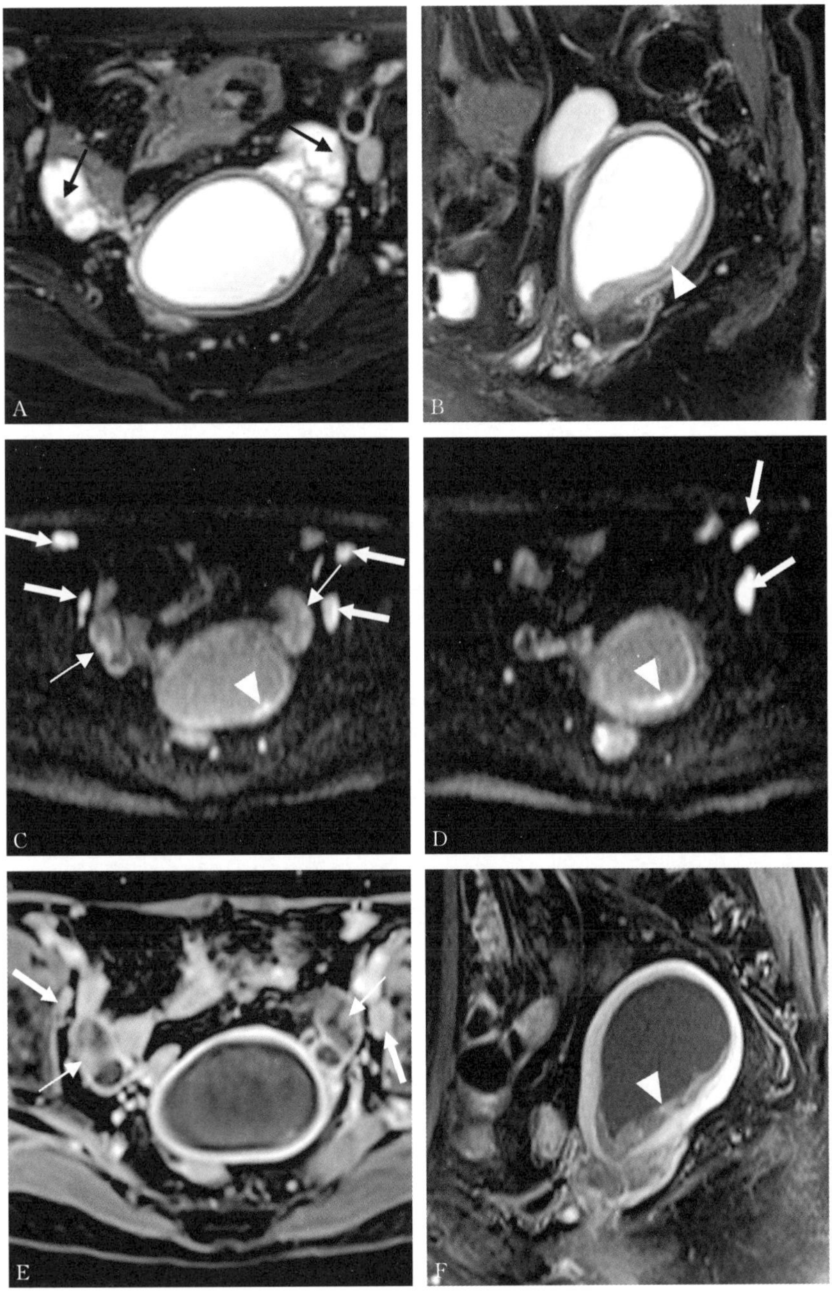

图 11－57 子宫内膜浆液性癌输卵管转移

注：患者，女性，63 岁，绝经 1 年，阴道不规则流血 1 月余。横断位和矢状位 T_2WI FS（A、B）显示宫腔扩大、积液，后壁信号不均，可见条片状软组织影（箭头），双侧输卵管积液并见多发结节（黑箭）；不同层面 DWI（C、D）示宫腔（箭头）、双侧输卵管（细箭）、两侧髂血管旁多发淋巴结（粗箭）呈高信号；横断位和矢状位 T_1WI FS 增强（E、F）见宫腔内软组织（箭头）、双侧输卵管轻度强化（细箭），淋巴结（粗箭）较明显强化。

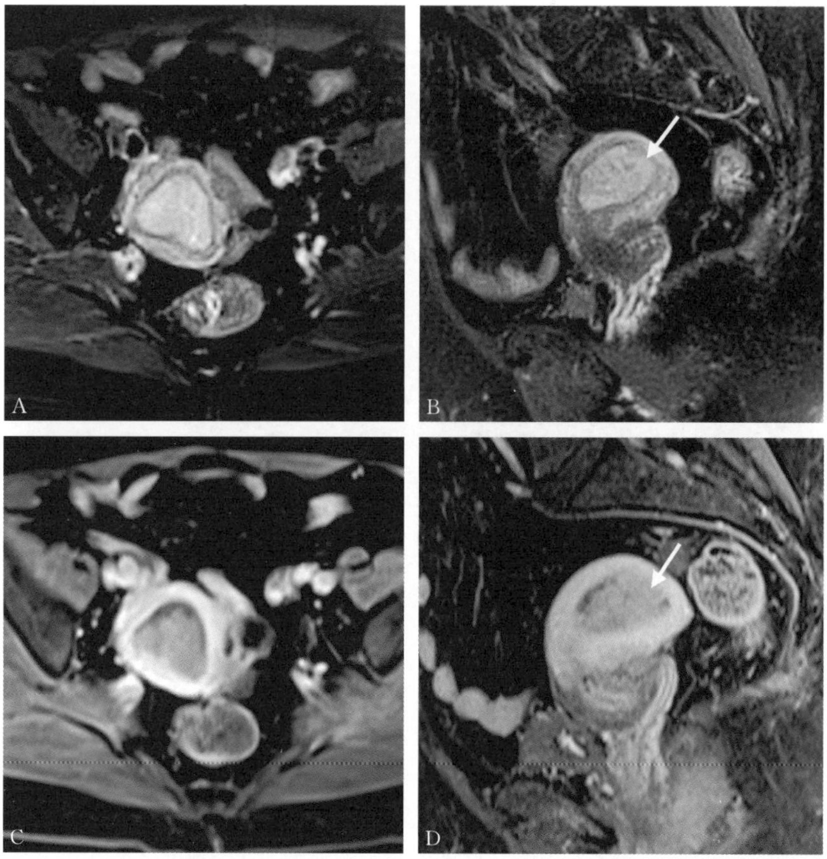

图 11－58　子宫内膜癌累及浅肌层（ⅠA 期）

注：患者，女性，45 岁，外院病理提示子宫内膜样腺癌 6 天。横断位和矢状位 T_2WI FS（A、B）显示宫腔弥漫性分布肿块，宫底部结合带局部模糊（箭）；横断位和矢状位 T_1WI FS 增强（C、D）显示肿块轻中度不均匀强化，宫底部与肌层分界模糊（箭）。

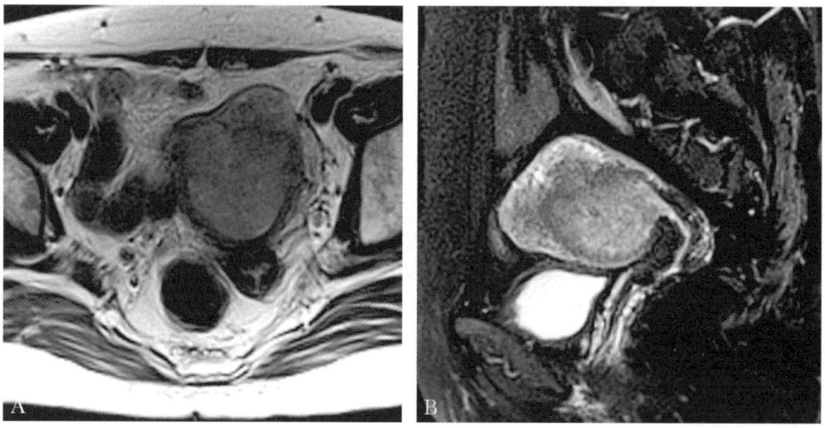

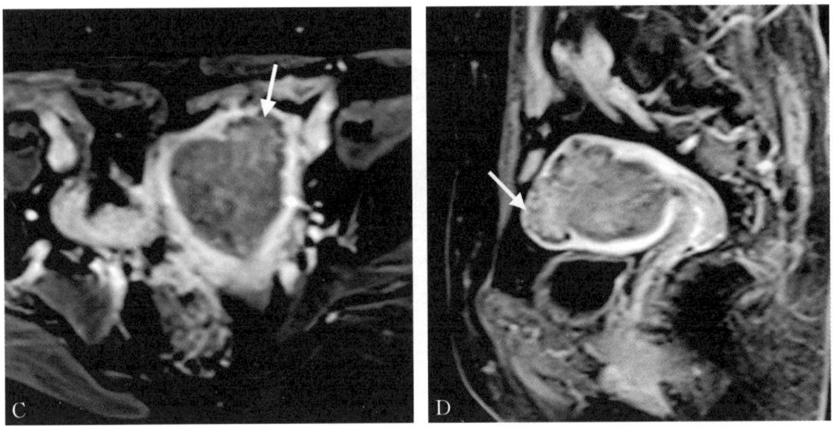

图 11-59 子宫内膜癌累及深肌层(ⅠB期)

注:患者,女性,62 岁,绝经 5 年,阴道少量流血 7 月。横断位 T_1WI 和矢状位 T_2WI FS(A、B)显示宫腔内弥漫不规则肿块,呈不均匀稍高信号,与肌层分界不清;横断位和矢状位 T_1WI FS 增强(C、D)显示肿块轻度强化,正常肌层明显变薄并显著强化,局部病灶接近浆膜层(箭)。

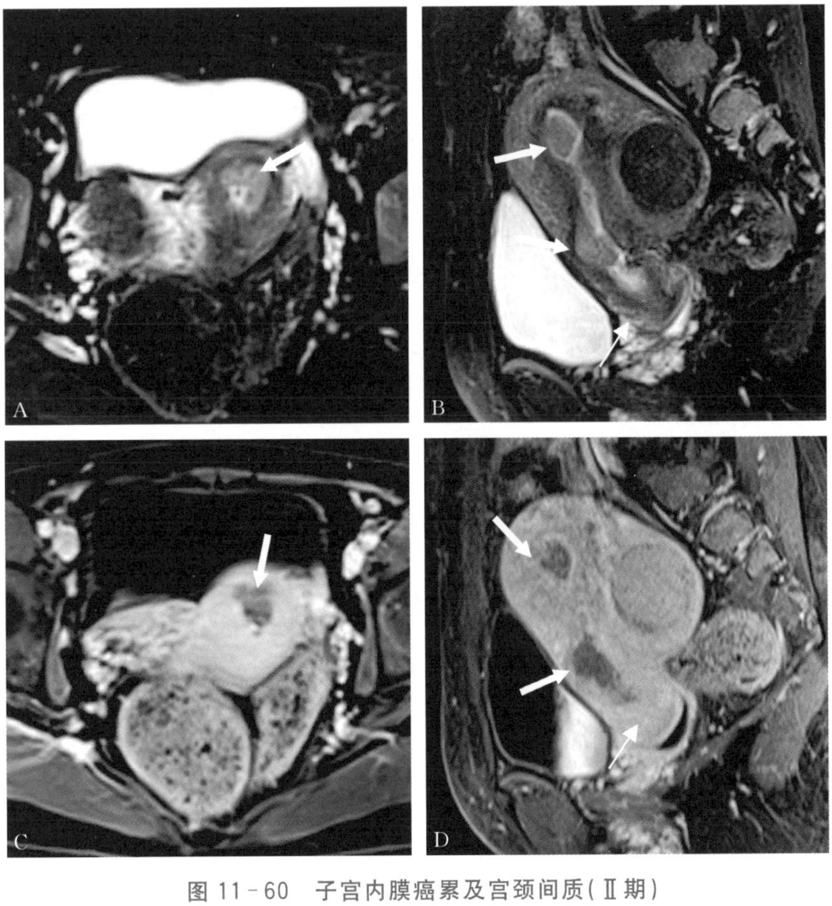

图 11-60 子宫内膜癌累及宫颈间质(Ⅱ期)

注:患者,女性,43 岁,阴道不规则出血半年。横断位和矢状位 T_2WI FS(A、B)显示宫底部宫腔、宫腔下段及宫颈管多发等信号病灶,病灶呈跳跃性分布(粗箭);宫颈间质变薄(细箭);横断位和矢状位 T_1WI FS 增强(C、D)显示宫腔及宫颈管病灶均轻度强化(粗箭),宫颈间质毛糙(细箭),提示宫颈间质受累。

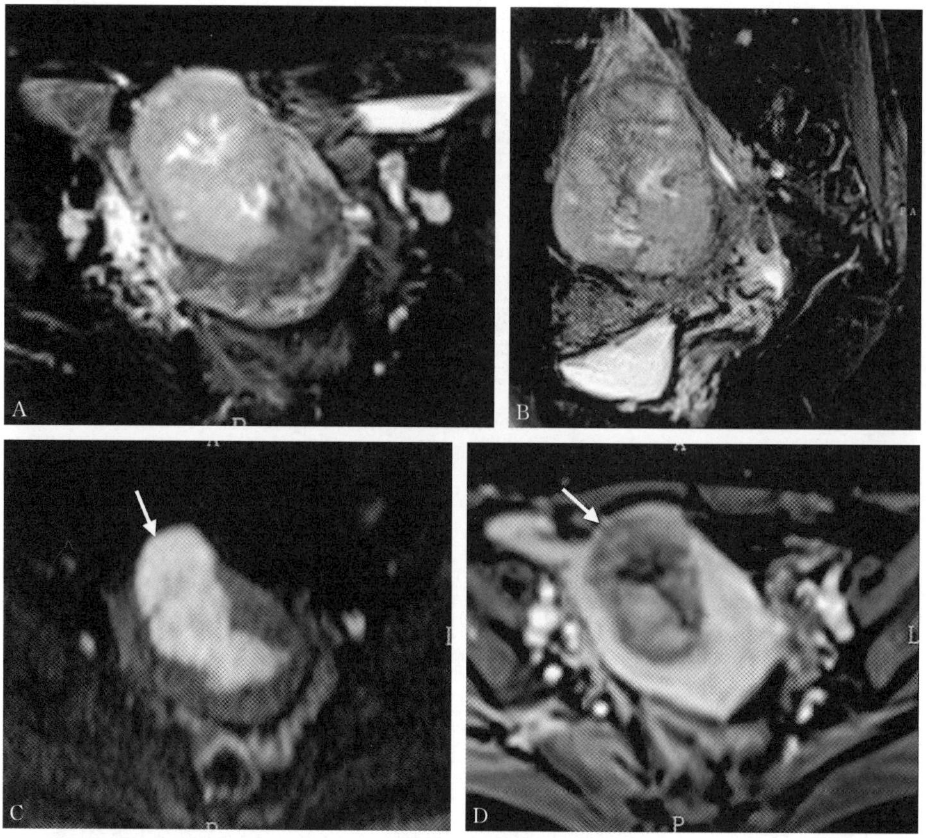

图 11-61　子宫内膜癌累及浆膜层(ⅢA 期)

注:患者,女性,55 岁,体检发现宫腔占位。横断位和矢状位 T_2WI FS(A、B)显示宫腔不规则中等稍高信号肿块,延伸至右侧宫角浆膜下;DWI(C)肿块呈显著高信号,宫角正常肌层消失(箭);横断位 T_1WI FS 增强(D)见肿块轻度不均匀强化,局部达浆膜层(箭)。

内膜癌累及宫角时,应仔细观察附件有无信号异常,如果 DWI 出现显著高信号而 ADC 值降低,要高度怀疑附件转移(图 11-62)。宫旁受累的晚期可出现周围邻近器官受累,尤其膀胱和直肠。如果子宫与膀胱、直肠之间脂肪间隙消失,T_2WI 出现肿瘤组织稍高信号,DWI 高信号,而增强图像呈异常强化时,高度提示膀胱、直肠受累。

4) 淋巴结评价:评价 T 分期后,应对 N 分期进行评价。腹腔内淋巴结转移属于ⅢC 期,如果仅盆腔淋巴结转移,属ⅢC1 期(图 11-63),如果出现主动脉旁淋巴结受累,属ⅢC2 期。此外,腹股沟淋巴结受累,属ⅣB 期。淋巴结转移的危险因素包括存在高风险组织学亚型(3 级内膜样腺癌和非内膜样癌,如癌肉瘤、浆液性癌或透明细胞癌),淋巴血管侵犯,深肌层浸润和宫颈间质浸润。MRI 对淋巴结转移的检测敏感性低,评估主要基于淋巴结的大小(短轴直径:盆腔淋巴结大于 8 mm,主动脉旁大于 10 mm)。其他形态特征包括圆形、毛刺边缘、淋巴门消失,信号不均匀与原发肿瘤类似,或淋巴结坏死等可用于较小淋巴结的评价。

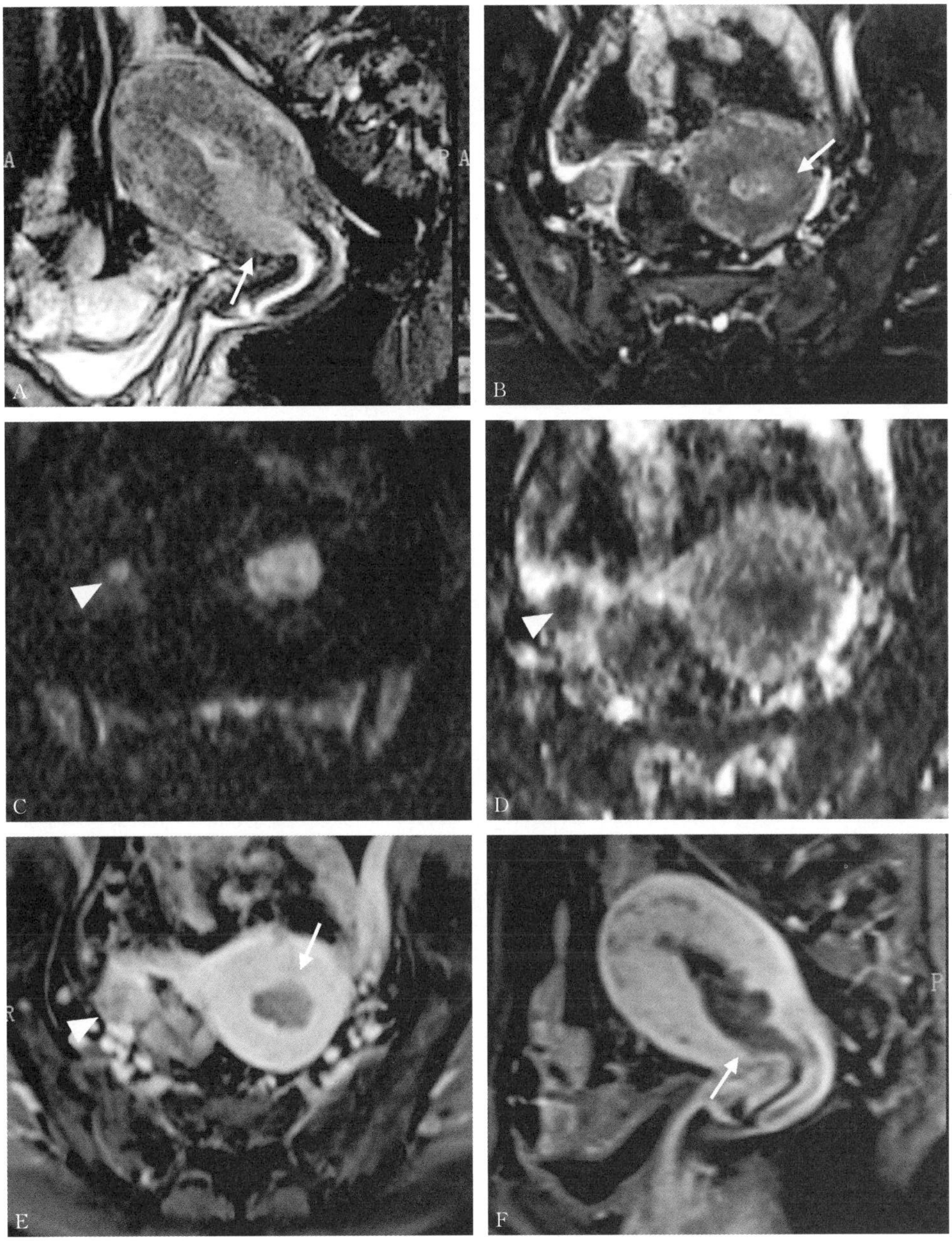

图 11-62 子宫内膜癌右侧卵巢转移(ⅢA)

注：患者，女性，54岁，不规则阴道出血3月余。矢状位和横断位 T_2WI FS(A、B)显示宫腔下段不规则中等稍高信号肿块向宫颈管延伸，与前壁肌层分界模糊(箭)；DWI(C)宫腔下段病灶呈高信号；ADC图(D)呈低信号，右侧卵巢可见相似扩散受限病灶(箭头)；横断位和矢状位 T_1WI FS增强(E、F)见右侧卵巢病灶(箭头)及宫腔病灶均轻度强化(箭)。

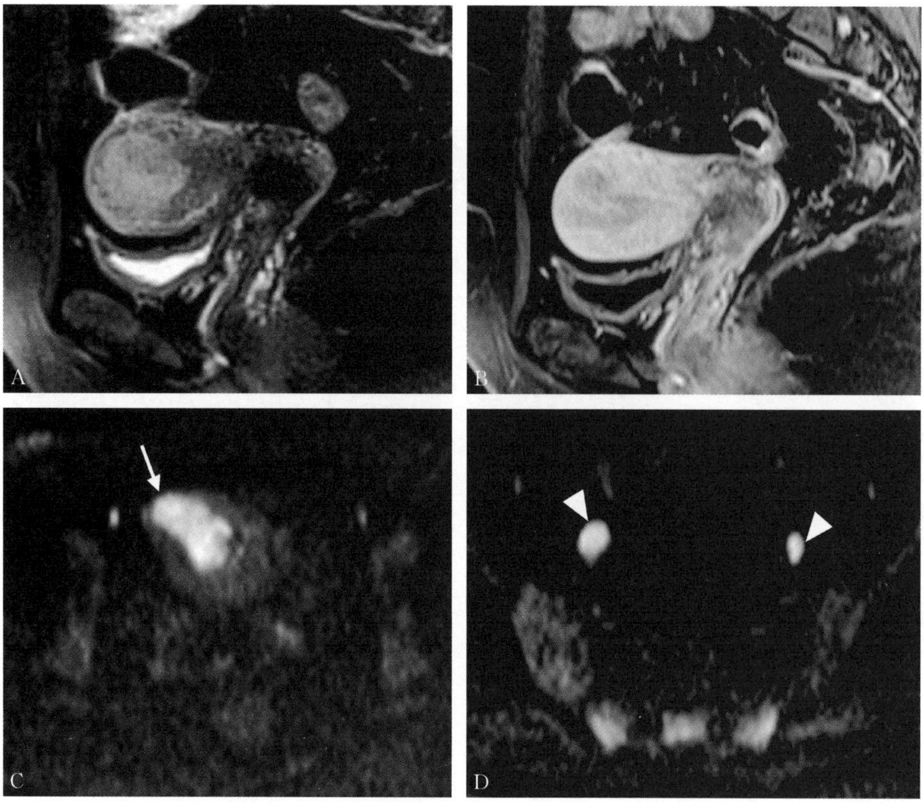

图 11-63　子宫内膜癌淋巴结转移(ⅢC1 期)

注：患者，女性，54 岁，不规则阴道出血 4 月余，诊刮提示子宫内膜腺癌。矢状位 T_2WI FS(A)和矢状位 T_1WI FS 增强(B)显示宫腔肿块侵入子宫肌层，T_2WI 呈稍高信号，肿块中度不均匀强化；不同层面 DWI(C、D)宫腔肿块呈显著高信号，局部肌层消失(箭)，两侧髂血管旁见大小不等的高信号转移淋巴结(箭头)。

(6) 诊断要点

宫腔子宫内膜弥漫性或局限性不规则增厚，T_2WI 呈中等稍高信号，信号低于正常高信号内膜或增生的内膜，DWI 扩散受限，增强后病灶轻度强化，与显著强化的正常肌层形成对比。病变常侵犯子宫肌层。

(7) 鉴别诊断

子宫内膜癌须与子宫内膜增生、子宫内膜息肉、黏膜下肌瘤等鉴别。子宫内膜增生可呈局限性或弥漫性内膜增厚，T_2WI 呈不均匀高信号，可包含微小囊性间隙；DWI 扩散不受限，增强早期强化稍弱于正常肌层，晚期强化程度与肌层相仿，多数呈蜂窝状或斑片状不均匀强化。子宫内膜息肉常表现为宫腔内较小的圆形或椭圆形 T_2WI 高信号，内部见纤维分支状低信号，DWI 扩散通常不受限，增强后可显著强化，与轻度强化的子宫内膜癌不同。病灶不侵犯子宫肌层。黏膜下肌瘤常表现为带蒂的实性肿块，T_2WI 信号与子宫肌层相仿或偏低，DWI 扩散不受限，增强后肿块明显强化，与子宫肌层强化相仿。

11.4.2　子宫肉瘤

子宫肉瘤(uterine sarcoma)是子宫间叶组织起源的恶性肿瘤统称。组成子宫的间叶成分包括平滑肌、各种纤维细胞、子宫内膜间质、血管、神经和淋巴组织等，每种间叶成分均可以发生相应的恶性肿瘤。在 2014 年 WHO 子宫体肿瘤分类中，将子宫肉瘤分为：①纯间叶组织来源的子宫平滑肌肉瘤、子宫内膜间质肉瘤、未分化子宫肉瘤和横纹肌肉瘤；②起源于混合性上皮和间叶组织的肿瘤，包括癌肉瘤和腺肉瘤；③起源于淋巴组织的淋巴瘤。

子宫肉瘤是罕见肿瘤，占所有子宫恶性肿瘤的3%～7%。按照发病率依次为子宫平滑肌肉瘤、癌肉瘤、内膜间质肉瘤和腺肉瘤。子宫肉瘤具有明显侵袭性，预后差，5年生存率为18%～55%，显著低于子宫内膜癌。术前准确诊断及分型有助于治疗方式的选择。影像学最主要的作用在于定性及术前分期。

（1）子宫平滑肌肉瘤

1）概述：子宫平滑肌肉瘤是国内最为常见的子宫肉瘤，占所有子宫肉瘤的63%～74%，总体发病率较低，仅占所有子宫恶性病变的1%～2%。本病好发于50～60岁，仅不到15%的患者发病年龄小于40岁。长期应用抗雌激素药物他莫昔芬和盆腔放射治疗被认为是本病的高危因素。

2）病理：子宫平滑肌肉瘤绝大多数为原发，只有不到1%的肉瘤来自平滑肌瘤的恶变。大体病理表现为巨大实性肿块，边界多不清晰，形态多不规则，瘤内常见出血或坏死，也常累及子宫内膜和宫外组织。镜下可见肿瘤细胞坏死，10倍高倍镜下凋亡数超过10个；弥漫性中-重度非典型性细胞核。有上皮型和黏液型2个亚型，其中黏液型平滑肌肉瘤是相对罕见的亚型。

3）临床表现：临床症状包括阴道流血（56%）、盆腔肿块（54%）及下腹痛（22%）。症状常与子宫肌瘤类似。对于绝经妇女，盆腔巨大肿块且生长迅速，则考虑本病可能。患者预后较差，复发率53%～71%，约40%患者肺内出现转移灶。5年生存率，Ⅰ期患者约51%，Ⅱ期约25%。

4）MRI表现：MRI上子宫平滑肌肉瘤常表现为巨大、不规则及不均质肿块，T_1WI呈等、低信号，半数以上可见肿块内点状或小片状高信号，为肿块内出血灶；T_2WI上肿块大部分呈低或中等信号，多数肿块内见边缘清楚的高信号区，无强化，病理上为肿瘤的坏死区；T_2WI可见明显受压的内膜，表现为宫腔侧肿块边缘弧线状高信号；肿瘤巨大，常侵犯内膜导致宫腔及内膜消失，此时与源自子宫内膜的巨大肉瘤难以鉴别。巨大肿块内含出血和坏死区是特征性表现，敏感度、特异度和准确度分别为73%、100%和87%（图11-64）。DWI上肿瘤实性区呈明显高信号，ADC图呈明显低信号，有助于诊断和鉴别诊断，尤其是与平滑肌瘤变性相鉴别（图11-65）。增强扫描动脉期肿瘤周边强化，静脉期明显强化，强化范围扩大，但中央坏死区始终不强化。同平滑肌瘤相似，依据发生部位，分为黏膜下、肌壁间及浆膜下平滑肌肉瘤3类。

5）鉴别诊断：影像学上，子宫平滑肌肉瘤主要与子宫肌瘤变性相鉴别。普通子宫肌瘤表现为典型的T_2WI低信号，但其发生变性后，常表现为不均匀高信号，但肿瘤边界多较清晰，多数子宫肌瘤变性在DWI呈等或稍高信号，ADC图呈等或稍低信号，编者的研究显示DWI鉴别两者的准确度可达90%以上（$b=1\,000$，ADC阈值为$1.0\times10^{-3}\ mm^2/s$）。值得注意的是，子宫肌瘤发生恶变的概率很罕见，小于5%。

（2）子宫内膜间质肉瘤

1）概述：子宫内膜间质肉瘤（endometrial stromal sarcoma，ESS）是一种罕见的起源于子宫内膜间质的恶性肿瘤，仅占所有子宫恶性肿瘤的0.2%，占子宫肉瘤的10%～15%，术前诊断率非常低，常被误诊为子宫肌瘤。多数患者就诊时为临床Ⅰ期病变。2014年，WHO将子宫内膜间质肿瘤（endometrial stromal tumors，EST）分为4类：①子宫内膜间质结节（endometrial stromal nodule，ESN）；②低级别子宫内膜间质肉瘤（low-grade endometrial stromal sarcoma，LGESS）；③高级别子宫内膜间质肉瘤（high-grade endometrial stromal sarcoma，HGESS）；④未分化子宫肉瘤（undifferentiated uterine sarcoma，UUS）。肿瘤主要起源于子宫体部内膜，少数可源自宫颈管内膜或肌层，偶可发生于子宫外，如卵巢和腹膜等部位。

2）病理：一般来说，不规则结节侵犯内膜、肌层或者两者皆有。LGESS为惰性肿瘤，具有特征性的丛状血管（螺旋动脉）。镜下肿瘤细胞形态与正常子宫内膜间质细胞相似，细胞核相对一致，细胞的非典型性较轻并且核分裂象少见。HGESS为高度侵袭性的肿瘤，常缺乏特征性丛状血管，具有明显的细胞异型性和非典型的核分裂。

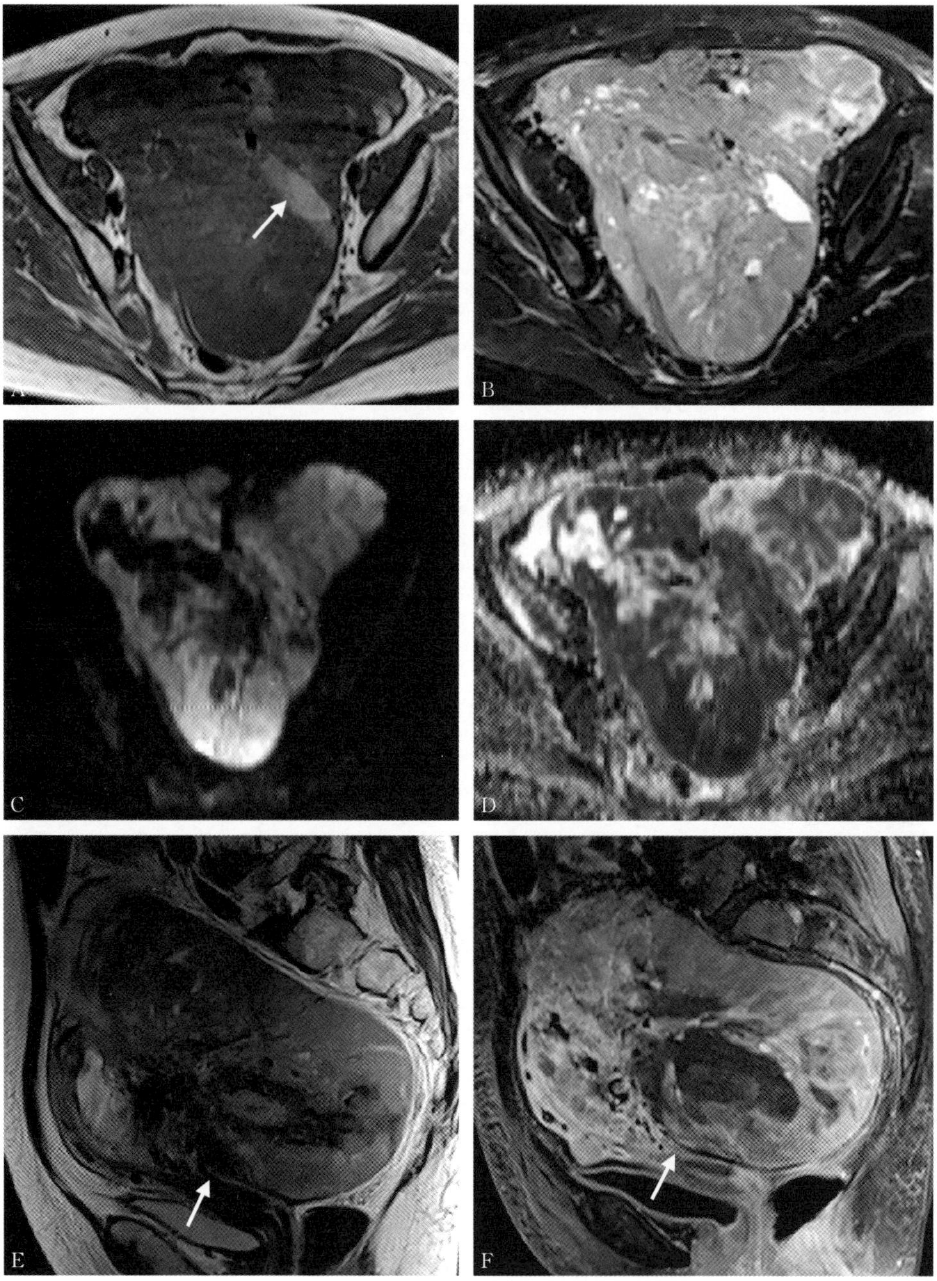

图 11-64 子宫平滑肌肉瘤(一)

注:患者,女性,73 岁,排便异常 1 月余,检查发现盆腔肿块。横断位 T_1WI(A)显示盆腔内不规则形肿块,见高信号出血区(箭);横断位 T_2WI FS(B)示肿块呈不均匀等、稍高信号;DWI 和 ADC 图(C、D)示肿块分别为高信号和低信号;矢状位 T_2WI 和 T_1WI FS 增强(E、F)示肿块源自子宫(箭)后壁,局部与子宫后壁分界不清,不均匀强化,含无强化坏死区。

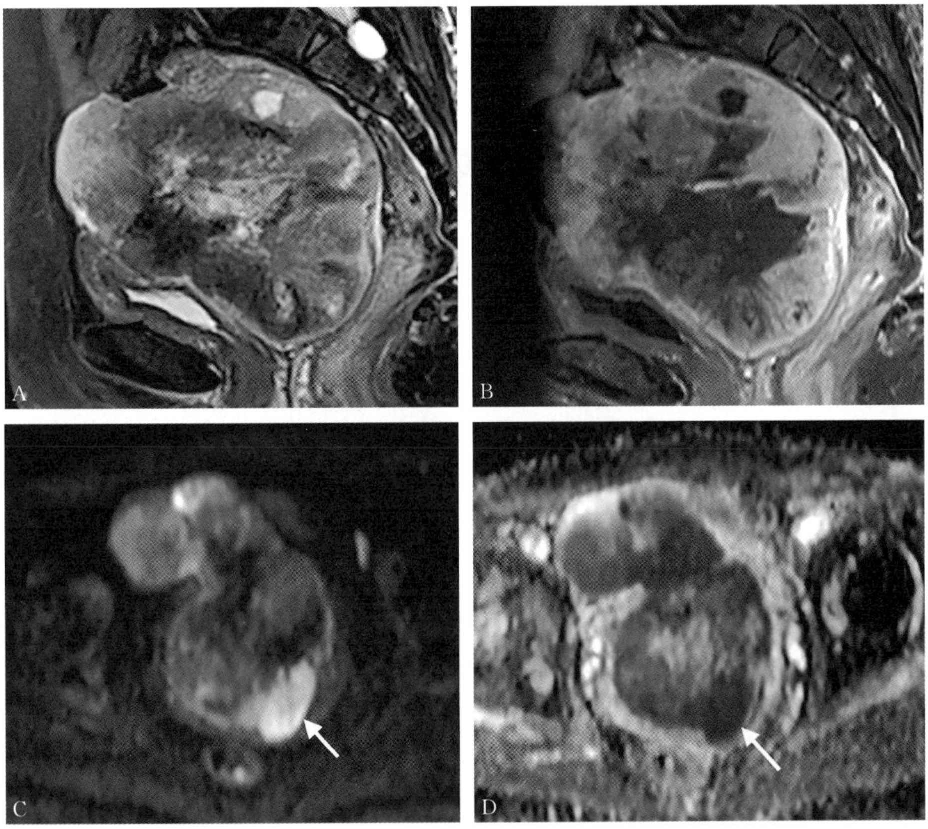

图 11-65 子宫平滑肌肉瘤(二)

注:患者,女性,71岁,阴道少量流血1月余。矢状位 T_2WI FS(A)示子宫巨大肿块呈不均匀低至高信号;矢状位 T_1WI FS增强(B)示肿块呈明显不均匀强化,内见大片不规则坏死区;横断位DWI(C)示肿块呈不均匀高信号,局部更高信号;ADC图(D)呈低信号(箭)。

3)临床表现:ESS多发生在绝经前期妇女,年龄42~58岁。临床表现无特异性,最常见症状为阴道不规则出血和月经紊乱,下腹痛及盆腔包块也较常见,约25%患者无明显症状。ESS为相对静止肿瘤,预后相对较好,早期病变5年生存率可达89%,而晚期生存率则明显下降。术前常被误诊为子宫肌瘤而行肌瘤剥除术,造成不必要的二次手术。

4)MRI表现:MRI上,ESS具有下列特征性表现。①肿块多位于宫腔内,亦可发生于肌壁间或宫腔外;肿块体积较大,直径多超过5.0 cm。②肿块呈实性或囊实性,国内外研究发现ESS最常见的表现为实性肿块伴囊变和坏死,其中HGESS更易发生囊变和坏死,而LGESS相对较少发生。③T_1WI上肿块呈等或等、低信号,合并出血时可伴高信号;T_2WI上肿块多呈不均匀高信号,内可见弧形低信号为特征性表现,组织病理学上为肿瘤内部的纤维、钙化及平滑肌成分。④肿块实性区DWI呈高信号,ADC图呈低信号。⑤多数肿瘤为富血供,注射对比剂后动态增强扫描,动脉期明显强化,静脉期持续强化;部分肿瘤呈中度强化,强化幅度低于子宫肌层;合并出血、坏死时强化不均匀。⑥ESS病灶常呈蚯蚓状向宫旁血管、淋巴管和阔韧带蔓延生长,亦具有特征性(图11-66、彩图7,图11-67,图11-68、彩图8)。

5)鉴别诊断:子宫内膜间质肉瘤主要需要与子宫富细胞型平滑肌瘤和静脉内平滑肌瘤病进行鉴别。①富细胞子宫肌瘤常表现为圆形或类圆形肿块,边界清楚,T_2WI呈稍高信号,信号较均匀,发生变性后信号不均匀,增强扫描常呈中度或明

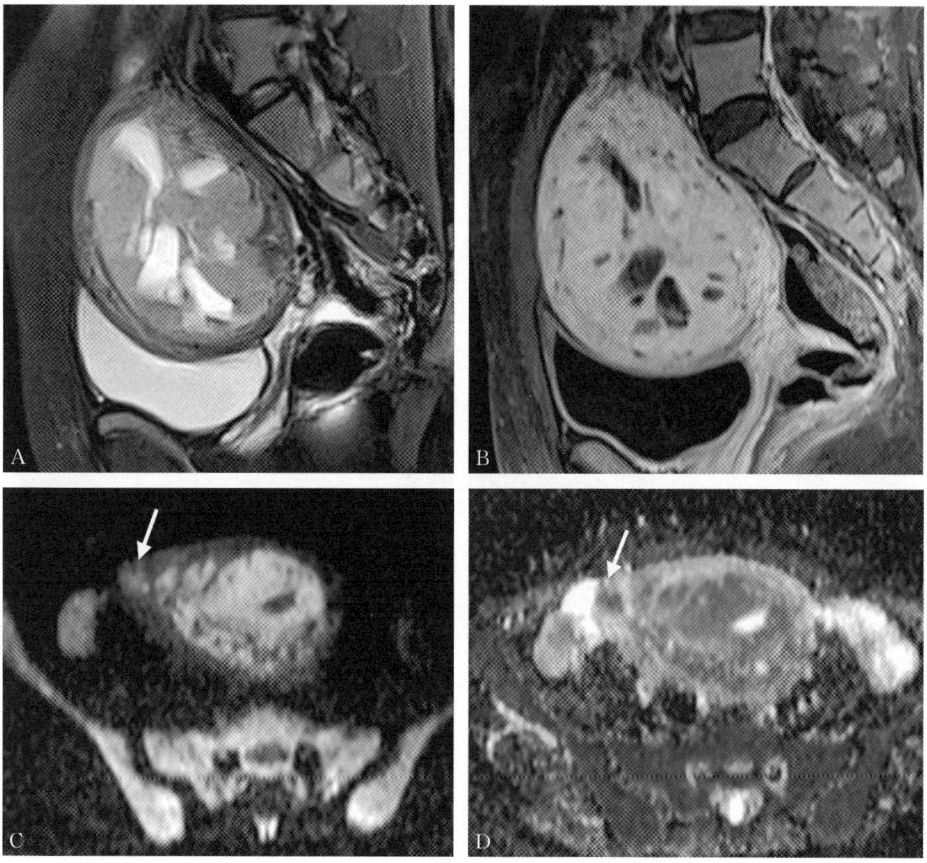

图 11－66　低级别子宫内膜间质肉瘤伴平滑肌分化

注：患者，女性，42 岁，月经淋漓不尽 1 个月。矢状位 T_2WI FS(A)示肿块位于肌壁内，呈稍高信号，内有多发囊变，局部边界欠清；矢状位 T_1WI FS 增强(B)示肿块呈明显强化，囊变区无强化；DWI(C)和 ADC 图(D)示肿块分别呈高信号和低信号，局部向右侧宫旁侵犯(箭)。

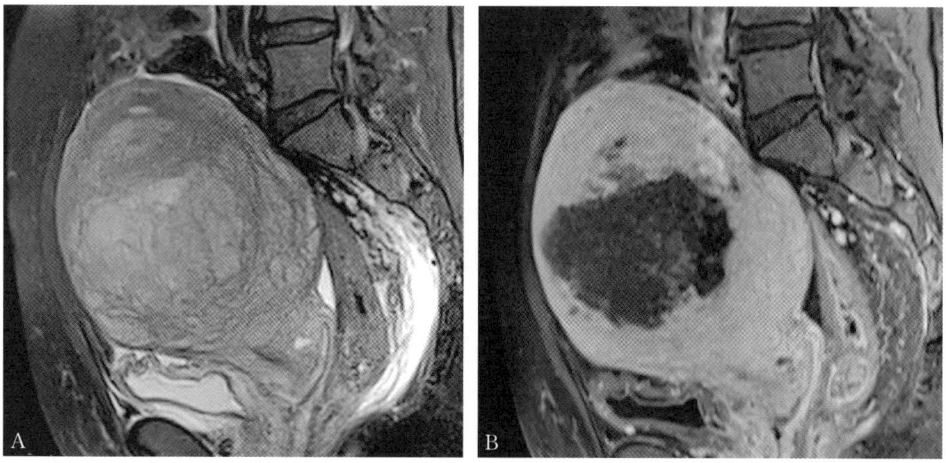

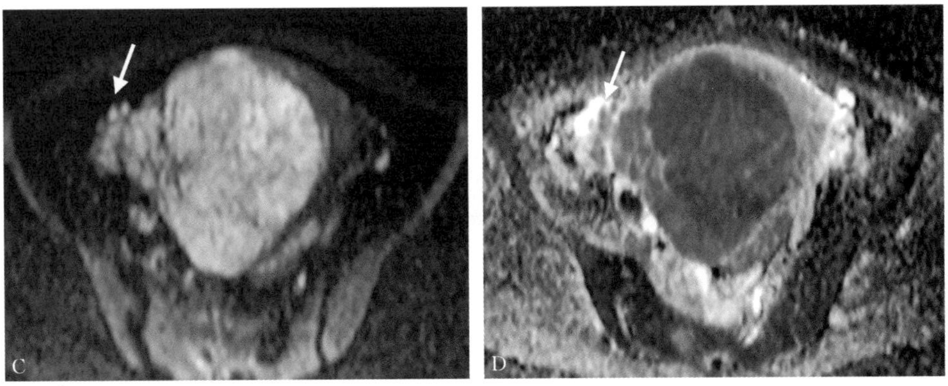

图 11-67 低级别子宫内膜间质肉瘤

注：患者，女性，45 岁，月经淋漓不尽 20 天伴小腹坠痛。矢状位 T_2WI FS(A)示子宫肌壁间不规则形肿块，呈不均匀稍高信号，内见多发弧形低信号影(代表残存平滑肌)；矢状位 T_1WI FS 增强序列(B)示肿块呈明显不均匀强化，内见无强化坏死区；DWI 和 ADC 图(C、D)示肿块分别呈高信号和低信号，并向右侧宫旁侵犯(箭)。

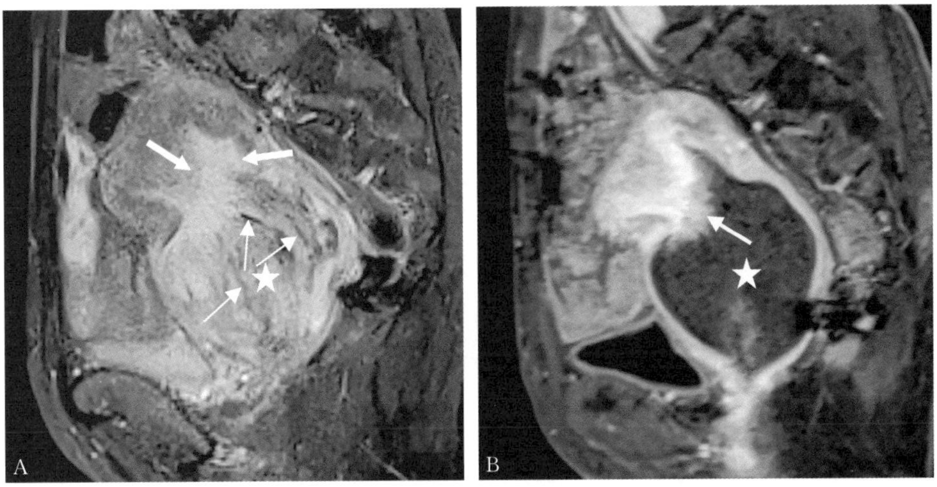

图 11-68 高级别子宫内膜间质肉瘤

注：患者，女性，60 岁，绝经后阴道不规则出血。矢状位 T_2WI FS(A)示子宫体宫腔及颈管区内见不规则形实性肿块，呈不均匀高信号，宫底部见肿瘤根蒂部的高信号区(粗箭)、散在弧形低信号(细箭)和广泛的稍高信号区(星号)；矢状位 T_1WI FS 增强(B)示肿瘤根蒂部软组织显著强化(白箭)，余区域未见明显强化(星号)，代表瘤内黏液样变性。

显强化，DWI 呈等或稍高信号；部分病例术前与 ESS 鉴别非常困难，甚至术中冰冻病理也会将 ESS 误诊为富细胞肌瘤。对于这部分病例，如无特征性的 ESS 征象，临床工作中需考虑两者的可能性。②静脉内平滑肌瘤病常沿宫旁韧带和血管呈蠕虫样生长，类似 ESS 的浸润方式，但前者宫旁及宫旁血管内可见明显的病灶与子宫病灶相连，DWI 呈中等信号；而 ESS 常表现为对宫旁的一种侵犯，DWI 呈高信号。

（3）子宫癌肉瘤

1）概述：癌肉瘤(carcinosarcomas)过去称为“恶性混合性中胚叶肿瘤”(malignant mixed mesodermal tumor)或“恶性混合性米勒管肿瘤”(malignant mixed Müllerian tumor)，是美国最常见的子宫肉瘤，约占所有子宫肉瘤的 40%，占所有子宫体癌的 4.3%，其中非裔美国妇女的患病率是其他族裔的 2 倍多。国内发病率较低，仅占 15%。

2）病理：组织学上由 2 类细胞成分组成，一是占主要成分的癌性或上皮性成分，二是肉瘤样或间充质成分。目前将癌肉瘤划分为子宫内膜癌的一特殊亚型，认为其系去分化或间变型的高级别内膜癌。大体上一般表现为宫腔肿块或带蒂肿块突出宫颈管。切面上则可见出血、囊变及坏死。镜下癌肉瘤的上皮性成分为浆液性(2/3)、内膜样(1/3),偶尔也可见透明细胞、黏液样及鳞状细胞癌。肉瘤样成分可为同源性(子宫类组织),也可为异源性(非妇科组织,最常为骨或软骨)。

3) 临床表现:常见于绝经后妇女,中位年龄70岁,患病高危因素包括非裔美国妇女、雌激素水平增高、肥胖、使用抗雌激素药物如他莫昔芬、未育和盆腔放射治疗,后者常见于年轻患者。临床表现包括阴道流血、腹胀或腹痛,以及子宫增大。血清CA125水平增高提示宫腔外播散或深部肌层侵犯,也是预后不良的标志。癌肉瘤具有高度侵袭性,60%患者就诊时已有宫外侵犯,常发生腹腔种植和淋巴结转移,血源性转移相对少见。50%以上的患者手术和辅助治疗后仍复发,5年生存率为33%~39%,其中Ⅰ期子宫癌肉瘤的生存率59%~65%,而Ⅳ期患者5年生存率只有9%~26%,仅略高于平滑肌肉瘤。

4) MRI表现:MRI常表现为宫腔内巨大、膨胀性生长的肿块,常突入宫颈,并侵犯子宫肌层,致肿瘤边缘不清、肌层信号和强化不均匀、或向外突出呈不规则分叶状。癌肉瘤肿块的前后径与子宫前后径的比例明显大于子宫内膜癌。肿块内常伴有斑片样坏死,T_1WI和T_2WI均呈不均匀混杂信号。肿瘤实性区DWI为明显高信号、ADC图呈低信号。增强后,肿瘤表现为不均匀强化,癌性成分为轻中度强化,肉瘤成分为明显强化,出血坏死区表现为不规则无强化区(图11-69、11-70)。肿瘤可直接蔓延侵犯卵巢和阴道;约20%的患者发生淋巴结转移,常见主动脉旁及盆腔淋巴结转移;血行转移最常见部位为肺,其次为肝脏和骨。

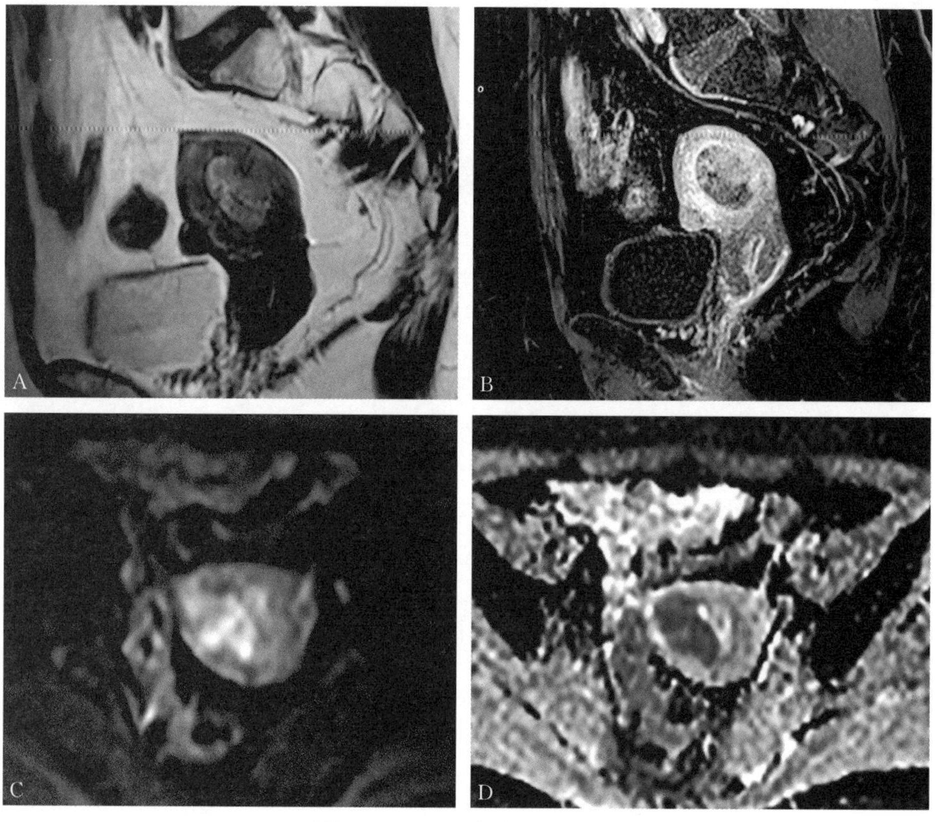

图11-69 子宫癌肉瘤(一)

注:患者,女性,67岁,绝经后阴道不规则出血。矢状位T_2WI(A)示子宫腔内异常信号肿块,呈不均匀高信号;矢状位T_1WI FS增强(B)示肿块呈不均匀强化,局部强化明显(肉瘤成分),局部轻度强化(癌性成分);DWI(C)和ADC图(D)示肿块分别呈高信号和低信号,侵犯右侧宫角部及深肌层。

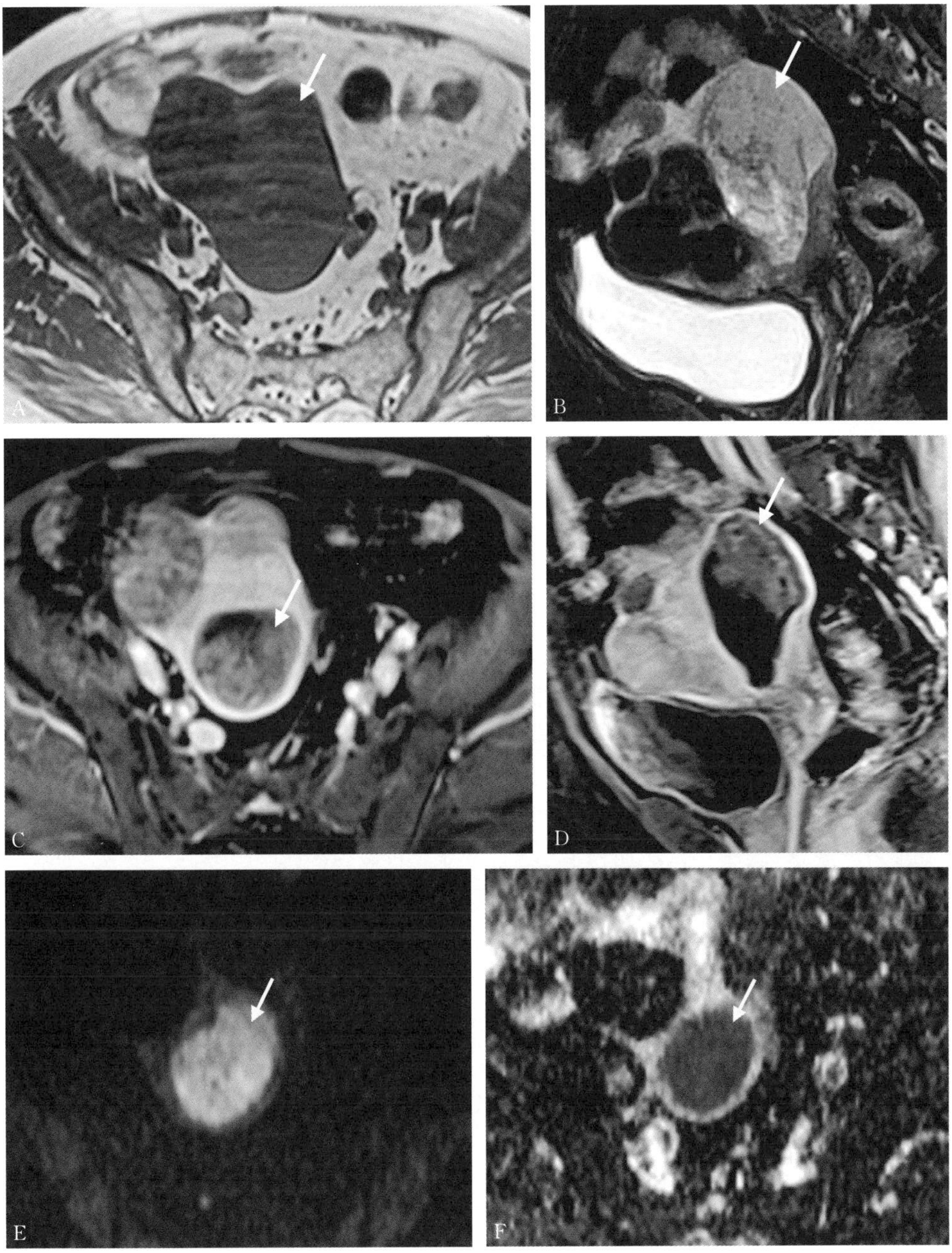

图 11-70 子宫癌肉瘤(二)

注:患者,女性,65 岁,子宫癌肉瘤(含未分化癌),绝经后阴道不规则出血 50 天。横断位 T_1WI(A)和矢状位 T_2WI FS 序列(B)显示子宫腔内不规则形肿块,T_1WI 呈等信号,T_2WI 不均匀高信号(箭);横断位和矢状位 T_1WI FS 增强(C、D)示肿瘤呈中等度不均匀强化,强化程度低于子宫肌层(箭),并见无强化坏死区;图 A～D 同时显示子宫前壁多发肌瘤;DWI 和 ADC 图(E、F)示肿块分别呈明显高信号和低信号(箭)。

5）鉴别诊断：子宫癌肉瘤好发于老年女性，影像学上主要需要与子宫内膜癌和其他类型子宫肉瘤相鉴别。有学者报道子宫癌肉瘤肿块的前后径与子宫前后径的比例明显大于子宫内膜癌，有助于两者的鉴别，鉴别阈值为 0.63；此外，子宫癌肉瘤的肉瘤成分强化较明显，亦有助于鉴别。

（4）子宫腺肉瘤

1）概述：子宫腺肉瘤是罕见的低度恶性肿瘤，占所有子宫肉瘤的 8%，Clementh 和 Scully 于 1974 年首先将其命名为“米勒管腺肉瘤”（Müllerian adenosarcoma）。子宫腺肉瘤最常起自宫底部子宫内膜（>70%），也可起自子宫下段，少数可来自宫颈管内膜及子宫肌层，甚至子宫外如输卵管和卵巢。部分腺肉瘤可合并雌激素过多症。

2）病理：镜下，腺肉瘤由良性腺体上皮和肉瘤样间充质组成，是介于良性腺纤维瘤和高度恶性的癌肉瘤之间的病理亚型，一般为内膜间质类型。如病理取材较小，肿瘤可误诊为良性息肉或腺纤维瘤。腺体多为微囊样，周围间质围绕形成袖口。腺肉瘤仅表现为轻中度核异型性，其间充质成分一般为具有低度恶性潜力的低级别同源性肉瘤，异源性间质成分（软骨、骨、脂肪及其他成分）仅在 10%～15%病例中可见。

3）临床表现：常见于绝经后妇女，发病中位年龄 57 岁。常见症状包括阴道流血、流液，腹痛及盆腔肿块。子宫腺肉瘤宫外侵犯罕见，累及部位包括双侧卵巢、盆腔内组织及邻近肠管。60% 以上的腺肉瘤就诊时为Ⅰ期，总体 5 年生存率大于 80%，预后明显优于癌肉瘤。约 5%的病例有局部复发及远处转移，常见于宫外或肌层侵犯患者。复发部位常为阴道、盆腔和腹腔，远处转移罕见。

4）MRI 表现：MRI 表现与癌肉瘤类似，为带蒂息肉状肿块，可占据整个宫腔，甚至使宫腔膨胀；与子宫大息肉或黏膜下肌瘤相似，肿块可突入宫颈管甚至脱出进入阴道。肿块在 T_1WI 呈等信号，T_2WI 呈不均匀高信号，信号一般较其他类型子宫肉瘤高，其中更高的斑点样高信号代表腺体组织，也可为坏死成分；腺体内液体较多时可呈多房性囊实性混杂肿块。增强后病灶多呈不均匀中度或明显强化。DWI 信号中等，一般较其他肉瘤低；ADC 值较其他肉瘤略高，反映肿瘤的低级别性质。即使在复发的病例，腺肉瘤更趋向于宫内生长；淋巴结及远处转移罕见（图 11－71、11－72）。

（5）子宫淋巴瘤

1）概述：女性生殖道原发性淋巴瘤为非霍奇金结外淋巴瘤，发生率极低，占原发性结外淋巴瘤的 0.2%～1.1%。而原发性结外淋巴瘤占所有淋巴瘤的 20%～34%。至 2000 年仅有约 165 例生殖道原发淋巴瘤报道。常见原发部位包括卵巢、子宫、宫颈、阴道及外阴，其中宫体和宫颈是生殖道原发淋巴瘤的好发部位。

2）病理：女性生殖道淋巴瘤主要为弥漫性大 B 细胞淋巴瘤，其次为 Burkitt 淋巴瘤和滤泡型淋巴瘤。影像、病理及骨髓穿刺有助于最后的组织学确诊，但对于播散型病例，很难区分原发或继发淋巴瘤。

3）临床表现：国外学者一组大样本资料的回顾性研究表明，女性生殖道原发淋巴瘤的总体中位生存期为 70 个月，其中 1 年生存率为 91%，5 年生存率为 86%，10 年生存率为 79%。但累及多个部位时，中位生存时间降低至 59 个月。11% 卵巢淋巴瘤患者无明显症状；24%的患者仅表现为不典型的腹部症状，包括腹部膨隆、腹部不适等；只有不到 14%的患者表现为淋巴瘤特异性症状，最常见为阴道流血，其他症状包括发热、盗汗和体重减轻等。女性生殖道淋巴瘤的平均发病年龄约 44 岁（19～87 岁）。

4）MRI 表现：MRI 因其软组织分辨率高的优势，可以显示更细微的形态学变化特征。子宫体原发淋巴瘤表现为子宫体弥漫性增大，肌层明显增厚，T_1WI 呈均匀低信号，T_2WI 呈轻度或中等强度信号，肿块无明显边界，中央可见正常的子宫内膜；病灶可累及子宫颈但程度较轻，宫颈常保留正常的层次结构，如低信号的宫颈间质和高信号的宫颈管结构；增强后表现为轻度或中度强化。宫颈原发淋巴瘤表现与宫体淋巴瘤相仿，宫颈内膜和间质及子宫内膜和结合带常保留完整。增大的子宫体或宫颈在 DWI 上呈明显高信号，ADC 图呈低信号。髂血管旁、主动脉旁淋巴结常肿大，在 DWI 和增强序列上显示更清晰(图 11-73)。少数子宫原发性淋巴瘤呈不典型表现，包括肿瘤坏死、累及子宫内膜或宫颈间质。

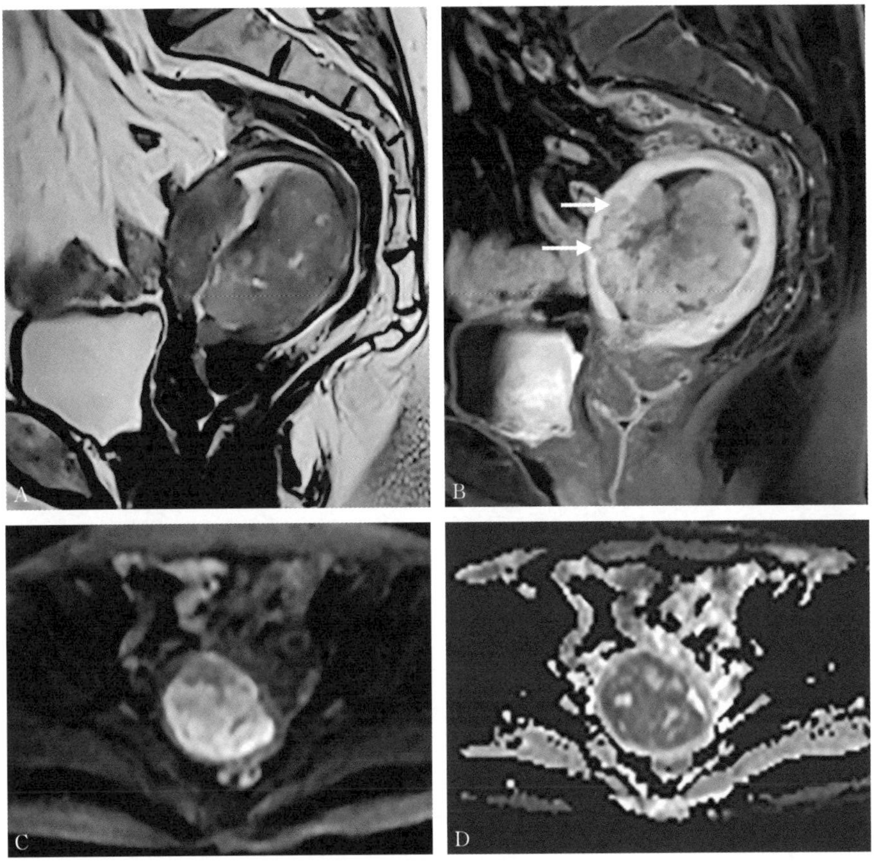

图 11-71　子宫腺肉瘤(一)

注：患者，女性，61 岁。矢状位 T_2WI(A)示子宫腔内卵圆形肿块，呈等、稍高信号，内见更高的斑点状信号；矢状位 T_1WI FS 增强序列(B)示肿块呈中等度不均匀强化，侵犯前壁深肌层(箭)；DWI(C)和 ADC 图(D)示肿块分别呈高信号和低信号。

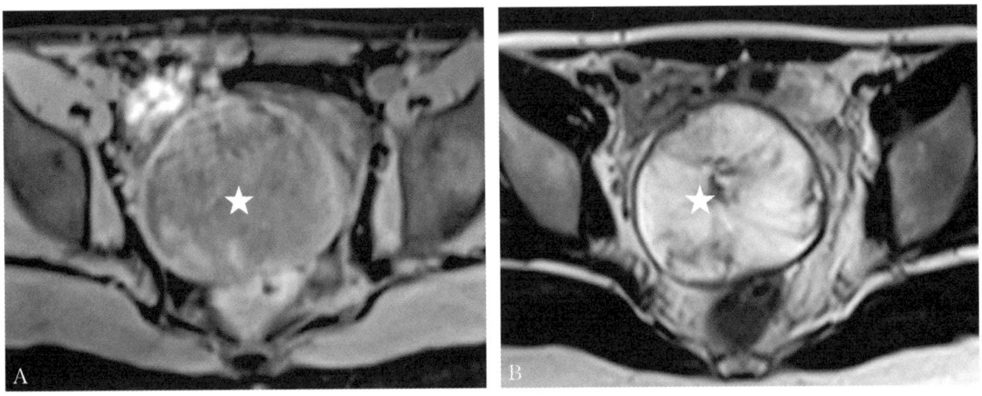

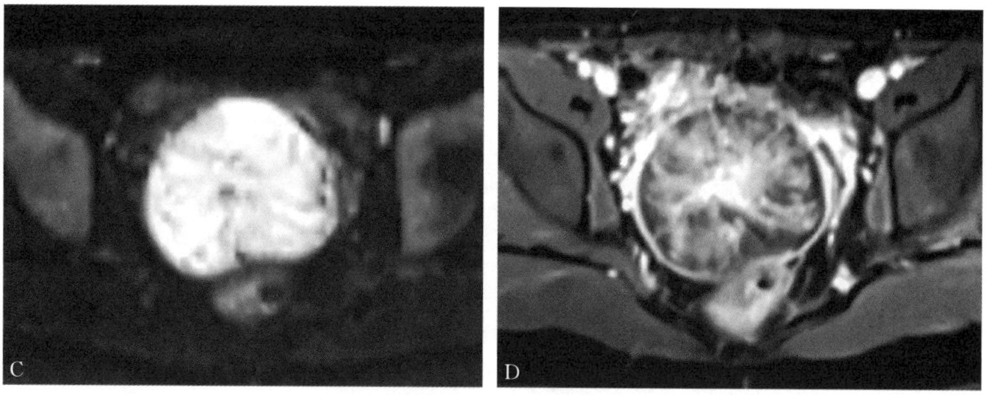

图 11-72　子宫腺肉瘤(二)

注:患者,女性,14 岁。横断位 T_1WI FS(A)示盆腔内不规则形软组织肿块(星号),呈不均匀等、低信号为主;横断位 T_2WI(B)示肿块呈不均匀高信号(星号),边界清晰;DWI(C)示肿块呈明显高信号;横断位 T_1WI FS 增强(D)示肿块呈明显不均匀强化。

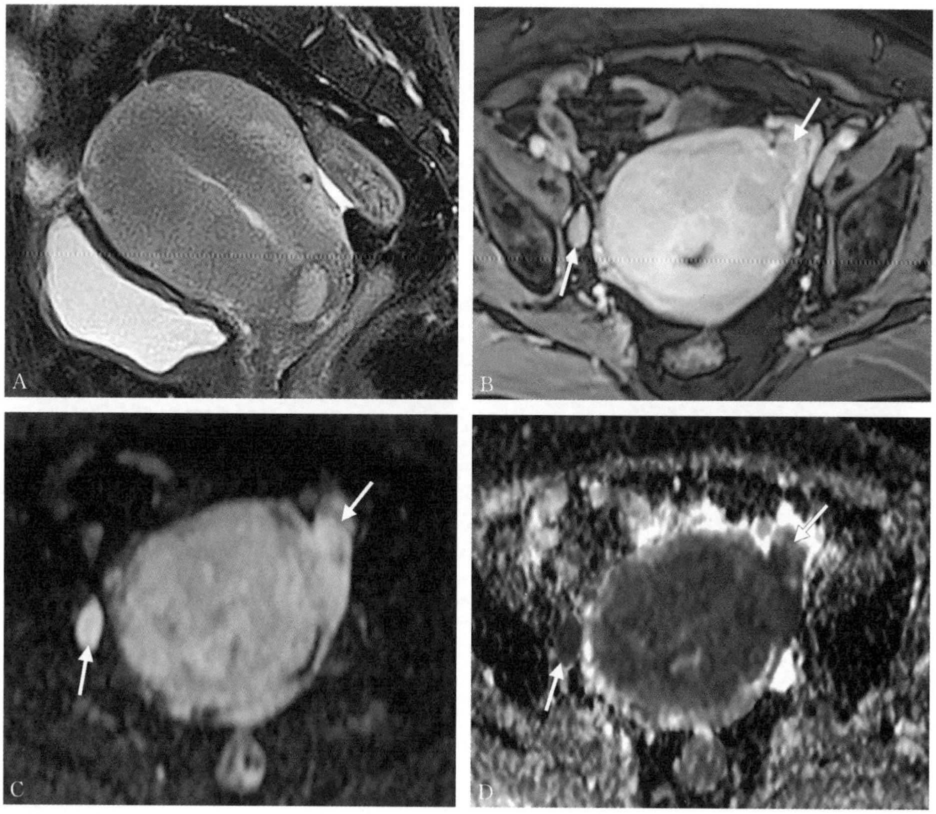

图 11-73　子宫体原发性淋巴瘤

注:患者,女性,64 岁。矢状位 T_2WI FS(A)示子宫体积增大,子宫肌层弥漫性增厚,呈均匀等信号,子宫内膜存在、呈受压改变;横断位 T_1WI FS 增强序列(B)示子宫肌层病变呈轻-中度强化,边界欠清;DWI(C)和 ADC 图(D)示子宫肌层分别呈弥漫性高信号和低信号。左侧卵巢和右侧髂血管淋巴结累及(箭)。

(马凤华　李海明　强金伟)

11.5 子宫内膜异位症

(1) 概述

子宫内膜异位症(endometriosis,简称内异症)指具有活性的子宫内膜组织种植在子宫腔以外的部位,出现生长、浸润及反复出血。内异症是激素依赖性疾病,多见于育龄期女性,以 25~45 岁多见。另外,也有长期雌激素治疗的男性罹患内异症的报道。女性总体发病率 5%~15%,行腹腔镜输卵管结扎术的无症状人群中发病率约 4.1%,在不孕症患者中发病率 17%~50%,慢性盆腔痛患者中 5%~21%。

(2) 病理

子宫内膜异位症可分为 4 种临床病理类型:

1) 腹膜型:指种植于盆腔腹膜和各脏器表面的各种内膜异位病灶,包括红色病变(早期病变)、蓝色病变(典型病变)及白色病变(陈旧病变)。

2) 卵巢型:最为常见,占 80%以上,常形成子宫内膜异位囊肿(也称巧克力囊肿)。

3) 深部浸润型:又称 Cullen 征,指异位子宫内膜组织浸润到盆腔腹膜下深度超过 5 mm。广义的深部浸润型内异症指所有深部浸润病灶,包括宫骶韧带、子宫直肠陷凹、阴道直肠隔、膀胱、输尿管和肠道等;狭义的深部浸润型内异症仅局限于后盆腔结构,如宫骶韧带、子宫直肠陷凹、阴道直肠隔、直肠和阴道穹窿等。

4) 其他部位子宫内膜异位症:主要指发生于盆腔外或盆腔内非妇科解剖部位的内异症。

(3) 临床表现

子宫内膜异位症临床表现多样,主要包括以下方面。①疼痛:约 80%的患者有盆腔疼痛,包括痛经、慢性盆腔痛、性交痛、排便痛等,内膜异位囊肿破裂可引起急腹症。疼痛程度与病变严重程度并不完全平行。②不孕症:30%~50%有不孕症,约 20%不孕症患者腹腔镜检查时有子宫内膜异位症。③其他与病变部位有关的少见症状:包括月经期腹泻、血便和便秘;尿路刺激症状、耻骨上压迫感和血尿;胸痛、气胸、胸腔积液、周期性咯血等。妇科检查可见后位子宫、宫骶韧带紧张、子宫直肠陷凹结节状增厚、子宫直肠陷凹肿块、附件包块等。实验室检查血清 CA125 可轻中度增高。

(4) MRI 表现

1) 腹膜型:腹膜型内异症位于腹膜或脏器浆膜表面,多较为微小、平坦,在 MRI 上易受磁敏感伪影和肠道蠕动影响而漏诊。当病灶较大(>5 mm)或含有出血时 MRI 可以显示,以 T_1WI FS 最为敏感,呈高信号,在 T_2WI 呈等或低信号。当病变无出血或以纤维成分为主时,其信号与周围组织结构相似致检出困难。MRI 诊断敏感度仅 5%左右,但特异度达 93.9%(图 11-74)。

2) 卵巢型:也称子宫内膜异位囊肿,病灶直径 3~8 cm,约 50%累及双侧卵巢,可以为圆形、卵圆形、葫芦形或不规则形。囊肿可为单房、双房或多房,大致各占 1/3。囊壁可薄或厚,但很少大于 5 mm。

在 MRI 上,其信号改变取决于出血期相、蛋白含量等多种因素,充分理解出血在 MRI 中信号演变规律有助于解释子宫内膜异位囊肿的各种信号改变。但因出血为周期性现象,故信号常复杂而多变。在 T_1WI 和 T_1WI FS 均呈高信号,在 T_2WI 上可呈高、等或低信号,或混杂多种信号,低信号可呈斑点状或地图样分布。T_1WI 高信号的囊性肿块也可见于其他出血性囊肿(如黄体囊肿)和富蛋白性囊性肿瘤(如卵巢黏液性肿瘤和结直肠转移性黏液腺癌),并无特异性,但内膜异位囊肿的 T_1WI 信号更高,T_2WI 信号要偏低。增强后囊壁及分隔呈轻度、中等或明显强化,强化程度取决于囊壁或分隔形成时间长短,囊液无强化(图 11-75)。

"阴影征"(shading sign)是卵巢子宫内膜异位囊肿的特异征象,指 T_2WI 上囊内局灶斑片状或弥漫性低信号影,可局限于重力依赖区,也可弥漫性累及全部病灶,在其他出血性囊肿中非常少见。这是由于长期反复周期性出血使得囊液含有高浓度的铁及蛋白成分,致 T_2 弛豫时间缩短、信号丢失(图 11-76)。文献报道其诊断敏感度、特异度和准确度分别为 98.2%、87%和 93.3%。

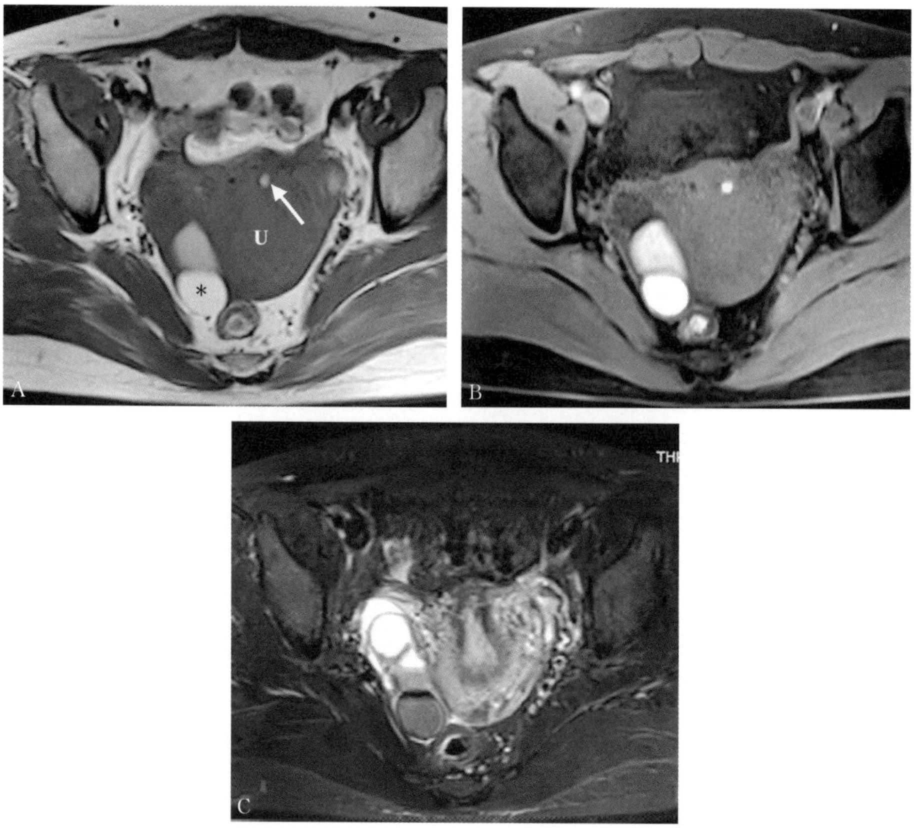

图 11-74　子宫内膜异位症(腹膜型)

注:患者,女性,38 岁,痛经 5 年。横断位 T_1WI 和 T_1WI FS(A、B)示子宫浆膜内膜异位灶,呈高信号(箭),脂肪抑制后高信号更明显;右侧卵巢见双房内膜异位囊肿(星号);横断位 T_2WI FS(C)未能显示子宫浆膜内膜异位灶,右侧卵巢内膜异位囊肿呈高低混杂信号。U:子宫。

在 DWI 上,子宫内膜异位囊肿信号不一。多数病灶因内容物黏稠或含有血凝块而呈高信号,ADC 值减低;陈旧性病灶可趋于水样信号,因 T_2 穿透效应表现为假性弥散受限,在 DWI 及 ADC 图上均呈高信号;富含含铁血黄素等陈旧性出血产物时可呈高低混杂信号(图 11-77、11-78)。脂肪抑制序列(尤其是 T_1WI FS)对子宫内膜异位囊肿的准确诊断非常重要。一方面,脂肪抑制可以准确地与卵巢畸胎瘤鉴别;另一方面,T_1WI FS 图像能够更清晰地显示病灶边界,有利于小的内膜异位灶检出和定位。

3) 深部浸润型:盆底组织解剖上为纤维肌性结构,深部浸润型内异症在病理上主要为平滑肌增生,子宫内膜腺体稀少甚至缺如,因周期性出血而继发不同程度的炎症反应和纤维化,与背景纤维肌性结构信号差异并不明显。高分辨 MRI 对诊断至关重要。在 MRI 检查时,应用超声耦合剂充盈阴道(50 ml)和直肠(150 ml),使得阴道腔及肠腔在 T_2WI 呈高信号,可以更清晰地勾勒出宫颈、阴道穹窿、直肠前壁和直肠乙状结肠交界处,对显示深部内膜异位症病灶很有帮助。增强扫描的诊断价值尚不明确,根据炎症反应、腺体和纤维化的比例不同,病灶的强化程度不一,不能可靠地与背景纤维肌性结构区分。另外,宫旁组织、盆腔小静脉、腹膜炎症也可以出现强化,容易误判为内异症病灶。

深部浸润型内异症形态不一,常表现为不规则状、星芒状、结节状或局部增厚软组织影,宫骶韧带、后穹隆、子宫直肠陷凹处的病灶有时可形成柱状肿块,类似肿瘤性病变。在 T_2WI 上,深部浸

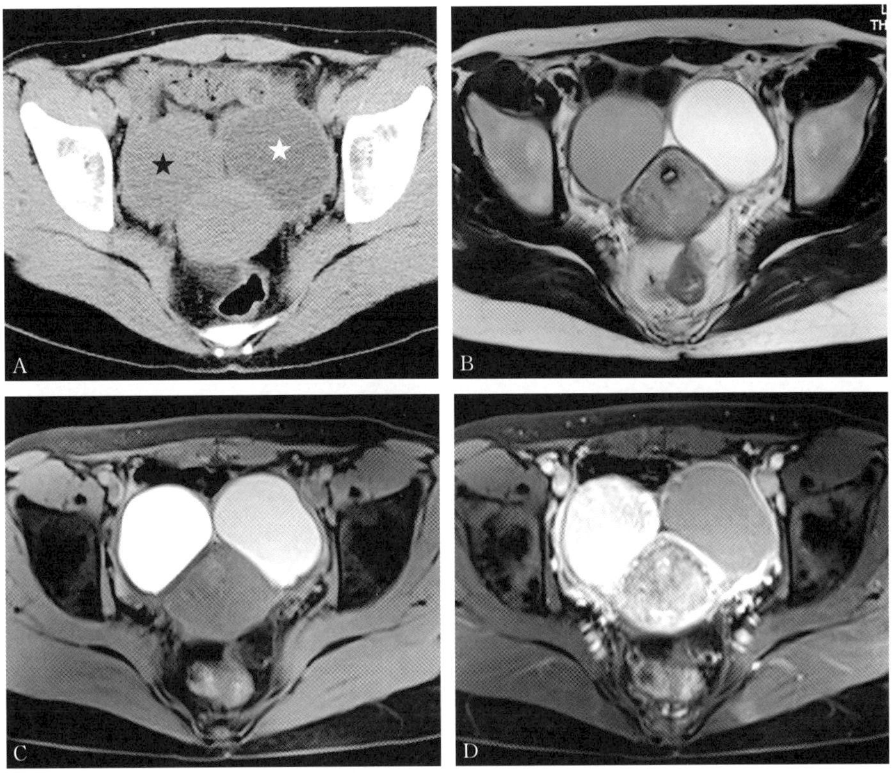

图 11-75 双侧卵巢内膜异位囊肿(一)

注:患者,女性,42 岁,下腹隐痛不适 5 年,近 1 月加重。CT 平扫(A)示双侧卵巢囊性肿块,右侧密度较高(黑星号),左侧密度偏低(白星号);T_2WI(B)示右侧病灶呈低信号、左侧呈高信号;T_1WI FS(C)示两侧病灶均呈高信号,但右侧更显著,提示左侧病变为陈旧性出血,而右侧病灶为亚急性出血;增强后(D)病灶囊壁明显强化。

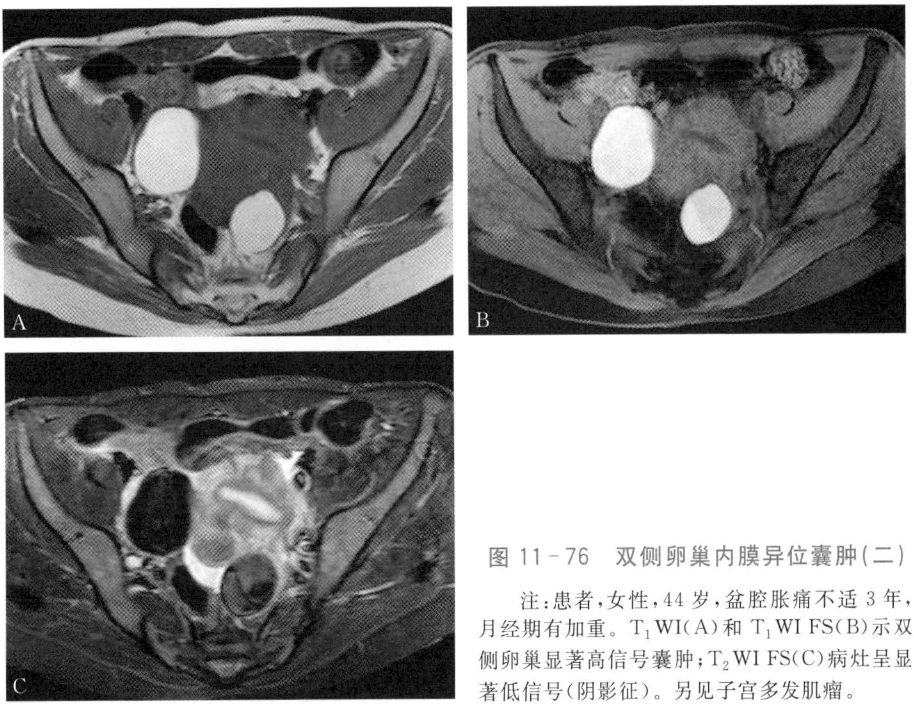

图 11-76 双侧卵巢内膜异位囊肿(二)

注:患者,女性,44 岁,盆腔胀痛不适 3 年,月经期有加重。T_1WI(A)和 T_1WI FS(B)示双侧卵巢显著高信号囊肿;T_2WI FS(C)病灶呈显著低信号(阴影征)。另见子宫多发肌瘤。

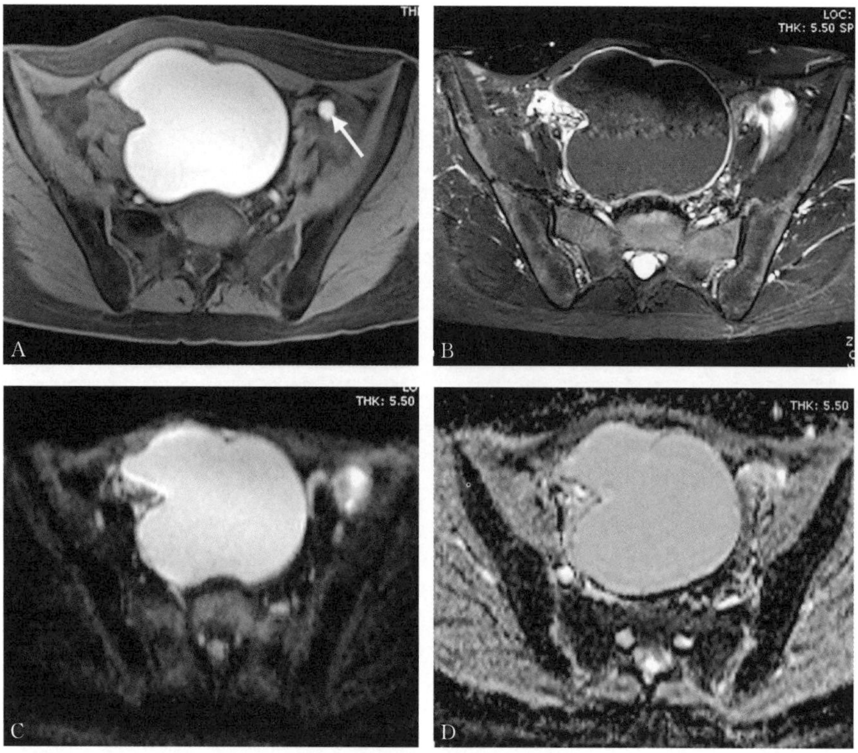

图 11-77　右侧卵巢内膜异位囊肿(一)

注：患者，女性，57 岁，下腹胀痛不适半年。T_1WI FS(A)显示一不规则形巨大囊肿，呈显著高信号，左侧卵巢亦见一内膜异位灶(箭)；T_2WI FS(B)病灶呈显著低信号，这是由于血液与脂肪反转时间接近，在 STIR 序列产生非脂肪特异性信号抑制，易误认为脂肪成分；DWI(C)及 ADC 图(D)病灶均呈高信号，说明是 T_2 穿透效应所致假性扩散受限。

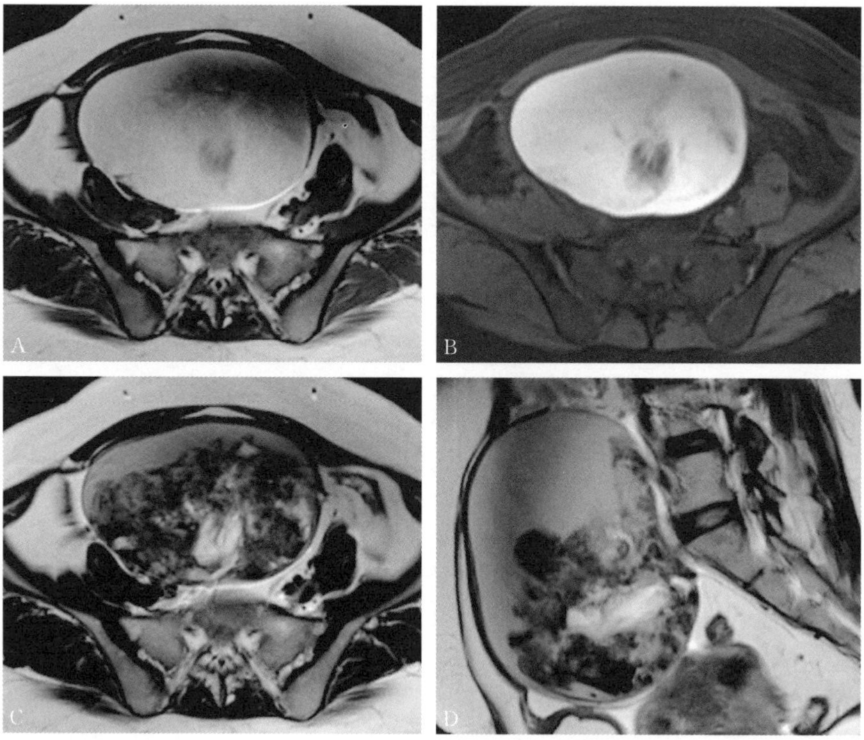

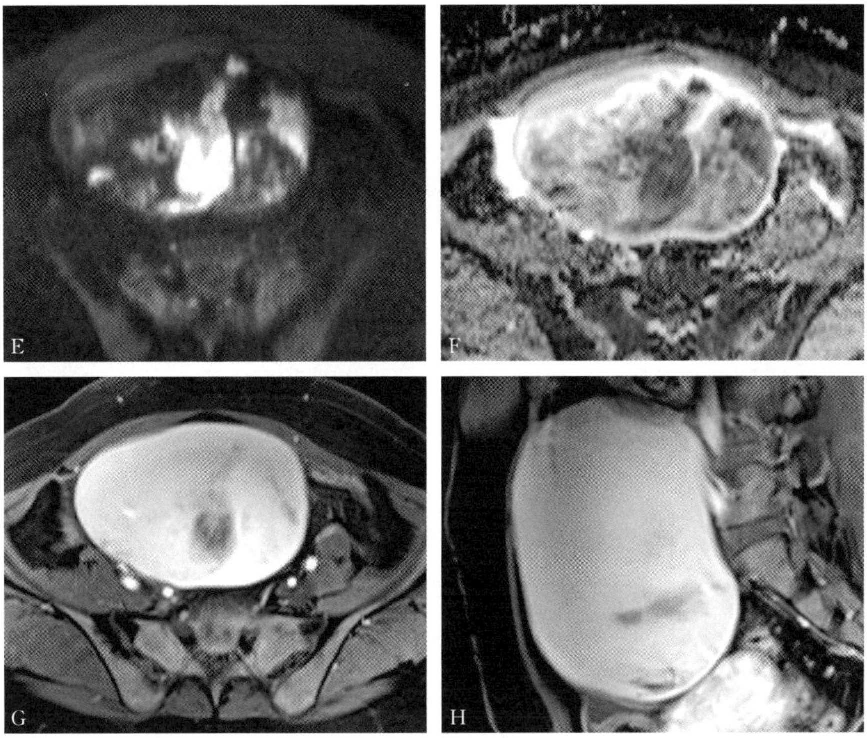

图 11-78 右侧卵巢内膜异位囊肿(二)

注:患者,女性,40 岁,1 个月前自觉下腹坠痛伴腰酸,劳动后加重,外院 B 超提示子宫右上方混合回声包块。横断位 T_1WI(A)显示盆腔内巨大高信号肿块;脂肪抑制(B)信号无下降,肿块内索带和片状低信号;横断位和矢状位 T_2WI(C、D),肿块前上部为均匀高信号囊性,后下部为低、等、高混杂信号;DWI(E)示肿块呈高、等、低混杂信号;ADC 图(F)为对应低、等、高混杂信号;横断位和矢状位增强(G、H)显示肿块无明显强化。术中发现肿块为血性囊肿,内含大量紫褐色血块。

润型内异症因富含纤维和增生平滑肌常呈低信号,少数情况下伴有腺体扩张时内部可见灶状高信号。在 T_1WI 上,多为中等信号,含有出血时呈高信号。

深部浸润型内异症主要累及后盆腔,以子宫直肠陷凹为中心向周围浸润,向上累及宫骶韧带,向下累及阴道直肠隔,向后累及直肠,向前累及子宫峡部及阴道穹窿。以宫骶韧带受累最常见(69.2%),其次为直肠子宫陷凹(约占 56%)。宫骶韧带内异症可以累及单侧或双侧,以近端、宫颈后外侧区多见,可直接扩展至阴道穹窿和直肠前外侧壁。MRI 上表现为韧带弥漫性增厚(≥9 mm),两侧受累时呈弓环样围绕子宫圆突,也可形态不对称、单侧结节状增粗或挛缩。宫骶韧带内异症在 T_2WI 呈低信号,在 T_1WI 呈等或高信号(图 11-79)。但是单凭信号改变并不能可靠地诊断,尤其是缺少出血所致 T_1WI 高信号时。另外,当合并卵巢内膜异位囊肿、粘连、后屈子宫时,因盆腔解剖结构扭曲也会导致诊断困难。

圆韧带受累时多表现为腹股沟区疼痛性肿块,大小可随月经周期而变化,右侧多见,可能与乙状结肠阻挡内异症向左侧播散有关。影像上类似宫骶韧带内异症,表现为韧带弥漫或结节状增粗,在 T_2WI 呈低信号,增强后可见强化。

子宫圆突内异症指宫颈后方、阴道穹窿附着点上方区域的结节或斑片状内异症病灶,可以扩展至直肠和阴道穹窿,几乎都伴有宫骶韧带内异症,还可见到纤维粘连所致子宫后屈、直肠前壁成角。

子宫直肠陷凹内异症常表现为边界不清的增厚软组织影,在 T_2WI 呈低信号,T_1WI 呈高信号。一些病灶也可因腺体丰富、纤维反应轻微,在 T_1WI 呈高信号、T_2WI 信号不一。增强后实性腺体成分可有强化。当宫颈后区病灶扩展至直肠前

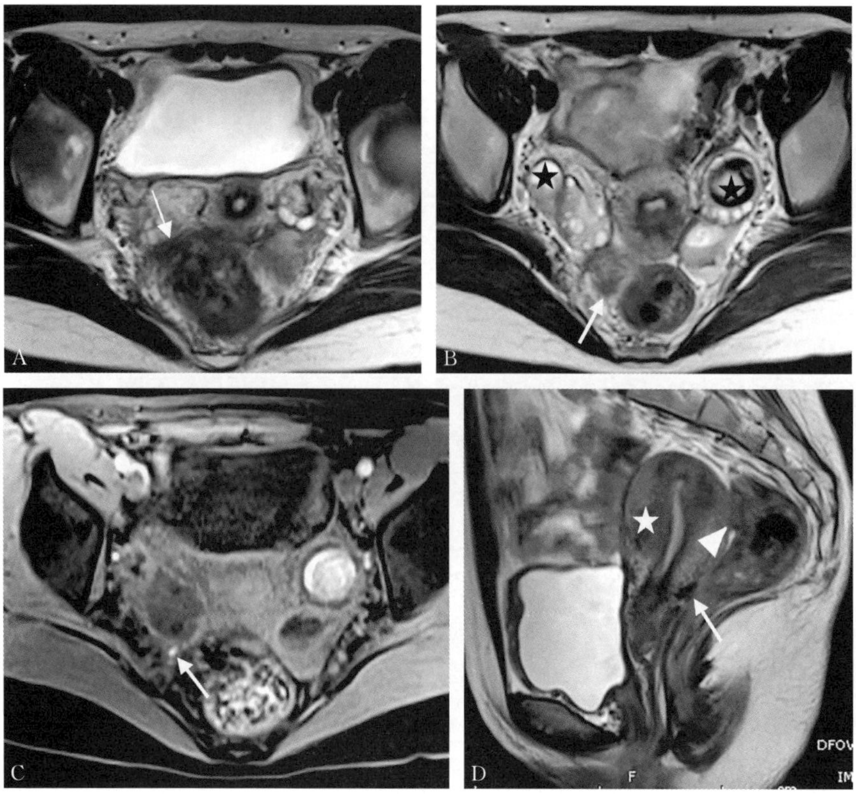

图 11-79　深部浸润型子宫内膜异位症(一)

注：患者，女性，47岁，痛经10余年，近2年明显加重。横断位 T_2WI(A)示右侧宫骶韧带增粗(箭)；上部层面(B)示右侧骶前间隙见低信号的星芒状结节(箭)，两侧卵巢见内膜异位囊肿(黑星号)；T_1WI FS(C)右侧宫骶韧带见点状高信号(箭)，两侧卵巢内膜异位囊肿呈高信号；矢状位 T_2WI(D)示子宫后倾，直肠子宫陷凹闭塞，直肠前壁向前成角，两者间见低信号粘连带(箭头)，宫颈后区子宫圆突处见低信号斑片状内膜异位灶(箭)。该患者还合并有子宫腺肌症，可见前壁结合带增厚(白星号)。

壁可导致子宫直肠陷凹闭塞，表现为直肠成角前移，与子宫后壁分界不清；肠道与子宫间纤维连接；子宫浆膜面见纤维斑块；阴道后穹窿抬高，高于子宫峡部。子宫直肠陷凹内见到肠袢是除外闭塞的可靠征象。

阴道深部浸润型内异症表现为直肠阴道隔区低信号结节或肿块，多伴有直肠子宫陷凹闭塞。直肠阴道隔病灶可以分为3类：直肠阴道隔型(10%)、后穹隆型(65%)和纺锤型(25%)。直肠阴道隔型通常较小，位于阴道后壁和直肠前壁间，不与宫颈相连，位于直肠子宫陷凹返折处；后穹隆型自后穹隆至直肠阴道隔，病灶通常较小，不延伸至直肠阴道隔和直肠壁；纺锤形起自直肠阴道隔、向上延伸至直肠壁，病灶通常较大，可超过3 cm，易于侵犯直肠前壁，位于直肠子宫陷凹腹膜反折以下(图11-80)。

盆腔粘连是深部浸润型内异症的重要间接征象。粘连直接征象表现为相邻器官间脂肪界面消失或模糊不清、出现 T_2WI 低信号纤维条索影，急性期因炎性反应可出现强化。间接征象表现为子宫及卵巢移位、后穹窿抬高、相邻肠管扭曲、输尿管移位、包裹性积液等。当病灶分布广泛，形成团块状软组织，盆腔结构广泛纤维化粘连时可形成冰冻骨盆(图11-81)。

4）其他部位内膜异位症：主要累及胃肠道和泌尿系统，以直肠和乙状结肠、膀胱最多见，异位内膜多局限于浆膜，有时也可侵犯浆膜下层并继发肌层增厚及纤维化。

直肠和乙状结肠受累表现为直肠前壁增厚、直肠前移、与正常肠壁呈钝角相交，有时可见到直肠、乙状结肠前壁与子宫后壁完全粘连，几乎都伴有子宫圆突内异症。当病灶侵犯到黏膜下层或黏膜，固有肌层肥厚与纤维化在 T_2WI 呈低信号，其表面覆盖的黏膜和/或黏膜下层仍然保持完整呈高信号，称为“蘑菇帽征”，具有诊断特异性。但 MRI 诊断肠道内异症总体敏感度很低，文献报道在 33%左右，可能与以下因素有关：①病灶内富含纤维成分，在 T_2WI 呈低信号，与肠壁肌肉信号难以区分；②病灶常附着于肠壁呈斑块状，易误认为肠腔内气体；③病灶内出血灶微小或无出血，在 T_1WI 无高信号区(图 11－82)。

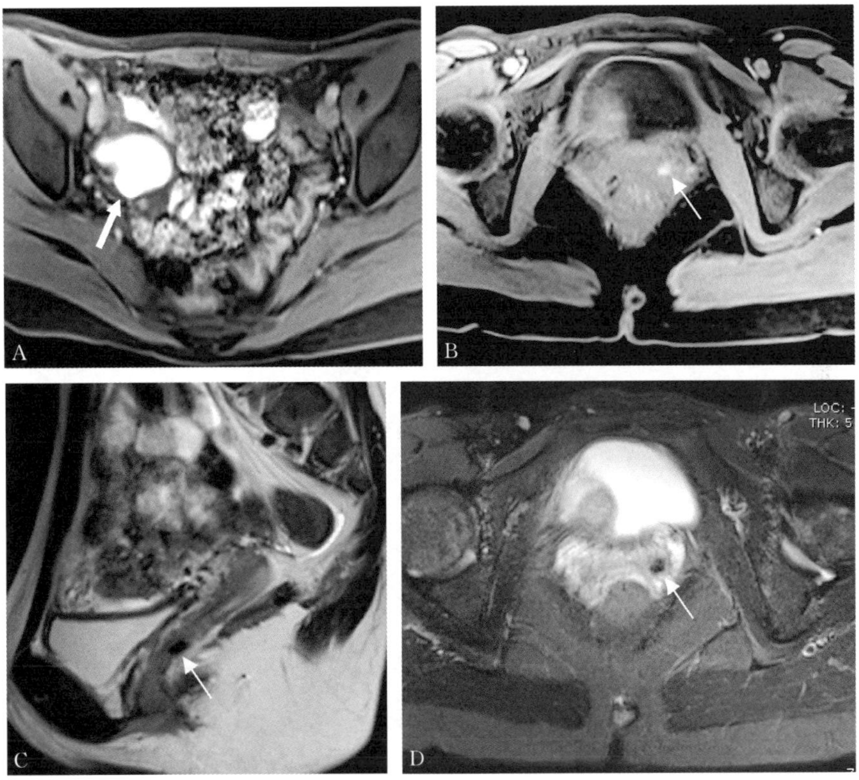

图 11－80　深部浸润型子宫内膜异位症(二)

注：患者，女性，43 岁，下腹部胀痛不适伴月经失调 5 年。横断位 T_1WI FS(A、B)示右卵巢内膜异位囊肿呈显著高信号，形态不规则(粗箭)；阴道左侧后壁见小结节高信号(细箭)；矢状位 T_2WI 和横断位 T_2WI FS(C、D)示阴道病灶呈低信号(细箭)。

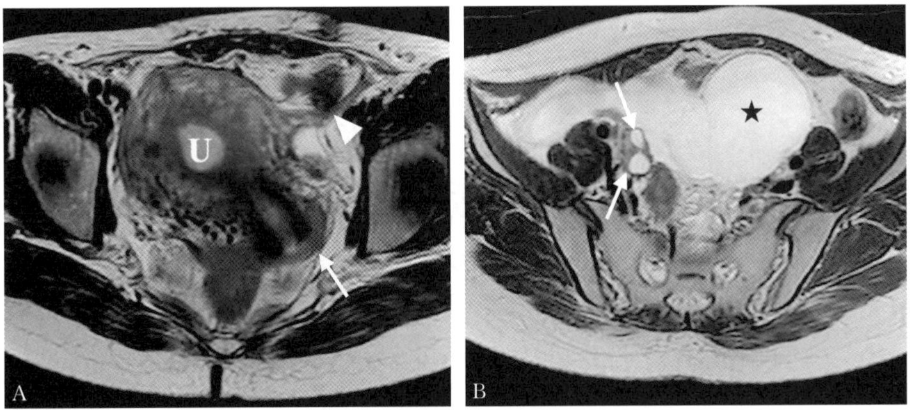

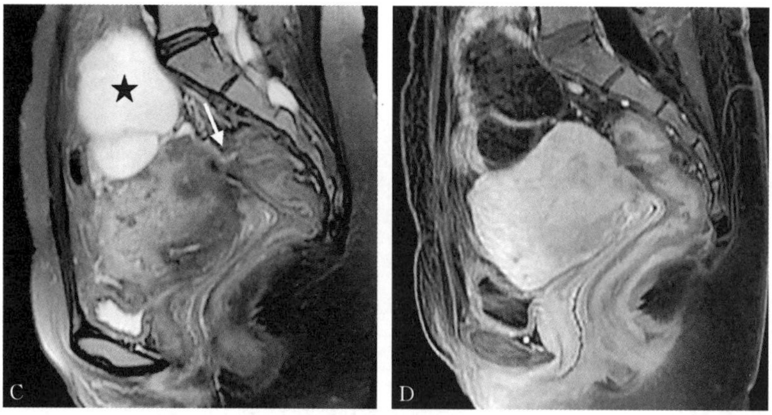

图 11-81　深部浸润型子宫内膜异位症(三)

注:患者,女性,41 岁,下腹痛 8 年,近 2 周显著加重,持续无缓解。横断位 T_2WI(A)示左侧宫骶韧带增厚,骶前间隙模糊,子宫颈向左上移位(箭),左侧圆韧带亦见增厚(箭头);其上部层面(B)示右侧卵巢结构(箭)位置抬高,固定于右侧盆壁,左侧输卵管明显积水扩张(星号);矢状位 T_2WI(C)示子宫直肠陷凹闭塞和广泛的低信号粘连带,直肠前壁向前成角(箭);T_1WI FS 增强(D)示粘连带无强化,提示为慢性纤维成分,输卵管壁可见明显强化。术中探查见子宫增大,活动差,表面遍布炎性囊泡,子宫与双侧卵巢、输卵管、膀胱及肠段紧密粘连,左侧输卵管严重扭曲粘连成团,管径增粗达 4 cm,并与肠段相互粘连包裹形成 8 cm×7 cm×7 cm 囊性团块。U:子宫。

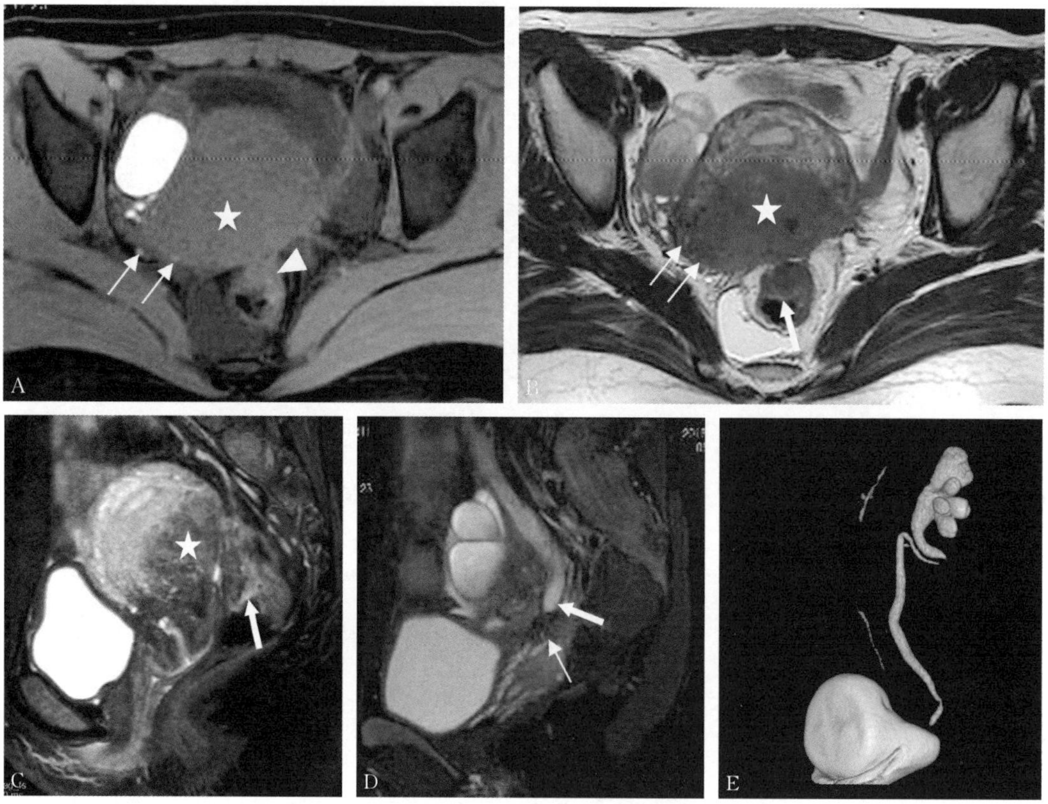

图 11-82　直肠及输尿管内膜异位症

注:患者,女性,39 岁,下腹痛 5 年,左侧明显。横断位 T_1WI FS(A)、横断位 T_2WI(B)和矢状面 T_2WI FS(C)示右卵巢内膜异位囊肿和子宫浆膜面内膜异位灶(细箭),子宫后壁明显增厚,边缘模糊,呈低信号(星号),子宫直肠陷凹闭塞,直肠前壁局限性增厚,见小点稍高信号(箭头)和片状低信号影,表面黏膜和黏膜下层保持完整,呈"蘑菇帽征"(粗箭);矢状面 T_2WI FS(D)示扩张输尿管下段(粗箭)见结节状低信号影(细箭);CTU(E)示左侧输尿管及左肾积水。

膀胱内异症以后壁顶部多见，多由膀胱阴道隔病灶直接侵犯而来。影像学上表现为膀胱子宫陷凹闭塞，膀胱壁局限性增厚，在 T_2WI 呈低信号，在 T_1WI 可见点状高信号，膀胱形态可因周围粘连带牵拉而异常。输尿管常由盆腔其他部位内异症病灶（如卵巢、阔韧带、宫骶韧带等）直接延续而来，多累及输尿管远端，很少超过骶髂关节水平，常继发肌层肥厚、纤维化、管腔狭窄，导致输尿管扩张和肾积水。影像上，输尿管内异症表现为输尿管内结节灶或管壁增厚，周边纤维条带影，在 T_2WI 呈低信号，当盆腔内膜异位灶与输尿管间脂肪间隙消失时也高度提示输尿管内异症（图 11－83）。

腹盆壁瘢痕内异症是一种特殊类型。患者多有妇科手术史，14%～26%伴有盆腔内异症。影像改变与月经周期、病程长短、间质和腺体数量、出血及炎症反应有关。在 T_1WI 呈等或不均匀高信号，在 T_2WI 多呈不均匀高信号。慢性期病灶病理上以纤维化成分为主，可见棘状突起，呈星芒状，T_2WI 呈低信号。病灶血供相对丰富，增强后呈中度至明显强化，病灶内部或周边可见供血血管。也可以表现为信号不均匀的软组织结节，是由于不同期相出血、纤维化及炎症反应所致（图 11－84）。

5）子宫内膜异位症恶变：子宫内膜异位症恶变少见，发生率约 1%。约 75%源于卵巢病灶，25%发生于生殖系统以外，病理类型以腺癌（70%）和肉瘤（12%）多见。腺癌主要是内膜样癌（67%）和透明细胞癌（15%），两者均较常见的浆液性卵巢癌发病年龄更轻（10～20 岁）、恶性度更低、预后更好。肉瘤以子宫内膜间质肉瘤最多见，也可以是腺肉瘤、癌肉瘤等，多见于 40 岁以上女性，少数可有肿瘤标志物 CA125 升高。

卵巢内膜异位囊肿恶变常表现为单侧出血性囊性肿块伴强化壁结节，壁结节的显示对诊断至关重要，减影法有助于显示较小的强化壁结节（图 11－85）。诊断时应注意以下几点：①勿将邻近卵巢组织判定为强化壁结节，卵巢组织位于囊外，呈新月形，内含滤泡结构。②囊内血块可类似壁结节，但增强后无强化。③妊娠期异位囊肿蜕膜变可类似壁结节，但在 T_2WI 呈宽基底高信号，随访有助于明确。另外，T_2WI 阴影征消失也提示恶变，这是由于病灶增大或肿瘤分泌物致原有出血产物稀释。腹水及网膜转移较浆液性癌少见。影像学难以鉴别内膜异位囊肿恶变与原发卵巢癌及肉瘤。

约 25%子宫内膜异位症恶变起源于卵巢外病灶，发病率依次为直肠阴道隔（36%）、肠道（11%）、膀胱（9%）、阴道（7%）、盆腔韧带（4%）、宫颈（4%）、输卵管（4%）等，可出现血行及淋巴转移。卵巢外内膜异位症癌变通常表现为实性肿块，在 T_1WI 及 T_2WI 呈中等信号，增强后明显强化。

（5）诊断要点

子宫内膜异位囊肿常表现为出血性信号，T_1WI 高信号和 T_2WI 阴影征具有较高特异性。深部浸润性内异症常表现为不规则形低信号，熟悉好发部位及盆腔解剖细节有助于正确诊断。盆腔外或者盆腔内非妇科部位的内异症少见，几乎均伴有盆腔内病灶。

（6）鉴别诊断

内膜异位囊肿 T_1WI 上表现为特征性的高信号，需与畸胎瘤、黏液性囊性肿瘤和其他出血性囊肿鉴别。畸胎瘤存在化学位移伪影及脂肪成分，可以用脂肪抑制序列识别。黏液性肿瘤虽然 T_1WI 也呈高信号，但信号强度不如脂肪及出血。出血性黄体囊肿多为单侧、单发、单房，T_1WI 呈稍高信号，信号低于内膜异位囊肿，一般无 T_2WI 阴影征，随访可吸收。

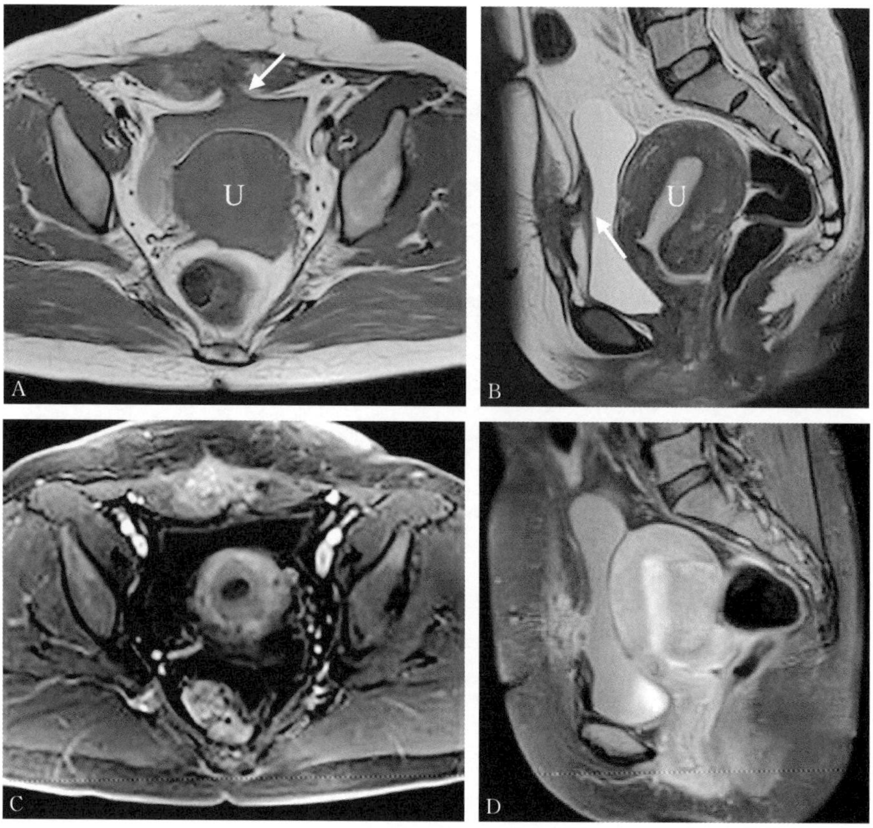

图 11－83　腹直肌及膀胱内膜异位症

注：患者，女性，29 岁，下腹痛 3 年，有剖宫产手术史。横断位 T_1WI 和矢状位 T_2WI(A、B)示腹直肌内不规则形态低信号，并呈索带状与膀胱前壁粘连，膀胱前外壁片状增厚(箭)，其间脂肪界面中断，病灶边缘呈蟹足状模糊不清；横断位增强动脉期(C)见膀胱前壁、腹直肌病灶明显强化，矢状位延迟期(D)持续强化。U：子宫。

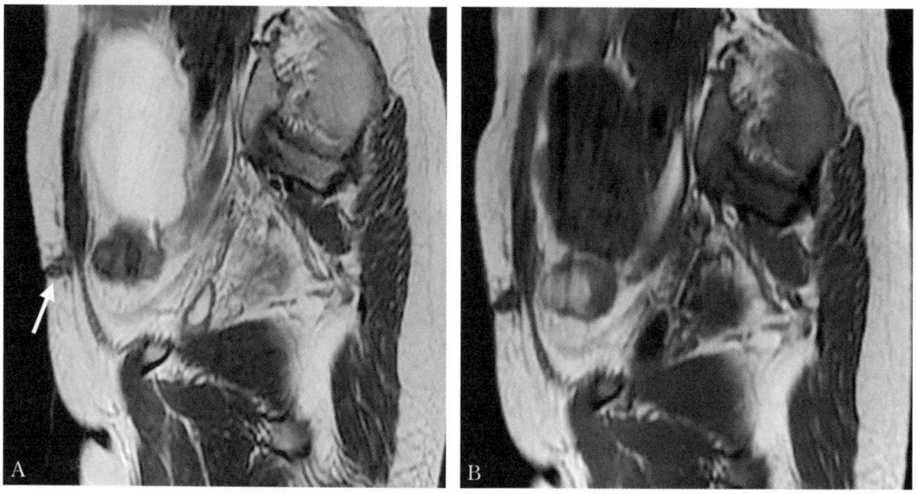

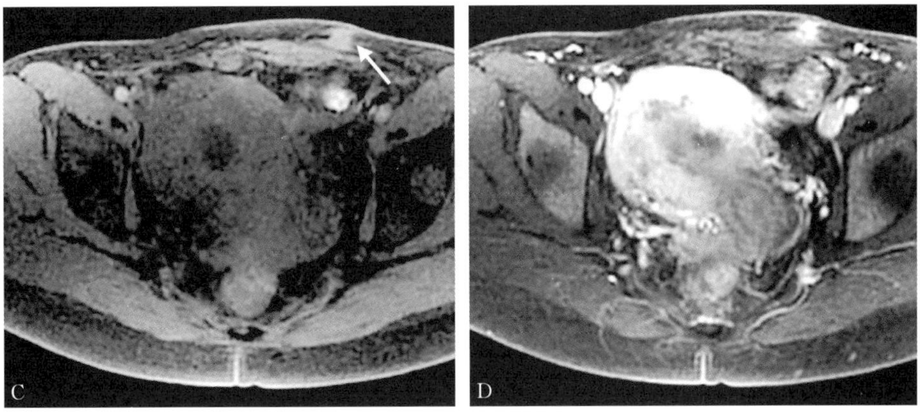

图 11-84 腹壁内膜异位症

注：患者，女性，38 岁，剖宫产术后 4 年，左下腹扪及结节，伴隐痛不适。矢状位 T_2WI(A)和 T_1WI(B)示前下腹壁皮下脂肪层内不规则结节影(箭)，均呈低信号；横断位 T_1WI FS(C)呈等信号(箭)；横断位增强(D)示病灶明显强化，边缘毛糙。

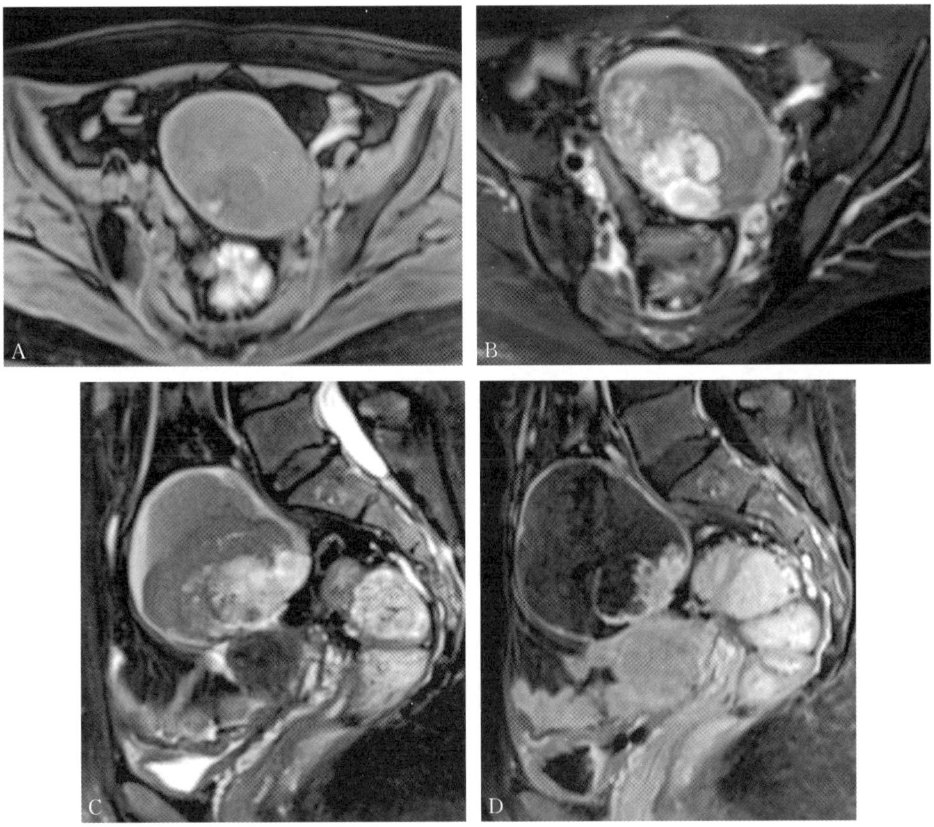

图 11-85 卵巢内膜异位症恶变为内膜样腺癌

注：患者，女性，51 岁，下腹胀痛 8 天，CA125、CA19-9 明显增高。横断位 T_1WI FS(A)见左卵巢囊性为主肿块，囊性区呈稍高信号，实性区相对低信号；横断位和矢状位 T_2WI FS(B、C)见实性区呈不均匀等、高信号，边缘菜花状；矢状位增强(D)见实性区基底部分明显强化，外周强化弱或无强化。

（李若坤　强金伟）

参考文献

[1] 陈乐真. 妇产科诊断病理学[M]. 2版. 北京：人民军医出版社，2010.

[2] 陈鑫，张雪莲，马小静，等. 多排螺旋CT诊断静脉内平滑肌瘤病的临床应用[J]. 放射学实践，2013，28(7)：784-787.

[3] 郎景和，向阳，沈铿. 妇科学[M]. 北京：人民卫生出版社，2018：1161-1167.

[4] 廖静平，王建六，韩劲松，等. 子宫肉瘤106例临床及病理分析[J]. 中华妇产科杂志，2001，36(2)：104-107.

[5] 宁燕，周先荣，朱慧庭，等. 子宫静脉内平滑肌瘤病临床病理与生物学行为分析[J]. 临床与实验病理学杂志，2007，23(3)：290-296.

[6] 强金伟. 妇科影像学[M]. 北京：人民卫生出版社，2016.

[7] ROBBOY S J，ANDERSON M C，RUSSELL P. 女性生殖道病理学[M]. 回允中，译. 北京：北京大学医学出版社，2005：305-329.

[8] 沈铿，马丁. 妇产科学[M]. 3版. 北京：人民卫生出版社，2016：310-315.

[9] 石一复，郝敏. 子宫体疾病[M]. 2版. 北京：人民军医出版社，2011.

[10] 杨曦，马珂，吴成. 子宫内膜癌的流行病学及高危因素[J]. 实用妇产科杂志，2015，31(7)：485-488.

[11] 张建民，黄受方. 女性生殖道病理学[M]. 北京：人民军医出版社，2009：317-318.

[12] 周康荣，严福华，曾蒙苏. 腹部CT诊断学[M]. 上海：复旦大学出版社，2010.

[13] AALDERS J G，THOMAS G. Endometrial cancer — revisiting the importance of pelvic and para aortic lymph nodes [J]. Gynecol Oncol，2007，104(1)：222-231.

[14] AGOSTINHOL，CRUZ R，OSÓRIO F，et al. MRI for adenomyosis：a pictorial review [J]. Insights Imaging，2017，8(6)：549-556.

[15] AHMAD A K，HUI P，LITKOUHI B，et al. Institutional review of primary non-Hodgkin lymphoma of the female genital tract：a 33-year experience. Int J Gynecol Cancer [J]. 2014，24(7)：1250-1255.

[16] AKBULUT M，GÜNDOĞAN M，YÖRÜKOĞLU A. Clinical and pathological features of lipoleiomyoma of the uterine corpus：a review of 76 cases [J]. Balkan Med J，2014，31(3)：224-229.

[17] AL R H，ROUZBAHMAN M. Endometrial stromal tumours revisited：an update based on the 2014 WHO classification [J]. J Clin Pathol，2015，68(5)：325-332.

[18] American College of Obstetricians and Gynecologists. Practice Bulletin No. 140：management of abnormal cervical cancer screening test results and cervical cancer precursors[J]. Obstet Gynecol，2013，122(6)：1338-1367.

[19] ANDREANO A，RECHICHI G，REBORA P，et al. MR diffusion imaging for preoperative staging of myometrial invasion in patients with endometrial cancer：a systematic review and meta-analysis [J]. Eur Radiol，2014，24(6)：1327-1338.

[20] ANTONSEN S L，JENSEN L N，LOFT A，et al. MRI，PET/CT and ultrasound in the preoperative staging of endometrial cancer-a multicenter prospective comparative study [J]. Gynecol Oncol，2013，128(2)：300-308.

[21] AUNG T，GOTO M，NOMOTO M，et al. Uterine lipoleiomyoma：a histopathological review of 17 cases [J]. Pathol Int，2004，54(10)：751-758.

[22] AZZIZ R. Adenomyosis：current perspectives [J]. Obstet Gynecol Clin North Am，1989，16(1)：221-235.

[23] BATUR A，ALPASLAN M，DUNDAR I，et al. Uterin lipoleiomyoma：MR findings [J]. Pol J Radiol，2015，80：433-434.

[24] BAZOT M，CORTEZ A，DARAI E，et al. Ultrasonography compared with magnetic resonance imaging for the diagnosis of adenomyosis：correlation with histopathology [J]. Hum Reprod，2001，16(11)：2427-2433.

[25] BAZOT M，DARAI E，HOURANI R，et al. Deep pelvic endometriosis：MR imaging for diagnosis and prediction of extension of disease [J]. Radiology，2004，232(2)：379-389.

[26] BAZOT M，DARAI E. Adenomyosis and imaging techniques [J]. Fertil Steril，2018，109(3)：389-397.

[27] BENARD V B，THOMAS C C，KING J，et al. Vital signs：cervical cancer incidence，mortality，and screening — United States，2007-2012 [J]. MMWR

Morb Mortal Wkly Rep, 2014,63(44):1004-1009.

[28] BHATLA N, AOKI D, SHARMA D N, et al. Cancer of the cervix uteri [J]. Int J Gynaecol Obstet, 2018, 143 (Suppl 2): 22-36.

[29] BINESH F, KARIMI ZARCHI M, VAHEDIAN H, et al. Primary malignant lymphoma of the uterine cervix [J]. BMJ Case Rep, 2012:bcr2012006675.

[30] BOKHMAN J V. Two pathogenetic types of endometrial carcinoma [J]. Gynecol Oncol, 1983,15: 10-17.

[31] BOLAN C, CASERTA M P. MR imaging of atypical fibroids [J]. Abdom Radiol, 2016,41(12):2332-2349.

[32] BOURGIOTI C, CHATOUPIS K, PANOURGIAS E, et al. Endometrial vs. cervical cancer: development and pilot testing of a magnetic resonance imaging (MRI) scoring system for predicting tumor origin of uterine carcinomas of indeterminate histology [J]. Abdom Imaging, 2015,40(7):2529-2540.

[33] BURLEIG A, TALHOUK A, GILKS B C, et al. Clinical and pathological characterization of endometrial cancer in young women: Identification of a cohort without classical risk factors [J]. Gynecol Oncol, 2015,138(1):141-146.

[34] BUY J N, GHOSSAIN M. Gynecological imaging [M]. Berlin, Heidelberg: Springer, 2013.

[35] CANTRELL L A, BLANK S V, DUSKA L R. Uterine carcinosarcoma: a review of the literature [J]. Gynecol Oncol, 2015,137(3):581-188.

[36] CHAUDHRY S, REINHOLD C, GUERMAZI A, et al. Benign and malignant diseases of the endometrium [J]. Top Magn Reson Imaging, 2003,14(4):339-357.

[37] CHENG X, CAI S, LI Z, et al: The prognosis of women with stage Ⅰ B1-Ⅱ B node-positive cervical carcinoma after radical surgery [J]. World J Surg Oncol, 2004,18(2):47.

[38] CLEMENT P B, YOUNG R H. Deep nabothian cysts of the uterine cervix. A possible source of confusion with minimal-deviation adenocarcinoma (adenoma malignum) [J]. Int J Gynecol Pathol, 1989,8(4):340-348.

[39] COUTINHO A J R, BITTENCOURT L K, PIRES C E, et al. MR imaging in deep pelvic endometriosis: a pictorial essay [J]. Radiographics, 2011, 31 (2): 549-567.

[40] DE SOUZA LRMF, DE NICOLA ALA, DE NICOLA H. Atlas of imaging in infertility [M]. Cham: Springer, 2017.

[41] DE VENECIA C, ASCHER S M. Pelvic endometriosis: spectrum of magnetic resonance imaging findings [J]. Semin Ultrasound CT MR, 2015,36(4):385-393.

[42] DEVINE C, VISWANATHAN C, FARIA F, et al. Imaging and staging of cervical cancer [J]. Semin Ultrasound CT MR, 2019,40(4):280-286.

[43] DUEHOLM M, LUNDORF E, HANSEN E S, et al. Magnetic resonance imaging and transvaginal ultrasonography for the diagnosis of adenomyosis [J]. Fertil Steril, 2001,76(3):588-594

[44] D'ANGELO E, PRAT J. Uterine sarcomas: a review [J]. Gynecol Oncol, 2010,116(1):131-139.

[45] ELSAYES K M. Cross-sectional imaging of the abdomen and pelvis: a practical algorithmic approach [M]. New York: Springer-Verlag, 2015.

[46] ESPINDOLA D, KENNEDY K A, FISCHER E G. Management of abnormal uterine bleeding and the pathology of endometrial hyperplasia [J]. Obstet Gynecol Clin N Am, 2007,34(4):717-737.

[47] FIGO Committee on gynecologic oncology. Revised FIGO staging for carcinoma of the vulva, cervix, and endometrium [J]. Int J Gynecol Obst, 2009,105(1): 103-104.

[48] FREEMAN S J, ALY A M, KATAOKA M Y, et al. FIGO staging system for endometrial cancer: added benefits of MR imaging [J]. Radiographics, 2012,32 (8):1805-1827.

[49] GENEVER A V, ABDI S. Can MRI predict the diagnosis of endometrial carcinosarcoma [J]. Clin Radiol, 2011,66(7):621-624

[50] GIDWANEY R, BADLER R L, YAM B L, et al. Endometriosis of abdominal and pelvic wall scars: multimodality imaging findings, pathologic correlation, and radiologic mimics [J]. Radiographics, 2012,32(7): 2031-2043.

[51] GOMPEL C, SILVERBERG S G. Pathology in gynecology and obstetrics [M]. 4th ed. Philadelphia: Lippincott, 1994.

[52] GORDTS S, BROSENS J J, FUSI L, et al. Uterine adenomyosis: a need for uniform terminology and consensus classification [J]. Reprod BioMed Online, 2008,17(2):244-248.
[53] GORDTS S, GRIMBIZIS G F, CAMPO R. Symptoms and classification of uterine adenomyosis including the place of hysteroscopy in diagnosis [J]. Fertil Steril, 2018,109(3):380-388.
[54] GRASEL R P, OUTWATER E K, SIEGELMAN E S, et al. Endometrial polyps: MR imaging features and distinction from endometrial carcinoma [J]. Radiology, 2000,214(1):47-52.
[55] HALDORSEN I S, SALVESEN H B. Staging of endometrial carcinomas with MRI using traditional and novel MRI techniques [J]. Clin Radiol, 2012, 67(1): 2-12.
[56] ISLAM M S, PROTIC O, STORTONI P, et al. Complex networks of multiple factors in the pathogenesis of uterine leiomyoma [J]. Fertil Steril, 2013,100(1):178-193.
[57] JOHARI B, KOSHY M, SIDEK S, et al. Lipoleiomyoma: a rare benign tumour of the uterus [J]. BMJ Case Rep, 2014,2014:bcr2014205814.
[58] KAUR H, SILVERMAN P M, IYER R B, et al. Diagnosis, staging, and surveillance of cervical carcinoma [J]. Am J Roentgenol, 2003,180(6):1621-1631.
[59] KISHI Y, SUGINAMI H, KURAMORI R, et al. Four subtypes of adenomyosis assessed by magnetic resonance imaging and their specification [J]. Am J Obstet Gynecol, 2012,207(1):114. e1-e7.
[60] KONINCKX P R, USSIA A, ADAMYAN L, et al. Deep endometriosis: definition, diagnosis, and treatment [J]. Fertil Steril, 2012, 98(3): 564-571.
[61] KOYAMA T, TOGASHI T. MR imaging in corpus neoplasia: spectrum of MR findings [J]. Curr Obstet Gynecol Rep, 2013,2(1):32-42.
[62] KUBIK-HUCH R A, WESTON M, NOUGARET S, et al. European Society of Urogenital Radiology (ESUR) guidelines: MR imaging of leiomyomas [J]. Eur Radiol, 2018,28(8):3125-3137.
[63] KUNZ G, BEIL D, HUPPERT P, et al. Adenomyosis in endometriosis prevalence and impact on fertility. Evidence from magnetic resonance imaging [J]. Hum Reprod, 2005,20(8):2309-2316.
[64] KURMAN R J, CARCANGIU M L, HERRINGTON C S, et al. WHO classification of tumours of female reproductive organs[M]. 4th ed. Lyon: IARC,2014.
[65] KURMAN RJ. Blaustein's pathology of the female genital tract [M]. New York: Springer-Verlag, 1994.
[66] LAKHMAN Y, VEERARAGHAVAN H, CHAIM J, et al. Differentiation of uterine leiomyosarcoma from atypical leiomyoma: diagnostic accuracy of qualitative MR imaging features and feasibility of texture analysis [J]. Eur Radiol, 2017,27(7):2903-2915.
[67] LE DONNE M, LENTINI M, DE MEO L, et al. Uterine pathologies in patients undergoing tamoxifen therapy for breast cancer: ultrasonographic, hysteroscopic and histological findings [J]. Eur J Gynaecol Oncol, 2005,26(6):623-626.
[68] LEURSEN G, GARDNER C S, SAGEBIEL T, et al. Magnetic resonance imaging of benign and malignant uterine neoplasms [J]. Semin Ultrasound CT MR, 2015,36(4):348-360.
[69] LEWICKA A, OSUCH B, CENDROWSKI K, et al. Expression of vascular endothelial growth factor mRNA in human myomas [J]. Gynecol Endocrinol, 2010,26(6):451-455.
[70] LI H M, LIU J, QIANG J W, et al. Diffusion-weighted imaging for differentiaing uterine leiomyosarcoma from degenerated leiomyoma [J]. J Comput Assist Tomogr, 2017,41(4):599-606.
[71] LI H M, LIU J, QIANG J W, et al. Endometrial stromal sarcoma of the uterus: magnetic resonance imaging findings including apparent diffusion coefficient value and its correlation with Ki-67 expression [J]. Int J Gynecol Cancer, 2017,27(9):1877-1887.
[72] LOUBEYRE P, PETIGNAT P, JACOB S, et al. Anatomic distribution of posterior deeply infiltrating endometriosis on MRI after vaginal and rectal gel opacification [J]. Am J Roentgenol, 2009, 192(6): 1625-1631.
[73] MANFREDI R, POZZI MUCELLI R. MRI of the female and male pelvis [M]. Cham: Springer, 2015.
[74] MARÍN C, SEOANE J M, SÁNCHEZ M, et al. Magnetic resonance imaging of primary lymphoma of

the cervix [J]. Eur Radiol, 2002, 12(6): 1541 - 1545.

[75] MEHTA S, SINGLA A. Preventive oncology for the gynecologist [M]. Singapore: Springer, 2019.

[76] MITCHELL D G, SNYDER B, COAKLEY F, et al. Early invasive cervical cancer: tumor delineation by magnetic resonance imaging, computed tomography, and clinical examination, verified by pathologic results, in the ACRIN 6651/GOG 183 Intergroup Study [J]. J Clin Oncol, 2006,24(36):5687 - 5694.

[77] MUNRO M G, CRITCHLEY H O, BRODER M S, et al. FIGO classification system (PALM-COEIN) for causes of abnormal uterine bleeding in nongravid women of reproductive age [J]. Int J Gynaecol Obstet, 2011, 113(1):3 - 13.

[78] NOUGARET S, HORTA M, SALA E, et al. Endometrial cancer MRI staging: updated guidelines of the European Society of Urogenital Radiology [J]. Eur Radiol, 2019,29(2):792 - 805.

[79] NOVELLAS S, CHASSANG M, DELOTTE J, et al. MRI characteristics of the uterine junctional zone: from normal to the diagnosis of adenomyosis [J]. Am J Roentgenol, 2011,196(5):1206 - 1213.

[80] OKAMOTO Y, TANAKA Y O, NISHIDA M, et al. MR imaging of the uterine cervix: imaging-pathologic correlation [J]. Radiographics, 2003, 23(2):425 - 445.

[81] PANGANAMAMULA U R, HARMANLI O H, ISIK-AKBAY E F, et al. Is prior uterine surgery a risk factor for adenomyosis? [J] Obstet Gynecol, 2004, 104(5 Pt 1):1034 - 1038.

[82] PARK B K, KIM B, PARK J M, et al. Differentiation of the various lesions causing an abnormality of the endometrial cavity using MR imaging: emphasis on enhancement patterns on dynamic studies and late contrast-enhanced T1-weighted images [J]. Eur Radiol, 2006,16(7):1591 - 1598.

[83] PATEL S, LIYANAGE S H, SAHDEV A, et al. Imaging of endometrial and cervical cancer [J]. Insights Imag, 2010,1(5 - 6):309 - 328.

[84] Practice Committee of American Society for Reproductive Medicine in Collaboration with Society of Reproductive Surgeons. Myomas and reproductive function [J]. Fertil Steril, 2008,90(5 Suppl 1):S125 - S130.

[85] PULIYATH G, NAIR M K. Endometrial stromal sarcoma: a review of the literature [J]. India J Med Paediatr Oncol, 2012,33(1):1 - 6.

[86] PöTER R, GEORG P, DIMOPOULOS J C, et al. Clinical outcome of protocol based image (MRI) guided adaptive brachytherapy combined with 3D conformal radiotherapy with or without chemotherapy in patients with locally advanced cervical cancer [J]. Radiother Oncol, 2011,100(1):116 - 123.

[87] REINHOLD C, MCCARTHY S, BRET P M, et al. Diffuse adenomyosis: comparison of endovaginal US and MR imaging with histopathologic correlation [J]. Radiology, 1996,199(1):151 - 158.

[88] SALA E, ROCKALL A G, FREEMAN S J, et al. The added role of MR imaging in treatment stratification of patients with gynecologic malignancies: what the radiologist needs to know [J]. Radiology, 2013,266(3):717 - 740.

[89] SALA E, WAKELY S, SENIOR E, et al. MRI of malignant neoplasms of the uterine corpus and cervix [J]. Am J Roentgenol, 2007,188(6):1577 - 1587.

[90] SHAABAN A A. Diagnostic imaging: gynecology [M]. 2nd edition. Amsterdam: Elsevier, 2014.

[91] SHIN K E, PARK B K, KIM C K, et al. MR staging accuracy for endometrial cancer based on the new FIGO stage [J]. Acta Radiol, 2011,52(7):818 - 824.

[92] SHOUPE D. Handbook of gynecology [M]. Cham: Springer, 2019.

[93] SIEGELMAN E S, OLIVER E R. MR imaging of endometriosis: ten imaging pearls [J]. Radiographics, 2012,32(6):1675 - 1691.

[94] SILBERSWEIG J E, POWELL D K, MATSUMOTO A H, et al. Management of uterine fibroids: a focus on uterine-sparing interventional techniques [J]. Radiology, 2016,280(3):675 - 692.

[95] SOLIMAN P T, OH J C, SCHMELER K M, et al. Risk factors for young premenopausal women with endometrial cancer [J]. Obstet Gynecol, 2005, 105(3):575 - 580.

[96] SONEJI N D, BHARWANI N, FERRI1 A, et al. Pre-operative MRI staging of endometrial cancer in a multicentre cancer network: can we match single centre study results [J]. Eur Radiol, 2018,28(11): 4725 - 4734.

[97] STADTMAUER L A, TUR-KASPA I. Ultrasound imaging in reproductive medicine [M]. New York: Springer-Verlag, 2014.

[98] STEWART E A, MORTON C C. The genetics of uterine leiomyomata: what clinicians need to know [J]. Obstet Gynecol, 2008,107(4):917-921.

[99] SUN C, WANG X M, LIU C, et al. Intravenous leiomyomatosis: diagnosis and follow-up with multislice computed tomography [J]. Am J Surgery, 2010,200(3):e41-e43.

[100] TAKEUCHI M, MATSUZAKI K, UEHARA H, et al. Malignant transformation of pelvic endometriosis: MR imaging findings and pathologic correlation [J]. Radiographics, 2006,26(2):407-417.

[101] TAKEUCHI M, MATSUZAKI K, YOSHIDA S, et al. Adenosarcoma of the uterus: magnetic resonance imaging characteristics [J]. Clin Imaging, 2009,33:244-247.

[102] TAKEUCHI M, MATSUZAKI K. Adenomyosis: usual and unusual imaging manifestations, pitfalls, and problem-solving MR imaging techniques. Radiographics, 2011,31(1):99-115.

[103] TAMAI K, KOYAMA T, SAGA T, et al. The utility of diffusion-weighted MR imaging for differentiating uterine sarcoma from benign leiomyomas [J]. Eur Radiol, 2008,18(4):723-730.

[104] TESTA A C, DI LEGGE A, DE BLASIS I, et al. Imaging techniques for the evaluation of cervical cancer [J]. Best Pract Res Clin Obstet Gynaecol, 2014,28(5):741-768.

[105] TSIKOURAS P, ZERVOUDIS S, MANAV B, et al. Cervical cancer: screening, diagnosis and staging [J]. JBUON, 2016,21(2):320-325.

[106] UEDA H, TOGASBI K, KONISBI I, et al. Unusual appearance of uterine leiomyomas: MR imaging findings and their histopathologic backgrounds [J]. Radiographics, 1999,19(9):S131-S145.

[107] VERCELLINI P, PARAZZINI F, OLDANI S, et al. Adenomyosis at hysterectomy: a study on frequency distribution and patient characteristics [J]. Hum Reprod, 1995,10(5):1160-1162.

[108] WARTKO P, SHERMAN M E, YANG H P, et al. Recent changes in endometrial cancer trends among menopausal age-U. S. women [J]. Cancer Epidemiol, 2013,37(4):374-377.

[109] WOLFMAN D, ASCHER S. Magnetic resonance imaging of benign uterine pathology [J]. Top Magn Reson Imaging, 2006,17(6):399-407.

[110] WU T I, YEN T C, LAI C H. Clinical presentation and diagnosis of uterine sarcoma, including imaging [J]. Best Pract Res Clin Obstet Gynaecol, 2011,25(6):681-689.

[111] XIAO M L, YAN B C, LI Y, et al. Diagnostic performance of MR imaging in evaluating prognostic factors in patients with cervical cancer: a meta-analysis [J]. Eur Radiol, 2020,30(3):1405-1418.

[112] ZAND K R, REINHOLD C, ABE H, et al. Magnetic resonance imaging of the cervix [J]. Cancer Imaging, 2007,7(1):69-76.

12 卵巢肿瘤

12.1 卵巢肿瘤概述

(1) 概述

卵巢肿瘤(ovarian tumor)是常见的妇科肿瘤,是女性生殖系统三大恶性肿瘤之一。近年来,卵巢恶性肿瘤发病率有上升趋势。欧美资料显示:卵巢上皮性肿瘤的发病率居所有卵巢肿瘤之首,占 80%～90%;其次为生殖细胞肿瘤,约占 20%。国内资料显示上皮性肿瘤占所有卵巢肿瘤的 38%～55%,低于欧美发病率,而生殖细胞肿瘤比例较欧美国家高,占 18%～31%。根据美国癌症协会资料,2018 年,约有 22 240 个新病例和 14 070 个死亡病例;卵巢肿瘤占所有女性癌症的 2.5%和女性生殖道恶性肿瘤的 21%。卵巢肿瘤发病较隐匿,早期无明显症状,难以发现,就诊时常为晚期,预后较差,病死率为妇科肿瘤首位,部分原因为缺乏敏感而特异的诊断方法。虽然近年来无论卵巢恶性肿瘤的基础研究还是临床诊治方面均取得很大的进展,但其 5 年生存率提高不明显,徘徊在 30%～40%。

(2) 卵巢肿瘤分类

卵巢组织成分复杂,是全身各脏器原发肿瘤类型最多的器官,不同类型卵巢肿瘤的组织学成分和生物学行为存在很大的差异。世界卫生组织(WHO)的卵巢肿瘤组织学分类于 1973 年制定,2003 年修订,2014 年再次修订(表 12-1),主要的组织学分类如下。

表 12－1　WHO 卵巢肿瘤组织学分类(2014 版)[a, b]

肿瘤大类	分　类	
上皮性肿瘤(Epithelial tumors)	浆液性肿瘤(Serous tumors)	
	良性	
	浆液性囊腺瘤	8 441/0
	浆液性腺纤维瘤	9 014/0
	表面乳头状瘤	8 461/0
	交界性	
	浆液性交界性肿瘤/不典型增生性浆液性肿瘤	8 442/1
	浆液性交界性肿瘤-微乳头亚型/非浸润性低级别浆液性癌	8 460/2*
	恶性	
	低级别浆液性癌	8 460/3
	高级别浆液性癌	8 461/3
	黏液性肿瘤(Mucinous tumors)	
	良性	
	黏液性囊腺瘤	8 470/0
	黏液性腺纤维瘤	9 015/0
	交界性	
	黏液性交界性肿瘤/不典型增生性黏液性肿瘤	8 472/1
	恶性	
	黏液性癌	8 480/3
	内膜样肿瘤(Endometrioid tumors)	
	良性	
	内膜样囊肿/内膜样囊腺瘤	8 380/0
	内膜样腺纤维瘤	8 381/0
	交界性	
	内膜样交界性肿瘤/不典型增生性内膜样肿瘤	8 380/1
	恶性	
	内膜样癌	8 380/3
	透明细胞瘤(Clear cell tumors)	
	良性	
	透明细胞囊腺瘤	8 443/0
	透明细胞腺纤维瘤	8 313/0
	交界性	
	透明细胞交界性肿瘤/不典型增生性透明细胞肿瘤	8 313/1
	恶性	
	透明细胞癌	8 310/3
	Brenner 肿瘤	
	良性	
	Brenner 瘤	9 000/0
	交界性	
	交界性 Brenner 瘤/不典型增生性 Brenner 瘤	9 001/1
	恶性	
	恶性 Brenner 瘤	9 000/3
	浆黏液性肿瘤(Seromucinous tumors)	
	良性	
	浆黏液性囊腺瘤	8 474/0*
	浆黏液性腺纤维瘤	9 014/0*
	交界性	
	交界性浆黏液性肿瘤/非典型增生性浆黏液性肿瘤	8 474/1*
	恶性	
	浆黏液性癌	8 474/3*
	未分化癌(Undifferentiated carcinoma)	8 020/3
间叶性肿瘤(Mesenchymal tumors)	低级别内膜样间质肉瘤	8 931/3
	高级别内膜样间质肉瘤	8 930/3
混合性上皮和间叶性肿瘤(Mixed epithelial and mesenchymal tumors)	腺肉瘤	8 933/3
	癌肉瘤	8 980/3
性索-间质肿瘤(Sex cordstromal tumors)	纯间质肿瘤(Pure stromal tumors)	
	纤维瘤	8 810/0
	富细胞纤维瘤	8 810/1
	卵泡膜细胞瘤	8 600/0
	黄素化卵泡膜细胞瘤伴硬化性腹膜炎	8 601/0
	纤维肉瘤	8 810/3
	硬化性间质瘤	8 602/0
	印戒间质瘤	8 590/0
	微囊性间质瘤	8 590/0
	Leydig 细胞瘤	8 650/0
	类固醇细胞瘤	8 760/0
	恶性类固醇细胞瘤	8 760/3
	纯性索肿瘤(Pure sex cord tumors)	
	成年型颗粒细胞瘤	8 620/3
	幼年型颗粒细胞瘤	8 622/1
	Sertoli 细胞瘤	8 640/1
	环小管性索瘤	8 623/1
混合型性索-间质肿瘤(Mixed sex cordstromal tumors)	Sertoli-Leydig 细胞瘤	
	高分化	8 631/0
	中分化	8 631/1
	伴异源性成分	8 634/1
	低分化	8 631/3
	伴异源性成分	8 634/3
	网状型	8 633/1

续 表

肿瘤大类	分类	
	伴异源性成分	8634/1
	非特异性性索-间质肿瘤	6590/1
生殖细胞肿瘤(Germ cell tumors)	无性细胞瘤	9060/3
	卵黄囊瘤	9071/3
	胚胎癌	9070/3
	非妊娠性绒癌	9100/3
	成熟性畸胎瘤	9080/0
	未成熟性畸胎瘤	9080/3
	混合性生殖细胞肿瘤	9085/3
单胚层畸胎瘤和起源于皮样囊肿的体细胞型肿瘤(Monodermalteratoma and somatic-type tumors arising from a dermoid cyst)	良性甲状腺肿	9090/0
	恶性甲状腺肿	9090/3
	类癌	8420/3
	甲状腺肿类癌	9091/1
	黏液性类癌	8243/3
	神经外胚层型肿瘤	
	皮脂腺肿瘤	
	皮脂腺瘤	8410/0
	皮脂腺癌	8410/3
	其他罕见的单胚层畸胎瘤	
	癌	
	鳞状细胞癌	8070/3
	其他	
生殖细胞-性索-间质肿瘤(Germ cell-sex cordstromal tumors)	性腺母细胞瘤,包括性腺母细胞瘤伴恶性生殖细胞肿瘤	9073/1
	混合性生殖细胞-性索-间质肿瘤,未分类	8594/1*
杂类肿瘤(Miscellaneous tumors)	卵巢网肿瘤	
	卵巢网腺瘤	9110/0
	卵巢网腺癌	9110/3
	Wolffian 肿瘤	9110/1

肿瘤大类	分类	
	小细胞癌,高钙血症型	8044/3*
	小细胞癌,肺型	8041/3
	Wilms 瘤	8960/3
	副神经节瘤	8693/1
	实性假乳头状瘤	8452/1
间皮肿瘤(Mesothelial tumors)	腺瘤样瘤	9054/0
	间皮瘤	9050/3
软组织肿瘤(Soft tissue tumors)	黏液瘤(Myxoma)	8840/0
	其他	
肿瘤样病变(Tumor-like lesions)	滤泡囊肿	
	黄体囊肿	
	巨大孤立性黄素化滤泡囊肿	
	过度黄素化反应	
	妊娠黄体瘤	
	间质增生	
	间质卵泡膜增生	
	纤维瘤病	
	重度卵巢水肿	
	Leydig 细胞增生	
	其他	
淋巴样和髓样肿瘤(Lymphoid and myeloid tumors)	淋巴瘤	
	浆细胞瘤	9734/3
	髓样肿瘤	
继发性肿瘤(Secondary tumors)		

注:a. 形态学编码来自肿瘤的疾病国际分类(International Classification of Diseases for Oncology, ICD-O)[575A]。编码/0:良性;/1:未明确性、交界性或不确定生物学行为;/2:原位癌和Ⅲ级上皮内瘤变;/3:恶性肿瘤。b. 在先前 WHO 分类[1906A]的基础上,根据对这些病变的进一步认识进行修改。*表示这些新代码于 2013 年被 IARC/WHO 委员会批准。

1) 卵巢上皮性肿瘤(epithelial ovarian tumor, EOT):是最常见的卵巢肿瘤,占卵巢肿瘤的 50%~70%,上皮性卵巢癌占所有卵巢恶性肿瘤的 85%~90%。传统观点认为,这类肿瘤来源于卵巢表面上皮包涵腺体和邻近的间质,所以又称为"表面-上皮间质肿瘤"。其中向输卵管上皮分化,形成浆液性肿瘤;向宫颈黏膜分化形成黏液性肿瘤;向子宫内膜方向分化,则形成子宫内膜样肿瘤。近年的分子生物学证据表明:多数高级别浆液性卵巢癌源自输卵管伞端上皮。根据组织细胞学来源,上皮性肿瘤分为浆液性肿瘤、黏液性肿瘤、子宫内膜样肿瘤、透明细胞肿瘤、Brenner 肿瘤、浆黏液性肿瘤和未分化肿瘤几种类型;根据其组织学形态及生物学行为,进一步分为良性(57%~60%)、交界性(4%~15%)和恶性(21%~33%)。

2) 卵巢性索-间质肿瘤(sex cord-stromal tumors, SCST):是一组有性激素分泌功能的卵巢肿瘤,占所有卵巢肿瘤的 7%~8%。这类肿瘤包括一组由不同分化程度的卵巢颗粒细胞、成纤维细胞、卵泡膜细胞及其黄素化细胞、Sertoli 细胞和 Leydig 细胞等成分构成的单一肿瘤或混合性肿瘤，来源于原始性腺中的性索及间质组织。因性索-间质肿瘤常有内分泌功能，又称为功能性卵巢肿瘤，表现出由各种激素介导的临床综合征，临床表现复杂多样，如由卵巢细胞（如颗粒细胞和卵泡膜细胞）形成的肿瘤通常为雌激素增多，而包含睾丸细胞类型（如 Sertoli 细胞和 Leydig 细胞）的肿瘤通常为雄激素过多。当然，也有部分肿瘤无内分泌功能。2014 年，WHO 对性索-间质肿瘤的分类进行了修订。这些肿瘤被分成以下临床病理类型：纯间质肿瘤、纯性索肿瘤和混合型性索-间质肿瘤。

3）生殖细胞肿瘤（germ cell tumors，GCT）：是指来源于胚胎性腺的原始生殖细胞、具有不同组织学特征的一组肿瘤，其发病率仅次于上皮性肿瘤，占卵巢肿瘤的 20%～30%，多发生于年轻妇女及幼女。生殖细胞肿瘤根据良恶性可分为两大类：第 1 类为良性生殖细胞肿瘤，其中成熟囊性畸胎瘤最常见，约占所有 GCT 的 95%，该肿瘤由 3 个胚层组织构成，多见于年轻育龄期女性。第 2 类是恶性生殖细胞肿瘤，约占卵巢恶性肿瘤的 2.6%，包括无性细胞瘤、未成熟性畸胎瘤、卵黄囊瘤和混合性生殖细胞肿瘤及其他少见的肿瘤，如胚胎癌、绒癌、恶性卵巢甲状腺肿和神经外胚层肿瘤等。见于不同年龄组，发病高峰年龄为 15～19 岁；20 岁以下青年女性及儿童的卵巢肿瘤，约 60%是生殖细胞来源，其中 1/3 是恶性。

4）卵巢转移性肿瘤（metastatic ovarian tumors，MOT）：占所有卵巢肿瘤的 5%～10%，占所有卵巢恶性肿瘤的 10%～30%。原发部位多为胃、结肠，其次是乳腺和泌尿生殖道，源自阑尾、胰腺、胆道和肺的转移瘤偶尔遇到。由于卵巢原发性肿瘤与转移瘤在影像及病理上非常相似，两者的鉴别很困难。目前普遍认为原发肿瘤的直径大于转移瘤，双侧性是转移瘤的特征之一，此外，表面结节也是另一个相关的特征。Seidman 等比较研究了卵巢原发黏液性肿瘤和 MOT，结果显示：所有双侧肿瘤为 MOT；单侧肿瘤中直径＜10 cm 者为 MOT，直径≥10 cm 为原发肿瘤。上述标准区分两者的准确性达 90%。将标准提高至 13 cm，可提高转移瘤的诊断准确性。

（3）临床表现

1）良性肿瘤：肿瘤体积较小时多无症状，常在妇科检查时偶然发现。肿瘤体积中等大时，患者可感腹胀或腹部触及肿块，妇科检查于子宫一侧或双侧触及包块，多为囊性，边界清楚，表面光滑，活动性好。肿瘤长大充满盆腹腔时，可出现尿频、便秘等症状。

2）恶性肿瘤：早期常无症状，不易发现，偶在妇科检查时发现。无特异性症状，常见症状包括腹胀、腹部肿块及腹水。症状的轻重取决于肿瘤的组织学类型、大小、位置、邻近器官的侵犯程度及有无并发症。包块巨大时，可产生腹胀、腹部隐痛、下腹坠胀和压迫症状如尿频、尿急等，小部分病例因肿瘤蒂扭转或囊肿感染、出血、坏死而产生急腹症症状，如急性腹痛、腹膜刺激、发热。当肿瘤浸润或压迫周围组织器官出现腹壁和下肢水肿，大小便不畅和下坠感，以及腰痛；肿瘤浸润或转移至大网膜或肠管，可在上腹腔触及浮球感或大包块，也可粘连形成腹部肿块或肠梗阻；远处转移可出现相应症状。晚期卵巢癌恶病质患者可有低热、食欲不振、恶心、呕吐等胃肠道症状，部分还可出现消瘦、体重减轻等恶病质表现。

3）交界性肿瘤：临床表现介于良性和恶性肿瘤之间，症状或体征可与良性肿瘤相同或与恶性肿瘤类似。

（4）并发症

卵巢肿瘤并发症包括蒂扭转（10%）、破裂（3%）和感染（1%～3%）。

1）蒂扭转：是卵巢肿瘤最常见的并发症，发生率为 10%，为妇科常见的急腹症。好发于瘤蒂长、中等大小、活动度良好，重心偏于一侧的肿瘤。常发生于患者突然改变体位或腹压改变时。典型临床特征包括一侧下腹剧痛，常伴恶心、呕吐等，也有疼痛发作较轻，与蒂扭转的程度有关。

2）破裂：发生率为 3%，良恶性肿瘤均可发生。分自发性和外伤性 2 种。自发性破裂多发生于恶性肿瘤，常因肿瘤生长过速，囊壁血液供应不足，囊液或肿瘤穿破囊壁所致。外伤性破裂常因腹部受重击、分娩、性交、妇科检查及穿刺等引起。症状的严重程度取决于破裂口大小、流入腹腔的囊液量和性质。

3）感染：是比较少见的并发症，多继发于卵巢肿瘤蒂扭转或破裂，占1%～3%。临床表现为腹膜炎征象：发热、腹部压痛、反跳痛及血白细胞升高等。

（5）*肿瘤标志物*

某些类型卵巢肿瘤常具有相对特异的肿瘤标志物，用于辅助诊断及病情监测。CA125是一种由卵巢上皮性肿瘤和米勒管起源的组织表达的糖蛋白抗原决定簇，通常≤35 IU/ml。CA125升高的发生率取决于卵巢肿瘤类型，在卵巢癌尤其浆液性癌最为常见，见于80%～90%的患者。如果绝经后妇女存在附件包块，同时伴血清CA125升高（>200 IU/ml），诊断卵巢恶性肿瘤的阳性预测值达96%。此外CA125消长与病情的变化相一致，可用于术前的辅助诊断、化疗后疗效评估、术后复发的监测。CA19-9：正常情况下，其数值≤35 IU/ml。CA19-9升高通常见于黏液性肿瘤，尤其交界性和黏液腺癌。人附睾蛋白4（human epididymis gene product 4，HE4）：是一种新的肿瘤标志物，*HE4*基因在卵巢癌组织中高表达，在良性肿瘤及正常组织中不表达或低表达。可用于卵巢癌的早期检测、鉴别诊断、治疗监测及预后评估。甲胎蛋白（AFP）：是由胚胎卵黄囊及不成熟的肝细胞产生的一种特异性蛋白。正常人血清测不出AFP。AFP对卵巢卵黄囊瘤的诊断和随访具有特异性。hCG：对诊断原发性卵巢绒癌有特异性，对含有绒癌成分的混合性生殖细胞肿瘤有辅助诊断价值。性激素测定：颗粒细胞瘤、卵泡膜细胞瘤患者雌激素水平升高。

（6）*MRI表现*

倾向于良性肿瘤的主要特征如下：①完全囊性；②囊壁及房间分隔薄，厚度<3 mm；③肿瘤内能够明确脂肪信号；④完全囊性，囊液T_1WI和T_1WI FS均呈高信号（提示出血）；⑤能够明确肿瘤以纤维成分为主，T_1WI和T_2WI均呈低信号；⑥无卵巢外病变，如腹膜、肠系膜或大网膜病灶；⑦无腹水（图12-1、12-2）。

倾向于恶性肿瘤的主要特征如下：①实性或含较多实性成分；②囊壁厚度>3 mm；③房间隔厚度>3 mm，伴赘生物或结节；④肿瘤内坏死；⑤辅助征象，包括：盆腔器官或盆壁受侵；腹膜、肠系膜或大网膜病灶；中等以上量的腹水；淋巴结肿大。采用上述标准，MRI诊断卵巢恶性肿瘤的准确性可达87%～92%（图12-3～12-5）。

交界性肿瘤的组织学和生物学行为介于良性和恶性之间，其大体形态和影像学表现也介于两者之间，与良性和恶性肿瘤鉴别诊断较困难。影像学倾向于交界性肿瘤的主要特征如下：①多房完全囊性，呈T_2WI低信号的蜂窝状分房，或混杂低、等和高信号的分房（“染色玻璃征”）（图12-6、彩图9）；②单房囊性伴>5 mm壁结节；③实性成分内树枝状T_2WI低信号（图12-7）；④实性成分DWI呈等、稍高信号，ADC值高于$1.00\times10^{-3}\ mm^2/s$；⑤实性肿块内见形态基本正常的卵巢（图12-8）。

（7）*浸润和转移*

一般来说，卵巢恶性肿瘤转移主要通过直接蔓延和腹腔种植，淋巴道也是重要的转移途径，血行转移少见。

1）直接蔓延：卵巢癌可浸润穿透包膜，直接蔓延到邻近器官或组织，并广泛种植于盆腔腹膜、子宫、输卵管、直肠、乙状结肠、膀胱、大网膜、横膈及肝表面。卵巢癌有16%～18%伴子宫侵犯，表现为子宫边缘模糊，轮廓不清，MRI上可见子宫肌层信号异常，T_2WI信号升高。

2）腹腔种植：系瘤细胞脱落种植于浆膜腔而发生的转移。卵巢恶性肿瘤在盆、腹腔内的种植播散和转移相当广泛，所有的腹膜、肠系膜、肠浆膜及其他脏器的腹面包膜都可受累，腹腔积液流通及积蓄部位是种植转移的好发区，如横膈下（特别是右横膈）、子宫直肠窝、右下腹肠系膜根部、左下腹乙状结肠系膜的上缘及右结肠旁沟。种植和播散的癌灶呈细小颗粒状或结节状，或大小不等的肿块，甚至形成软组织肿块，形成厚厚的“铠甲状”。腹膜广泛种植是腹水的主要来源。卵巢恶性肿瘤特别是上皮性癌有很高的大网膜转移率，为23%～71%。大网膜种植转移典型表现为横结肠与前腹壁之间或前腹壁后方相当于大网膜部位的饼状软组织肿块，即所谓“网膜饼”征(图12-9)；T_1WI 呈等或稍低信号，T_2WI 呈稍高信号，增强后可见明显强化。

3）淋巴转移：发生率可高达 50%～60%。依据卵巢的淋巴引流分 3 条途径。①上行路线：卵巢→卵巢下丛→沿卵巢动脉、静脉淋巴管(骨盆漏斗韧带内淋巴结)→腹主动脉旁淋巴结。②下行

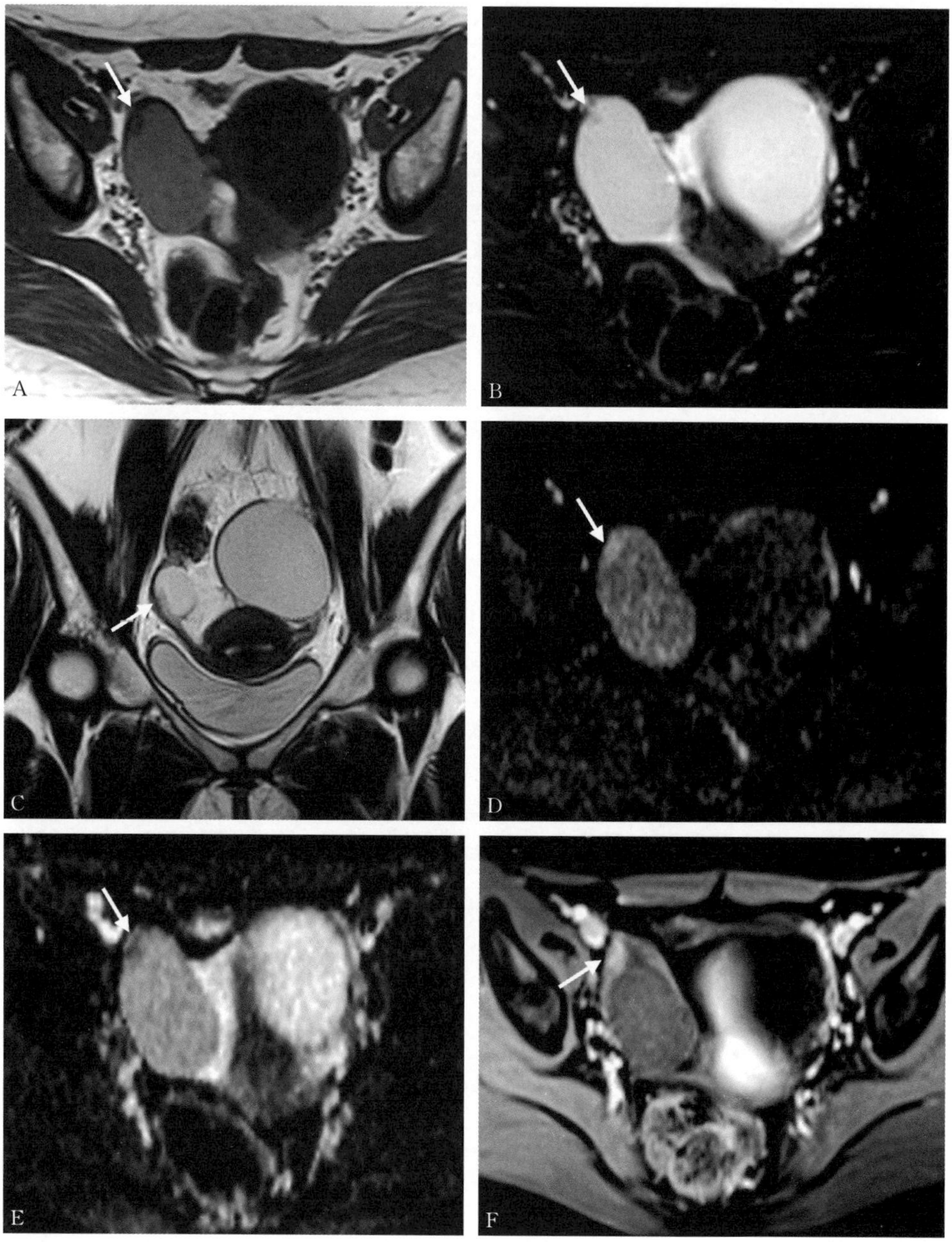

图 12-1 左侧卵巢浆液性囊腺瘤；右侧卵巢交界性浆液性瘤

注：横断位 T_1WI(A)、T_2WI FS(B)和冠状位 T_2WI(C)显示双侧卵巢单房囊性肿块，左侧囊液呈水样信号，右侧 T_1WI 呈稍高信号，T_2WI 呈高信号，有一中等信号壁结节(箭)；DWI(D)示左侧肿块呈低信号，右侧呈中等信号，壁结节呈稍高信号(箭)；ADC 图(E)示肿块均呈高信号，壁结节呈中等稍低信号(箭)，ADC 值 1.5×10^{-3} mm^2/s；T_1WI FS 增强(F)示左侧病灶囊壁轻度强化，均匀菲薄；右侧病灶壁结节(箭)及部分囊壁明显强化。

路线：卵巢门→阔韧带前后叶间淋巴管→髂间淋巴结。③卵巢→子宫圆韧带内淋巴结→髂外和腹股沟淋巴结，此途径较少见，以前2条转移途径为主，常同时存在，与肿瘤分期和组织学类型相关。表面上看，Ⅰ～Ⅱ期的卵巢癌患者肿瘤局限于盆腔，但实际上19%～20%的患者存在上腹部或腹

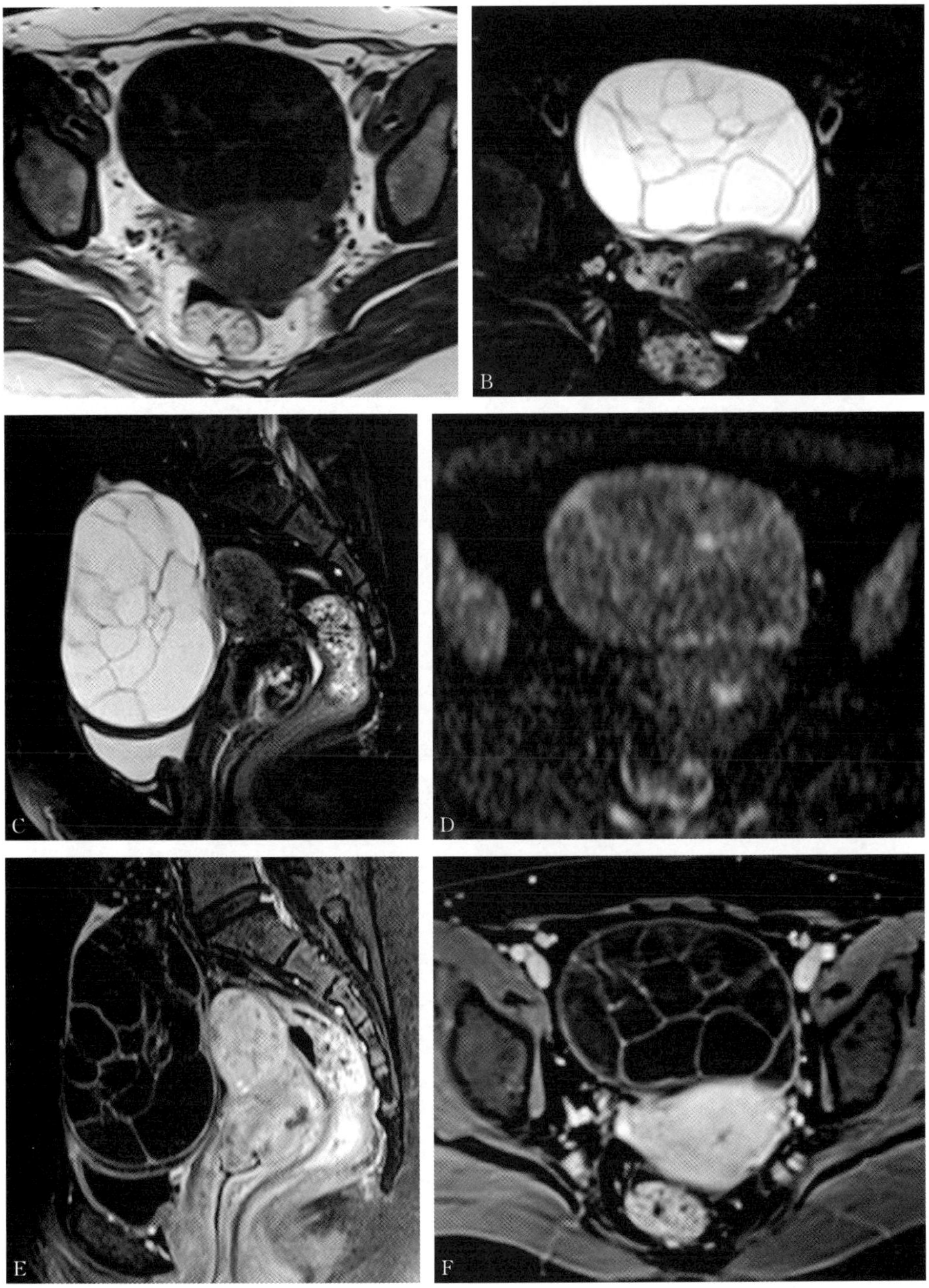

图 12-2 左侧卵巢黏液性囊腺瘤

注：患者，女性，44岁，体检发现卵巢囊性肿块2个月。横断位 T_1WI(A)、横断位和矢状位 T_2WI FS(B、C)显示肿瘤为多房囊性，囊液信号均匀，呈 T_1WI 等信号，T_2WI 高信号，囊壁及分隔厚薄均匀，直径小于3 mm，无壁结节；DWI(D)呈中等信号；矢状位和横断位 T_1WI FS 增强(E、F)见肿瘤囊壁及分隔轻度均匀强化。

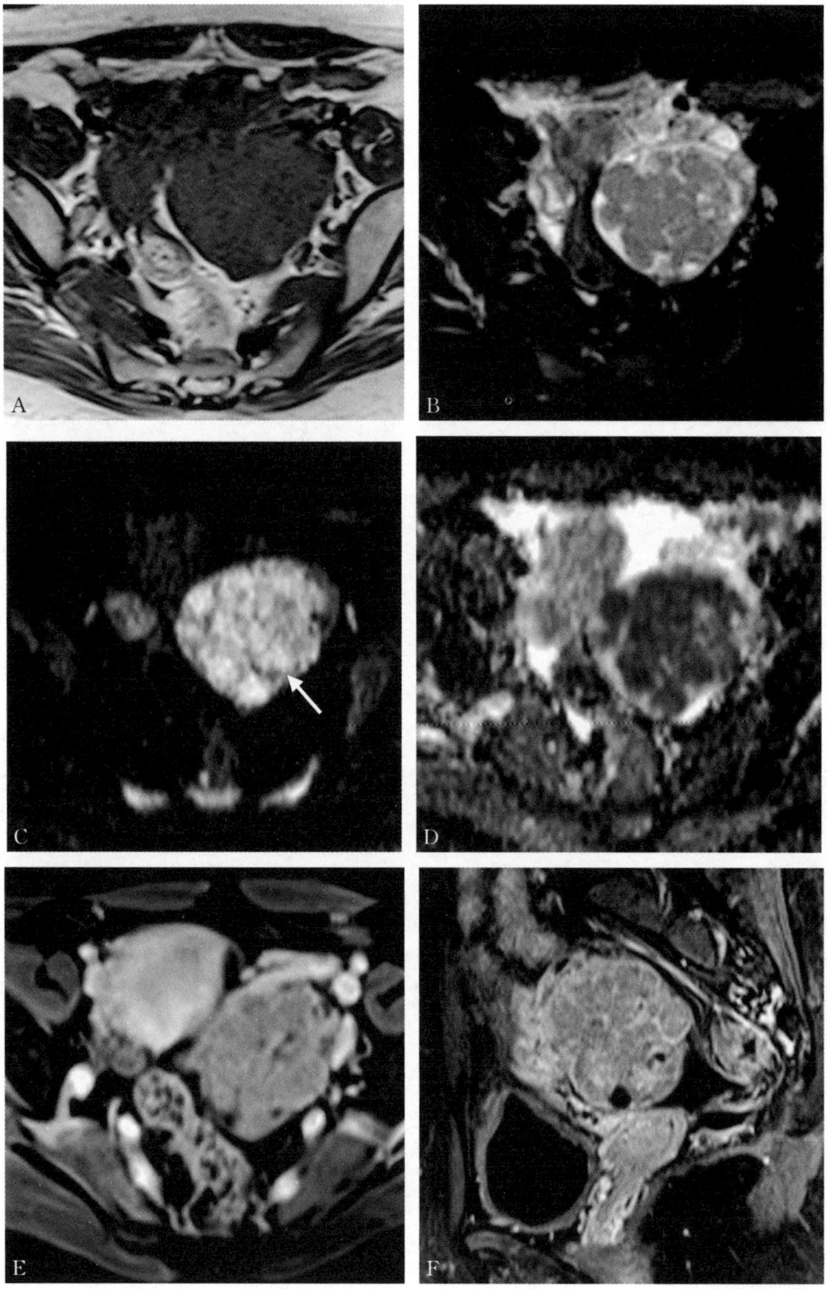

图 12-3 左侧卵巢高级别浆液性癌

注：患者，女性，50 岁，左下腹隐痛半年余。横断位 T_1WI(A)和 T_2WI FS(B)显示左侧卵巢肿瘤为不规则实性肿块，T_1WI 呈中等信号，T_2WI 呈稍高信号，信号不均；DWI(C)示肿块明显高信号(箭)；ADC 图(D)呈低信号，ADC 值 $0.693\times10^{-3}\ mm^2/s$；横断位和矢状位 T_1WI FS 增强(E、F)示肿块不均匀中度强化。

性肿块，实性成分呈多发结节状，T_1WI 呈中等信号，T_2WI 呈稍高信号(箭)，囊性成分呈水样信号；DWI(D)示实性结节明显高信号(箭)，ADC 值 0.893×10^{-3} mm^2/s；横断位和矢状位 T_1WI FS 增强(E、F)见实性成分显著强化。子宫被推挤至右前方。

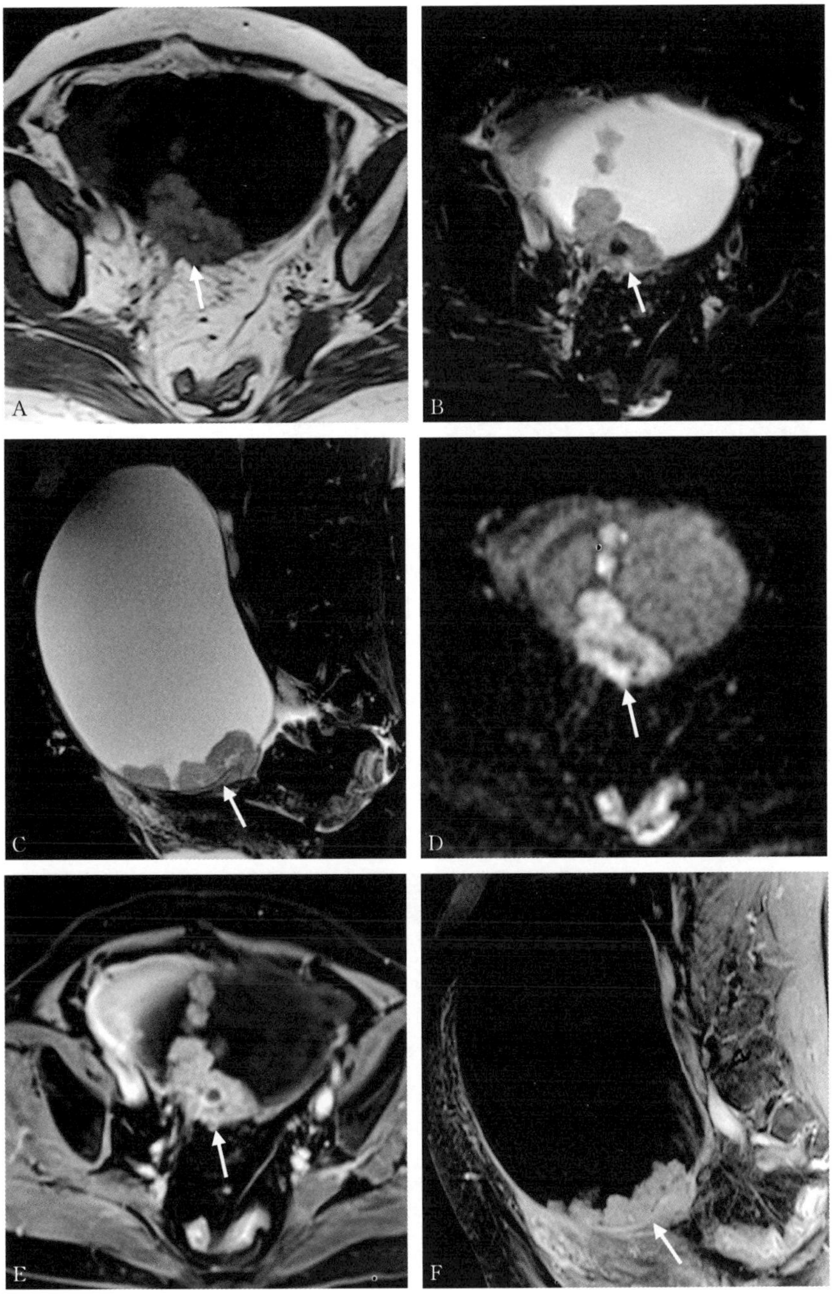

图 12-4 左侧卵巢透明细胞癌

注：患者，女性，61 岁，B 超提示子宫后方囊块。横断位 T_1WI(A)、横断位和矢状位 T_2WI FS(B、C)显示盆腔巨大囊实性肿块，实性成分呈多发结节状，T_1WI 呈中等信号，T_2WI 呈稍高信号(箭)，囊性成分呈水样信号；DWI(D)示实性结节明显高信号(箭)，ADC 值 0.893×10^{-3} mm^2/s；横断位和矢状位 T_1WI FS 增强(E、F)见实性成分显著强化。子宫被推挤至右前方。

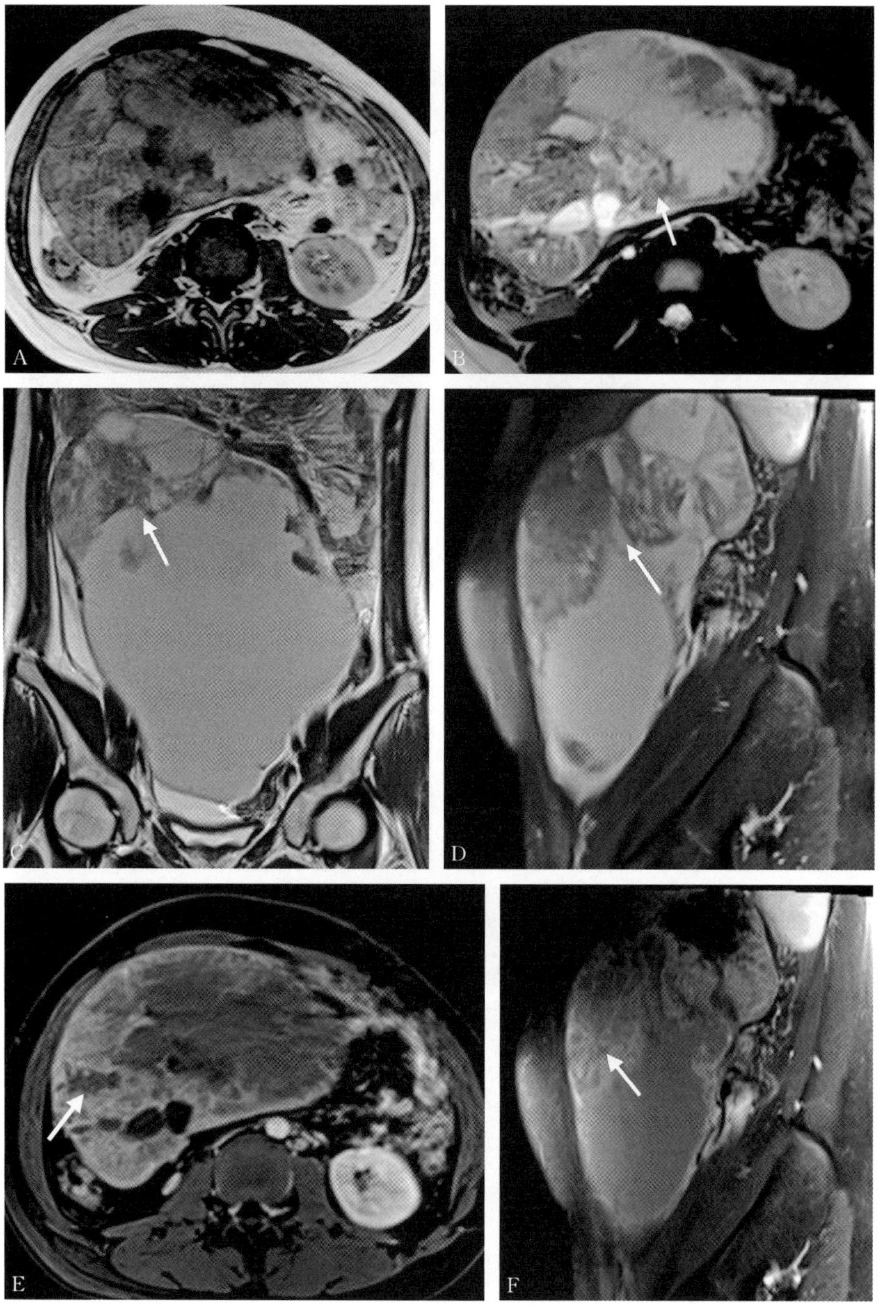

图 12-5 右侧卵巢黏液腺癌

注：患者，女性，19 岁，发现盆腔肿块 1 周。横断位 T_1WI 和 T_2WI FS(A、B)、冠状位 T_2WI 和矢状位 T_2WI FS(C、D)显示腹盆腔巨大囊实性肿块，囊性区呈 T_1WI 稍高、T_2WI 高信号，实性区呈 T_2WI 等、稍高混杂信号(箭)，囊实性界面不规则；横断位和矢状位 T_1WI FS 增强(E、F)见实性成分轻中度强化，局部见蜂窝状无强化区(箭)。

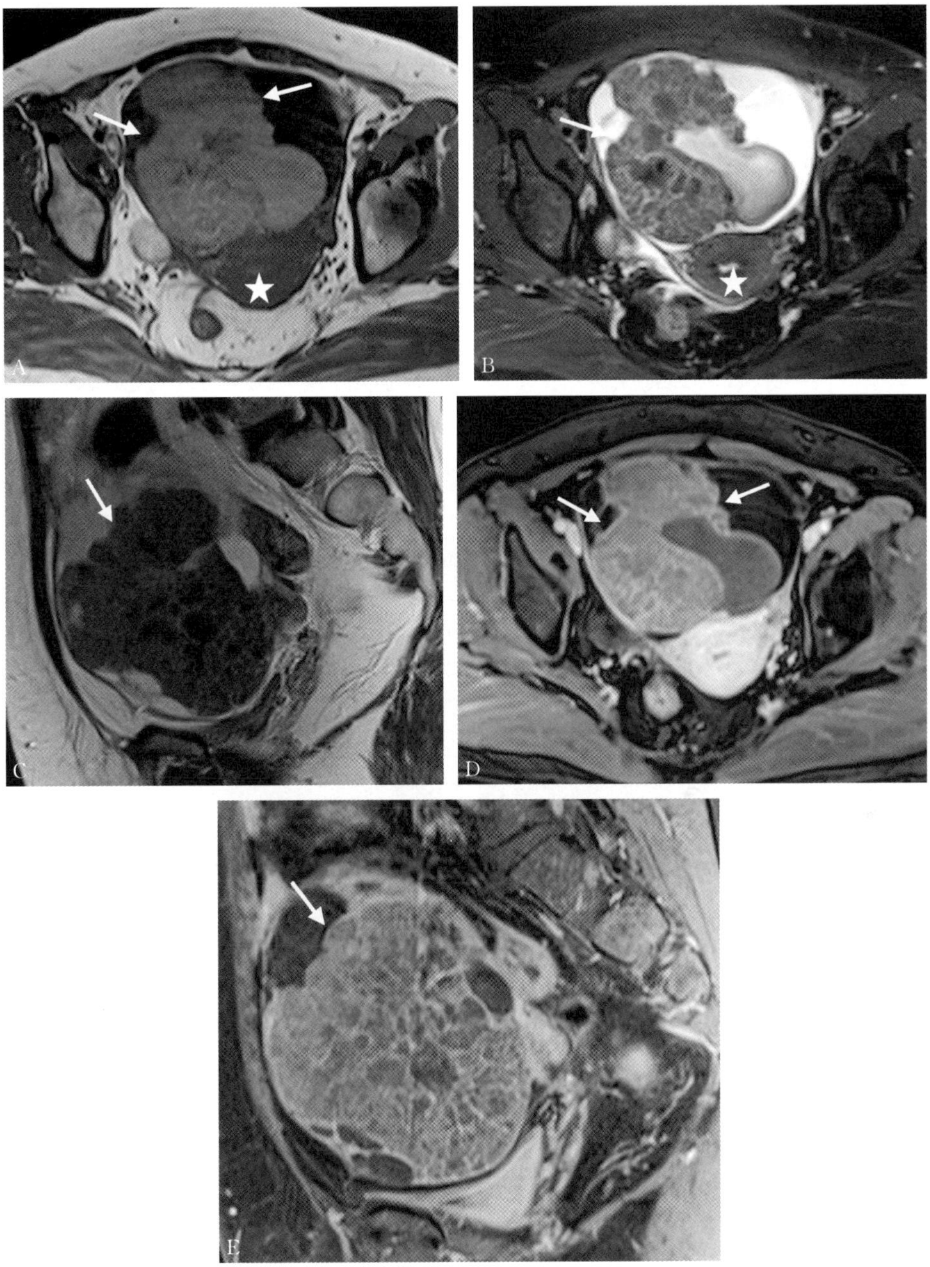

图 12-6 左侧卵巢交界性黏液性瘤

注：横断位 T_1WI(A)、T_2WI FS(B)和矢状位 T_2WI(C)显示左侧卵巢巨大多房囊性肿块，不同分房 T_1WI 呈高和低信号，T_2WI 呈低、等、稍高和高信号，并见蜂窝状低信号(箭)；横断位和矢状位 T_1WI FS 增强(D、E)显示蜂窝壁中重度强化，未见明显实性成分(箭)。星号示子宫。

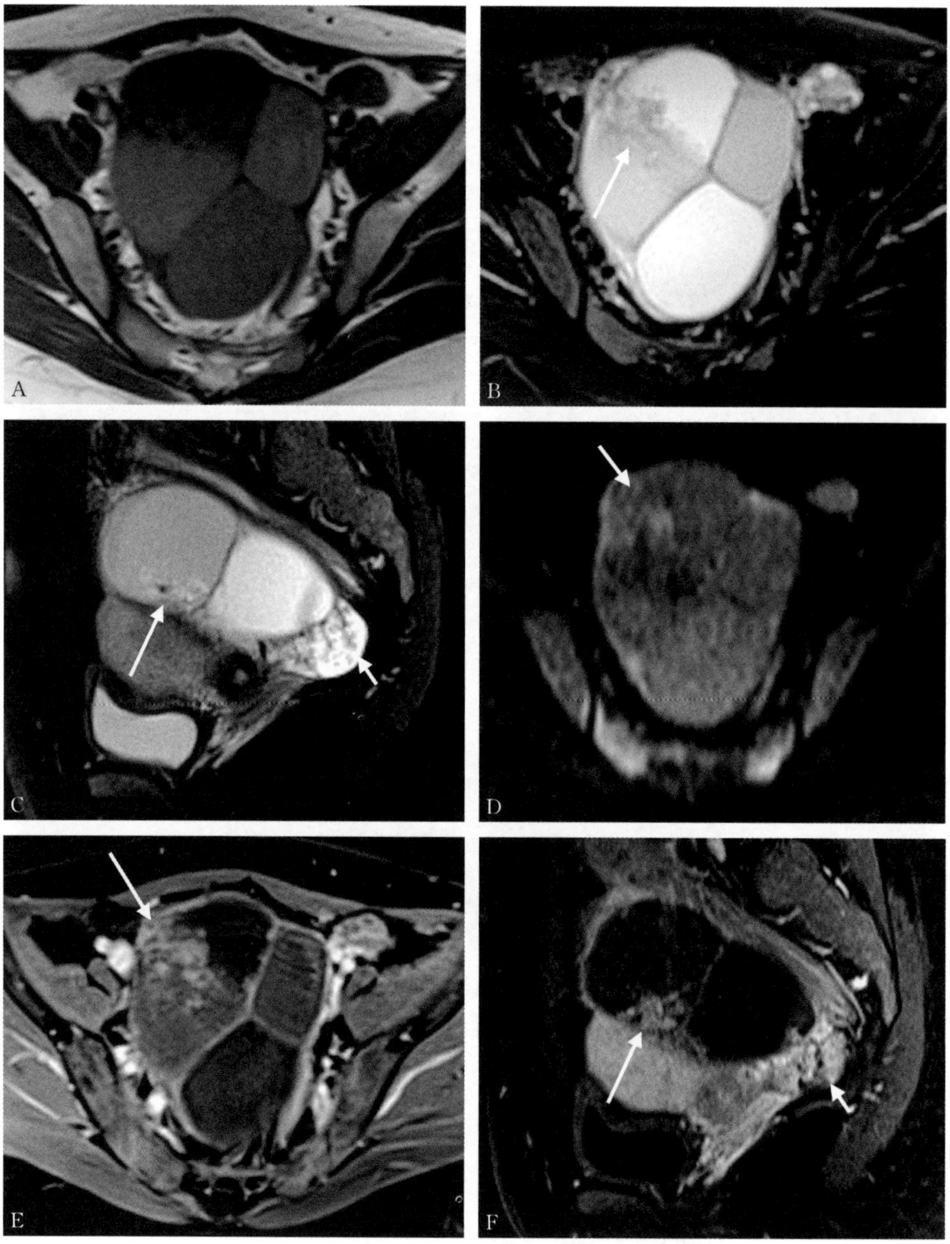

图 12-7 右侧卵巢交界性浆液性肿瘤

注:患者,女性,23 岁,检查发现卵巢囊肿可能。横断位 T_1WI(A)、横断位和矢状位 T_2WI FS(B、C)显示右侧卵巢多房囊性为主肿块,T_1WI 囊液呈等和稍高信号,T_2WI 呈不均匀高信号,局部见多发内生乳头状壁结节(长箭)及外生性结节状肿块,内含树枝状低信号(短箭);DWI(D)实性成分呈等、稍高信号,ADC 值 1.413×10^{-3} mm^2/s(箭);横断位和矢状位 T_1WI FS 增强(E、F)示囊壁和内生壁结节中度强化(长箭),外生结节明显强化(短箭)。

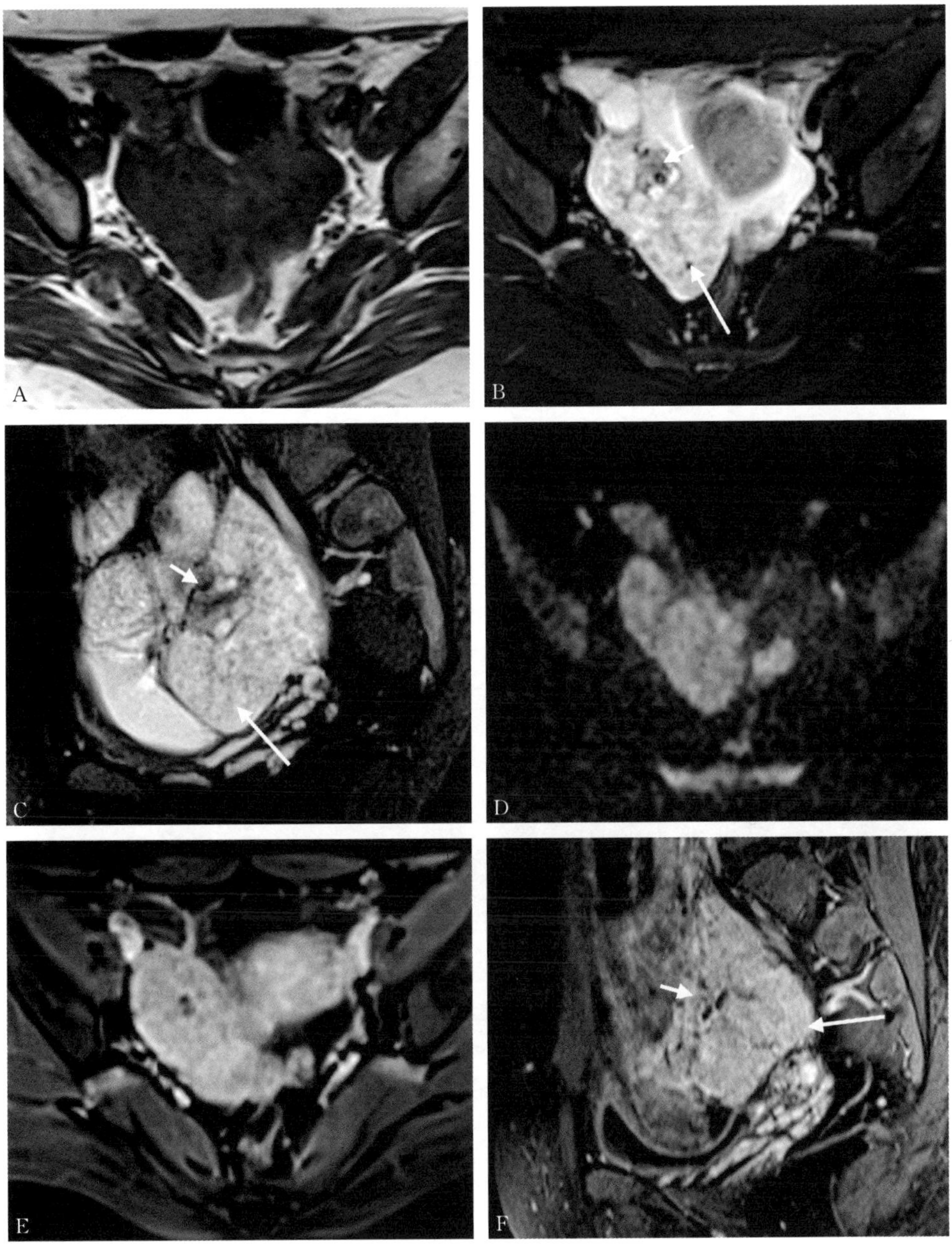

图 12-8　右侧卵巢交界性浆黏液性肿瘤

注：患者，女性，31 岁，下腹不适半年。横断位 T_1WI(A)、横断位和矢状位 T_2WI FS(B、C)显示肿瘤呈环绕卵巢（短箭）表面生长的不规则实性肿块，T_1WI 呈等信号，T_2WI 呈稍高信号，内见低信号树枝状分支结构（长箭）；DWI(D)呈等、稍高信号，ADC 值 1.378×10^{-3} mm^2/s；横断位和矢状位 T_1WI FS 增强（E、F）见肿块明显强化（长箭），与子宫强化相仿，正常卵巢可见无强化卵泡（短箭）。

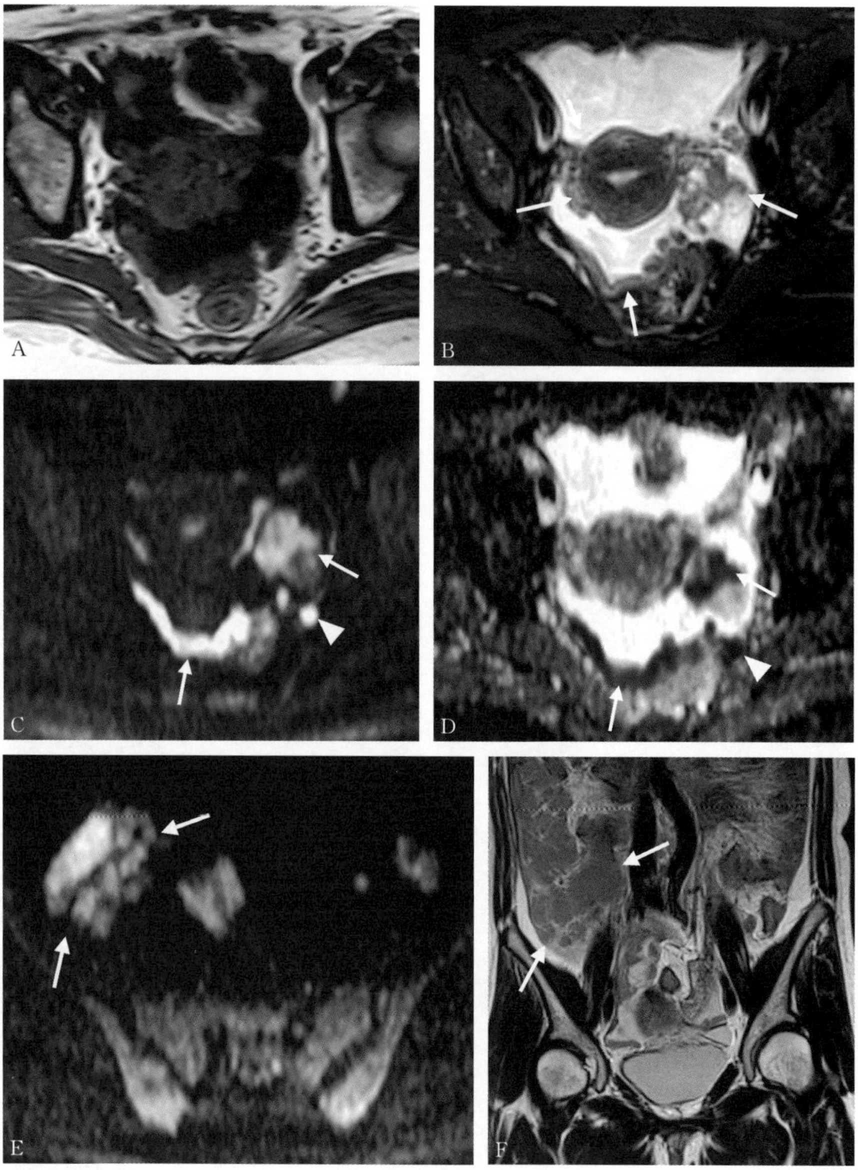

图 12-9 双侧卵巢高级别浆液性癌伴盆腔、大网膜多发转移

注：患者，女性，50 岁，体检发现盆腔肿块。横断位 T_1WI(A)和 T_2WI FS(B)显示双侧附件区及后陷凹不规则实性肿块及结节(箭)，T_1WI 呈等信号，T_2WI 呈稍高信号；DWI(C)呈不均匀高信号；ADC 图(D)呈显著低信号(箭)，ADC 值 $0.627\times10^{-3}\ mm^2/s$，另见左盆壁转移淋巴结(箭头)；另一层面 DWI(E)和冠状位 T_2WI(F)示右侧大网膜不规则团块状高信号(箭)。

膜后淋巴结隐性转移，而Ⅲ、Ⅳ期淋巴结转移可达 40%～67%。浆液性癌淋巴结转移发生率最高，为 26%～66%；黏液性癌最低，为 3%～33%；未分化癌淋巴结转移率可高达 50%。

4）血行转移：少见，晚期及治疗后复发的患者可转移到肺、肝。北京协和医院 15 年的回顾性研究证实，肝转移占同期病例的 6.9%。

（8）卵巢肿瘤的诊断与分期

卵巢肿瘤虽无特异性症状，常于体检时发现，但综合考虑患者的年龄、病史、肿瘤标志物及影像学检查可初步判断是否为卵巢肿瘤，并对良恶性做出估计。

卵巢肿瘤的分期参照 2017 年美国癌症联合委员会(AJCC)、国际联合抗癌协会(UICC)卵巢癌

TNM和国际妇产科联合会(FIGO)分期系统,其是目前最新推荐采用的分期标准,具体见表12-2。

(9) 鉴别诊断

卵巢良恶性肿瘤的鉴别诊断(表12-3):因50岁以下患者常有盆腔炎、子宫内膜异位症等可使CA125升高的疾病,故参考价值不大。50岁以上患者中,若卵巢肿块伴CA125升高,则恶性可能性大,有鉴别诊断意义。

表12-2 卵巢、输卵管及原发性腹膜癌TNM和FIGO分期(2017)

TNM	FIGO分期	临床表现
T_x		原发肿瘤不能评价
T_0		无明显原发肿瘤证据
T_1	Ⅰ	肿瘤局限于卵巢(单侧或双侧)或局限于输卵管
T_{1a}	ⅠA	肿瘤局限于单侧卵巢(包膜完整)或局限于输卵管,卵巢和输卵管表面没有肿瘤,腹水或腹腔冲洗液未见恶性细胞
T_{1b}	ⅠB	肿瘤局限于双侧卵巢(包膜完整)或输卵管,卵巢和输卵管表面无肿瘤,腹水或腹腔冲洗液未见恶性细胞
T_{1c}	ⅠC	肿瘤局限于单侧或双侧卵巢或输卵管,伴有下列任何一项者:
T_{1c1}	ⅠC1	术中包膜破裂
T_{1c2}	ⅠC2	术前包膜破裂,或肿瘤位于卵巢或输卵管表面
T_{1c3}	ⅠC3	腹水或腹腔冲洗液发现恶性细胞
T_2	Ⅱ	肿瘤累及单侧或双侧卵巢或输卵管,并延伸至盆腔
T_{2a}	ⅡA	蔓延和/或种植到子宫或输卵管或卵巢
T_{2b}	ⅡB	蔓延和/或种植其他盆腔组织
T_3	Ⅲ	肿瘤位于单侧或双侧卵巢或输卵管,或原发性腹膜癌,有镜下证实的盆腔外腹膜转移,和/或腹膜后(盆腔或腹主动脉旁)淋巴结转移
T_{3a}	ⅢA2	显微镜下的盆腔外腹膜(超过盆腔上缘)转移,伴或不伴腹膜后淋巴结转移
T_{3b}	ⅢB	盆腔外腹膜肉眼可见转移,最大径不超过2 cm,伴或不伴腹膜后淋巴结转移
T_{3c}	ⅢC	盆腔外腹膜肉眼可见转移,最大径超过2 cm,腹膜后淋巴结转移(包括肝脏、脾脏包膜,但不伴任何实质脏器的侵犯)
N	区域性淋巴结	
N_x		区域性淋巴结无法评估
N_0	N0	无区域性淋巴结转移
	N0(i+)	孤立的肿瘤细胞在区域淋巴结中不大于2 mm
N_1	ⅢA1	仅有腹膜后淋巴结阳性(组织学证实)
N_{1a}	ⅢA1i	转移最大径≤10 mm
N_{1b}	ⅢA1ii	转移最大径>10 mm
M	远处转移	
M_0		无远处转移
M_1	Ⅳ	远处转移,包括胸腔积液细胞学阳性;肝脏、脾脏的实质转移;转移至腹外器官(包括腹股沟淋巴结及腹腔之外的淋巴结);肠道的透壁侵犯
M_{1a}	ⅣA	胸腔积液细胞学阳性
M_{1b}	ⅣB	肝脏、脾脏的实质转移;转移至腹外器官(包括腹股沟淋巴结及腹腔之外的淋巴结);肠道的透壁侵犯

注:详细的TNM分期可从UICC官方网站获得。

表12-3 卵巢良恶性肿瘤的鉴别要点

鉴别内容	良性肿瘤	恶性肿瘤
病史	病程长,肿块逐渐增大	病程短,肿块迅速增大
体征	多为单侧,活动、囊性,表面光滑,常无腹腔积液	单侧或双侧,实性或囊实性,表面光滑或不规则,结节状,常有腹腔积液
一般情况	良好	恶病质
CA125	多正常,或轻度升高	可显著升高
MRI	单纯囊性或T_2WI低信号实性,信号多均匀,扩散不受限,增强后无强化或轻度强化	多为囊实性肿块或不规则实性肿块,信号复杂多变,扩散受限,增强后中度或明显不均匀强化

(马凤华 强金伟)

12.2 卵巢上皮性肿瘤

12.2.1 良性卵巢上皮性肿瘤

良性卵巢上皮性肿瘤以浆液性囊腺瘤和黏液性囊腺瘤最多见，其他少见类型包括良性 Brenner 瘤，以及含有纤维瘤成分的(囊)腺纤维瘤等，良性内膜样瘤和透明细胞瘤十分罕见。

(1) 浆液性囊腺瘤

1) 概述：良性浆液性肿瘤(benign serous tumors)包括浆液性囊腺瘤、乳头状囊腺瘤、表面乳头状瘤、腺纤维瘤及囊腺纤维瘤，其中浆液性囊腺瘤(serous cystadenoma)最为常见，发生率占卵巢良性肿瘤的 25%，占浆液性肿瘤的 58%，双侧发生率 12%～23%。

2) 病理：肿瘤多为圆形、卵圆形囊性肿块，直径数厘米至 30 cm，平均 10 cm，剖面单房或多房，囊内容物为稀薄的透明水样或淡黄色液体，少数为淡血性液体。囊腺瘤内壁光滑，乳头状囊腺瘤可衬覆稀疏或致密细小乳头簇；腺纤维瘤为实性，局部海绵状，由细小的含无色液体的囊腔构成；囊腺纤维瘤呈囊实性，纤维成分越多，质地越硬；表面乳头状瘤可见卵巢表面大小不等的疣状赘生物。

3) 临床表现：自幼年至绝经后均可发生，大多数发生在生育年龄，平均年龄 36 岁。多数患者无特殊症状，多在体检时发现。肿瘤较大时可出现下腹胀、腹痛或压迫症状，如尿频、尿急。小部分病例因肿瘤蒂扭转或感染、出血、坏死而产生急腹症症状，即腹痛、腹膜刺激和发热。临床检查常见腹部膨隆，子宫旁可扪及光滑、活动的囊性肿块。

4) MRI 表现：浆液性囊腺瘤呈圆形或类圆形，边界清晰，直径数厘米至 30 cm，绝大多数肿瘤囊液呈均匀水样信号，即 T_1WI 低、T_2WI 高信号，少数也可呈 T_1WI 和 T_2WI 高信号(图 12-10、12-11)。双房或多房者分房内囊液信号一致。囊

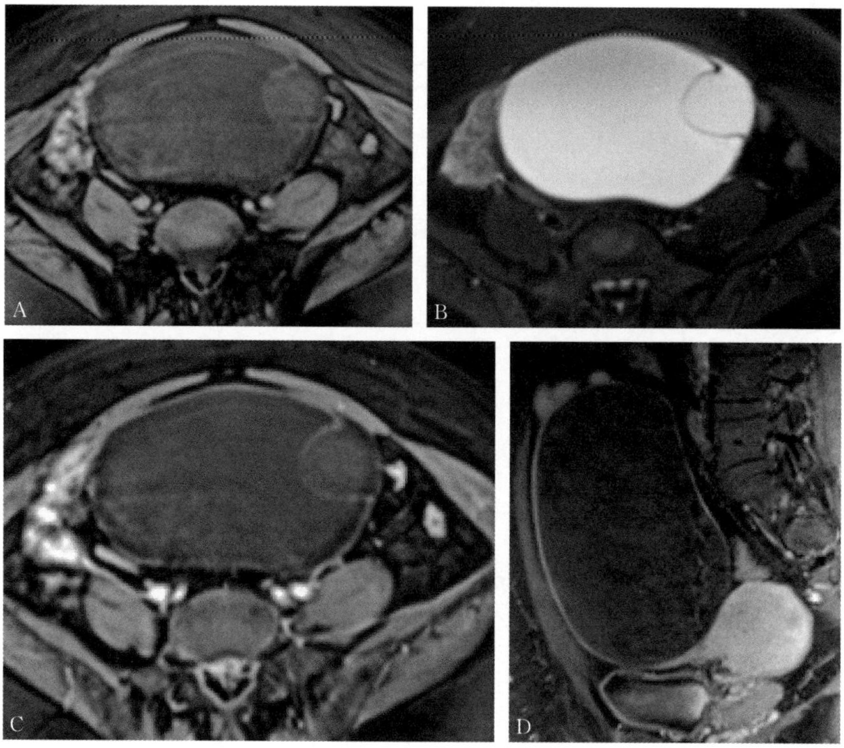

图 12-10 右侧卵巢浆液性囊腺瘤(一)

注：患者，女性，52 岁，腹胀 6 个月来院检查。横断位 T_1WI FS (A) 和 T_2WI FS(B)显示肿瘤为寡多房，囊液呈水样信号，诸房囊液信号均一；横断位和矢状位 T_1WI FS 增强(C、D)示囊壁及分隔轻度强化，均匀菲薄，未见壁结节。

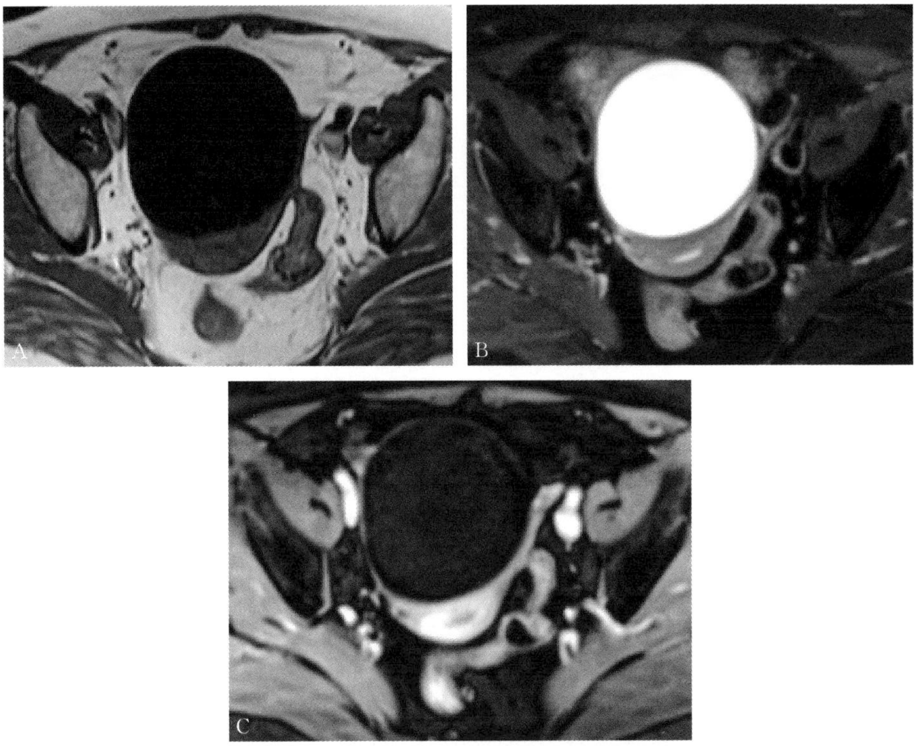

图 12-11 右侧卵巢浆液性囊腺瘤(二)

注:患者,女性,69 岁,体检发现卵巢囊性肿块。横断位 T_1WI (A) 和 T_2WI FS(B)显示肿瘤为单房,囊液呈 T_1WI 低信号,T_2WI 高信号;增强后(C)示肿瘤囊壁轻度均匀强化。

壁及囊内分隔薄而光滑,T_2WI 和增强序列显示囊壁轮廓及分隔清晰。极少数肿瘤囊壁或分隔出现单个或数个小乳头状突起,直径小于 5 mm。当发现囊壁或分隔乳头状突起大于 5 mm 时,应考虑交界性肿瘤。注入对比剂后囊壁、分隔和乳头呈轻度强化。

5) 诊断要点:较大单房或寡多房纯囊性肿块,液体信号均匀呈水样,囊壁及囊内分隔薄而光滑,轻度强化。

(2) 黏液性囊腺瘤

1) 概述:卵巢良性黏液性肿瘤(benign mucinous tumors)占卵巢黏液性肿瘤的 80%,占卵巢全部良性肿瘤的 20%～25%,包括黏液性囊腺瘤、黏液性腺纤维瘤和黏液性囊腺纤维瘤,其中黏液性囊腺瘤(mucinous cystadenoma)最为常见,仅次于浆液性囊腺瘤。单侧发生为主,双侧少见。

2) 病理:肿瘤为囊性,多呈类椭圆形。体积大,常为多房,囊腔大小不等,囊内壁光滑,偶见乳头簇。囊液稀薄或黏稠胶冻状,富含黏蛋白或糖蛋白。镜下囊壁、分隔被覆单层高柱状黏液上皮或宫颈管型上皮。其中,向肠道黏液上皮细胞分化称为肠型,多数肿瘤呈此类型,常表现为多房。

3) 临床表现:青少年至老年均可发病,好发年龄为 30～50 岁,平均发病年龄 42 岁。临床症状与浆液性囊腺瘤相仿,但因为黏液性囊腺瘤体积巨大,更易产生压迫症状,部分病例因腹围增大而就诊。少数患者可发生雌激素水平升高而引起不规则阴道流血。临床检查常见腹部明显膨隆,盆腹部可扪及光滑、活动、囊性感肿块。

4) MRI 表现:黏液性囊腺瘤直径 1～50 cm,多数 10～20 cm。典型黏液性囊腺瘤的 MRI 表现为巨大多房囊性肿块,分房形态不一,大小不等,可见分房内分房,为典型表现。少数肿瘤囊内含细小分房。虽然囊液信号不全一致,但超过 70% 的肿瘤 T_1WI 仍以低信号为主,T_2WI 以高信号为主(图 12-12)。少数肿瘤不同分房内囊液信号差异大,可同时出现 T_1WI 高信号和 T_2WI 低信号分房、T_1WI 等和 T_2WI 等信号或高信号分房,以及 T_1WI 低信号和 T_2WI 高信号分房(图 12-13)。绝大多数肿瘤囊壁及分隔厚薄一致,增强后可清晰显示,厚度小于 5 mm。少数肿瘤囊壁或分隔毛糙,可出现小结节状突起,但直径小于 5 mm。

5)诊断要点:巨大多房囊性肿块,分房形态不一,大小不等,可见分房内分房。

(3)(囊)腺纤维瘤

1)概述:腺纤维瘤(adenofibroma)和囊腺纤维瘤(cystadenofibroma)来自卵巢表面上皮及间质,可为浆液性、黏液性、内膜样性,以浆液性最多见。

2)病理:腺纤维瘤以纤维间质为主,为实性肿瘤,内见散在裂隙或微囊。囊腺纤维瘤则囊腔显著,囊内有粗大乳头状结构,囊液可为浆液或黏液。

3)临床表现:肿瘤发病年龄 20~70 岁,多发生在更年期或绝经后,常见症状为盆腔肿物和阴道不规则出血。妇科检查可扪及附件区实性肿块,表面光滑或有分叶、活动度好。

4)MRI 表现:一般为单侧发病,双侧少见。肿瘤呈圆形或类圆形,文献报道直径为 3.5~11.2 cm。肿瘤构型有囊性为主型、囊实性和实性为主型。囊性部分单房或多房,囊液信号均匀或不均匀。实性成分结节状或不规则片状分布,呈 T_2WI 低信号,囊性与实性部分分界清或不清。增强后实性部分中度或明显强化(图 12-14)。注射对比剂后 50%病例的实性区强化,多数为中度或明显强化,病理上为伴梭形细胞的纤维间质,T_2WI 上显示为低信号,为相对特征性的表现(图 12-15)。

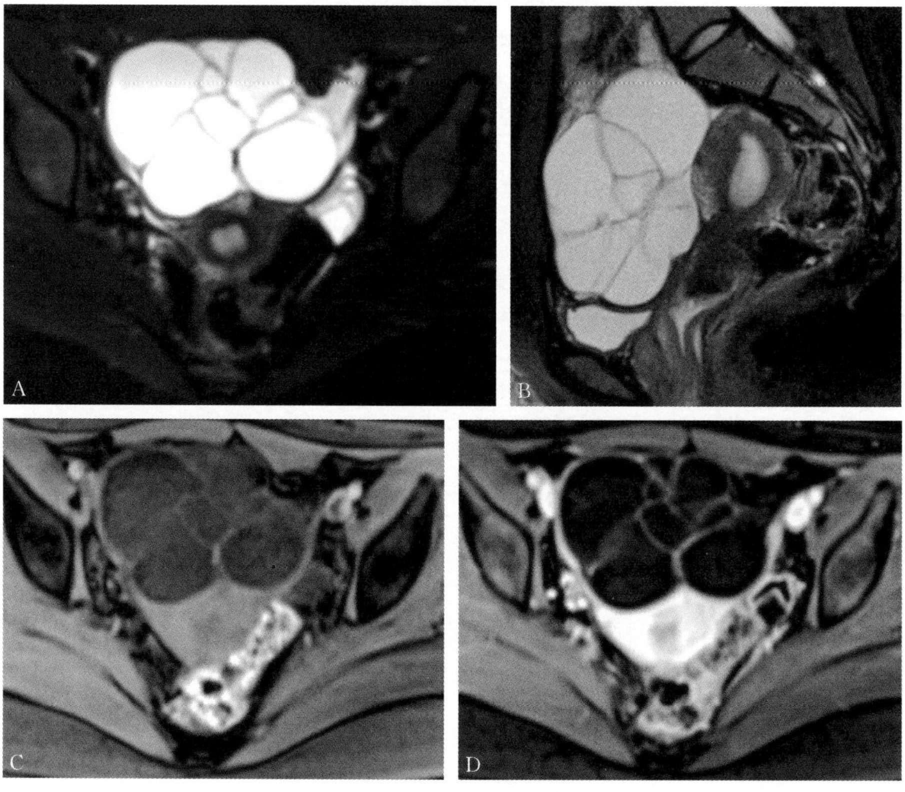

图 12-12 右侧卵巢黏液性囊腺瘤(一)

注:患者,女性,58 岁,体检发现卵巢囊性肿块。横断位及矢状位 T_2WI FS(A、B)见右附件区多房囊肿肿块,呈水样高信号,诸囊形态、大小不一;横断位 T_1WI FS(C)示病灶呈低信号,其内可见不均匀分隔,增强后囊壁及分隔轻度强化(D)。

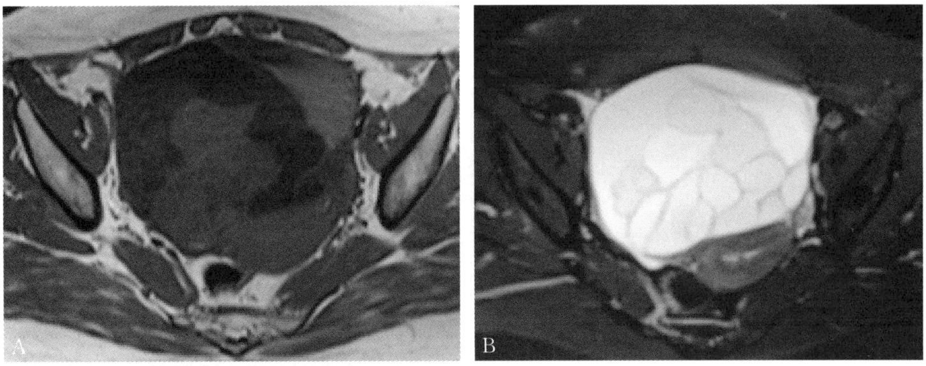

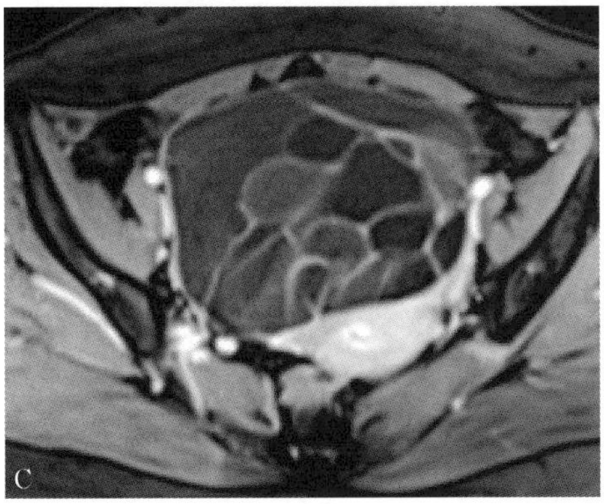

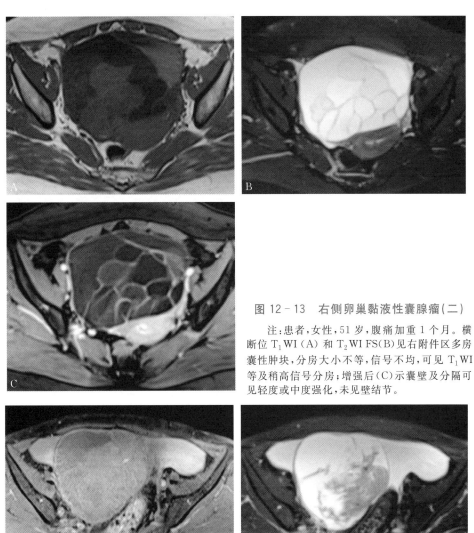

图 12-13 右侧卵巢黏液性囊腺瘤(二)

注:患者,女性,51 岁,腹痛加重 1 个月。横断位 T_1WI(A) 和 T_2WI FS(B)见右附件区多房囊性肿块,分房大小不等,信号不均,可见 T_1WI 等及稍高信号分房;增强后(C)示囊壁及分隔可见轻度或中度强化,未见壁结节。

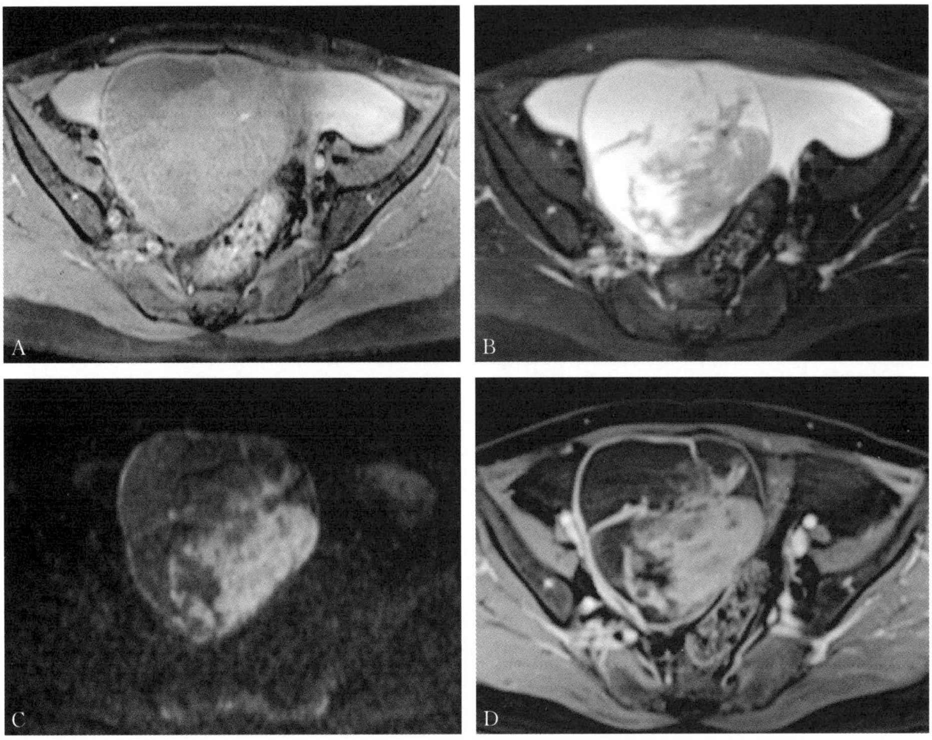

图 12-14 右侧卵巢浆液性腺纤维瘤(一)

注:患者,女性,50 岁,腹胀、阴道流液 2 月余。横断位 T_1WI FS(A)和 T_2WI FS(B)见右附件区囊实性肿块,其内可见分隔,实性成分呈 T_1WI 等信号、T_2WI 等信号;DWI 呈稍高信号(C);增强后可见轻中度强化(D)。

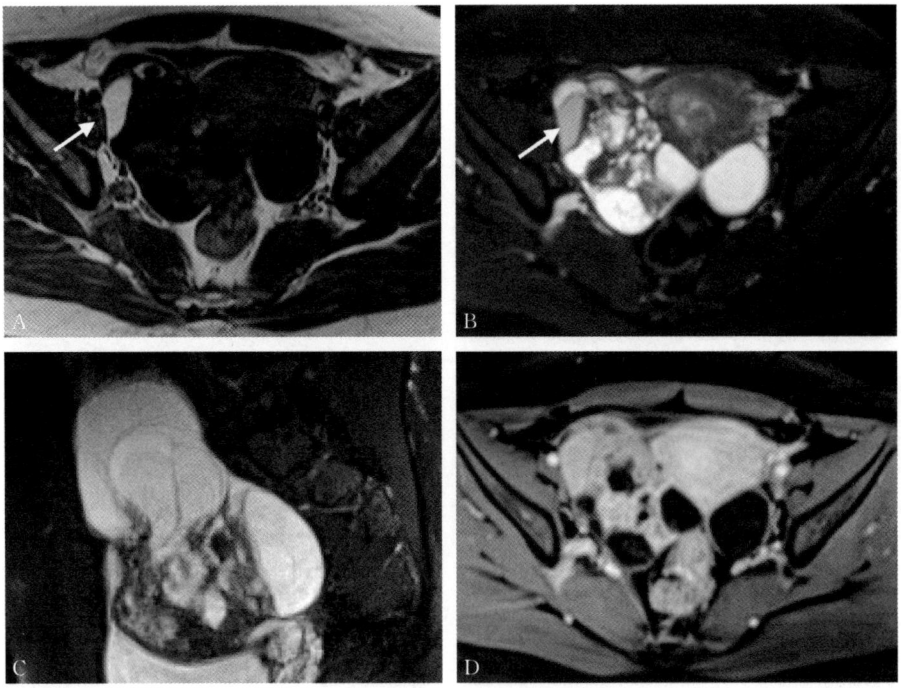

图 12-15　右侧卵巢浆液性腺纤维瘤(二)

注：患者，女性，50 岁，阴道不规则流液半月余。横断位 T_1WI(A)、横断位和矢状位 T_2WI FS(B、C)见右附件区多房囊实性肿块，囊液信号不均，其中一分房呈 T_1WI 高信号、T_2WI FS 呈稍高信号(箭)；实性成分呈不规则片状分布，T_2WI FS 呈低信号；增强后(D)示实性成分可见明显强化。

5）诊断要点：囊性为主、囊实性或实性为主肿块，实性成分为纤维间质，T_2WI 呈特征性低信号，增强呈中度或明显强化。

（4）Brenner 瘤

1）概述：Brenner 瘤约占所有卵巢肿瘤的 5%，其中 99%为良性，极少数为交界性和恶性。Brenner 肿瘤可为单纯性，也可为混合性上皮细胞肿瘤的一种成分。

2）病理：肿瘤多较小，直径为 0.5～2 cm。肿瘤大多因其他原因行卵巢切除时偶然发现，少数可达 10 cm。92%为单侧，6%～8%为双侧。肿瘤通常与残留的卵巢组织分界清楚，可完全实性或者实性伴有大小不一的囊肿，囊内含浆液性或黏液性液体，实质区域常伴钙化，质硬砂粒感。15%～30%病例可同时伴另外一种肿瘤，最常见者为黏液性肿瘤、浆液性肿瘤或者皮样囊肿，23%合并其他妇科恶性肿瘤。

3）临床表现：患病年龄在 30～70 岁，多数发生于 50～60 岁中老年女性。无症状，少数有下腹痛或阴道流血，妇科检查时可扪及质硬肿块。

4）MRI 表现：约半数到 2/3 的肿瘤直径小于 2 cm。多数肿瘤为实性或囊实性，极少数为囊性。囊实性时囊性部分为单房或多房，边界清楚；肿瘤实性部分信号均匀，增强扫描呈均匀的轻至中度强化，未见出血或坏死。Brenner 瘤典型 MRI 表现为 T_1WI、T_2WI 均呈等、低信号，与盆壁肌肉信号相仿，信号强度显著低于其他非纤维性卵巢肿瘤，类似于纤维瘤，但前者信号均匀，而后者常伴水肿和囊性变。增强后早期无明显强化，延迟期轻度或中度强化，显著低于正常子宫肌层强化(图 12-16)。

特别提示：本病常合并同侧或对侧卵巢其他上皮性囊性肿瘤。交界性或恶性 Brenner 瘤实性区常伴坏死而信号不均匀，囊性区常表现为多房，T_2WI 上信号增高。

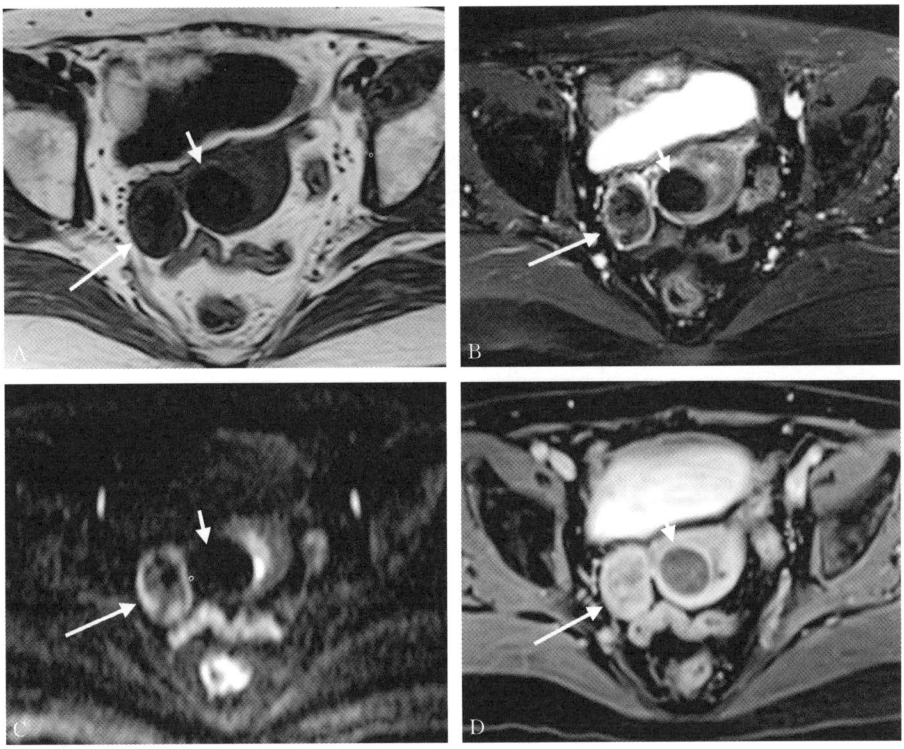

图 12-16 右侧卵巢 Brenner 瘤

注：患者，女性，67 岁，超声检查发现盆腔肿块。横断位 T_1WI 和 T_2WI FS(A、B)示右侧卵巢椭圆形实性肿块(长箭)，T_1WI 呈低信号，T_2WI 低信号，有薄层高信号环；DWI(C)肿块呈等信号，周围见环形稍高信号(长箭)；增强(D)右侧卵巢肿块呈中度强化，外周有明显强化环(长箭)。另见子宫肌瘤，所有序列均为低信号，强化不明显(短箭)。

5）诊断要点：较小的附件实性肿块，T_1WI、T_2WI 均呈较均匀的等、低信号，增强呈轻度或中度延迟强化。

12.2.2 交界性卵巢上皮性肿瘤

交界性卵巢上皮性肿瘤(borderline epithelial ovarian tumor，BEOT)在生长方式和细胞学特征方面介于良性和明显恶性的同类肿瘤之间，无间质浸润，占卵巢上皮性肿瘤的 4%～15%。组织学上，浆液性或黏液性 BEOT 占绝大多数，约 96%，其他交界性上皮类型如内膜样、透明细胞和 Brenner 瘤等均非常少见。BEOT 发病年龄较小，约 45%的患者小于 40 岁，发病年龄较卵巢癌提前 10～15 岁。临床症状无特异性，多表现为腹胀、腹痛、腹部增大、尿急或尿频，也可无明显症状。据报道，约 61%的 BEOT 患者血清 CA125 可轻度升高。手术为 BEOT 患者的有效治疗方式，因 BEOT 患者多见于生育年龄的妇女、预后相对较好，故对希望保留内分泌功能或有生育要求的Ⅰ期患者可行保留生育能力的保守手术(如肿瘤摘除术、单侧卵巢摘除术等)，其他患者则建议行全面分期手术。BEOT 多为早期病变，该肿瘤预后比临床分期相同的卵巢癌好，Ⅰ期 5 年生存率达 96%，其他分期达 92%，但易复发。

(1) 浆液性交界性肿瘤

1）概述：卵巢浆液性交界性肿瘤(serous borderline tumor)占浆液性肿瘤的 15%，是最常见的卵巢交界性肿瘤，约占交界性肿瘤的 65%。多见于 30～50 岁中青年女性，平均发病年龄 46 岁。肿瘤生长缓慢，约 70%的患者在最初诊断时局限于一侧或双侧卵巢、无卵巢以外播散证据(Ⅰ期)，无病存活率为 98%。约 30%的浆液性交界性肿瘤在最初分期时伴有盆腔或腹膜种植(Ⅱ期或Ⅲ期)，总体生存率为 66%。文献报道，存在腹膜种植者术后复发率为 45%，无腹膜种植者术后复发率仅 11%。

2）病理：33%～50%累及双侧卵巢。肿瘤大体形态有囊性、囊实性、实性 3 种，以囊性最多见，囊液呈水样信号，70%的病例在囊内和/或囊表面含有质软的白色至褐色菜花样乳头状结构，为其特征性表现。镜下乳头分支复杂，衬覆 2～3 层瘤细胞，有轻至中度细胞异型，无间质浸润，砂粒体沉着多见。乳头大小介于良性与恶性之间，与良性肿瘤中质硬而光滑的微小乳头相比，浆液性交界性肿瘤的乳头更为广泛。囊腔外乳头容易合并腹膜种植。

3）临床表现：患者平均发病年龄 46 岁，较卵巢癌患者年轻 10～15 岁。临床多为早期病变，70%～80%的病例为Ⅰ期。文献报道，46%～55%的血清 CA125 水平轻度升高，22%～39%的患者血清 CA19－9 水平升高。肿瘤手术切除后预后较好。

4）MRI 表现：肿瘤直径 3.5～19.5 cm，平均 13 cm。根据肿瘤形态可分为 3 种类型：①囊性为主型（61%），其中 2/3 为单房，1/3 为多房，但分房数量一般较少，明显少于良性或交界性黏液性肿瘤；约 90%的肿瘤呈均匀水样信号，10%呈 T_1WI 和 T_2WI 高信号；囊内壁、分隔可见多发乳头状突起，可散在或连续分布，大小不一，至少有部分乳头大于 5 mm，大乳头可类似草莓。增强序列见乳头状突起明显强化，对乳头的显示优于平扫序列（图 12－17）。②囊实性型（28%），同时具有囊性和实性肿瘤的形态特点（图 12－18）。囊性成分信号与囊性为主型肿瘤的囊液类似；实性成分表面呈菜花状，在 DWI 上常为中等信号，ADC 值常高于 1.0×10^{-3} mm^2/s；大乳头或明显实性区内可见 T_2WI 低信号纤维轴心，与实性型类似。③实性型（11%），为疏松分支乳头状，呈

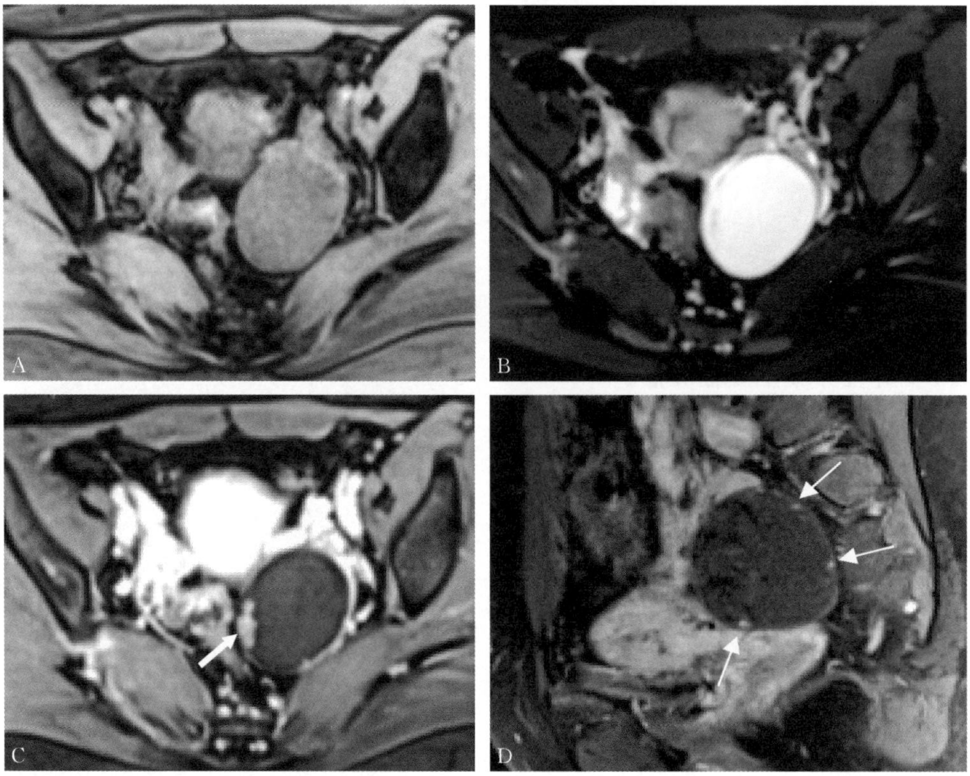

图 12－17　左侧卵巢浆液性交界性乳头状瘤

注：患者，女性，31 岁，体检发现盆腔肿块半月余。横断位 T_1WI FS（A）、横断位 T_2WI FS（B）见左附件区单房囊性肿块，囊液水样信号，壁结节显示不清；横断位和矢状位增强（C、D）可见囊壁一侧有明显强化的壁结节（粗箭）及数个明显强化小壁结节（细箭）。

注：患者，女性，56 岁，扪及盆腔包块较前增大。横断位 T_1WI(A)可见盆腔囊实性肿块，诸囊液信号不等，其中一囊囊液呈高信号（星号），实性成分呈等信号（长箭），横断位、矢状位 T_2WI FS 及冠状位 T_2WI(B～D)显示实性成分呈低信号，中央可见更低信号的纤维分支状结构（短箭），囊液呈高信号；横断位和矢状位增强（E、F）可见实性成分明显强化，纤维成分强化弱。

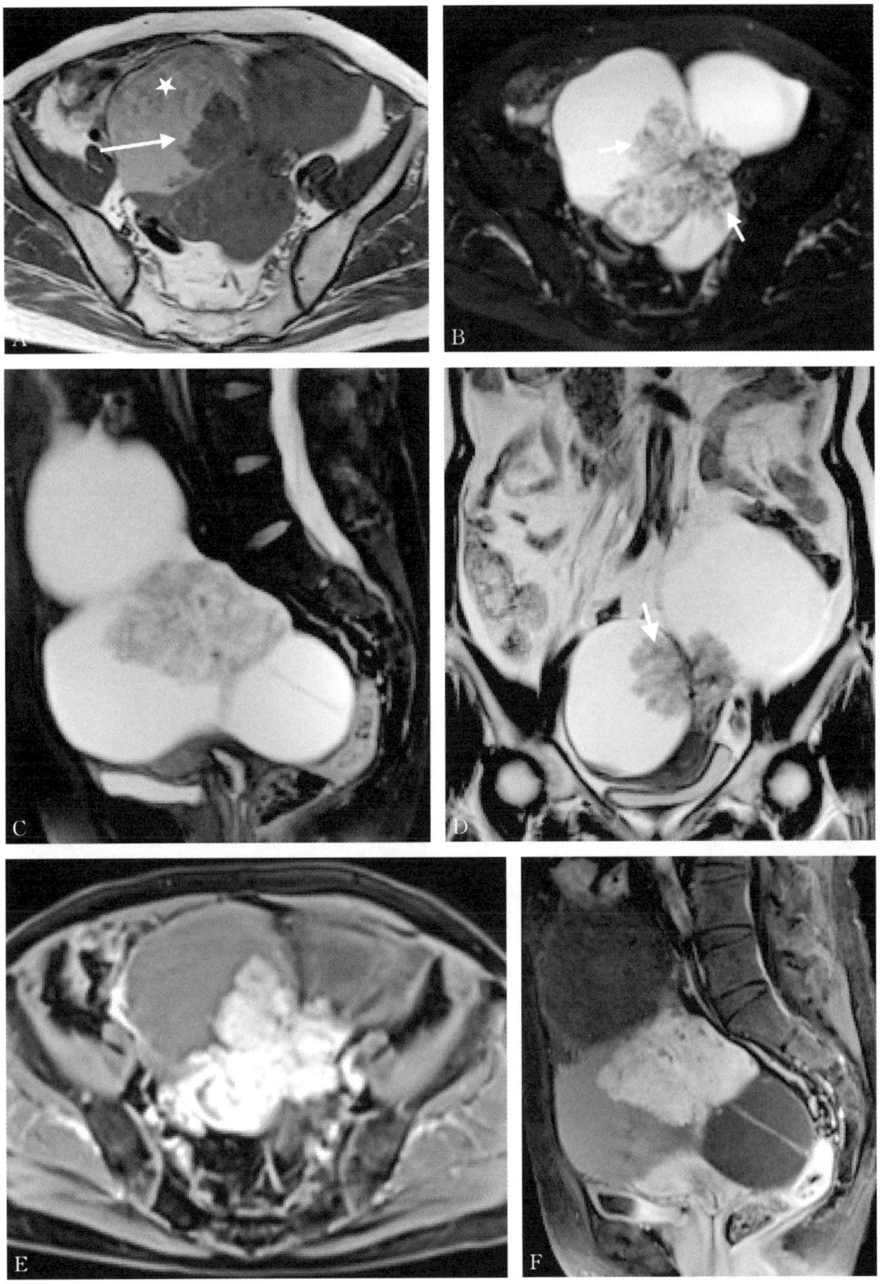

图 12－18　左侧卵巢浆液性交界性瘤

注：患者，女性，56 岁，扪及盆腔包块较前增大。横断位 T_1WI(A)可见盆腔囊实性肿块，诸囊液信号不等，其中一囊囊液呈高信号（星号），实性成分呈等信号（长箭），横断位、矢状位 T_2WI FS 及冠状位 T_2WI(B～D)显示实性成分呈低信号，中央可见更低信号的纤维分支状结构（短箭），囊液呈高信号；横断位和矢状位增强（E、F）可见实性成分明显强化，纤维成分强化弱。

T_1WI 低信号和 T_2WI 高信号，内部见树枝状 T_2WI 低信号的纤维分支轴心，为特征性表现（图 12-19）。部分肿瘤内部可见液体镶嵌的小间隙，呈细筛孔状。增强后肿瘤明显强化，内部树枝状结构仅轻度强化。肿瘤可呈外生性包绕卵巢生长，故常于肿瘤内部见到大致正常结构的卵巢，具有特征性。实性或具有外生实性乳头状结构的囊实性浆液性交界性肿瘤，被称为浆液性表面乳头状交界性瘤（serous surface papillary borderline tumor），该类肿瘤容易发生腹膜种植转移。

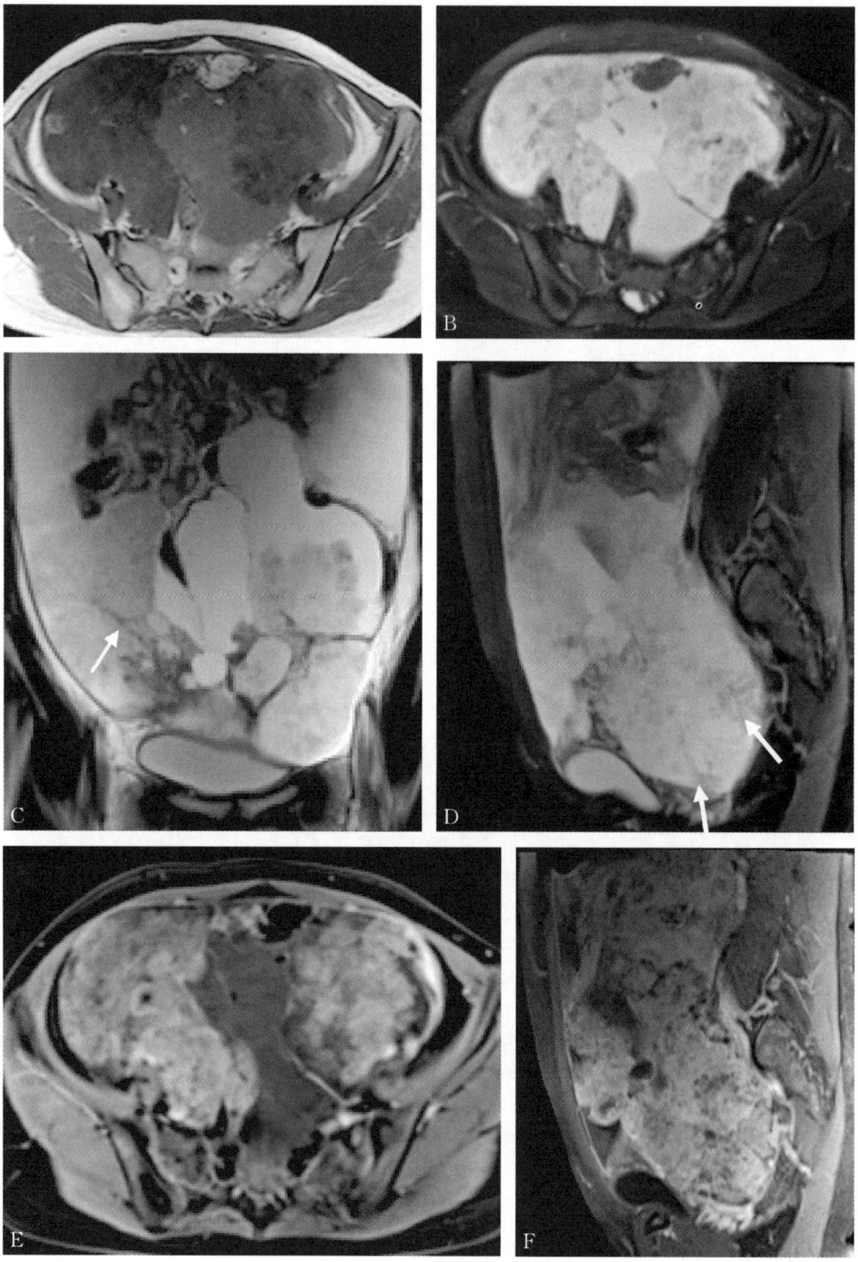

图 12-19 双侧卵巢外生型浆液性交界性瘤

注：患者，女性，21 岁，自觉腹胀。横断位 T_1WI（A）、横断位 T_2WI FS、冠状位 T_2WI 及矢状位 T_2WI FS（B～D）见双附件区巨大不规则形肿块，边界不清，右附件区肿块呈实性，左附件区肿块呈囊实性，实性部分 T_2WI 呈高信号，内有树枝状低信号（箭）；横断位和矢状位增强（E、F）见双侧肿瘤实性部分明显不均匀强化，树枝状结构强化弱。

注射对比剂增强扫描后见上述三型肿瘤的乳头和实性成分中等或明显强化。笔者的DCE-MRI研究显示，交界性肿瘤的时间-信号曲线(TIC)常为Ⅱ型，即早期中度强化，随后形成平台；而卵巢癌常呈Ⅲ型曲线，即速升平台型。最大斜率、半峰时间、首过曲线下面积、K^{trans} 和 k_{ep} 明显低于卵巢癌。而交界性瘤的强化峰值与卵巢癌无明显差异。临床上发现多数交界性肿瘤实性成分的强化幅度接近或甚至高于子宫的强化幅度。

5）诊断要点：囊性为主伴壁结节或囊实性肿块，囊液呈均匀水样信号；较大乳头或实性区DWI呈等信号，ADC值较高，内部见树枝状 T_2WI低信号的纤维分支轴心为特征性表现。

（2）黏液性交界性肿瘤

1）概述：卵巢黏液性交界性肿瘤(mucinous borderline tumor)发生率略低于浆液性交界性肿瘤，占交界性肿瘤的30%～50%，占卵巢黏液性肿瘤的10%～15%。肿瘤有细胞异型性但无间质浸润，可发生腹膜种植和淋巴转移，预后较好，但易复发。

2）病理：黏液性交界性肿瘤以单侧卵巢发生为主，多数呈表面光滑的多房囊性肿块，伴有不同程度的实性区域。根据临床病理、生物学行为，黏液性交界性肿瘤又分为肠型和宫颈管型，前者占85%以上，后者不足15%，2014年，WHO将宫颈管型分出来，归入浆黏液性肿瘤。黏液性交界性肿瘤单侧卵巢发生占90%以上，肿瘤体积巨大，是所有卵巢肿瘤中最大的肿瘤。同一肿瘤不同分房囊液性状多样，可为透亮或淡黄色黏液、透亮黏冻状黏液和白色半固态胶状。乳头状结节明显少于浆液性交界性肿瘤。仅少数肿瘤为致密的完全实性乳头状。

3）临床表现：患者年龄9～70岁，平均35岁。临床症状无特异性，多表现为下腹胀、腹痛或压迫症状，少数患者体检时B超发现，90%以上肿瘤就诊时为临床Ⅰ期。

4）MRI表现：肿瘤直径4.2～28.3 cm，平均15 cm。典型黏液性交界性肿瘤表现为单侧附件区多房囊性为主肿块，囊液信号不等。根据肿瘤构型及分房情况，黏液性交界性肿瘤可分为3种类型。①单房囊性：占17%，多呈类圆形，囊液呈 T_1WI低信号和 T_2WI高信号，与尿液相同；囊壁薄而均匀，囊内壁见单个大乳头或多个大小不等乳头状突起，直径0.6～2.5 cm，呈 T_1WI低信号和 T_2WI稍高信号；增强后囊壁及乳头状突起中度强化。该类型黏液性交界性肿瘤的形态学表现与浆液性交界性肿瘤类似。WHO新分类中归类为浆黏液性肿瘤。②多房囊性：占76%，肿瘤呈类椭圆形或分叶状，分房数目多在7个以上，部分肿瘤呈蜂窝状分房，表现为由难以计数的直径小于1.0 cm的小分房聚集，该征象可见于半数黏液性交界性肿瘤。分房内囊液信号混杂多样，取决于囊液的蛋白含量。其中，较大分房呈 T_1WI低信号和 T_2WI高信号，病理上为透亮黏液；也可呈 T_1WI中等信号和 T_2WI高信号，病理上为淡黄色黏稠囊液；较小分房多呈 T_1WI低信号和 T_2WI中等信号，病理上为透亮黏冻状囊液；蜂窝状子房多呈 T_1WI高信号和 T_2WI低信号，病理为白色胶样半固态囊液，对黏液性交界性肿瘤具有特征性（图12-20）。肿瘤大部分囊壁或分隔较薄，局部可见规则或不规则增厚或见散在小壁结节，厚度或直径大于5 mm，但 T_1WI平扫和 T_2WI常难以显示，T_1WI增强序列可见增厚的囊壁或分隔及小壁结节有明显强化，因而显示非常清晰。有时蜂窝状分房由于MRI空间分辨率有限，增强表现酷似实性成分，薄层增强有助于判断肿瘤为囊性或实性（图12-21、彩图10）。③囊实性或实性：占17%，为单侧、分叶状，T_1WI呈等、低信号，T_2WI呈稍高信号，DWI呈中等信号，ADC值大于 1.0×10^{-3} mm^2/s。动态增强见肿瘤中度强化，多呈Ⅱ型增强曲线，病理上实性成分为致密乳头状结构（图12-22）。

5）诊断要点：单侧巨大多房囊性肿块，蜂窝状分房、T_1WI和 T_2WI上混杂高、中和低信号的囊液、囊壁或分隔的局部不规则增厚(≥5 mm)、结节或乳头状突起(≥5 mm)。实性成分DWI中等信号，强化中等。

（3）浆黏液性交界性肿瘤

1）概述：卵巢浆黏液性肿瘤(seromucinous tumors)是一种较少见的卵巢上皮源性肿瘤，2014

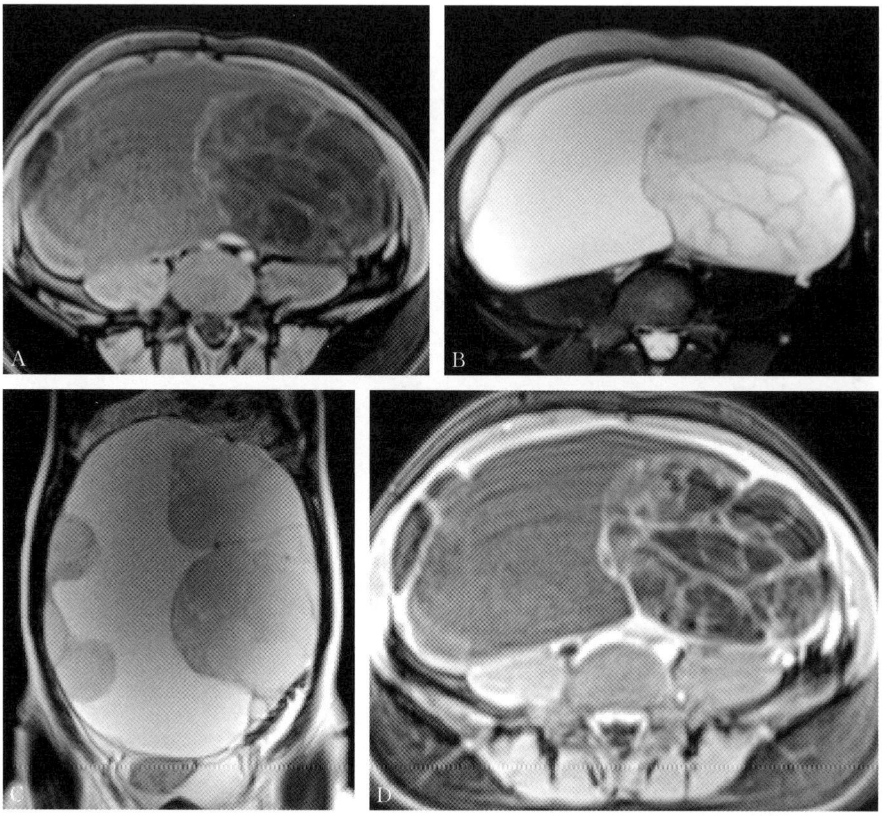

图 12-20　左侧卵巢黏液性交界性瘤

注：患者，女性，26 岁，体检发现盆腔肿块。横断位 T_1WI FS(A)显示巨大多房囊性肿块，囊内大部分呈稍高信号，其一侧可见低信号密集分房，部分呈蜂窝状；横断位 T_2WI FS 和冠状位 T_2WI(B、C)显示蜂窝状分房信号不等，囊内分隔形态不规则，厚薄不均；增强(D)可见增厚的囊壁和分隔有明显强化，未见明显壁结节或实性成分。

版 WHO 女性生殖器官肿瘤学分类将其作为一种独立的肿瘤类型列出，该肿瘤来源于≥2 种类型的米勒上皮细胞。

2）病理：显微镜下发现肿瘤由多种上皮混合构成，以浆液性与黏液性为主，但不含有肠型黏液上皮，可分为良性、交界性与恶性。良性肿瘤囊壁被覆混合型的单层上皮，细胞形态温和，部分病变可见局灶上皮增生，复层化，但占所有上皮比率<10%，此时诊断为浆黏液性囊腺瘤伴小灶上皮增生；交界性肿瘤结构与交界性浆液性肿瘤类似，交界性部分表现为复杂分支的乳头结构，逐级分支形成更小的乳头，最后形成脱落的上皮细胞簇。乳头被覆的上皮由浆液性上皮和子宫颈管型黏液性上皮组成，细胞核呈低级别，核分裂象较少见。交界性病例可伴有微小浸润、上皮内癌及微乳头特征；恶性肿瘤生长方式包括膨胀性侵袭和毁损性侵袭，可见交界性浆黏液性肿瘤的区域，上皮为混合性上皮，以黏液性为主，核分裂象较多见。

3）临床表现：卵巢浆黏液性肿瘤发病率较低，目前的研究较少，其中交界性浆黏液性肿瘤(seromucinous borderline tumors，SMBT)的研究最多，肿瘤无症状或表现为腹痛、月经紊乱等非特异性症状。约 80% 的 SMBT 为Ⅰ期肿瘤，其中 15%的肿瘤可以腹腔种植。此类型肿瘤复发率和病死率较低。

4）MRI 表现：SMBT 的大体、镜下特征与交界性浆液性肿瘤(SBT)相似。与 SBT 比较,SMBT 较少出现外生性生长乳头,因 SMBT 多合并子宫内膜异位症,其囊液部分在 T_1WI 呈稍高信号、T_2WI 呈稍低信号。同时,因 SMBT 间质水肿明显,且乳头中血管成分较少,其肿瘤实性部分呈中度强化,弱于 SBT(图 12-23)。

5）鉴别诊断:交界性浆液性肿瘤(SBT)腹腔种植发生率 35%~40%,尽管Ⅰ期 SBT 预后较好,但 SBT 伴腹腔种植者复发率较高,且生存期较短。SBT 乳头外生性生长、分支乳头多见。

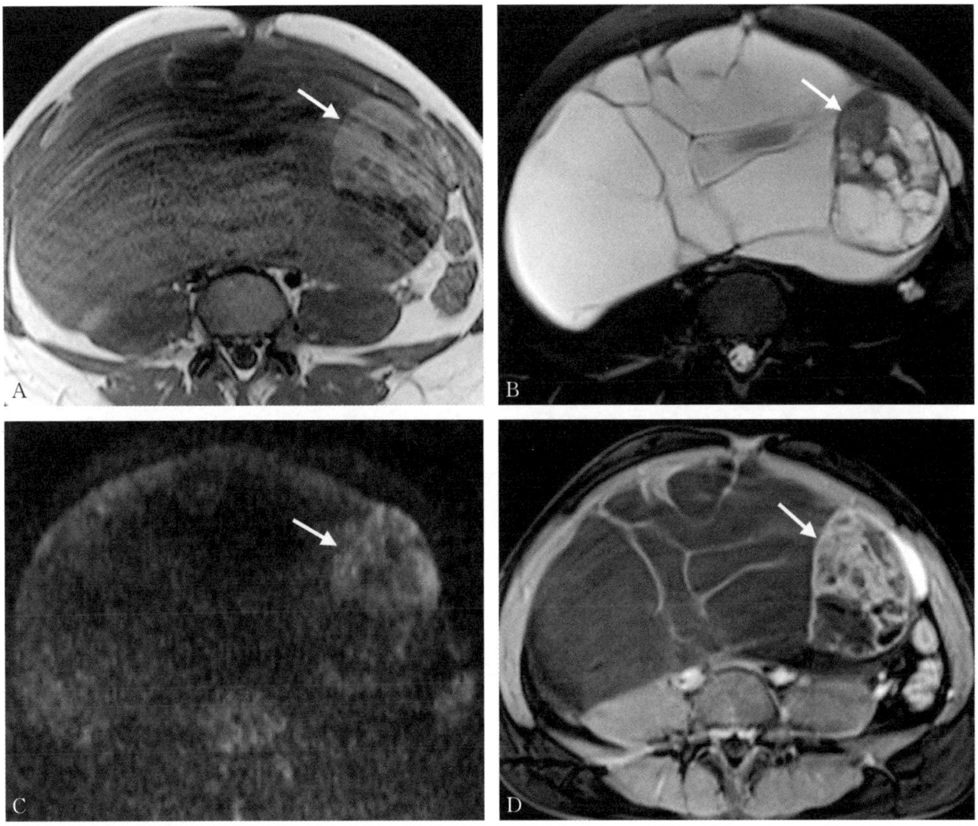

图 12-21　卵巢黏液性交界性瘤

注:患者,女性,33 岁,腹胀半年。横断位 T_1WI (A)显示囊液呈低信号,囊内偏左侧局部呈中等信号(箭);横断位 T_2WI FS(B)显示囊内偏左侧低信号实性区(箭)和蜂窝状分房;DWI(C)示蜂窝状分房呈稍高信号(箭);增强(D)显示 T_2WI 低信号实性区不均匀强化,呈细蜂窝状(箭)。

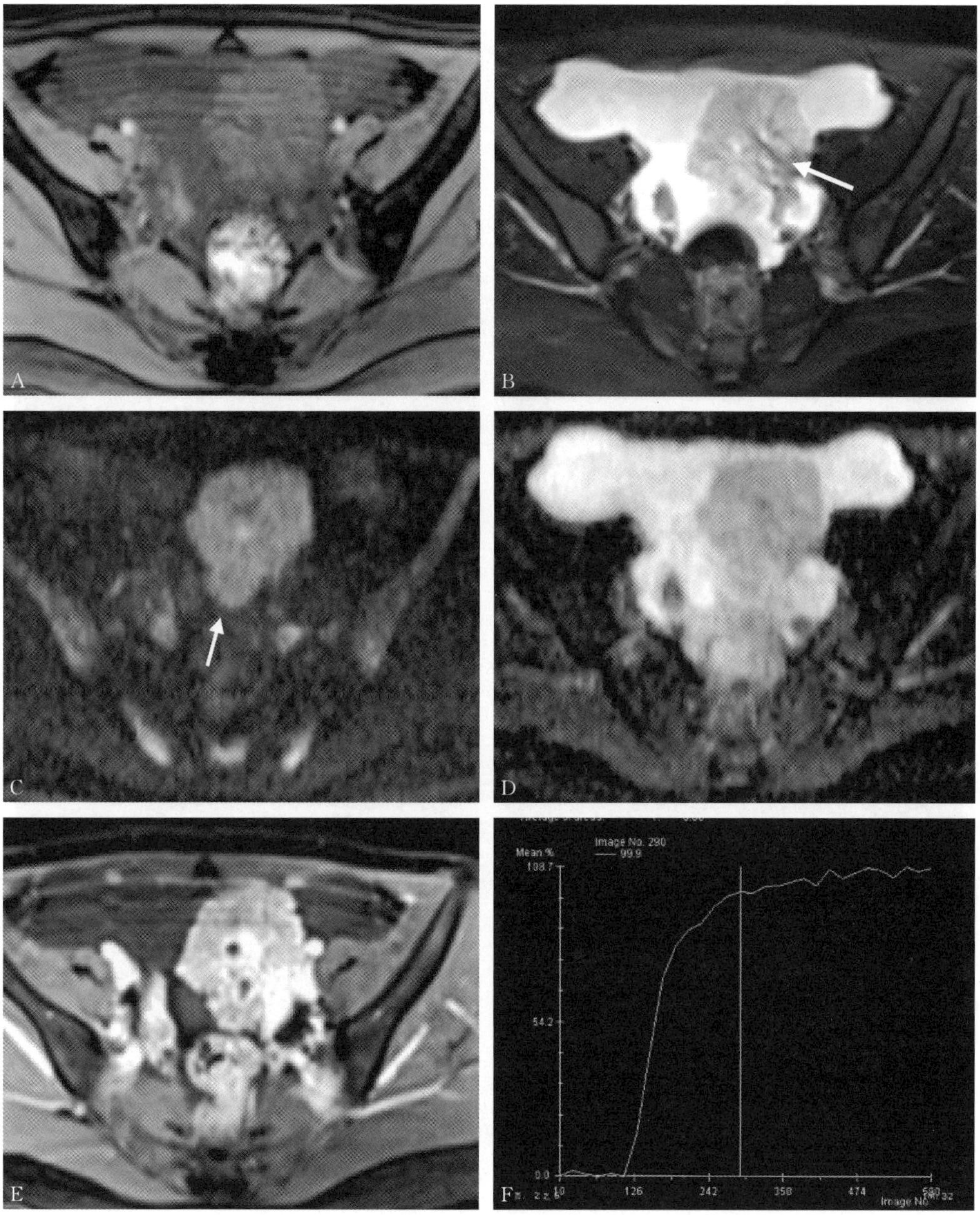

图 12－22　左侧卵巢外生性黏液性交界性乳头状瘤

注：患者，女性，35 岁，下腹胀痛、B 超发现盆腔肿块。横断位 T_1WI FS 和 T_2WI FS（A、B）见左附件区实性肿块，内部可见树枝状低信号（箭），盆腔大量积液；DWI（C）肿块呈中等稍高信号（箭），ADC 图（D）呈稍高信号，ADC 值 $1.612\times10^{-3}\ mm^2/s$；$T_1$WI 增强序列（E）显示肿块明显欠均匀强化，分支结构轻度强化；肿瘤强化曲线（F）呈Ⅲ型（速升平台型）。

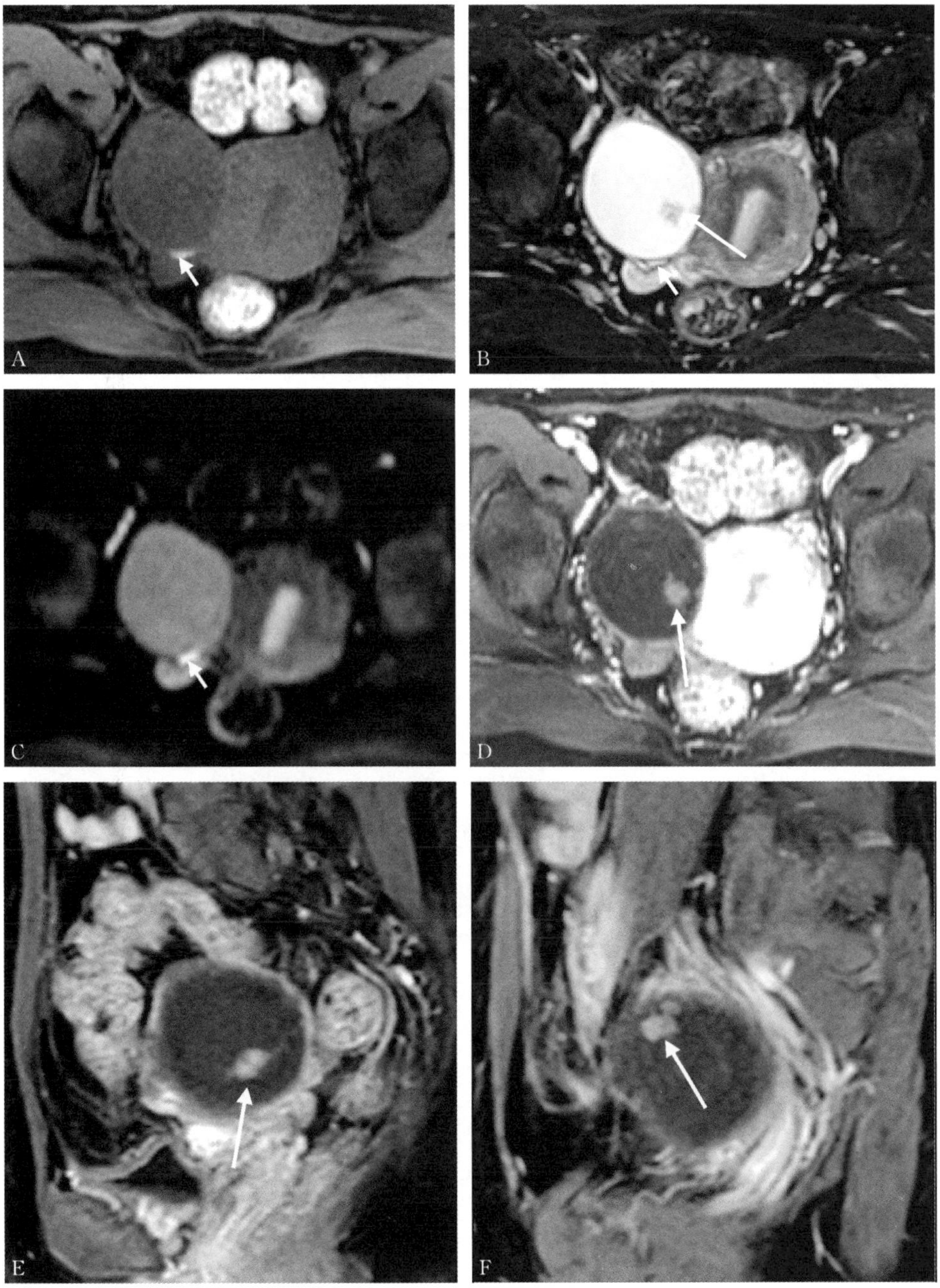

图 12－23　右侧卵巢浆黏液性交界性瘤

注：患者，女性，36 岁，体检发现盆腔肿块。横断位 T_1WI FS(A)、T_2WI FS(B)和 DWI(C)显示右侧附件区囊性肿块，后壁可见 T_1WI 高，T_2WI 等、低，DWI 高信号灶，为内膜异位出血灶(短箭)，肿块内壁及分隔上可见多个实性壁结节(长箭)，DWI 呈等信号；横断位和矢状位增强(D～F)壁结节显示清晰，呈中度强化(长箭)。

12.2.3 恶性卵巢上皮性肿瘤

恶性卵巢上皮性肿瘤即卵巢上皮癌，简称卵巢癌（epithelial ovarian carcinomas），是来源于卵巢上皮的一组恶性肿瘤，约占原发性卵巢恶性肿瘤的90%，占女性所有恶性肿瘤的5%以上，其发病率列第7位。在女性生殖器官的恶性肿瘤中，卵巢癌的发病率占第2位，但死亡率居第1位，5年生存率仅为35%。主要原因为卵巢癌的临床表现隐匿且缺乏特异性，患者就诊时多为晚期。80%的卵巢癌发生于绝经后妇女，在40岁之前年轻妇女较为少见，56～60岁为发病高峰。临床表现不典型，可见腹胀和腹部包块、腹水及阴道不规则出血。腹胀和腹部包块是最为常见的症状。

根据组织病理学、免疫组化和分子遗传学特点，卵巢癌主要分为以下类型：①浆液性癌（60%～70%）；②内膜样癌（10%～20%）；③透明细胞癌（10%～15%）；④黏液性癌（5%）；⑤未分化癌（<1%）。常见卵巢癌类型的临床及影像学特征如表12-4所示。

（1）卵巢浆液性癌

1）概述：卵巢浆液性癌（serous carcinomas）为最常见的卵巢恶性肿瘤，占所有卵巢肿瘤的17%，占所有卵巢上皮性恶性肿瘤的60%～70%。浆液性癌又分为高级别浆液性癌（high-grade serous carcinoma，HGSC）和低级别浆液性癌（low-grade serous carcinoma，LGSC）。分子水平上，LGSC与HGSC为2种不同的疾病，而不是同种疾病的2种类型，LGSC与浆液性交界性肿瘤非常相似，常共同存在。因此本节所涉及的浆液性癌为HGSC。

2）病理：大多数HGSC原发病灶起源于输卵管伞端，其大体病理可分为4种类型，①囊性为主，囊液为浆液性、浑浊性及血性液体，单房或多房，囊腔内含易碎柔软的乳头状突起（壁结节）；②囊实性；③完全实性，出血坏死多见；④完全外生性（serous surface carcinoma，浆液表面癌），卵巢正常或部分被肿瘤组织取代。

表12-4 常见卵巢癌的临床及影像学特征

特征	浆液性癌	内膜样癌	透明细胞癌	黏液性癌
发病率	60%～70%	10%～20%	10%～15%	5%
年龄	40～70岁	50～60岁	48～58岁	40～50岁
双侧性	50%	13%～20%	少见	少见
大小	数厘米到20 cm	大小不一	大小不一； 多数较大	多数巨大； 常≥10 cm
形态	不规则	椭圆形	椭圆形或不规则	椭圆形
质地	囊实性或实性； 囊性伴壁结节*	囊实性或囊性； 实性*	单房囊性或囊实性； 实性*	多房囊性； 囊实性或实性*
壁结节	多发，不规则； 大小不等	多发，环壁生长	单发或多发； 大实性结节	少见； 结节状厚分隔
强化程度	明显强化	明显或中度强化	明显强化	中度强化
淋巴结	盆腔及腹主动脉旁	少见	偶可见	少见
种植转移	腹膜、大网膜 肝、肺	少见	少见	少见
并发疾病	无	子宫内膜异位症 子宫内膜癌	子宫内膜异位症	无
分期占比				
Ⅰ～Ⅱ期	15%～25%	36%～67%	50%	80%
Ⅲ～Ⅳ期	75%～85%	33%～64%	50%	20%

注：*表示少见。

典型大体病理表现为囊实性肿块，伴出血、坏死。肿瘤组织柔软、易碎，双侧及表面受累多见。多数情况下，输卵管伞端同时受累，以至于无法区分输卵管与卵巢肿块。大网膜可弥漫受累，出现"网膜饼征"或弥漫性结节。腹膜也常受累，出现种植转移。

3）临床表现：多见于中老年女性，患者早期无特殊症状，就诊时70%为晚期。腹胀和盆腹部包块是最为常见的症状。肿瘤巨大时，可引起腹胀、腹痛、下腹坠胀等，部分患者因肿瘤出血、坏死而导致急腹症症状。当大网膜转移严重而成饼状块时，可在上腹腔触及浮球感或大包块。腹水是晚期卵巢癌常见体征。患者还可有低热、食欲不振、恶心、呕吐等胃肠道症状，部分还可出现消瘦、体重减轻等恶病质表现。

4）MRI表现：浆液性癌的典型影像学特征为卵巢囊实性或实性肿块，肿块直径通常小于10 cm，囊液呈水样信号，为 T_1WI 低信号、T_2WI 高信号。约2/3的患者为双侧卵巢肿块，为浆液性腺癌的一个重要征象。壁结节是上皮性肿瘤的典型影像学特征，HGSC的壁结节可为内生性，也可自卵巢表面向外生长，壁结节直径0.2～4.5 cm，平均1.2 cm，以多发壁结节为主(47%)，多数以宽基底与囊壁相连，表面不规则。囊性为主肿瘤壁结节明显强化，实性肿瘤的实性部分明显均匀或不均匀强化(图12-24、12-25)。25%～30%的患者可出现腹水，30%见淋巴结肿大，20%见腹膜转移，后者的典型表现为大网膜的饼状软组织肿块。

5）诊断要点：高级别浆液性癌易双侧发生，形态不规则，多为囊实性或实性为主肿块，常发生广泛腹膜种植转移。低级别浆液性癌较少见，呈囊性为主，多由交界性肿瘤发展而来，囊液多为均匀水样信号。

(2) 卵巢内膜样癌

1）概述：卵巢内膜样癌(endometrioid carcinoma)发病率仅次于卵巢高级别浆液性癌，占所有上皮性卵巢恶性肿瘤的15%～20%。多发生在围绝经期或绝经后女性，患者就诊时多数肿瘤局限于卵巢，为临床早期病变。15%～40%的患者合并子宫内膜异位症，且后者可增加内膜样癌的患病风险。子宫内膜异位囊肿或卵巢交界性腺纤维瘤被认为是卵巢内膜样癌的癌前期病变。

2）病理：大体上，肿瘤多呈较大的表面光滑的肿块，有3类表现，①囊性为主，囊内常含大量巧克力样液体伴壁结节；②囊实性，实性区质软、易碎，囊腔内多为血性液体，偶尔为黏液样或绿色的液体；③实性，大量出血坏死较少见。镜下，高分化者形成圆形、卵圆形或管状腺体，腺体由复层非黏液上皮细胞构成，也可出现筛状或绒毛状结构，部分出现鳞状细胞分化，常形成桑葚样结构；中分化及低分化者常呈实性生长伴显著出血、坏死，可见复杂的腺样或微腺样结构，核分裂象及异型性明显。

3）临床表现：多发生于围绝经期或绝经后期妇女，平均发病年龄为55岁。多数患者早期无特殊症状，肿瘤较大时，可产生腹胀、腹部隐痛和自觉腹部包块伴压迫症状等。部分患者可出现一些特殊的临床表现，最常见的为不规则阴道出血，往往是由于合并同时发生的子宫内膜癌或子宫内膜增生。80%的患者CA125不同程度升高，半数以上患者CA19-9升高，少数患者CEA增高。

4）MRI表现：肿瘤大小不一，直径3.7～22.5 cm。常为卵圆形囊性为主型肿块，囊壁伴多发大小不等壁结节或乳头状突起(图12-26)；单房囊比多房囊更常见。囊液常呈 T_1WI 均匀等或高信号、T_2WI 均匀高信号；实性成分常呈 T_2WI 不均匀高信号，DWI高信号，ADC图低信号(图12-27)；常同时发生子宫内膜癌。完全实性肿块很少见，囊实性肿块的表现介于囊性为主型与实性两者之间，增强扫描见实性成分明显或中等度强化。多数患者可见少量腹水，中等量或大量腹水及腹膜肿瘤种植少见。

5）诊断要点：囊性为主肿块，囊液常呈 T_1WI 均匀等或高信号、T_2WI 均匀高信号，实性成分常呈 T_2WI 不均匀高信号，DWI高信号，可同时合并子宫内膜癌。

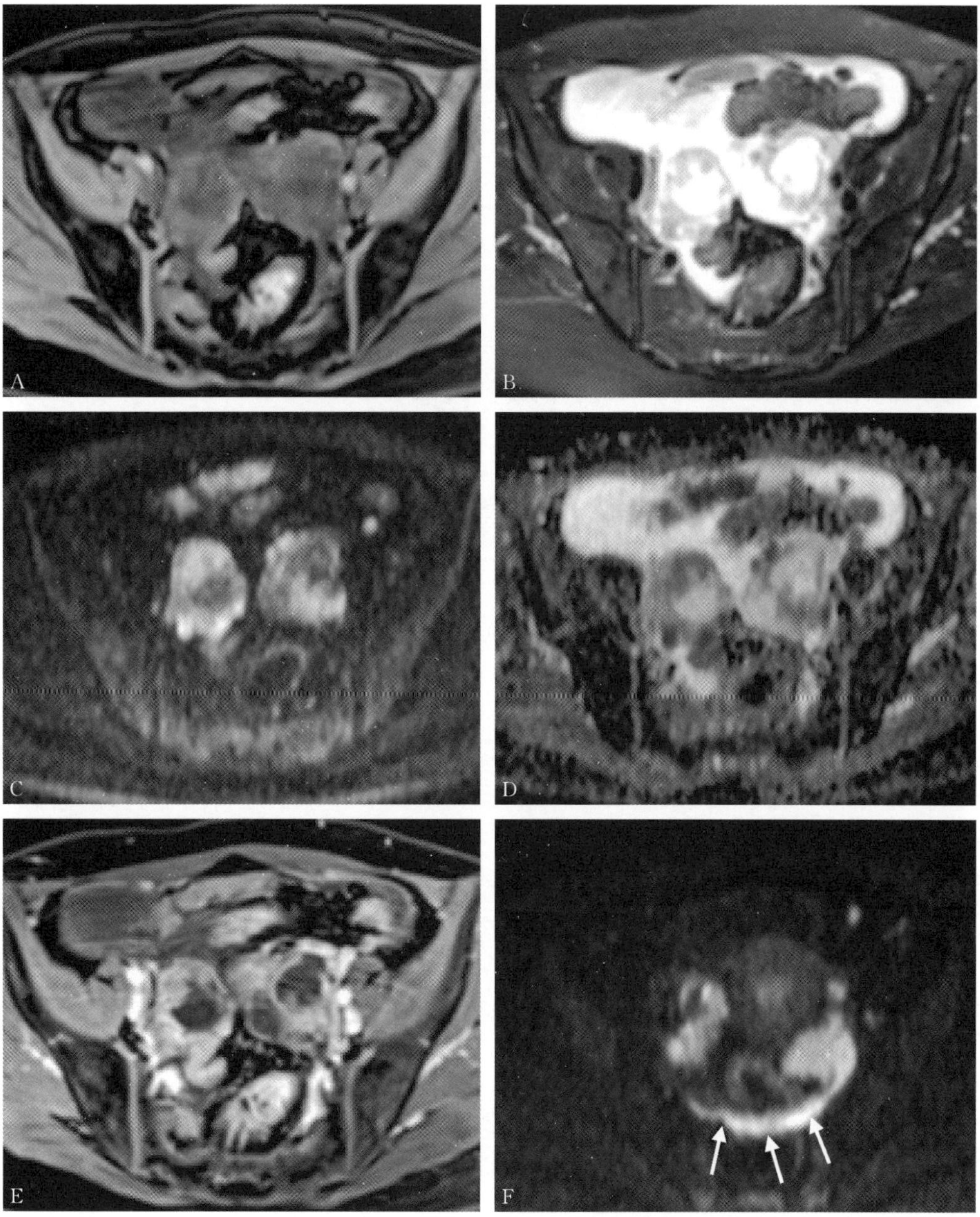

图 12－24　双侧卵巢浆液性癌

注：患者，女性，45 岁，体检发现盆腔肿块。横断位 T_1WI FS 和 T_2WI FS（A、B）见双附件区不规则形实性肿块，内部可见不规则坏死，实性部分呈 T_1WI 等信号、T_2WI 略高信号，腹腔大量腹水；DWI（C）呈高信号，ADC 图（D）呈低信号，ADC 值 $0.944\times10^{-3}\ mm^2/s$；增强后（E）肿块实性部分明显强化，坏死区不强化；横断位 DWI（F）可见子宫直肠腹膜反折处明显增厚，信号增高（箭），病理证实为双侧卵巢高级别浆液性癌，广泛累及子宫膀胱反折及子宫直肠反折、双侧阔韧带、子宫浆肌层及大网膜。

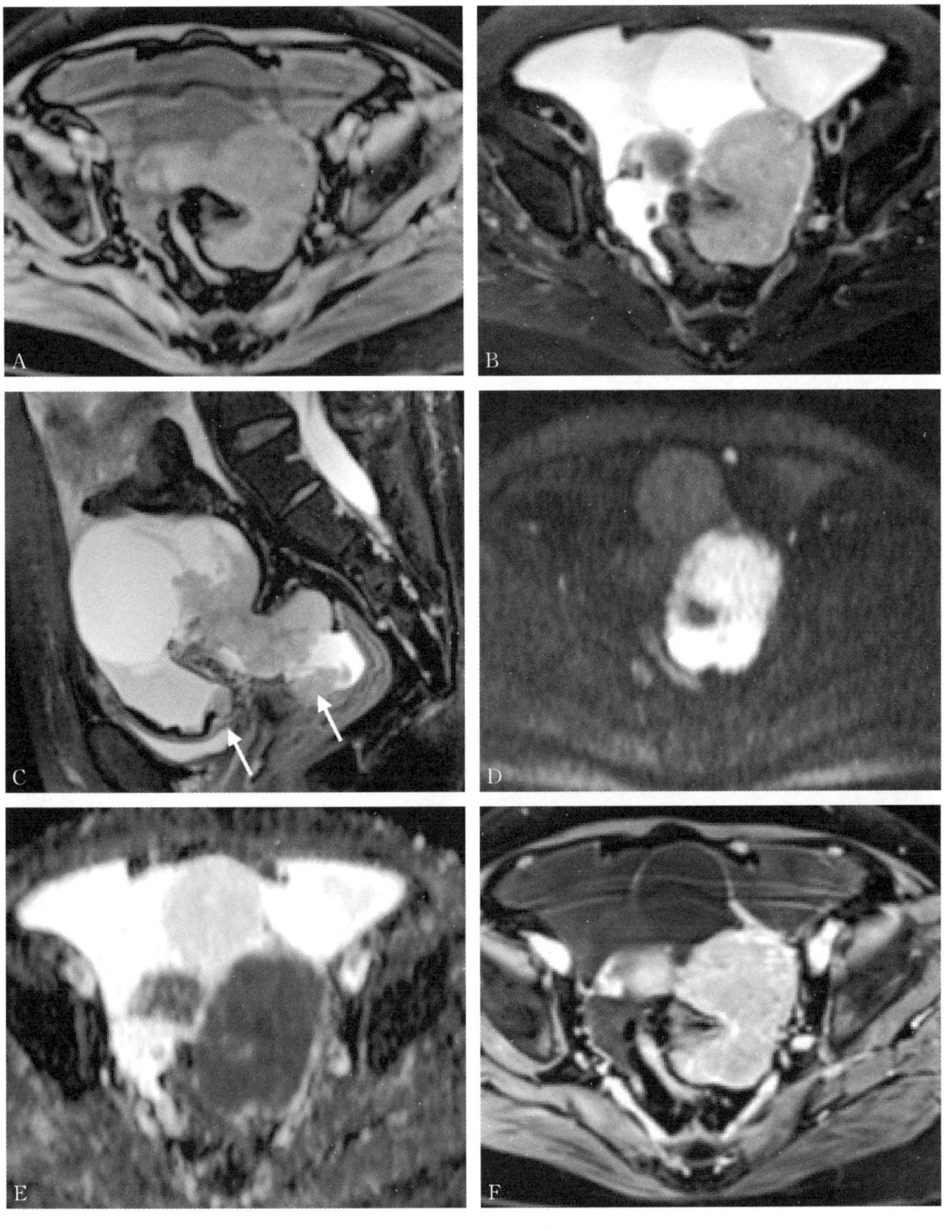

图 12－25 左侧卵巢浆液性癌

注：患者，女性，57岁，阴道流液半月余。横断位 T_1WI FS(A)、横断位和矢状位 T_2WI FS(B、C)见左附件区巨大囊实性肿块，囊性部分信号均匀，呈 T_1WI 低信号、T_2WI 高信号；实性部分呈 T_1WI 等信号、T_2WI 稍高信号，子宫直肠窝和子宫膀胱陷凹见种植软组织结节（箭）；DWI(D)示实性部分呈明显高信号；ADC 图(E)呈低信号，ADC 值 $0.945\times10^{-3}\ mm^2/s$；增强后(F)见肿块实性部分明显强化。

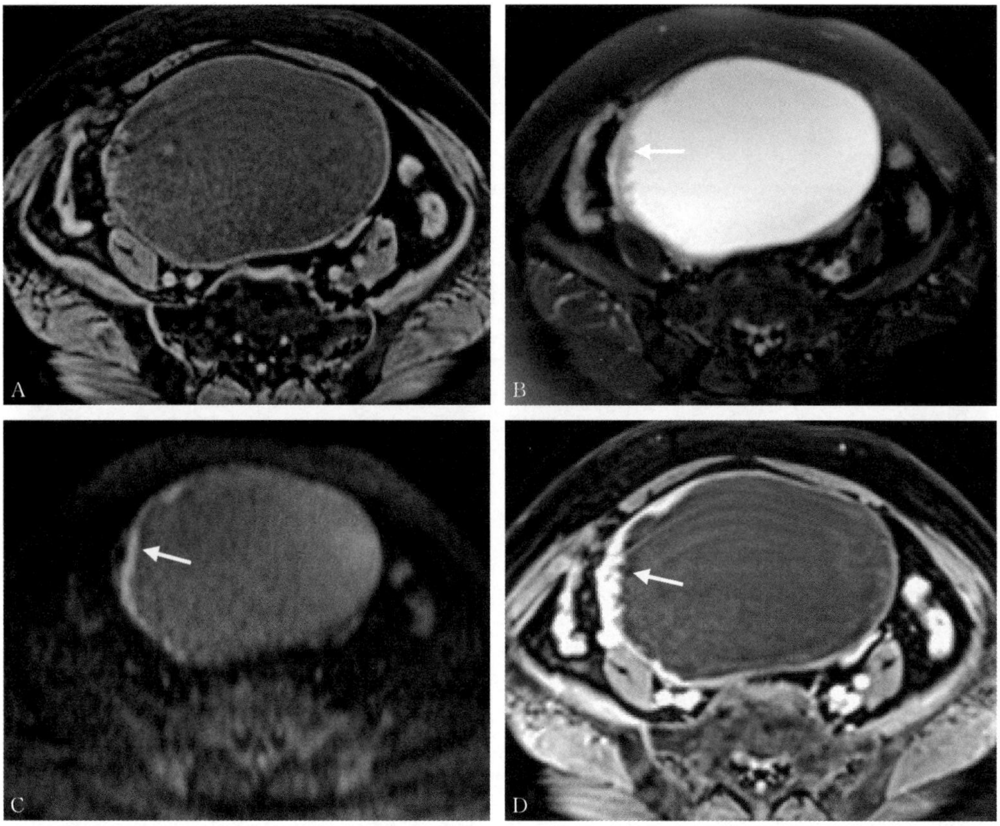

图 12－26　右侧卵巢内膜样癌(一)

注：患者，女性，52 岁，腹胀伴下腹流液 1 月余。横断位 T_1WI FS 和 T_2WI FS(A、B)见右附件区囊性肿块，囊液水样信号，囊内壁见大小不等的绒毛毯样壁结节(箭)；DWI(C)见壁结节扩散受限(箭)；增强(D)见壁结节明显强化(箭)。

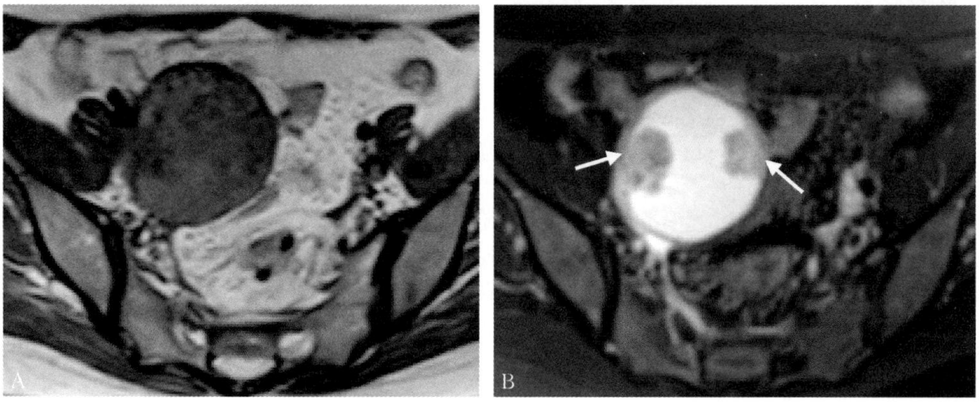

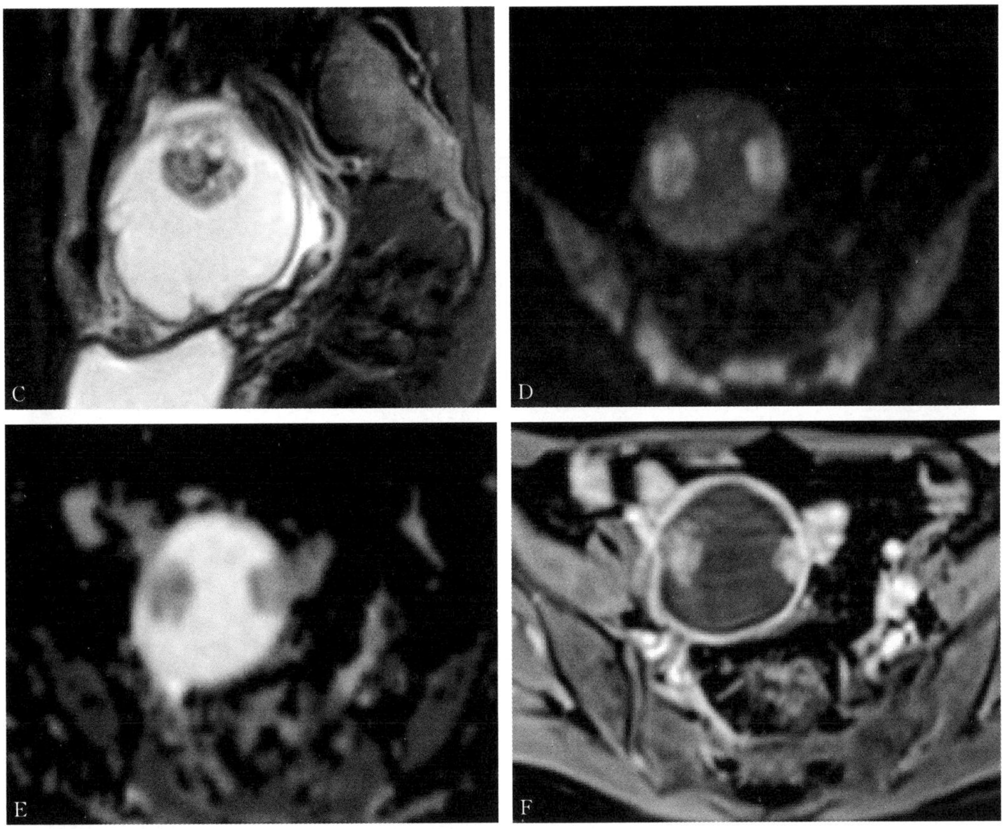

图 12-27 右侧卵巢内膜样癌(二)

注:患者,女性,65 岁,腹痛加重 15 天。横断位 T_1WI(A)、横断位和矢状位 T_2WI FS(B、C)见右附件区囊性为主肿块,形态规则,囊液呈 T_1WI 稍高信号、T_2WI 高信号,囊内壁见不规则实性结节(箭),T_2WI 呈不均匀稍高信号;DWI(D)示结节呈稍高信号;ADC 图(E)呈稍低信号;横断位 T_1WI 增强(F)显示囊壁明显强化,实性结节呈中度强化。

(3) 卵巢透明细胞癌

1) 概述:透明细胞癌(clear cell carcinoma)是卵巢上皮性癌的一种特殊组织学类型,占卵巢上皮性恶性肿瘤的 10%～15%。绝大多数透明细胞癌诊断时病灶局限于卵巢,FIGO 分期多属于Ⅰ～Ⅱ期。与卵巢内膜样癌类似,透明细胞癌常伴子宫内膜异位症,也常由后者恶变而来。虽然手术方式与最常见的卵巢浆液性腺癌相同,但透明细胞癌对传统化疗药物不敏感,预后差。

2) 病理:绝大多数透明细胞癌单侧发病,典型大体特征为大而圆的囊实性肿块;囊性为主时,表现为囊壁单发或多发的大圆乳头突向囊腔;也可表现为完全实性肿块。显微镜下,透明细胞癌由以下 5 类细胞组成:①典型的是透明细胞,圆形或多边形,胞质透明,含丰富糖原,瘤细胞呈实性片状、巢、索、腺管或乳头状排列;②另一种为鞋钉细胞,细胞大而圆,呈管状分布;③嗜酸性细胞,胞质嗜酸深染;④立方形细胞;⑤扁平细胞也常见,沿囊壁或腺体分布。

3) 临床表现:透明细胞癌一般发生于成年妇女,平均发病年龄为 48～58 岁,25 岁以下非常罕见。临床症状无特异性,常表现为腹胀、腹痛、腹部包块或尿频等,个别患者有阴道出血或排液,晚期常合并腹水。目前普遍认为透明细胞癌与子宫内膜异位症密切相关,尤其在亚洲女性,合并内膜异位症的患者更多见。另外,透明细胞癌还可以合并血栓性并发症(包括深静脉血栓和肺栓塞),文献报道深静脉血栓的发生率为 20%～46%。10%的患者合并高钙血症,可能与肿瘤分泌的甲状旁腺相关肽(PTH-rP)有关。血钙值于手术切除肿瘤后 36 h 内迅速恢复正常，而肿瘤复发时，血钙可再升高。

4) MRI 表现：单房囊性肿块伴单个或多个大小不等实性壁结节突向囊腔是透明细胞癌的典型征象（图 12－28），肿瘤直径从数厘米到 20 cm。透明细胞癌囊液因周期性出血而在 T_1WI 多呈高信号，T_2WI 呈均匀高信号。实性成分以显著强化为主（82%）。腹膜种植灶、大量腹水在透明细胞癌少见，可能的原因是肿瘤诊断时多局限于卵巢，FIGO 分期多属于Ⅰ～Ⅱ期。部分肿瘤实性结节较大，表现为囊实性（图 12－29）；另外 1/3 透明细胞癌可表现为实性为主，T_1WI 呈等或稍低信号，T_2WI 呈等或稍高信号，DWI 高信号，ADC 图低信号，增强后明显强化。

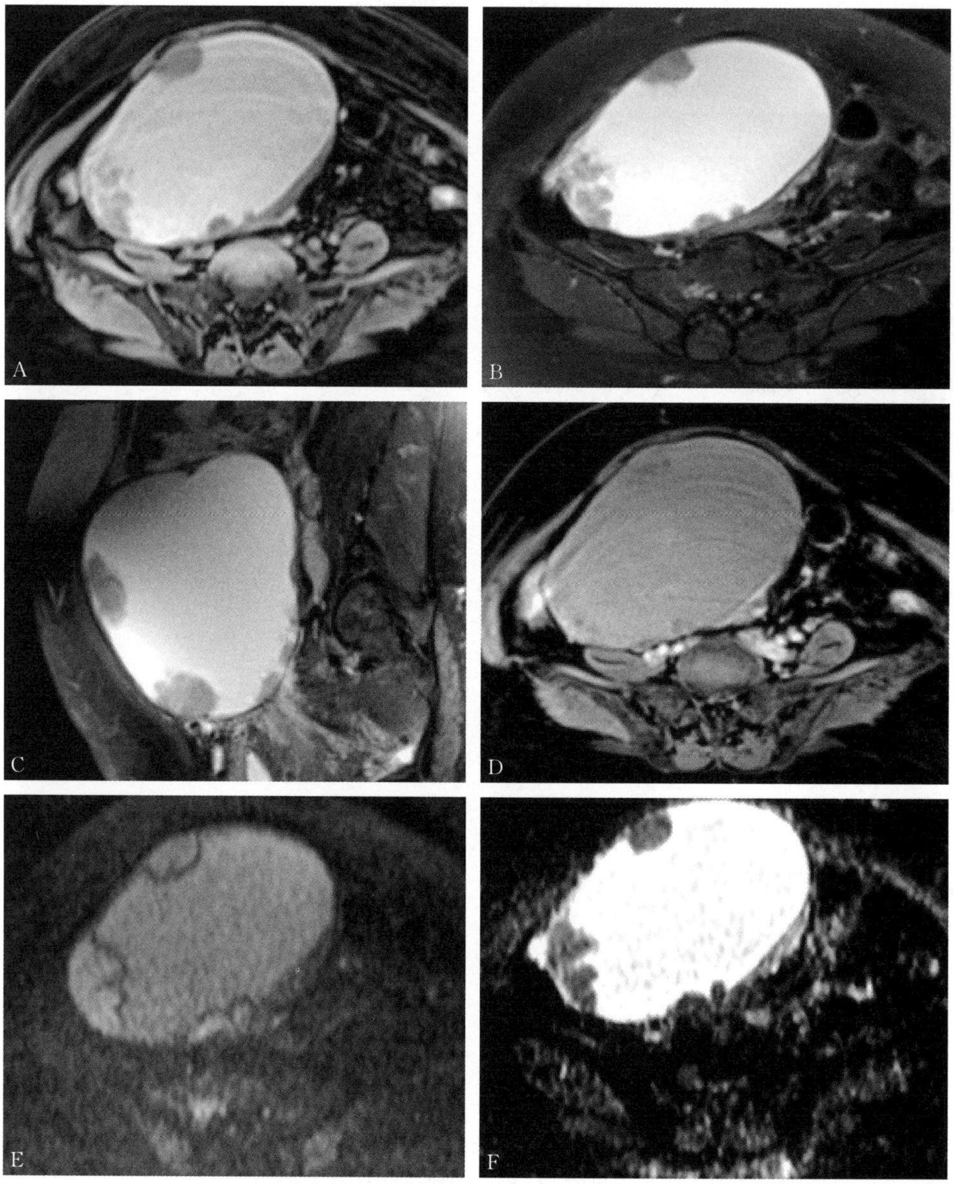

图 12－28　右侧卵巢透明细胞癌(一)

注：患者，女性，42 岁，腹胀、尿频半年。横断位 T_1WI FS、横断位和矢状位 T_2WI FS(A～C) 见右附件区单房囊性肿块，囊液呈 T_1WI 和 T_2WI 高信号，囊壁内侧见突入囊腔的较大壁结节，呈 T_1WI 及 T_2WI 等信号；增强后(D)呈中度强化；DWI(E)示壁结节高信号；ADC 图(F)呈低信号，ADC 值 1.384×10^{-3} mm^2/s。

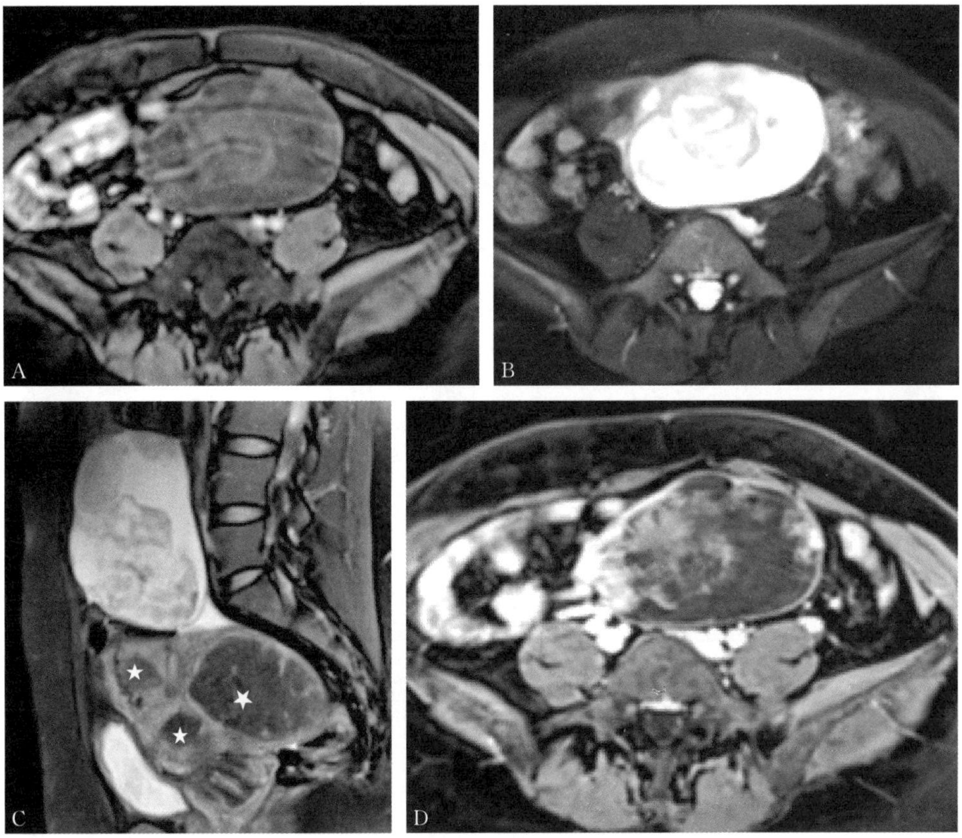

图 12-29 右侧卵巢透明细胞癌(二)

注：患者，女性，57 岁，无明显诱因阴道流液。横断位 T_1WI FS (A)、横断位和矢状位 T_2WI FS(B、C)见右附件区囊实性肿块，囊液呈水样信号，囊内实性成分形态不规则，呈 T_1WI 等信号、T_2WI 高信号；肿块下方为增大的子宫，合并多发子宫肌瘤(星号)；增强后(D)肿瘤实性区不均匀明显强化。

5）诊断要点：单房囊性肿块伴单个或多个大小不等实性壁结节突向囊腔，囊液 T_1WI 多为等高信号。实性区 DWI 为高信号。

(4) 卵巢黏液性癌

1）概述：黏液性癌为相对少见的卵巢恶性肿瘤，占卵巢上皮恶性肿瘤的 3%～5%。63%的患者为Ⅰ期，几乎所有肿瘤均为单侧性。

2）病理：原发性卵巢黏液性癌大体表现为单侧、体积较大的多房囊性肿块，通常无卵巢表面受累或卵巢外浸润，内含数量不等的黏液，直径 8～40 cm(直径多数在 16～19 cm)，实性区或囊腔内壁结节较良性及交界性黏液性肿瘤更大、更常见。显微镜下，多数黏液性癌腺体分化良好，数量不等，间质浸润范围大于 5 mm，周边可见黏液性良性和/或交界性肿瘤区域。

3）临床表现：可发生于任何年龄，但以中青年女性居多，发病年龄多为 39～50 岁。多数患者无特殊症状，肿瘤巨大时，可产生腹胀、腹部隐痛、下腹坠胀和压迫症状如尿频、尿急等，小部分病例因肿瘤破裂而感染、出血、坏死而产生急腹症症状，即腹痛、腹膜刺激、发热。临床检查常见腹部膨隆，子宫旁可扪及光滑、活动的囊性肿块。与其他类型上皮性恶性肿瘤相比，Ⅰ期黏液性癌预后好，5 年生存率可达 90%。

4）MRI 表现：多数黏液性癌与黏液性交界性肿瘤表现相仿，但前者实性区或厚分隔更多见。黏液性癌是所有卵巢癌中最大的肿瘤，直径通常大于 10 cm，75%的肿瘤呈囊性，其中大多数肿瘤为表面光滑的多房囊性肿瘤，分房大小不等，局部可呈蜂窝状改变，囊内分隔厚薄不等，局部可见壁结节向囊腔内突出(图 12-30);少数肿瘤呈单房囊性伴较大壁结节。黏液腺癌多从良性肿瘤经过交界性肿瘤发展而来,随着恶性程度的升高,肿瘤实性组织增多。约 20%的黏液性癌为囊实性;约 5%的肿瘤为完全实性。不同分房囊液信号因黏液、浆液或出血含量等不同而异,T_1WI 呈中等信号、稍高和高信号或水样低信号,T_2WI 呈程度不一的高信号或稍低信号,从而呈现“染色玻璃征”(stained-glass sign)(图 12-31)。实性成分 T_1WI 呈等或略高信号,T_2WI 呈中等高信号,DWI 呈高信号。增强后囊壁、壁结节或实性区中度强化,也可明显强化。

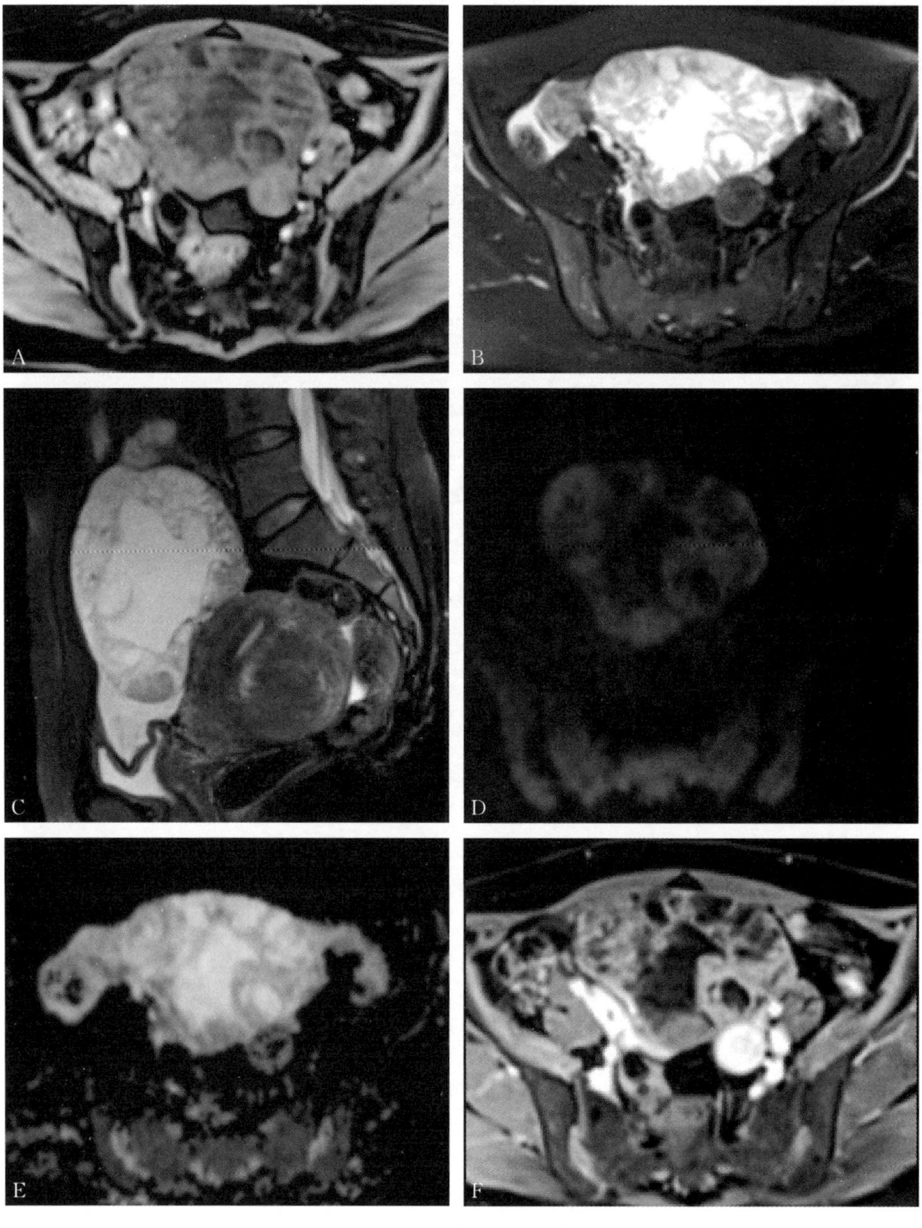

图 12-30 右侧卵巢黏液性癌(一)

注:患者,女性,49 岁,腹胀、尿频半年,加重 1 个月。横断位 T_1WI FS、横断位和矢状位 T_2WI FS(A～C)见盆腔囊实性肿块,中央呈囊性,囊液呈水样信号,周围呈不规则、不均匀实性信号,囊实性交界不规则;DWI(D)实性区呈高信号,ADC 图(E)呈等和稍高信号,ADC 值 1.314×10^{-3} mm^2/s;增强后(F)实性区可见中度不均匀强化。

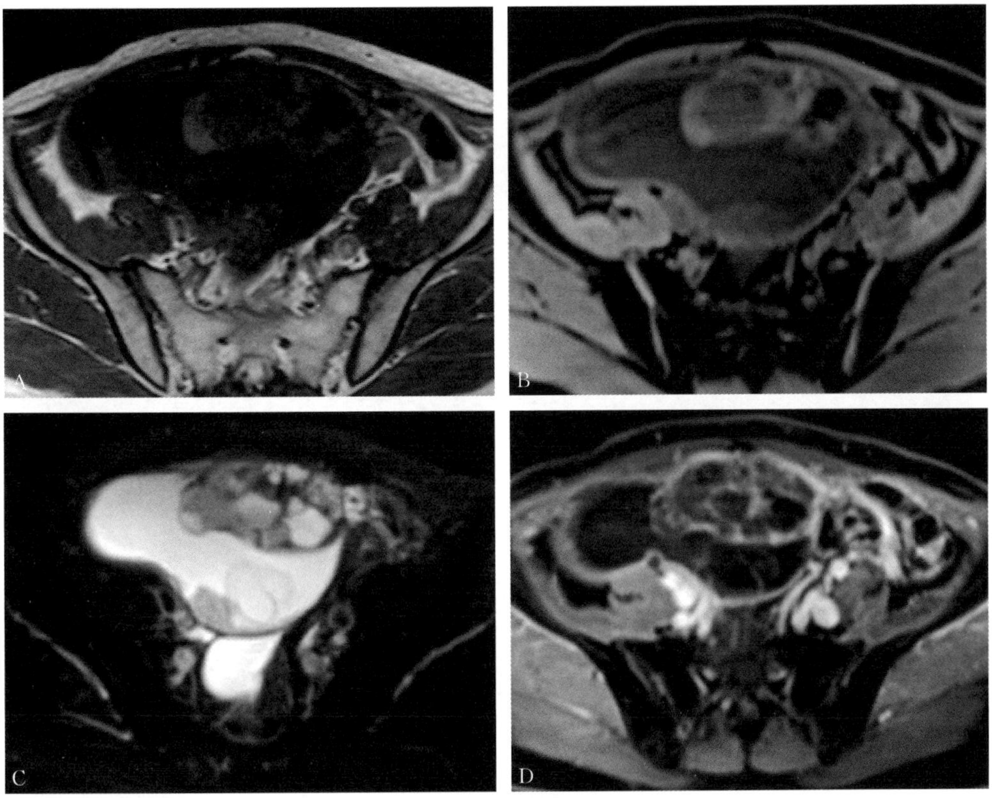

图 12－31 右侧卵巢黏液性癌(二)

注：患者，女性，64 岁，腹胀 1 年余。横断位 T_1WI 和 T_1WI FS(A、B)见盆腔巨大多房囊性为主肿块，囊液信号不一，呈水样低信号、中等和稍高信号；T_2WI FS(C)见不同分房信号混杂，呈低、等、稍高和高信号（“染色玻璃征”），囊壁和分隔不均匀增厚；增强后(D)示囊壁和分隔可见中-重度强化。

5）诊断要点：体积巨大的多房囊性肿块，诸分房信号不等，实性成分明显多于良性与交界性黏液性肿瘤，DWI 呈高信号。

（5）卵巢未分化癌

1）概述：卵巢未分化癌（undifferentiated carcinoma）是一种少见的卵巢恶性肿瘤，发生率低于 1％。卵巢未分化癌是一种高度侵袭性肿瘤，预后差。

2）病理：大体上，卵巢未分化癌与其他类型的上皮性卵巢癌类似，肿瘤多为实性，包膜常不完整，出血、坏死常见。组织学上，肿瘤主要由未分化的瘤细胞组成，排列成实性片状或巢状。肿瘤细胞呈圆形或多角形，细胞界限不清，高度异型，胞质嗜酸或透明，核分裂象多见，坏死明显，部分病例内见微囊形成，靠近血管的瘤细胞保存完好，瘤细胞围绕血管分布。

3）临床表现：主要发生于中老年妇女。主要表现为腹部增大、腹部不适或疼痛，少数因盆腔检查而发现。

4）MRI 表现：影像学表现类似其他类型卵巢癌，尤其是高级别浆液性癌。肿块体积一般较大，易双侧发生，常表现为实性或囊实性肿块，易伴出血和坏死，边界欠清，增强后实性成分明显不均匀强化，常伴广泛腹膜种植转移（图 12－32）。

12.2.4 鉴别诊断

（1）常见附件区囊性肿块的诊断要点

1）卵巢滤泡囊肿：较小薄壁单房囊肿，多数在 2 个或数个月经周期自行消失。

2）黄体囊肿：不规则厚壁囊肿，囊壁明显强化。囊肿塌陷或内卷时表现为明显强化的实性肿块。破裂出血时 T_2WI 见点片状低信号。

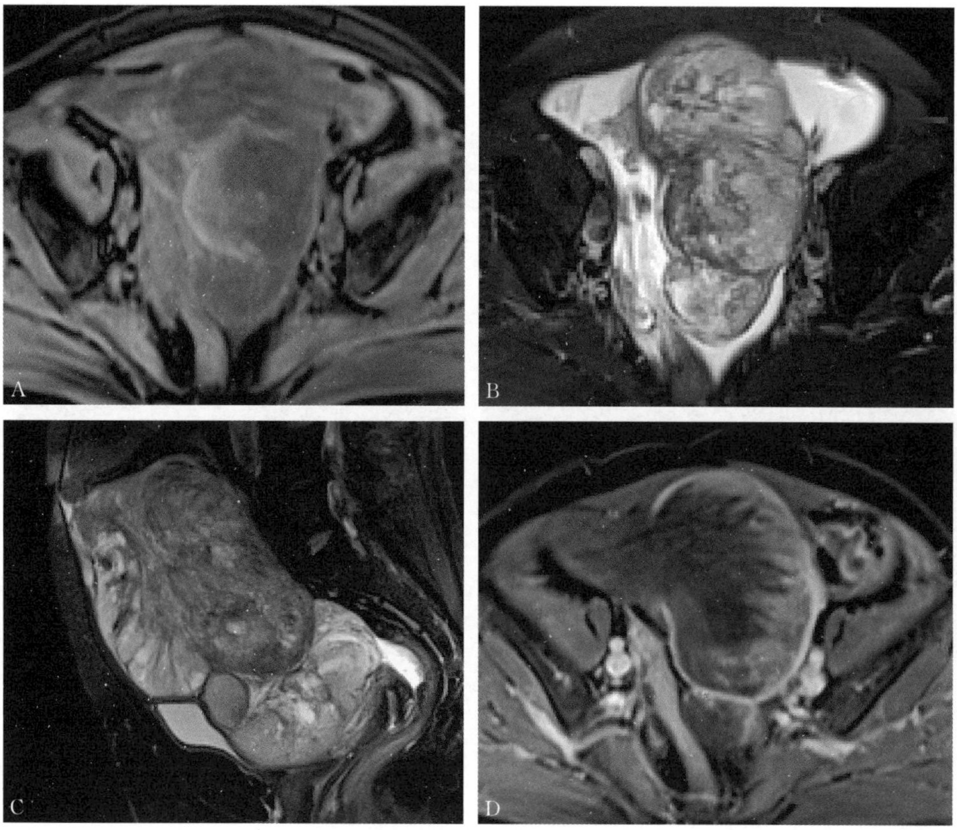

图 12-32 左侧卵巢未分化癌

注：患者，女性，67 岁，下腹胀痛不适 1 月。横断位 T_1WI FS、横断位和矢状位 T_2WI FS(A～C)见盆腔内巨大形态不规则实性肿块，信号不均，T_1WI 呈等、低信号，内见混杂稍高信号出血区，T_2WI 呈混杂等和稍高信号，内见不均匀出血和坏死；增强后(D)示实性成分呈中度强化，中央坏死区未见强化，囊实性交界面不规则。

3）卵巢黄素化囊肿：双侧卵巢多发单房囊肿，信号多变。卵巢间质强化呈轮辐状表现，DWI 示卵巢间质呈高信号，ADC 图呈高信号。

4）卵巢内膜异位囊肿：周期性出现的月经紊乱、不规则出血、疼痛等。T_1WI 示单个或多发高信号囊性肿块，脂肪抑制信号不降，T_2WI 见“阴影征”“黑点征”。

5）卵巢冠囊肿：单房薄壁附件区囊肿，与卵巢分开。囊壁增厚或囊内出血预示囊肿扭转。

6）卵巢包涵囊肿：卵巢表面较小的、圆形或卵圆形水样信号囊肿，囊液信号低于卵巢间质。

7）腹膜包涵囊肿：单房或多房盆腔囊性肿块，可见囊内正常卵巢，形成“蜘蛛在网征”，分隔菲薄。

8）输卵管积液/积脓：管状囊性结构，呈“S”或“C”形，皱襞呈“不全分隔征”。

9）卵巢浆液性囊腺瘤：巨大、光滑、壁薄单房囊肿，偶可多房。

10）卵巢黏液性囊腺瘤：体积巨大。表面分叶状，多房囊性含囊内囊，囊内含黏液，诸囊信号不同，囊壁及囊内多分隔<5 mm。

11）卵巢浆液性交界性肿瘤：单房囊性肿块伴多发小壁结节或单个大结节，少数呈囊实性或完全实性，壁结节及实性成分明显强化，实性肿块呈菜花状，内部见强化弱的树枝状结构及正常形态卵巢。

12）卵巢黏液性交界性肿瘤：附件区多房囊性肿块，诸房信号不均，T_2WI 呈“染色玻璃征”，蜂窝状分房，囊壁及分隔稍厚，呈中度或明显强化，可见强化的细小壁结节。

13）卵巢（囊）腺纤维瘤：不同比例的囊实性成分，囊腺纤维瘤（CAF）以囊性成分为主，呈单房或多房囊性肿块，伴 T_2WI 低信号实性成分。腺纤维瘤（AF）以纤维间质成分为主，呈 T_2WI 低信号实性肿块，可伴高信号灶。

14）卵巢成熟囊性畸胎瘤：囊性肿块，T_1WI 可见高信号脂肪信号，脂肪抑制信号降低。由于角蛋白类物质，肿瘤在 DWI 呈高信号，ADC 值降低。

15）卵巢甲状腺肿：甲状腺组织＞50％的成熟性畸胎瘤，肿瘤表面光滑，可呈实性、囊实性或完全囊性。囊壁、分隔或实性成分上见 T_1WI 针尖状高信号，脂肪抑制序列信号不降低。T_2WI 呈“真空征”。

（2）常见附件区囊实性和实性肿块的诊断要点

1）卵巢浆液性腺癌：低级别者以囊性为主，伴乳头状实性成分，乳头呈分支状结构；高级别者为完全实性或不规则囊实性肿块。

2）卵巢内膜样癌：原发癌呈混杂囊实性肿块；源自内膜异位囊肿（恶变），表现为囊性肿块伴壁结节，囊性成分呈 T_1WI 高信号、T_2WI 高信号，T_2 阴影可不出现。

3）卵巢透明细胞癌：常合并内膜异位症，呈大囊性肿块伴大实性结节突入囊腔，多单侧发生，囊性成分 T_1WI 信号多变，从低至非常高信号取决于有无出血，T_2WI 高信号。

4）卵巢黏液性癌：巨大、多房囊性卵巢肿块伴实性区，分房信号多变，单侧发生。

5）纤维卵泡膜细胞肿瘤：包括纤维瘤（平均年龄 48 岁）、卵泡膜细胞瘤（多发生于绝经后）和纤维卵泡膜细胞瘤。T_2WI 呈低信号，早期强化轻微，延迟期进行性强化。

6）卵巢颗粒细胞瘤：形态较大的囊实性肿块，或实性肿块伴多发囊肿（瑞士奶酪表现）；T_2WI 示囊内可见出血低信号或液-液平面，实性区或厚分隔偏低信号。可合并子宫增大，内膜增厚。

7）卵巢转移性肿瘤：常双侧发生，且有恶性肿瘤病史。

（李勇爱　强金伟）

12.3 卵巢性索-间质肿瘤

卵巢性索-间质肿瘤（sex cord-stromal tumors，SCST）是一组有性激素分泌功能的卵巢肿瘤，占所有卵巢肿瘤的 5％～8％。卵巢 SCST 来源于原始性腺中的性索及间质组织。原始性索包括卵巢的颗粒细胞、睾丸的支持细胞（即 Sertoli 细胞），间质细胞包括成纤维细胞、卵泡膜细胞和睾丸间质细胞（即 Leydig 细胞）。卵巢 SCST 可由上述细胞单独形成或多种细胞以不同的组合形成。2014 年 WHO 卵巢性索-间质肿瘤最新分类中，根据肿瘤细胞来源分为以下三大亚类：纯间质肿瘤、纯性索肿瘤和混合性索-间质肿瘤。其中纯间质肿瘤包括纤维瘤和卵泡膜细胞瘤等 11 种肿瘤；纯性索肿瘤包括颗粒细胞瘤等 4 种肿瘤；混合性索-间质肿瘤包括 Sertoli-Leydig 细胞瘤和非特异性性索-间质肿瘤 2 种肿瘤（见表 12－1）。

由于这些类型肿瘤的一些组成细胞参与卵巢类固醇激素的产生（如雄激素、雌激素和皮质激素），SCST 通常与各种激素介导的综合征相关，并表现出相应的临床特征。由卵巢细胞（如颗粒细胞和卵泡膜细胞）形成的肿瘤通常是高雌激素的，患者表现为不规则阴道流血，合并子宫肌瘤及子宫内膜增厚，甚至子宫内膜癌。而由睾丸细胞类型（如支持细胞和间质细胞）组成的肿瘤通常是高雄激素的，患者可出现雄性特征或男性化。然而，并非所有肿瘤都具有性激素分泌功能，许多肿瘤是无功能的。另外，那些包含卵巢细胞的肿瘤也可能产生雄激素，反之亦然。

卵巢 SCST 绝大多数为良性或低度恶性肿瘤。与卵巢上皮源性肿瘤相比，此类肿瘤发病年龄跨度大，主要好发于 4 个年龄段，包括月经初潮前、25 岁以下、25～50 岁和绝经后女性。发生在月经初潮前主要是幼年型颗粒细胞瘤，月经初潮到 25 岁，以幼年型颗粒细胞瘤和 Sertoli-Leydig 细胞瘤多见；25～50 岁年龄组中，可见纤维瘤、卵泡膜细胞瘤和成年型颗粒细胞瘤；绝经后妇女组，除纤维瘤、卵泡膜细胞瘤和类固醇细胞瘤外，还可出现如纤维肉瘤等罕见的恶性肿瘤。卵巢 SCST 患者就诊时多为Ⅰ期，手术治疗后患者预后好，颗粒细胞瘤有远期复发倾向，Sertoli-Leydig细胞瘤有早期复发倾向。

12.3.1 颗粒细胞瘤

（1）概述

颗粒细胞瘤（granulosa cell tumor）是指至少10%的细胞在形态学上与发育中的卵泡颗粒细胞非常相似的肿瘤，常具有雌激素分泌功能，为低度恶性肿瘤。根据临床组织学特征，又分为成年型颗粒细胞瘤和幼年型颗粒细胞瘤，其中成年型约占95%。虽然总体来说这类肿瘤不太常见，仅占全部卵巢肿瘤的1%～3%，然而却是除纤维瘤和卵泡膜细胞瘤以外最常见的性索-间质肿瘤，占该类肿瘤的12%。另外，颗粒细胞瘤也是最常见的恶性SCST，占该类肿瘤恶性中的绝大多数。虽然该瘤极少发生转移，但可发生局部扩散。

（2）病理

成年型颗粒细胞瘤平均直径12 cm，约95%以上的肿瘤为单侧性，10%～15%术前破裂。肿瘤切面一般为囊实性，囊内充满液体和血液，被实性组织分隔。不常见的大体所见包括：完全为实性，切面白色到黄色；多房或单房性充满液体的薄壁囊肿；厚壁囊肿，有时呈牛肉样外观；弥漫性出血；部分囊性肿瘤囊壁内衬粗糙的肿瘤组织。

幼年型颗粒细胞瘤与成年型相似，肿瘤直径3～32 cm（平均12.5 cm）。仅2%肿瘤为双侧性。最常见的镜下形态为肿瘤细胞呈片块状分布，其间可见大小和形状不同的滤泡，滤泡腔内含有从嗜酸性到嗜碱性的液体，当大量滤泡扩张时肿瘤呈明显的囊性表现。

肿瘤的囊实性成分的多寡与其大小有关，多数学者认为肿瘤早期较小时以实性为主，后期肿瘤体积增大，内多发囊变。

（3）临床表现

成年型颗粒细胞瘤可发生于任何年龄，多见于更年期或绝经期妇女，发病峰值年龄为50～55岁，通常出现与附件肿块有关的症状和内分泌表现。10%的病例发生肿瘤破裂和腹腔积血，引起急腹症。颗粒细胞瘤是最常见的伴有雌激素升高的卵巢肿瘤，24%～80%的患者可伴子宫内膜病变，其中20%～65%为子宫内膜增生过长，5%～10%为子宫内膜腺癌，几乎总是低级别子宫内膜腺癌。少数情况下出现孕激素和男性激素增高的表现，产生男性性征的颗粒细胞瘤多为囊性。抑制素（inhibin）为颗粒细胞瘤的肿瘤标志物，血清抑制素水平可反映肿瘤的活动性。95%的肿瘤为Ⅰ期，其余的大多为Ⅱ期，极少为Ⅲ期。大部分患者的预后好，10年生存率大于90%，但有远期复发倾向，须长期随访。

幼年型颗粒细胞瘤多见于儿童及青春期年轻女性，青少年可伴有假性性早熟，部分青春期患者伴有月经不规则或闭经。少数患者血清雄激素水平增高，出现男性化。Ⅰ期肿瘤生存率为97%，较高分期的肿瘤常常致死，这些病例复发几乎均在手术后3年之内。

（4）MRI表现

成年型和幼年型影像表现相似。多数肿瘤体积较大，平均直径12 cm，呈圆形、卵圆形或轻度分叶状，边缘清晰，肿瘤形态差别大，常见类型为多房囊性和实性肿块内含出血性囊肿，少见类型为单房囊性、完全实性和实性内含非出血性囊肿。多房囊性为典型表现，分房大小不等，其内容物在T_1WI上呈等、低混杂信号，T_2WI呈混杂高信号，常伴出血高信号；囊间分隔厚薄不一，无结节状或乳头状突起（图12－33）。实性肿瘤常因内部伴多灶性出血而信号混杂，实性部分呈T_1WI等或稍低信号，T_2WI稍高信号，出血在T_1WI上呈高信号，增强后实性成分中度或明显强化，出血坏死明显时肿瘤呈海绵状或瑞士乳酪状（图12－34），囊实性肿瘤的囊性部分可为单囊或多囊，内可伴出血灶，信号同多房囊性型，实性部分信号及强化同实性肿瘤（图12－35、12－36），须与卵巢黏液性癌和转移性肿瘤鉴别。单房囊性者可见向腔内突起的实性结节。部分幼年型颗粒细胞瘤具有独特的MRI表现，呈海绵状，含有难以计数的囊腔，多发囊腔内出血，可见大量液-液平面。由于肿瘤有雌激素活性，部分患者MRI可见子宫增大，子宫内膜增厚，在儿童患者最为多见。

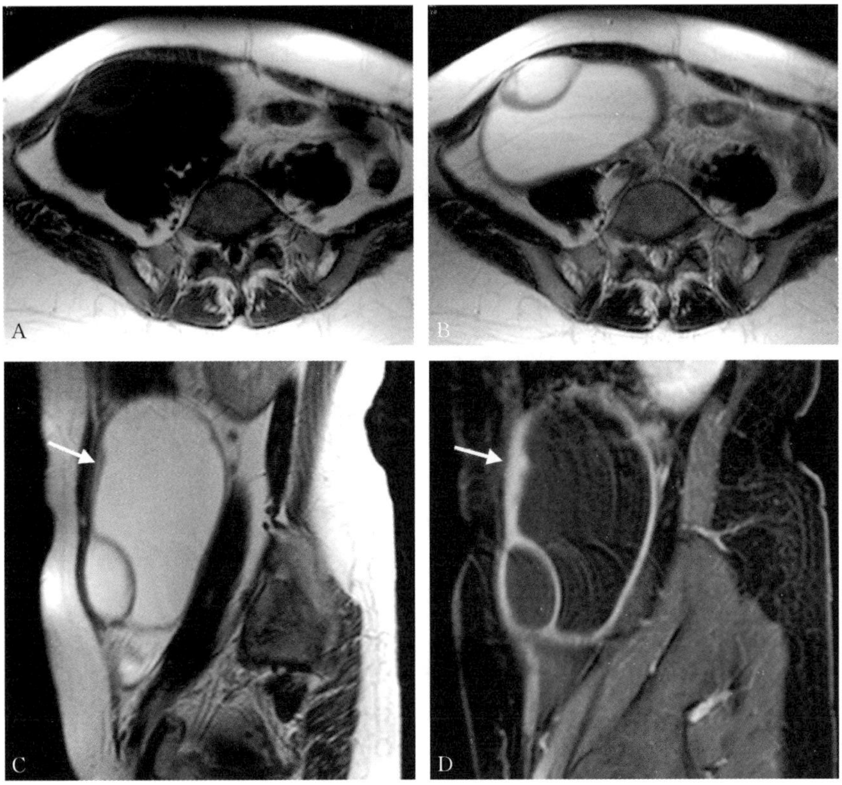

图 12-33 右侧卵巢颗粒细胞瘤(一)

注：患者，女性，40 岁，下腹部不适、腹胀 2 个月。横断位 T_1WI(A)、横断位和矢状位 T_2WI(B、C)显示右下腹盆部巨大双房囊性肿块，T_1WI 呈低信号，T_2WI 囊液呈均匀高信号，分隔较厚，呈等低信号(箭)；矢状位 T_1WI FS 增强(D)见肿块囊壁和分隔厚而光滑，明显强化(箭)，囊液无强化。

(5) 诊断要点

附件区境界清楚的多房囊性或实性肿块，囊性肿瘤囊壁及分隔厚，实性肿瘤常伴出血，明显时呈海绵状改变，增强后囊壁、分隔或实性区中度或明显强化。伴有高雌激素表现如子宫增大、内膜增厚等有助于卵巢颗粒细胞瘤的诊断。

(6) 鉴别诊断

颗粒细胞瘤需与其他性索-间质肿瘤、黏液性囊腺瘤、无性细胞瘤、卵巢癌鉴别。除部分卵泡膜细胞瘤外，这些肿瘤无雌激素活性，因而亦无雌激素增高引起的相应临床表现和子宫增大及子宫内膜增厚。卵泡膜细胞瘤呈实性，内部可见云絮状 T_2WI 高信号，很少发生出血；黏液性囊腺瘤更大，分房更多、信号更杂，囊壁薄而光整；无性细胞瘤发生于儿童及青春期，血清 LDH 升高，肿瘤呈分叶状实性肿块，内部可见特征性的纤维血管分隔，增强后分隔呈线状强化；上皮性卵巢癌常见囊内乳头或结节、形态更不规则，边缘模糊，转移发生率更高。

12.3.2 纤维-卵泡膜细胞类肿瘤

(1) 概述

纤维-卵泡膜细胞类肿瘤是指包括自纤维瘤至明显卵泡膜分化的一组良性卵巢肿瘤，约占所有卵巢肿瘤的 4%，是卵巢最常见的良性实体性肿瘤。根据卵泡膜细胞、成纤维细胞和纤维的多少分为纤维瘤(fibroma)、纤维卵泡膜细胞瘤(fibrothecoma)和卵泡膜细胞瘤(thecoma)。2014 年 WHO 卵巢肿瘤最新分类中将此类纯间质肿瘤分类为纤维瘤、富细胞纤维瘤(cellular fibroma)、卵泡膜细胞瘤和硬化性腹膜炎相关黄素化卵泡膜细胞瘤 4 种，并不包含“fibrothecoma”这一分类和

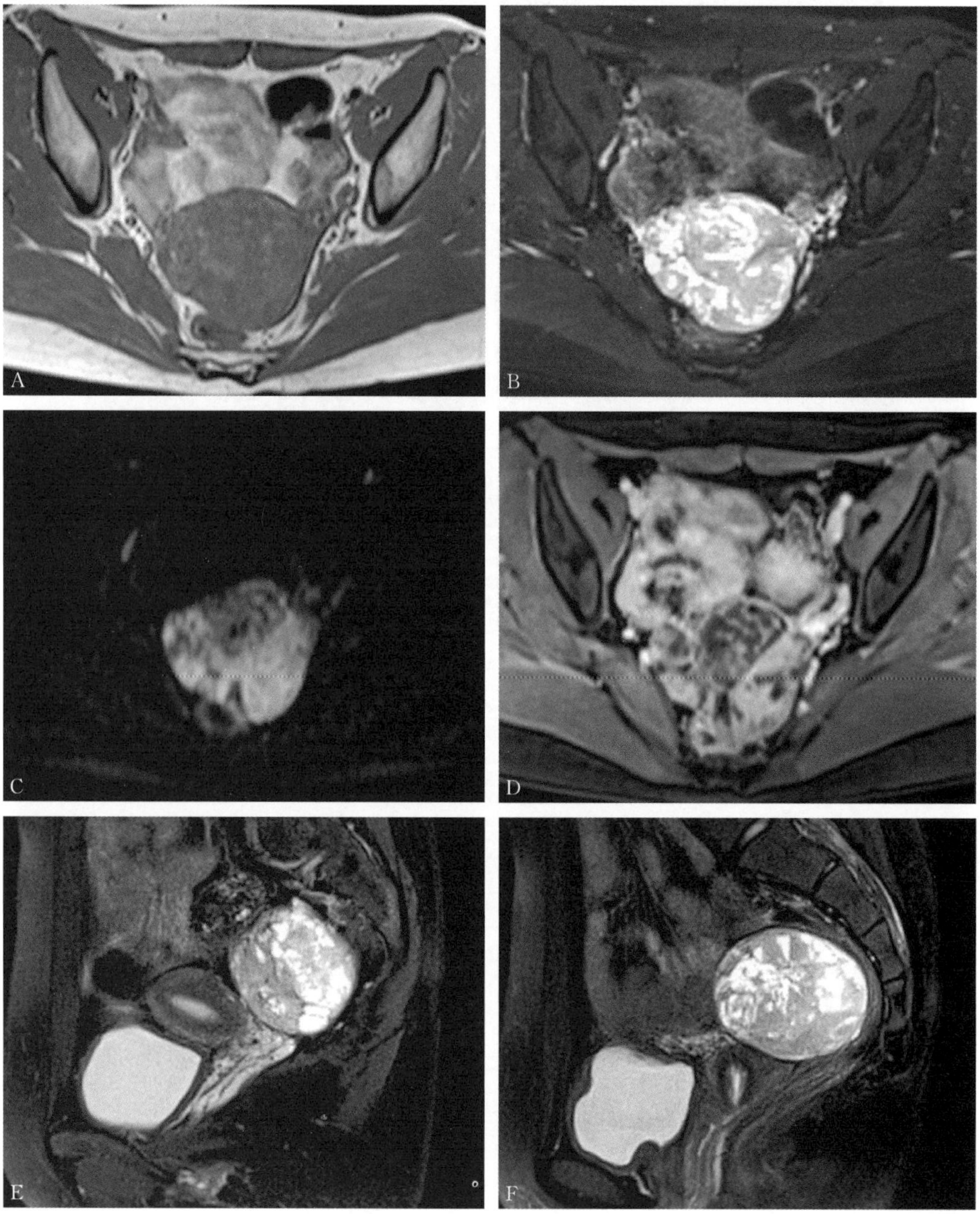

图 12-34　右侧卵巢颗粒细胞瘤(二)

注：患者，女性，27 岁，月经紊乱。横断位 T_1WI（A）和 T_2WI FS(B)显示盆腔混杂信号实性肿块，内见多发小片状出血，呈 T_1WI 稍高、T_2WI 低信号；DWI(C，$b=1\,000\ s/mm^2$)显示肿瘤呈高信号；增强后(D)示肿瘤实性部分明显强化，部分区域呈海绵状；矢状位 T_2WI FS(E、F)显示子宫体积无明显增大。

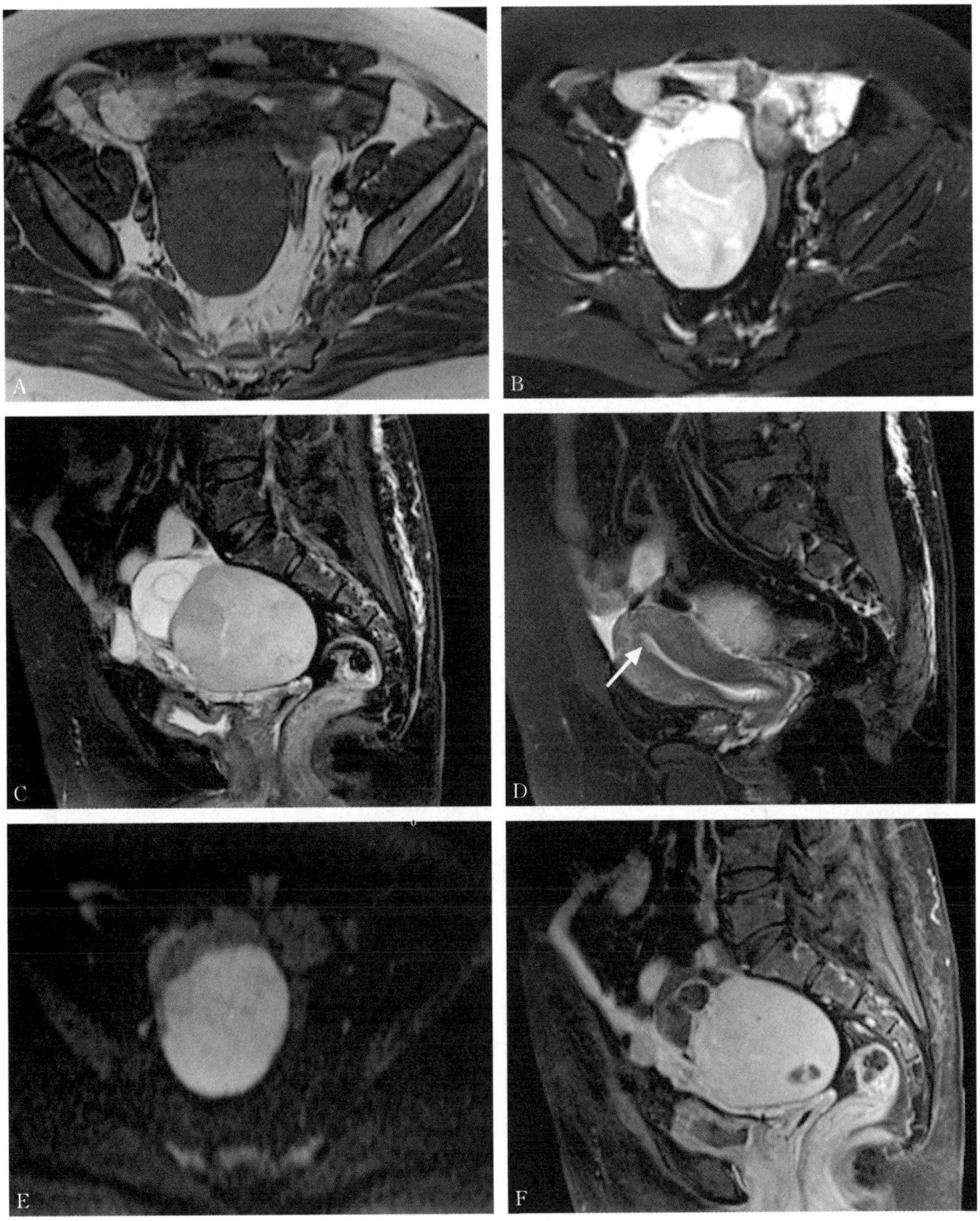

图 12-35 右侧卵巢成年型颗粒细胞瘤

注：患者，女性，55 岁，绝经后阴道流血。横断位 T_1WI(A)、横断位和矢状位 T_2WI FS(B～D)显示盆腔实性为主肿块，呈 T_1WI 稍高信号、T_2WI 稍高信号。前上部见多房囊性成分，子宫增大，近宫底处子宫内膜增厚(箭)，病理证实子宫内膜增生，子宫内膜息肉。DWI(E，$b=800\ s/mm^2$)显示肿瘤呈高信号。增强后(F)示肿瘤实性部分明显强化，内见少量小囊变；囊性部分囊壁及分隔明显强化。

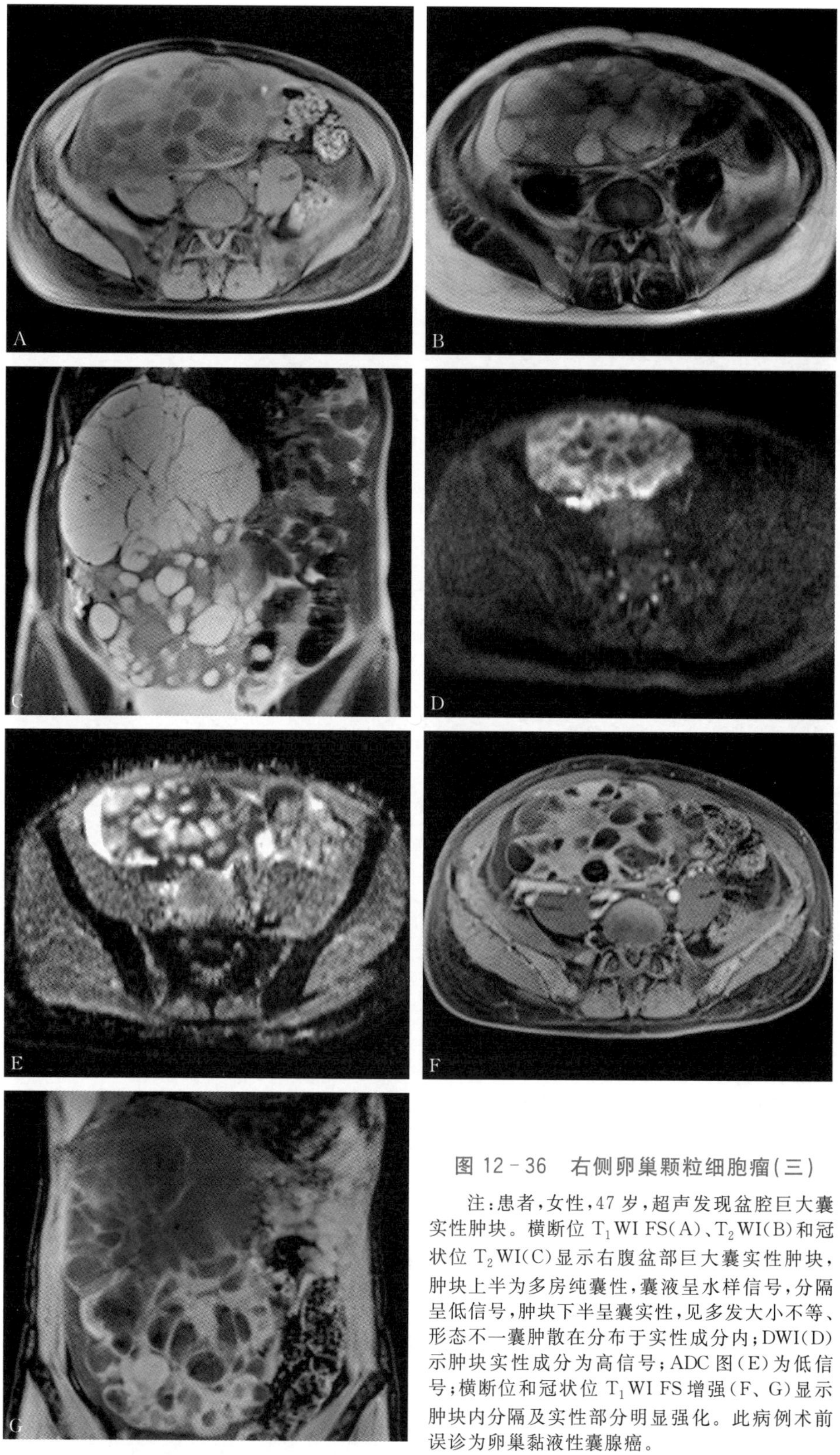

图 12-36　右侧卵巢颗粒细胞瘤(三)

注:患者,女性,47 岁,超声发现盆腔巨大囊实性肿块。横断位 T_1WI FS(A)、T_2WI(B)和冠状位 T_2WI(C)显示右腹盆部巨大囊实性肿块,肿块上半为多房纯囊性,囊液呈水样信号,分隔呈低信号,肿块下半呈囊实性,见多发大小不等、形态不一囊肿散在分布于实性成分内;DWI(D)示肿块实性成分为高信号;ADC 图(E)为低信号;横断位和冠状位 T_1WI FS 增强(F、G)显示肿块内分隔及实性部分明显强化。此病例术前误诊为卵巢黏液性囊腺癌。

术语，但目前临床上不易区分纤维瘤和卵泡膜细胞瘤时依然使用这一中间术语。该类肿瘤是最常见的性索-间质肿瘤，约占总数的87%，其中纤维瘤占绝大多数。绝经前、后妇女均可发生。

（2）病理

纤维瘤为良性肿瘤，约8%为双侧，双侧病例绝大多数为痣样基底细胞癌综合征患者。大体多呈圆形或椭圆形，少数分叶状或不规则，表面光滑。直径多数5～10 cm。纤维瘤富含胶原和纤维成分，故质地硬，是最硬的卵巢肿瘤，切面灰白色编织状，类似子宫肌瘤。肿瘤常有水肿区域，偶尔伴有囊变。局灶或弥漫性钙化发生率在10%以下。钙化几乎总是发生在痣样基底细胞癌综合征的患者。

富细胞纤维瘤约占所有纤维瘤的10%，具有低度恶性潜能，目前将其归为交界性肿瘤，具有轻度核异型性，每10个高倍镜视野核分裂象通常小于或等于3个。与纤维瘤相比，富细胞纤维瘤体积常较大，出血和坏死较多见。

绝大多数卵泡膜细胞瘤最大径为5～10 cm，仅3%为双侧性。肿瘤质实，切面黄色、油腻。黄素化肿瘤见灰白色编织状结构中有不规则黄白色斑块，其中白色编织区以纤维瘤性成分为主，黄色斑块为黄素化细胞聚集区域。继发性病变可能包括囊变、出血、坏死和局灶钙化。

（3）临床表现

1）纤维瘤可发生在任何年龄，主要发病年龄在41～50岁，30岁以下的妇女中不常见（不到10%）。30%～54%的纤维瘤无明显临床症状。腹痛为最常见的临床症状。41%的肿瘤合并腹水，3%～5%病例同时伴胸水，称为麦格综合征（Meigs syndrome）。纤维瘤偶尔伴有痣样基底细胞癌综合征（Gorlin综合征）。富细胞纤维瘤与纤维瘤临床表现相似，但其偶尔可在盆腔或腹腔复发。

2）卵泡膜细胞瘤的发病年龄比纤维瘤约大10岁，平均年龄59岁。半数肿瘤可分泌雌激素，引起子宫内膜的增生或癌变，临床常表现为阴道不规则出血、月经过多、闭经、绝经后出血等症状。部分卵泡膜细胞瘤患者血清CA125可升高。

（4）MRI表现

纤维瘤表现为实性肿块，有包膜，边界清晰，T_1WI呈均匀稍低信号，由于富含胶原和纤维成分，肿瘤在T_2WI呈低或极低信号。肿瘤体积较小时内部信号常均匀，具有典型表现（图12-37）。肿瘤较大时易发生变性导致信号不均匀，常见的是水肿变性，T_2WI表现为大小不等的片状高信号，发生囊变时信号更高，囊变明显者可超过整个肿瘤的一半区域；也可发生玻璃样变，T_2WI呈低信号（图12-38）。29%的病例在肿瘤周边出现小囊，多数小囊内呈水样信号，少数小囊内为出血信号。总之，T_2WI低信号为纤维瘤的特征性表现，即使在水肿、囊变明显的病例中瘤内依然可观察到T_2WI低信号区域。肿瘤增强扫描呈轻度强化，延迟可中度强化。盆腔积液多为少量。

富细胞纤维瘤影像学表现文献报道少，与纤维瘤相比其T_2WI信号较高，甚至不含T_2WI低信号区域。编者收集的2例富细胞纤维瘤增强后均匀中度或明显强化（图12-39）。

卵泡膜细胞瘤呈圆形、椭圆形或明显分叶状。典型表现为T_1WI等、低信号，T_2WI以低信号为主，内部有结节状、云絮状略高信号，其中低信号代表纤维瘤成分，高信号代表卵泡膜细胞成分。增强后肿瘤纤维部分轻度强化，卵泡膜细胞成分呈不均匀结节状、云絮状中度或明显强化。肿瘤含卵泡膜细胞越多，T_2WI中云絮状高信号越明显，强化越明显（图12-40）。若肿瘤内纤维瘤成分的含量较少时，MRI表现可不甚典型，T_2WI示瘤内低信号不明显，呈较均匀的高信号，增强后呈明显较均匀强化（图12-41）。少数患者MRI可见子宫增大、内膜增厚。盆腔积液多为少量。

MRI无法区分纤维瘤和卵泡膜细胞瘤时可使用“纤维卵泡膜细胞瘤”这一诊断，其表现介于两者之间，肿瘤较大时易发生水肿甚至囊变（图12-42）。

（5）诊断要点

附件区境界清楚的实性肿块，T_2WI上呈低信号是纤维瘤的特征性表现，增强后轻度延迟强化。富细胞纤维瘤T_2WI信号较高，强化较明显。

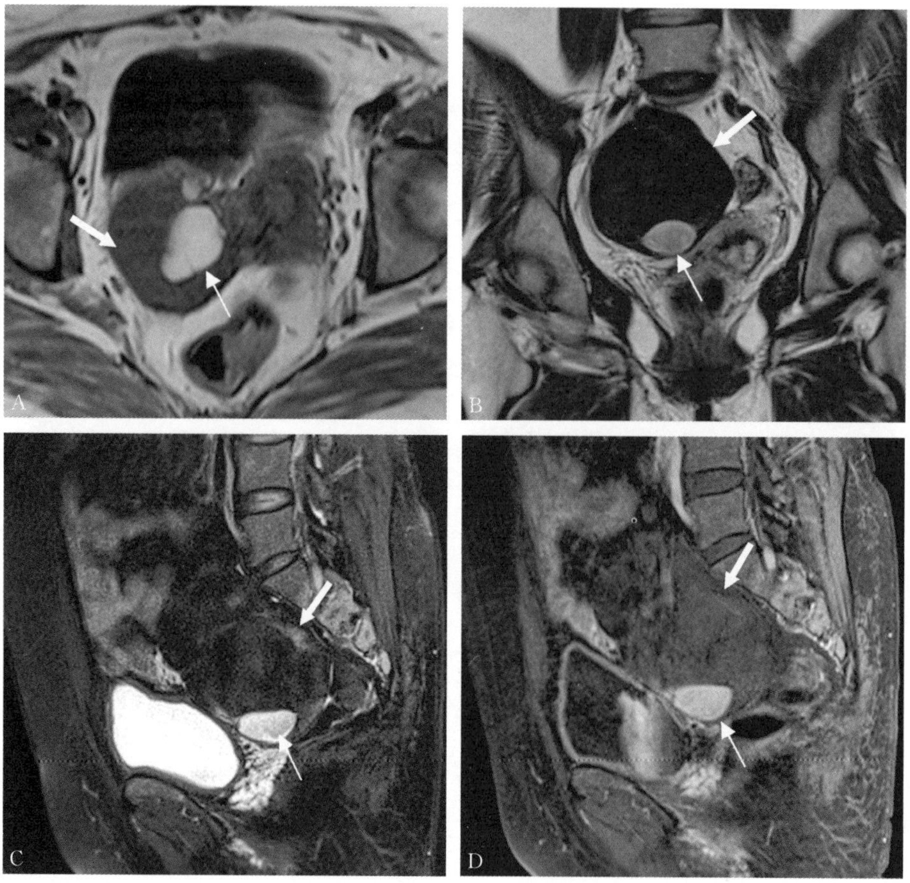

图 12-37　右侧卵巢纤维瘤(一)

注：患者，女性，47 岁，体检发现盆腔肿块。横断位 T_1WI(A)、冠状位 T_2WI(B)和矢状位 T_2WI FS(C)显示盆腔边缘光整的低信号实性肿块(粗箭)，肿瘤下部见囊状 T_1WI 和 T_2WI 高信号出血(细箭)；增强后矢状位(D)显示肿瘤轻微强化。

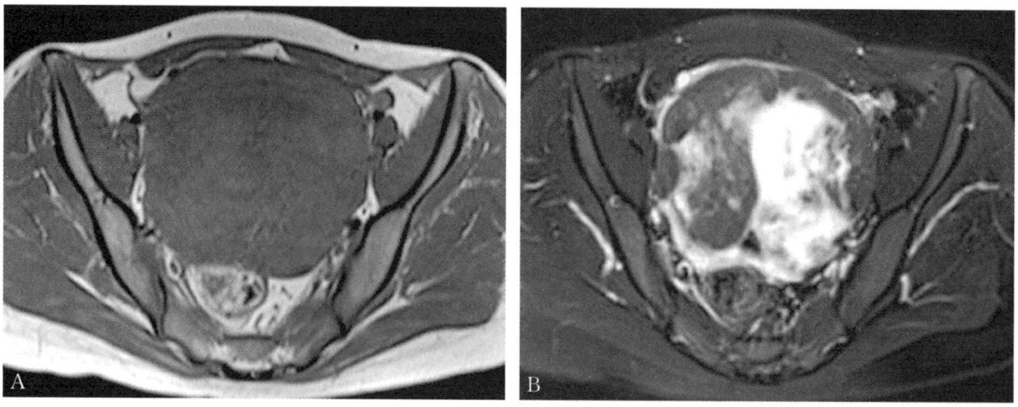

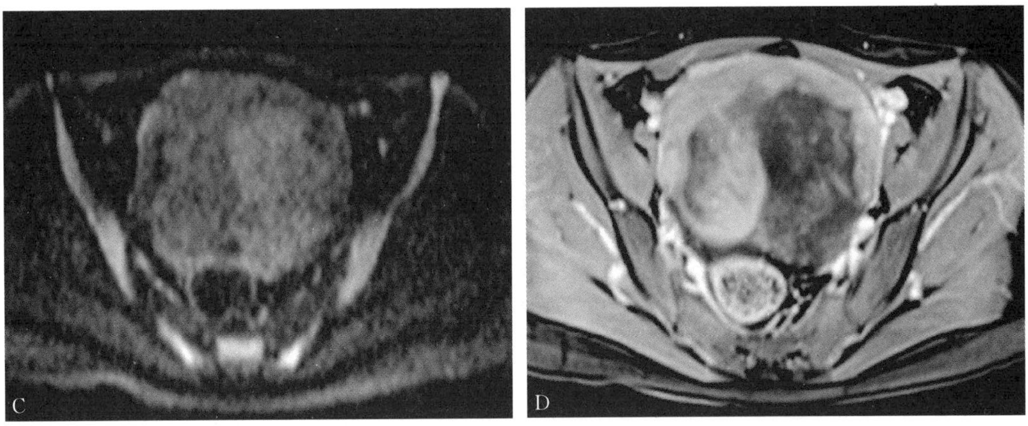

图 12－38 右侧卵巢纤维瘤(二)

注：患者，女性，38 岁，体检发现盆腔肿块。横断位 T_1WI (A) 和 T_2WI FS(B)显示盆腔巨大实性肿块，T_1WI 呈低信号，T_2WI 呈周边低信号，中央大片不规则形高信号；DWI(C, $b=1\,000\ s/mm^2$)显示肿瘤中等信号；增强后(D)示肿瘤周边中度强化，中央轻度强化。

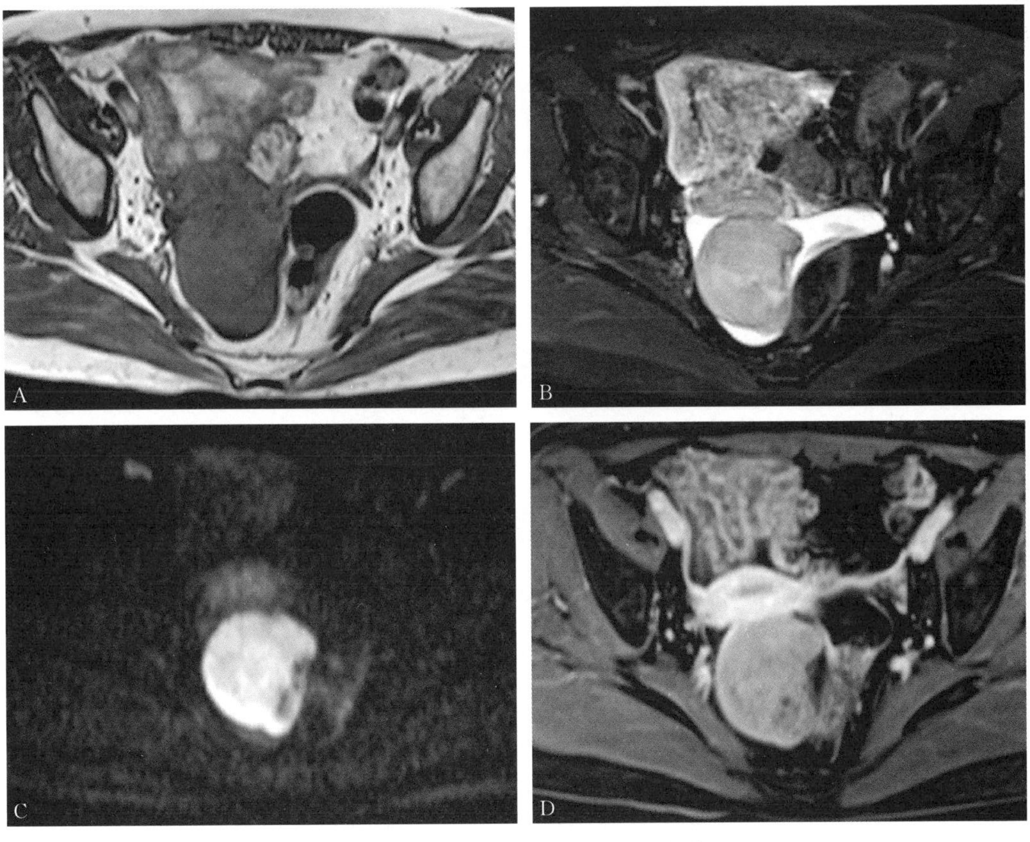

图 12－39 右侧卵巢富细胞纤维瘤

注：患者，女性，68 岁，体检发现盆腔肿块。横断位 T_1WI (A) 和 T_2WI FS(B)显示盆腔实性肿块，边缘光整，呈 T_1WI 低、T_2WI 稍高信号，盆腔少量积液；DWI(C, $b=1\,000\ s/mm^2$)示肿瘤呈高信号；增强后(D)示肿瘤呈中度强化。

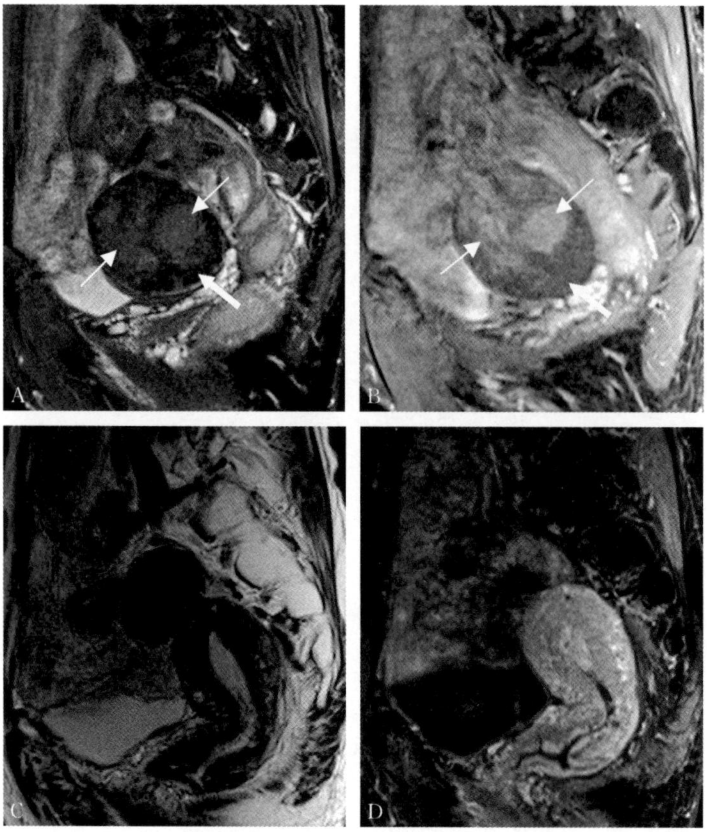

图 12-40 左侧卵巢卵泡膜细胞瘤

注：患者，女性，75 岁，绝经 30 年，半年前少量阴道流血，阴道流血 1 天就诊。矢状位 T_2WI FS(A)显示盆腔类圆形肿块，周边呈低信号(粗箭)，内部云絮、结节状高信号(细箭)；矢状位增强(B)显示肿瘤周边轻度强化(粗箭)，内部云絮、结节明显强化(细箭)；另一层面矢状位 T_2WI(C)显示子宫体积增大、内膜明显增厚；增强后(D)内膜明显强化，病理证实为子宫内膜息肉。

卵泡膜细胞瘤可见云絮状 T_2WI 高信号，后者增强较明显。肿瘤较大时，内部可见水肿、囊变。

(6) 鉴别诊断

纤维-卵泡膜细胞类肿瘤呈 T_2WI 低信号的实性肿瘤，需要与同样呈 T_2WI 低信号的肿瘤鉴别，包括子宫浆膜下肌瘤、阔韧带肌瘤、卵巢囊腺纤维瘤、Brenner 瘤、Krukenberg 瘤、无性细胞瘤、淋巴瘤、类癌等。浆膜下肌瘤和阔韧带肌瘤增强明显；腺纤维瘤和 Brenner 瘤发病率很低，前者实性区内见散在裂隙状或小囊状高信号，后者瘤内常有无定形钙化，两者常无腹水；Krukenberg 瘤常有原发肿瘤史，肿瘤常见于双侧卵巢，瘤周呈结节状，强化明显；无性细胞瘤常见于 20～30 岁年轻女性，瘤内见明显强化的条索状纤维血管索。淋巴瘤少见，常双侧发生，密度或信号较均匀；类癌罕见。

12.3.3 支持-间质细胞肿瘤

(1) 概述

卵巢支持-间质(Sertoli-Leydig)细胞肿瘤是指来自卵巢间质的 Leydig 细胞和来自性索的 Sertoli 细胞，以及 2 种细胞混合的一组肿瘤，单一细胞型罕见，多数以 2 种细胞混合而成，占卵巢肿瘤不足 0.5%，是卵巢肿瘤中最易引起男性化表现的肿瘤。1931 年，由 Meyer 发现并以“雄激素细胞瘤”命名，鉴于该肿瘤亦可分泌雌激素甚至不分泌激素，因此 WHO 于 1973 年根据其病理特征更名为“Sertoli-Leydig 细胞肿瘤”。

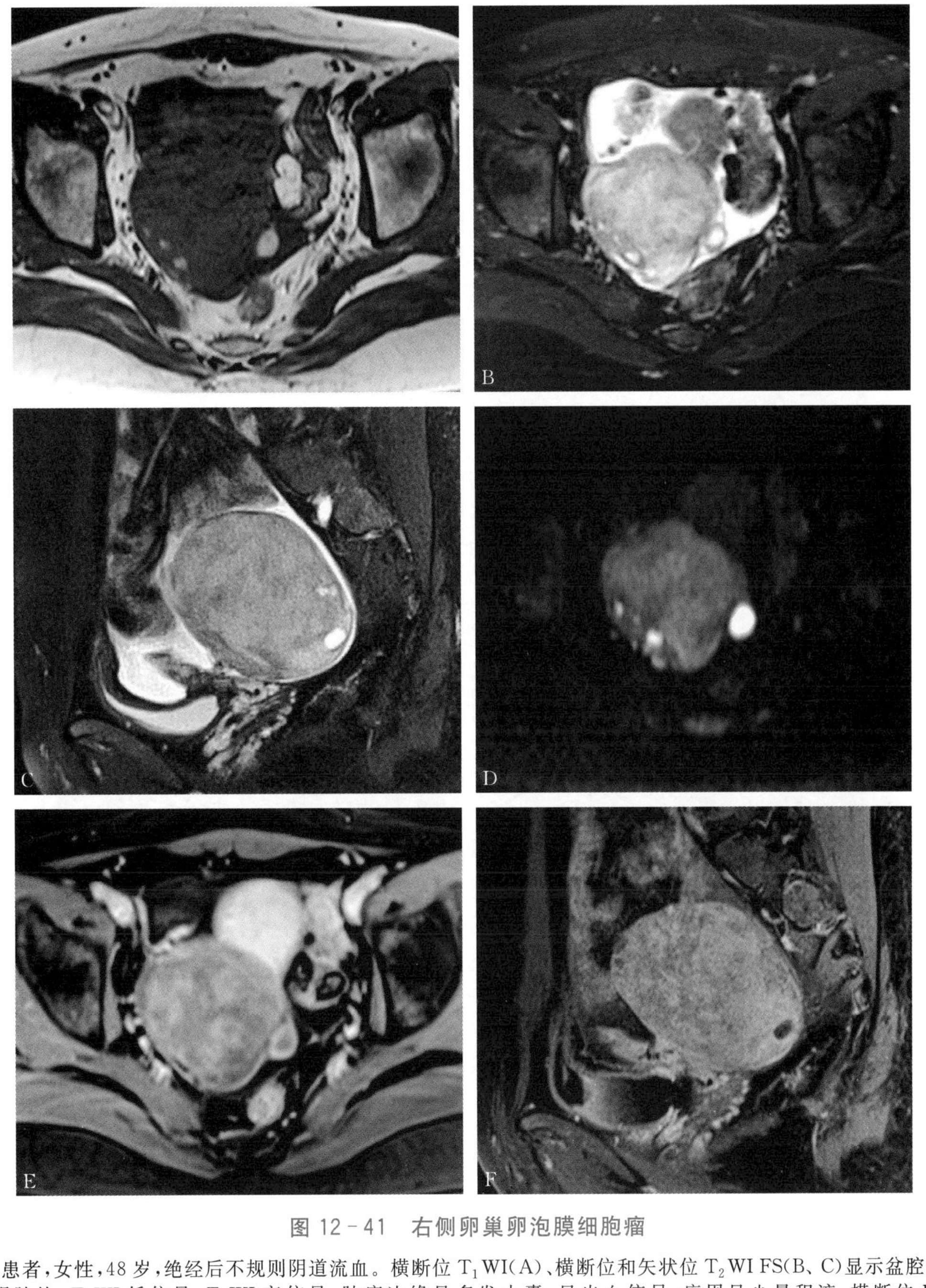

图 12－41　右侧卵巢卵泡膜细胞瘤

注：患者，女性，48 岁，绝经后不规则阴道流血。横断位 T_1WI(A)、横断位和矢状位 T_2WI FS(B、C)显示盆腔类圆形、边缘光滑肿块，T_1WI 低信号、T_2WI 高信号；肿瘤边缘见多发小囊，呈出血信号；瘤周见少量积液；横断位 DWI(D，$b=1\,000\ s/mm^2$)显示肿瘤稍高信号，出血呈明显高信号；增强早期(E)示肿瘤信号强化不均匀，呈云絮状强化；增强晚期(F)示肿瘤呈较均匀明显强化，后下部见不强化小囊。

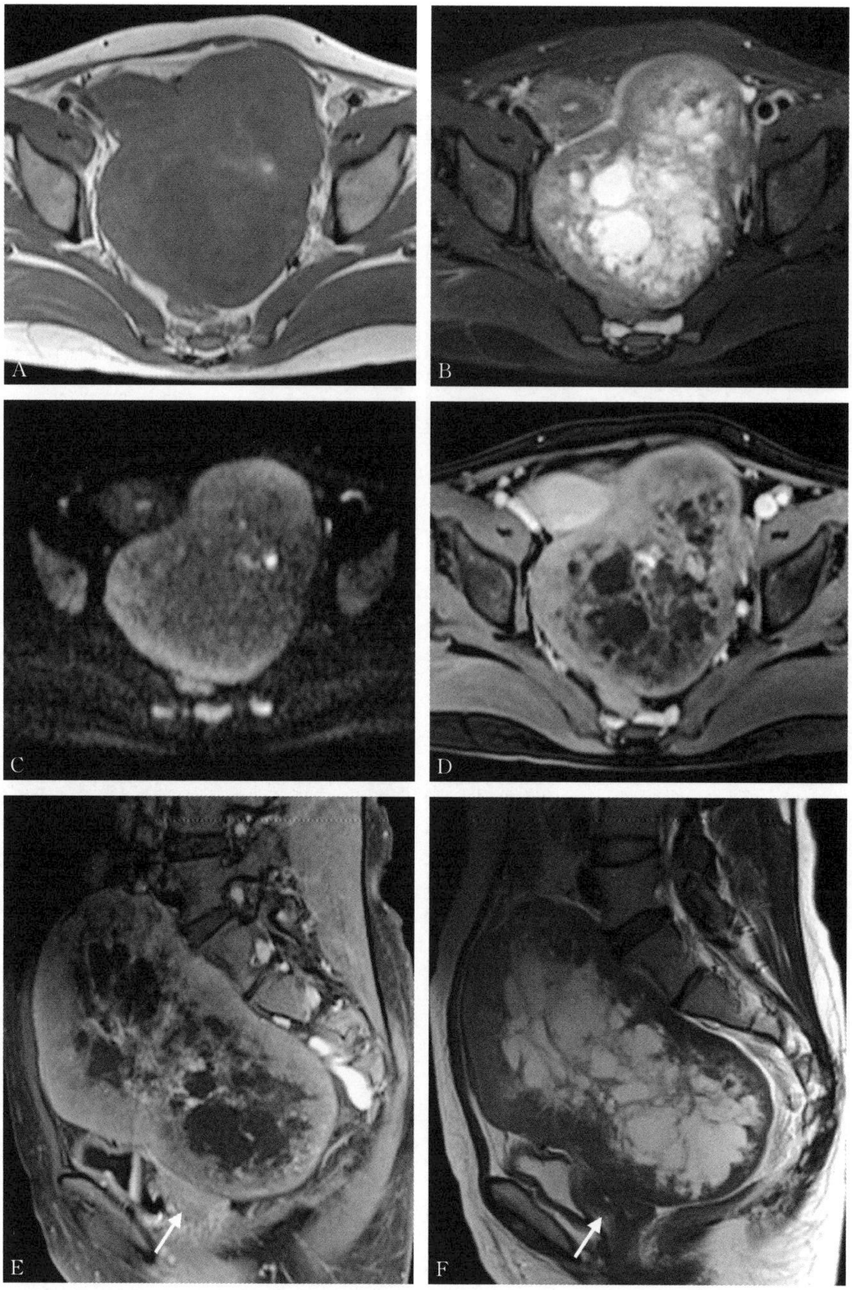

图 12-42　左侧卵巢纤维卵泡膜细胞瘤

注：患者，女性，41 岁，下腹部不适 2 月。横断位 T_1WI(A)显示盆腔低信号肿块，内见少量高信号；T_2WI FS(B)显示肿块周边低信号，中心大范围高信号为囊变；DWI(C，$b=800\,s/mm^2$)显示肿瘤呈稍高信号；横断位和矢状位增强(D、E)显示肿瘤周边中度强化，中心囊变区无强化，囊变区之间残存实性区明显强化；矢状位 T_2WI(F)瘤体巨大，子宫向前下推压(箭)。

(2) 病理

支持-间质细胞肿瘤主要病理特征是在肿瘤中同时见到不同分化程度的 Sertoli 细胞和 Leydig 细胞。97%患者单侧发生。肿瘤 58%为囊实性，38%为实性。病理学上分 4 型：高分化，占 11%；中分化，占 54%；低分化，占 13%；含异源性成分，占 22%。异源性成分多样，可为类癌、间叶性或黏液性上皮，其中最常见者为胃肠黏液性上皮，其形态学与卵巢黏液上皮来源的肿瘤难以区分，需要结合免疫组织化学染色标志物 inhibin、CD99 等鉴别。当异源性成分中含有肝细胞时，可致 AFP 升高。其中 15%的病例含网状成分，见于年龄更小患者，并较少出现男性化表现。异源性成分和网状成分仅见于中、低分化的肿瘤。约 60%的肿瘤中可见 *DICER1* 基因突变，后者多见于家族性多结节性甲状腺肿。此外，该肿瘤还可并发儿童胸膜肺母细胞瘤及子宫胚胎性横纹肌肉瘤。

(3) 临床表现

发病年龄从 1 岁至 84 岁，但好发于年轻女性，平均发病年龄为 25 岁。雄激素升高见于 1/3 的患者，表现为多毛症、闭经、声音嘶哑、喉结及阴蒂增大等；约 15%的患者表现为雌激素增高的症状，如绝经后出血等；少数患者不分泌任何激素。患者预后与临床分期相关，临床上 97.5%为Ⅰ期患者，行保守手术能够提高患者生存质量且不降低 5 年生存率。Ⅱ期以上患者预后较差。肿瘤破裂和肿瘤中伴有网状成分影响预后。低分化和少数中分化肿瘤易 2 年内复发。

(4) MRI 表现

肿瘤呈类圆形实性或囊实性肿块，多有完整包膜，包膜下常见多发的小囊腔(图 12-43)。部分肿瘤可呈体积大的多房囊性。含有异源性成分，多为黏液性上皮，表现类似黏液性上皮性肿瘤，囊内壁及分隔可见不规则实性成分，囊液呈 T_1WI 低信号、T_2WI 高信号，伴有出血或高蛋白时呈 T_1WI 高信号、T_2WI 稍低信号。增强后囊壁、分隔、实性区及实性肿块强化明显，强化幅度等于或高于子宫(图 12-44、12-45，彩图 11)。

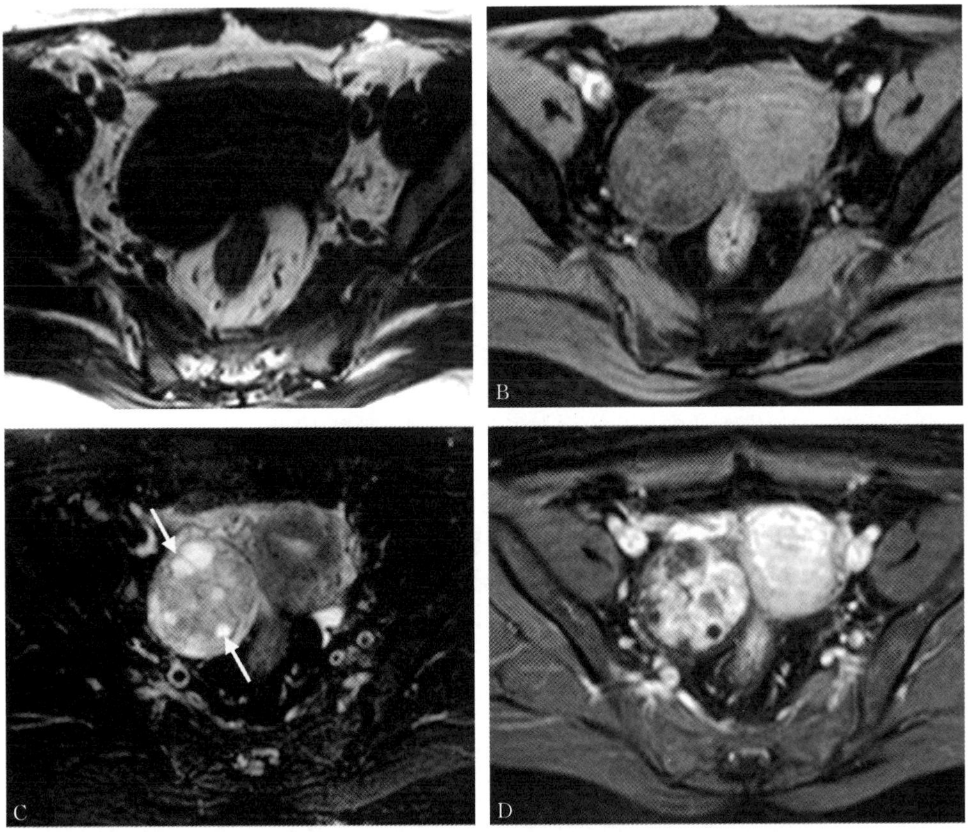

图 12-43 右侧卵巢支持-间质细胞肿瘤

注：患者，女性，46 岁，无任何临床症状，体检发现盆腔肿块。横断位 T_1WI(A)见右附件区一等信号实性肿块；T_1WI FS(B)见内部多发类圆形低信号囊变区；T_2WI FS(C)见等、高信号实性肿块伴多发小囊变(箭)；增强后(D)实性成分呈明显强化。

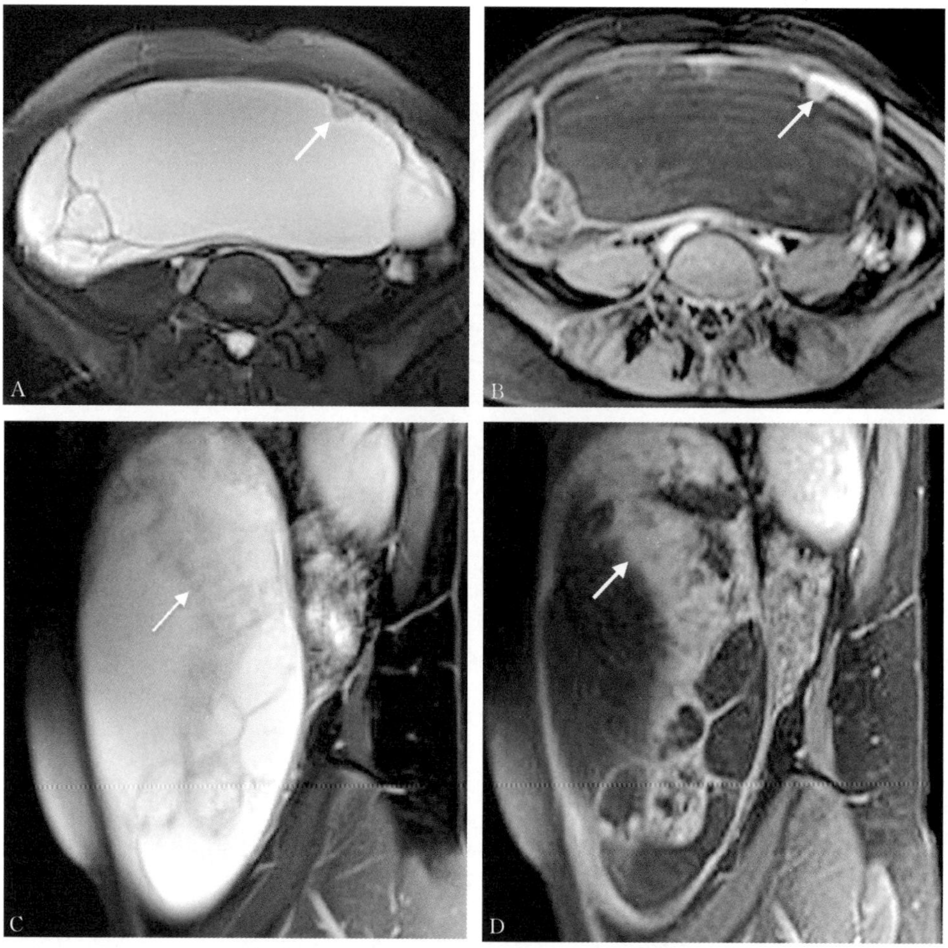

图 12－44　卵巢支持-间质细胞肿瘤

注：患者，女性，22 岁，月经不调及腹胀。横断位和矢状位 T_2WI FS(A、C)见多房囊性肿块伴有实性成分及多发壁结节，后者呈稍高信号(箭)；横断位和矢状位增强(B、D)见实性成分及壁结节明显强化。

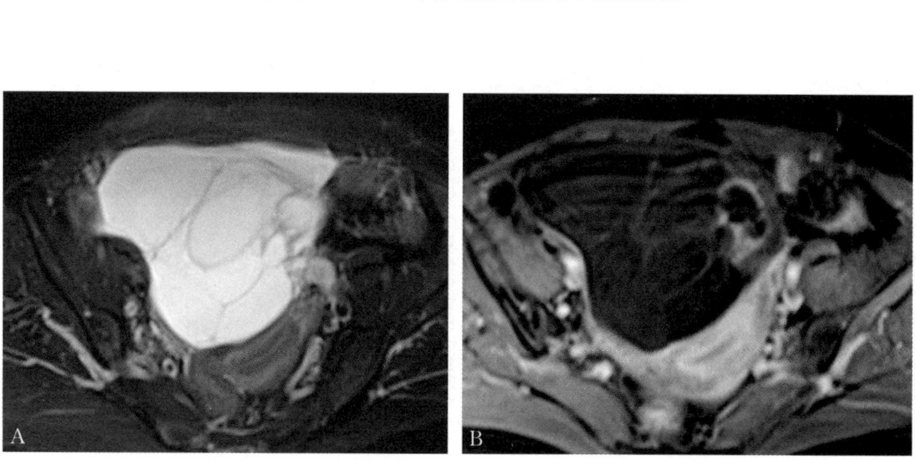

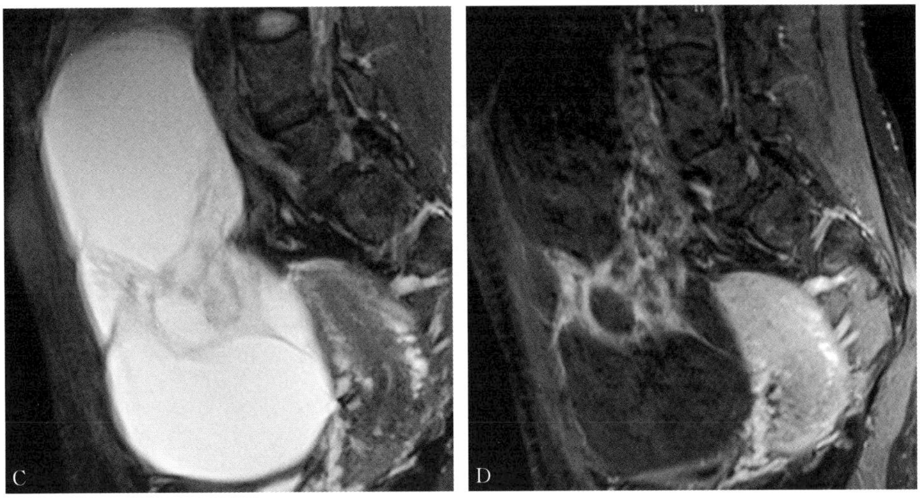

图 12-45 左侧卵巢支持-间质细胞肿瘤

注：患者，女性，57岁，左侧卵巢支持-间质细胞瘤，中度分化，伴异源成分（黏液性腺体）。横断位和矢状位 T_2WI FS（A、C）示左侧附件区巨大多房囊性为主型肿块，边界清晰；横断位和矢状位 T_1WI FS增强序列（B、D）示肿瘤内部少许实性成分，形成不规则增厚分隔，增强后显著强化。

（5）诊断要点

卵巢支持-间质细胞肿瘤主要表现为实性或囊实性肿块，实性部分明显强化，该肿瘤的 MRI 表现不具特异性，诊断需结合患者的性激素情况，无性激素异常症状患者术前难以诊断。

（6）鉴别诊断

卵巢支持-间质细胞肿瘤需与以下几种肿瘤鉴别：①由于部分肿瘤具有黏液性异源性成分，故其在形态学上与卵巢黏液性肿瘤相似，但后者分房囊液信号多数并不一致。②囊壁有实性突起的病例须与交界性或者恶性的浆液性或黏液性肿瘤相鉴别，后者囊壁上突起的实性结节呈乳头状，蒂较窄，而支持-间质肿瘤的囊壁突起呈半球型，基底较宽，不同于上皮源性的实性成分。③实性的肿瘤易误诊为纤维卵泡膜细胞类肿瘤，后者多有分叶，T_2WI 信号较低，呈轻中度强化。当卵泡膜成分较多、纤维成分较少时，T_2WI 信号可较高，强化也较明显，难以鉴别。④此外，实性的肿瘤还须与颗粒细胞瘤和卵巢癌鉴别。颗粒细胞瘤常伴雌激素增高表现，卵巢癌形态不规则，常有不规则形态的坏死区，与性索-间质细胞肿瘤中的囊变区表现不同，此外卵巢癌种植转移更常见。

12.3.4 硬化性间质瘤

（1）病理

硬化性间质瘤（sclerosing stromal tumor，SST）是一种罕见的良性纯间质肿瘤，约占性索-间质肿瘤的 2%。肿瘤体积较大，单侧发生，实性或囊实性、切面灰白色。病理诊断时须同时具备以下 3 个组织学特征：高密度细胞区被含有水肿和胶原的少细胞区分隔成特征性假小叶结构；显著的“血管外皮细胞瘤”样的血管结构；细胞具有多样性，含有空泡样或黄素化的细胞，以及与胶原化或硬化区交错的梭形成纤维细胞样细胞。

（2）临床表现

多发生于年轻女性，平均发病年龄 27 岁，偶见于儿童和绝经后妇女。硬化性间质瘤多无内分泌功能，最常见的表现为月经紊乱、下腹疼痛或不适，触诊可扪及腹部包块。部分患者可合并 Meigs 综合征并伴有 CA125 升高。

(3) MRI表现

肿瘤最外层为受压的卵巢间质和包膜，表现为 T_1WI 低、T_2WI 低信号环；外围实性部分呈 T_2WI 不均匀中等或高信号，镜下为结构致密、血供丰富的假小叶状富细胞结节；中央部分呈 T_2WI 高信号的水肿、囊变或富含胶原的少细胞区。增强动脉期肿瘤呈周边环状和结节状明显强化，延迟期呈向心性充填，强化幅度高于子宫，强化方式与肝脏海绵状血管瘤相似，内部致密纤维及富细胞区呈乳头状或绒毛状强化，疏松水肿区呈轻度延迟强化，中央可有部分囊变或黏液变无强化区（图 12－46）。少数表现为完全实性，椭圆形，T_1WI 呈等信号，T_2WI 呈稍高信号，DWI 显示肿瘤扩散受限不明显，增强后早期即明显均匀强化，晚期仍明显强化，动态增强曲线呈速升平台型（图 12－47）。

(4) 诊断要点

完全实性或囊实性肿块，T_2WI 周围低信号，动脉早期周围明显强化，延迟期向心性填充式强化，与"肝脏海绵状血管瘤"强化方式相似。

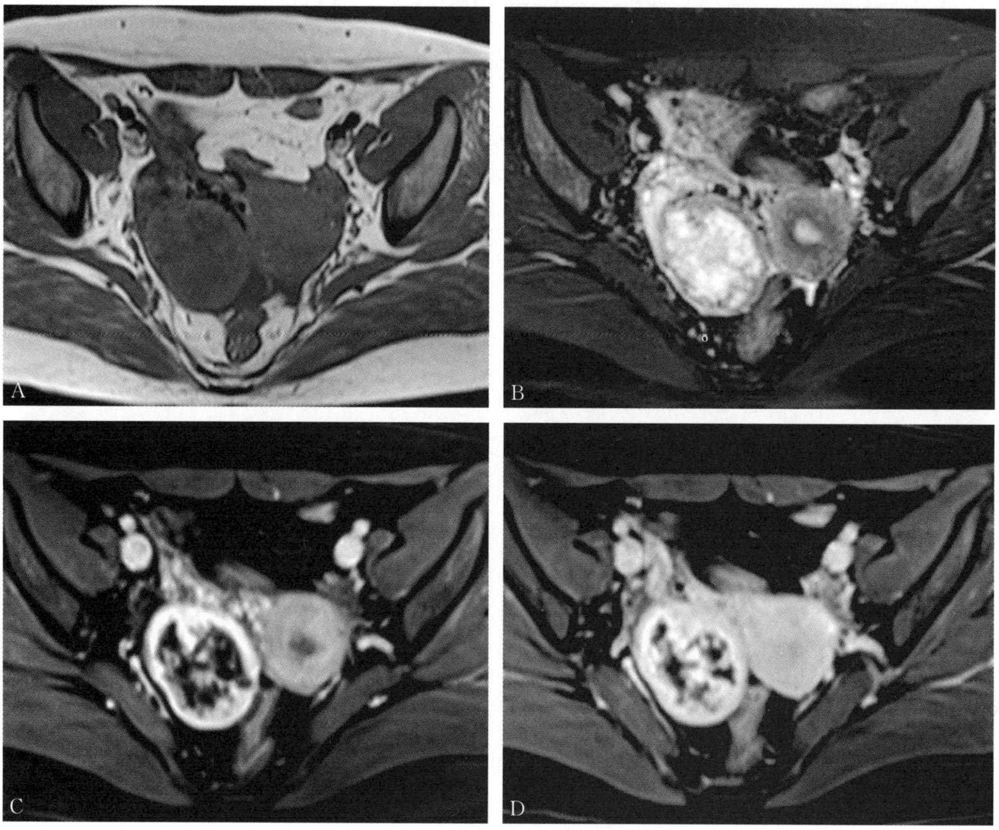

图 12－46 右侧卵巢硬化性间质瘤

注：患者，女性，26 岁，月经紊乱半年。横断位 T_1WI(A)显示肿瘤呈等、低信号；横断位 T_2WI FS(B)见肿瘤周边低信号环，外围和中心区呈混杂高信号；横断位 T_1WI 增强动脉期(C)显示肿瘤周边明显强化，强化幅度高于子宫，中心点状强化；静脉期(D)示向中央强化充填，呈结节状及绒毛状，中央见不规则无强化区。

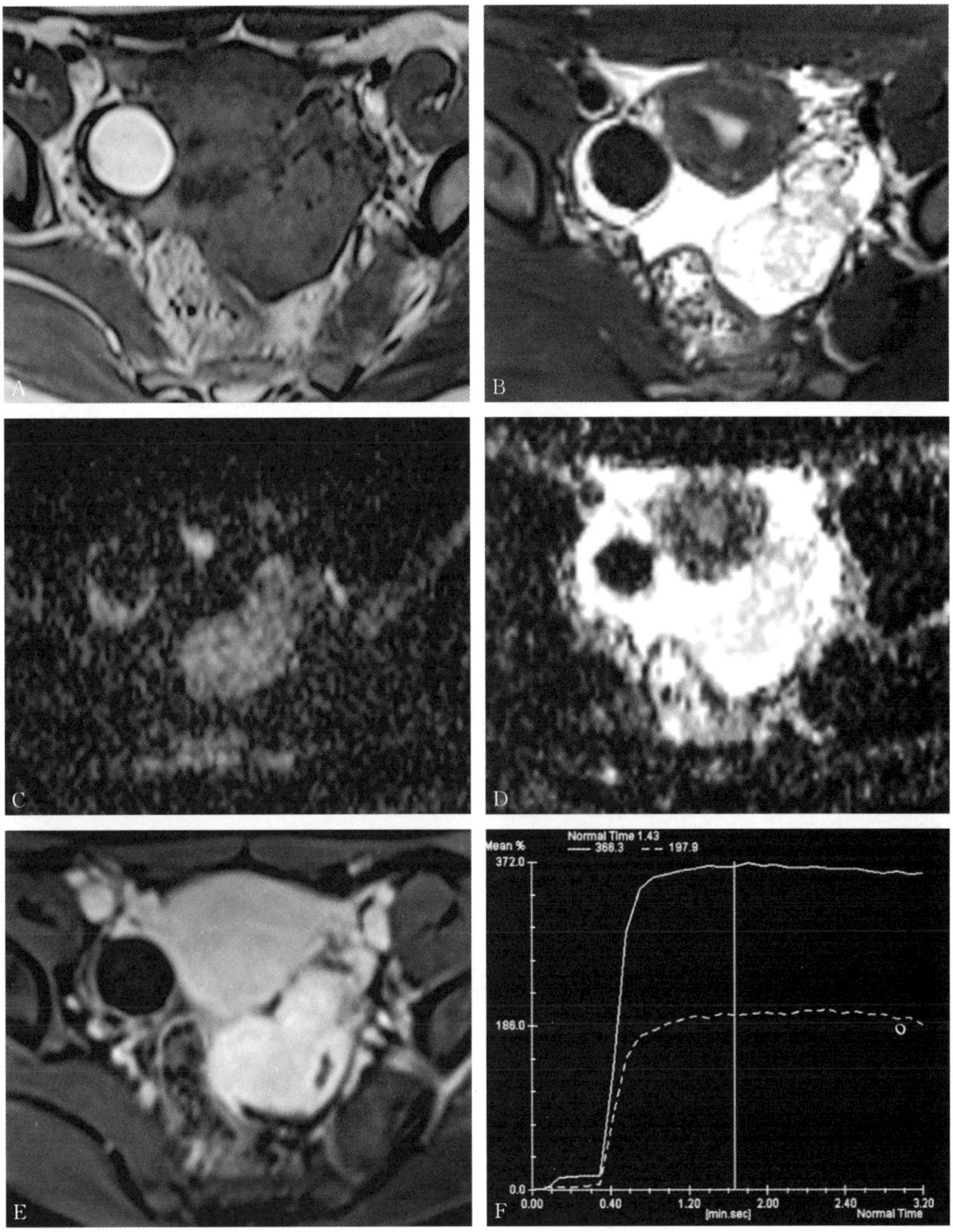

图 12-47 左侧卵巢硬化性间质瘤

注：患者，女性，30岁，月经紊乱，手术病理证实左卵巢硬化性间质瘤，右侧卵巢成熟囊性畸胎瘤。横断位 T_1WI(A)显示左侧卵巢分叶状实性肿块，呈等、低信号；横断位 T_2WI FS(B)呈不均匀高信号；DWI(C)呈稍高信号，ADC(D)呈高信号；T_1WI FS增强(E)见肿块明显均匀强化；时间信号曲线(F)呈速升平台型(实线)，高于正常子宫强化(虚线)。

(5) 鉴别诊断

卵巢硬化性间质瘤主要需与纤维卵泡膜细胞类肿瘤鉴别，后者更常见，发病年龄较大，T_2WI上肿瘤总体信号较低，内见淡片状或云絮状略高信号区，增强后强化程度较弱，无充填式持续明显强化等特点有助于鉴别。

12.3.5 其他

类固醇细胞肿瘤(steroid cell tumors)约占卵巢肿瘤的0.1%，年龄跨度大，可分为间质细胞瘤、间质黄体瘤及非特异性类酮固醇细胞瘤 3 种亚型。约 90%的患者伴有同侧或对侧卵巢间质增生，约半数以上患者有雄激素升高，10%患者表现为雌激素升高。肿瘤多表现为边界清晰的类圆形肿块，由于肿瘤富含细胞内脂质，在正反相位上表现为明显的信号减低，T_2WI 常呈不均匀等信号。像其他的内分泌肿瘤一样，该肿瘤增强后扫描明显强化(图 12－48)。

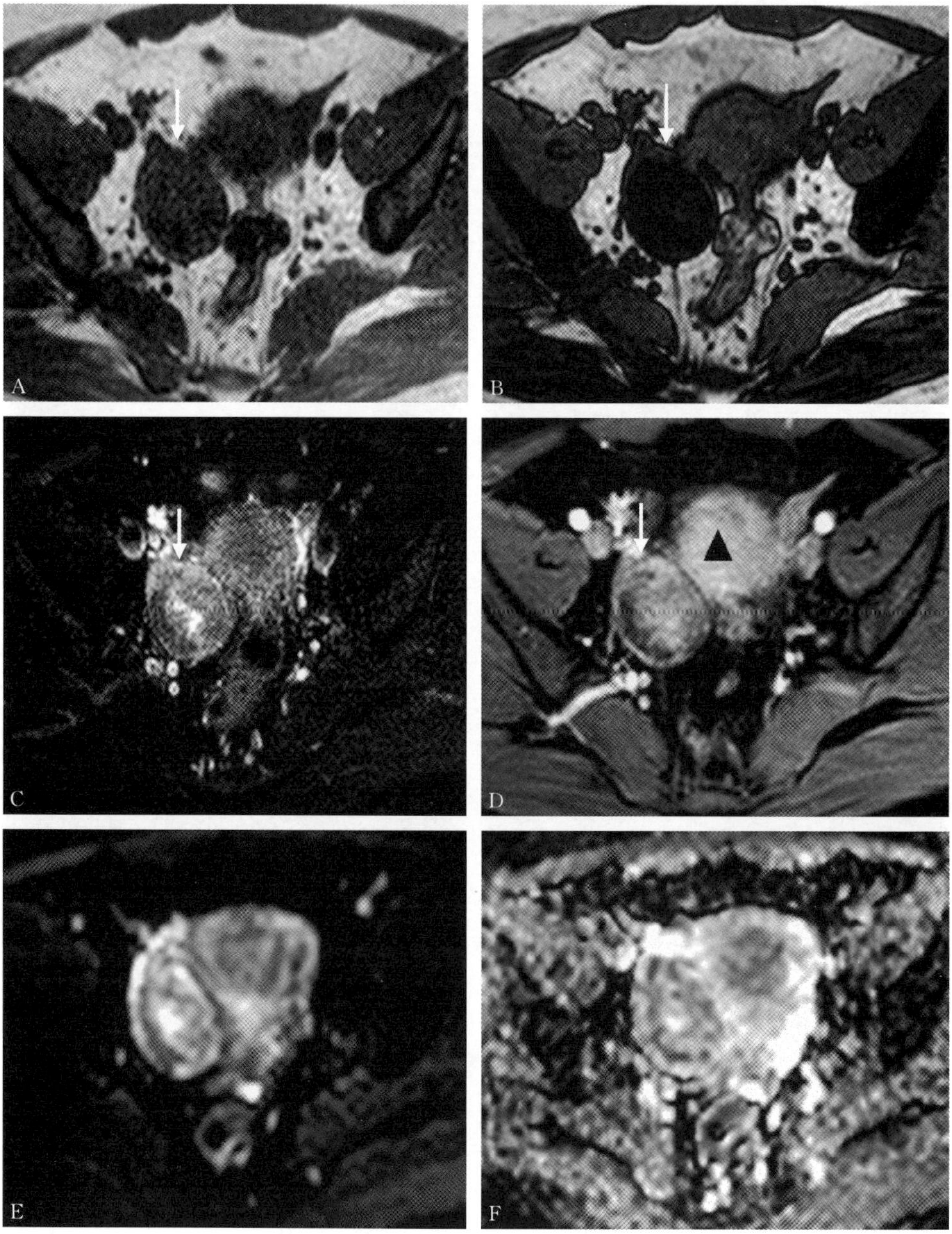

图 12－48　右侧卵巢类固醇细胞肿瘤

注：患者，女性，23 岁，接触性阴道出血 1 年余。横断位 T_1WI 正反相位像(A、B)显示右卵巢实性肿块，正相位像呈等信号，反相位信号明显减低，提示肿块富含细胞内脂质(箭)；横断位 T_2WI FS(C)显示肿块呈混杂等、高信号(箭)；增强后(D)肿块呈显著不均匀强化(箭)，强化程度同子宫(箭头)；DWI(E)呈不均匀等、高信号，ADC 图(F)呈等信号。

环小管性索瘤(sex cord tumor with annular tubule, SCTAT)是罕见的卵巢性索-间质肿瘤，多发生于儿童及年轻女性，约 1/3 患者有雌激素升高症状。肿瘤直径变化大，从仅镜下可见到 28 cm 不等。约 1/3 患者伴 Peutz-Jehers 综合征(遗传性错构瘤性肠息肉病及口腔黏膜、口唇和指/趾色素沉着)，以双侧性和多灶性为特征，瘤体往往很小，伴有多灶性钙化。所有伴 Peutz-Jehers 综合征的 SCTAT 均为良性；不伴有 Peutz-Jehers 综合征的肿瘤常单侧发生，瘤体较大，至少 20% 为恶性，个别可伴发无性细胞瘤。肿瘤多为实性肿块，可伴多发小囊性结构，亦可呈多房囊性，囊内浆液呈 T_1WI 低信号、T_2WI 高信号(图 12 - 49)。

(赵书会　蔡宋琪　强金伟)

12.4 卵巢生殖细胞肿瘤

卵巢生殖细胞肿瘤(ovarian germ cell tumors)是指来源于胚胎性腺的原始生殖细胞、具有不同组织学特征的一组肿瘤，是第二大常见的卵巢肿瘤类型，发病率仅次于上皮性肿瘤，约占所有卵巢肿瘤的 30%。卵巢生殖细胞肿瘤发病年龄广泛，总体较上皮性肿瘤患者年轻。

生殖细胞肿瘤可分为良性和恶性两大类。第 1 类为良性生殖细胞肿瘤，其中成熟性畸胎瘤为最常见的卵巢生殖细胞肿瘤，且数量上占绝对优势，约占总数的 95%。第 2 类是恶性生殖细胞肿瘤，包括原始生殖细胞肿瘤[未成熟生殖细胞(无性细胞瘤)、早期胚胎发育(胚胎性癌、多胚瘤)、胚外分化(绒毛膜癌、卵黄囊瘤)]、未成熟性畸胎瘤(未成熟性体细胞组织)及其他良性畸胎瘤基础上出现的恶变，如类癌、恶性卵巢甲状腺肿、神经外胚层肿瘤及鳞状细胞癌等。在西方国家中，恶性生殖细胞肿瘤大约占卵巢恶性肿瘤的 2%，其中绝大多数发生于年轻的妇女及幼女。在 20 岁之前，生殖细胞肿瘤是最常见的卵巢肿瘤类型，占

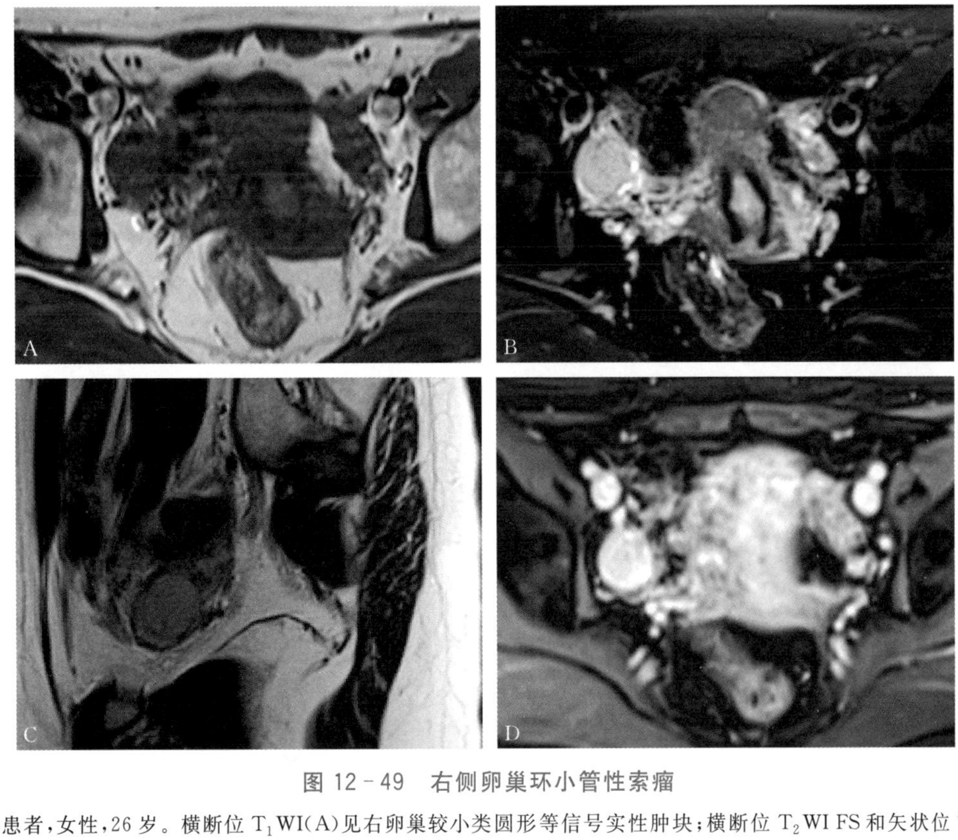

图 12 - 49　右侧卵巢环小管性索瘤

注：患者，女性，26 岁。横断位 T_1WI(A)见右卵巢较小类圆形等信号实性肿块；横断位 T_2WI FS 和矢状位 T_2WI(B、C)显示肿块均匀稍高信号；增强后(D)显示肿块明显均匀强化。

该年龄组卵巢肿瘤的60%，其次为上皮性肿瘤和性索-间质肿瘤。20岁之前的生殖细胞肿瘤约1/3为恶性肿瘤，占这个年龄组卵巢恶性肿瘤的2/3。

12.4.1 卵巢畸胎瘤

卵巢畸胎瘤(ovarian teratoma)是由多胚层组织构成的肿瘤。肿瘤组织大多分化成熟，少数未成熟。成熟性畸胎瘤由3个胚层组织构成，属良性肿瘤，占卵巢畸胎瘤的95%以上，其中99%为囊性，成熟性实性畸胎瘤仅占1%。未成熟性畸胎瘤属恶性肿瘤，含2～3个胚层，由分化程度不同的未成熟胚胎组织构成。卵巢畸胎瘤偶可向单一胚层分化，称为高度特异性畸胎瘤，稍常见者为卵巢甲状腺肿。

(1) 成熟性畸胎瘤

1) 概述：成熟性畸胎瘤(mature teratoma)中99%为囊性，后者又称皮样囊肿(dermoid cyst)，是最常见的卵巢肿瘤，几乎占卵巢肿瘤的一半，良性卵巢肿瘤的60%。80%以上的病例发生于生育年龄的妇女，但也可发生于儿童，20岁以前的卵巢肿瘤半数以上为成熟性囊性畸胎瘤。某些肿瘤直到绝经后数年才发现。

2) 病理：单侧发生为主，15%为双侧性。中等大小，肿瘤直径多数4～15 cm，少数肿瘤仅1～2 cm或可巨大，平均直径约7 cm。多为单房，腔内充满油脂和毛发，有时可见牙齿或骨质，牙齿约出现于1/3的病例中，囊壁内层为复层鳞状上皮，壁上常见小丘样隆起向腔内突出称“头结节”(Rokitansky结节)，肿瘤可含外、中、内3个胚层组织，以外胚层成分最多。大体检查一个少见而又突出的表现是囊内出现无数由皮脂聚集而成的漂浮的“脂肪球”。

3) 临床表现：成熟性畸胎瘤多见于育龄期妇女，平均年龄30岁，是45岁以下妇女最常见的卵巢肿瘤，也是儿童时期最常见的卵巢肿瘤。多数患者无特殊症状，肿瘤巨大时，可产生腹胀、腹部隐痛和压迫症状如尿频、尿急等。部分病例因肿瘤蒂扭转、囊壁破裂产生急腹症症状，成熟性囊性畸胎瘤是最易发生扭转的卵巢肿瘤。除扭转外其他并发症还包括破裂、感染和恶变。对不伴有并发症的儿童与青少年患者，行腹腔镜下保留生育能力的囊肿剥除术为首选治疗方式。

4) MRI表现：成熟性畸胎瘤典型表现为边界清晰的囊性为主肿块，内含脂肪成分，95%的肿瘤有肉眼可见的脂肪成分，MRI扫描可显示。编者分析的一组病例中，71%为单房，17%为双房，7%为多房，5%可见不完全分隔。肿瘤内脂肪含量有多有少，偶尔可见液-脂平面。脂肪含量较少时常分布于肿瘤周边，T_1WI及其脂肪抑制序列对脂肪的检出敏感性强，可诊断仅含少许脂肪的畸胎瘤。多数肿瘤中T_1WI上高信号区为脂肪成分，脂肪抑制后信号明显下降或消失，但也有部分肿瘤T_1WI上高信号区在脂肪抑制后仍呈高信号，或信号仅轻度下降，与角质碎屑及高蛋白成分有关，需避免误诊。故肿瘤在T_1WI脂肪抑制序列上可呈低、等或高信号(图12-50)。脱落的角质碎屑及毛发多散在分布，与脂肪交界面可见沿频率编码方向的化学位移伪影，在T_2WI上最为突出。成熟性囊性畸胎瘤另一少见而又典型表现是囊内出现无数由皮脂聚集而成的漂浮的“脂肪球”。

“头结节”出现在58%的病例中，其中95%位于囊内偏于一侧，少数位于囊壁或囊外。“头结节”内部呈极低、低、中和高混杂信号，分别为钙化或骨、液体、软骨和脂肪信号，外表面可见放射状排列的低信号毛发束。钙化CT扫描容易发现，MRI扫描则不易发现。增强后“头结节”不强化或可呈轻度环状强化(图12-51)。

成熟性囊性畸胎瘤发生扭转、出血及坏死时，其表现可不典型，表现为边界不清、囊壁增厚、囊内信号混杂，但瘤内仍可发现脂肪信号(图12-52)。

成熟性实性畸胎瘤罕见，内部含有散在分布的少量脂肪信号及无数小囊样结构，增强后小囊强化明显呈蜂窝状，实性成分强化较弱(图12-53)。

5) 诊断要点：MRI发现脂肪成分是诊断成熟性囊性畸胎瘤的关键。

6) 鉴别诊断：由于MRI对于卵巢成熟性囊性畸胎瘤内的脂肪检出敏感，临床上不易发生误诊。少数情况下，成熟性囊性畸胎瘤脂肪含量少或不

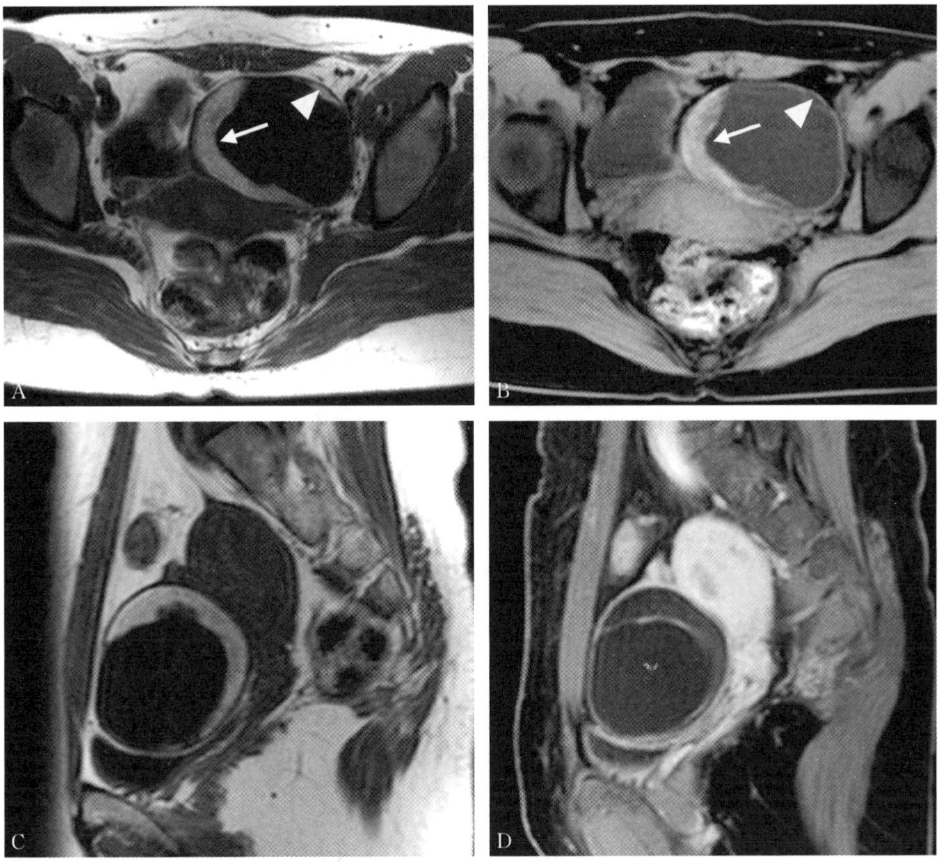

图 12-50 左侧卵巢成熟性囊性畸胎瘤

注：患者，女性，32岁，体检发现盆腔肿块。横断位 T_1WI(A)显示肿瘤液性为主，周边少量脂肪信号；T_1WI FS(B)显示肿瘤左上方少许脂肪信号被抑制（箭头），右侧弧形含脂部分因富含角质碎屑仍呈高信号（箭）；矢状位 T_1WI(C)显示肿瘤脂肪成分位于周边；T_1WI FS增强序列(D)可见囊壁及分隔中度强化，肿瘤上部弧形脂肪信号被抑制。

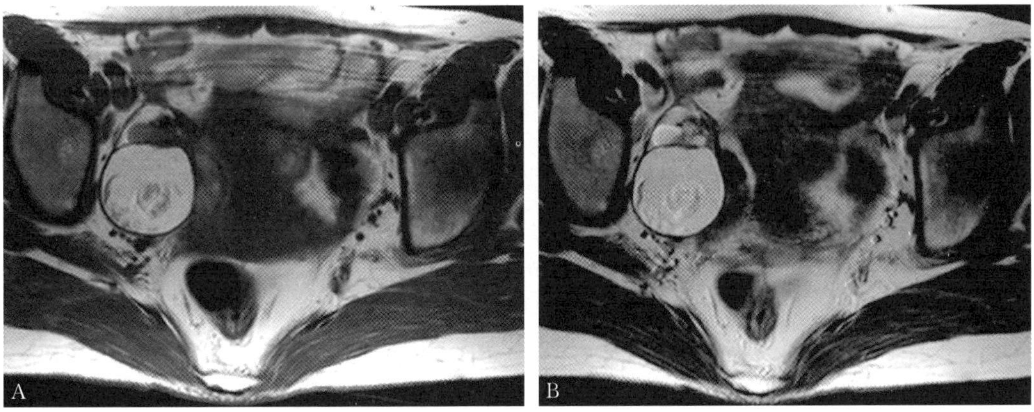

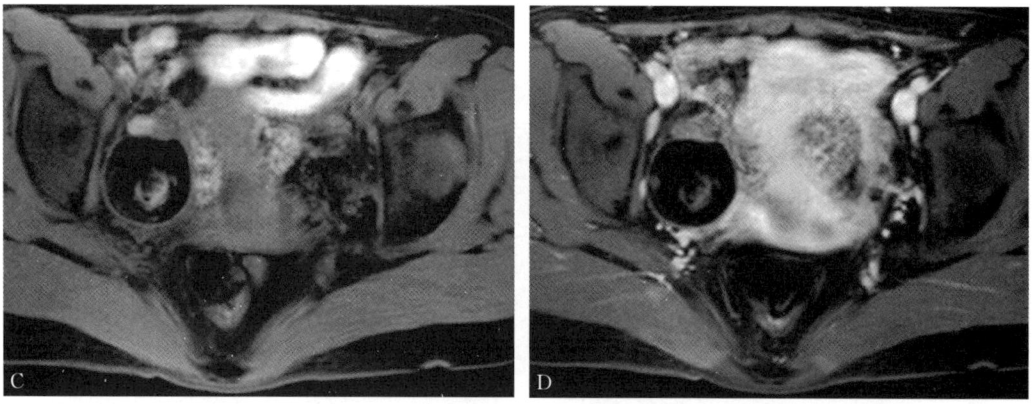

图 12-51 右侧卵巢成熟性囊性畸胎瘤

注：患者，女性，50 岁，体检发现盆腔肿块。横断位 T_1WI(A)、T_2WI(B)和 T_1WI FS(C)显示肿瘤呈多房囊性，大部分呈 T_1WI 和 T_2WI 高信号，前部分房内见头结节，信号混杂，后方囊内漂浮碎屑与脂肪交界面可见化学位移伪影；脂肪抑制后大部分信号被抑制，仍有部分环形高信号；增强后(D)可见仅囊壁及头结节轻度强化。

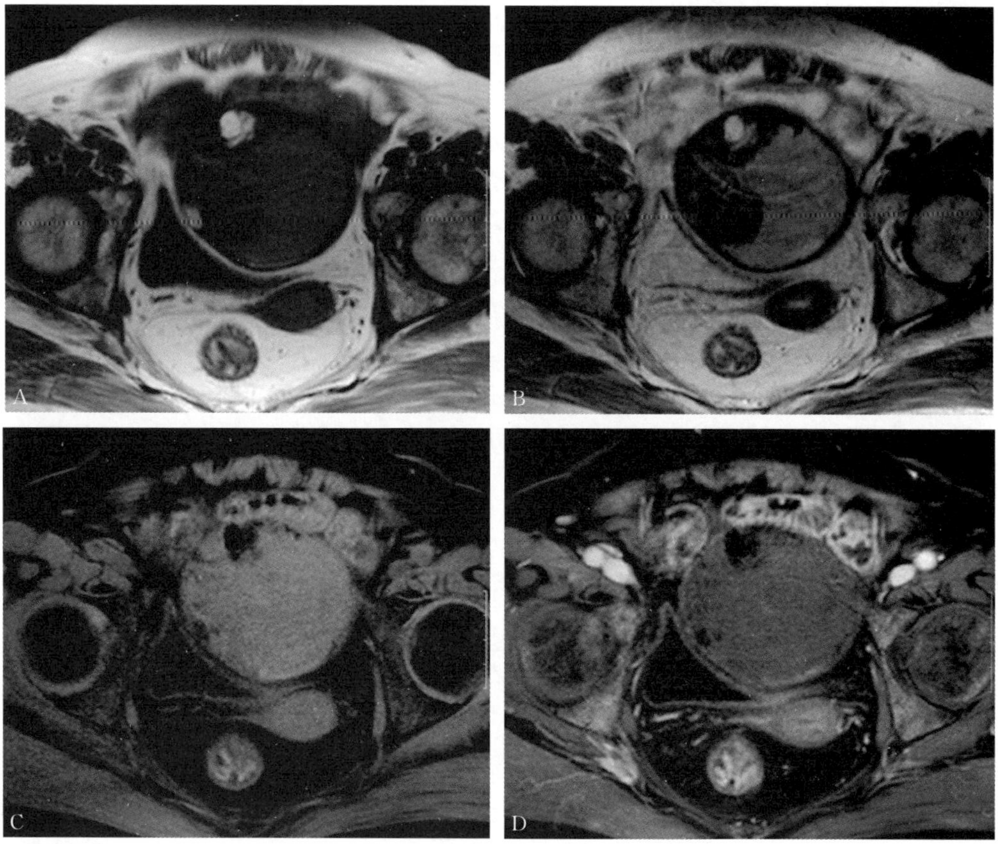

图 12-52 左侧卵巢成熟性囊性畸胎瘤伴变性坏死

注：患者，女性，59 岁，下腹部疼痛不适。横断位 T_1WI(A) 和 T_2WI(B)显示肿瘤前缘边界欠清，囊壁明显增厚，囊内信号混杂，散在少量脂肪信号；T_1WI FS(C)显示瘤内脂肪信号被抑制呈低信号；增强后(D)囊壁强化不明显。

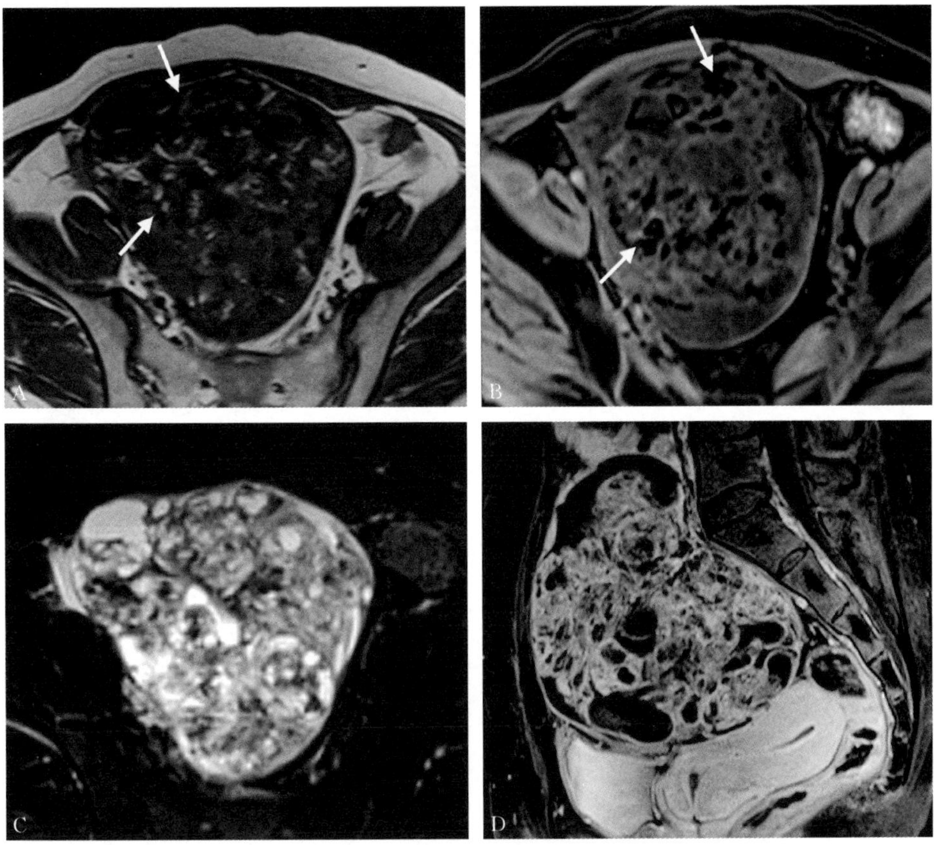

图 12－53　右侧卵巢成熟性实性畸胎瘤

注：患者，女性，29 岁，下腹痛 2 周。横断位 T_1WI(A)见盆腔巨大实性为主肿块，内部散在分布的条片状高信号脂肪(箭)；T_1WI FS(B)见脂肪信号被抑制(箭)；横断位 T_2WI FS(C)见肿瘤呈高、低、等混杂信号；T_1WI FS 增强(D)显示肿块实性部分显著不均匀强化，呈蜂窝状改变，脂肪和液性区无强化。因实性成分较多，术前误诊为未成熟性畸胎瘤。

含脂肪时，与卵巢囊腺瘤表现相似，不易鉴别。同一层面 T_1WI 脂肪抑制前后仔细观察位于肿瘤边缘的少量脂肪可避免误诊。卵巢成熟性囊性畸胎瘤是最容易发生扭转的卵巢肿瘤，发生扭转后，肿瘤内出血、信号混杂，干扰瘤内脂肪的识别，容易误诊为恶性肿瘤。此外，畸胎瘤常合并同侧或对侧卵巢其他病变，当合并病变较大，表现较复杂时，较小的畸胎瘤容易漏诊。

（2）未成熟性畸胎瘤

1）概述：未成熟性畸胎瘤(immature teratoma)属恶性肿瘤，约占卵巢畸胎瘤的 5%，但在 20 岁以前的年龄段中，占卵巢恶性肿瘤的 10%～20%。

2）病理：单侧发生为主。未成熟性畸胎瘤体积较大，平均直径 20 cm，罕见小于 10 cm 者，切面以实性为主，散在微囊，实性区以白色脑组织为主，伴有钙化、出血及坏死。半数以上肿瘤掺杂软骨及骨组织，皮肤、毛发及皮脂样物质较少见，牙齿、肠袢及骨骼等器官样结构罕见。

3）临床表现：未成熟性畸胎瘤好发于儿童及年轻妇女，中位年龄 18 岁，常见症状为可触及的腹部或盆腔肿块，常伴腹盆部疼痛或局部压痛，少数病例月经不规则，血清 hCG 不升高，AFP 多数不高，少数可轻度升高。少数情况下，未成熟性畸胎瘤发生于数月或数年前有过同侧皮样囊肿切除的患者。手术时卵巢外播散发生于 1/3 的患者，通常表现为腹膜种植，淋巴结转移不常见，血行转移罕见。完全切除肿瘤的患者预后良好。

4）MRI 表现：未成熟性畸胎瘤常为巨大实性肿块，少数也可为囊实性，边界清，信号混杂。实

性成分在 T_2WI 上信号多变，囊性部分为水样信号，实性部分内可见大量散在分布的大小不等、形态各异的水样囊和含脂肪小囊，以及片状、不规则形状的钙化。脂肪成分在 T_1WI 呈高信号，T_1WI FS 上信号被抑制。钙化 CT 扫描容易发现，MRI 扫描所有序列都呈低信号，故不易察觉。增强后可见实性部分呈不均匀中度及明显强化（图 12-54）。对侧卵巢、大网膜及腹膜可发生种植转移，淋巴结转移不常见。与成熟性囊性畸胎瘤容易发生扭转不同，未成熟性畸胎瘤不易合并扭转。

5）诊断要点：MRI 发现脂肪成分是诊断卵巢畸胎瘤的关键，当肿瘤巨大并含有大量实性成分且信号混杂时，提示未成熟性畸胎瘤。

6）鉴别诊断：未成熟性畸胎瘤主要需与成熟性实性畸胎瘤鉴别，两者具有同样的年龄分布，成熟性实性畸胎瘤罕见，内部含有散在分布的少量脂肪信号及无数小囊样结构，增强后实性成分强化明显呈蜂窝状（图 12-53），与未成熟性畸胎瘤鉴别较困难。但成熟性实性畸胎瘤一般实性成分较少，脂肪含量更多。

（3）单胚层畸胎瘤

卵巢畸胎瘤偶可向单一外胚层或内胚层分化，称为单胚层畸胎瘤（monodermal teratoma），其中较常见者为卵巢甲状腺肿，少见者有类癌和神经外胚层肿瘤，罕见者有皮脂腺肿瘤和其他单胚层畸胎瘤。

1）卵巢甲状腺肿。

A. 概述：卵巢甲状腺肿（struma ovarii）是指畸胎瘤以甲状腺组织为主（＞50%）或唯一的成分。占所有卵巢肿瘤的 0.5%，占所有卵巢生殖细

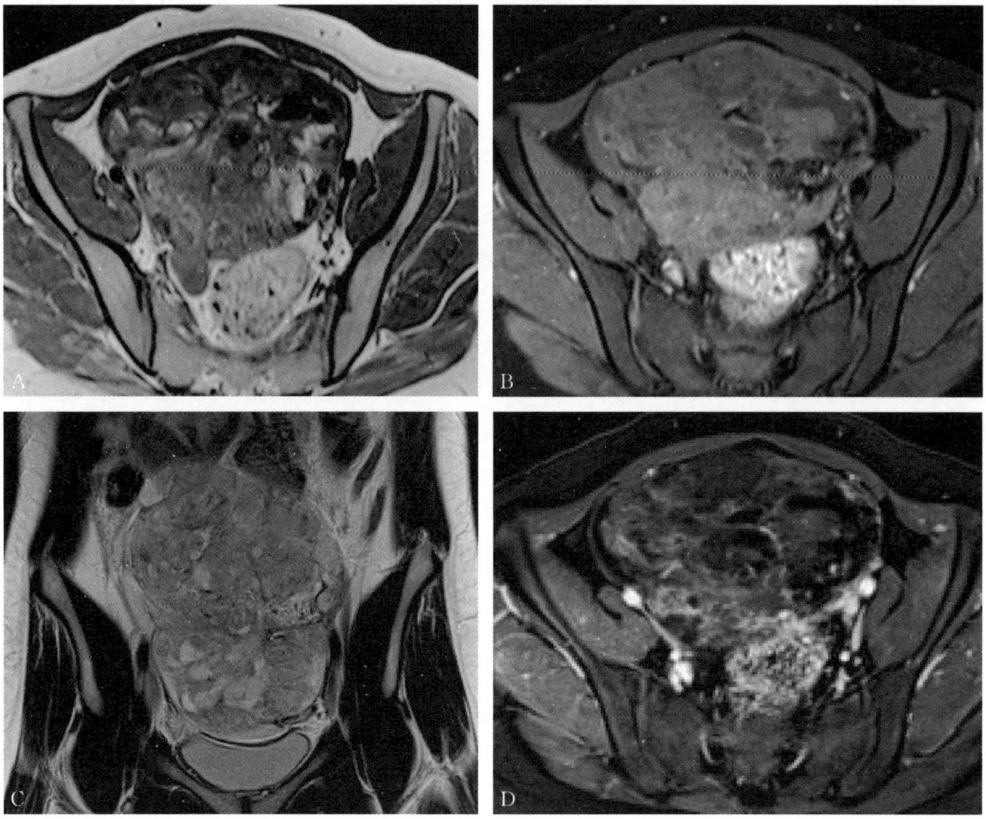

图 12-54　左侧卵巢未成熟性畸胎瘤

注：患者，女性，18 岁，体检发现盆腔肿块。横断位 T_1WI（A）和 T_1WI FS(B) 显示盆腔巨大实性肿块，内部信号混杂，见散在斑片状脂肪成分；冠状位 T_2WI FS(C) 显示肿瘤信号混杂，呈高信号为主，见散在形态各异、大小不一小囊；增强后(D) 可见肿瘤实性成分明显强化，形态不规则；囊性和脂肪成分不强化。

胞肿瘤的2%，占所有卵巢畸胎瘤的1%～3%。95%的卵巢甲状腺肿为良性肿瘤，另5%为恶性甲状腺肿。但即使恶性甲状腺肿，亦有良性临床过程。

B. 病理：卵巢甲状腺肿为囊实性或完全囊性，也可呈实性。偶尔，甲状腺肿形成伴有胶样内容物的单房性或多房性囊肿。甲状腺肿可以是单纯性，但较常见的是伴有另外肿瘤，通常为皮样囊肿。镜下肿瘤主要由典型的成熟甲状腺组织构成，滤泡大小不等，衬覆单层立方上皮或柱状上皮细胞，无异型性，滤泡内含有多少不等均质粉染的甲状腺胶质。10%～15%的病例合并对侧卵巢成熟性畸胎瘤。

C. 临床表现：卵巢甲状腺肿最常发生于40～50岁女性，多数患者无特殊性症状，最常见的症状为腹痛、腹胀、盆腹部包块，少数患者可见不育和面色潮红，偶可见阴道溢液。5%的患者伴发甲状腺功能亢进。多达1/3的病例出现腹水，偶尔伴有胸腔积液，称假Meigs综合征。盆腔肿块、腹水和血清CA125水平升高相伴，症状可能类似于卵巢癌。

D. MRI表现：卵巢甲状腺肿典型表现为多房囊性肿块伴实性区，少数表现为单房囊性肿块。肿瘤边界清晰，多呈分叶状。肿瘤囊性区在T_1WI上呈低、中等或稍高信号，实性成分内或邻近见针尖状高信号。T_2WI上不同分房信号相同或不等，约2/3为低信号，1/3为高信号，其中T_2WI极低信号为特征性表现，被称为“真空现象”（图12-55），病理上为胶样物质。肿瘤实性成分表现为囊壁或分隔增厚，仅少数形成结节或肿块，增强后显著强化，病理上对应成熟甲状腺组织、丰富的细小血管和纤维组织（图12-56）。54%～60%的病例囊壁或分隔出现片状或簇状钙化，CT扫描容易显示，MRI不易显示。

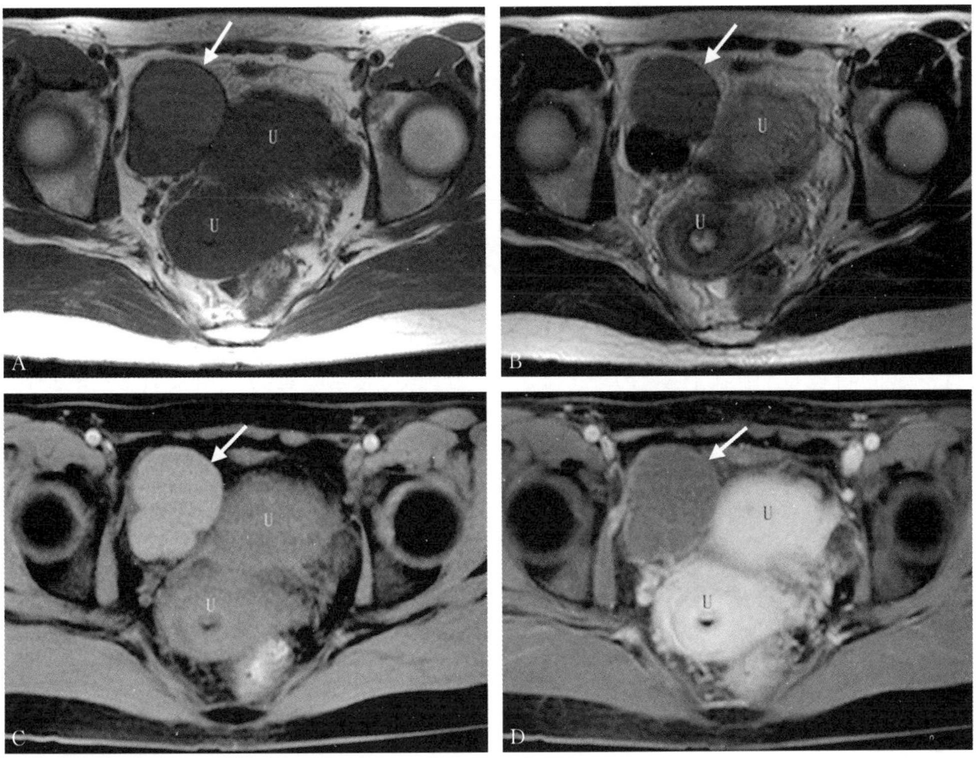

图12-55　右侧卵巢甲状腺肿(一)

注：患者，女性，26岁，体检发现盆腔肿块。横断位T_1WI（A）和T_2WI(B)显示肿瘤多房，前部大房呈等、稍高信号（箭），后部分房呈T_2WI极低信号；T_1WI FS(C)显示肿瘤呈均匀高信号（箭）；增强扫描(D)可见肿瘤囊壁及分隔中度强化，内部不强化（箭）。U：子宫。

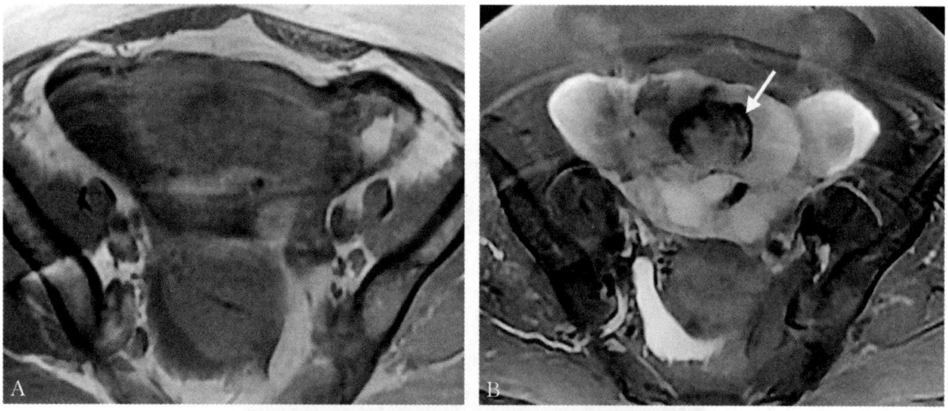

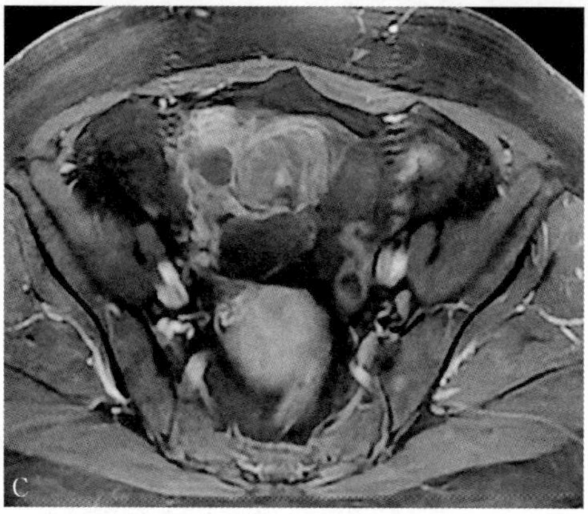

图 12-56 右侧卵巢甲状腺肿(二)

注:患者,女性,57 岁,下腹部胀痛 1 月余。横断位 T_1WI(A)示右侧附件区不规则等、高信号肿块;横断位 T_2WI FS(B)示肿块呈不均匀高信号,局部可见极低信号影(箭),同时可见盆腔积液(提示假 Meigs 综合征);横断位 T_1WI FS 增强(C)示肿块实性成分明显强化。

E. 诊断要点:卵巢甲状腺肿 T_1WI 上针尖状高信号,脂肪抑制信号不降低;T_2WI 上极低信号具有一定的特征性,增强后实性成分显著强化。

F. 鉴别诊断:卵巢甲状腺肿需要与卵巢黏液性囊腺瘤或交界性黏液性瘤和子宫内膜异位囊肿相鉴别。黏液性囊腺瘤的囊液信号与卵巢甲状腺肿相似,但黏液性囊腺瘤分房更多,形态更复杂,可见囊中囊,交界性黏液性瘤实性成分强化较弱。内膜异位囊肿 T_2WI 信号呈"地图样"阴影征,与卵巢甲状腺肿有相似性,但其在 T_1WI 上呈明显高信号可资鉴别。

2) 类癌。卵巢类癌(ovarian carcinoid tumor)主要发生于绝经后妇女,平均发病年龄为 55 岁。卵巢类癌可分为原发性和转移性,原发性罕见,转移性多来自小肠类癌。原发性卵巢类癌多源自生殖细胞,85%~90%的病例合并其他畸胎瘤成分,也可源自卵巢间质和表面上皮的神经内分泌细胞系统。肿瘤多为单侧,仅在少数病例发生转移,所以临床上将其作为低度恶性卵巢肿瘤来处理。原发性卵巢类癌的病理分为以下 4 种类型:岛状、小梁状、黏液性和甲状腺肿性类癌,其中岛状是最常见的类型。

卵巢类癌常见临床表现为腹部不适和盆腔包块,也可无任何症状。部分患者尿液 5-羟色胺升高,出现类癌综合征,如面部潮红、外周血管功能紊乱、腹痛、腹泻、支气管痉挛等症状,严重者出现心力衰竭。类癌综合征仅见于岛状型中的大约 30%的病例,通常不出现在源自小肠的转移性卵巢类癌。

影像学表现不具有明显特征性，肿瘤太小时容易漏诊，较大时肿瘤呈实性，可见囊变及坏死区（图 12－57）。实性成分在 T_2WI 上为低信号，可能与肿瘤纤维化有关。肿瘤富含血管，增强后可见显著强化。合并同侧卵巢黏液性肿瘤时表现为囊实性或囊性为主伴实性结节，囊性部分常为多房，T_1WI 为低信号，T_2WI 为高信号。

原发性卵巢类癌与转移性类癌的鉴别诊断是一个挑战。双侧性，腹膜种植，无畸胎瘤成分，淋巴血管侵袭提示转移性类癌。

3）神经外胚层肿瘤。卵巢神经外胚层肿瘤（neuroectodermal tumors）罕见，是由单纯神经外胚层组成的单胚层畸胎瘤，肿瘤完全由成熟神经胶质、室管膜等组织构成，非常类似于中枢神经系统和其他部位的神经外胚层肿瘤。其发生的年龄范围大，平均年龄 23 岁（6～69 岁），通常伴有与盆腔肿块快速生长相关的症状，卵巢外播散见于半数以上的病例。

肿瘤直径可达 20 cm，可为囊性或实性，偶尔可见囊内或表面赘生物。肿瘤组织一般质软，常伴有灶状出血和坏死。少数肿瘤为双侧性，或对侧卵巢含有皮样囊肿。根据组织学成分肿瘤分为 3 种类型：①分化型（胶质瘤，常为室管膜瘤）；②原始型（髓上皮瘤、室管膜母细胞瘤、神经母细胞瘤和髓母细胞瘤）；③间变型（胶质母细胞瘤）。分化型肿瘤无畸胎瘤成分，预后较另两型好。原始型和间变型肿瘤中常见小灶状成熟性畸胎瘤成分，此两型肿瘤如果发生卵巢外播散，预后普遍较差。

影像学表现无特异性，表现为附件区分叶状实性肿块，向肝下间隙延伸，平扫呈软组织密度或信号，增强后不均匀强化，内可见血管强化（图 12－58）。

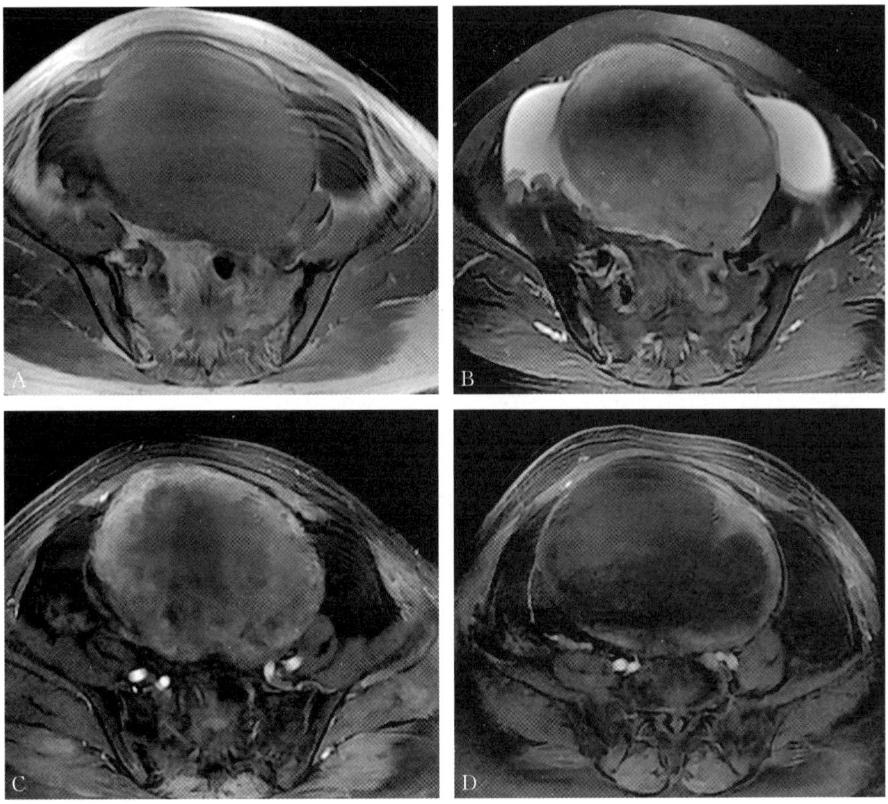

图 12－57　卵巢黏液性类癌

注：患者，女性，65 岁，腹胀 3 月余。横断位 T_1WI（A）示盆腔巨大类圆形低信号肿块；横断位 T_2WI FS（B）示肿块呈囊实性，实性区呈稍高信号，囊液呈均匀高信号，腹腔少量积液；横断位 T_1WI FS 增强（C、D）示肿块实性区呈明显不均匀强化，囊液无强化。

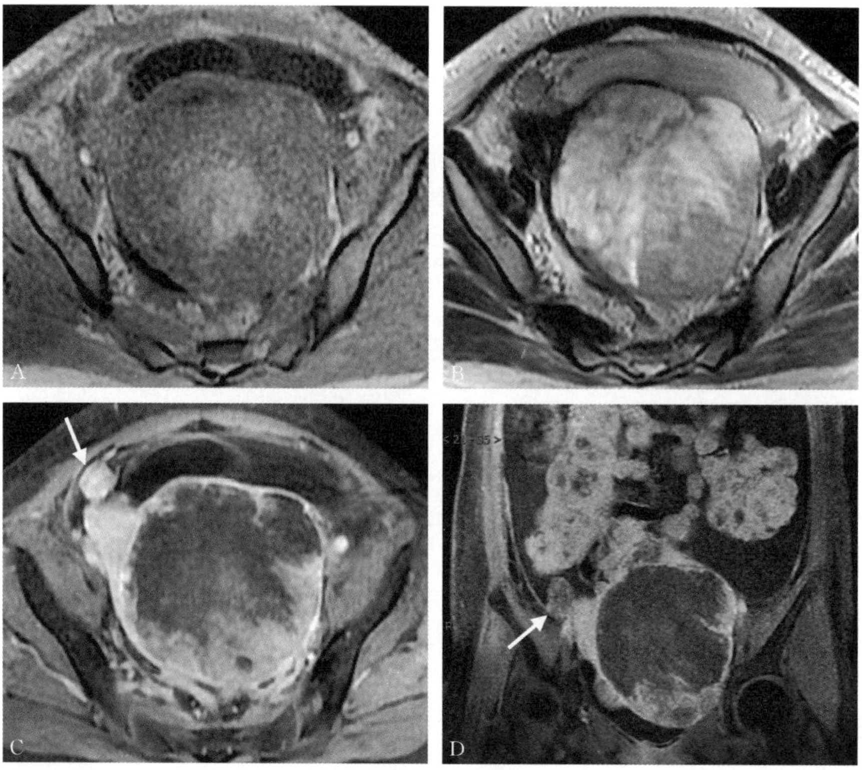

图 12-58　左侧卵巢神经外胚层肿瘤

注：患者，女性，19 岁，无明显诱因出现腹胀近 1 月伴双下肢水肿。横断位 T_1WI(A)显示盆腔等信号实性肿瘤，中央伴云絮状稍高信号；T_2WI(B)呈混杂等和高信号；横断位和冠状位增强(C、D)显示肿瘤分叶结节状，周围明显强化，中央大片无强化区为出血坏死，腹腔种植结节(箭)，大量腹水。本病例由重庆医科大学第一附属医院李咏梅教授提供。

12.4.2　原始生殖细胞肿瘤

卵巢原始生殖细胞肿瘤包括无性细胞瘤、胚胎性癌、非妊娠绒毛膜癌和卵黄囊瘤，均为恶性肿瘤，对应胚胎发育的不同阶段，其中无性细胞瘤源自未成熟生殖细胞，胚胎性癌源自早期胚胎发育，非妊娠绒毛膜癌和卵黄囊瘤对应胚外分化。单纯型肿瘤是指仅含有以上一种成分。实际上，以上成分常常混合存在，称为混合性生殖细胞肿瘤。

(1) 无性细胞瘤

1) 概述：无性细胞瘤(dysgerminoma)是最常见的卵巢恶性生殖细胞肿瘤，几乎占恶性生殖细胞肿瘤的一半。恶性程度较低，在结构上与睾丸的精原细胞瘤相同，细胞形态完全与原始生殖细胞一致，不包含形成畸胎瘤的任何成分。好发于青春期及生育期妇女，大多数肿瘤发生在 15～30 岁，平均发病年龄 19 岁。

2) 病理：无性细胞瘤单侧发生为主，且右侧卵巢较左侧卵巢多见。无性细胞瘤分为单纯型和混合型 2 种，后者常合并卵黄囊瘤或绒癌。无性细胞瘤体积通常很大，直径 10～25 cm，大体为分叶状实性肿块，有完整包膜，表面光滑，切面可见实性区域被纤维血管束分隔成小叶状，镜下可见瘤内纤维血管束区域有淋巴细胞浸润。

3) 临床表现：双侧发生率 5%～10%，是唯一可以双侧发生的恶性生殖细胞肿瘤。多数患者无明显临床症状，常因腹痛、腹部巨大肿块就诊，少数患者伴男性化表现。患者血清乳酸脱氢酶(LDH)和碱性磷酸酶(ALP)升高，部分患者 CA125 升高，大约 3%的患者血清 hCG 升高。无性细胞瘤可以发生于伴有性腺发育异常的妇女，肿瘤通常来源于性腺母细胞瘤。盆腔积液多为少量，大量腹水少见。可以发生淋巴结转移，转移淋巴结多位于后腹膜。75%患者就诊时为Ⅰ期，对放疗和化疗敏感，预后好。

4）MRI 表现：单纯型无性细胞瘤典型表现为分叶状实性肿块，有完整包膜，肿瘤呈 T_1WI 低、T_2WI 等或稍高信号，增强后呈轻中度强化。肿瘤内部纤维血管分隔呈 T_2WI 低或等信号，增强后呈线状明显强化，为无性细胞瘤的特征性表现（图 12－59）。当纤维血管分隔发生水肿时也可呈 T_2WI 高信号（图 12－60）。与卵黄囊瘤不同，无性细胞瘤出血和坏死较少见。编者共收集 10 例单纯型无性细胞瘤，其中右侧 8 例，左侧 1 例，双侧 1 例，MRI 扫描仅发现 1 例瘤内出血。

混合型无性细胞瘤囊变坏死更明显，多呈囊实性，囊壁及分隔厚薄不均，边界不清，腹水及淋巴结转移常见。

5）诊断要点：年轻女性，附件区分叶状实性肿块，内部见 T_2WI 条索状低信号纤维血管分隔，增强后明显强化，为无性细胞瘤的特征性表现。

6）鉴别诊断：无性细胞瘤需要与卵黄囊瘤和幼年型颗粒细胞瘤相鉴别。卵黄囊瘤恶性程度高，内部常有大量出血、坏死，实性成分与囊性成分分界不清，增强后实性成分显著强化，患者血清 AFP 显著升高有助于诊断。幼年型颗粒细胞瘤囊性部分呈海绵状改变，常伴出血，另外由于肿瘤分泌雌激素，患者可出现性早熟，如子宫增大、内膜增厚等。

（2）卵黄囊瘤

1）概述：卵黄囊瘤（yolk sac tumor），曾称中肾瘤，又称内胚窦瘤（endodermal sinus tumor），是

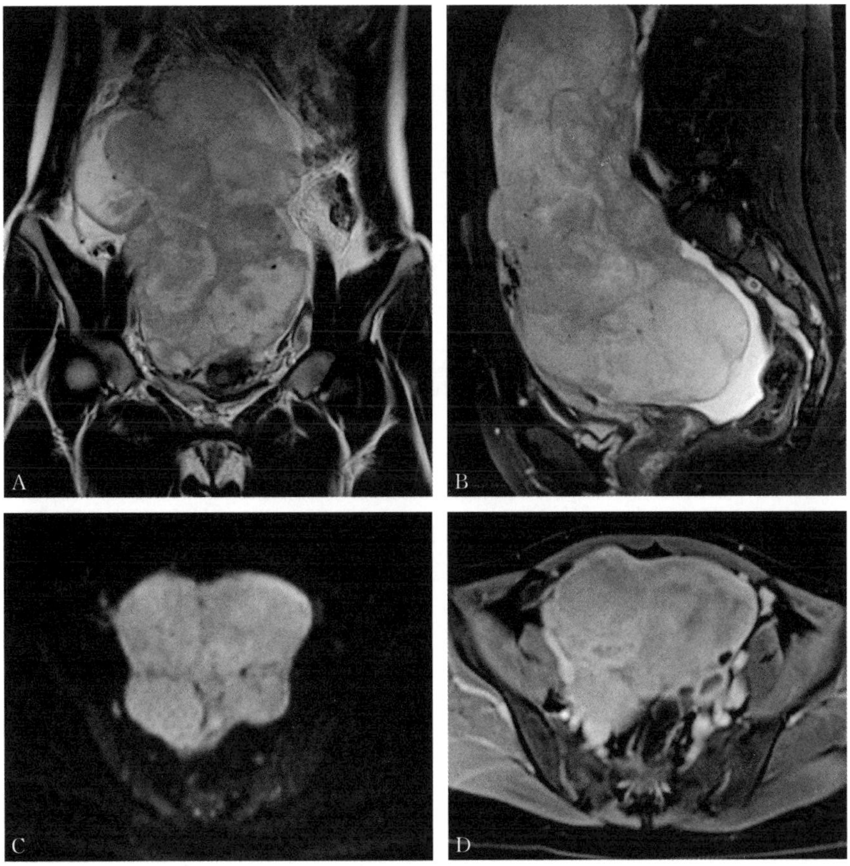

图 12－59 右侧卵巢无性细胞瘤

注：患者，女性，23 岁，腹痛、腹胀 2 月。冠状位 T_2WI 和矢状位 T_2WI FS（A、B）显示盆腹部巨大分叶状肿块，呈混杂较高信号，内部分隔呈条索状低信号，盆腔少量积液；横断位 DWI（C）显示肿瘤呈高信号，内部分隔呈条索状低信号；增强后（D）可见肿瘤较均匀中度强化，内部分隔呈线状明显强化。

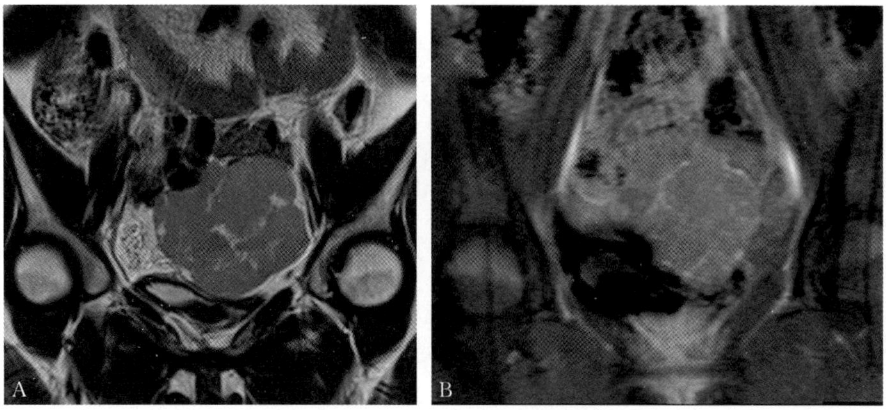

图 12-60 左侧卵巢无性细胞瘤

注：患者，女性，24 岁，体检发现盆腔肿块。冠状位 T_2WI(A) 显示盆腔偏左侧分叶状、边界清晰的实性肿块，内见多发条索状高信号；增强后(B)肿瘤轻度强化，内部多发条索状明显强化，与 T_2WI 条索状高信号对应。

一种恶性度极高的肿瘤。是原始生殖细胞沿卵黄囊或卵黄方向分化的结果，故称卵黄囊瘤。国外文献报道其发病率仅次于无性细胞瘤，是卵巢第 2 常见的恶性生殖细胞肿瘤，约占所有卵巢恶性肿瘤的 1%，而国内报道卵黄囊瘤是最常见的恶性生殖细胞肿瘤。最常见于 11～30 岁年龄，其次为 1～10 岁和 31～40 岁年龄段，极少见于中年或老年女性。

2）病理：肿瘤以单侧发生为主，双侧发生率约 1%。卵黄囊瘤体积通常很大，直径 5～35 cm，肿瘤有包膜，表面光滑。约 25%的肿瘤包膜在术前或术中破裂。切面可见肿瘤内部囊实性混杂，实性部分质地柔软、灰黄色，含大量出血和坏死。瘤内弥漫分布的数毫米至 2 cm 的小囊使肿瘤呈蜂窝状改变。囊内充满水样液、血性浆液或黏稠液体。约 10%的病例对侧卵巢发生皮样囊肿。镜下分 4 型：典型、多泡型、肝样型和内膜样型。典型的卵黄囊瘤表现为特征性的网状或者微囊状结构，20%的肿瘤可见特征性的 S-D 小体。

3）临床表现：好发于儿童和年轻女性，中位发病年龄为 19 岁。肿瘤生长迅速，体积大，往往急性起病。患者常因腹痛、腹胀、腹部巨大肿块就诊。患者血清 AFP 显著升高，部分患者 CA125 升高，hCG 不升高。肿瘤恶性程度高，可发生盆腔及远处转移，以血源性转移及腹膜种植转移为主，淋巴结转移少见。卵黄囊瘤对放疗不敏感，对化疗敏感。

4）MRI 表现：典型表现为实性为主肿块伴多发大小不等囊腔，有包膜，边界清楚。有时因包膜局部撕裂而边界不清。因肿瘤生长迅速，瘤内可伴明显出血、坏死而呈囊实性。T_1WI 上，肿瘤整体呈低信号，高信号提示出血。T_2WI 呈不均匀高信号，出血信号多变，瘤内丰富血管可呈流空信号。增强后实性成分显著强化，实性区与坏死区分界不清，瘤内扩张血管的断面呈“亮点征”(bright dot sign)。肿瘤常伴有明显腹水(图 12-61)。

5）诊断要点：年轻女性，附件区实性或囊实性混杂肿块，含大量出血、坏死，增强扫描后实性成分显著强化，可结合患者血清 AFP 是否显著升高做出诊断。

6）鉴别诊断：本病需要与卵巢无性细胞瘤和幼年型颗粒细胞瘤鉴别。无性细胞瘤具有特征性的纤维血管分隔，呈条索状 T_2WI 低信号，发生水肿时呈高信号，增强后呈线状明显强化，患者血清 LDH 升高；幼年型颗粒细胞瘤可分泌雌激素，患者可出现性早熟，如子宫增大、内膜增厚等，患者血清 AFP 不高。

(3) 非妊娠绒毛膜癌、胚胎癌与恶性混合性生殖细胞肿瘤

1）概述：卵巢原发性或非妊娠性绒毛膜癌(简称绒癌)主要由细胞滋养细胞和合体滋养细

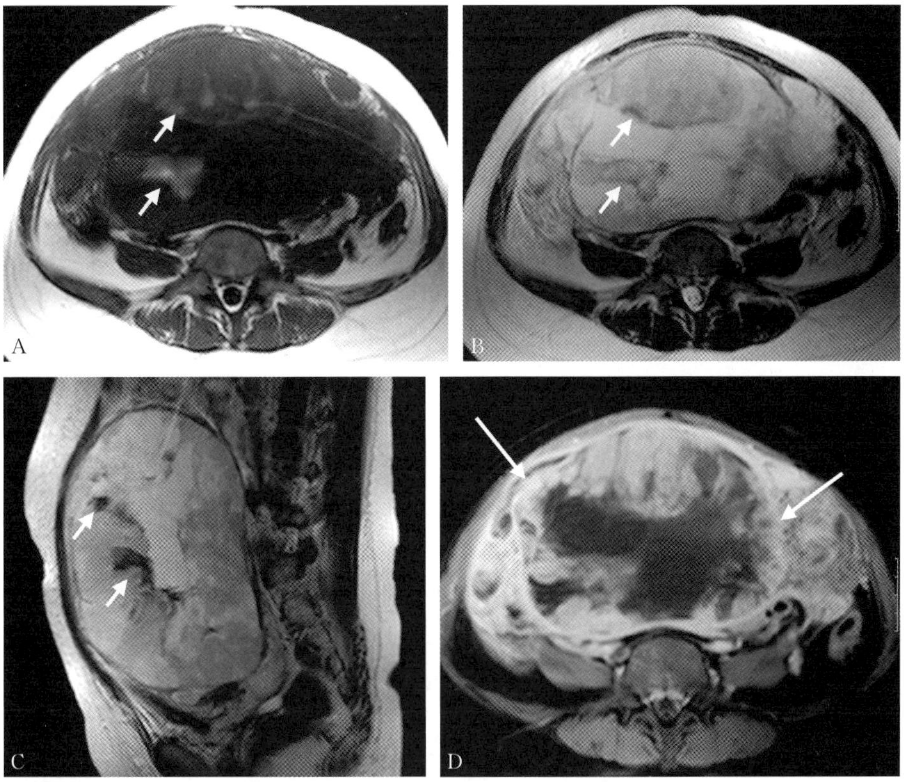

图 12-61 右侧卵巢卵黄囊瘤

注：患者，女性，19 岁，自觉腹部增大 2 周，血清 AFP>10 000 ng/ml。横断位 T_1WI(A)、横断位和矢状位 T_2WI(B、C)显示盆腹部巨大肿瘤，包膜不完整，内部大量坏死，散在出血呈 T_1WI 高、T_2WI 低信号（短箭）；肿瘤信号混杂；增强后(D)肿瘤显著不均匀强化，中央见巨大无强化坏死区，肿瘤两侧包膜不完整（长箭）。

胞，或两者混合构成。卵巢胚胎癌是发生于原始生殖细胞的一种未分化癌，源于多能干细胞，具有向胚胎外或胚胎内分化的潜能，恶性程度高。单纯型胚胎癌、单纯型绒癌均罕见，分别占恶性生殖细胞肿瘤的 1%～3%，多数情况下呈混合型，即合并其他类型生殖细胞肿瘤。恶性混合性生殖细胞肿瘤是指包括 2 种或 2 种以上生殖细胞成分的肿瘤，其中无性细胞瘤和卵黄囊瘤是最多见的混合类型。

2）病理：①绒癌体积通常很大，单侧实性或囊实性肿块，直径 4～25 cm，切面柔软、质脆伴大量出血和坏死。由于 hCG 的刺激，在正常卵巢组织内可见体积较大的黄素化结节和囊肿。显微镜下可见肿瘤实性成分与扩张血管血窦并存，正是这种结构使得肿瘤容易出血。②胚胎癌直径 10～25 cm，大体为实性肿块，结节状，包膜菲薄或破裂。切面鲜红柔软，可伴大小不一、充满黏液分泌物的囊腔，实性组织内常见出血、坏死，它多与卵黄囊瘤及未成熟性畸胎瘤形成混合性恶性生殖细胞肿瘤。③恶性混合性生殖细胞肿瘤，大体表面光滑，直径 3～35 cm，切面可见实性为主伴多房囊性区，形态上与肿瘤具备的组织类型对应。

3）临床表现：绒癌和胚胎癌均为罕见肿瘤。①绒癌多见于儿童和年轻女性，偶见于中年女性，临床表现为腹痛，阴道异常出血，发热，1/3 患者伴性早熟，偶见腹腔积血，患者血清 β-hCG 显著升高。编者收集的 1 例卵巢绒癌患者 47 岁。②胚胎癌多见于儿童和 30 岁以下女性，临床表现为腹痛、盆腹部肿块，可出现内分泌紊乱。患者血清 β-hCG、AFP 均可升高。③恶性混合性生殖细胞肿瘤，临床表现无特异性，其血清标志物主要取决于生殖细胞肿瘤的细胞成分。如无性细胞瘤和卵黄囊瘤混合型可有血清 LDH、ALP、AFP 和 CA125 升高。

4) MRI 表现：①绒癌的 MRI 表现无特异性，肿瘤呈实性肿块，因血供丰富强化明显，常伴出血和坏死，T_2WI 为混杂高信号，出血成分在 T_1WI 上呈高信号（图 12－62）。②胚胎癌的影像表现仅少量个案报道，表现为囊实性肿块，T_1WI 等、低信号，T_2WI 不均匀高信号，局部可见条片状低信号。增强后不均匀强化，局部见斑片状明显强化。③恶性混合性生殖细胞肿瘤的 MRI 表现与所含的生殖细胞成分相对应（图 12－63、12－64）。

5) 诊断要点：绒癌和胚胎癌 MRI 表现无特异性，附件区混杂实性肿块，伴明显出血、坏死。恶性混合性生殖细胞肿瘤的 MRI 表现与所含的生殖细胞成分相对应。

6) 鉴别诊断：绒癌、胚胎癌需要与卵黄囊瘤相鉴别，三者均易发生出血、坏死，MRI 鉴别困难，主要依靠临床和血清标志物鉴别，另外，后者相对更常见。

（赵书会　强金伟）

12.5 卵巢非特异性肿瘤

12.5.1 卵巢转移性肿瘤

(1) 概述

原发肿瘤的瘤细胞经淋巴管、血管或体腔侵入卵巢，形成与原发病类同，且两者无解剖部位关系，称卵巢转移性肿瘤（secondary tumors）。卵巢是转移瘤的最好发部位之一，其发生率占全部卵巢肿瘤的 5%，占卵巢恶性肿瘤的 10%～30%。原发肿瘤最常位于胃和结肠，其中胃癌卵巢转移瘤在亚洲国家尤其是日本相对高发。其次是乳腺

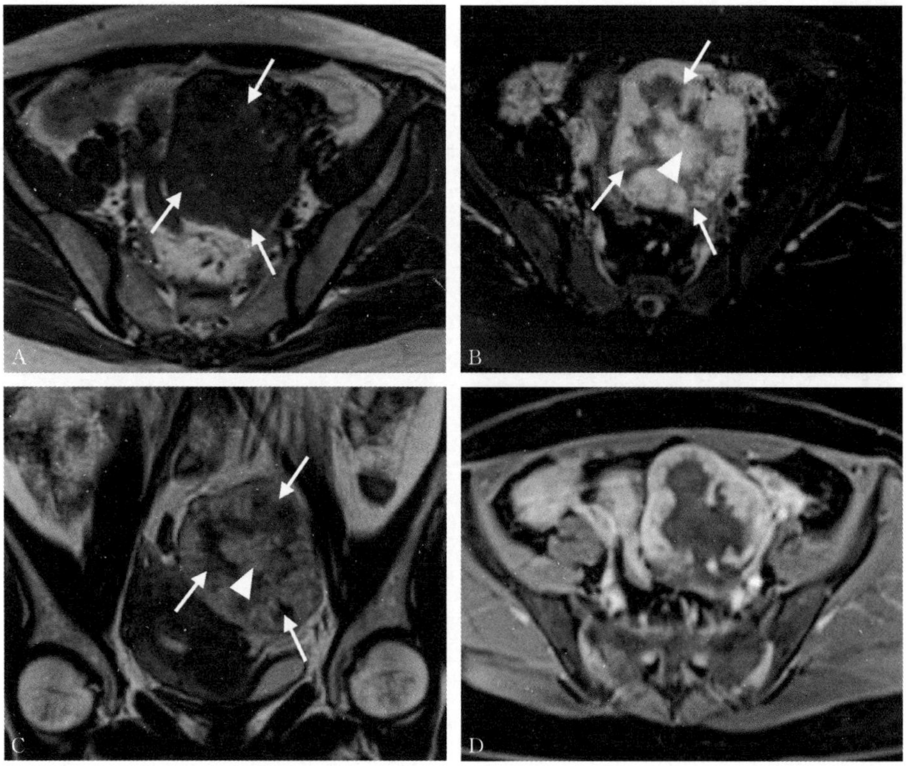

图 12－62　左侧卵巢非妊娠绒毛膜癌

注：患者，女性，47 岁，异常阴道流血。横断位 T_1WI (A)、横断位 T_2WI FS(B)和冠状位 T_2WI(C)显示左侧附件区实性混杂信号肿块，内部大量出血、坏死，出血呈 T_1WI 高、T_2WI 低信号（箭），坏死呈 T_2WI 高信号（箭头）；增强后(D)肿块周边实性成分明显强化，中心出血及坏死区无强化。

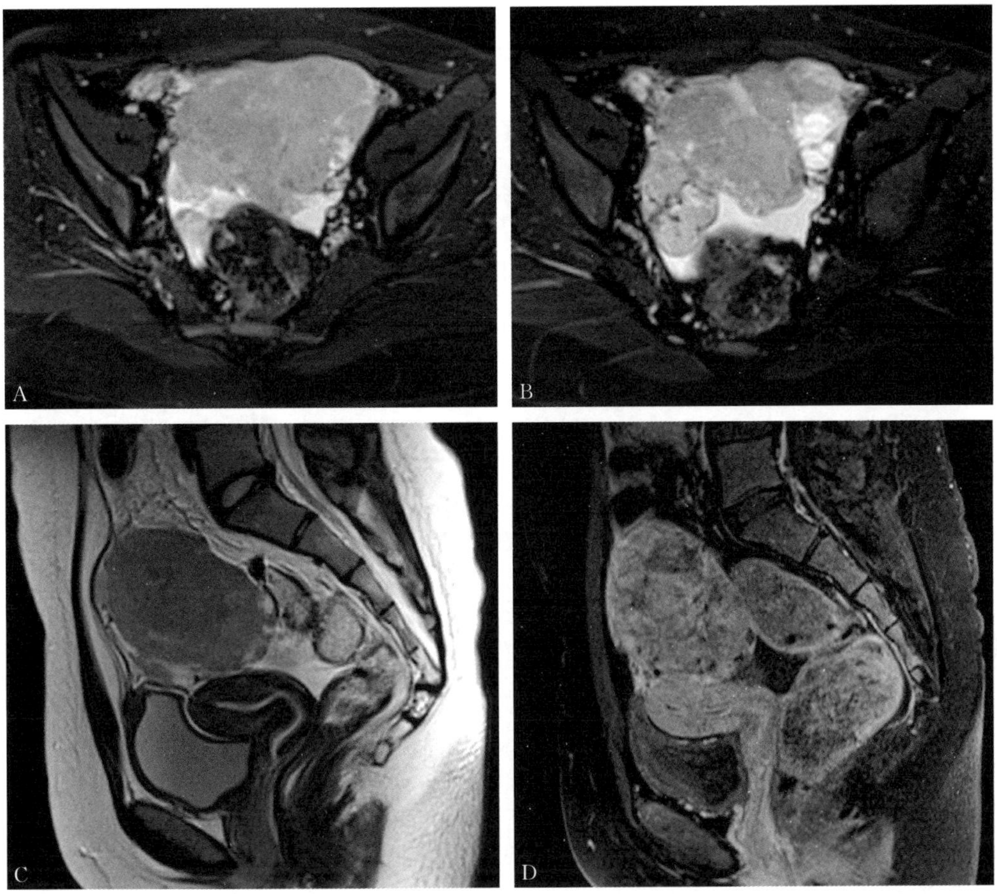

图 12-63 右侧卵巢恶性混合性生殖细胞肿瘤(含卵黄囊瘤、胚胎癌和绒癌成分)

注:患者,女性,15 岁,阴道流血 20 天,血清 AFP 200 ng/ml,β-hCG>1000 mIU/ml。横断位 T_2WI FS(A、B)显示肿瘤形态不规则,呈稍高信号,盆腔积液;矢状位 T_2WI(C)显示肿瘤信号较均匀;增强后(D)显示肿瘤明显不均匀强化。

和泌尿生殖道,源自阑尾、胰腺、胆道和肺的卵巢转移瘤偶尔也可遇到。恶性血液病包括淋巴瘤和白血病也常累及卵巢。克鲁肯贝格瘤(Krukenberg tumor)最早是指胃癌向卵巢的转移,由Krugenberg 于 1896 年首次报道。其组织学诊断标准:①癌在卵巢内;②卵巢印戒样癌细胞内产生黏液;③卵巢间质呈弥漫性肉瘤样增生。多数病例有原发肿瘤史或以原发病症状就诊,但少数患者以卵巢转移瘤为首发症状。肿瘤的病理和临床表现取决于原发肿瘤的部位。

1)转移途径:经淋巴道和血行转移是肿瘤转移至卵巢的最常见途径,其次为从邻近的输卵管、子宫、结直肠直接蔓延而至。肿瘤也可经过腹膜种植途径转移至卵巢,以阑尾肿瘤的卵巢转移最常见,即腹膜假性黏液瘤。

2)病理:病理上有助于卵巢转移瘤诊断的大体及镜下征象是:双侧卵巢受累,肿块小于 10 cm,包膜常完整,镜下卵巢表面种植灶,多结节状的生长方式,侵袭性的卵巢间质浸润,明显的淋巴血管侵犯(尤其是卵巢门和卵巢周围),单一形态的细胞浸润,瘤细胞团漂浮在黏液中,广泛的腹腔内转移以及广泛的纤维结缔组织浸润。此外,如发现胶样癌与印戒细胞癌这 2 种细胞形态学时可以基本上除外原发性卵巢肿瘤。

3)临床表现:由于功能旺盛、血供丰富的卵巢更适合转移瘤生长,卵巢转移瘤患者年龄一般比原发性卵巢癌小,多数患者年龄在 30~50 岁,平均年龄为 44 岁。临床上具有与卵巢原发肿瘤

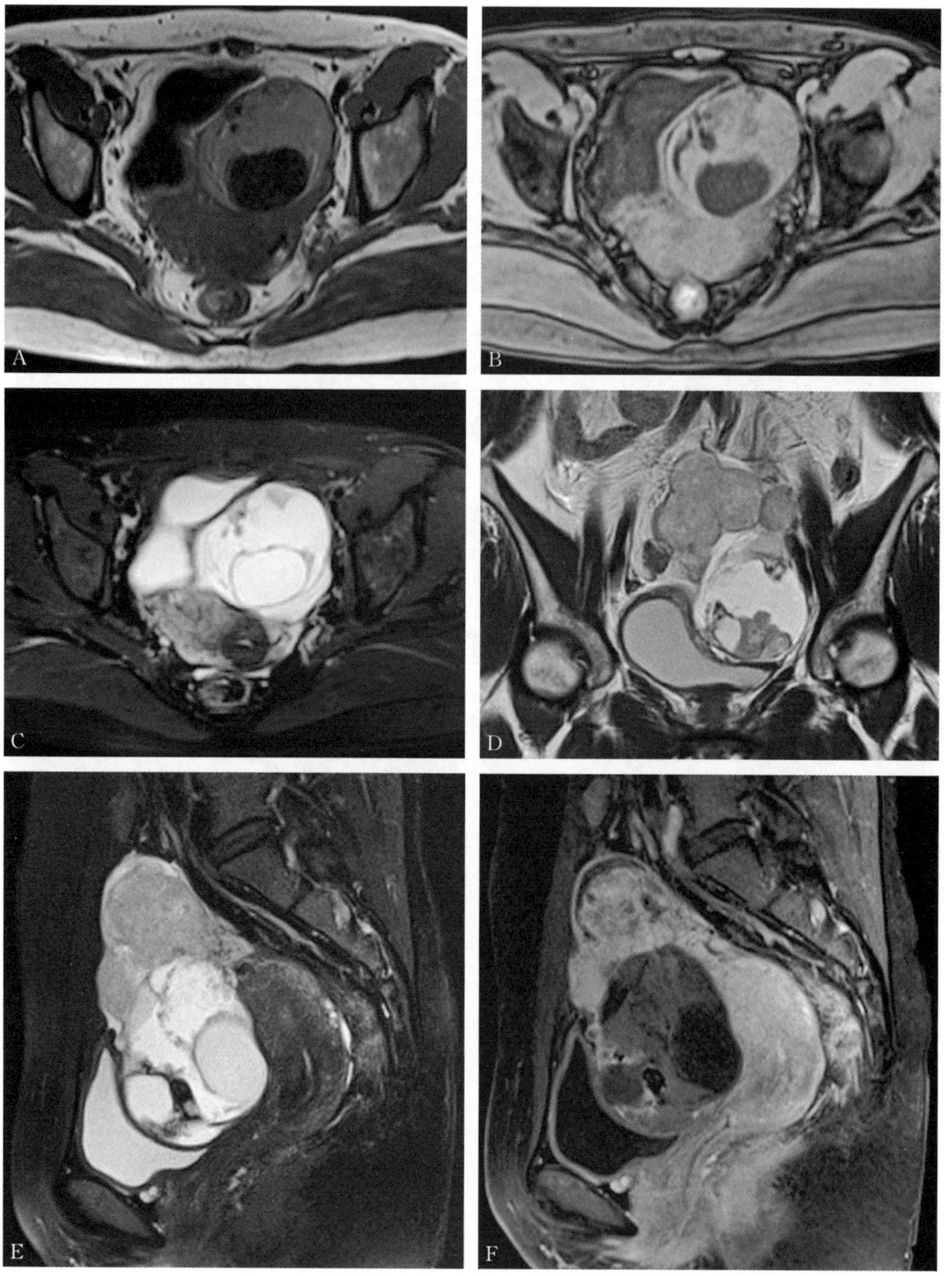

图 12－64　左侧卵巢混合型生殖细胞肿瘤(含卵黄囊及囊性成熟性畸胎瘤成分)

注：患者，43 岁，体检发现盆腔肿块。横断位 T_1WI(A)、T_1WI FS(B)及横断位、矢状位 T_2WI FS(C、E)和冠状位 T_2WI(D)显示左侧附件区分叶状囊实性肿块，上部为等信号实性，下部富含脂肪，中心含囊性区；矢状位增强(F)显示肿块上部实性部分明显强化(卵黄囊瘤成分)，下部囊壁及分隔强化(畸胎瘤成分)。

类似的症状，常见表现为腹痛、腹胀、腹盆腔包块等。60%～80%的转移瘤双侧发生。

(2) 源自胃癌的卵巢转移性肿瘤

胃癌卵巢转移瘤为最常见的卵巢转移性肿瘤，尤其在亚洲国家，好发于绝经前期妇女，年龄一般较原发性卵巢癌患者小。

1) 病理：常发生在进展期胃癌，组织学类型多为低分化腺癌及印戒细胞癌。卵巢肿块被膜多完整，表面光滑，多为双侧卵巢不对称性的实性肿块，也可为海绵状或凝胶状改变，取决于肿瘤的水肿程度、间质中黏液分泌量或含间质细胞的数量及间质纤维化程度；卵巢实质或表面出现多发大结节时具有特征性。肿块切面常为灰白及灰黄色质硬组织伴黄褐色或暗紫红色灶样变性，可合并广泛的出血，也可见不同数目的囊变区，内含清亮的浆液、黏液或血性液体。镜下肿瘤由上皮组织和间质成分构成，前者主要为富含黏液的印戒细胞，后者常为肉瘤样外观，由梭形细胞的纤维结缔组织组成。

2) 临床表现：胃癌卵巢转移瘤患者的首发症状多与原发性卵巢癌相同，最常见为腹痛、腹胀及腹盆腔包块，其次为食欲减退、恶心及呕吐等消化道症状，内分泌症状罕见，也有部分患者无任何临床症状，仅在体检时发现。实验室检查无特异性，可有贫血，红细胞沉降率增快及凝血功能异常。CA125、CA19-9及CEA常见不同程度升高。

3) MRI表现：MRI上表现为双侧、不对称、边缘较清晰的肿块。肿瘤多呈实性或囊实性肿块，T_1WI上实性区呈等或等、低信号，T_2WI上实性区呈相对低信号，病理为密集的胶原间质反应；实性区内常可见单个或多个类圆形囊肿样信号(图12-65)；此两征象被认为是胃癌卵巢转移瘤的特征性征象。增强扫描肿块实性区明显强化，

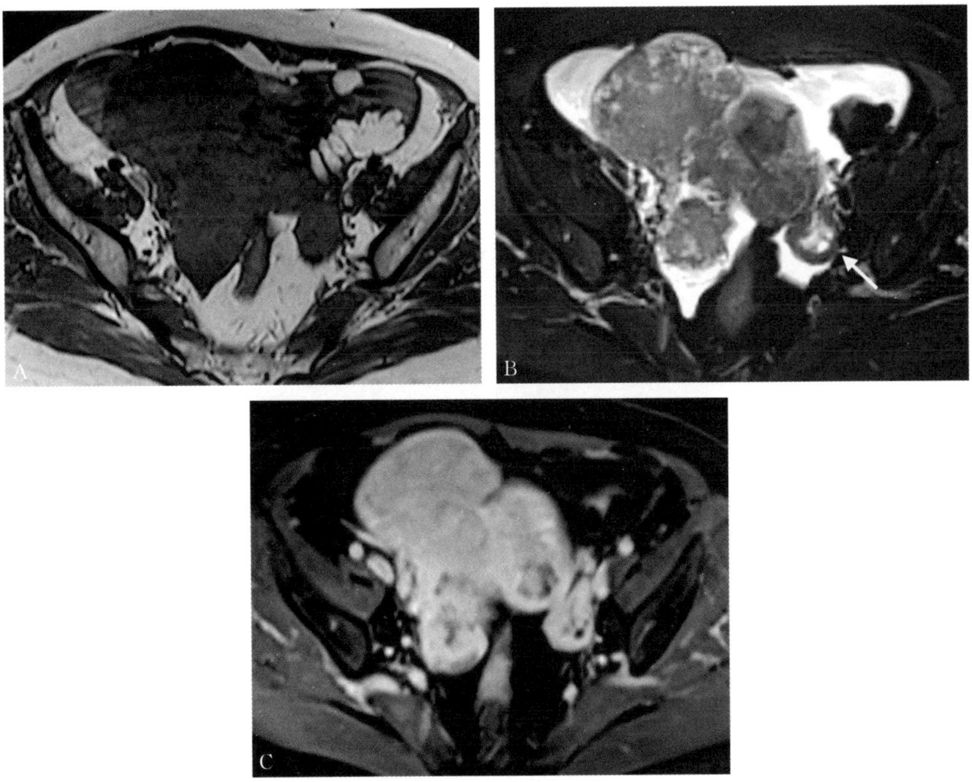

图12-65 胃印戒细胞癌双侧卵巢转移(一)

注：患者，女性，54岁，下腹隐痛15天。横断位T_1WI(A)示双侧不对称性肿块，呈均匀的等信号；横断位T_2WI FS(B)示双侧实性区呈稍低信号(箭)；横断位T_1WI FS增强(C)显示肿瘤实性区明显均匀强化。

强化常较均匀，肿块内囊肿壁常显著强化，亦较具特征性，病理为囊肿壁富含肿瘤细胞。此外，由于胃癌卵巢转移瘤内常含黏液，当黏液含量较多时，肿瘤可呈 T_2WI 明显高信号（图 12－66）。腹腔转移表现基本与原发性卵巢癌相同，常见腹水、腹膜腔内种植灶、网膜结节或肿块。

笔者的研究表明：胃癌卵巢转移瘤具有一定的 MRI 形态学特征，如双侧发生、边缘光滑、分叶形、实性区内边界清晰的囊变区及 T_2WI 实性区较低信号值；结合病史将有助于与原发性卵巢癌鉴别。

（3）*源自肠道的卵巢转移性肿瘤*

源自肠道的卵巢转移瘤发生率仅次于胃癌卵巢转移瘤，原发病灶多位于结肠或直肠，极少数位于小肠。患者的年龄一般比胃癌卵巢转移瘤大，多为围绝经期或绝经后妇女。

1）病理：大体上，肠癌的卵巢转移瘤通常表现为双侧卵巢囊性为主的肿块，囊腔内充满血性液体、坏死碎屑或者较少见的透明或者黏液的腔隙，肿瘤被膜多完整。组织学上与原发性卵巢子宫内膜样癌和黏液腺癌非常类似。镜下，典型特征为假囊性变，由肿瘤中心坏死、边缘留下有活力的细胞所致，坏死碎屑中有中性粒细胞为主的浸润，这种现象称为“污秽性坏死”；弥漫性坏死、出血及花环样腺体的出现有助于卵巢转移瘤的诊断。

2）临床表现：腹痛、腹部包块是肠癌卵巢转移瘤的常见症状。卵巢肿块常是患者就诊时的首发症状，其中粪便性状改变（包括血便、大便习惯性改变、便条变细等）者仅占肠癌卵巢转移瘤的少数。患者 CEA 水平常升高。

3）MRI 表现：肠癌卵巢转移性肿瘤一般体积

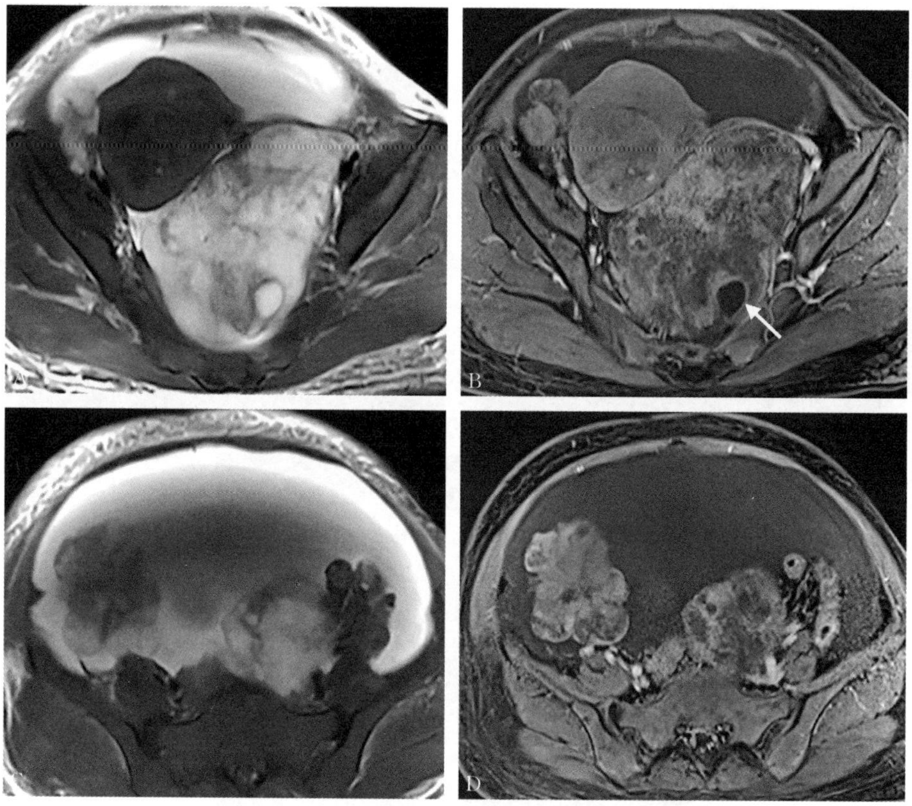

图 12－66　胃印戒细胞癌双侧卵巢转移（二）

注：患者，女性，50 岁，腹胀近 1 个月。横断位 T_2WI（A）示左侧卵巢见不均匀高信号肿块，混杂少量不规则形等信号；横断位 T_1WI FS 增强（B）示肿瘤不均匀强化，大部分区域轻度强化，病理为瘤内大量黏液成分，局部见囊肿样改变，囊壁显著强化（箭）；稍高层面横断位 T_2WI 和 T_1WI FS 增强（C、D）示右侧卵巢分叶状类似信号肿块影，明显不均匀强化。腹腔大量积液。

较大，平均直径约 10 cm，常表现为双侧、边缘光滑的囊性为主型肿块，也可为囊实性肿块，实性肿块少见。多房囊性肿块较单房囊性更多见，瘤体信号常不均匀，出血和大片状坏死常见。T_1WI 上，囊性成分以低信号为主，可伴高信号，T_2WI 呈高信号，囊液信号多较均匀；实性成分呈 T_1WI 等信号，T_2WI 等或稍高信号，DWI 上，实性成分呈高信号、ADC 图低信号。增强扫描肿块实性区常中等程度强化(图 12 - 67)。此外，因囊性肿块较大、较软，双侧病灶紧贴易被误认为单侧来源巨大肿块，须各个序列上仔细观察分析，避免误诊(图 12 - 68)。

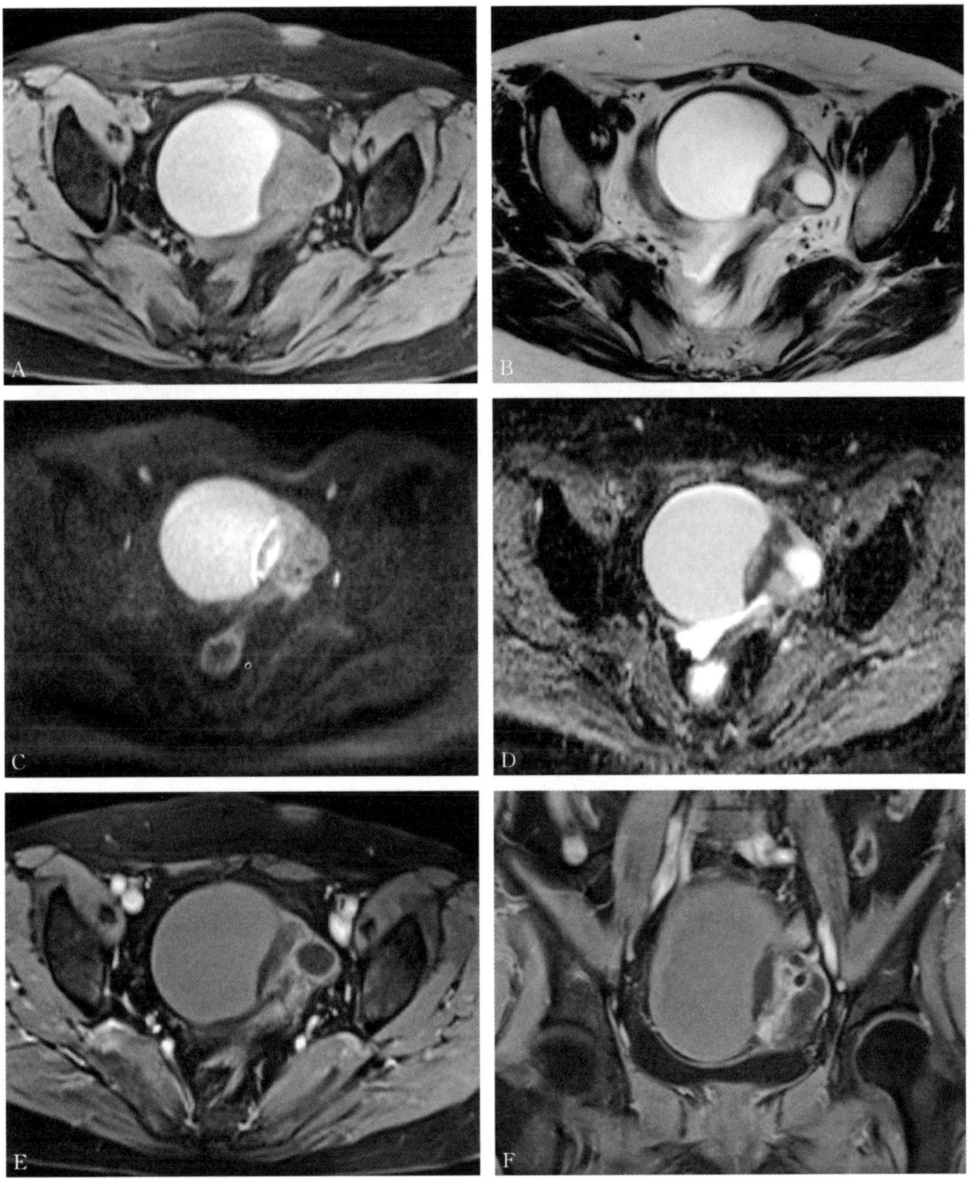

图 12 - 67　结肠癌左侧卵巢转移

注：患者，女性，63 岁，超声提示盆腹腔囊实性占位。结肠癌手术史 2 年，CEA 405.6 ng/ml，CA125 23.90 IU/ml(回顾性补充病史)。横断位 T_1WI FS(A)和 T_2WI(B)显示左侧盆腔囊实性肿块，肿块以囊性为主，囊液呈高信号，实性区呈不规则等、低信号；DWI(C)示肿块实性成分为高信号，相应 ADC(D)为低信号；横断位和冠状位 T_1WI FS 增强(E、F)显示肿块实性部分明显不均匀持续强化。术前误诊为原发性卵巢黏液性癌。

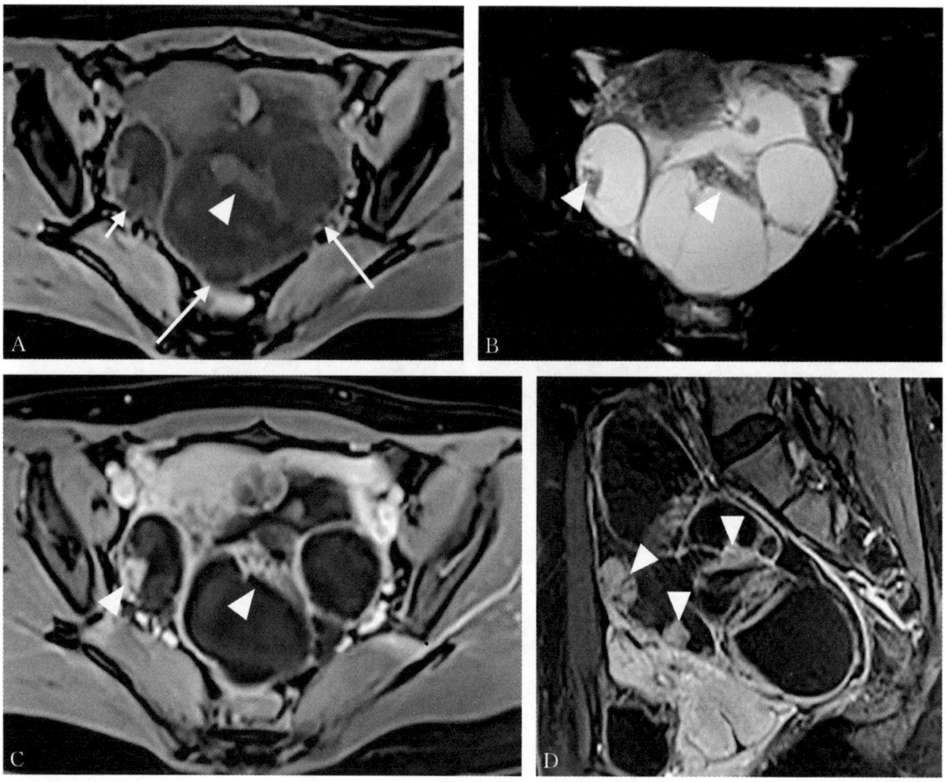

图 12-68 乙状结肠癌双侧卵巢转移

注：患者，女性，32 岁，检查发现盆腔占位。横断位 T_1WI FS(A)示双侧卵巢囊性为主肿块，右侧为单房（短箭），左侧呈多房囊性（长箭），内见斑片状稍高信号（箭头）；横断位 T_2WI FS(B)示双侧肿瘤内等信号的壁结节和分隔增厚（箭头），肿瘤边界清晰；横断位和矢状位增强（C、D）示双侧肿块囊壁和壁结节明显强化（箭头）。因双侧卵巢肿块紧贴，易误认为单个肿块。

肠癌卵巢转移瘤绝大多数为黏液腺癌，影像学上与原发性卵巢黏液腺癌鉴别困难。当发现双侧卵巢多房纯囊性或囊性为主肿块时，应高度怀疑转移性肿瘤，因为原发性卵巢黏液性肿瘤双侧发生非常少见。单侧发生的附件区巨大多房囊性为主肿块也应首先排除卵巢转移性肿瘤，应全面仔细观察结直肠有无不明显的原发肿瘤，避免误诊（图 12-69）。此外，Seidman 等提出一个简单的运算法则：当发现多房囊性黏液性肿块时，双侧、直径小于 10 cm 诊断为转移性，而单侧、直径大于 10 cm 时为原发性黏液腺癌，诊断准确度可达 90%。

（4）源自阑尾的卵巢转移性肿瘤

原发性阑尾癌罕见，约占胃肠道肿瘤 0.5%。然而，原发性阑尾肿瘤转移至卵巢的概率非常高。超半数的阑尾黏液性肿瘤表现为腹部肿块，影像学检查常显示卵巢肿块。

1）病理：原发阑尾肿瘤与卵巢黏液性肿瘤可以共同存在，这些肿瘤常伴发腹膜假性黏液瘤，后者以腹腔内出现大量黏液性物质为特征。先前认为假性黏液瘤是卵巢黏液性腺癌或交界性肿瘤破裂所致。然而，临床病理、免疫组织化学染色和分子生物学研究显示假性黏液瘤多数情况下源自阑尾黏液性肿瘤，而卵巢黏液性肿瘤是阑尾肿瘤继发腹膜种植所致。极少数情况下，腹膜假性黏液瘤源自结直肠癌转移。

2）临床表现：临床表现常无特异性，可无症状或表现为腹部包块。极少数表现为肠道出血、肠套叠等症状。如阑尾肿瘤合并感染时，可有急性阑尾炎症状。实验室检查无特异性，部分患者可见 CEA、CA19-9、CA125 升高。

3）MRI 表现：通常累及双侧卵巢，单侧受累

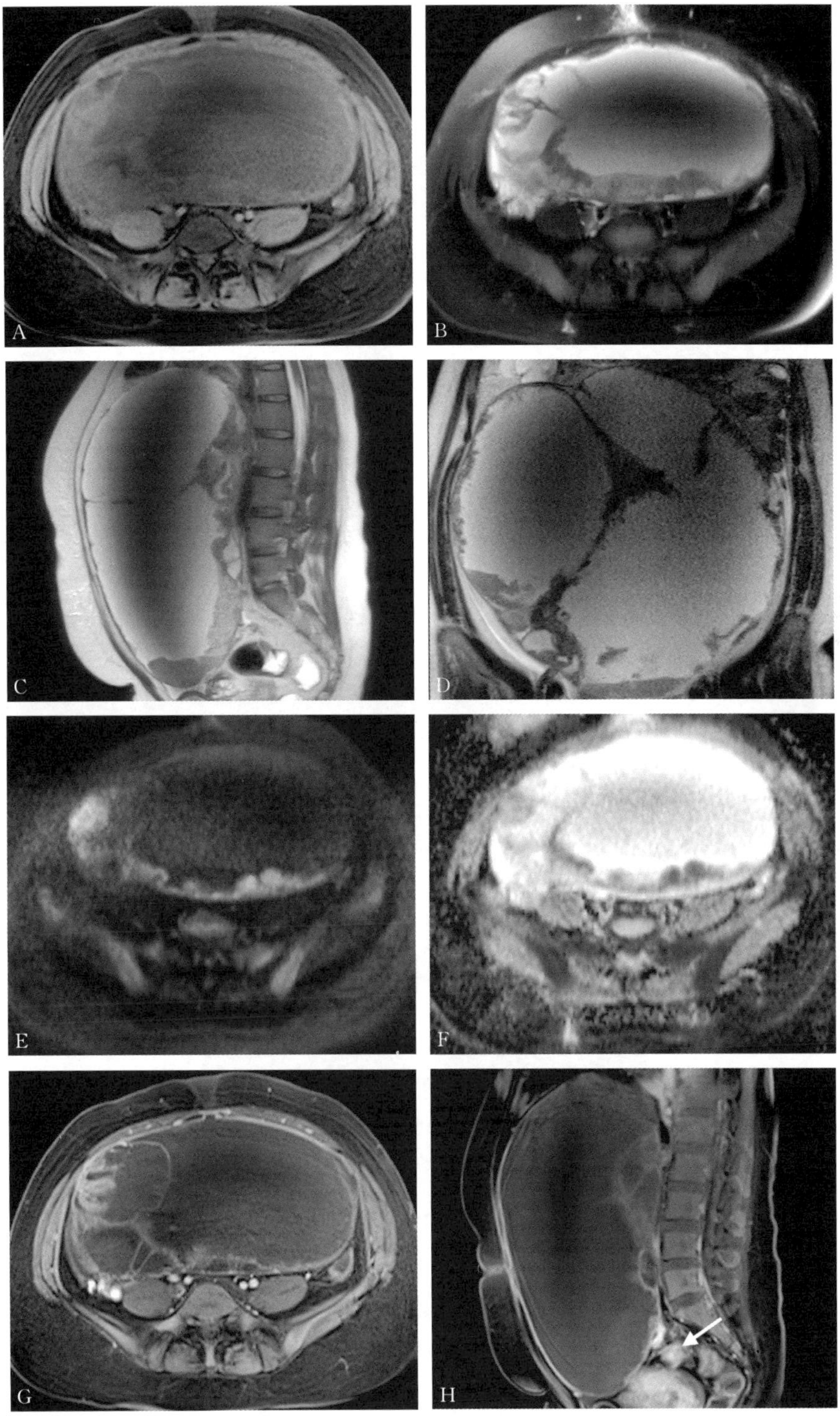

图 12-69 乙状结肠癌右侧卵巢转移

注：患者，女性，32 岁，自觉腹胀 2 周。横断位 T_1WI FS(A)和 T_2WI FS(B)、矢状位(C)和冠状位 T_2WI(D)显示盆腔内巨大囊性为主肿块，囊液呈均匀水样信号，肿块内壁见多发乳头、结节及粗细不均的分隔；DWI(E)示乳头和结节呈高信号，相应 ADC(F)为低信号；横断位和矢状位增强(G、H)显示肿块内实性成分及分隔明显强化，另见较小不甚明显的乙状结肠癌呈明显强化(箭)，术前漏诊(手术证实)。

时，则右侧更容易受累及。MRI 常表现为以囊性为主型肿块，MRI 可以清晰显示多房、分隔及实性成分等征象。增强扫描见分隔及实性成分强化（图 12－70）。可同时发现腹膜假性黏液瘤的其他征象，如肝周扇贝样改变，腹膜、网膜种植转移灶。当影像考虑腹膜假性黏液瘤时，应仔细检查阑尾，相对于巨大的卵巢转移瘤和明显的腹膜假性黏液瘤，阑尾原发性黏液性肿瘤常不明显，有时仅见轻度阑尾腔扩张积液。

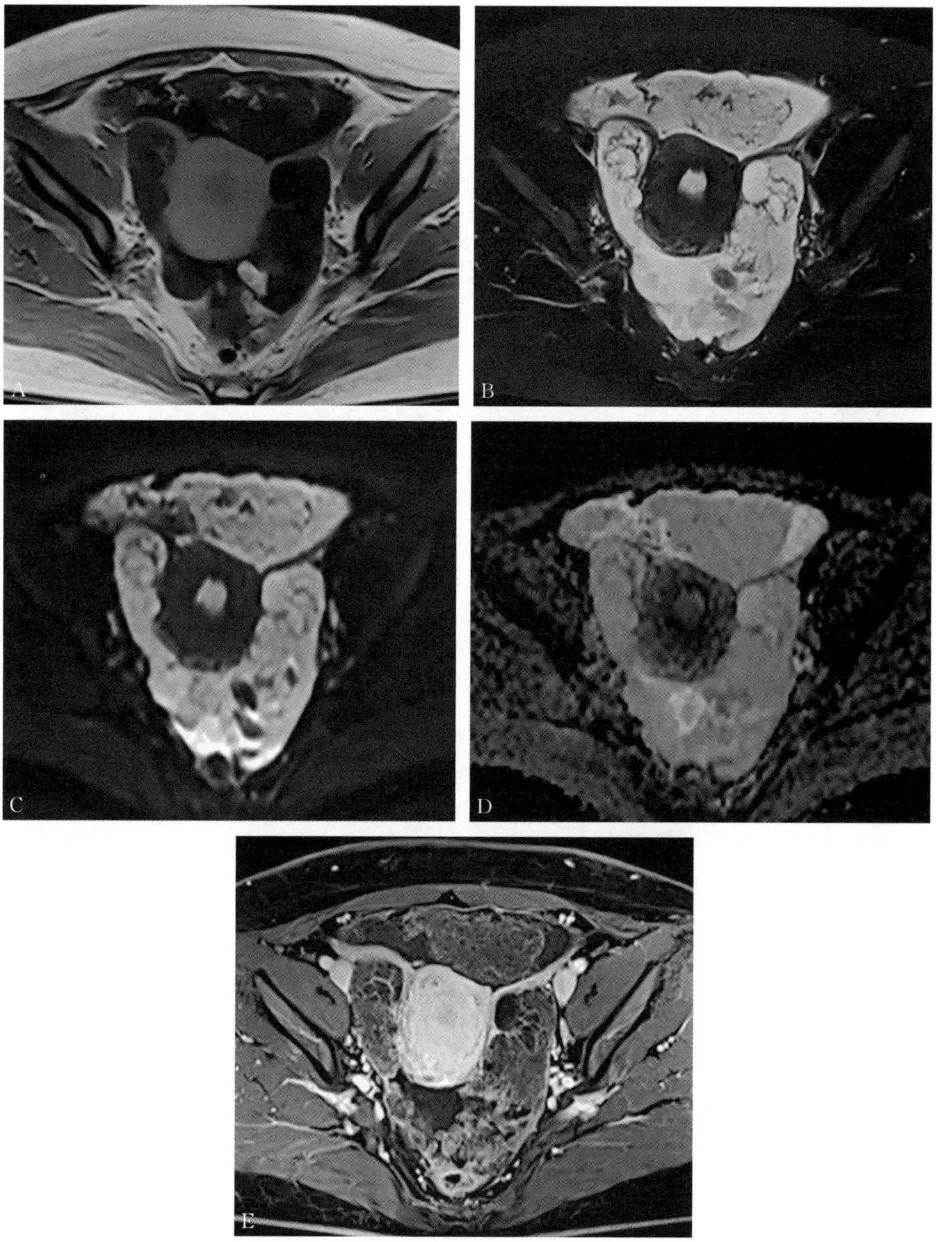

图 12－70　阑尾低级别黏液性肿瘤双侧卵巢转移

注：患者，女性，47 岁，腹胀不适检查发现盆腔占位。横断位 T_1WI 和 T_2WI FS（A、B）示双侧卵巢多房囊性为主肿块，呈 T_1WI 低信号、T_2WI 高信号，另见网膜区及子宫直肠陷凹类似信号肿块；DWI（C）病灶呈高信号；ADC 图（D）稍高信号；横断位 T_1WI FS 增强（E）示肿瘤呈蜂窝状轻度强化，大体病理为肿瘤内富含黏液。

(5) 源自乳腺癌的卵巢转移性肿瘤

10%左右的女性乳腺癌患者可出现卵巢转移，乳腺来源的卵巢转移瘤发生率仅次于胃肠道源性的转移瘤。乳腺癌患者出现复杂性卵巢肿块时，可为卵巢转移性癌，也可为同时存在的原发性卵巢癌，尤其是 *BRCA* 基因突变患者。

1) 病理：乳腺导管癌或小叶癌均可发生卵巢转移，虽然前者发生卵巢转移最多见，但后者更容易转移至卵巢。大体上，卵巢转移瘤常为双侧、实性多结节肿块，肿块体积小，约半数的患者卵巢外观正常。镜下表现与原发乳腺癌相关，乳腺导管癌卵巢转移瘤常类似原发性卵巢内膜样腺癌。高倍镜下，小叶癌卵巢转移瘤可见典型的呈单行排列的生长方式和典型细胞学形态，如胞质内管腔样结构。

2) 临床表现：绝大多数发生于绝经前妇女，临床症状常较为隐匿，无明显妇科相关症状，首次确诊率低，转移以双侧多见，发生卵巢转移前常已发生其他卵巢外转移，不同于源自胃肠道的卵巢转移瘤，卵巢转移瘤先于乳腺原发灶出现的情况罕见。患者可有雌激素水平的异常增高，*BRCA1* 或 *BRCA2* 基因突变，GCDFP215、mammaglobin 表达水平高；而乳腺及卵巢双原发癌中未见 GCDFP215 和 mammaglobin 表达。

3) MRI 表现：乳腺癌卵巢转移瘤体积多较小，平均直径小于 5.0 cm。MRI 上常表现为双侧、分叶形实性肿块，边缘光滑，可伴坏死区，而囊变较为少见。增强扫描实性成分常显著强化。部分患者卵巢正常或仅轻度增大。早期乳腺癌患者的卵巢复杂性肿块多为原发；而晚期乳腺癌患者，如发现双侧卵巢肿块，应首先考虑转移瘤(图 12-71)。

(6) 源自泌尿生殖系统的卵巢转移性肿瘤

泌尿生殖系统的恶性肿瘤中，子宫内膜癌和宫颈癌是最易发生卵巢转移的原发性肿瘤。在妇科肿瘤中，理论上这种现象可以是 2 种独立的原发肿瘤，或者是一个部位肿瘤转移至另一部位，具体需要影像科、妇产科及病理科等多学科医师共同讨论综合做出判断。泌尿生殖道源性的卵巢转移瘤预后好于生殖道以外的转移瘤。

1) 病理：子宫内膜浆液性或透明细胞癌早期即可发生卵巢转移，当子宫内膜肿瘤为低级别子宫内膜样型腺癌、并且病灶局限在子宫内膜或子宫肌层的内 1/2 时，诊断子宫内膜和卵巢双原发癌的可能性更大。子宫内膜癌卵巢转移的组织病理学标准为 1 项主要标准(卵巢多结节状)和 5 项次要标准，包括①卵巢小，直径小于 5 cm；②双侧卵巢受累；③子宫深肌层浸润；④血管浸润；⑤输卵管受累。符合主要标准或任意 2 项或以上的次要标准则诊断为子宫内膜癌卵巢转移。双原发癌的诊断标准：①2 个肿瘤无直接联系；②肿瘤主要在卵巢和子宫内膜；③卵巢肿瘤局限于卵巢中心部

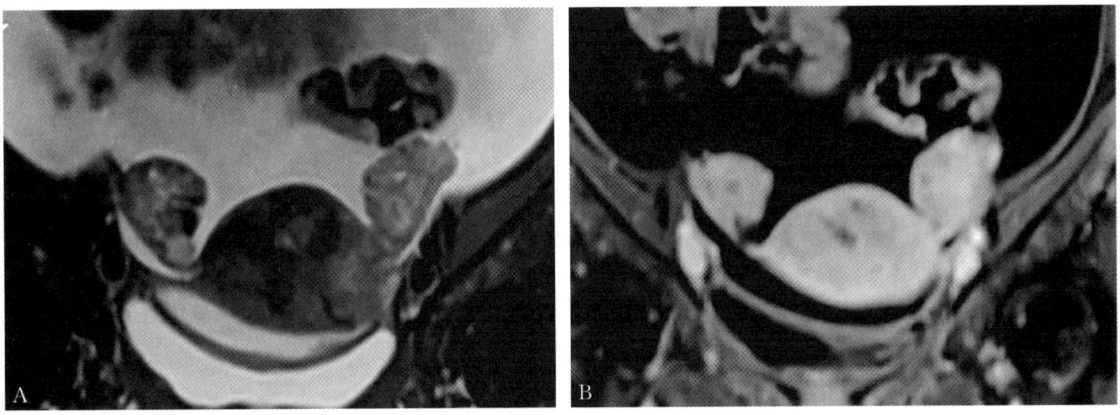

图 12-71 乳腺癌双侧卵巢转移

注：患者，女性，51 岁，乳腺癌术后检查发现盆块。冠状位 T_2WI FS(A)示双侧卵巢对称性、边界清晰的实性肿块，呈不均匀高信号，无明显囊变区，腹盆腔大量腹水；冠状位 T_1WI FS 增强(B)示肿瘤明显不均匀强化。

分，子宫内膜癌灶小于 2 cm；④无或仅有轻微子宫肌层浸润；⑤无淋巴管和血管浸润；⑥子宫内膜伴不典型增生；⑦卵巢内有子宫内膜异位灶。

宫颈的腺癌和鳞癌均可转移至卵巢，腺癌转移率要高于鳞癌。判定宫颈癌卵巢转移瘤的标准：①卵巢癌的细胞形态、排列方式与宫颈原发灶相同；②卵巢癌主要位于卵巢髓质，与原发卵巢癌主要以皮质受累不同；③除宫颈癌和卵巢肿瘤外，尚存淋巴结等其他部位的侵犯，不符合双原发癌的诊断标准。

2）临床表现：临床上，多表现为子宫内膜癌或宫颈癌的相关症状，如绝经后阴道不规则出血或接触性阴道出血等就诊；病灶较小时，可无明显症状；部分患者出现腹痛、腹胀和盆腔包块等症状。子宫内膜癌卵巢转移的高危因素：低分化、非子宫内膜样腺癌；深肌层浸润、淋巴结转移或腹水细胞学阳性。宫颈癌卵巢转移的高危因素：腺癌、临床分期高、肿瘤大、淋巴脉管浸润和淋巴结转移、宫旁或宫体组织侵犯。

3）MRI 表现：影像学上卵巢转移瘤不具有特征性，但 MRI 有助于显示子宫内膜或子宫颈原发肿瘤的高危情况。当发现子宫内膜肿块侵犯深肌层或浆膜层、宫颈肿块伴明显外侵与转移、腹膜反折和卵巢表面有小的种植灶时，则更倾向于考虑卵巢肿块为转移性（图 12－72、12－73）。

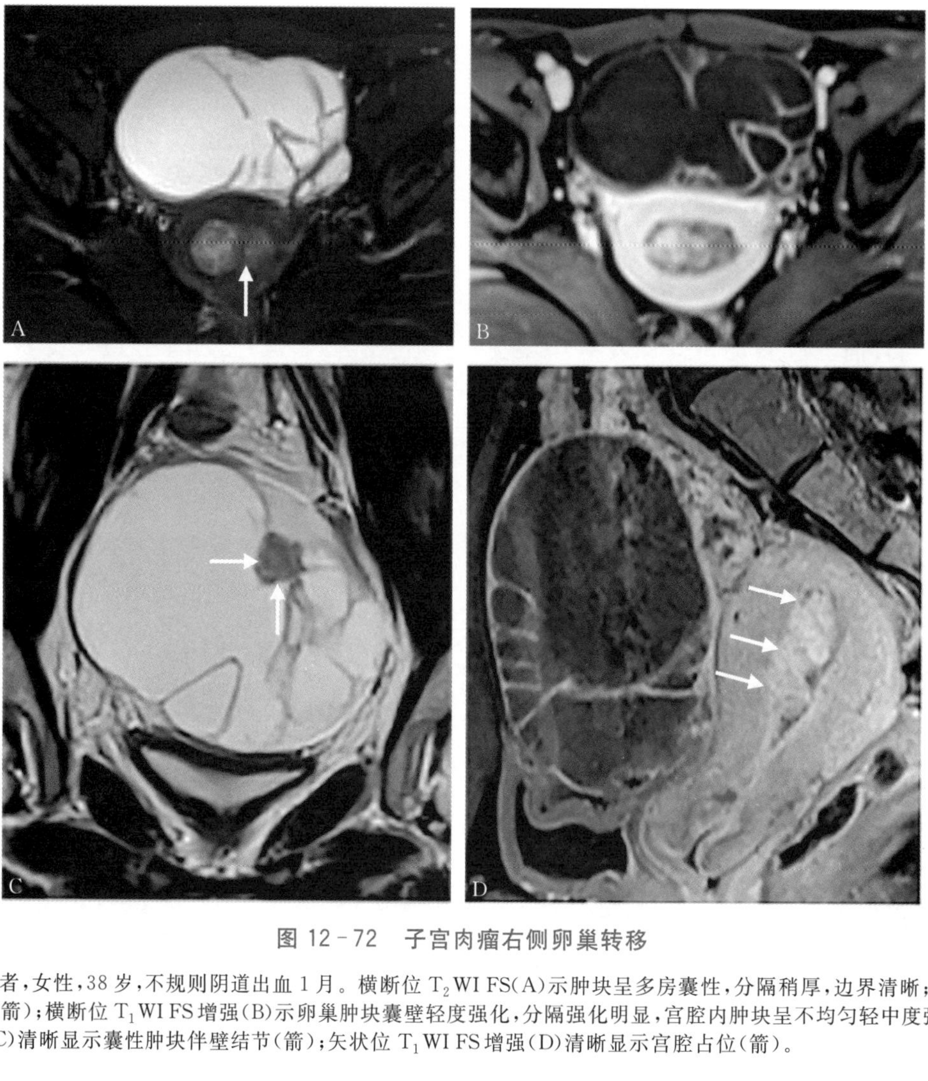

图 12－72　子宫内瘤右侧卵巢转移

注：患者，女性，38 岁，不规则阴道出血 1 月。横断位 T_2WI FS(A)示肿块呈多房囊性，分隔稍厚，边界清晰；另见宫腔内肿块影（箭）；横断位 T_1WI FS 增强(B)示卵巢肿块囊壁轻度强化，分隔强化明显，宫腔内肿块呈不均匀轻中度强化；冠状位 T_2WI(C)清晰显示囊性肿块伴壁结节（箭）；矢状位 T_1WI FS 增强(D)清晰显示宫腔占位（箭）。

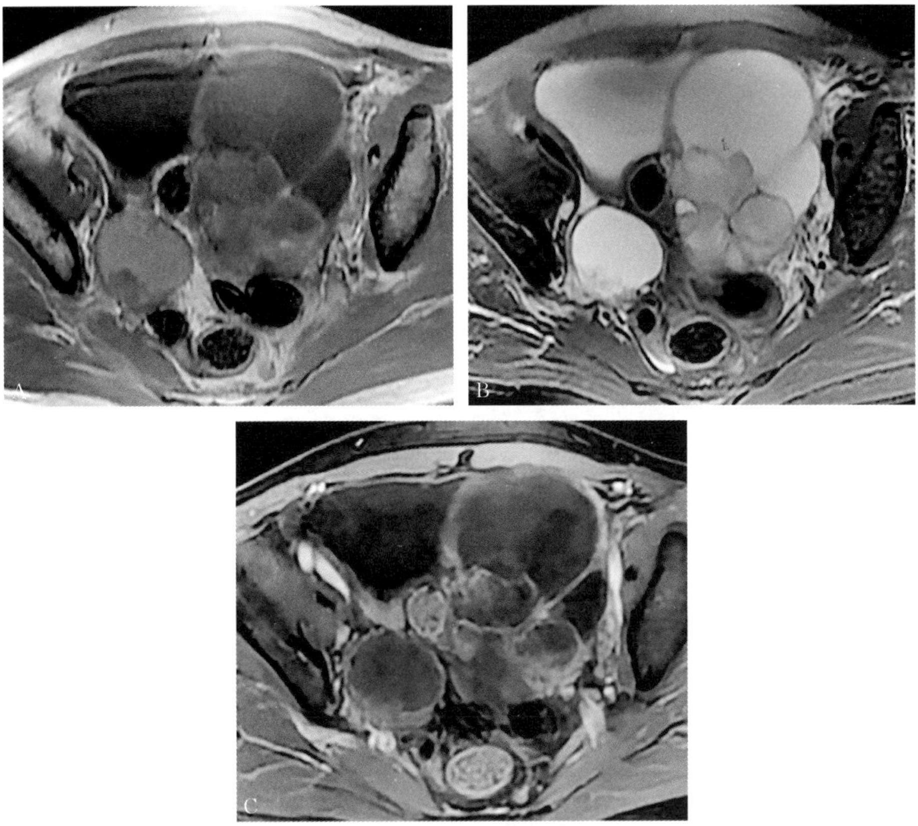

图 12-73 宫颈腺癌双侧卵巢转移

注：患者，女性，47岁，宫颈腺癌术后检查发现两侧卵巢占位。横断位 T_1WI 和 T_2WI FS（A、B）示双侧卵巢囊性为主肿块，右侧病灶单房，囊液呈 T_1WI 稍高和 T_2WI 明显高信号；左侧病灶多房，囊液呈水样信号；实性成分均呈不均匀稍高信号；横断位 T_1WI FS 增强（C）示肿瘤实性成分呈中等度强化。

（7）其他少见部位的卵巢转移瘤

MRI 表现呈多样性，源自胆道和胰腺的卵巢转移瘤常表现为双侧、多房囊性为主肿瘤（图 12-74、12-75）。源自肺癌的卵巢转移瘤常为囊实性或实性肿块（图 12-76）。

12.5.2 卵巢淋巴瘤

（1）概述

原发性卵巢淋巴瘤（primary ovarian lymphoma）罕见，占卵巢肿瘤的 1.5%，占非霍奇金淋巴瘤的 0.5%。可见于任何年龄，以 30～40 岁多见。诊断标准：①临床病变局限于卵巢，应排除邻近淋巴结或器官恶性淋巴瘤扩散至卵巢；②外周血或骨髓无异常细胞；③以往无淋巴瘤病史。

（2）病理

大体外观呈多结节状或分叶状实性肿块，包膜完整，质地韧，切面呈鱼肉状，坏死少见。多数为 B 细胞非霍奇金淋巴瘤，其中尤以弥漫性大 B 细胞淋巴瘤和滤泡性淋巴瘤多见，其次为 Burkitt 淋巴瘤。因卵巢实质缺少淋巴组织，因此推测卵巢原发性淋巴瘤源自卵巢门或黄体血管的淋巴细胞。

（3）临床表现

临床症状无特异性，最常见症状为腹胀、腹痛或盆腔包块。CA125 水平变化范围大，高者可达 1 000 IU/ml 以上。

（4）MRI 表现

原发性卵巢淋巴瘤约半数为双侧发生，常表现为实性为主型肿块，边缘光滑呈结节状或局部隆起；信号常较均匀，T_1WI 呈低信号，T_2WI 呈中

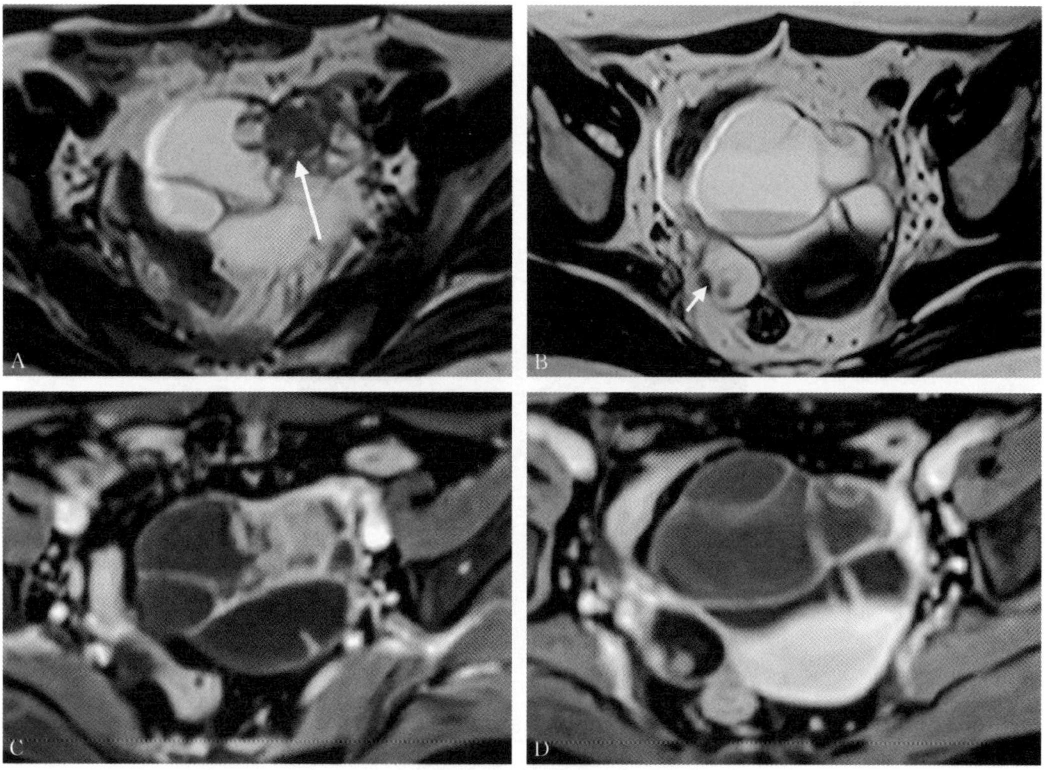

图 12-74 胆囊癌双侧卵巢转移

注：患者，女性，55 岁，胆囊乳头状腺癌术后检查发现双侧卵巢占位及宫颈转移。横断位 T_2WI(A、B)示左侧卵巢多房囊性为主的肿块，局部可见等信号实性区(长箭)，右侧卵巢较小单房囊性肿块，内见小壁结节(短箭)；横断位 T_1WI FS 增强(C、D)示双侧病灶囊壁、壁结节和实性成分明显强化。

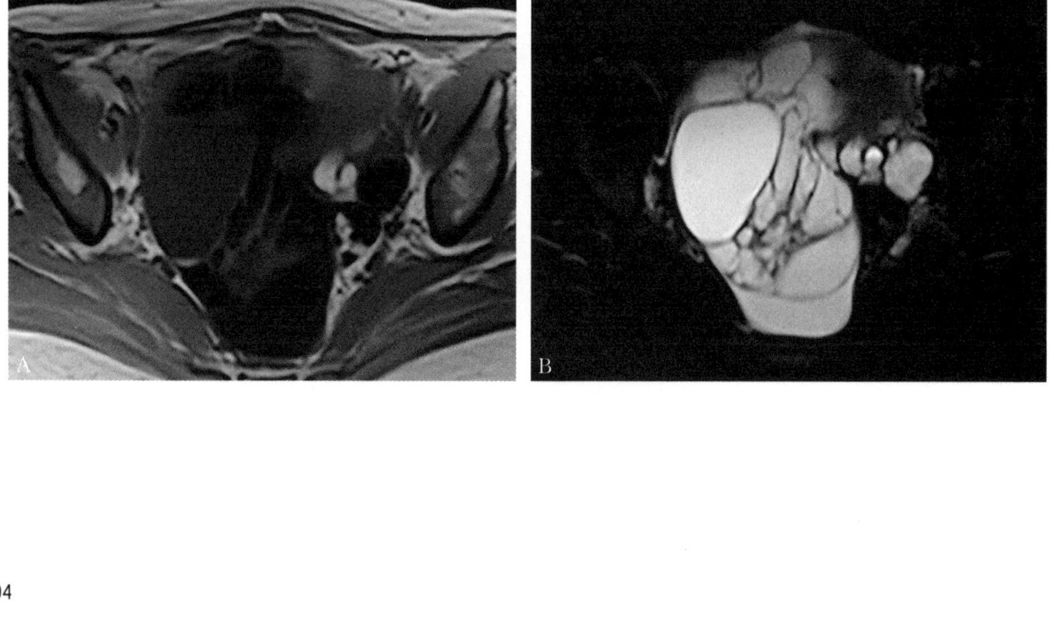

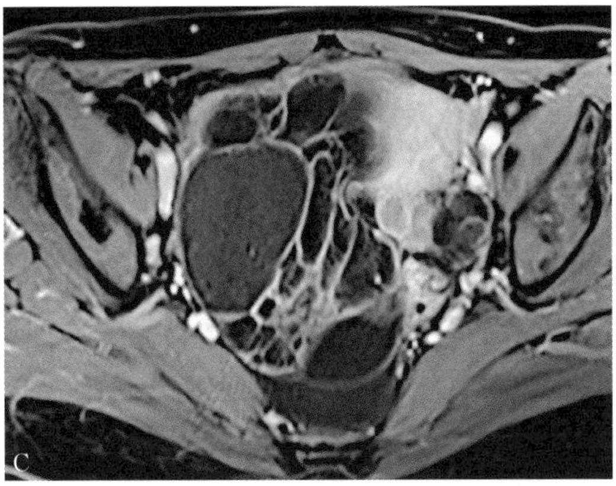

图 12-75 胰腺癌双侧卵巢转移

注：患者，女性，48 岁，下腹部坠痛半月。T_1WI 和 T_2WI FS(A、B)示双侧卵巢多房囊性肿块，右侧较大，左侧肿块见 T_1WI 高信号分房；横断位 T_1WI FS 增强(C)示双侧卵巢肿块分隔呈明显强化。

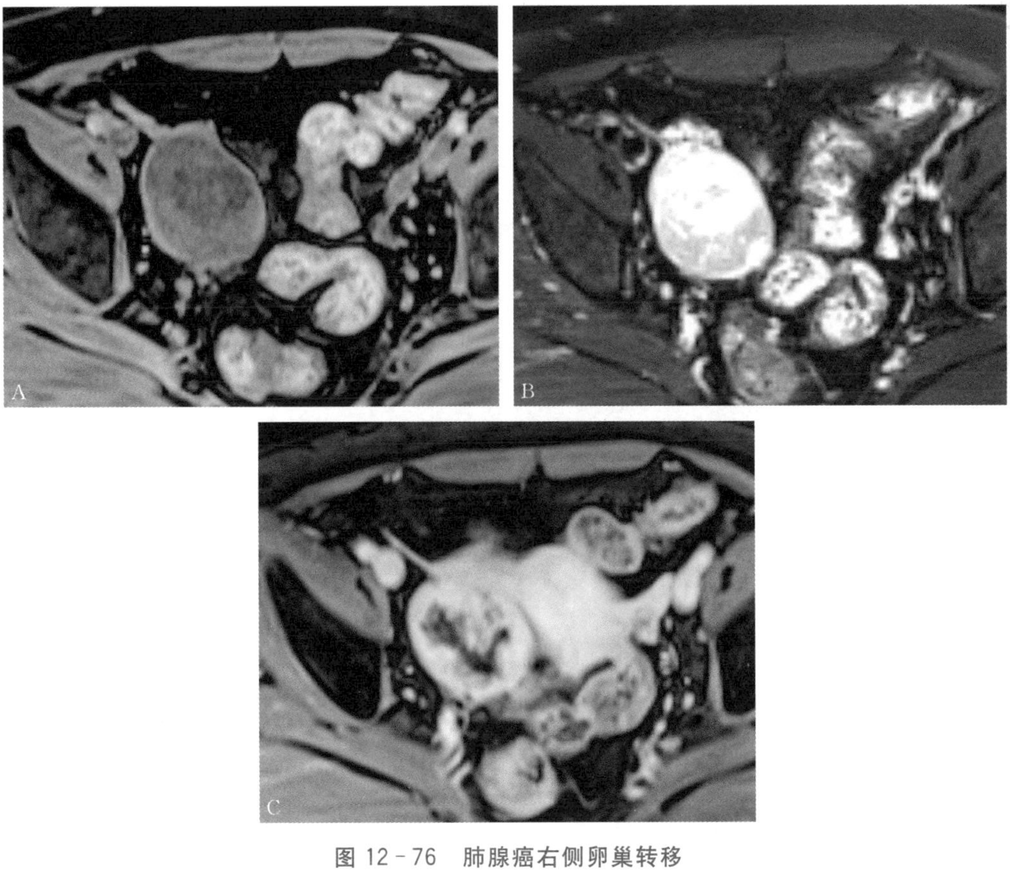

图 12-76 肺腺癌右侧卵巢转移

注：患者，女性，56 岁，检查发现盆腔占位。横断位 T_1WI FS(A)示右侧卵巢类圆形肿块，呈等、低信号，边界清晰；横断位 T_2WI FS(B)示肿块呈不均匀高信号；增强(C)示肿块明显不均匀强化。

等或稍高信号，部分肿块边缘可见一些小囊变区，出血及坏死少见；增强扫描后肿瘤呈轻度或中度强化。肿瘤边缘出现囊性灶是卵巢淋巴瘤的特征性表现（图12－77）。

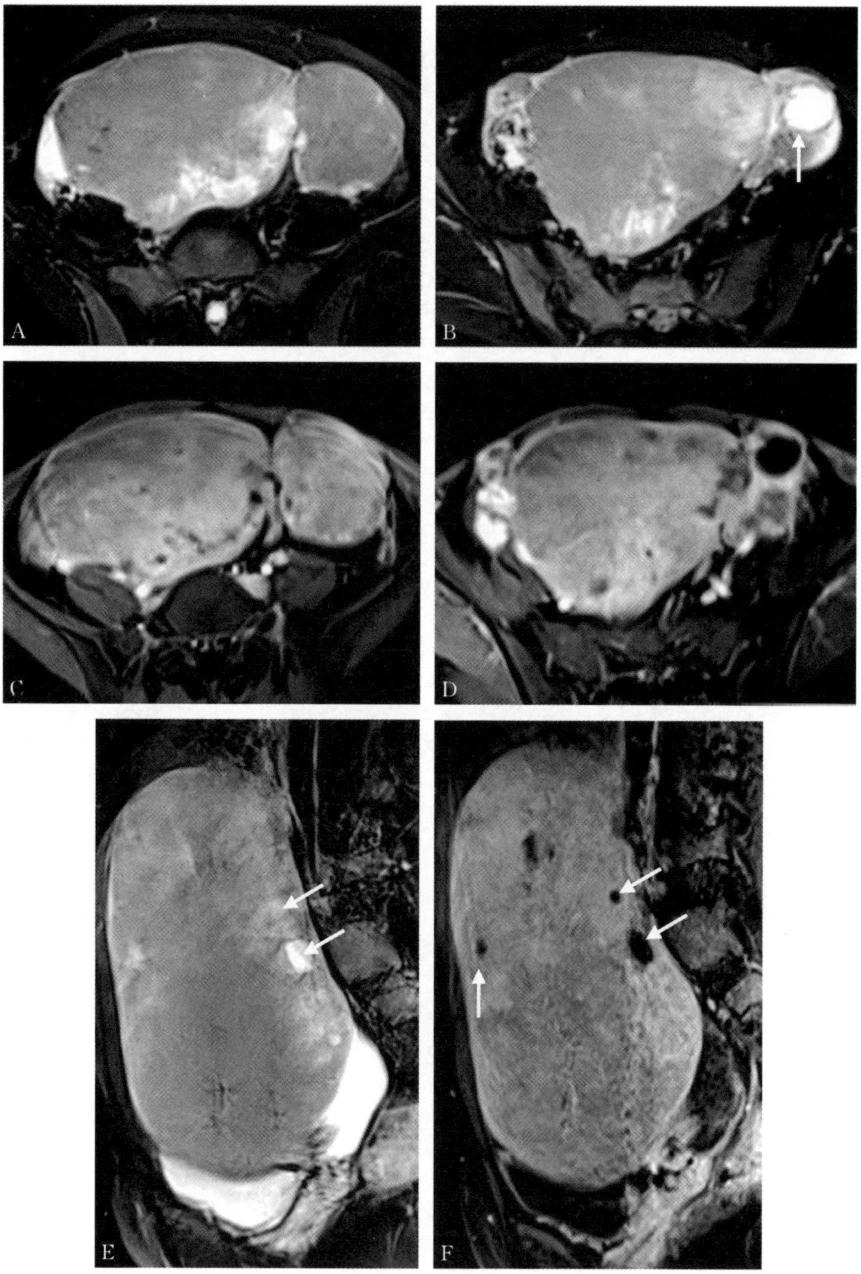

图12－77　双侧卵巢原发性淋巴瘤

注：患者，女性，21岁，自扪及下腹部包块。横断位 T_2WI FS（A、B）示双侧卵巢稍高信号实性肿块，左侧肿块内见类圆形囊样信号（箭），肿瘤边界清晰；横断位 T_1WI FS 增强（C、D）示双侧卵巢肿块轻中度强化，左侧肿块内囊样信号区无强化；矢状位 T_2WI FS 和 T_1WI FS 增强（E、F）示肿块边缘区可见多个无强化小囊（箭）。

（李海明　郭艳会　强金伟）

12.6 卵巢瘤样病变

12.6.1 功能性囊肿

卵巢囊肿有多种类型，有一类属于“瘤样病变”，如附件非赘生性包块，是一种特殊的囊性结构，可因组织退化不全、囊性扩张、异位分布等因素形成貌似肿瘤的病变，而非真性肿瘤。卵巢的非赘生性囊肿包括滤泡囊肿(follicular cyst)、黄体囊肿(corpus luteal cyst)、卵泡膜黄素囊肿(theca lutein cyst)，与妇科内分泌功能相关，也被称为卵巢功能性囊肿，其中最常见的是卵泡囊肿。卵巢功能性囊肿可发生于不同年龄女性，临床尤多见于月经初潮后或围绝经期月经失调的女性，两者处于下丘脑-垂体-卵巢轴相对不稳定的时期。

(1) 滤泡囊肿

1) 概述：滤泡囊肿，也称卵泡囊肿，可出现在不同年龄人群，但多见于青春期和绝经过渡期，下丘脑-垂体-卵巢轴功能障碍，接近成熟的卵泡不破裂，继续生长或退化中囊液增多形成囊肿，直径大于 2.5 cm 者称为滤泡囊肿。

2) 病理：滤泡囊肿位于卵巢皮质内，有时隆起于卵巢表面，切面呈单房性，内含淡黄色清液，直径 2.5～5 cm。囊壁白色，如卵泡膜细胞黄素化则呈浅黄色，囊壁被覆颗粒细胞及卵泡膜细胞，内层颗粒细胞不同程度退变，可剩下极薄的甚至仅一层扁平细胞或透明变性物质，外层卵泡膜细胞继而退变，最后纤维化。

3) 临床表现：滤泡囊肿一般不引起症状，常在 1～3 个月经周期内吸收消失，较大的囊肿可以出现下腹部坠胀或不适感，亦有腰酸及性交痛。由于囊肿内富含雌激素，可以抑制垂体释放卵巢生成素，抑制排卵，引起子宫功能性月经失调与子宫内膜增生。如滤泡囊肿破裂可出现下腹部疼痛伴恶心、呕吐，检查可发现腹膜刺激征。

4) MRI 表现：滤泡囊肿呈单房，圆形或椭圆形，常单发，突向卵巢表面，边界清晰，囊壁光滑、菲薄，囊液呈均匀 T_1WI 低信号、T_2WI 高信号。增强扫描囊壁轻至中度强化，囊液无强化(图 12-78)。当囊内出血 T_1WI 呈高信号，但 T_2WI 无低信号“阴影征”。

5) 鉴别诊断：滤泡囊肿需与囊腺瘤鉴别，前者多数随访 1～3 个月经周期可吸收。后者体积较大，随访期不吸收。

(2) 黄体囊肿

1) 概述：黄体囊肿有 2 种形成方式。一是正常囊性黄体在促黄体生成素等作用下持续存在或增大超过 3 cm；二是成熟卵泡膜破裂引起出血或血液流入卵泡腔内，出血累及黄体腔时，形成黄体血肿，血液被吸收后形成，与月经周期的后半部分雌激素和孕酮的分泌有关。

2) 病理：黄体囊肿壁呈黄色锯齿状，镜下由来自卵巢间质的膜黄体细胞和卵泡壁的颗粒黄体细胞组成，排卵后 2～4 天，囊肿壁黄体化伴随新生血管形成。囊肿位于卵巢表面，质脆、缺乏弹性，囊壁富含血管，在外力如性生活、剧烈活动、人工流产或妇科检查等作用下，易发生破裂。

3) 临床表现：早期妊娠常可触到黄体囊肿，一般无自觉症状。非妊娠期黄体囊肿常伴有月经延迟，继而出现持续或不规则子宫出血，有时伴患侧下腹部隐痛。当黄体囊肿发生扭转或破裂，可出现急腹症表现。

4) MRI 表现：单纯性黄体囊肿呈单房囊性包块，边界清晰，囊液信号呈 T_1WI 低信号，T_2WI 高信号，壁稍厚 2～3 mm，呈锯齿状，增强扫描囊壁明显强化。

囊内有无出血及不同出血时期致囊液信号表现多样：无出血时呈水样信号；少量出血呈 T_1WI 中等信号或稍低信号，T_2WI 稍不均匀高信号(图 12-79)；囊液内含有较多急性期出血时，T_1WI 呈高信号，T_2WI 呈不均匀高信号，常见散在点片状低信号(图 12-80)。囊壁较单纯性黄体囊肿厚，3～5 mm。黄体囊肿破裂，有时可见明确破裂口、囊壁不完整、塌陷。陈旧性黄体破裂可形成多囊或多房改变。腹盆腔可见不同程度积液。

5) 诊断要点：年轻女性，无症状或急腹症就诊。单房囊肿，T_2WI 均匀高信号或不均匀稍高信号，伴散在点片状低信号，锯齿状厚壁，明显强化。

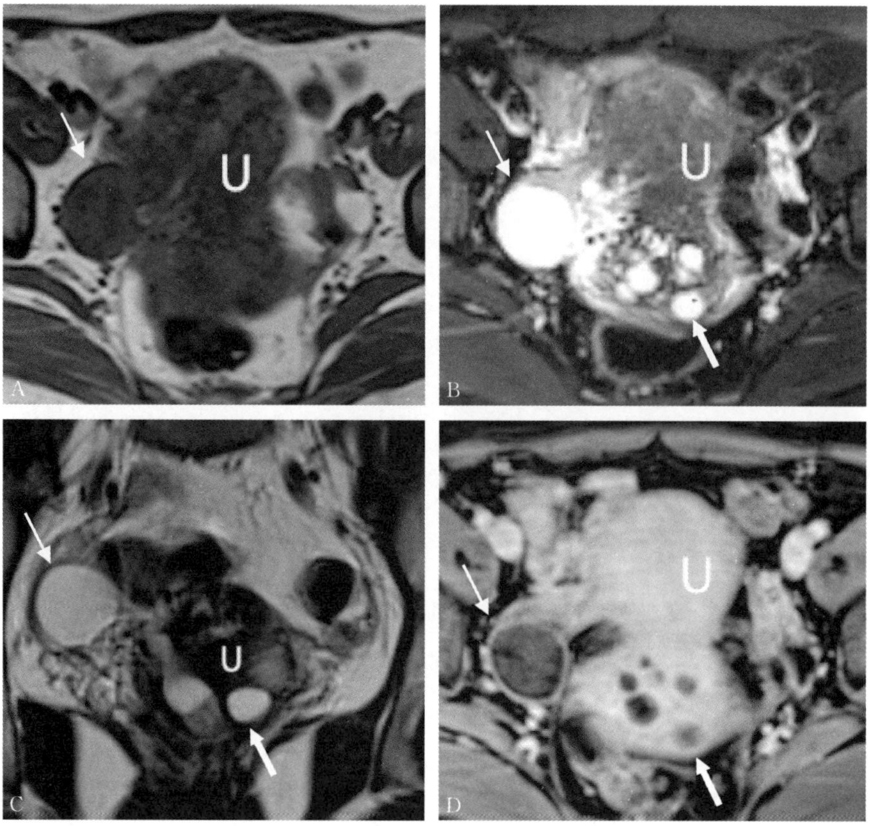

图 12-78　右侧卵巢滤泡囊肿

注：患者，女性，45 岁，体检发现右侧卵巢滤泡囊肿。横断位 T_1WI(A)、T_2WI FS(B)、冠状位 T_2WI(C)示右侧附件区类圆形囊性病灶(细箭)，T_1WI 呈低信号，T_2WI 呈高信号，边界光整；增强后(D)囊肿壁轻度强化，囊液未见强化。另见宫颈纳氏囊肿(粗箭)。子宫(U)。

6）鉴别诊断：黄体囊肿需与内膜异位囊肿、异位妊娠破裂、输卵管-卵巢脓肿鉴别。内膜异位囊肿 T_1WI 呈明显高信号，T_2WI 地图样“阴影征”或明显低信号；异位妊娠破裂常发生于输卵管壶腹部，卵巢少见，有停经史及 hCG 升高。输卵管-卵巢脓肿呈不规则单房或多房厚壁囊性，囊液常不均匀，需与黄体囊肿鉴别，脓肿腔 DWI 呈明显高信号，ADC 图低信号，常伴有囊周围脂肪密度增高、模糊并出现索条影。

（3）卵巢黄素化囊肿

1）概述：卵巢黄素化囊肿多发生于葡萄胎、绒癌，由所患滋养细胞疾病时产生的大量 hCG 刺激卵泡壁上卵泡膜细胞黄素化所致，偶见于正常妊娠及双胎时。

2）病理：常为双侧性囊肿，表面呈分叶状，囊壁薄，内含淡黄或琥珀色液体，小者仅稍大于卵巢，大者可达 8～10 cm。囊壁外层由菲薄纤维组织包膜包绕及形成间隔，囊内壁被覆显著增生的黄素化多层卵泡膜细胞。

3）临床表现：黄素化囊肿多无明显临床症状，孕早期发现，可于孕晚期消失，或保持不变，病因消除后，如妊娠分娩后、滋养细胞疾病治愈等，囊肿均能自行消失。少数黄素化囊肿孕期增大，出现腹水，囊液为淡血性。黄素化囊肿也可发生扭转，应及时剖腹探查，或发生破裂出血，视出血量行保守治疗或手术治疗。

4）MRI 表现：多于双侧同时发生，卵巢体积增大，其内有多个囊肿紧贴类似多房病灶，壁非薄，囊液信号均匀，呈 T_1WI 低信号，T_2WI 高信号（图 12-81），伴出血时囊液信号混杂。

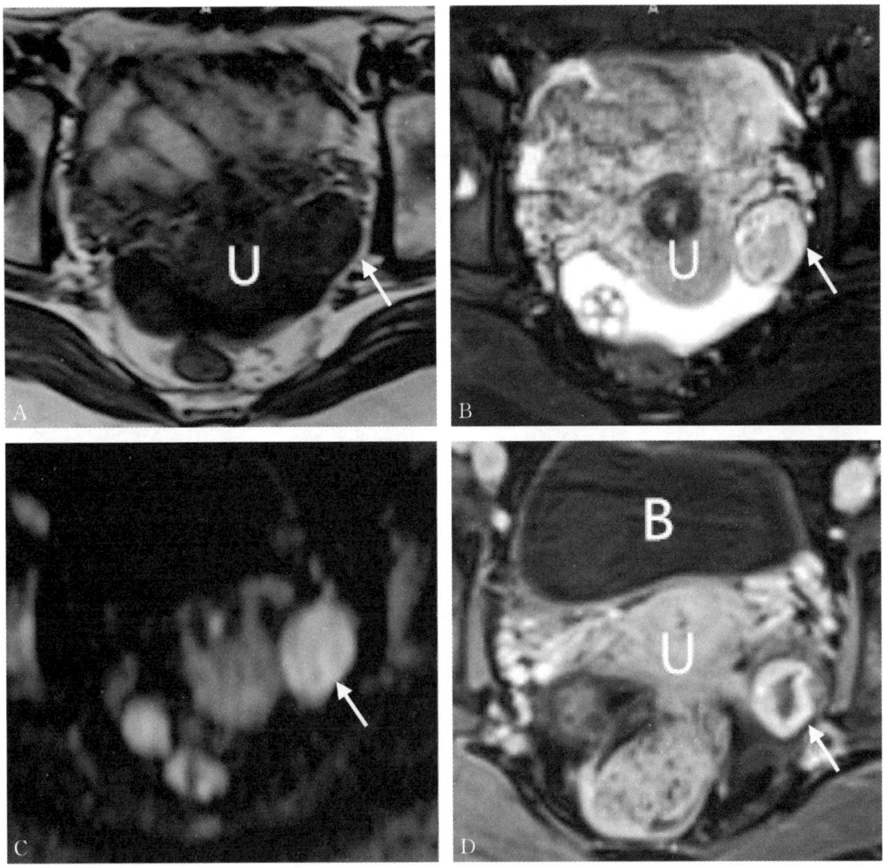

图 12－79　左侧卵巢黄体囊肿

注：患者，女性，24 岁，左下腹疼痛。横断位 T_1WI(A)和 T_2WI FS(B)示左侧附件区类圆形病灶(箭)，边界清，T_1WI 呈低信号，伴点状稍高信号，T_2WI 呈混杂等、高信号和点状低信号，盆腔见少量积液；DWI(C, $b = 1\,000\ s/mm^2$)呈不均匀高信号；增强扫描(D)显示囊壁增厚，锯齿状，明显强化。膀胱(B)，子宫(U)。

5）鉴别诊断：卵巢黄素化囊肿需与囊腺瘤鉴别。前者多见于妊娠滋养细胞疾病患者或妊娠，双侧发生；后者常无明显症状，单发，体积较大，多房病变分房信号常不一致。

12.6.2　卵巢冠囊肿

（1）概述

卵巢冠囊肿(parovarian cyst)，又称输卵管系膜囊肿、卵巢旁囊肿(paraovarian cyst)、输卵管旁囊肿(paratubal cyst)，发生于输卵管系膜或卵巢门与阔韧带之间，占所有附件肿瘤的 5%～20%，属于胚源性囊肿。胚胎时期的中肾管未完全退化，仍留有残迹，位于输卵管系膜外部下端接近卵巢的称为卵巢冠。其内侧偶可遗留数条垂直小盲管，构成卵巢旁体。成年女性由于囊性扩张而分别形成卵巢冠囊肿或卵巢旁囊肿。

（2）病理

卵巢冠囊肿可起源于中肾管、副中肾管和间皮，以副中肾管来源多见，间皮来源次之，可根据镜下囊壁上皮细胞形状、有无基底膜及平滑肌分类。现在认为卵巢冠囊肿主要是副中肾管上皮分泌液体，致囊腔扩张形成囊肿。卵巢冠囊肿大小不一，直径 1～8 cm，包裹于两层输卵管系膜中，但与卵巢不相连，输卵管附在囊肿之上被拉长，囊壁极薄，内容物为稀薄澄清液体。单发多见，可双侧发生，单房为主，多房较少见。绝大多数为单纯性囊肿。

（3）临床表现

可见于任何年龄段女性，儿童、青少年少见。

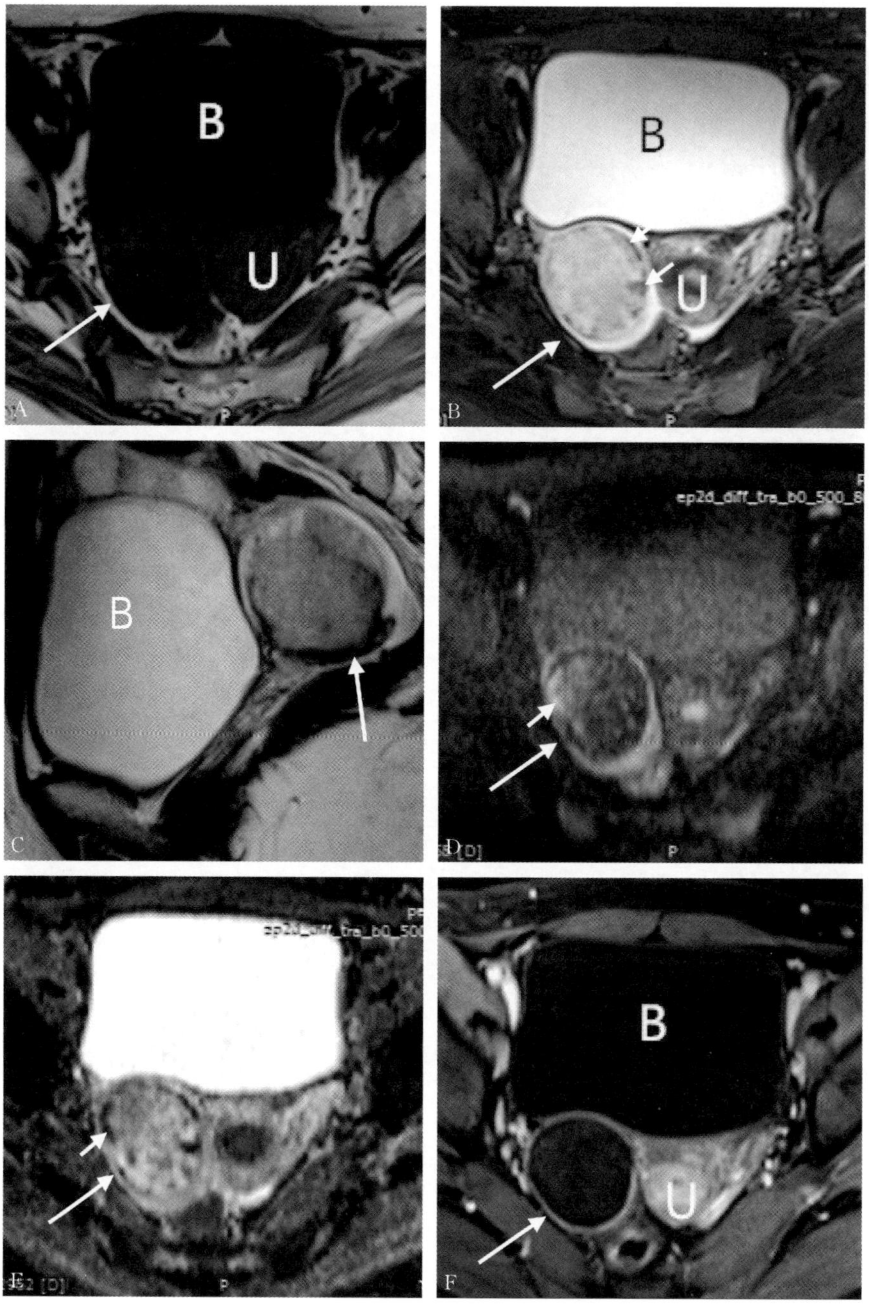

图 12－80 右侧卵巢黄体囊肿

注：患者，女性，26 岁，下腹痛。横断位 T_1WI(A)、T_2WI FS(B)和矢状位 T_2WI(C)示右侧附件区类圆形囊性灶(长箭)，边界清晰，T_1WI 呈低信号，T_2WI 呈稍高信号，壁不均匀增厚；附壁见散在点、片状低信号(短箭)；DWI(D，$b=1\,000$ s/mm^2)呈等信号(长箭)伴片状高信号(短箭)；ADC 图(E)呈等信号(长箭)伴点片状低信号(短箭)；增强(F)见厚壁明显强化(长箭)。子宫(U)，膀胱(B)。

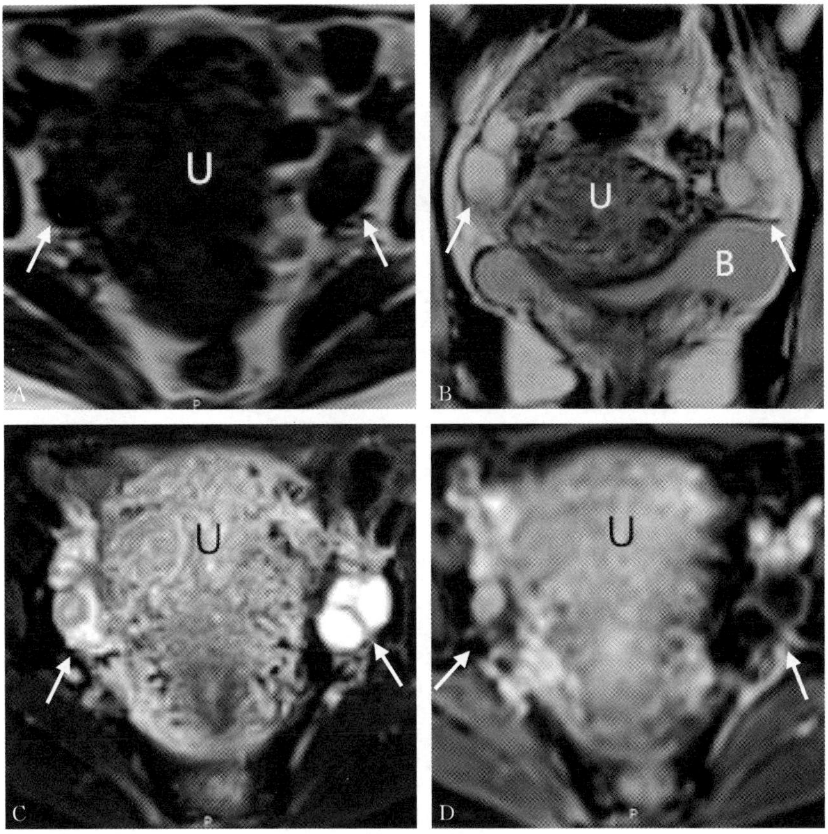

图 12-81 双侧卵巢卵泡膜黄素囊肿

注：患者，女性，28岁，葡萄胎清宫术后。横断位 T_1WI(A)、冠状位 T_2WI 和横断位 T_2WI FS(B、C)示双侧附件区多个囊性灶，相互紧贴类似多房病灶，T_1WI 呈低信号，T_2WI 均匀高信号(箭)；增强扫描(D)囊壁中度强化(箭)。子宫(U)，膀胱(B)。

80%的患者无症状，常在腹部超声检查时偶然发现。囊肿发生出血或扭转时可出现腹痛、恶心或呕吐。

(4) MRI 表现

卵巢冠囊肿表现为一侧附件区类圆形或卵圆形、单房囊性病灶，少数也可双侧发生。T_1WI 低信号，T_2WI 均匀高信号，若囊肿有出血则 T_1WI 呈高信号。囊肿张力低，易受周围结构挤压使得接触面变平或凹陷，也可向阻力较小的间隙生长而局部突出，囊壁菲薄，增强后轻度强化，极少数可见内部分隔或小壁结节。同侧卵巢完整可见，与囊肿紧贴或分离(图 12-82)。

(5) 诊断要点

单房薄壁囊肿，张力低，与同侧卵巢毗邻或分离，卵巢形态基本正常。

(6) 鉴别诊断

卵巢冠囊肿需与卵巢滤泡囊肿、黄体囊肿、腹膜包涵囊肿、卵巢囊腺瘤鉴别。滤泡囊肿直径很少大于 5 cm，呈类圆形薄壁囊肿，1～3 个月经周期自行消失，可作鉴别。黄体囊肿也呈较小单房，但其囊壁厚、锯齿状，强化明显。腹膜包涵囊肿一般体积较大，与盆腔手术史或盆腔炎症或子宫内膜异位症导致的盆腔粘连有关，可见“蜘蛛在网征”。囊腺瘤一般体积较大，张力较高。

12.6.3 多囊卵巢综合征

(1) 概述

多囊卵巢综合征(polycystic ovarian syndrome，PCOS)是育龄期女性常见的生殖内分泌代谢疾病，发病率为 6%～8%。目前国际最广泛接受的 PCOS 诊断标准为 2003 年欧美共同在鹿特丹会议上修订的(又称鹿特丹标准)，符合以下 3 项中 2 项即可诊断：①稀发排卵或无排卵；②高

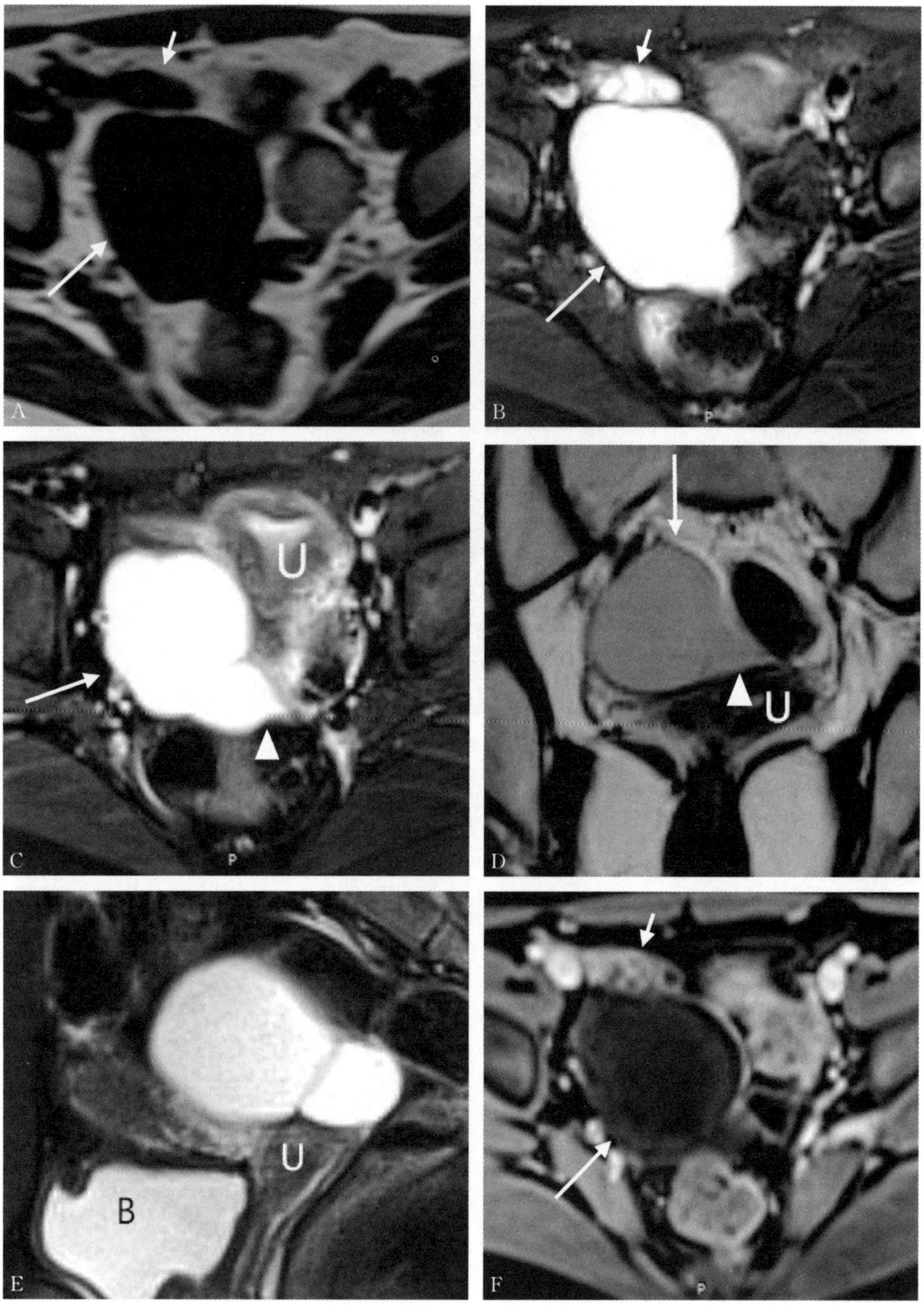

图 12－82　右侧卵巢冠囊肿

注：患者，女性，13 岁。横断位 T_1WI(A)、T_2WI FS(B、C)、冠状位 T_2WI(D)和矢状位 T_2WI FS(E)示右侧附件区双房囊性病灶（长箭），形态稍不规则，向邻近左后外侧间隙突出（箭头），与同侧卵巢（短箭）毗邻，T_1WI 可见囊肿与卵巢间脂肪信号，卵巢形态基本正常；增强扫描(F)示囊肿壁菲薄、轻度强化。子宫(U)，膀胱(B)。

雄激素；③多囊卵巢。正常青春期生理性变化与PCOS重叠，使得青少年的诊断具有挑战性。2011年，我国制定的青春期PCOS诊断标准为同时满足初潮后月经稀发持续至少2年或闭经、高雄激素和多囊卵巢。

（2）病理

多囊卵巢不是多囊体，是由卵泡在成熟和/或闭锁不同阶段积累所致。下丘脑-垂体-性腺轴异常导致雄激素合成增多，高雄激素作用于卵巢，阻止卵泡的发育，导致众多的未成熟卵泡形成。

（3）临床表现

PCOS多起病于青春期，患者年龄17～46岁，以22～32岁最多。临床上以高雄激素血症（多毛、痤疮、雄性激素性脱发）、持续无排卵为特征，可能出现月经稀发、闭经或月经紊乱、不孕不育、自然流产、胰岛素抵抗、肥胖、妊娠期糖尿病、妊娠期高血压，常伴雌激素依赖性肿瘤如子宫内膜癌和乳腺癌发病率增加。

（4）MRI表现

多囊卵巢影像学诊断标准尚未达成共识。早期的超声诊断标准为1个卵巢内≥12个卵泡（2～9 mm）和/或卵巢体积增大（>10 ml）；但也有学者认为MRI上窦卵泡数≥25个诊断效能最高；Kim等采用卵巢体积和窦卵泡数量阈值分别为12 ml和13个，其中25～29岁为10 ml和14个，30～34岁为9 ml和10个，35～39岁为8 ml和10个，40～44岁为10 ml和9个，年龄>44岁的为6 ml和7个时，可获得最佳敏感性和特异性，并建议从30岁开始降低卵巢体积和窦卵泡数的诊断阈值。

多囊卵巢综合征的MRI表现为双侧卵巢体积增大、窦卵泡数量增多、外周卵泡异常分布和中央髓质增多（图12-83、12-84）。卵泡表现为水样信号，髓质呈T_1WI和T_2WI低信号。但上述表现不具有特异性，与正常卵巢MRI表现有重叠，特别是青少年多囊卵巢的MRI诊断标准更是一大挑战，因为青少年卵巢形态生理性变化较大。故诊断需结合临床表现及相关激素水平。

12.6.4 高反应性黄素化和卵巢过度刺激综合征

（1）概述

高反应性黄素化（hyperreactio luteinalis）多见于hCG增高的患者，如妊娠滋养层疾病、多胎妊娠孕晚期、胎儿水肿，可见于25%的葡萄胎患者和10%的绒毛膜癌患者。卵巢过度刺激综合征（ovarian hyperstimulation syndrome，OHSS）多为体外授精-胚胎移植技术的常见并发症，发生率1%～14%，与医源性诱导排卵相关。自发性OHSS罕见，多发生于妊娠8～14周。卵巢储备功能良好的年轻女性、低体重指数、PCOS、高卵泡数和高水平血清雌二醇是OHSS发生的危险因素。

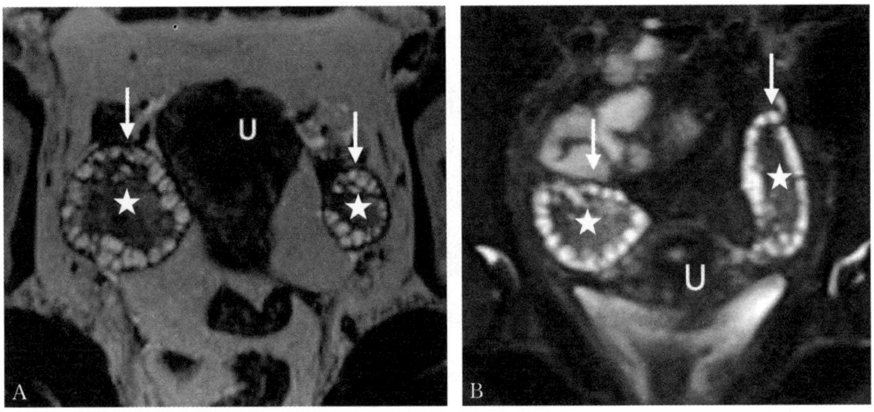

图12-83 多囊卵巢综合征

注：患者，女性，27岁，肥胖，不孕，临床怀疑多囊卵巢综合征。薄层3D横断位T_2WI（A）和冠状位（B）显示双侧卵巢增大，皮质内密集排列小囊肿样卵泡（箭），中央髓质间质增多，呈低信号（星号）。子宫（U）。

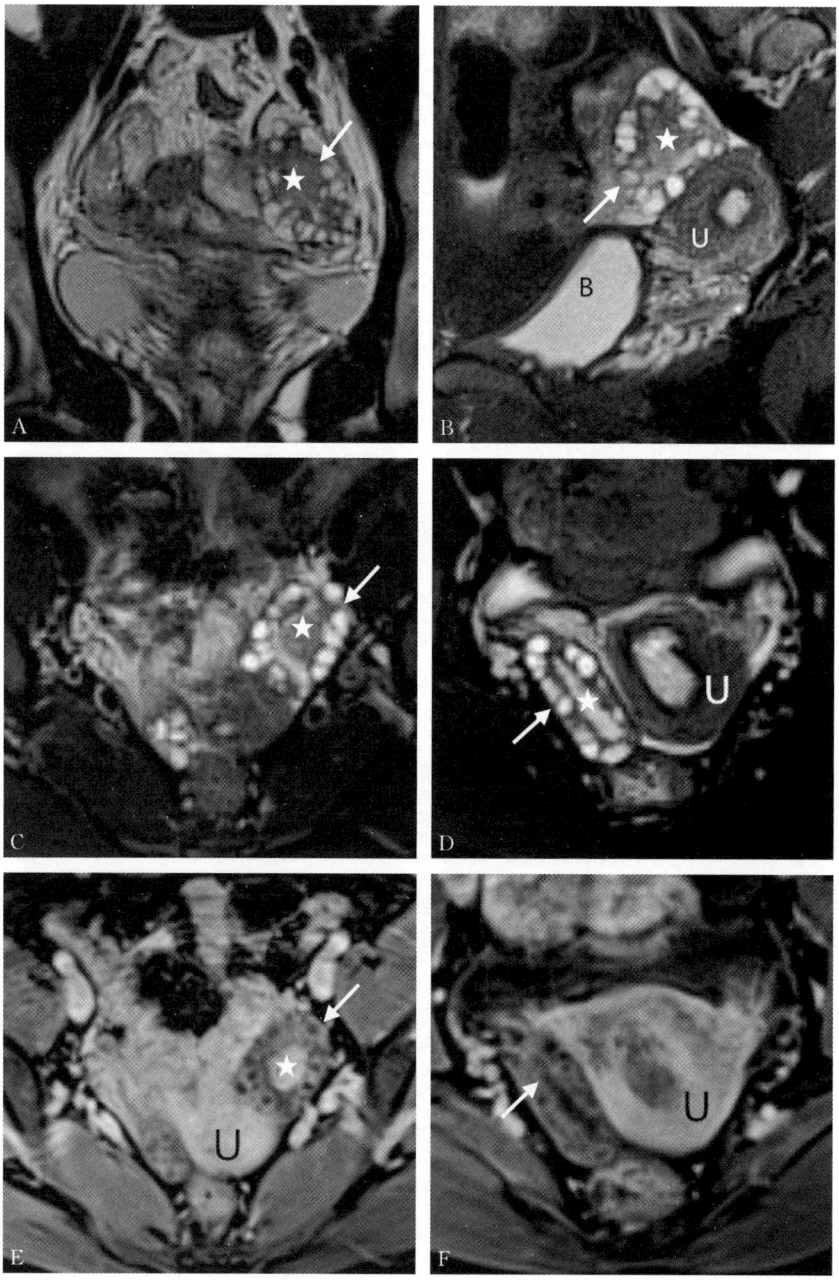

图 12-84 多囊卵巢综合征

注：患者，女性，34 岁，不孕，多毛，临床怀疑多囊卵巢综合征。冠状位 T_2WI(A)、矢状位及横断位 T_2WI FS(B～D)显示双侧卵巢增大，皮质内含多发小囊肿样卵泡(箭)，髓质间质增大(星号)；横断位 T_1WI FS 增强扫描(E、F)显示间质明显强化(星号)，卵泡明显环形强化(箭)。子宫(U)，膀胱(B)。

（2）病理

hCG 增高刺激膜内细胞使得卵巢增大伴有多发单房黄素化囊肿。高反应性黄素化卵巢间质中含有黄体化间质细胞，伴有明显的水肿和充血。OHSS 病理生理尚不明确，大多认为 hCG 是最重要的触发点。hCG 能刺激颗粒叶黄素细胞产生血管内皮生长因子，后者是影响血管通透性的主要因素。在卵巢高度刺激时，毛细血管通透性增加而导致血管内液体向细胞外间隙转移。

（3）临床表现

大多数高反应性黄素化患者无自觉症状，临床为自限性，不需要特殊干预。也可由于卵巢增大有疼痛或扭转、囊肿破裂的症状，从而成为急腹症。

OHSS 可分为轻、中、重度及危重期，表现包括腹胀、腹痛、胃肠道不适、腹水、胸腔积液、少尿或无尿、血液浓缩、血容量不足、电解质紊乱、呼吸窘迫综合征，伴血栓形成倾向的高凝状态及多器官功能衰竭，但往往以其严重程度而定。大多数 OHSS 临床症状较轻，不需要特殊干预。

（4）MRI 表现

高反应性黄素化和卵巢过度刺激综合征典型表现为卵巢增大，内有多发薄壁黄素化囊肿，可伴有出血（图 12－85、12－86）。Takeuchi 等报道高反应性黄素化表现为多房囊性肿块伴分隔，卵巢髓质间质呈 T_1WI 低信号，T_2WI 高-中等信号，DWI 高信号，ADC 值较高，增强后髓质间质成分明显强化。卵巢过度刺激综合征卵巢增大更显著，可伴有腹盆腔积液。

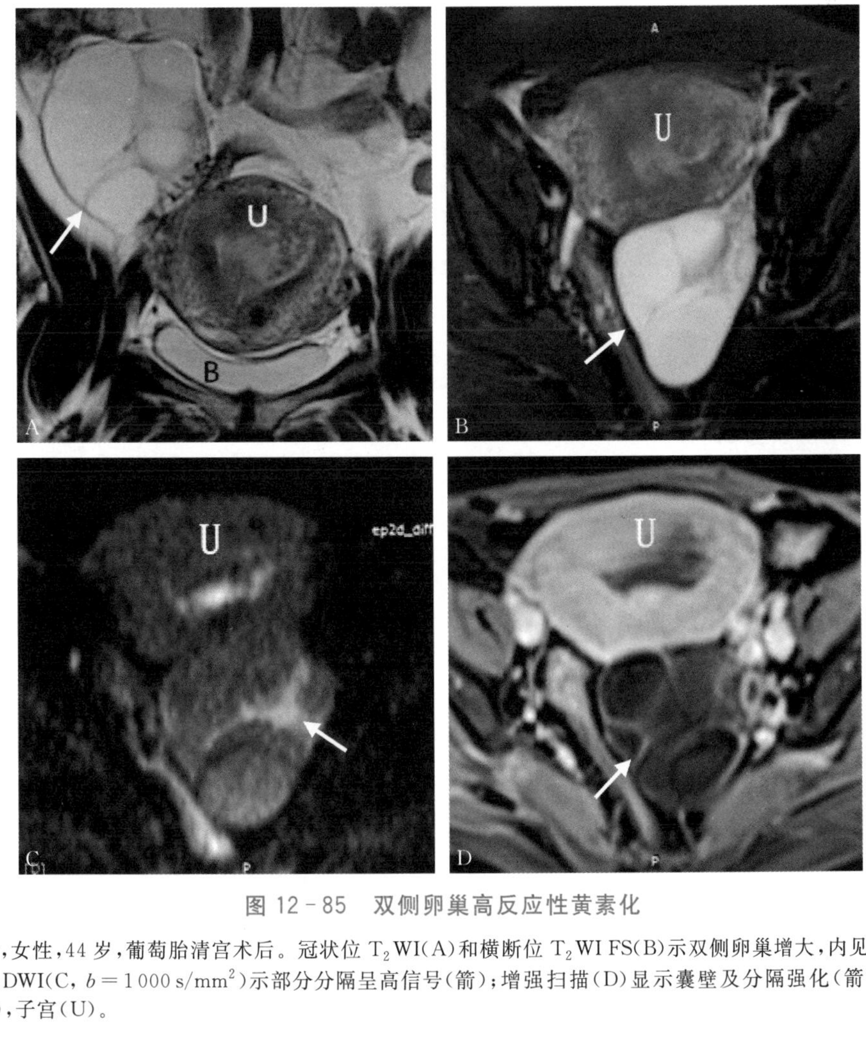

图 12－85 双侧卵巢高反应性黄素化

注：患者，女性，44 岁，葡萄胎清宫术后。冠状位 T_2WI（A）和横断位 T_2WI FS（B）示双侧卵巢增大，内见高信号多房囊性结构（箭）；DWI（C，$b=1\,000\ s/mm^2$）示部分分隔呈高信号（箭）；增强扫描（D）显示囊壁及分隔强化（箭），囊液未见强化。膀胱（B），子宫（U）。

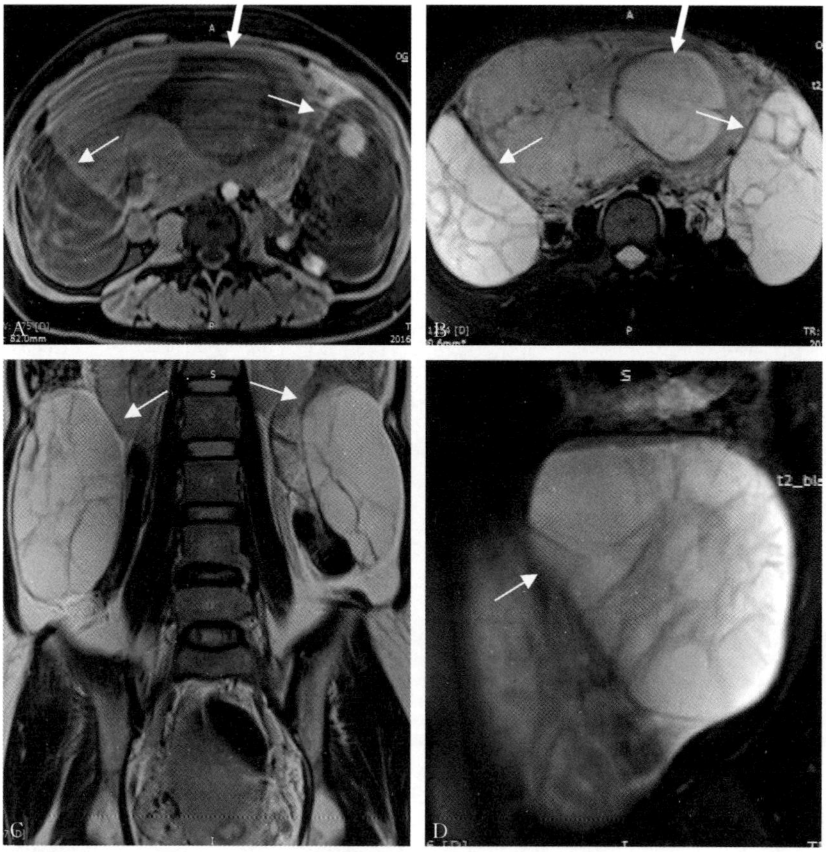

图 12-86 双侧卵巢高反应性黄素化伴出血

注：患者，女性，33岁，单胎孕晚期。横断位 T_1WI(A)、T_2WI FS(B)、冠状位 T_2WI(C)、矢状位 T_2WI FS(D)显示双侧卵巢增大，内见多房囊性结构(细箭)，囊液 T_1WI 大多呈低信号，部分呈高信号，T_2WI 呈中、高信号。粗箭示胎儿。

12.6.5 腹膜包涵囊肿

(1) 概述

腹膜包涵囊肿(peritoneal inclusion cysts)是内衬腹膜充满液体的反应性病变，根据病变的囊性表现、腹膜位置和间皮来源，也被称为多房性腹膜包涵囊肿、多房囊性间皮瘤、良性囊性间皮瘤、腹膜囊性间皮瘤及炎性腹膜囊肿。

(2) 病理

过去认为腹膜包涵囊肿是间皮赘生性肿瘤，但目前多考虑是间皮反应性增生，继发于子宫内膜异位症、炎性反应或腹膜创伤，造成腹膜炎性渗出且吸收能力下降，液体包裹。腹膜包涵囊肿直径从数毫米到30 cm，壁薄1～5 mm，表面光滑，单房或多房，囊液呈清亮黄色。间皮细胞排列呈单层，小面积的细胞排列呈巢样和线状，周围围绕反应性间质，呈受限样表现，与良性疾病一致。间隔由纤维血管组织组成。

(3) 临床表现

腹膜包涵囊肿可发生于任何年龄段，女性多于男性，大多无临床症状，在腹部手术或影像检查中偶然发现，也有部分患者表现为急、慢性腹痛或盆腔痛、背痛、便秘、里急后重、尿频、尿失禁、不孕，体格检查不可触及包块。既往有腹部创伤、手术或放疗史、子宫内膜异位症或盆腔炎症。切除后，仍有50%的复发率。

(4) MRI 表现

腹膜包涵囊肿可发生于腹膜表面的任何位置，但最常见的部位是盆腔，也就是子宫内膜异位症和盆腔炎症的好发部位。可黏附于周围结构，包括卵巢、输卵管、阑尾、网膜和子宫，游离于腹腔罕见。表现为不规则形态的单房或多房囊性肿块，张力低，囊壁菲薄，可有分隔，囊液呈 T_1WI 低信号，T_2WI 高信号，偶可见 T_1WI 高信号出血（图 12－87）。增强扫描可见囊肿壁由盆腔壁、子宫和肠环形成，但不是真正的囊肿壁。有时可见卵巢被包裹在囊肿内，呈"蜘蛛在网征"，这是特征性表现。多数情况下，卵巢与腹膜包涵囊肿分开。囊壁及分隔无强化或微弱强化。

（陆　静　李勇爱　强金伟）

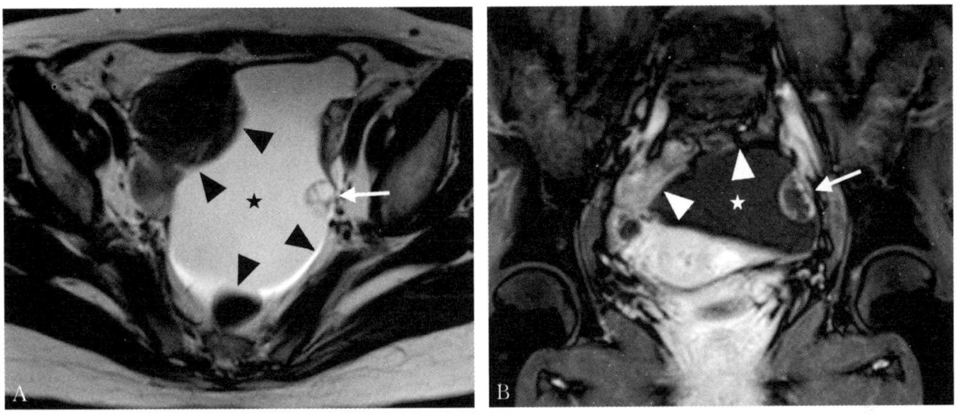

图 12－87　腹膜包涵囊肿

注：患者，女性，49 岁。横断位 T_2WI(A)、冠状位 T_1WI FS 增强扫描(B)示盆腔不规则囊性病灶（星号），囊壁由子宫、直肠及盆壁形成（箭头），左侧卵巢被病灶包裹（箭），类似壁结节。增强后未见明显囊壁。

参考文献

[1] 蔡宋琪，强金伟，赵书会，等. 卵巢畸胎瘤的不典型 MRI 表现[J]. 中国医学计算机成像杂志，2014，20(4)：348－352.

[2] 蔡喆，李艳芳，刘富元，等. 宫颈癌卵巢转移的临床病理分析[J]. 中华临床医师杂志（电子版），2010，4(10)：1779－1783.

[3] 曹泽毅. 中国妇科肿瘤学[M]. 北京：人民军医出版社，2011：193－196.

[4] 曹泽毅. 中华妇产科学[M]. 北京：人民卫生出版社，2004.

[5] CRUM C P，LEE K R. 妇产科诊断病理学[M]. 回允中，译. 北京：北京大学医学出版社，2007.

[6] CLEMENT P B，YOUNG R H. 妇科病理学图谱[M]. 回允中，译. 北京：人民卫生出版社，2011：339－362.

[7] 段爱红，张建平，卢丹. 卵巢冠囊肿的病理类型及治疗[J]. 首都医科大学学报，2006，27(5)：681－683.

[8] 姜李乐，曹国昌，梁琳琳，等. 卵巢过度刺激综合征的研究现状[J]. 国际生殖健康/计划生育杂志，2013，32(5)：391－394.

[9] 蒋杰，李海明，强金伟，等. 卵巢支持-间质细胞瘤的 MRI 表现及与病理对照[J]. 中国医学计算机成像杂志，2016，22(3)：237－242.

[10] 李海明，强金伟，马凤华，等. 动态增强 MRI 在卵巢良恶性肿瘤鉴别中的价值[J]. 肿瘤影像学，2016，25(1)：60－65.

[11] 李海明，强金伟，赵书会，等. 磁共振成像诊断卵巢转移瘤的价值[J]. 中国临床医学影像杂志，2014，25(8)：574－578.

[12] 李海明，强金伟，赵书会，等. 胃癌转移性卵巢肿瘤的 MRI 研究[J]. 中国医学计算机成像杂志，2014，20(6)：517－521.

[13] 李隆玉，曾四元，万磊，等. 子宫内膜癌卵巢转移危险因素的探讨[J]. 中华妇产科杂志，2008，43(5)：352－355.

[14] 李勇爱，强金伟，马凤华，等. MRI 鉴别交界性和恶性上皮性卵巢肿瘤[J]. 肿瘤影像学，2016，25(1)：60－65.

[15] 刘全良，龚静山，徐坚民. 黄体囊肿 CT 和 MRI 表现[J]. 实用诊断与治疗杂志，2007，21(3)：202－203.

[16] 强金伟. 妇科影像学[M]. 北京：人民卫生出版社,2016.
[17] 沙桂华,林守清. 卵巢非赘生性囊肿的内分泌改变[J]. 中国实用妇科与产科杂志，2001,17 (8)：19-21.
[18] 石一复,叶大风,吕卫国,等. 我国 10 288 例卵巢恶性肿瘤的分布及组织学类型[J]. 中华妇产科杂志，2002,37(1):97-100.
[19] 张大千,强金伟,蔡宋琪,等. 卵巢冠囊肿的 MRI 研究[J]. 放射学实践，2014,29 (8):953-956.
[20] 赵书会,强金伟,邱海英,等. 卵巢畸胎瘤的 MRI 诊断[J]. 放射学实践，2011,26(12):1270-1273.
[21] 赵书会,强金伟,张国福,等. 卵巢性索-间质肿瘤的MRI 诊断及病理对照研究[J]. 中国医学计算机成像杂志，2012,18(5):431-435.
[22] 中华医学会妇产科学分会内分泌学组及指南专家组. 多囊卵巢综合征中国诊疗指南[J]. 中华妇产科杂志，2018,53 (1):2-6.
[23] 朱耀魁,肖小敏. 卵巢黄体囊肿破裂 53 例临床特征及相关因素分析[J]. 实用妇产科杂志，2003,19 (2):99-100.
[24] American Cancer Society. Cancer facts and figures 2018 [EB/OL]. http://www. cancer. org/research/cancer-facts-statistics/all-cancer-factsfigures/cancer-facts-figures-2018. html.
[25] ANGLESIO M S, CAREY M S, KÖBEL M, et al. Clear cell carcinoma of the ovary: a report from the first ovarian clear cell symposium, June 24th, 2010 [J]. Gynecol Oncol, 2011,121(2):407-415.
[26] ANTILA R, JALKANEN J, HEIKINHEIMO O. Comparison of secondary and primary ovarian malignancies reveals differences in their pre- and perioperative characteristics[J]. Gyneco Oncol, 2006, 101 (1):97-101.
[27] AZZIZ R, CARMINA E, DEWAILLY D, et al. The androgen excess and PCOS society criteria for the polycystic ovary syndrome: the complete task force report [J]. Fertil Steril, 2009,91 (2):456-488.
[28] BAZOT M, NASSAR-SLABA J, THOMASSIN-NAGGARA I, et al. MR imaging compared with intraoperative frozen-section examination for the diagnosis of adnexal tumors; correlation with final histology [J]. Eur Radiol, 2006,16(12):2687-2699.
[29] BENT C I, SAHDEV A, ROCKALL A G, et al. MRI appearances of borderline ovarian tumours [J]. Clin Radiol, 2009,64(4):430-438.
[30] BODURKA D C, DEAVERS M T, TIAN C, et al. Reclassification of serous ovarian carcinoma by a 2-tier system [J]. Cancer, 2012, 118 (12): 3087-3094.
[31] BOUSSIOS S, ZARKAVELIS G, SERAJ E, et al. Non-epithelial ovarian cancer: elucidating uncommon gynaecological malignancies [J]. Anticancer Res, 2016,36(10):5031-5042.
[32] BUY J N, GHOSSAIN M. Gynecological imaging [M]. Berlin, Heidelberg: Springer, 2013.
[33] BYUN J Y. MR Imaging findings of ovarian cystadenofibroma: clues for making the differential diagnosis from ovarian malignancy[J]. Korean J Radiol, 2006,7 (3):153-155.
[34] CAI S Q, ZHAO S H, QIANG J W, et al. Ovarian Sertoli-Leydig cell tumors: MRI findings and pathological correlation[J]. J Ovarian Res, 2013,26,6(1): 73-77.
[35] CARLSON J W, MIRON A, JARBOE E A, et al. Serous tubal intraepithelial carcinoma: its potential role in primary peritoneal serous carcinoma and serous cancer prevention[J]. J Clin Oncol, 2008,26(25): 4160-4165.
[36] CHIEN J C. Chen C L, Chan W P. Case 210: primary ovarian lymphoma [J]. Radiology, 2014, 273 (1): 306-309.
[37] CHO S M, BYUN J Y, RHA S E, et al. CT and MRI findings of cystadenofibromas of the ovary[J]. Eur Radiol, 2004,14(5):798-804.
[38] CHOUGULE A, SINGH P, SAHA P K, et al. Ovarian Sertoli-Leydig cell tumour with rhabdomyosarcoma and borderline mucinous neoplasm [J]. Pathology, 2016,48(3):278-281.
[39] CHUNG B M, PARK S B, LEE J B, et al. Magnetic resonance imaging features of ovarian fibroma, fibrothecoma, and thecoma [J]. Abdom Imaging, 2015, 40 (5):1263-1272.
[40] DANTHINE D, LA A F, SCHOYSMAN L. Adnexal mass characterization in a teenage girl[J]. J Belg Soc Radiol, 2019,103(1):1-2.
[41] DEL CARMEN M G, BIRRER M, SCHORGE J O. Clear cell carcinoma of the ovary: a review of the lit-

erature[J]. Gynecol Oncol, 2012, 126(3): 481 - 490.

[42] DESOUZA N M, O'NEILL R, MCLNDOE G A, et al. Borderline tumors of the ovary: CT and MRI features and tumor markers in differentiation from stage I disease[J]. Am J Roentgenol, 2005, 184(3): 999 - 1003.

[43] DIETRICH C S, DESIMONE C P, MODESITT S C, et al. Primary appendiceal cancer: gynecologic manifestations and treatment options [J]. Gynecol Oncol, 2007,104(3):602 - 606.

[44] DU D F, LI M F, LI X L. Ovarian hyperstimulation syndrome: a clinical retrospective study on 565 inpatients[J]. Gynecol Endocrinol, 2019,20: 1 - 5.

[45] EDGE S B, BYRD D R, COMPTON C C, et al. American Joint Committee on Cancer (AJCC) Cancer staging manual [M]. 7th ed. New York: Springer, 2011.

[46] FITZGERALD S, DIVASTA A, GOODING H. An update on PCOS in adolescents[J]. Curr Opin Pediatr, 2018,30 (4):459 - 465.

[47] GEZGIN K, KARATAYLI R, YAZICI F, et al. Malignant Brenner tumor of the ovary: analysis of 13 cases [J]. Int J Clin Oncol, 2012,17(4):324 - 329.

[48] GUI T, CAO D, SHEN K, et al. A clinicopathological analysis of 40 cases of ovarian Sertoli-Leydig cell tumors [J]. Gynecol Oncol, 2012,127(2):384 - 389.

[49] GURUNG A, HUNG T, MORIN J, et al. Molecular abnormalities in ovarian carcinoma: clinical, morphological and therapeutic correlates[J]. Histopathology, 2013,62(1):59 - 70.

[50] HART W R. Borderline epithelial tumors of the ovary [J]. Mod Pathol, 2005,18 (Suppl 2): S33 - S50.

[51] HART W R. Diagnostic challenge of secondary (metastatic) ovarian tumors simulating primary endometrioid and mucinous neoplasms [J]. Pathol Int, 2005, 55 (5):231 - 243.

[52] HEILBRUN M E, OLPIN J, SHAABAN A. Imaging of benign adnexal masses: characteristic presentations on ultrasound, computed tomography, and magnetic resonance imaging [J]. Clin Obstet Gynecol, 2009,21 (4):21 - 39.

[53] HEO S H, KIM J W, SHIN S S, et al. Review of ovarian tumors in children and adolescents: radiologic-pathologic correlation [J]. Radiographics, 2014, 34 (7):2039 - 2055.

[54] HEO S H, KIM J W, SHIN S S, et al. Review of ovarian tumors in children and adolescents: radiologic-pathologic correlation [J]. Radiographics, 2014, 34 (7):2039 - 2055.

[55] HORTA M, CUNHA T M. Sex cord-stromal tumors of the ovary: a comprehensive review and update for radiologists [J]. Diagn Interv Radiol, 2015, 21(4): 277 - 286.

[56] HRICAK H, CHEN M, COAKLEY F V, et al. Complexadnexal masses: detection and characterizationwith MR imaging — multivariate analysis [J]. Radiology, 2000,214(1):39 - 46.

[57] HU J, KHALIFA R D, ROMA A A, et al. The pathologic distinction of primary and metastatic mucinous tumors involving the ovary: a re-evaluation of algorithms based on gross features [J]. Ann Diagn Pathol, 2018,37(1):1 - 6.

[58] IKEUCHI T, KOYAMA T, TAMAI K, et al. CT and MR features of struma ovarii[J]. Abdom Imaging, 2012,37(5):904 - 910.

[59] IMAOKA I, WADA A, KAJI Y, et al. Developing an MRI strategy for diagnosis of ovarian masses[J]. Radiographics, 2006,26(5):1431 - 1448.

[60] ITAMOCHI H, KIGAWA J, TERAKAWA N. Mechanisms of chemoresistance and poor prognosis in ovarian clear cell carcinoma[J]. Cancer Sci, 2008,99 (4):653 - 658.

[61] JONES M B. Borderline ovarian tumors: current concepts for prognostic factors and clinical management [J]. Clin Obstet Gynecol, 2006,49(3):517 - 525.

[62] JUNG D C, CHOI H J, JU W, et al. Discordant MRI/FDG-PET imaging for the diagnosis of borderline ovarian tumors[J]. Int J Gynecol Cancer, 2008, 18 (4):637 - 641.

[63] JUNG N H, KIM T, KIM H J, et al. Ovarian sclerosing stromal tumor presenting as Meigs' syndrome with elevated CA - 125[J]. J Obstet Gynaecol Res, 2006, 32(6):619 - 622.

[64] JUNG S E,RHA S E, LEE J M, et al. CT and MRI findings of sex cord-stromal tumor of the ovary[J]. Am J Roentgenol, 2005,185(1):207 - 215.

[65] KAWAUCHI S, TSUJI T, KAKU T, et al. Scleros-

ing stromal tumor of the ovary: a clinicopathologic, immunohistochemical, ultrastructural, and cytogenetic analysis with special reference to its vasculature[J]. Am J Surg Pathol, 1998,22(1):83-92.

[66] KIM J Y, JUNG K J, CHUNG D S, et al. Sclerosing stromal tumor of the ovary: MR-pathologic correlation in three cases[J]. Korean J Radiol, 2003, 4(3): 194-199.

[67] KIM S H, KIM S H. Granulosa cell tumor of the ovary: common findings and unusual appearances on CT and MR[J]. J Comput Assist Tomogr, 2002,26(5): 756-761.

[68] KIM S H. Radiology illustrated: gynecologic imaging [M]. Berlin: Springer, 2013.

[69] KONDI-PAFITI A, KAIRI-VASILATOU E, IAVAZZO C, et al. Metastatic neoplasms of the ovaries: a clinicopathological study of 97 cases[J]. Arch Gynecol Obstet, 2011,284(5):1283-1288.

[70] KURMAN R J, CARCANGIU M L, HERRINGTON C S, et al. WHO classification of tumours of female reproductive organs [M]. 4th ed. Lyon: IARC, 2014.

[71] KÖBEL M, KALLOGER S E, HUNTSMAN D G, et al. Differences in tumor type in low-stage versus high-stage ovarian carcinomas[J]. Int J Gynecol Pathol, 2010,29(3):203-211.

[72] LALWANI N, PRASAD S R, VIKRAM R, et al. Histologic, molecular, and cytogenetic features of ovarian cancers: implications for diagnosis and treatment[J]. Radiographics, 2011, 31(3): 625-646.

[73] LALWANI N, SHANBHOGUE A K P, VIKRAM R, et al. Current update on borderline ovarian neoplasms[J]. Am J Roentgenol, 2010, 194(2): 330-336.

[74] LEE K R, TAVASSOLI F A, PRAT J et al. Surface epithelial-stromal tumours (Ch 2: tumours of the ovary and peritoneum) [M]//Tavassoli FA, Devilee P. World Health Organization classification of tumours: pathology and genetics of tumours of the breast and female genital organs [M]. Lyon: IARC, 2003,117-145.

[75] LEE T T, RAUSCH M E. Polycystic ovarian syndrome: role of imaging in diagnosis [J]. Radiographics, 2012,32(6):1643-1657.

[76] LEE Y, MEDEIROS F, KINDELBERGER D, et al. Advances in the recognition of tubal intraepithelial carcinoma: applications to cancer screening and the pathogenesis of ovarian cancer[J]. Adv Anat Pathol, 2006,13(1):1-7.

[77] LEEN S L S, SINGH N. Pathology of primary and metastatic mucinous ovarian neoplasms[J]. J Clin Pathol, 2012,65(7):591-595.

[78] LEWIS M R, DEAVERS M T, SILVA E G, et al. Ovarian involvement by metastatic colorectal adenocarcinoma: still a diagnostic challenge[J]. Am J Surg Pathol, 2006,30(2):177-184.

[79] LI H M, QIANG J W, MA F H, et al. The value of dynamic contrast-enhanced MRI in characterizing complex ovarian tumors[J]. J Ovarian Res, 2017,10(1):4.

[80] LI H M, QIANG J W, XIA G L, et al. MRI for differentiating ovarian endometrioid adenocarcinoma from high-grade serous adenocarcinoma[J]. J Ovarian Res, 2015,8: 26.

[81] LI H M, QIANG J W, XIA G L, et al. Primary ovarian endometrioid adenocarcinoma: MR imaging findings including a preliminary observation on diffusion-weighted imaging [J]. J Comput Assist Tomogr, 2015,39(3):401-405.

[82] LI Y K, ZHENG Y, LIN J B, et al. CT imaging of ovarian yolk sac tumor with emphasis on differential diagnosis[J]. Sci Rep, 2015,5: 11000.

[83] LI Y A, QIANG J W, MA F H, et al. MRI features and score for differentiating borderline from malignant epithelial ovarian tumors [J]. Eur J Radiol, 2018,98(1):136-142.

[84] LIM D, OLIVA E. Ovarian sex cord-stromal tumours: an update in recent molecular advances [J]. Pathology, 2018,50(2):178-189.

[85] MA F H, QIANG J W, ZHANG G F, et al. Magnetic resonance imaging for distinguishing ovarian clear cell carcinoma from high-grade serous carcinoma[J]. J Ovarian Res, 2016,9(1):40.

[86] MA F H, ZHAO S H, QIANG J W, et al. MRI appearances of mucinous borderline ovarian tumors: pathological correlation [J]. J Magn Reson Imag, 2014,40(3):745-751.

[87] MATSUURA Y, ROBERTSON G, MARSDEN D E, et al. Thromboembolic complications in patients with clear cell carcinoma of the ovary[J]. Gynecol Oncol, 2007,104(2):406 - 410.

[88] MCCLUGGAGE W G, WILKINSON N. Metastatic neoplasms involving the ovary: a review with an emphasis on morphological and immunohistochemical features [J]. Histopathology, 2005, 47 (3): 231 - 247.

[89] MCCLUGGAGE W G. Morphological subtypes of ovarian carcinoma: a review with emphasison new developments and pathogenesis[J]. Pathology, 2011, 43 (5):420 - 432.

[90] MIKAM M, TANAKA K, KOMIYAMA S. Magnetic resonance imaging in sclerosing stromal tumor of the ovary [J]. Int J Gynecol Obstet, 2003, 83 (3): 319 - 321.

[91] MISDRAJI J, YANTISS R, GRAEME-COOK F, et al. Appendiceal mucinous neoplasms. A clinicopathologic analysis of 107 cases[J]. Am J Surg Pathol, 2003,27 (8):1089 - 1103.

[92] MOHAGHEGH P, ROCKALL A G. Imaging strategy for early ovarian cancer: characterization of adnexal masses with conventional and advanced imaging techniques [J]. Radiographics, 2012,32(6):1751 - 1773.

[93] MOON W J, KOH B H, KIM S K, et al. Brenner tumor of the ovary: CT and MRI findings[J]. J Compt Assist Tomogr, 2000,24(1):72 - 76.

[94] MOONEY E E, NOGALES F F, BERGERON C, et al. Retiform Sertoli-Leydig cell tumours: clinical, morphological and immunohistochemical findings [J]. Histology, 2002,41(2):110 - 117.

[95] MOORE R G, CHUNG M, GRANAI C O, et al. Incidence of metastasis to the ovaries from nongenital tract primary tumors [J]. Gynecol Oncol, 2004, 93 (1):87 - 91.

[96] MORICE P, JOULIE F, CAMATTE S, et al. Lymph node involvement in epithelial ovarian cancer: analysis of 276 pelvic and paraaortic lymphadenectomies and surgical lmplications [J]. J Am Coll Surg, 2003, 197 (2):198 - 205.

[97] MUTCH D J, PRAT J. 2014 FIGO staging for ovarian, fallopian tube and peritoneal cancer [J]. Gynecol Oncol, 2014,133(3):401 - 404.

[98] NAKANISHI T, WAKAI K, ISHIKAWA H, et al. A comparison of ovarian metastasis between squamous cell carcinoma and adenocarcinoma of the uterine cervix [J]. Gynecol Oncol, 2001, 82 (3): 504 - 509.

[99] NAM J H. Borderline ovarian tumors and fertility [J]. Curr Opin Obstet Gynecol, 2010,22(3):227 - 234.

[100] NEMETH A J, PATEL S K. Meigs syndrome revisited [J]. J Thorac Imaging, 2003,18(2):100 - 103.

[101] OGAWA S, KAKU T, AMADA S, et al. Ovarian endometriosis associated with ovarian carcinoma: a clinicopathological and immunohistochemical study [J]. Gynecol Oncol, 2000,77(2):298 - 304.

[102] OH S N, RHA S E, JUNG S E, et al. Transitional cell tumor of the ovary: computed tomographic and magnetic resonance imaging features with pathological correlation[J]. J Comput Assist Tomogr, 2009, 33 (1):106 - 112.

[103] OKAMOTO Y, TANAKA Y O, TSUNODA H, et al. Malignant or borderline mucinous cystic neoplasms have a larger number of loculi than mucinous cystadenoma: a retrospective study with MR[J]. J Mag Reson Imag, 2007,26(1):94 - 99.

[104] OUTWATER E K, MARCHETTO B, WAGNER B J. Virilizing tumors of the ovary: imaging features [J]. Ultrasound Obstet Gynecol, 2000,5(15):365 - 371.

[105] OUTWATER E K, SIEGELMAN E S, HUNT J L. Ovarian teratomas: tumor types and imaging characteristics[J]. Radiographics, 2001, 21 (2): 475 - 490.

[106] PEARCE C L, TEMPLEMAN C, ROSSING M A, et al. Association between endometriosis and risk of histological subtypes of ovarian cancer: a pooled analysis of case-control studies [J]. Lancet Oncol, 2012,13(4):385 - 394.

[107] PRAT J. FIGO Committee on Gynecologic Oncology (2014) staging classificationfor cancer of the ovary, fallopian tube, andperitoneum [J]. Int J Gynaecol Obstet, 2014,124(1):1 - 5.

[108] PRAT J. Ovarian carcinomas: five distinct diseases with different origins, genetic alterations, and clinico-

pathological features[J]. Virchows Arch, 2012,460(3):237-249.

[109] PRAT J. Pathology of the ovary [M]. Philadelphia: Saunders, 2004.

[110] RAO K V, KONAR S, GANGADHARAN J, et al. A pure non-gestational ovarian choriocarcinoma with delayed solitary brain metastases: case report and review of the literature[J]. J Neurosci Rural Pract, 2015,6(4):578-581.

[111] RAUH-HAIN A J, WINOGRAD D, GROWDON W B, et al. Prognostic determinants in patients with uterine and ovarian clear cell carcinoma[J]. Gynecol Oncol, 2012,125(2):376-380.

[112] RHA S E, BYUN J Y, JUNG S E, et al. Atypical CT and MRI manifestations of mature ovarian cystic teratomas[J]. Am J Roentgenol, 2004, 183(3): 743-750.

[113] RONNETT B M, ZAHN C M, KURMAN R J, et al. Disseminated peritoneal adenomucinosis and peritoneal mucinous carcinomatosis. A clinicopathologic analysis of 109 cases with emphasis on distinguishing pathologic features, site of origin, prognosis, and relationship to "pseudomyxoma peritonei"[J]. Am J Surg Pathol, 1995,19(12):1390-1408.

[114] ROTHENBERG S S, BEVERLEY R, BARNARD E, et al. Polycystic ovary syndrome in adolescents [J]. Best Pract Res Clin Obstet Gynaecol, 2018,48: 103-114.

[115] SABA L, ACHARYA U R, GUERRIERO S, et al. Ovarian neoplasm imaging [M]. Cham: Springer, 2013.

[116] SALCEDO-HERÁNDEZ R A, LINO-SILVA L A, CAŃTU DE LEÓN D, et al. Ovarian undifferentiated carcinoma with mesenteric presentation[J]. Int J Surg Case Rep, 2012,3(11):551-554.

[117] SALVADOR S, GILKS B, KÖBEL M, et al. The fallopian tube: primary site of most pelvic high-grade serouscarcinomas[J]. Int J Gynecol Cancer, 2009,19(1):58-64.

[118] SAVAGE P, CONSTENLA D, FISHER C, et al. Granulosa cell tumors of the ovary: demographics, survival and the management of advanced disease [J]. Clin Oncol, 1998,10(4):242-245.

[119] SEIDMAN J D, KURMAN R J, RONNETT B M. Primary and metastatic mucinous adenocarcinomas in the ovaries: incidence in routine practice with a new approach to improve intraoperative diagnosis [J]. Am J Surg Pathol, 2003,27(7):985-993.

[120] SEIDMAN J D,RUSSEL P, KURMAN R J. Surface epithelial tumors of theovary [M]//Kurman RJ. Blaustein's pathology of the female genital tract [M]. New York: Springer, 2002: 791-904.

[121] SHAABAN A M, REZVANI M, ELSAYES K M, et al. Ovarian malignant germ cell tumors: cellular classification and clinical and imaging features [J]. Radiographics, 2014,34(3):777-801.

[122] SHINAGARE A B, MEYLAERTS L J, LAURY A R, et al. MRI features of ovarian fibroma and fibrothecoma with histopathologic correlation[J]. Am J Roentgenol, 2012,198(3):W296-W303.

[123] SI J, KIM Y J, LEE M W, et al. Struma ovarii: CT findings[J]. Abdomen Imag, 2008,33(6):740-743.

[124] SIEGEL R L, MILLER K D, JEMAL A. Cancer statistics, 2018 [J]. CA Cancer J Clin, 2018,68(1):7-30.

[125] SIGISMONDI C, GADDUCCI A, LORUSSO D, et al. Ovarian Sertoli-Leydig cell tumors. a retrospective MITO study [J]. Gynecol Oncol, 2012,125(3): 673-676.

[126] SOBIN L H, GOSPODAROWICZ M K, WITTEKIND C. International Union against Cancer (UICC): TNM classiflcation of malignant tumours [M]. 7th ed. Oxford: Wiley-Blackwell, 2009.

[127] SOHAIB S A, SAHDEV A, VAN TRAPPEN P, et al. Characterization of adnexal mass lesions on MR imaging [J]. Am J Roentgenol, 2003,180(5):1297-1304.

[128] SONG T, CHOI C H, PARK H S, et al. Fertility-sparing surgery for borderline ovarian tumors: oncologic safety and reproductive outcomes[J]. Int J Gynecol Cancer, 2011,21(4):640-646.

[129] SOSLOW R A, TORNOS C. Diagnostic pathology of ovarian tumors [M]. Berlin: Springer, 2011.

[130] SRISAJJAKUL S, PRAPAISILP P, BANGCHOKDEE S. Imaging features of unusual lesions and complications associated with ovarian mature cystic teratoma[J]. Clin Imaging, 2019,57: 115-123.

[131] SUZUKI M, OHWADA M, YAMADA T, et al. Lymph nodemetasis in stage I epithelial ovarian cancer [J]. Gynecol Oncol, 2000,79:305－308.

[132] SYED M, MESHRAM S, DESHPANDE P, et al. Extremely rare case of bilateral pure primary non-gestational ovarian choriocarcinoma [J]. Pol J Radiol, 2017,82: 547－550.

[133] TAKEUCHI M, MATSUZAKI K. Magnetic resonance manifestations of hyperreactio luteinalis [J]. J Comput Assist Tomogr, 2011,35 (3):343－346.

[134] TAKEUCHI T, OHISHI Y, IMAMURA H, et al. Ovarian transitional cell carcinoma represents a poorly differentiated form of high-grade serous or endometrioid adenocarcinoma [J]. Am J Surg Pathol, 2013,37(7):1091－1099.

[135] TANAKA Y O, KUROSAKI Y, NISHIDA M, et al. Ovarian dysgerminoma: MR and CT appearance [J]. J Comput Assist Tomogr, 1994,18(3):443－448.

[136] TANAKA Y O, OKADA S, SATOH T, et al. Ovarian serous surface papillary borderline tumors form sea anemone-like masses [J]. J Magn Reson Imaging, 2011,33(3):633－640.

[137] TANAKA Y O, TSUNODA H, KITAGAWA Y, et al. Functioning ovarian tumors: direct and indirect findings at MR imaging [J]. Radiographics, 2004,24 (Suppl 1): 147－166.

[138] THOMASSIN-NAGGARA I, BAZOT M, DARAI E, et al. Epithelial ovarian tumors: value of dynamic contrast-enhanced MR imaging and correlation with tumor angiogenesis [J]. Radiology, 2008,248(1): 148－159.

[139] THOMASSIN-NAGGARA I, DARAÏE, CUENOD C A, et al. Dynamic contrastenhancedmagnetic resonance imaging: a useful tool for characterizing ovarian epithelial tumors [J]. J Magn Reson Imaging, 2008,28(1):111－120.

[140] TROIANO R N, LAZZARINI K M, SCOUTT L M, et al. Fibroma and fibrothecoma of the ovary: MR imaging finding [J]. Radiology, 1997, 204 (3): 795－798.

[141] VALLERIE A M, LERNER J P, WRIGHT J D, et al. Peritoneal inclusion cysts: a review [J]. Obstet Gynecol Surv, 2009,64 (5):321－334.

[142] VELDHUIS W B, AKIN O, GOLDMAN D, et al. Peritoneal inclusion cysts: clinical characteristics and imaging features [J]. Eur Radiol, 2013,23 (4): 1167－1174.

[143] WANG S, QIU L, LANG J H, et al. Prognostic analysis of endometrioid epithelial ovarian cancer with or without endometriosis: a 12-year cohort study of Chinese patients [J]. Am J Obstet Gynecol, 2013, 209(3):241.

[144] WILLMOTT F, ALLOUNI K A, ROCKALL A. Radiological manifestations of metastasis to the ovary [J]. J Clin Pathol, 2012,65(7):585－590.

[145] YOUNG R H, SCULLY R E. Ovarian Sertoli-Leydig cell tumors-a clinicopathological analysis of 207 cases [J]. Am J Sur Pathol, 1985,9(8):543－569.

[146] YOUNG R H. From Krukenberg to today: the ever present problems posed by metastatic tumors in the ovary. Part 1. Historical perspective, general principles, mucinous tumors including the krukenberg tumor [J]. Adv Anat Pathol, 2006,13(5): 784－795.

[147] YOUNG R H. Ovarian sex cord-stromal tumours and their mimics [J]. Pathology, 2018,50(1):5－15.

[148] ZAINO R J, BRADY M F, LELE S M, et al. Advanced stage mucinous adenocarcinoma of the ovary is both rare and highly lethal: a Gynecologic Oncology Group study [J]. Cancer, 2011,117(3):554－562.

[149] ZHAO S H, QIANG J W, ZHANG G F, et al. Diffusion-weighted MR imaging for differentiating borderline from malignant epithelial tumors of the ovary: pathological correlation [J]. Eur Radiol, 2014,24(9):2292－2299

[150] ZHAO S H, QIANG J W, ZHANG G F, et al. MRI in differentiating between borderline and benign mucinous ovarian cystadenoma: pathological correlations [J]. J Magn Reson Imaging, 2014, 39 (1):162－166.

[151] ZHAO S H, QIANG J W, ZHANG G F, et al. MRI appearances of ovarian serous borderline tumor: pathological correlation [J]. J Magn Reson Imaging, 2014,40(1):151－156.

13 输卵管肿瘤

13.1 输卵管良性肿瘤

输卵管肿瘤少见，特别是良性输卵管肿瘤更罕见。输卵管和子宫都是由胚胎期米勒管发育而成，凡子宫体或宫颈发生的肿瘤，输卵管也可发生，因此输卵管肿瘤种类繁多。由于输卵管肿瘤无特异症状和体征，且卵巢癌常累及输卵管，临床易漏诊和误诊。

输卵管良性肿瘤包括上皮源性、间叶源性、混合型上皮-间叶源性及生殖细胞源性肿瘤，查阅文献均以个案报道为主。患者多为育龄期女性，多无临床症状，随着肿瘤的增大，可导致输卵管阻塞和不孕不育，也可因输卵管扭转或破裂致急性腹痛。T_2WI 对显示扩张积液的输卵管及扭转后的蒂具有优势，有助于输卵管来源病变定位。

13.1.1 输卵管乳头状瘤

输卵管乳头状瘤（papilloma）罕见，由单层无纤维上皮或嗜酸细胞围绕易碎的轴心呈分支状生长，多位于间质部，可单侧或双侧发生，直径多小于 1 cm。该病多发生在育龄期女性，瘤体可阻塞输卵管，因此患者多合并输卵管积液及输卵管炎。患者多因不孕、腹痛或月经不调就诊。病灶常在子宫输卵管造影中偶然发现，表现为局部充盈缺损。

13.1.2 输卵管浆液腺纤维瘤

输卵管浆液腺纤维瘤（serous adenofibroma）是由输卵管的浆液性上皮细胞与纤维间质构成，纤维间质呈乳头状生长，瘤体 0.5～3 cm，多位于输卵管腔内、浆膜面或伞端，以伞端多见。该肿瘤是交界性肿瘤的前体，细胞内黏蛋白染色阳性，并有散在分布的上皮膜抗原阳性，因此有学者认为该肿瘤来源于胚胎时期米勒管残留。患者多为 30～40 岁女性，通常无症状，多在其他疾病所致的手术中偶然发现。影像学表现与卵巢来源的腺纤维瘤相似，多为囊实性肿块，囊性成分常可见分隔。实性成分由于富含纤维，T_2WI 呈明显低信号，增强后轻度强化（图 13－1）。

13.1.3 输卵管平滑肌瘤

输卵管平滑肌瘤（leiomyoma）来源于输卵管肌层或血管肌细胞，以峡部及壶腹部多见，当肿瘤巨大时可发生扭转、退变甚至导致输卵管破裂出血。当发现输卵管多发平滑肌瘤时，须考虑平滑肌瘤病。其影像学表现与子宫肌瘤相似，由于输卵管肌瘤的供血不及子宫肌瘤丰富，瘤体更易发生

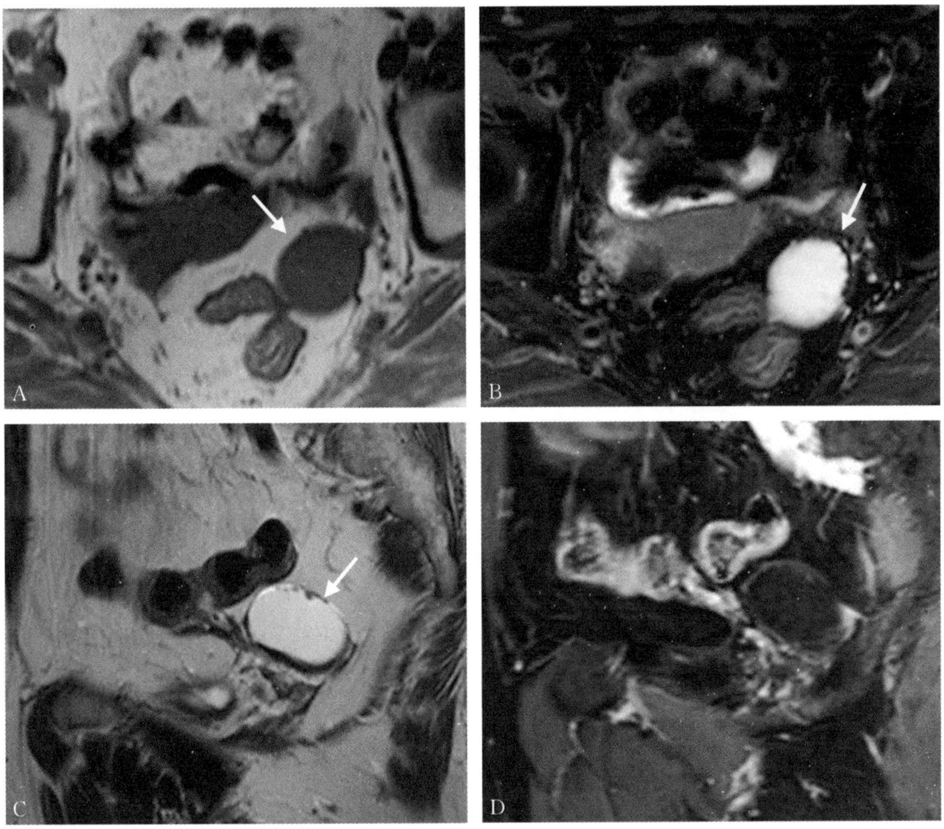

图 13－1　左侧输卵管系膜浆液性腺纤维瘤

注：患者，女性，63 岁，发现盆腔肿块 20 余年，病理证实左侧输卵管系膜浆液性腺纤维瘤。横断位 T_1WI(A)和 T_2WI FS(B)示左侧阔韧带后方见囊性为主肿块(箭)，左侧内壁稍高低不平；矢状位 T_2WI(C)和增强(D)可见多个低信号微小壁结节(箭)，呈轻度强化。

变性，若发生扭转可见螺旋状的蒂与宫角相连，同时，可见扩张积液的管状结构。

13.1.4　输卵管腺瘤样瘤

输卵管腺瘤样瘤(adenomatoid)是最常见的输卵管良性肿瘤，也可发生于子宫、子宫直肠陷凹和卵巢。输卵管腺瘤样瘤来源于输卵管浆膜间皮细胞。大体标本表现为输卵管浆膜下结节状结构，直径 1～3 cm，偶可见与间质相连，镜下表现为多个单层低柱状或扁平上皮细胞围成的裂隙状或椭圆形结构。病理学上可分为 4 型：组织型、血管型、实性和囊性型。肿瘤可含有 2 种或以上成分。好发于中老年女性。多为实性肿块，偶尔囊性间隙较大呈囊实性或多房囊性肿块，完全囊性罕见。肿块边界清晰，实性成分由于富含纤维在 T_2WI 呈低信号，增强后呈轻度强化，液性成分呈水样信号(图 13－2)。

13.2　输卵管癌

(1) 概述

原发性输卵管癌(primary fallopian tube carcinoma，PFTC)由 Renaud 于 1847 年首次报道，曾被认为是一种少见的妇科恶性肿瘤，占女性生殖系统恶性肿瘤的 0.14%～1.8%。发病高峰年龄为 52～57 岁，阴道排液是最常见的征兆，常伴有盆腔或下腹部疼痛和盆腔包块。近年来，针对盆腔恶性肿瘤起源的研究表明部分盆腔浆液性癌来源于输卵管伞端。因此，输卵管癌的发病率可能被低估。

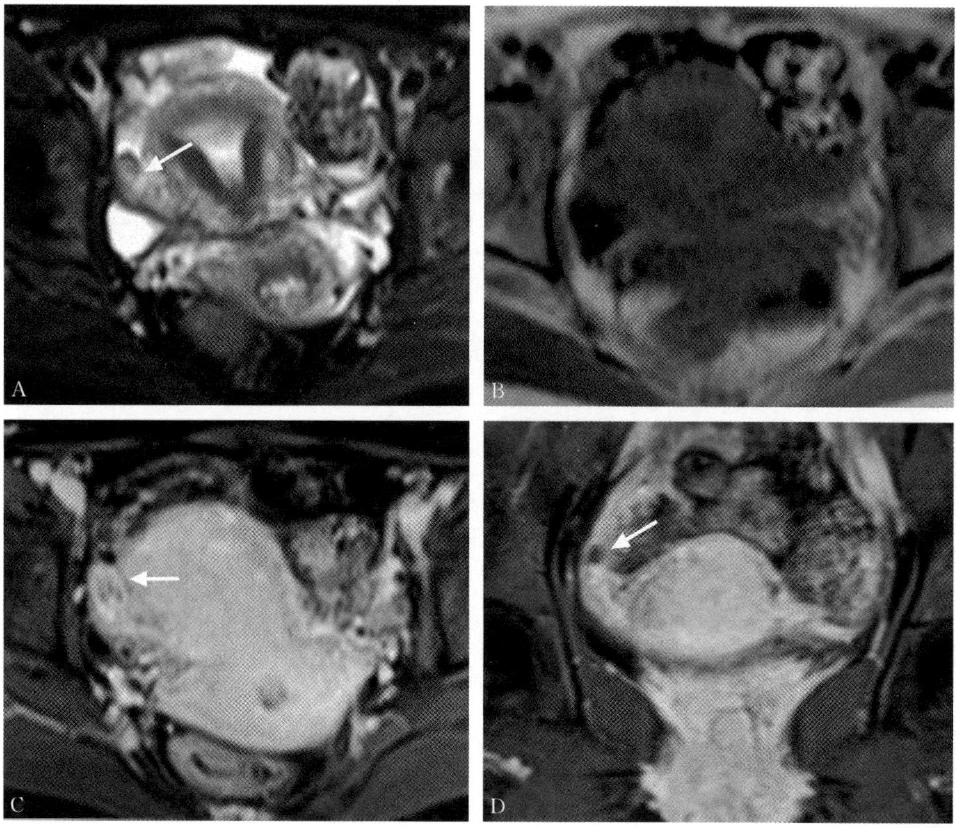

图 13-2 右侧输卵管腺瘤样瘤

注：患者，女性，45 岁，“子宫肌瘤”术后病理检查中偶然发现右侧输卵管腺瘤样瘤。横断位 T_2WI FS(A)示子宫右侧低信号结节(箭)；横断位 T_1WI(B)呈等信号；横断位和冠状位增强(C、D)见结节轻度强化(箭)。

(2) 病理

输卵管癌的病理诊断标准：①肿瘤来自输卵管内膜；②组织学类型为输卵管黏膜上皮癌；③若累及输卵管壁，则须有明确的良恶性上皮间的移行区；④子宫内膜未见肿瘤性病变或卵巢的肿块小于输卵管。浆液性癌是最常见的输卵管癌病理亚型，占 70%～90%；其次为内膜样癌(约 10%)，黏液腺癌、鳞癌及未分化癌等非常罕见。

输卵管癌因肿瘤大小和生长部位不同有不同表现。输卵管上皮内癌多位于伞部的黏膜与间皮移行带内 1～2 mm，表现为输卵管小结节状增粗，质地柔软，随着瘤体进一步侵犯肌层，肿块硬度增加；当管腔内填充肿瘤组织时，输卵管增粗，可呈梭形、腊肠形或不规则形改变，平均大小为 5 cm。输卵管剖面可见腔内有菜花样组织或坏死团块，输卵管伞端常与周围粘连、封闭，管腔内可有积液、积血或积脓。输卵管癌的浸润深度为患者的独立预后因素。

输卵管癌的组织学分为 3 个级别。①1 级乳头型：肿瘤局限于黏膜，瘤体呈乳头状突向腔内，乳头被覆复层排列的柱状立方上皮，核染色深，可见分裂象，常可见到正常黏膜与癌的过渡区；②2 级乳头腺泡型：乳头结构存在，伴有小腺泡或腺腔形成，但细胞分化更差，常伴肌层浸润；③3 级髓样型：细胞弥漫性生长，其内可见腺泡结构，肌层浸润明显。乳头型往往为病变早期，恶性程度低，而乳头腺泡型及髓样型则往往较为晚期，恶性程度较高。

(3) 临床表现

多发生于绝经后妇女，发病高峰年龄为 52～57 岁。不孕不育及盆腔炎症是致癌危险因素，孕产史及口服避孕药是保护性因素。*BRCA1*/*BRCA2* 突变基因携带者的患病风险高于常人。

输卵管癌发病隐匿，缺乏特异性的临床表现，早期诊断困难，仅3%～43%患者术前正确诊断，而术中漏诊率达50%。随着疾病进展，可出现以下临床表现。①阴道排液：癌细胞向输卵管腔内生长并分泌大量浆液，当输卵管伞端阻塞封闭时，向宫腔排液，经阴道流出，可伴有血性，是输卵管癌的重要临床症状，约50%以上患者可出现此征象。②腹痛：肿块导致的下腹部不适或隐痛。③盆腔包块：61%～65%患者可在术前检查中发现盆腔肿块，是输卵管癌的重要体征。但仅6%～15%的患者会同时出现以上3种征象，即输卵管癌"三联征"。

CA125是输卵管癌最常用的肿瘤标志物，术前血清CA125升高的患者占58%～86%。与CA125相比，HE4特异性更高，但敏感性不如前者，两者联合应用有助于早期发现PFTC复发。

(4) 转移途径与分期

输卵管癌的转移途径与卵巢癌相似，可直接蔓延到邻近器官，如通过伞端扩散到腹膜、大网膜、肠表面、膀胱及直肠，或通过输卵管的蠕动向宫腔、宫颈甚至对侧输卵管蔓延。也可沿淋巴管转移到腹主动脉旁淋巴结和盆腔淋巴结。晚期可通过血液循环转移到肺、脑、肝、肾等器官。

输卵管癌的分期与卵巢癌相似(见表12-2)。肿瘤局限于输卵管为Ⅰ期；肿瘤累及一侧或双侧输卵管，伴有盆腔内播散为Ⅱ期；累及一侧或双侧输卵管，伴盆腔外的腹腔内种植和/或区域淋巴结转移为Ⅲ期；远处转移为Ⅳ期。

(5) MRI表现

输卵管癌多位于输卵管壶腹部，其次位于伞端，双侧发生率10%～20%。输卵管上皮内癌目前无法通过影像学手段发现。输卵管癌早期局限于管腔内，呈乳头状、结节状或弥漫性生长的实性肿块，使输卵管扩张呈梭形、腊肠形或蛇状盘曲，具有特异性，在T_2WI矢状位较易显示，DWI呈高信号，ADC图呈低信号；增强后肿块呈轻中度强化，可见输卵管壁较明显强化，此为输卵管癌的特异性表现(图13-3、13-4)。由于肿瘤可分泌大量浆液，可向伞端运输流入腹腔形成腹腔积液，亦可向间质部运输导致宫腔积液(图13-5)。当输卵管一端或两端阻塞时，导致输卵管积液，或引发阻塞性炎症，为间接征象。

编者总结一组23例27个原发性输卵管癌，所有病例均为高级别浆液性癌；48%伴阴道出血或水样溢液，30%伴腹痛或腹胀，22%无任何症状。78%的患者伴CA125增高。单侧19例，双侧4例，肿瘤直径1.4～12.1 cm，平均6.1 cm。肿瘤源自壶腹部41%，伞端26%，累及伞端及壶腹部33%。80%肿瘤呈腊肠样，另20%不规则状；74%呈实性，26%呈囊实性；78%的肿瘤信号均匀；78%呈轻度或中度强化，22%呈明显强化。52%的肿瘤合并同侧输卵管积液，30%的患者合并子宫腔积液，22%见腹水。肿瘤Ⅰ期6例(26%)，Ⅱ期11例(48%)，Ⅲ期5例(22%)，Ⅳ期1例(4%)。部分输卵管癌通过输卵管的蠕动累及宫腔，在宫腔内形成肿块，表现为宫腔内实性肿块，T_1WI呈等、低信号，T_2WI呈稍高信号，增强后轻度强化，同侧输卵管扩张、积液，管腔内可见多发实性结节，T_1WI呈等、低信号，T_2WI呈稍高信号，DWI呈高信号，ADC图呈低信号，增强后轻度强化，此种情况容易误诊为内膜癌累及输卵管(图13-6)。

(6) 诊断要点

1) 直接征象：附件区实性肿块，呈梭形、腊肠形或蛇状盘曲，DWI高信号，轻中度强化。

2) 间接征象：宫腔积液及输卵管积液。

(7) 鉴别诊断

位于伞端的输卵管癌易误诊为卵巢癌(图13-7)，编者针对一组23例27个原发性输卵管癌的研究显示，与上皮性卵巢癌相比，原发性输卵管癌常为中等大小的腊肠形肿块，信号均匀和轻度或中度强化，常合并输卵管积液或宫腔积液。而上皮性卵巢癌常较大、不规则或椭圆形、信号不均匀，增强后以明显强化为主，不伴输卵管积液或宫腔积液。

当肿块实性成分较小，输卵管的积液较明显或合并输卵管-卵巢脓肿时，易造成漏诊，DWI有助于病变的发现和定性(图13-8)。输卵管慢性

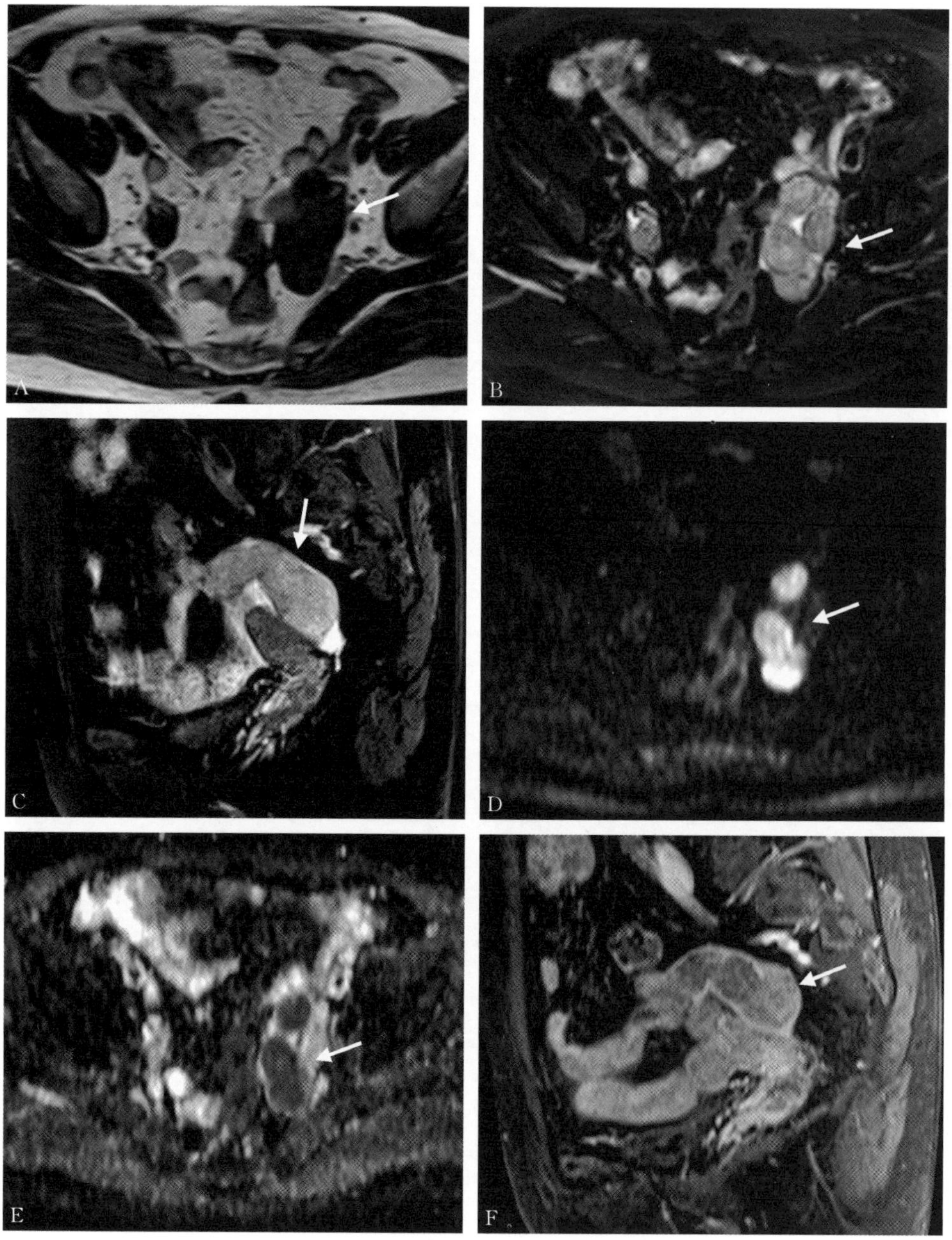

图 13-3 左侧输卵管高级别浆液性癌(一)

注:患者,女性,63 岁,下腹部坠胀 2～3 月,发现盆腔包块 1 月余。横断位 T_1WI(A)、横断位和矢状位 T_2WI FS(B、C)见左侧附件区腊肠样实性肿块(箭),T_1WI 呈等、低信号,T_2WI 呈不均稍高信号;DWI(D, $b=1\,000\ s/mm^2$)呈明显高信号(箭),ADC 图(E)呈明显低信号,ADC 值为 $0.713\times10^{-3}\ mm^2/s$(箭);增强后矢状位 T_1WI FS(F)示肿块轻度强化,边缘可见较明显的线状强化管壁(箭)。

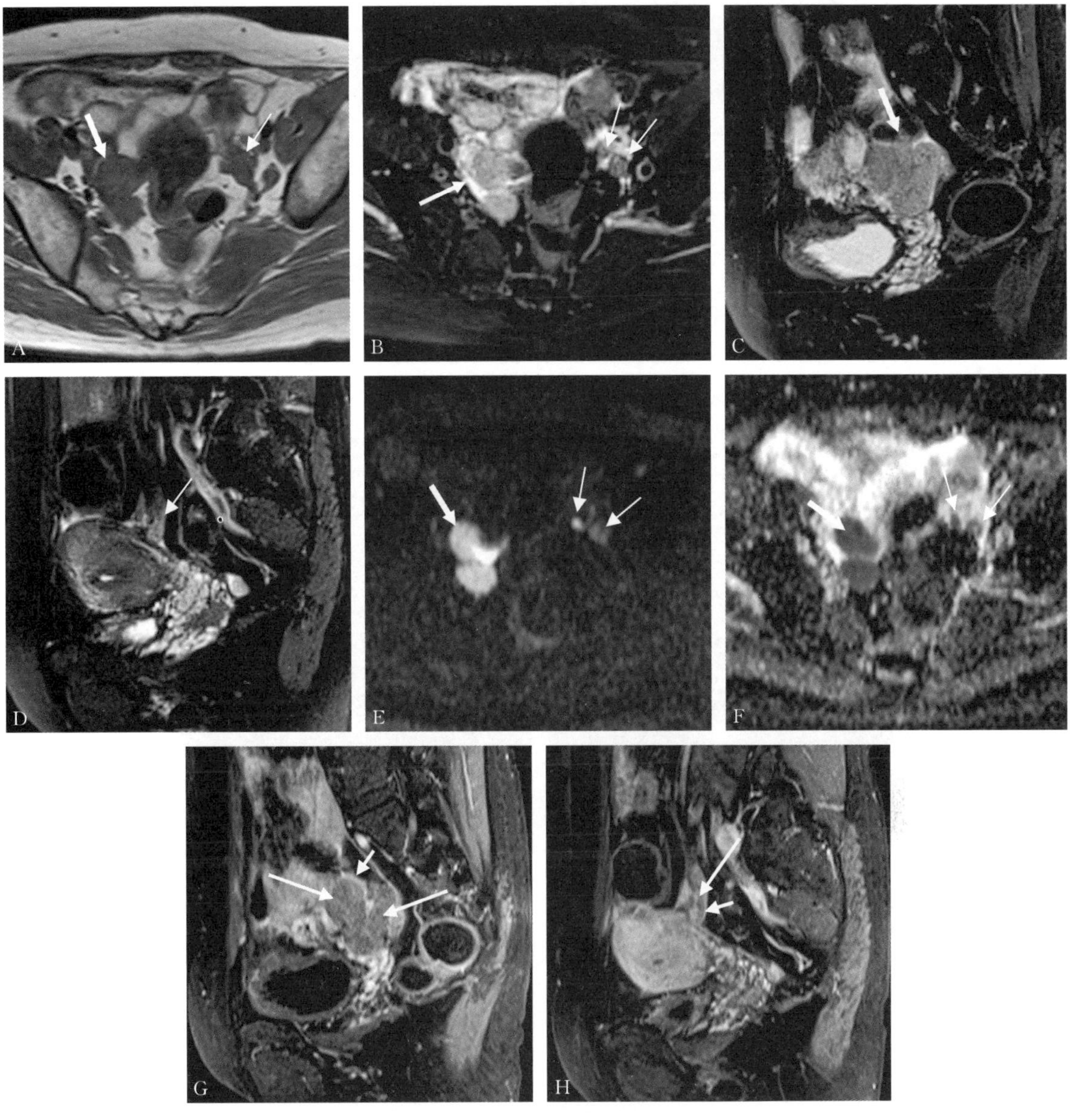

图 13-4 右侧输卵管高级别浆液性癌伴左侧输卵管转移

注：患者，女性，54 岁，检查发现盆腔肿块 2 月余。横断位 T_1WI(A)、横断位(B)和矢状位(C，右；D，左)T_2WI FS 显示右侧附件区不规则实性肿块(粗箭)，左侧附件区条片状软组织(细箭)，T_1WI 呈等、低信号，T_2WI 右侧肿块见蛇形迂曲管壁；DWI(E)示两侧附件区病灶扩散受限，呈高信号；ADC 图(F)示病灶呈显著低信号；增强后矢状位(G、H)显示两侧病灶均呈轻度强化(长箭)，右侧肿块呈盘曲状，双侧输卵管壁强化更明显(短箭)。

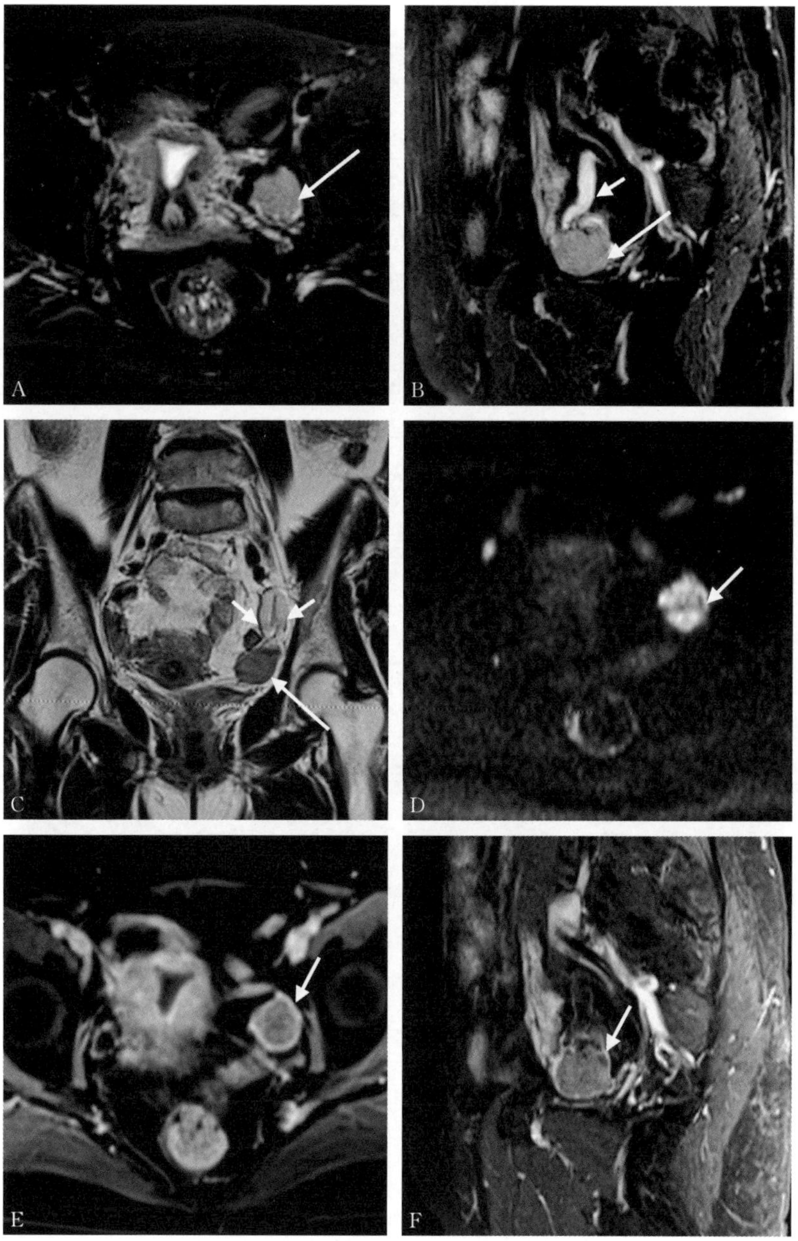

图 13-5　左侧输卵管高级别浆液性癌(二)

注:患者,女性,58 岁,阴道排液增多半年余。横断位、矢状位 T_2WI FS 和冠状位 T_2WI(A～C)显示左附件区类圆形中等信号实性肿块(长箭),上方见迂曲扩张积液的输卵管(短箭),宫腔内可见积液;DWI(D)肿块呈显著高信号,ADC 值 0.651×10^{-3} mm^2/s(箭);增强后横断位和矢状位 T_1WI FS(E、F)显示宫腔内积液未见强化,左侧附件区肿块轻度强化,边缘见明显强化的输卵管壁(箭)。

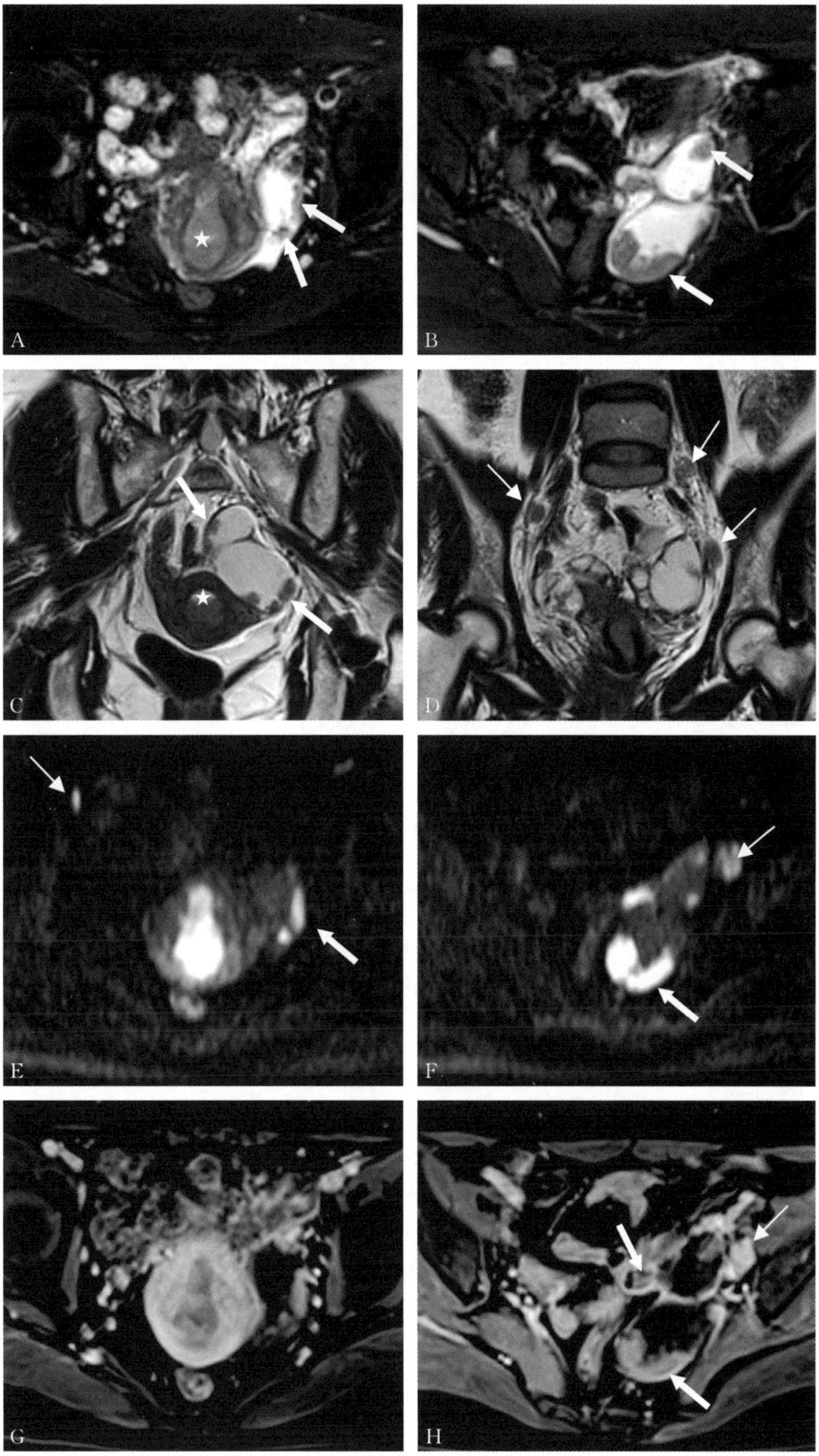

图 13－6　左侧输卵管癌累及宫腔并伴广泛淋巴结转移

注：患者，女性，56 岁，HPV 阳性，B 超发现宫腔占位。横断位 T_2WI FS(A、B)和冠状位 T_2WI(C、D)显示子宫增大，宫腔见等信号病灶(星号)，左侧输卵管较多积液，管内壁可见多发不规则实性等信号壁结节(粗箭)，两侧髂血管旁可见多发肿大淋巴结(细箭)；DWI(E、F)示宫腔病灶、左侧输卵管病灶(粗箭)和双侧盆壁转移淋巴结(细箭)均呈高信号；增强横断位(G、H)显示宫腔病灶及左侧输卵管病灶均轻度强化(粗箭)，左侧盆壁淋巴结较明显强化(细箭)。

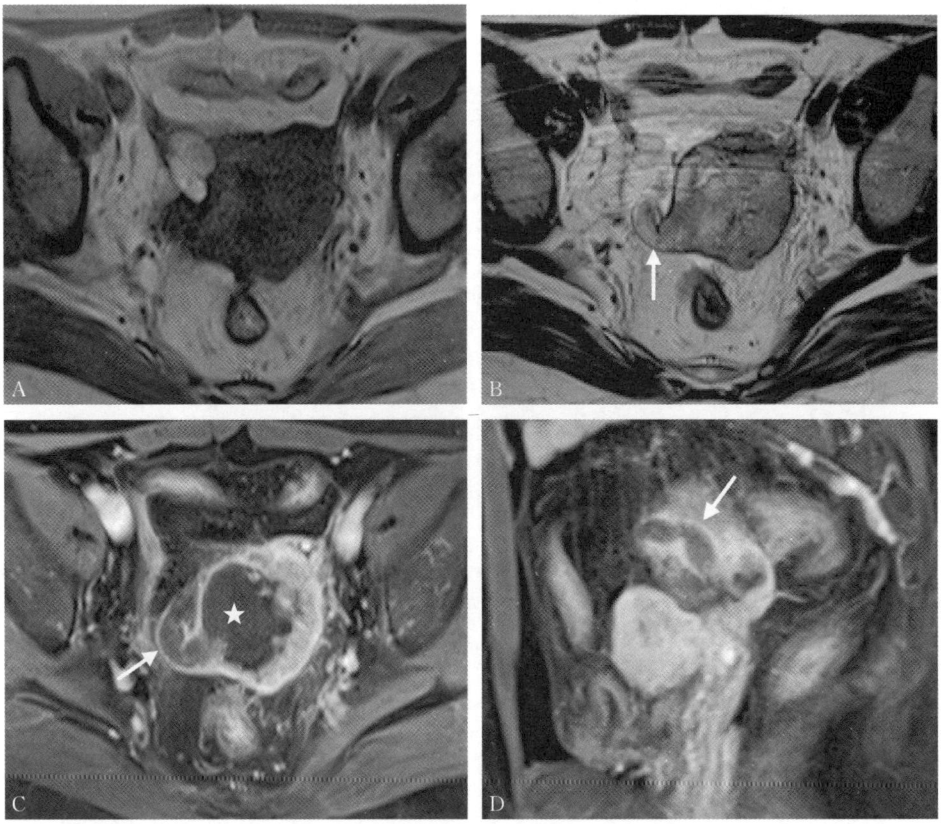

图 13-7 左侧输卵管高级别浆液性癌(三)

注:患者,女性,55 岁,绝经 7 年,下腹疼痛 4 月余,CA125 974.4 IU/ml。横断位 T_1WI(A)和 T_2WI(B)见左附件区类圆形肿块,右侧连一腊肠状结构(箭),T_1WI 呈不均匀低信号,T_2WI 呈不均匀稍高信号;横断位和矢状位增强(C、D)见类圆形与腊肠状为同一肿块,边缘见明显强化的输卵管壁(箭),内部轻中度强化并见坏死腔(星号)。

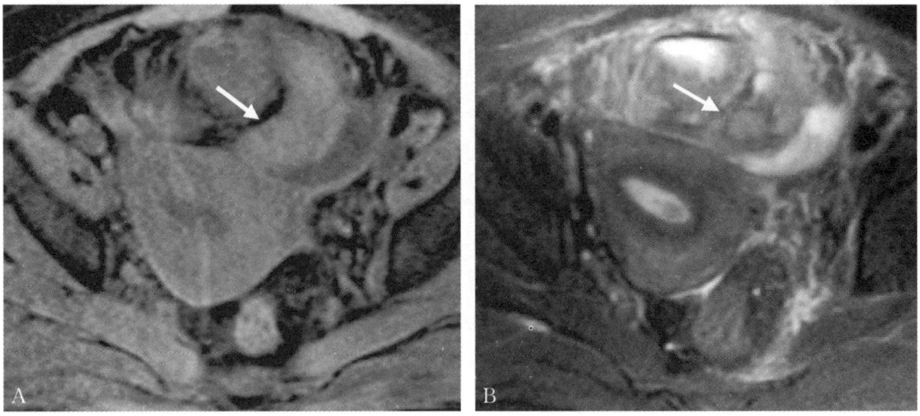

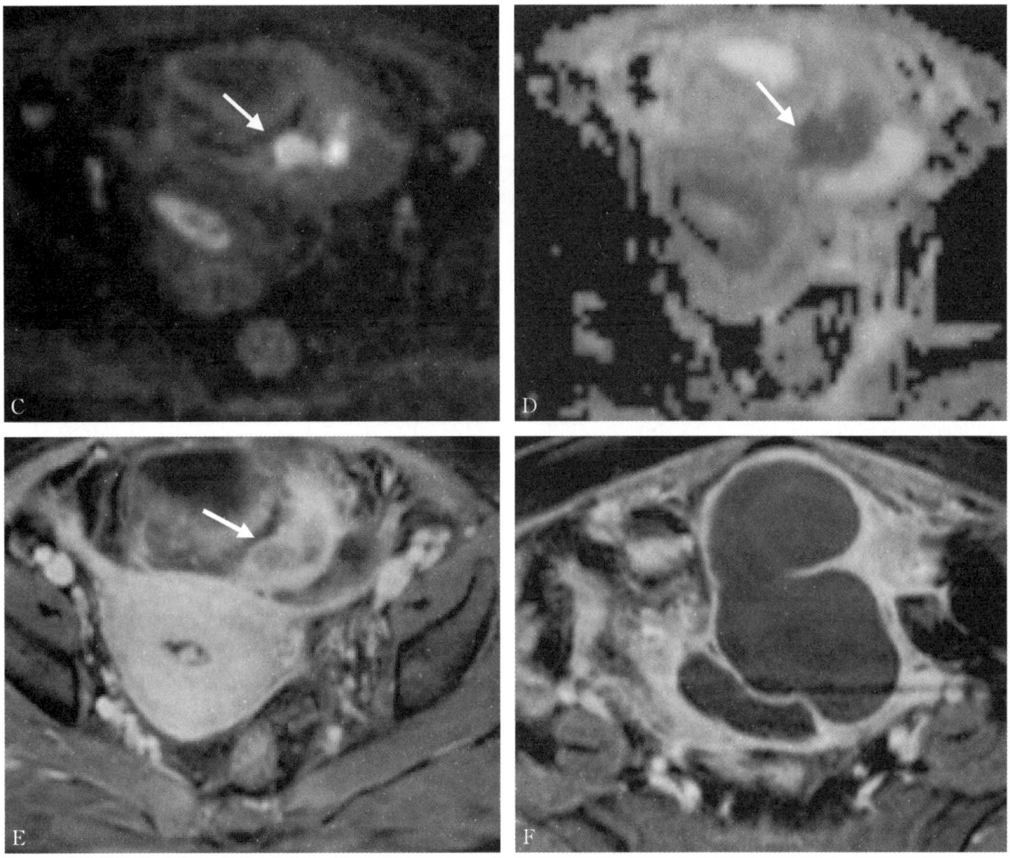

图 13-8 左侧输卵管化脓性炎症合并局部高级别浆液性癌

注：患者，女性，54 岁，下腹痛 2 月入院，CA125 94.6 IU/ml，中性粒细胞 82%。横断位 T_1WI FS(A)和 T_2WI FS(B)见子宫左前方边界不清肿块，T_2WI 呈混杂低、等和高信号，周围渗出明显；DWI(C，$b=800\ s/mm^2$)呈实性区不规则高信号；ADC 图(D)呈明显低信号，ADC 值为 $0.748\times10^{-3}\ mm^2/s$；横断位增强(E)见迂曲管状结构，内部轻度强化(箭)，周围结构明显强化；上一层面(F)见明显扩张积液的输卵管，管壁增厚，周围肠系膜及腹膜明显强化，术前仅诊断输卵管脓肿，手术病理证实为输卵管化脓性炎症合并局部低分化浆液性癌，肿瘤直径 1.5 cm。

炎症呈实性肿块时，而 DWI 扩散受限时，容易误认为恶性肿瘤，慢性炎性肿块呈显著强化，与输卵管癌的轻度强化不同。因此，对附件肿块应在多个方位、多层面进行仔细分析，以确定肿块的真正形态，有无迂曲扩张的输卵管、宫腔积液，后两者征象有助于鉴别诊断。

（蔡宋琪 马凤华 强金伟）

参考文献

[1] BUY J N, GHOSSAIN M. Gynecological Imaging [M]. Berlin, Heideberg: Springer, 2013.

[2] CAI S Q, MA F H, QIANG J W, et al. Primary fallopian tube carcinoma: correlation between magnetic resonance and diffuse weighted imaging characteristics and histopathologic findings [J]. J Comput Assist Tomogr, 2015,39(2):270-275.

[3] FUJIWARA S, YAMASHITA Y, YOSHIDA Y, et al. Mature cystic teratoma of the fallopian tube [J]. Fertil Steril, 2010,94(7):2708-2709.

[4] GHATTAMANENI S, BHUSKUTE N M, WESTON M J, et al. Discriminative MRI features of fallopian tube masses [J]. Clin Radiol, 2009,64(4): 815-831.

[5] GURBUZ Y, OZKARA S K. Immunohistochemical profile of serous papillary cystadenofibroma of the fallopian tube: a clue of paramesonephritic origin [J]. Appl

Immunohistochem Mol Morphol, 2003,11(2):153-155.

[6] HOSOKAWA C, TSUBAKIMOTO M, INOUE Y, et al. Bilateral primary fallopian tube carcinoma: findings on sequential MRI [J]. Am J Roentgenol, 2006, 186(4):1046-1050.

[7] IRAHA Y, OKADA M, IRAHA R, AZAMA K, et al. CT and MR imaging of gynecologic emergencies [J]. Radiographics, 2017,37(5):1569-1586.

[8] KALAMPOKAS E, KALAMPOKAS T, TOUROUNTOUS I. Primary fallopian tube carcinoma [J]. Eur J Obstet Gynecol Reprod Biol, 2013,169(2):155-161.

[9] KAWAKAMI S, TOGASHI K, KIMURA I, et al. Primary malignant tumor of the fallopian tube: appearance at CT and MR imaging [J]. Radiology, 1993,186(2):503-508.

[10] KOO Y J, IM K S, KWON Y S, et al. Primary fallopian tube carcinoma: a clinicopathological analysis of a rare entity [J]. Int J Clin Oncol, 2011,16(1):45-49.

[11] KURMAN R J, CARCANGIU M L, HERRINGTON C S. WHO classification of tumours of female reproductive organs (4th) [J]. Lyon: IARC, 2014, 107-109.

[12] KWON G H, RHA S E, KI E Y, et al. Imaging findings of fallopian tube leiomyoma with myxoid degeneration: a case report [J]. Clin Imaging, 2015, 39(6):1119-1122.

[13] MA F H, CAI S Q, QIANG J W, et al. MRI for differentiating primary fallopian tube carcinoma from epithelial ovarian cancer [J]. J Magn Reson Imaging, 2015,42(1):42-47.

[14] MENG Q, ZENG Q, WU X, et al. Magnetic resonance imaging and pathologic findings of 26 cases with uterine adenomatoid tumors [J]. J Comput Assist Tomogr, 2015,39(4):499-505.

[15] SANGOI A R, MCKENNEY J K, SCHWARTZ E J, et al. Adenomatoid tumors of the female and male genital tracts: a clinicopathological and immunohistochemical study of 44 cases [J]. Mod Pathol, 2009,22(9):1228-1235.

[16] SEIDMAN J D, YEMELYANOVA A, ZAINO R J, et al. The tubal-peritoneal junction: a potential site of carcinogenesis [J]. Int J Gynecol Pathol, 2011, 30 (1):4-11.

[17] SHAABAN A M, REZVANI M. Imaging of primary fallopian tube carcinoma [J]. Abdom Imaging, 2013, 38(3):608-618.

[18] SIMPSON WL J R, BEITIA L G, MESTER J. Hysterosalpingography: a reemerging study [J]. Radiographics, 2006,26(2):419-431.

[19] STEIN R G, DIESSNER J, HÖNIG A, et al. Fallopian tube tumors: an overview [J]. Atlas Genet Cytogenet Oncol Haematol, 2013, 17 (11): 773-787.

[20] TANG Y Z, LIYANAGE S, NARAYANAN P, et al. The MRI features of histologically proven ovarian cystadenofibromas-an assessment of the morphological and enhancement patterns [J]. Eur Radiol, 2013,23 (1):48-56.

[21] VANG R, SHIH I M, KURMAN R J. Fallopian tube precursors of ovarian low and high grade serous neoplasms [J]. Histopathology, 2013, 62 (1): 44-58.

[22] VENKITARAMAN A R. Cancer susceptibility and the functions of *BRCA*1 and *BRCA*2 [J]. Cell, 2002,108 (2):171-182.

[23] WETHINGTON S L, HERZOG T J, SESHAN V E, et al. Improved survival for fallopian tube cancer: a comparison of clinical characteristics and outcome for primary fallopian tube and ovarian cancer [J]. Cancer, 2008,113(12):3298-3306.

[24] ZHENG W, WOLF S, KRAMER E E, et al. Borderline papillary serous tumour of the fallopian tube [J]. Am J Surg Pathol, 1996,20(1):30-35.

14 阴道和外阴病变

14.1 阴道/外阴瘤样病变

14.1.1 纤维上皮性息肉

(1) 概述

纤维上皮性息肉(fibroepithelial polys)以往也称为葡萄状假肉瘤(pseudosarcoma botryoides)或阴道间质息肉(stromal polyps)。

(2) 病理

多数为单发性,位于阴道下 l/3 的侧壁。直径 0.5～4 cm,平均直径 1.7 cm。息肉状,有蒂或无蒂,切面灰白色,质软如橡皮样。光镜下被覆鳞状上皮,上皮下为疏松的或致密的结缔组织,可呈水肿状,其中含有较多扩张毛细血管,间质细胞丰富,细胞核深染或呈空泡状。

(3) 临床表现

发病年龄多数在 20 岁以上,但也可发生于新生儿及幼女。约 1/3 病例是在妊娠期发现或有应用激素类药物史。大多数阴道间质息肉是偶然发现的,但也有少数表现为阴道出血。

(4) MRI 表现

纤维上皮性息肉表现为 T_1WI 和 T_2WI 上层状低信号区外周有片状、线状高信号。T_2WI 上的层状低信号区域代表了丰富的纤维组织,显著高信号区域是基质的轻度水肿,包括纤维化程度和细胞凋亡。T_1WI 上的线性高信号区域为肿瘤中心的聚集脂肪组织(图 14 - 1)。

(5) 诊断要点

阴道或外阴层状 T_1WI 和 T_2WI 低信号区外周有片状高信号。

(6) 鉴别诊断

纤维上皮性息肉需与阴道葡萄状肉瘤(或称胚胎性横纹肌肉瘤)鉴别。葡萄状肉瘤少见,恶性程度极高,生长迅速,常见于 5 岁以下的幼女。

14.1.2 前庭大腺囊肿

(1) 概述

前庭大腺囊肿(bartholin cyst)是因局部炎症或损伤阻塞了前庭大腺导管而引起的腺体囊性扩张性疾病,是一种常见的女性外阴炎症性疾病,其发病率次于阴道炎和外阴炎。

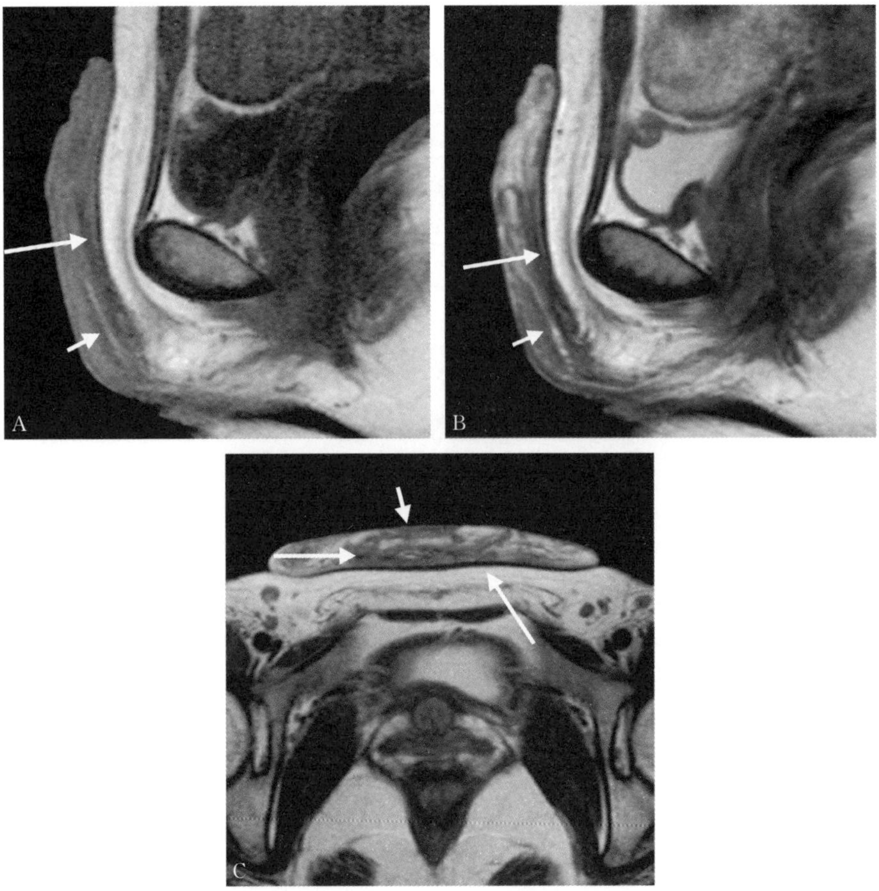

图 14-1　外阴纤维上皮性息肉

注：患者，女性，20 岁，外阴外生性息肉样病变数年，逐渐增大，无疼痛、分泌物及出血。查体息肉有硬核，其柄与右阴唇相连。矢状位 T_1WI(A)、矢状位和横断位 T_2WI(B、C)显示层状低信号区(长箭)外周有片状高信号(短箭)。

引自：KATO H, KANEMASTU M, SATO E, et al. Magnetic resonance imaging findings of fibroepithelial polyp of the vulva: radiological-pethological correlation[J]. Jpn J Radiol, 2010,28:609。

（2）病理

前庭大腺导管因非特异性的炎症而阻塞后，可引起腺体囊性扩张；急性炎症时脓液被吸收后，也可形成囊肿；分娩时阴道及会阴外侧部裂伤发生较严重的疤痕增生，或会阴侧切时损伤前庭大腺导管，均可使前庭大腺分泌引流受阻导致囊肿的形成。

（3）临床表现

囊性包块位于小阴唇后部下方，向大阴唇外侧方突出。多为单侧，也可为双侧。在较长时间内可不出现任何症状，往往在体检时才被发现。小型囊肿呈椭圆形或梭形，囊肿内容物为透明的黏液，有时混血液而呈红色或棕红色，易误认为子宫内膜异位囊肿，当囊壁被覆上皮含有假黄色瘤细胞时，更易混淆。前庭大腺囊肿可继发感染形成脓肿，反复感染使囊肿增大。

（4）MRI 表现

前庭大腺囊肿呈圆形或类圆形，囊肿 T_1WI 多为低信号，含蛋白成分的囊肿常为中高信号，囊肿出血呈高信号；T_2WI 呈均匀一致的高信号；囊壁光滑、壁薄，多数为非单囊并可显示分隔。增强囊壁一般不强化，当出现感染时囊壁可强化（图 14-2、14-3）。

（5）诊断要点

位于前庭大腺区域的类圆形水样囊肿，常在阴道远端或阴道外口的后外侧，发生感染或出血时有相应信号改变。

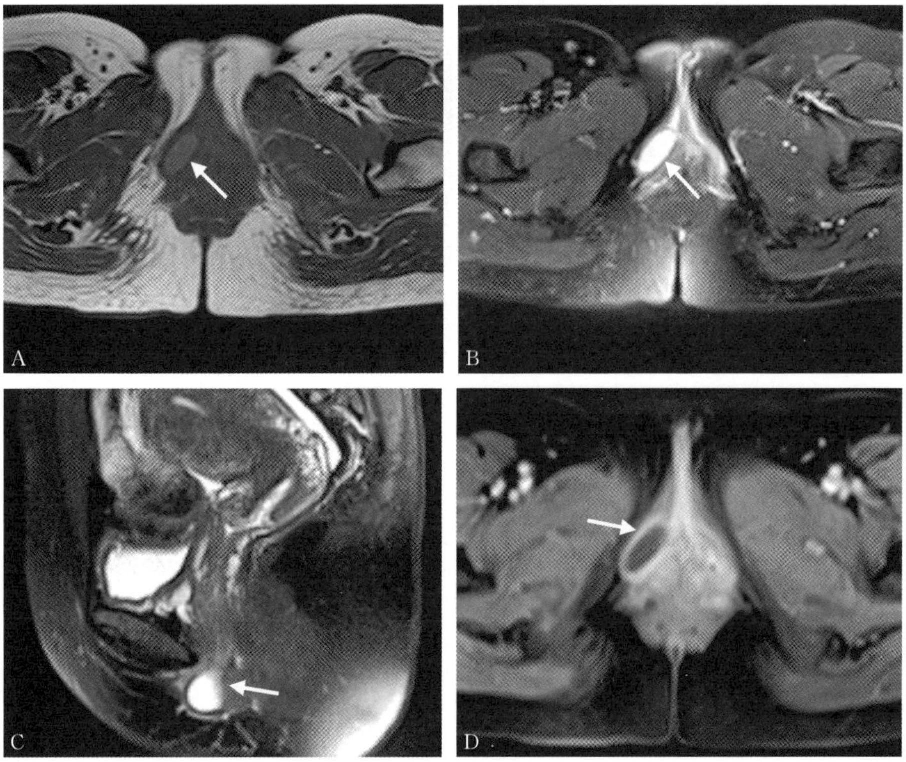

图 14-2 前庭大腺囊肿(一)

注：横断位 T_1WI(A)、横断位和矢状位 T_2WI FS(B、C)显示右侧小阴唇下方卵圆形囊肿，T_1WI 中等信号，T_2WI 高信号(箭)；横断位 T_1WI FS增强(D)见囊壁光滑，中度强化(箭)。

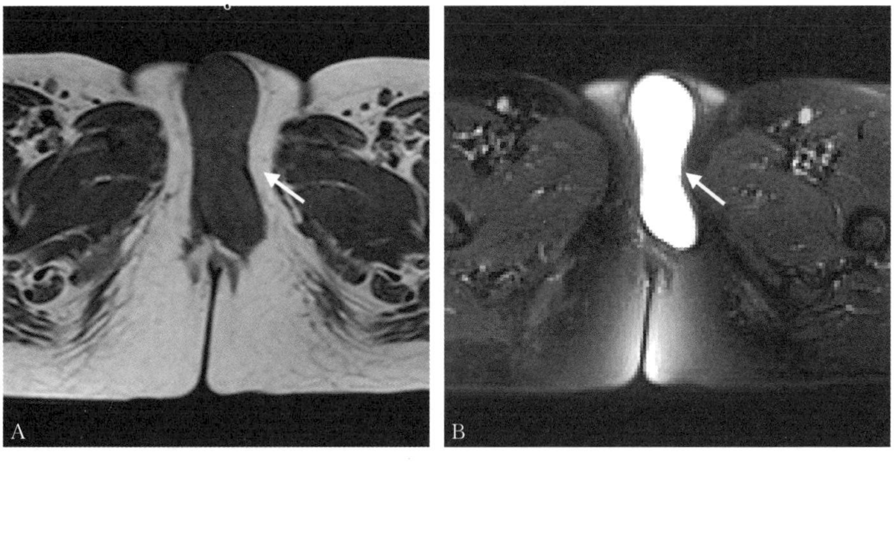

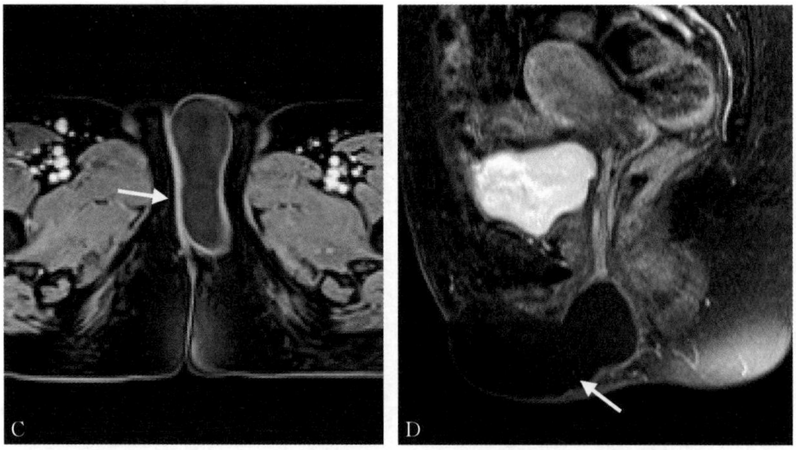

图 14－3　前庭大腺囊肿(二)

注：患者，女性，45 岁，下腹部痛，触及外阴肿物。病理证实前庭大腺囊肿伴囊壁慢性炎症。横断位 T_1WI(A)显示腊肠样囊状低信号，横断位 T_2WI FS(B)为均匀高信号(箭)；横断位和矢状位 T_1WI FS 增强(C、D)显示囊壁轻度强化，均匀菲薄，囊液未见强化(箭)。矢状位有利于确定病灶起源。

(6) 鉴别诊断

前庭大腺囊肿须与加特纳囊肿(Gartner cyst)和上皮包涵性囊肿鉴别。加特纳囊肿属于中肾管囊肿，位于盆底上方阴道前壁；上皮包涵性囊肿是阴道撕裂后修复过程中形成。

14.1.3　加特纳囊肿

(1) 概述

加特纳囊肿，位于外阴阴道的中肾管囊肿，来源于胚胎期中肾管残余组织。中肾管在输卵管系膜中，走向内侧子宫及宫颈侧壁，再沿阴道前壁止于阴道口。途中任何部位由于退化不全，中肾管壁柱状上皮分泌浆液潴留即形成囊肿。

(2) 病理

囊壁平滑，衬以单层立方上皮或纤毛柱状上皮，某些部位还可以见到复层鳞状上皮。

(3) 临床表现

囊肿较小时无症状，较大时可引起性交困难或性疼痛，压迫尿道时可引起排尿困难。常位于阴道上段前外侧壁，单个或多个，多个时常呈线状排列。

(4) MRI 表现

阴道上段前外侧壁边界清楚的肿块，T_1WI 呈低信号，T_2WI 呈明显高信号，增强扫描囊壁无强化，或挤压周围组织而呈轻度至明显强化，囊内容物无强化(图 14－4)。如囊肿内出血或含有高蛋白成分则 T_1WI 高信号，发现萎缩的中肾管与加特纳囊肿相通则可明确。

(5) 诊断要点

形态规则的囊肿性病变，液体信号多均匀，常沿阴道上部前外侧分布。

(6) 鉴别诊断

加特纳囊肿须与前庭大腺囊肿鉴别，前庭大腺囊肿属于外阴囊肿，两者部位不同。

14.1.4　尿道旁腺囊肿

(1) 概述

尿道旁腺囊肿(Skene gland cysts)，位于尿道周围，近似平行于尿道。分为先天性和继发性。先天性尿道旁腺囊肿由于胚胎期泌尿生殖窦结合处上皮连接不完善或错位，出现腺体导管梗阻。继发性尿道旁腺囊肿常继发于尿道梗阻、炎症或外阴损伤等。

(2) 病理

大体观：囊肿圆形，囊内为透明无色或混浊液体；镜下：囊壁被覆移行上皮、立方或柱状上皮。有时可见鳞状上皮化生，外层为纤维囊壁。

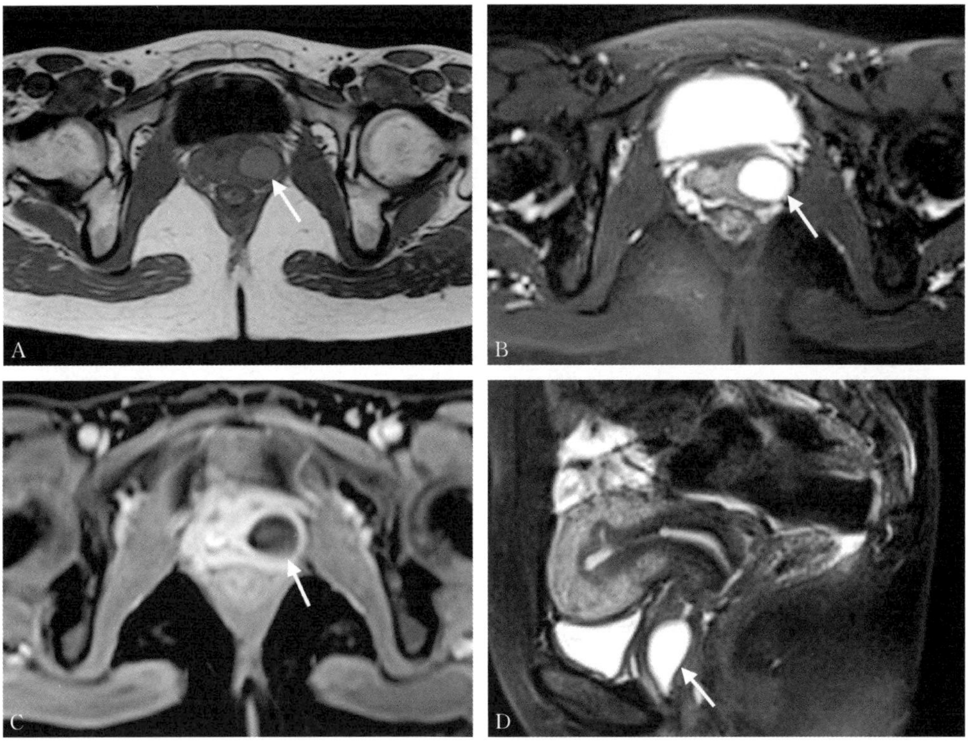

图 14-4 加特纳囊肿

注：患者，女性，48岁，腹痛2月余。横断位 T_1WI(A)示阴道上段前外壁类圆形单房囊肿，呈中等信号；横断位 T_2WI FS(B)显示为高信号(箭)；横断位 T_1WI FS增强扫描(C)见囊壁明显强化，囊液未见强化(箭)；矢状位 T_2WI FS(D)有利于确定病灶位于阴道内(箭)。

(3) 临床表现

Skene腺囊肿好发于20～40岁，直径通常小于2 cm，可引起尿潴留、尿路梗阻或性交困难。可有继发性炎症，或形成脓肿，出现明显疼痛。

(4) MRI表现

位于尿道周围，与阴道壁可以分开。单纯性Skene腺囊肿 T_1WI低信号，T_2WI均匀一致高信号，增强后囊肿内部不强化，囊壁无或轻度强化。伴发感染信号可不均匀，增强扫描后见囊壁增厚，周围组织强化。囊肿伴出血或囊液含高蛋白成分，T_1WI信号增高(图14-5)。

(5) 诊断要点

病灶在阴道外口前方，可以与阴道壁分开，位于尿道远端侧缘或后缘，常低于耻骨联合水平。

(6) 鉴别诊断

需要与加特纳囊肿、尿道憩室相鉴别。尿道憩室常发生于中尿道，在耻骨联合水平，在憩室和尿道之间可见一个憩室颈连接。加特纳囊肿沿着阴道上部前外侧分布，两者位置不同。

14.2 阴道肿瘤

14.2.1 良性肿瘤

凡外阴肿瘤均可发生在阴道，阴道肿瘤的发生较外阴及子宫颈肿瘤少见。下面主要介绍阴道平滑肌瘤(vaginal leiomyoma)。

(1) 概述

阴道平滑肌瘤，来自阴道壁内肌组织或血管壁肌组织的平滑肌细胞，多见于阴道前壁，为黏膜下结节或息肉状。

(2) 病理

肿瘤直径一般为1～5 cm，质硬，切面可见肿瘤隆起和交错的纤维。若肿瘤主要成分为平滑肌，

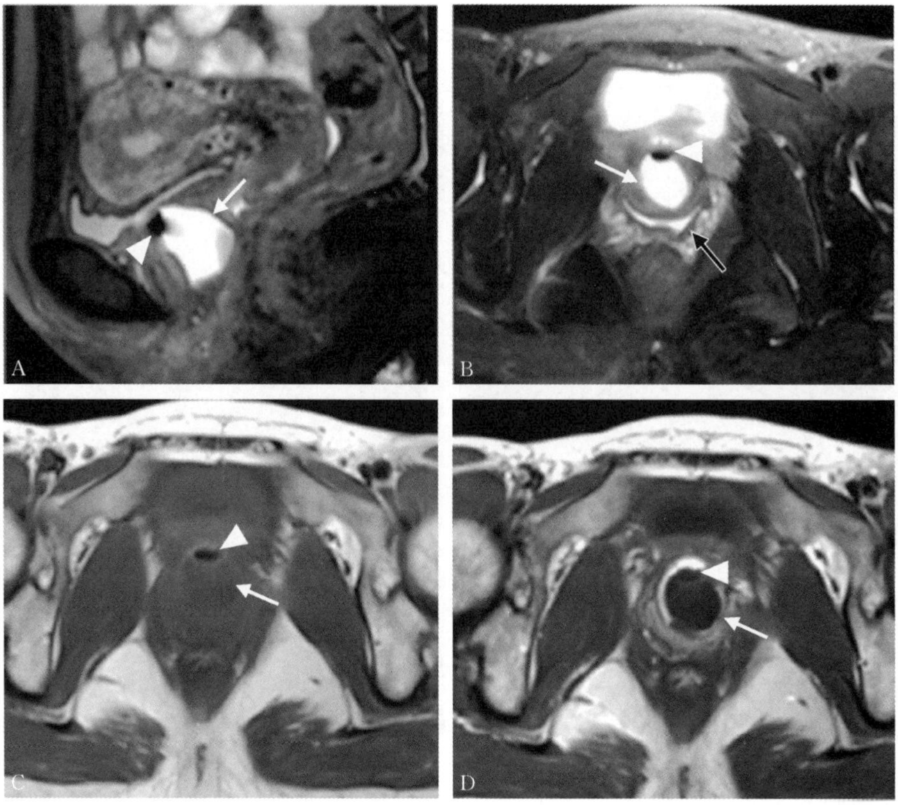

图 14-5 尿道旁腺囊肿

注：患者，28 岁，女性，发现尿道肿物 3 年余，病理证实 Skene 腺囊肿。矢状面和横断面 T_2WI FS(A、B)见囊肿呈"泪滴状"(箭)，伴病变内气体(箭头)，阴道(白框黑箭)；横断面 T_1WI(C)示尿道旁囊性病变呈低信号(箭)，可见病变内气体极低信号(箭头)。增强扫描(D)见病灶囊壁明显增厚、强化(箭)，内容物未见强化(箭头)。

引自：王焕军，关键，张皓钦，等。女性 Skene 腺疾病的影像特征[J]. 中华放射学杂志，2017，51：834。

则呈淡红色；若含有较多的纤维组织，则呈乳白色。镜下表现富含梭形平滑肌细胞，可见纵横交错或平行或旋涡结构。

(3) 临床表现

阴道平滑肌瘤少见，临床症状与肿瘤大小和部位有关，肿瘤小者多无症状，大者多有阴道坠胀感、性交障碍。通常可以通过阴道手术切除治疗，术后预后良好。

(4) MRI 表现

MRI 显示出平滑肌瘤特征性表现，典型平滑肌瘤呈圆形或结节状肿块，边界清楚，T_1WI 等信号，T_2WI 低信号，与平滑肌组织强化方式一致，呈均匀中度强化(图 14-6)。当肌瘤发生变性时，信号可不均匀，因变性类型不同信号改变，类似子宫平滑肌瘤变性的信号(图 14-7)。

(5) 诊断要点

好发于阴道前壁，MRI 信号及增强表现与子宫平滑肌瘤相同。

(6) 鉴别诊断

阴道平滑肌瘤需与阴道癌、阴道平滑肌肉瘤鉴别。阴道癌多为实性不均匀软组织肿块，常对周围组织有侵犯；阴道平滑肌肉瘤形态不规则，MRI 内部信号不均匀，常预示有出血及坏死。

14.2.2 恶性肿瘤

阴道恶性肿瘤有原发性与继发性 2 种。继发性常见，由子宫颈癌直接蔓延；或来自子宫内膜癌、卵巢癌及绒毛膜癌转移；另外，膀胱、尿道或直肠癌亦常可转移至阴道。原发性阴道恶性肿瘤很罕见，约占女性生殖器官恶性肿瘤的 1%，主要

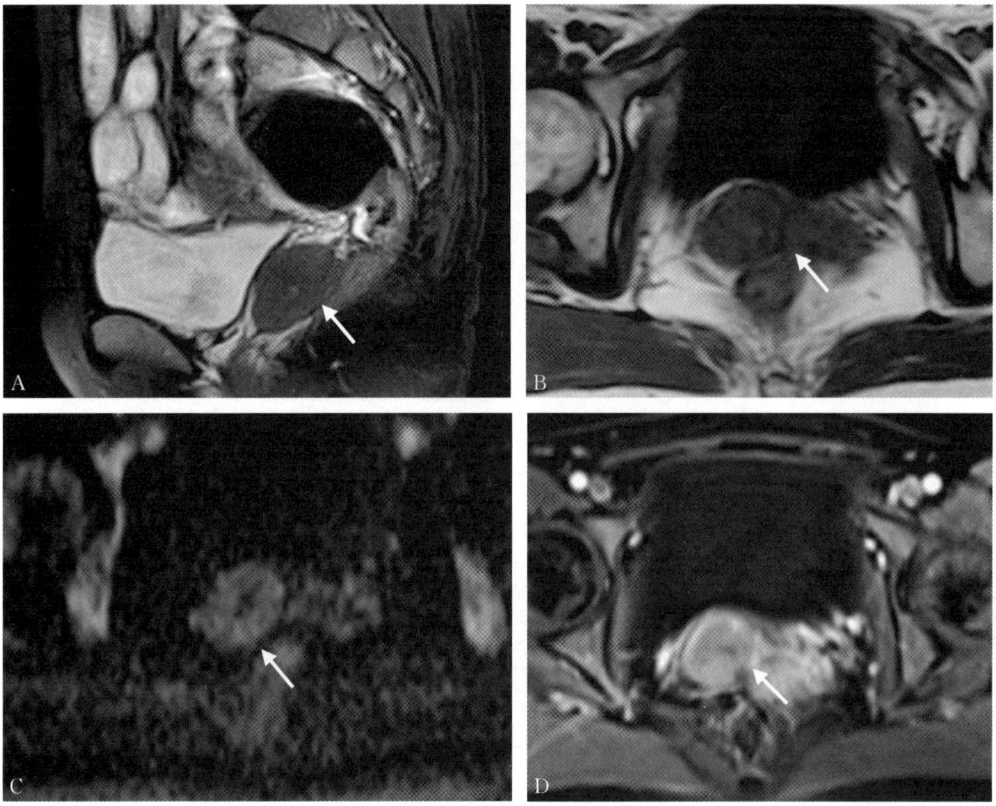

图 14-6 阴道平滑肌瘤(一)

注:患者,女性,48岁,痛经数年,下腹部坠胀。矢状位 T_2WI FS(A)可见阴道内梭形 T_2WI 低信号肿物,边缘光滑(箭);横断位 T_1WI(B)显示肿瘤位于阴道右侧壁,呈稍低信号(箭);横断位 DWI(C)可见病灶呈等信号(箭);横断位 T_1WI FS 增强(D)显示肿瘤与阴道壁分界不清,中度强化(箭)。

是鳞状上皮癌、绒毛膜上皮癌,其他如腺癌、肉瘤及恶性黑色素瘤更为罕见。

(1) 阴道癌

1) 概述:阴道癌(vaginal carcinoma)是女性少见的恶性肿瘤,发病率占女性恶性肿瘤的2%~3%,以鳞状细胞癌为主,腺癌和透明细胞癌少见。

2) 病理:肉眼所见,原发性阴道癌多位于阴道上段和中段的后壁,大者直径可达4 cm。可有结节型(位于黏膜下)、菜花型(或乳头状型)、弥漫浸润型和溃疡型等几种。

镜下所见,阴道癌的病理组织学类型有以下几种。①鳞状细胞癌:占阴道癌的绝大多数(90%~95%),组织学、分级与宫颈鳞状细胞癌相同,中等分化的鳞状细胞癌最为常见,约占总数的50%,高分化者占15%,低分化者占35%。②腺癌:可分3种亚型。黏液性腺癌,与子宫颈腺癌相似,可能来源于异位的子宫颈管腺体;子宫内膜样癌,与子宫体腺癌相似,可能来源于异位的子宫内膜;透明细胞癌,与卵巢子宫内膜或子宫颈的透明细胞癌相似,偶可合并阴道腺病,可能两者均来源于米勒管残余。60%阴道透明细胞癌的患者,其母亲在妊娠期曾有己烯雌酚暴露史。

3) 临床表现:早期无明显症状。当肿物坏死形成溃疡时,阴道出现水样或血性分泌物、不规则流血、性交出血或绝经后流血。合并感染时,有恶臭排液。晚期癌肿侵犯神经和骨质时,则出现下腹及腰腿部的疼痛。

4) 转移途径与分期:由于阴道壁薄,结缔组织疏松,淋巴及血管丰富,癌肿易扩散和转移,主要为淋巴转移和直接蔓延。肿瘤可直接侵犯周围

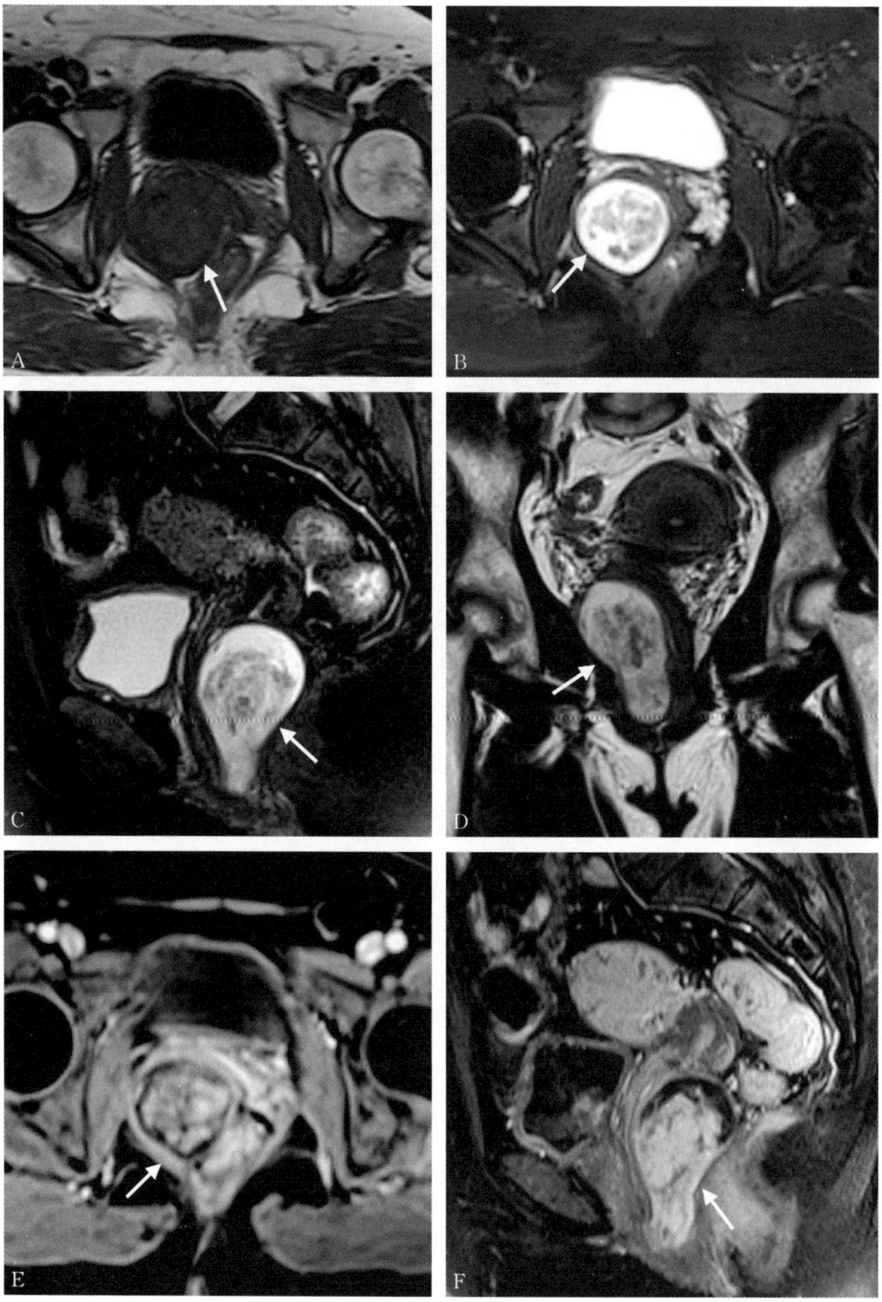

图 14-7　阴道平滑肌瘤(二)

注:患者,女性,47 岁,阴道排液增多 3 月余。横断位 T_1WI(A)、横断位和矢状位 T_2WI FS(B、C)及冠状位 T_2WI(D)显示阴道后壁葫芦形肿块,T_1WI 等信号,T_2WI 呈不均匀高信号(箭);肿块上方有液体信号,与子宫体、宫颈关系清楚;注入对比剂后横断位和矢状位(E、F)显示动脉期肿块明显不均匀强化,静脉期呈持续明显强化(箭),强化程度与子宫体肌层相仿。

软组织和器官，如阴道周围组织、宫颈、尿道、膀胱、直肠和盆壁。阴道的淋巴引流方向与其胚胎起源密切相关：上 2/3 起源于米勒管，下 1/3 起源于尿生殖窦。阴道上端的淋巴结先引流到髂内和髂外淋巴结，再到髂总和主动脉旁淋巴结。阴道下端的淋巴结先引流到腹股沟浅淋巴结，再到腹股沟深淋巴结，然后上行到髂外淋巴结。血行转移少见，肺、肝和骨骼是晚期阴道癌最常见的转移器官。根据 FIGO 妇科恶性肿瘤分期及临床指南，原发阴道癌的分期如表 14－1 所示。

5）MRI 表现：阴道癌多发生于阴道上 1/3 后壁，其中 51%发生在阴道上 1/3，19%在阴道中 1/3，30%在阴道下 1/3。MRI 分期有助于治疗方案的确定，T_2WI 序列对于病灶显示清楚。Ⅰ期肿瘤 T_2WI 中等至高信号局限于阴道黏膜内，没有侵犯肌层；Ⅱ期肿瘤阴道肌层 T_2WI 低信号带不完全；Ⅲ期肿瘤盆壁肌层出现 T_2WI 高信号；Ⅳ期膀胱或直肠出现高信号，最常见远处转移包括肺、肝、骨（图 14－8、14－9）。

表 14－1　阴道癌的 FIGO 和 TNM 分期

FIGO 分期	标准	TNM 分期
0 期	原位癌；上皮内瘤变三级	T_{is}
Ⅰ期	肿瘤局限于阴道壁	T_1
Ⅱ期	肿瘤穿透阴道壁，未达盆壁	T_2
Ⅲ期	肿瘤扩散至盆腔	T_3
Ⅳ期	肿瘤扩散超过盆腔，累及膀胱或直肠黏膜	T_4

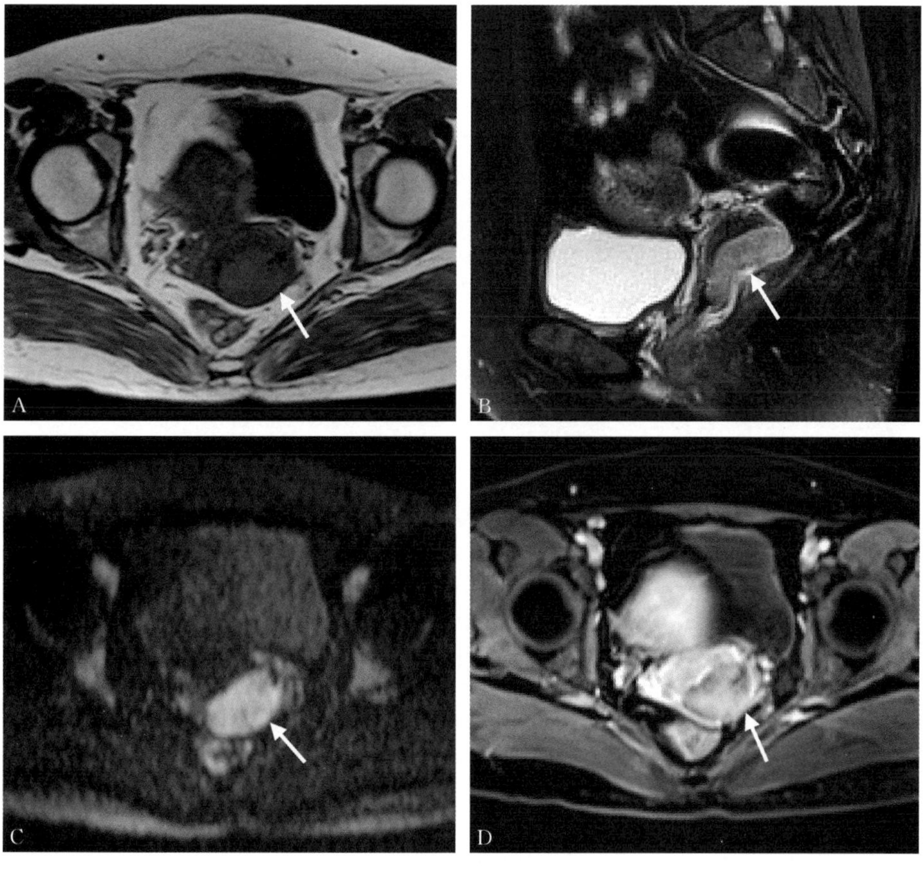

图 14－8　阴道鳞状细胞癌Ⅰ期

注：患者，女性，41 岁，不规则阴道流血 3 月。横断位 T_1WI（A）见阴道内肿块呈低信号，侵袭阴道后壁（箭）；矢状位 T_2WI FS（B）显示肿瘤呈稍高信号，边缘清楚（箭）；横断位 DWI（C）见病灶呈高信号（箭）；横断位 T_1WI FS 增强（D）显示肿块中度不均匀强化（箭）。

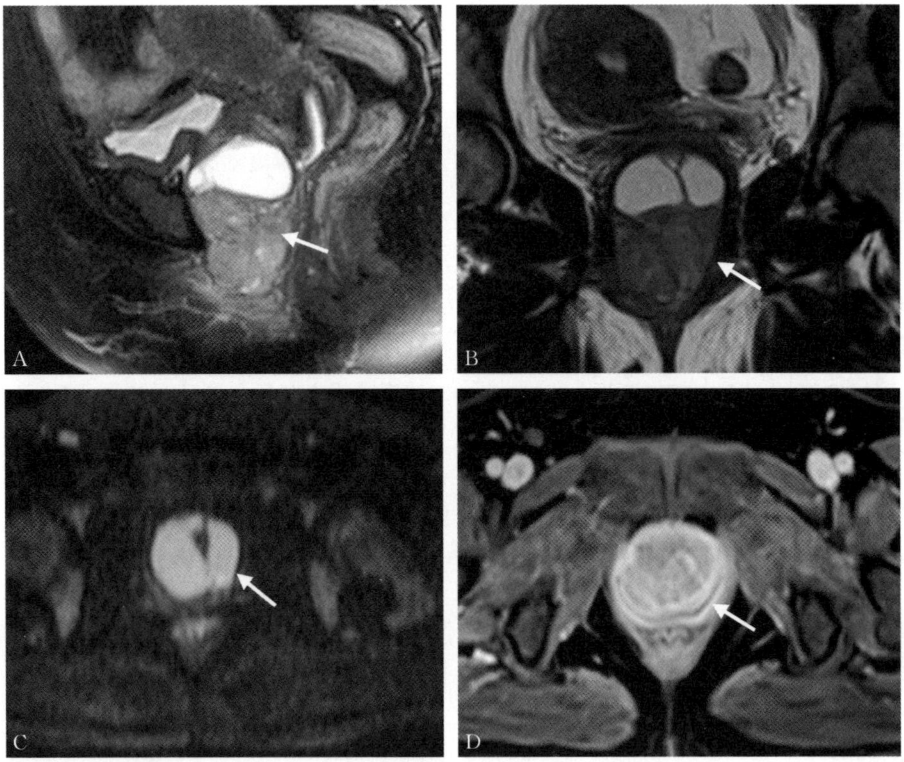

图 14-9　阴道透明细胞癌

注：患者，女性，51 岁，阴道不规则流血 3 月余。矢状位 T_2WI FS 和冠状位 T_2WI（A、B）见阴道前壁类圆形囊实性肿块，向后方突入阴道，边缘光整，未见阴道周围结构累及，前方与尿道分界不清，实性成分呈等信号，囊性成分呈高信号（箭）；横断位 DWI（C）见病灶实性成分呈明显高信号（箭）；横断位 T_1WI FS 增强（D）显示肿瘤与阴道壁分界尚清，病灶呈中度及明显强化（箭）。

6）诊断要点：阴道鳞状细胞癌好发于绝经后老年女性，阴道上 1/3，肿块呈实性，DWI 高信号，增强后明显强化。阴道透明细胞癌中位年龄 19 岁，肿块呈实性或囊实性，DWI 呈高信号，中重度强化。

7）鉴别诊断：阴道癌侵犯宫颈需要与宫颈癌侵犯阴道、阴道转移瘤和平滑肌瘤相鉴别。宫颈癌侵犯阴道多表现为宫颈体积增大，后穹窿饱满与宫颈肿块连接。阴道转移瘤为多发，患者常有原发肿瘤病史。阴道平滑肌瘤多位于阴道前壁中线位置，形态规则，信号及增强与子宫肌瘤相仿，并常合并子宫多发肌瘤。

（2）阴道平滑肌肉瘤

1）概述：阴道平滑肌肉瘤（leiomyosarcoma）是由平滑肌细胞构成的恶性肿瘤，是成人最常见的阴道肉瘤之一，是第 2 常见的阴道肉瘤。

2）病理：平滑肌肉瘤肿瘤大小不一，直径 3～10 cm，瘤体质地较硬，切面呈灰红色，鱼肉样，可有出血。镜下可见圆形细胞、梭形细胞及混合型 3 种类型，其中以梭形细胞肉瘤最常见，核异型明显，分裂象超过 5 个/10 高倍视野。

3）临床表现：好发于 40～60 岁，平均年龄 47 岁。总 5 年生存率为 43%，部分患者有盆腔放疗史。早期无临床症状，随着病情进展可出现白带增多、阴道不规则出血、阴道胀痛及阴道下坠感、性生活不适等。如肿瘤压迫或侵犯膀胱、直肠可致排尿、排便困难。

4）MRI 表现：来源于阴道壁的不均质实性肿块，T_1WI 表现为不均匀中等信号，T_2WI 为不均匀稍高信号肿块，内部有坏死和出血，增强后肿块不均匀强化。MRI 可以明确肿瘤侵犯宫颈、盆腔及腹股沟淋巴结转移情况（图 14-10）。

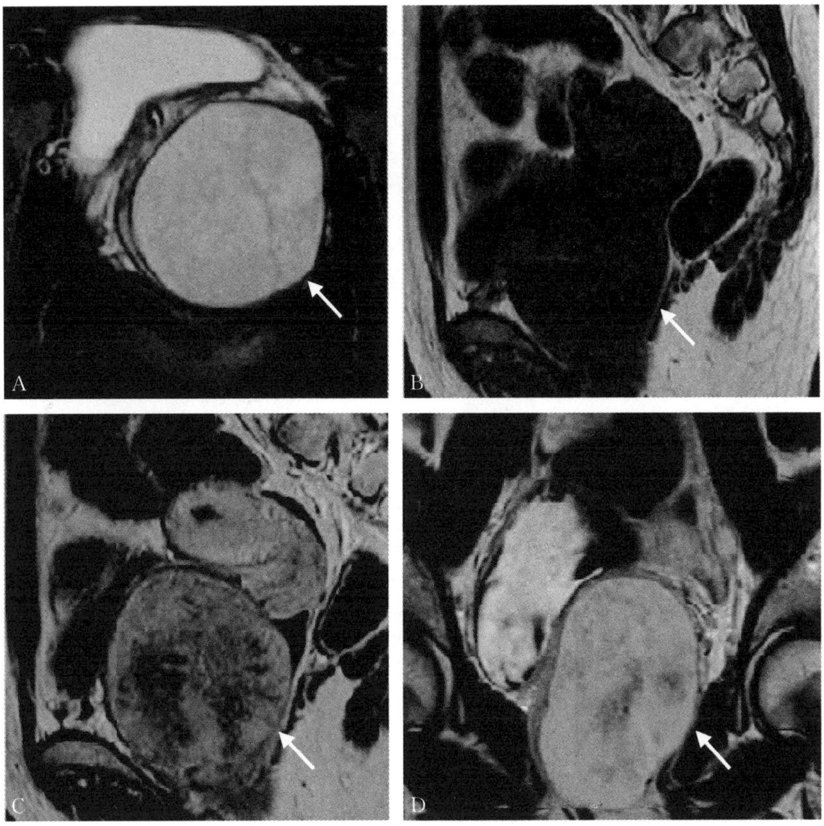

图 14-10　阴道平滑肌肉瘤

注：患者，女性，15 岁。因排尿困难伴下腹部胀痛，且逐渐加重，并伴有尿频、尿急、尿痛入院。横断位 T_2WI FS(A)、矢状位 T_1WI(B)显示膀胱直肠间巨大椭圆形实性肿块，边界清晰，推移膀胱、直肠及子宫。肿块 T_2WI 呈高信号，内见线状低信号影，T_1WI 呈等信号（箭）；矢状位 T_1WI 增强早期(C)显示肿块呈不均匀强化（箭）；冠状位增强延迟期(D)肿块持续明显强化，强化范围扩大（箭）。

引自：谢玉海，范影，曹莉，等. MRI 诊断阴道巨大黏液性平滑肌肉瘤一例[J]. 临床放射学杂志，2018，37(10)：1749。

5）诊断要点：肿块较大，增强后强化不均匀，易侵犯周围结构。早期可发生血行及淋巴转移。

6）鉴别诊断：阴道平滑肌肉瘤需要与阴道平滑肌瘤和阴道癌鉴别。阴道平滑肌瘤多边界清楚，与宫颈有明确分界，T_1WI 低信号、T_2WI 低信号，增强强化和肌层一致。阴道癌多在阴道腔内生长，阴道壁浸润性增厚。

（3）阴道横纹肌肉瘤

1）概述：胚胎性横纹肌肉瘤（embryonal rhabdomyosarcoma）又称葡萄状肉瘤（sarcoma botryoides），是婴幼儿阴道最常见的恶性肿瘤，起源于上皮下结缔组织，恶性程度极高，5 年生存率 15%，多在 2 年内死亡。

2）病理：胚胎性横纹肌肉瘤好发于阴道前壁下 2/3 处，呈有蒂或无蒂的息肉样组织，远端膨大为圆形水泡状物，形似一串葡萄突向阴道，甚至突出于阴道口外，因此亦称之为葡萄状肉瘤，肿瘤呈淡红色或紫红色，质软，切面呈灰白或呈半透明黏液状，可有出血及坏死。镜下可见肿瘤表面被覆正常阴道上皮，肿瘤由横纹肌细胞、星形或梭形细胞组成，核异型明显。

3）临床表现：早期多无临床症状，随着病情进展可出现白带增多，阴道出血是最常见的症状。

4）MRI 表现：阴道内较大形态不规则肿块，T_1WI 表现为不均匀低信号，T_2WI 为不均匀高信号，增强后不均匀强化。肿瘤多向周围组织浸润生长（图 14-11）。

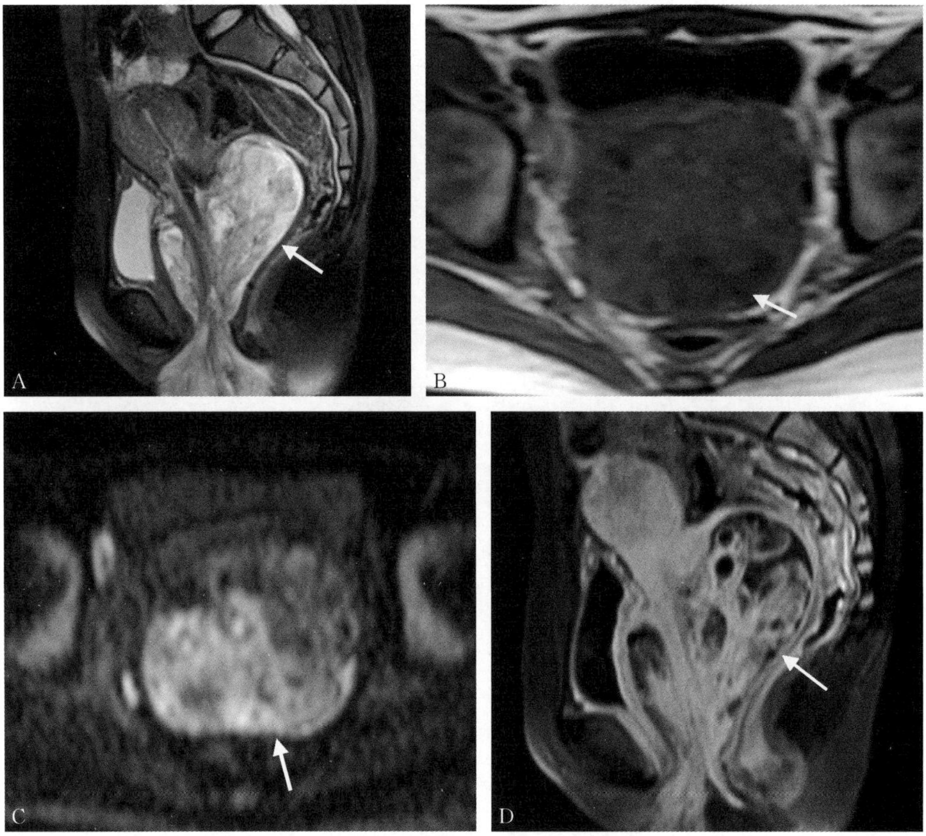

图 14-11 阴道胚胎性横纹肌肉瘤

注:患者,女性,15 岁,常感头昏、无力,阴道流液,以发热 39℃就医;妇科检查见阴道口被拳头大小赘生物堵住,脱出阴道口。矢状位 T_2WI FS(A)可见阴道内巨大不均质实性肿块,脱出于阴道外口,肿块呈混杂稍高和高信号(箭);横断位 T_1WI(B)显示肿瘤位于阴道内,呈等信号(箭);横断位 DWI(C)见病灶呈不均匀高信号(箭);矢状位 T_1WI FS 增强(D)显示肿瘤明显不均匀强化,内见散在弱或无强化坏死区,与阴道壁分界尚清(箭)。

5)诊断要点:儿童多见,多为源自阴道壁的较大实性肿块,可伴有坏死,MRI 信号不均匀。

6)鉴别诊断:胚胎性横纹肌肉瘤多发生于婴幼儿,通过年龄易与阴道其他恶性肿瘤鉴别。

(4)阴道黑色素瘤

1)概述:阴道黑色素瘤(melanoma)罕见,发病年龄多在 60 岁以上,恶性程度高,易复发转移,5 年生存率小于 25%。

2)病理:肿瘤呈结节、斑块状,甚至乳头状,直径 2～4 cm,表面可见溃疡,肿物含黑色素多者呈蓝黑色或全黑色,含黑色素少时为灰白色或粉红色。瘤细胞形态多样化,为网形、椭圆形、多边形及梭形,胞质丰富,多含有色素。

3)临床表现:常见症状为阴道出血 65%,血性分泌物 31%及阴道肿块 17.8%。病变位于阴道上或下段时,常侵及宫颈或外阴,有时转移至腹股沟或盆腔淋巴结。少数有肝、肺或腹股沟淋巴结转移。恶性阴道黑色素瘤,即使局部出现,预后也很差。

4)MRI 表现:黑色素瘤具有特征性 T_1WI 高信号,T_2WI 高信号,由于黑色素可缩短 T_1 时间,在脂肪抑制序列高信号显示更加清晰。增强后肿瘤大多均匀强化,合并出血坏死时信号不均匀(图 14-12)。

5)诊断要点:中老年女性,阴道内 T_1WI 高信号肿块是典型影像学表现。

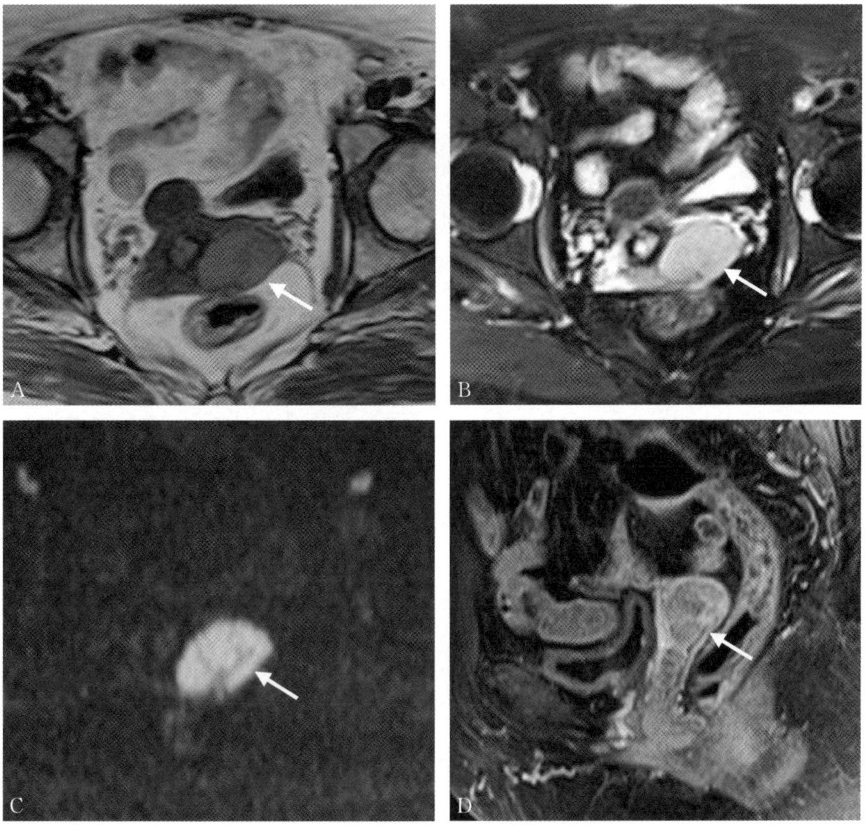

图 14-12 阴道黑色素瘤

注：患者，女性，68 岁，不规则阴道流血 2 月，外院 PET-CT 提示两肺多发转移。横断位 T_1WI(A)可见阴道内左侧壁结节状稍高信号实性肿物(箭)；横断位 T_2WI FS(B)显示肿瘤呈均匀高信号(箭)；DWI(C)呈明显高信号(箭)；矢状位 T_1WI FS 增强(D)显示肿瘤不均匀中度强化(箭)。

6）鉴别诊断：首先需要与 T_1WI 高信号的疾病鉴别。如高信号囊肿、肉瘤、转移瘤和宫颈癌侵犯阴道。囊肿含出血或高蛋白成分时可呈 T_1WI 高信号，但增强扫描后内部无强化。肉瘤较大时内部常合并出血，T_1WI 可见高信号，但肉瘤常体积大，信号混杂，强化明显。阴道转移瘤常有原发肿瘤病史。宫颈癌阴道累及常为 T_1WI 低信号、T_2WI 高信号，肿块信号多不均匀。

（5）阴道转移瘤

阴道转移瘤约占阴道肿瘤的 80%，较原发肿瘤常见。最常见原发肿瘤为绒癌，表现为阴道壁可见暗红色出血性结节。其次为子宫颈癌，常为宫颈肿瘤局部蔓延至阴道；外阴癌也可侵及阴道。偶见膀胱癌、直肠癌、恶性淋巴瘤、白血病、乳腺癌、肾癌、浆细胞肉瘤转移至阴道。转移瘤的临床表现与原发肿瘤表现一致，部分可有阴道流血、流液。MRI 上转移瘤信号和增强表现与原发肿瘤大致相符，局部蔓延可见肿瘤主体位于原发处(图 14-13)。阴道转移瘤须与阴道内原发肿瘤鉴别。若为阴道癌，病变源自阴道黏膜，主体常在阴道内；外阴癌累及阴道下段，病灶主体在阴道外。阴道平滑肌肉瘤常较大，常发生出血和坏死，增强不均匀强化。

14.3 外阴恶性肿瘤

外阴恶性肿瘤占女性生殖道原发恶性肿瘤的 3%～5%，以鳞状细胞癌最常见，其他包括恶性黑色素瘤、基底细胞癌、前庭大腺癌、疣状癌、肉瘤等。

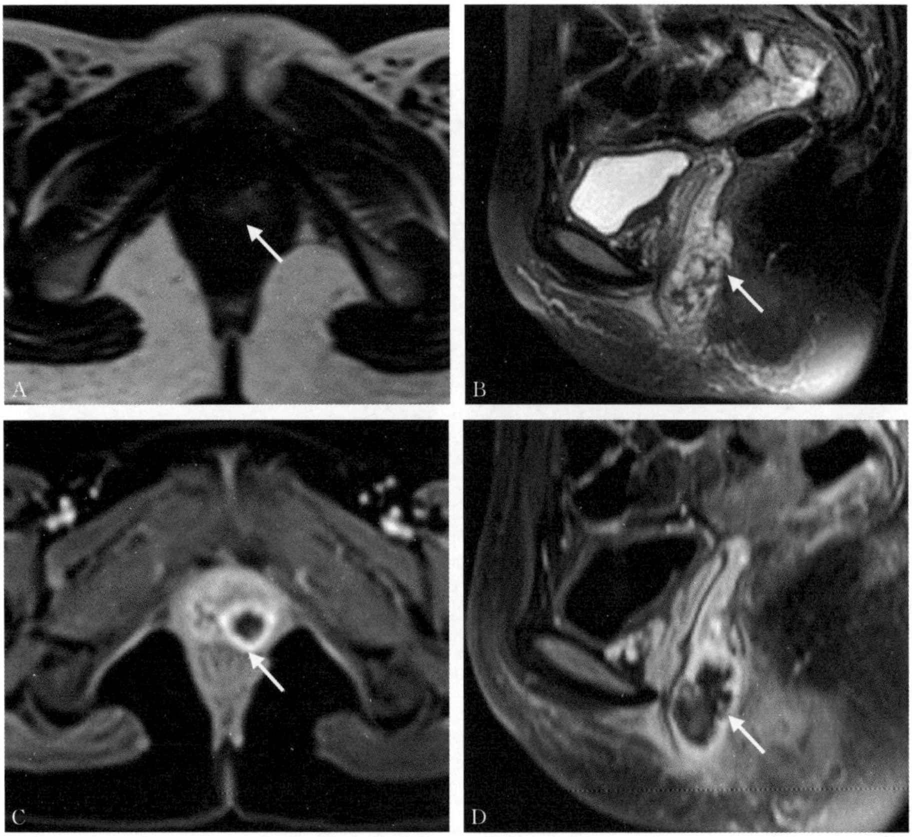

图 14-13　阴道转移瘤

注：患者，女性，37 岁，有绒癌病史，病理证实为阴道绒癌转移。横断位 T_1WI(A)可见阴道结节状稍高信号(箭)；矢状位 T_2WI FS(B)显示肿瘤位于阴道后下壁，呈混杂信号(箭)；横断位和矢状位 T_1WI FS 增强(C、D)显示肿瘤不均匀强化，以边缘不规则明显强化为主，中央不均匀轻度强化(箭)。

14.3.1　外阴鳞状细胞癌

(1) 概述

外阴鳞状细胞癌(vulvar squamous cell carcinoma)占全部外阴恶性肿瘤的 80%～90%，主要发生于绝经后妇女，年轻女性发生率有升高趋势。肿瘤可发生在外阴任何部位，大阴唇最多见，其次为小阴唇、阴蒂、会阴、尿道口、肛门周围等。

(2) 病理

癌灶早期局部有丘疹、结节或小溃疡；可为浅表溃疡，可伴感染、坏死、出血；周围皮肤可增厚及色素改变。肿瘤晚期可见不规则肿块，伴或不伴破溃或呈乳头样肿瘤。镜下见多数外阴鳞癌分化好，有角化珠和细胞间桥。前庭和阴蒂的病灶倾向于分化差或未分化，常有淋巴管和周围神经的侵犯。

(3) 临床表现

主要为不易治愈的外阴瘙痒、各种不同形态的肿物，如结节状、菜花状、溃疡状。肿物并发感染或较晚期癌可出现疼痛、渗液和出血。可扪及腹股沟淋巴结增大、质硬、固定。

(4) 转移途径及分期

肿瘤转移主要为局部浸润周围组织及器官，如尿道、阴道和肛门，进一步可累及膀胱、直肠和盆壁，淋巴结转移主要为腹股沟淋巴结，也可至盆壁淋巴结。2009 年国际妇产科联盟外阴癌的分期如表 14-2 所示。

表 14-2　外阴癌 FIGO 分期(2009 年)

分　期	标　准
Ⅰ期	肿瘤局限于外阴，无淋巴结转移
ⅠA 期	肿瘤局限于外阴(含外阴)，最大径不超过 2 cm，间质浸润不超 1 mm
ⅠB 期	肿瘤局限于外阴(含外阴)，最大径大于 2 cm 或间质浸润大于 1 mm
Ⅱ期	肿瘤侵犯尿道下 1/3，阴道下 1/3 或肛门，无淋巴结转移
Ⅲ期	肿瘤侵犯尿道下 1/3，阴道下 1/3 或肛门，有腹股沟-股淋巴结转移
ⅢA 期	5 mm 以上转移淋巴结 1 个或小于 5 mm 转移淋巴结 2 个
ⅢB 期	5 mm 以上转移淋巴结 2 个以上或小于 5 mm 转移淋巴结 3 个以上
ⅢC 期	转移淋巴结包膜外转移
Ⅳ期	肿瘤侵犯上 2/3 尿道或上 2/3 阴道或远处转移
ⅣA 期	肿瘤侵犯上 2/3 尿道或上 2/3 阴道，膀胱，直肠黏膜，或肿瘤侵及盆壁
ⅣB 期	远处转移(含盆腔淋巴结转移)

(5) MRI 表现

较小的外阴癌 MRI 无法显示。较大的外阴癌表现为形态不规则实性肿块，T_1WI 低信号或中等信号，T_2WI 中等或高信号，若肿瘤内出现坏死，信号不均匀。增强扫描可见肿瘤强化，边界显示更清晰。MRI 的作用在于肿瘤分期，通过多平面和多序列观察显示肿瘤与周围组织解剖关系，评价有无淋巴结转移，其中 T_2WI 评价价值最大，脂肪抑制序列有利于显示病变向周围侵犯情况(图 14-14、14-15)。

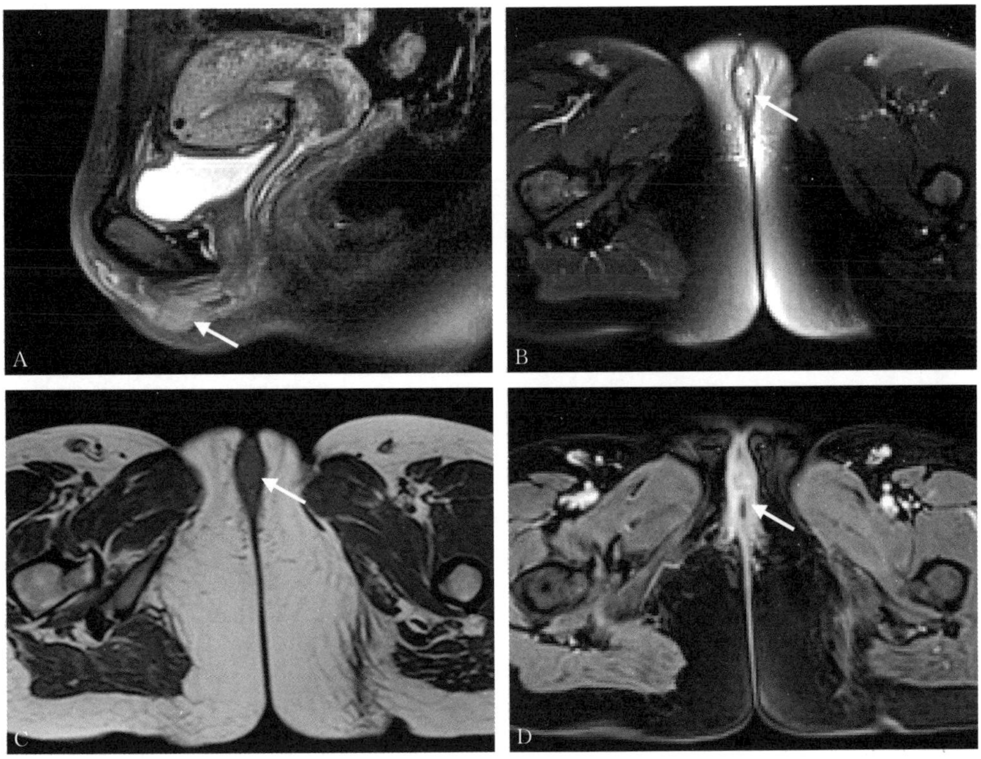

图 14-14　外阴鳞状细胞癌ⅠA 期

注：患者，女性，29 岁，外阴瘙痒 2 年余。矢状位和横断位 T_2WI FS(A、B)可见外阴结节状稍高信号，肿瘤边界尚清(箭)；横断位 T_1WI(C)见外阴病灶呈等信号(箭)；增强(D)显示肿瘤明显强化，未侵犯周围结构(箭)。

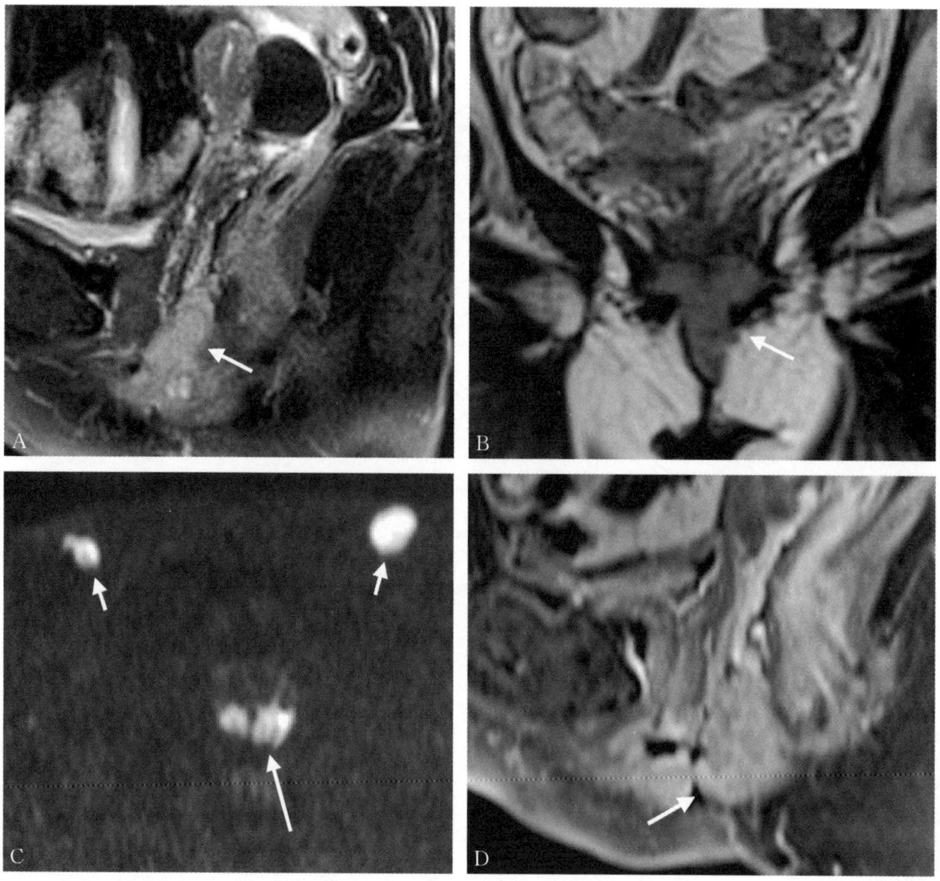

图 14－15　外阴鳞状细胞癌ⅢB期

注：患者，女性，70岁，自行发现外阴肿物2月余。矢状位 T_2WI FS(A)可见外阴团片状稍高信号、边界不清，累及阴道下段(箭)；冠状位 T_1WI(B)显示肿瘤呈等信号，分叶状改变(箭)；横断位 DWI(C)见外阴病灶明显高信号(长箭)，两侧腹股沟淋巴结肿大也呈明显高信号(短箭)；矢状位 T_1WI FS增强(D)显示肿瘤与尿道分界不清(箭)。

(6) 诊断要点

外阴不规则实性结节或肿块，浸润性生长和腹股沟淋巴结转移，首先考虑外阴癌。

(7) 鉴别诊断

外阴鳞状细胞癌与黑色素瘤、外阴良性肿瘤相鉴别。外阴黑色素瘤早期可表现为不对称、不规则，信号混杂，T_1WI 高信号，T_2WI 低信号。外阴良性肿瘤边界多光整，MRI 信号均匀。

14.3.2　外阴平滑肌肉瘤

外阴平滑肌肉瘤(vulvar leiomyosarcoma)是外阴原发性肉瘤中最常见的，多发生在前庭大腺周围的深部软组织，阴唇系带和阴蒂等处。肿瘤黄褐色，部分有包膜，切面呈灰色或灰棕色，细腻如鱼肉样，常有灶性或片状出血坏死。镜下可见肿瘤由大小不一的梭形细胞组成，交错成束。黏液样平滑肌肉瘤为惰性肿瘤，浸润性缓慢生长，倾向于局部复发。肿瘤生长快，疼痛是常见症状。MRI 表现为外阴不均匀软组织肿块，边界不清，T_1WI 低信号，T_2WI 中等信号，增强后强化不均匀(图 14－16)。MRI 的作用主要是确定肿瘤的侵犯范围，明确有无转移和进行复发监测。

(蔡舒蕾　张国福　强金伟)

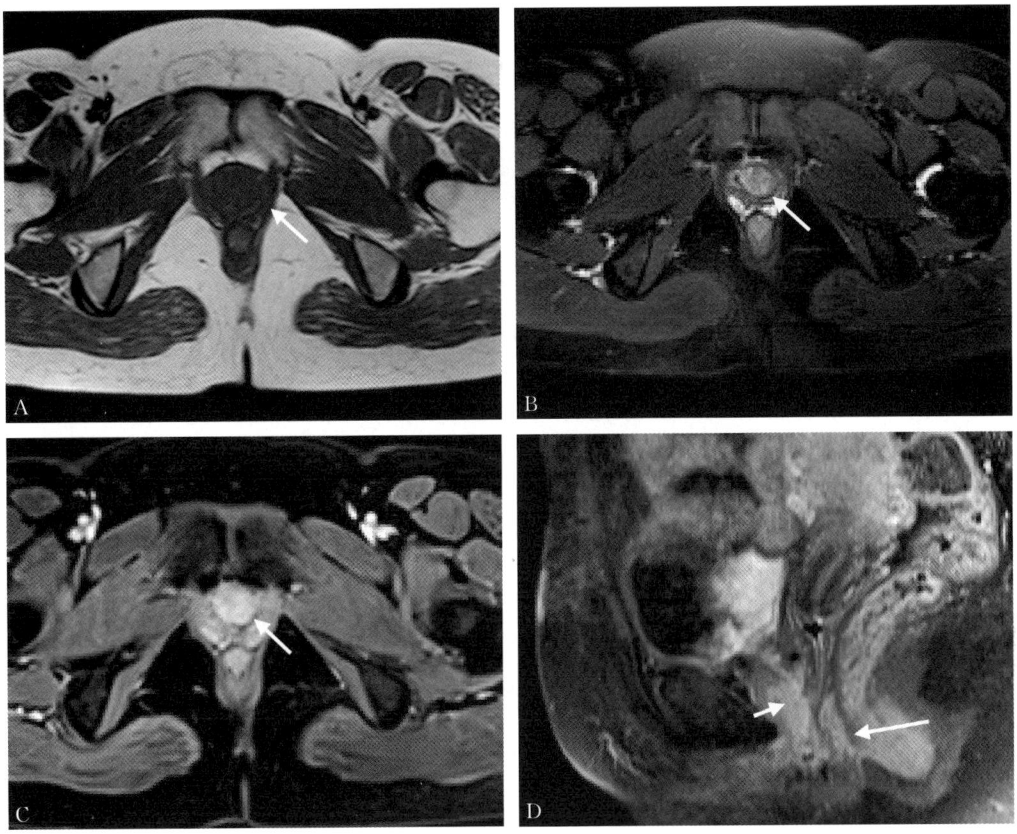

图 14-16 外阴平滑肌肉瘤

注：患者，女性，36 岁，10 年内因外阴肿物多次复发，共切除 6 次，病理证实为外阴黏液样平滑肌肉瘤。横断位 T_1WI（A）可见阴道前方肿物呈等信号（箭）；横断位 T_2WI FS（B）显示肿瘤呈稍高信号，边界尚清（箭）；横断位 T_1WI FS 增强（C）见病灶明显均匀强化（箭）；矢状位 T_1WI FS 增强（D）显示肿瘤形态不规则，部分与尿道分界欠清（短箭），累及阴道下段（长箭）。

参考文献

[1] 王焕军，关键，张皓钦，等. 女性 Skene 腺疾病的影像特征[J]. 中华放射学杂志，2017，51(11)：834-838.

[2] 谢玉海，范影，曹莉，等. MRI 诊断阴道巨大黏液性平滑肌肉瘤一例[J]. 临床放射学杂志，2018，37(10)：1749-1750.

[3] AGRONS G A，WAGNER B J，LONERGAN G J，et al. From the archives of the AFIP. Genitourinary rhabdomyosarcoma in children：radiologic-pathologic correlation [J]. Radiographics，1997，17(4)：919-937.

[4] FRUMOVITZ M，ETCHEPAREBORDA M，SUN C C，et al. Primary malignant melanoma of the vagina [J]. Obstet Gynecol，2010，116(6)：1358-1365.

[5] HEIDKAMP J，ZUSTERZEEL P，VAN ENGEN-VAN G A，et al. MRI evaluation of vulvar squamous-cell carcinoma in fresh radical local excision specimens for cancer localization and prediction of surgical tumor-free margins [J]. NMR Biomed，2019，32(1)：e4025.

[6] HOOGENDAM J P，SMINK M. Gartner's duct cyst [J]. N Engl J Med，2017，376(14)：e27.

[7] KATO H，KANEMATSU M，SATO E，et al. Magnetic resonance imaging findings of fibroepithelial polyp of the vulva：radiological-pathological correlation [J]. Jpn J Radiol，2010，28(8)：609-612.

[8] MCFARLANE M J，FEINSTEIN A R，HORWITZ R I. Diethylstilbestrol and clear cell vaginal carcinoma. Reappraisal of the epidemiologic evidence [J]. Am J Med，

1986,81(5):855－863.
[9] MENCZER J, GIRTLER O, ZAJDEL L, et al. Metastatic trophoblastic disease following partial hydatidiform mole: case report and literature review [J]. Gynecol Oncol, 1999,74(2):304－307.
[10] SHIMADA K, OHASHI I, SHIBUYA H, et al. MR imaging of an atypical vaginal leiomyoma [J]. Am J Roentgenol, 2002,178(3):752－754.
[11] SIEGELMAN E S, OUTWATER E K, BANNER M P, et al. High-resolution MR imaging of the vagina [J]. Radiographics, 1997,17(5):1183－1203.

15 盆腔与盆底病变

15.1 盆腔炎性病变

盆腔炎性疾病(pelvic inflammatory disease, PID)是指由女性生殖道炎症引起的一组疾病，包括子宫内膜炎、输卵管炎、输卵管-卵巢脓肿和盆腔腹膜炎。多发于性活跃期女性，发病年龄为20～35岁，发病率受性传播疾病的影响较大，如未及时治愈，易引发后遗症，包括不孕、输卵管妊娠、慢性盆腔痛和输卵管积水等，严重影响女性健康，增加家庭与社会经济负担。

引起PID的病原体由多种微生物组成，有外源性和内源性2种来源。外源性病原体主要为性传播疾病的病原体，常见淋病奈瑟球菌、沙眼衣原体、支原体；内源性病原体来自寄居于阴道内的菌群，包括需氧菌（链球菌和葡萄球菌）和厌氧菌（脆弱类杆菌和消化链球菌），以两者混合感染多见，厌氧菌感染容易形成盆腔脓肿、感染性血栓静脉炎。内源性和外源性病原体可分别单独存在，也可同时存在，通常为混合感染。此外，结核分枝杆菌及血吸虫等也可以引起特异性的PID。根据引发疾病的不同病原菌，分特异性炎症和非特异性炎症。

15.1.1 盆腔急性炎症

急性 PID 指女性上生殖道及其周围组织发生的急性感染性疾病，主要包括子宫内膜炎、输卵管炎和输卵管-卵巢脓肿，以及扩散后产生的盆腔腹膜炎和肝周围炎，其中以急性输卵管炎最常见。

（1）急性子宫内膜炎

子宫内膜炎是指子宫内膜的炎症或感染。子宫内膜炎可在产科如分娩或流产后出现，也可由于盆腔炎或子宫内膜仪器检查等导致。高危因素包括：长时间分娩、胎膜早破、宫内凝块残留、受孕产物残留。典型的临床表现是发热和下腹痛。炎症早期，子宫和子宫内膜的 MRI 表现可能是正常的。炎症发展可见子宫体积增大，子宫内膜不均匀增厚，可有宫腔积液、积气，T_2WI 信号增高，增强可见子宫及子宫内膜强化（图 15-1）。子宫内膜炎是一个临床诊断，应注意产后影像学表现与炎症相关表现的重叠，密切结合临床病史及症状进行诊断。

（2）急性输卵管炎

1）概述：急性输卵管炎很少独立存在，大多数为急性盆腔炎症的一个组成部分或发展阶段，往往与子宫内膜炎或子宫周围的炎症同时存在并互相影响。

2）病理：病原体可由子宫颈的淋巴组织播散到子宫旁结缔组织，侵犯输卵管浆膜层，首先发生输卵管周围炎，然后累及肌层及内膜；亦可沿子宫颈黏膜、子宫内膜向上蔓延，引起急性输卵管黏膜炎，造成输卵管黏膜充血、肿胀；严重者输卵管上

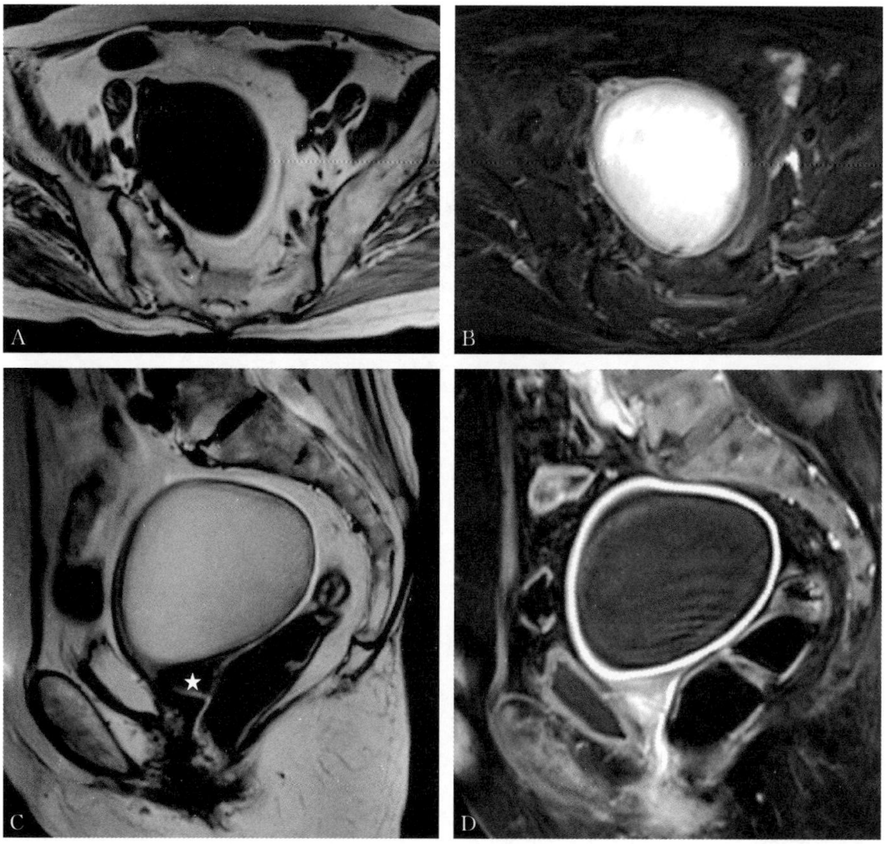

图 15-1 急性子宫内膜炎

注：患者，女性，86 岁，发现盆腔包块 1 天。横断位 T_1WI、T_2WI FS(A、B)和矢状位 T_2WI(C)显示子宫后倾位，宫腔积液，T_1WI 低信号，T_2WI 高信号；子宫肌层菲薄，呈等信号；矢状位增强后(D)可见子宫肌层较均匀明显强化。星号为子宫颈。

皮发生退变或成片脱落，内膜的皱襞结构破坏，导致褶皱的消失或形成凹凸不平的瘢痕，炎症引起输卵管粘连，导致输卵管远侧阻塞。随后，浆液、血液或脓液在输卵管内不断积聚导致输卵管扩张，由于输卵管系膜长度固定，不能随积液扩张的输卵管而相应延长，故积液扩张的输卵管向系膜侧弯曲，卷曲向后，可游离或与周围组织粘连，形成特征性的腊肠状结构。炎症进一步扩散累及卵巢，形成输卵管-卵巢脓肿。

3）临床表现：急性输卵管炎临床常表现为三大症状：下腹痛、宫颈触痛、附件压痛。此外还有38℃以上的高热、白细胞增高等表现。身体活动、排尿、排便及性生活等可加重疼痛症状。但多数 PID 患者无明显临床症状或症状轻微，容易被忽视而造成诊治延误。

4）MRI 表现：炎症感染的初始阶段，仅表现为输卵管壁的肿胀、增厚，增强扫描可见输卵管壁明显强化，输卵管周围脂肪间隙模糊，常结合临床表现进行诊断。炎症发展致输卵管及周围组织粘连，引起输卵管远端阻塞，分泌液无法排出，形成腔内含脓的输卵管结构。此时，CT 及 MRI 常可观察到积液扩张的输卵管呈 C 形或 S 形外观（图 15-2），或呈囊肿状，此外，MRI 还可观察到病灶中不强化细线状分隔（图 15-3）及 T_2WI 上无定形信号丢失或地图样阴影，对积脓的诊断有较大提示作用。输卵管积脓时管壁增厚，注射对比剂后可见管壁明显均匀或不均匀强化，研究认为以 0.25 cm 为界值时，对输卵管积脓的诊断准确度为 83%，敏感度及特异度分别为 72%和 95%。积脓病灶在 T_1WI 上呈等、高信号，T_2WI 呈等、低信号，DWI 多呈高信号，少数为等信号。部分输卵管积脓可见液-液平面。

5）诊断要点：附件区观察到呈 C 形、S 形或囊肿形结构，囊液信号不均，周围结构模糊，可见渗出性改变，增强后可见囊壁或分隔明显增厚、强化。

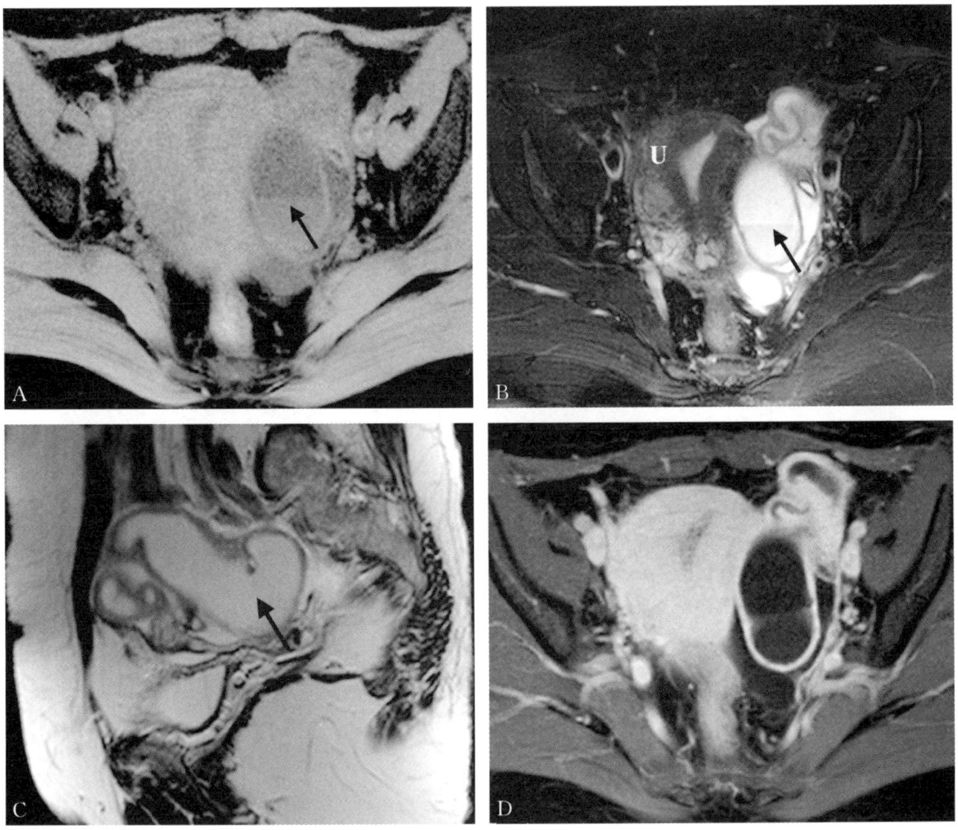

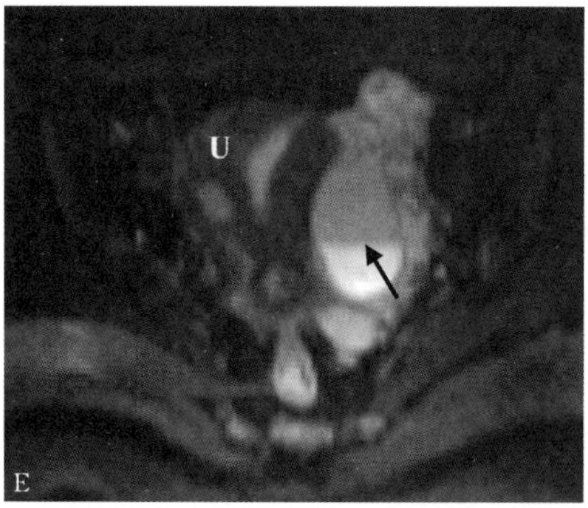

图 15-2　左侧输卵管积脓

注：患者，女性，44 岁，下腹痛 1 周。横断位 T_1WI FS(A)、T_2WI FS(B)和矢状位 T_2WI(C)见左附件区粗细不均、扭曲折叠的管状结构，内见液-液平面(黑箭)；增强(D)后可见管壁较均匀增厚(大于 0.25 cm)，明显强化；DWI(E，b=800 s/mm^2)见囊液呈上低下高信号(箭)，囊液下部 ADC 值为 1.35×10^{-3} mm^2/s。矢状位有利于观察病灶的整体形态。U 为子宫。

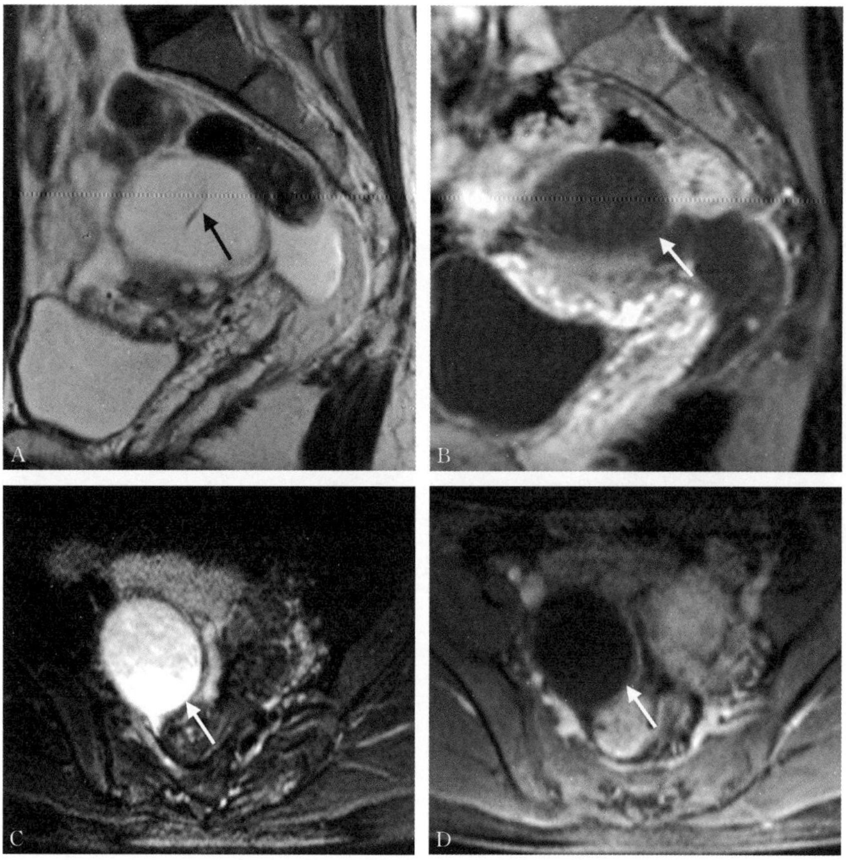

图 15-3　右侧输卵管积脓

注：患者，女性，40 岁，不规则腹痛数月。矢状位 T_2WI 及横断位 T_2WI FS(A、C)可见右附件区一类圆形囊性病灶(箭)，壁不均匀增厚，内见低信号线状结构(黑箭)；矢状位和横断位 T_1WI FS 增强(B、D)示病灶壁增厚，明显强化，其内细线影未见明显强化(箭)。

(3) 输卵管-卵巢脓肿

1) 概述:输卵管-卵巢脓肿(tubo-ovarian abscess, TOA)是急性输卵管炎的严重并发症之一,也是PID最严重的表现形式,发病率占PID的30%,以性活跃女性多见。危险因素包括PID病史、宫内节育器置入、子宫手术病史等。

2) 病理:输卵管炎常常波及卵巢,两者相互粘连形成炎性肿块,炎症可通过卵巢排卵的破孔侵入卵巢实质形成卵巢脓肿,脓肿壁与输卵管积脓粘连并贯通,形成TOA。TOA也可能是由受感染的邻近器官的延伸引起的,最常见的是阑尾。

3) 临床表现:患者通常伴有发热、炎性反应指标升高、下腹部盆腔疼痛和阴道分泌物增多。有时可不伴发热或白细胞增多。可触及包块,压痛明显。脓肿破裂可导致脓毒血症。

4) MRI表现:双侧发病常见,25%～50%为单侧病变。TOA表现为单房或多房囊性、囊实性包块,囊壁较厚,T_1WI大多呈等、低信号,T_2WI呈稍高或高信号,DWI等或高信号、高信号区ADC值低,可伴囊腔内分隔或液-液平面。脓肿壁内层可见T_1WI高信号环,是肉芽组织和出血。增强后脓肿壁明显强化,病灶内积气是特异性征象,但较少见。可见卵巢实质破坏,包块边缘模糊,与邻近盆腔器官间脂肪间隙消失,子宫骶韧带增厚(图15-4、15-5)。

5) 诊断要点:单房或多房厚壁囊性包块,囊液DWI高信号、低ADC值、T_2WI呈高或中等信号,脓肿壁明显强化,周围结构模糊。

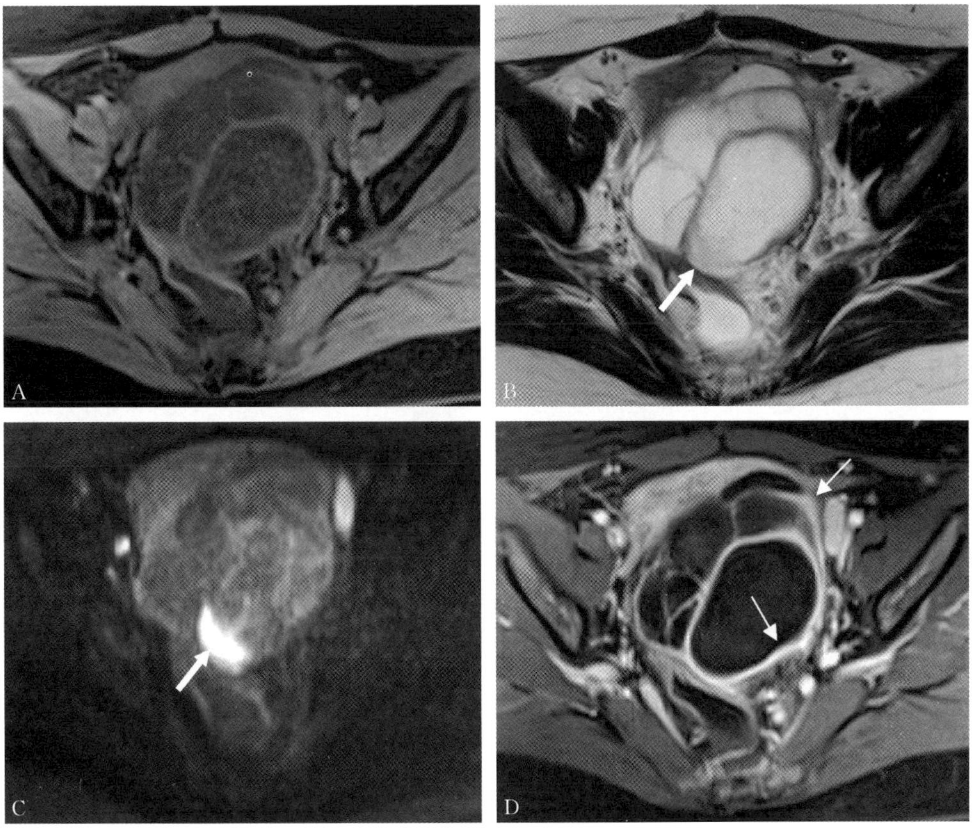

图15-4 左侧输卵管-卵巢脓肿

注:患者,女性,39岁,发热伴下腹痛3天余,4年前因"右侧输卵管-卵巢脓肿"行右附件切除术。横断位T_1WI FS和T_2WI(A、B)见盆腔内多房囊性肿块,形态不规则;多平面观察见部分囊灶连续、呈管道样走行,诸分房囊液信号不均,其中一较大囊内可见T_2WI略高、DWI高信号(C),ADC值约1.13×10^{-3} mm^2/s(粗箭);增强后(D)见囊壁及分隔明显强化,部分囊壁明显增厚(细箭)。左侧卵巢未见显示。

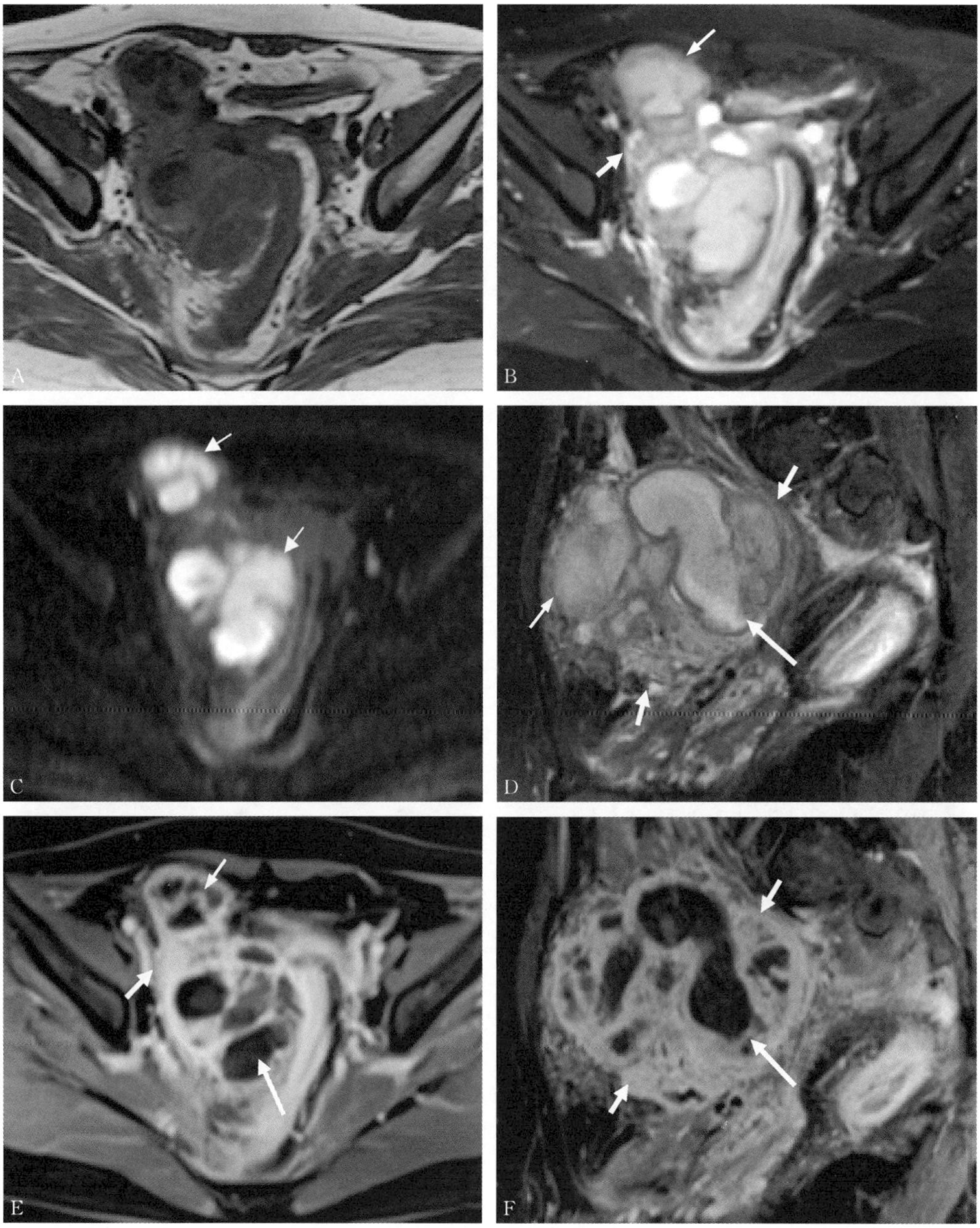

图 15-5　右侧输卵管-卵巢脓肿

注：患者，女性，25 岁，发热伴下腹疼痛 1 周。横断位 T_1WI 和 T_2WI FS(A、B)显示右附件区见不规则形多囊性肿块伴实性成分(短粗箭)，囊壁及分隔厚薄不均，囊液信号不均，T_1WI 等、低信号、T_2WI 不均匀高信号；DWI(C)示囊性区明显扩散受限(短细箭)；矢状位 T_2WI FS(D)可见病灶内管状囊性结构(长粗箭)及混杂实性区(短粗箭)；横断位和矢状位增强(E、F)见囊壁、分隔和实性成分(短粗箭)明显强化，前方多囊区(短细箭)为卵巢脓肿，后方管状多囊区为输卵管脓肿(长粗箭)；病灶周围结构不清并见强化。

(4) 盆腔腹膜炎

1) 概述:盆腔内器官发生严重感染时,病原体可通过血行或淋巴系统扩散及直接蔓延等方式波及盆腔腹膜,引起急性盆腔腹膜炎。当炎症继续发展,或因部分慢性盆腔炎反复急性发作、迁延不愈、包裹机化可形成盆腔脓肿。宫腔手术操作后感染、下生殖道感染上行蔓延、频繁性生活或性卫生不良等亦可引起盆腔脓肿。当盆腔炎症经右结肠旁沟扩散到肝脏膈面引起肝脏包膜炎症时引发 Fitz-Hugh-Curtis 综合征(FHCS),此征可见于1%～30%的 PID 患者。

2) 病理:急性期盆腔腹膜充血,大量浆液性渗出液含纤维蛋白。由于女性盆腔位置低,若出现腹部内的炎性渗出物质或腹膜炎等,产生的脓液容易在此形成聚集,最终形成脓肿。FHCS 急性期肝包膜充血、水肿、点状出血和纤维性渗出,膈肌下有炎性积液,肝脏实质未受到损害;慢性期除有急性期表现外,可见局部或广泛的肝包膜增厚及肝表面与腹壁间的带状粘连。

3) 临床表现:盆腔腹膜炎多与其他器官感染同时存在,尤以输卵管炎最常见,易引起异位妊娠、继发性不孕、慢性盆腔疼痛等远期并发症。患者可有持续性下腹痛、发热、恶心呕吐,且多有急性盆腔器官炎症的病史。查体腹壁紧张、板状腹,严重压痛及反跳痛,宫颈举痛,可触及波动的盆腔包块。FHCS 典型症状为下腹痛后持续右上腹痛,并放射至右肩胛部,时间间隔 1～2 周,可有轻度发热,也可伴阴道分泌物增多。可影响同侧胸膜出现相应症状。

4) MRI 表现:盆腔腹膜炎表现为腹膜弥漫性增厚和明显强化,盆腔水肿,脂肪浑浊,盆底筋膜结构模糊,一侧或双侧宫骶韧带增厚,伴盆腹腔积液。盆腔脓肿可为圆形、类圆形或不规则形,单房或多房囊性或囊实性包块,脓肿壁或分隔厚薄不均,与周边组织粘连,可伴周边肠壁增厚和盆腔积液。脓肿信号取决于分期和物质构成,早期脓肿壁表现为片状模糊 T_1WI 低信号、T_2WI 高信号,主要由于组织水肿、坏死引起;脓腔形成后,脓肿壁增厚,边界变清,表现为 T_1WI 高信号,T_2WI 低信号;脓液信号 T_1WI 总体为低信号,随时间逐渐增高,T_2WI 总体为高信号,以后逐渐下降。脓肿形成早期,DWI 扩散不受限,典型脓肿形成期及后期,DWI 呈扩散受限表现。增强扫描可见实性成分、脓肿壁及分隔明显强化,其内脓液未见强化。脓肿内积气特异性高,但出现率低(图 15-6)。

FHCS 急性期多表现为肝周包膜下积液,可广泛或较局限,部分患者伴胸腔积液。慢性期急性发作表现为肝包膜不同程度增厚,可较均匀或不均匀,T_1WI 呈等信号,T_2WI 呈高信号,增强扫描呈不同程度强化,可见斑片状或楔状肝实质强化。可同时伴有胆囊壁增厚表现、盆腔炎症改变。

15.1.2 盆腔慢性炎症

(1) 慢性输卵管炎及积水

1) 概述:慢性输卵管炎是急性输卵管炎或输卵管积脓未予治疗或治疗不充分迁延的结果,是继发不孕的主要原因,可单独发生,也可由其他疾病导致输卵管远端阻塞时发生。

2) 病理:慢性输卵管炎以双侧居多,输卵管壁增厚充血,轻度或中度肿大,伞端部分或完全闭锁,表面有粘连,常使输卵管紧贴于卵巢。慢性炎症破坏输卵管结构和上皮细胞的超微结构,导致不孕。

输卵管中的积液可能有 2 个来源:①因炎性反应而发生峡部及伞端粘连,阻塞后输卵管分泌液的积聚;②输卵管积脓,当腔内的脓细胞及坏死组织分解而被吞噬细胞清除后,最终成为水样液体。动物研究证明,受雌激素的影响,在排卵期及黄体期输卵管液分泌较多,更容易造成输卵管积液。

3) 临床表现:临床表现多样,常见症状为反复下腹部或盆腔隐痛,伴有或不伴有发热,也可无明显症状,因不孕检查而发现。引起输卵管远侧阻塞并形成输卵管积液的最常见原因是盆腔炎症、子宫内膜异位、宫腔操作,输卵管癌及输卵管妊娠等亦可引起输卵管积液。

4) MRI 表现:正常输卵管腔内含纵向皱襞,相互紧贴,正常时腔内仅含微量液体,影像学包括

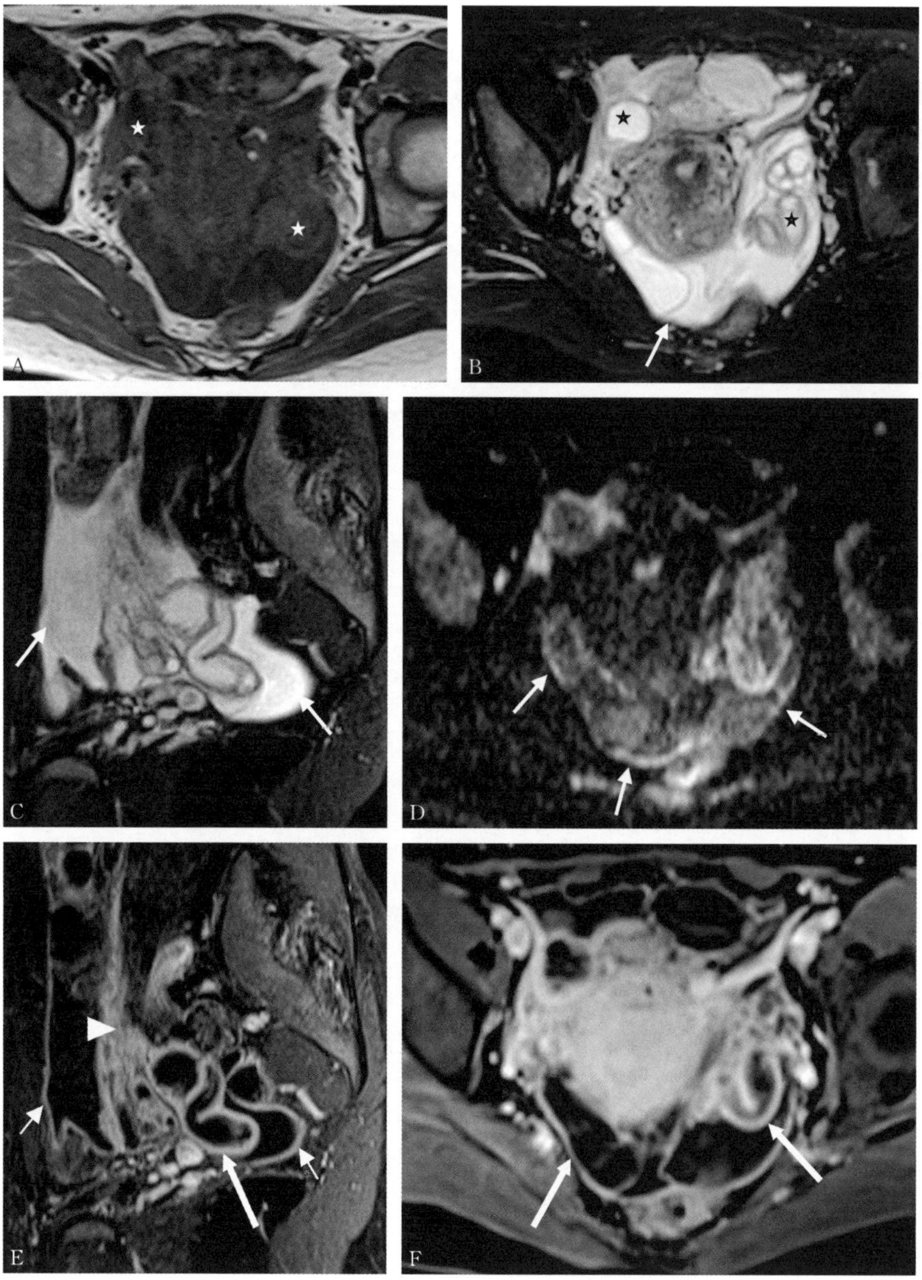

图 15-6　双侧输卵管炎症伴盆腔腹膜炎

注：患者，女性，40 岁，B 超发现盆腔包块。横断位 T_1WI(A)见双侧附件区肿块，形态不规则、信号不均匀(星号)；横断位和矢状位 T_2WI FS(B、C)见附件区囊性病变，其中左侧附件区呈管状结构，管壁增厚，呈低信号，囊液呈高信号；腹盆腔可见较多积液(箭)；DWI(D)示双侧附件区囊性病灶和腹膜呈高信号(箭)；矢状位和横断位增强(E、F)见双附件区囊性病变囊壁(长粗箭)、腹膜(短细箭)和大网膜(箭头)不均匀增厚，明显强化。

MRI无法显示输卵管腔。通常，只有在盆腔液体衬托下，MRI才可观察到无扩张的输卵管。积液扩张的输卵管MRI上呈C形或S形，起自一侧的子宫角，与同侧卵巢不相连，可见“束腰征”或“喙征”，其内液体信号强度取决于液体成分。扩张扭曲的输卵管内壁可见纵向皱褶，表现为“不全分隔征”，此征象是输卵管积液的特异性表现。但也有些病例输卵管皱襞可变平或消失，MRI无法显示，此时明显积液扩张的迂曲输卵管可能被误诊为卵巢复杂囊肿或囊腺瘤。

MRI观察附件区最好的位置是子宫矢状位与子宫横断位相结合，部分输卵管积液与卵巢肿块鉴别困难，通常需要横断位、矢状位和冠状位结合，并辅以脂肪抑制和造影增强扫描。根据积液的MRI形态学表现，输卵管积液可分3型：Ⅰ型，病灶呈典型的管状结构(图15－7)；Ⅱ型，囊状病灶合并管状结构(图15－8)；Ⅲ型，囊状病灶、无管状结构(图15－9)。其中Ⅰ型和Ⅱ型病灶可观察到典型的管状结构，较易做出输卵管积液的诊断，但Ⅱ型的管状结构相对不明显，需多方位连续观察；Ⅲ型病灶则无特征性表现，易误诊为盆腔其他囊性病变，如囊腺瘤、卵巢囊肿等。

5）诊断要点：附件区观察到呈C形或S形外观的管状液性结构，或囊性病灶和与之相连的管状结构，可见“束腰征”或“喙征”或“不全分隔征”，囊液信号较均匀，周围结构较清晰。

(2）慢性盆腔腹膜炎

1）概述：急性盆腔腹膜炎治疗不彻底，迁延为慢性盆腔炎。

2）病理：由急性腹膜炎变为慢性后，子宫、附件及肠管广泛粘连成团，大网膜自骨盆入口上方与其他脏器粘连，形成包裹性炎性肿块。盆腔腹膜吸收能力低于上腹部，粘连间隙仍有渗出液存在，可有多发性小脓肿遗留。积聚于直肠子宫陷凹处形成盆腔脓肿，较多见。

3）临床表现：多兼有慢性输卵管炎、慢性子宫内膜炎等病变，多有反复下腹部或盆腔隐痛、腰背酸痛，伴有或不伴有发热。查体可触及生殖器官与大网膜、肠管粘连成表面不平、大小不等的包块，有压痛且活动度差。

4）MRI表现：盆腔内见索带状或不规则肿块状实性影，边缘模糊不清，T_1WI呈等、低信号，T_2WI呈等或稍高信号，DWI中等稍高信号，ADC图等或稍低信号，增强后中等或明显强化。有时内部可含小片状坏死或脓腔，T_1WI呈低信号，T_2WI高信号，脓腔DWI呈高信号，ADC图低信号(图15－10)。慢性炎症迁延、粘连肠管和附件等结构，形成盆腔多个包裹性积液或脓肿，增强扫描周围结构明显增厚和强化。盆腔腹膜增厚，粘连可导致子宫后曲，肠道成角，肠梗阻或肾积水。

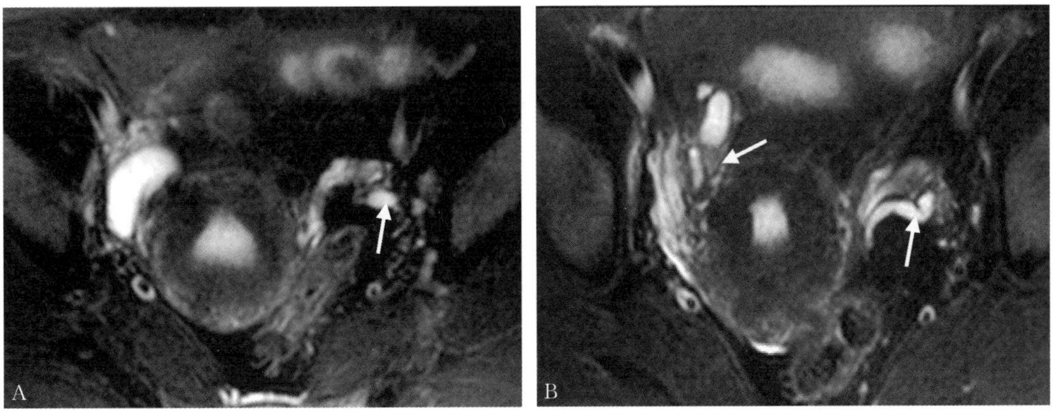

图15－7　双侧输卵管积液Ⅰ型

注：患者，女性，40岁，无明显临床症状。横断位T_2WI FS(A、B)见双侧输卵管轻度扩张积液，呈迂曲的细管状结构，为Ⅰ型表现，液体呈水样高信号(箭)。

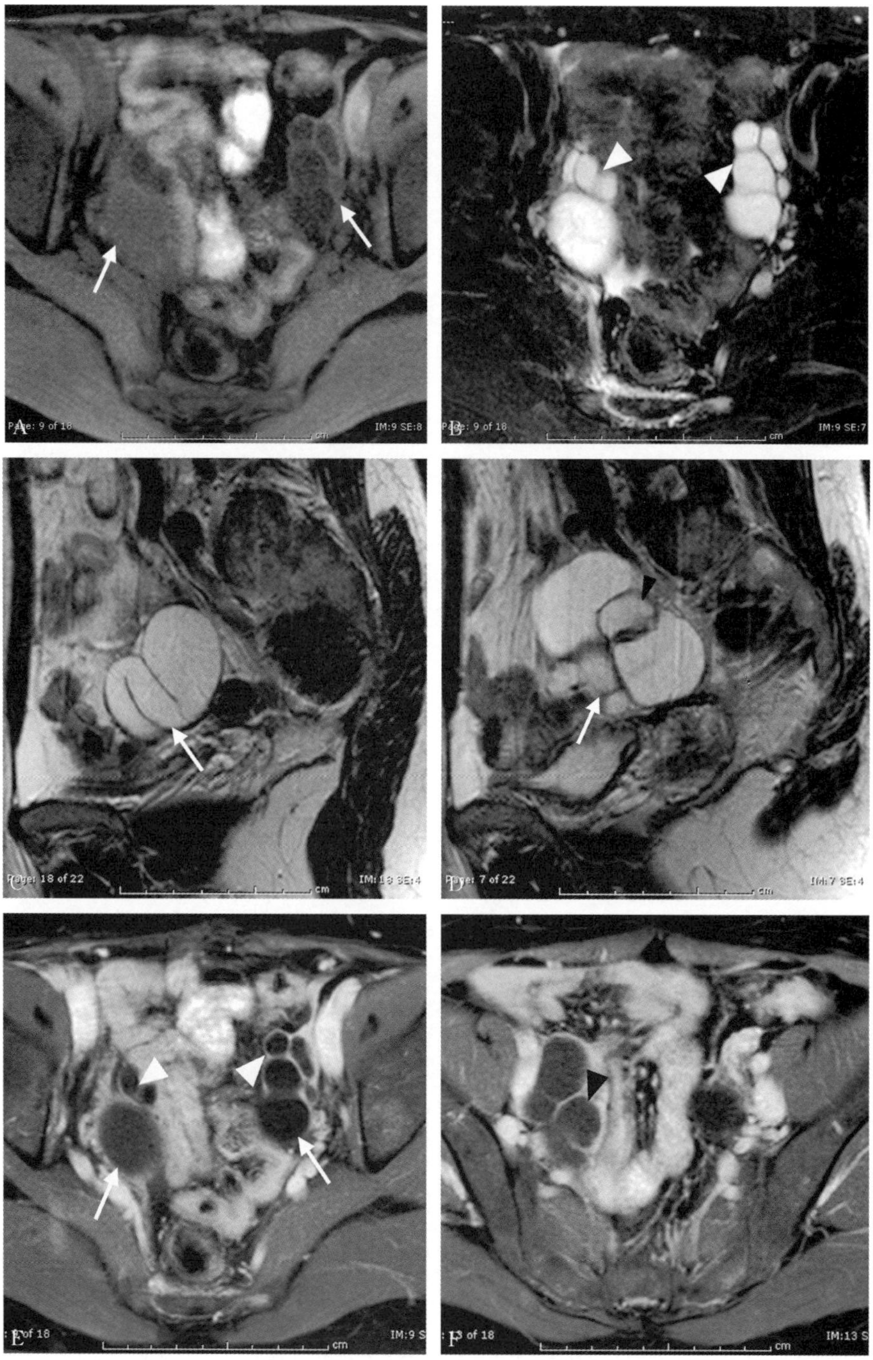

图 15-8　双侧输卵管积液Ⅱ型

注：患者，女性，49岁，下腹不适。横断位 T_1WI FS(A)和 T_2WI FS(B)见水样信号的多囊样结构(箭)及与之相连的管状结构(白箭头)，为Ⅱ型表现；矢状位 T_2WI(C 为左侧、D 为右侧)示折叠的管状结构(箭)；横断位 T_1WI FS 增强(E，F)显示囊壁轻度增厚，轻中度强化(白箭头)。另右侧病变内见一类圆形囊性病灶(F)，T_1WI 低信号，T_2WI 中等信号，增强后囊壁明显强化(黑箭头)，病理证实为合并的黄体囊肿。

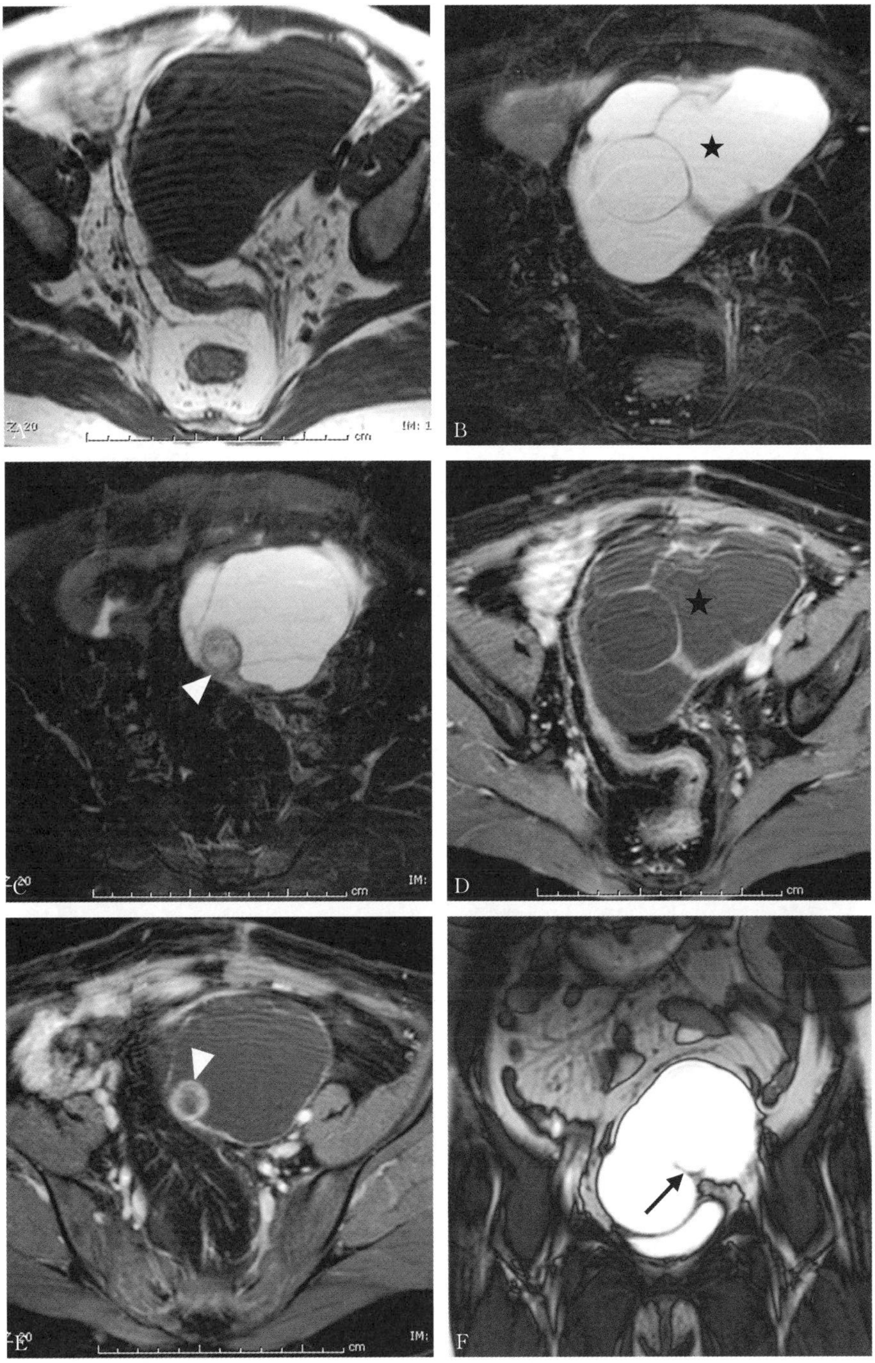

图 15-9 左侧输卵管积液Ⅲ型

注：患者，女性，47 岁，无明显临床症状，体检偶然发现。横断位 T_1WI(A)和 T_2WI FS(B，C)示左侧附件区巨大多囊状病灶(星号)；内部见一中等信号厚壁小囊状结构(C，箭头)；横断位 T_1WI 增强(D，E)显示囊壁及囊内分隔厚薄不均，呈中度强化，厚壁小囊明显强化(E，箭头)，病理证实为卵巢黄体囊肿；冠状位 T_2WI 像(F)示囊内不全分隔(箭)。该病例为输卵管积液Ⅲ型，术前误诊为囊腺瘤。

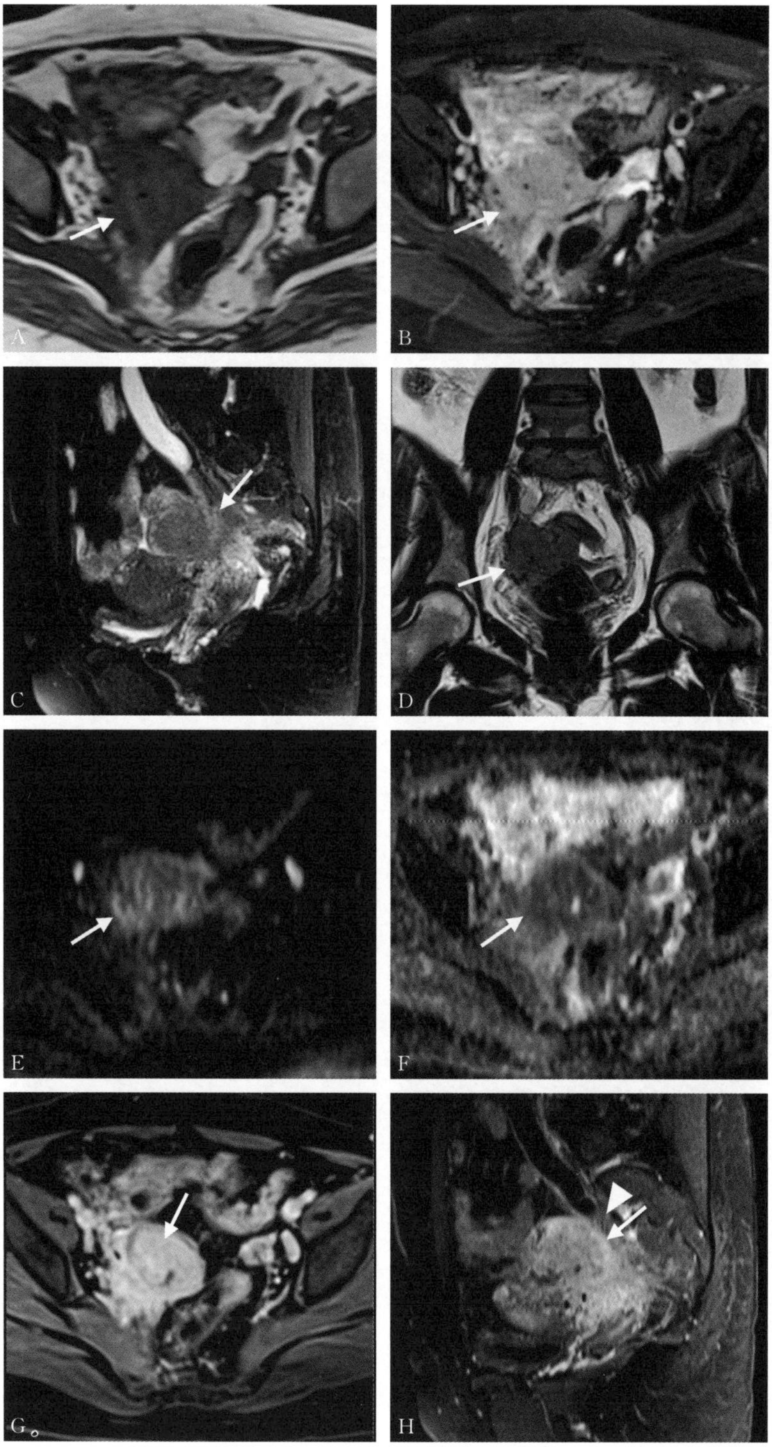

图 15-10　右侧输卵管慢性炎症

注：患者，女性，64 岁，下腹胀痛 3 月，检查发现右侧附件区肿块。横断位 T_1WI(A)见右侧附件区边界不规则的实性肿块(箭)，横断位和矢状位 T_2WI FS 及冠状位 T_2WI(B～D)显示肿块呈中等信号，累及右侧输尿管致扩张积液，肿块与周围组织分界不清(箭)；DWI(E，$b=800\,s/mm^2$)呈稍高信号；ADC 图(F)呈稍低信号，ADC 值为 $1.021\times10^{-3}\,mm^2/s$(箭)；横断位及矢状位 T_1WI FS 增强(G、H)肿块显著稍不均匀强化，边界模糊不规则(箭)，右侧输尿管下段局部逐渐变窄(箭头)。

15.1.3 盆腔结核

(1) 概述

近年来，女性生殖器结核发病率有上升趋势，输卵管结核(tuberculosis of fallopian tube)占女性生殖器结核的90%～100%。女性盆腔结核患者妊娠率为19.2%，活产率仅为7.2%，如在输卵管结核的早期阶段进行抗结核治疗，可使约30%的患者恢复生育能力。

(2) 病理

输卵管结核常继发于其他部位的结核，如肺结核、肠结核、腹膜结核等。常见的传播途径为血行传播，其次为直接蔓延，淋巴传播比较少见。结核菌感染肺部后，大约1年内可感染内生殖器。由于输卵管黏膜有利于结核菌的潜伏，故结核杆菌首先侵犯输卵管。腹膜结核、肠结核可直接蔓延到内生殖器，消化道结核可通过淋巴管传播感染内生殖器。结核杆菌多同时侵犯双侧输卵管，致使输卵管僵直变粗，呈串珠样改变，管腔内形成干酪样物质，输卵管丧失正常功能而致不孕。

(3) 临床表现

女性生殖器结核多发生于20～40岁，症状及体征不明显，可有急、慢性盆腔疼痛、不孕、阴道流血及不同程度的低热、盗汗、消瘦、乏力等全身症状，部分患者可有腹泻表现。多数患者无特殊表现，常在不孕检查时发现。50%的患者可合并有结核性腹膜炎，CA125升高，与卵巢癌及癌性腹膜炎的症状、体征相似，常难以鉴别。但对于有明显发热病史的年轻女性需考虑结核可能。

(4) MRI表现

输卵管结核多为双侧受累，MRI中T_2WI多表现为附件区大小不等、混杂不均匀肿块，内可见高信号的囊性成分及低信号的实性成分，T_1WI常为低信号，可因出血及含蛋白成分不同而信号有所差异，DWI呈高信号，ADC图低信号。增强后肿块明显强化(图15-11、15-12)。当合并结核性腹膜炎时，可见腹膜尤其是盆腔腹膜均匀增厚，但厚度多小于5 mm。注射对比剂增强后腹膜常显著强化，受侵大网膜表面见细而致密的网膜线；盆腹腔广泛粘连，表现为肠管、肠系膜、大网膜粘连包裹成团等。

(李勇爱　马凤华　王克英　强金伟)

15.2 盆腔淤血综合征

(1) 概述

盆腔淤血综合征(pelvic congestion syndrome, PCS)是由于卵巢静脉功能不全导致的慢性盆腔疼痛，伴有静脉内返流和静脉扩张，其特异性表现为子宫阔韧带和卵巢静脉丛扩张，是引起慢性盆腔疼痛的常见原因。盆腔静脉淤血综合征引起慢性盆腔疼痛的原因是盆腔静脉丛扩张、血液瘀滞，引起子宫及附件区肿胀、淤血、结缔组织增生。发病机制比较复杂，是多种因素的综合作用造成的，任何使盆腔静脉血流出不畅或受阻的因素，包括解剖因素、力学因素和内分泌因素，均可导致盆腔淤血综合征。

1) 解剖因素：盆腔的静脉数量多，静脉之间有较多的吻合支，盆腔静脉与同名的动脉伴行，但数量明显多于动脉数量，少则2～3条，多则5～6条；各静脉之间有较多的吻合支，形成蔓状静脉丛，如阴道静脉丛、子宫静脉丛、卵巢静脉丛和膀胱静脉丛等；膀胱、生殖器官和直肠3个系统的盆腔静脉丛之间彼此相通，任何一个系统循环障碍皆可以影响其他2个系统。与身体其他部位的静脉相比，盆腔静脉壁较薄，缺乏由筋膜组成的外鞘，没有瓣膜，弹性差，受压后容易扩张，盆腔静脉内血流缓慢，容易发生血流淤积甚至返流。卵巢静脉具有相对的特异性，通常由卵巢发出的几条甚至5～6条静脉，在离开盆腔后逐渐汇合成一条静脉，并单独引流一段距离后进入下一级静脉，即下腔静脉。右侧卵巢静脉直接在肾静脉水平进入下腔静脉，而左侧卵巢静脉直角回流入左肾静脉，然后汇入下腔静脉，走行较长，不利于静脉回流，同时左侧卵巢静脉瓣膜缺失率较高，因此盆腔淤血综合征常累及左侧卵巢静脉。

2) 力学因素：不同力学因素能够影响盆腔血管的流速，从而改变局部血管的压力，静脉更容易

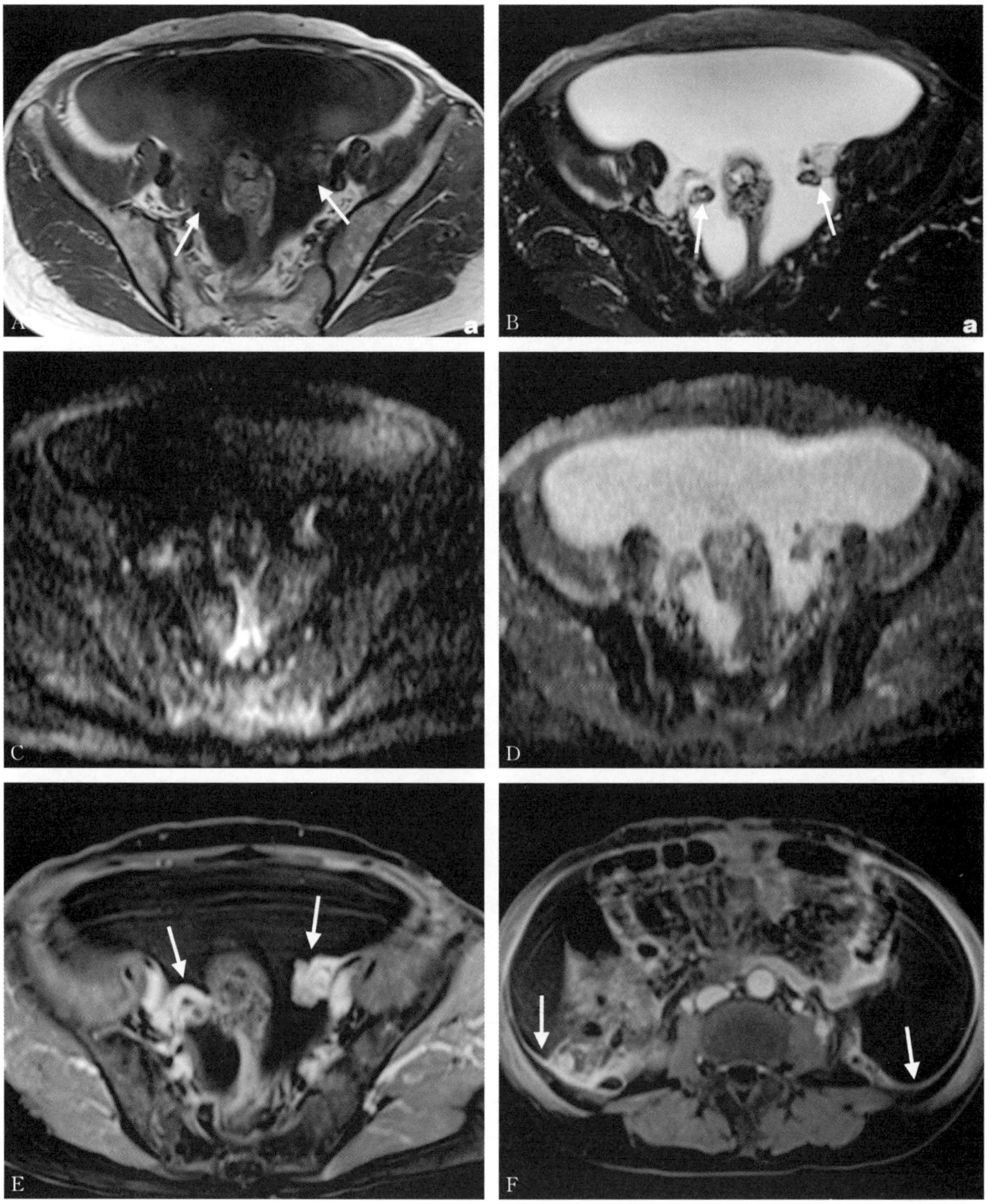

图 15-11 双侧输卵管卵巢结核

注：患者，女性，47 岁，下腹胀痛 2 月，无发热乏力，无阴道排液，CA125 1 156.6 IU/ml。横断位 T_1WI(A)和 T_2WI FS(B)显示双附件区可见条索状软组织影(箭)，T_1WI 呈等、低信号，T_2WI 稍低信号；DWI(C)呈等、高信号；ADC 图(D)呈中等信号；盆腔内见大量积液；增强后(E、F)双附件区病灶明显均匀强化，盆腔腹膜及两侧结肠旁沟腹膜线状明显强化(箭)。

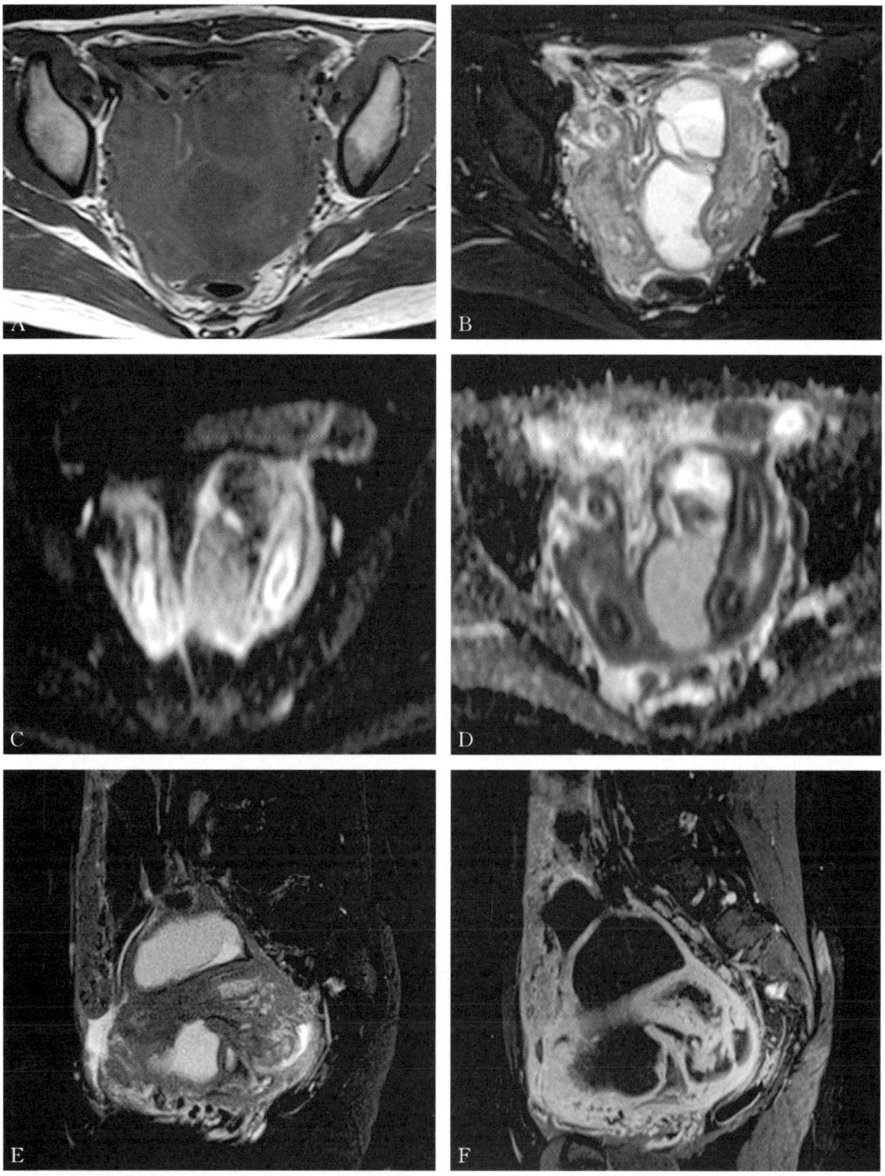

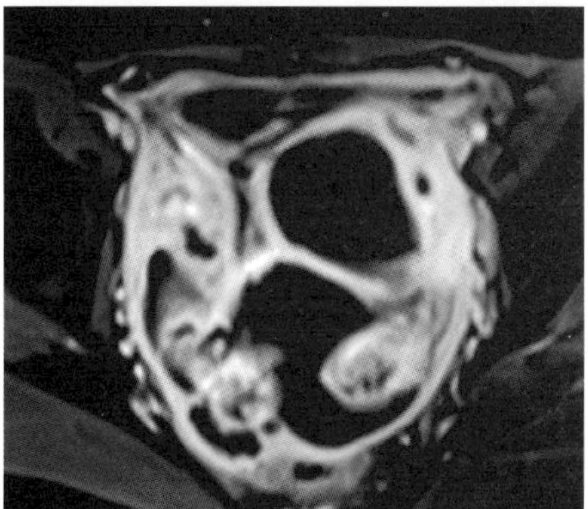

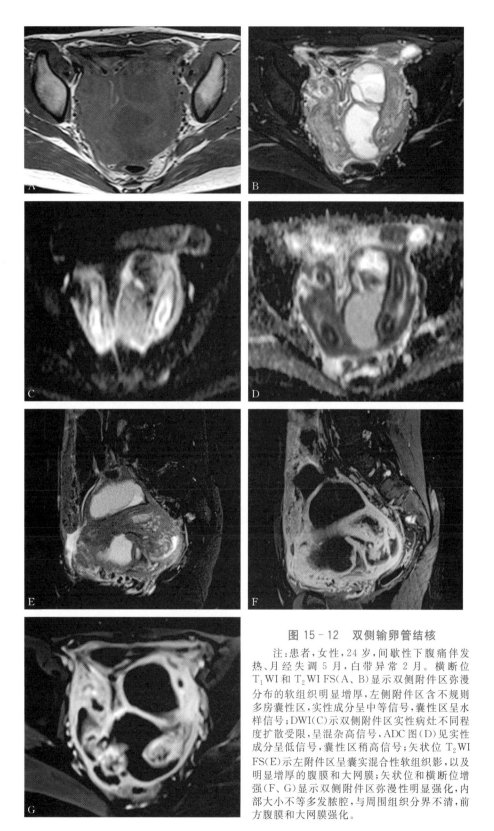

图 15-12 双侧输卵管结核

注：患者，女性，24岁，间歇性下腹痛伴发热、月经失调5月，白带异常2月。横断位 T_1WI 和 T_2WI FS(A、B)显示双侧附件区弥漫分布的软组织明显增厚，左侧附件区含不规则多房囊性区，实性成分呈中等信号，囊性区呈水样信号；DWI(C)示双侧附件区实性病灶不同程度扩散受限，呈混杂高信号，ADC图(D)见实性成分呈低信号，囊性区稍高信号；矢状位 T_2WI FS(E)示左附件区呈囊实混合性软组织影，以及明显增厚的腹膜和大网膜；矢状位和横断位增强(F、G)显示双侧附件区弥漫性明显强化，内部大小不等多发脓腔，与周围组织分界不清，前方腹膜和大网膜强化。

受影响。增高盆腔静脉压力的各种因素，如长期从事站立工作、慢性咳嗽、肥胖、持续负重、后位子宫、习惯性便秘、自主神经紊乱等，均容易引起子宫阴道静脉丛充血而导致盆腔淤血综合征。①体位：长期从事站立工作者，盆腔静脉压力持续增加，易形成盆腔瘀血综合征。②子宫后位：子宫后位常常是引起盆腔淤血的重要因素。盆腔淤血症患者的子宫多数是后位肥大的，当用子宫托使后位的子宫维持前位时，腰痛就明显减轻。子宫后倾时，卵巢血管丛随子宫体下降弯曲在骶凹的两侧，使静脉压力增高，回流受到影响，以致使卵巢静脉处于淤血状态。③便秘：便秘影响直肠的静脉回流，而直肠和子宫引流静脉相互吻合，痔丛充血必然引起子宫阴道丛充血，故习惯性便秘易产生盆腔瘀血综合征。④阔韧带裂伤：阔韧带筋膜裂伤使得构造上薄弱而缺乏弹性，缺乏固有血管外鞘的静脉更失去支持，从而形成静脉曲张。⑤自主神经紊乱：尽管有上述种种原因及解剖学病变，但至今不少妇产科医师认为盆腔淤血综合征的主要症状如易疲劳、腰痛等，很大程度上与自主神经紊乱相关。

3）内分泌因素：盆腔积液中存在有一定水平的雌、孕激素，雌激素是血管扩张剂，孕激素拮抗雌激素，导致盆腔血管平滑肌收缩。雌激素水平下降，一氧化氮释放增加，导致血管平滑肌舒张，从而导致静脉曲张。妊娠期间血容量增加，因大量雌孕激素的影响，同时增大的子宫对周围静脉的压迫，可引起子宫周围静脉扩张充血，研究显示，妊娠期卵巢静脉的血容量比非孕期间增加 60 多倍，卵巢静脉张力比非孕期间增加 2.86 倍，因此盆腔淤血综合征多见于多次妊娠的女性。

（2）病理

外阴及阴道可见静脉充盈曲张，阴道黏膜紫蓝着色，宫颈肥大、水肿，周围黏膜紫蓝着色。绝大多数患者子宫后位在骶凹内，表面呈紫蓝色淤血状或黄棕色淤血斑，浆膜下水肿，可见到充盈、曲张的子宫静脉，两侧卵巢静脉丛似蚯蚓状弯曲在后位的宫体两旁。

（3）临床表现

盆腔淤血综合征的临床特点为“三痛两多一少”，即腹盆腔坠痛、低位腰痛、深部性交痛；月经量多、白带多；妇科检查阳性体征少。主要临床表现是以盆腔为中心的慢性盆腔痛，极度的疲劳感和自主神经功能紊乱的症状。其中以下腹部慢性钝痛或酸胀坠痛最为常见，程度不同，与体位有关，长时间站、蹲等活动后会使症状加重，卧床后会使症状有所缓解。另外，还可出现淤血性痛经、低位腰痛、性交痛、月经改变、白带增多、肛门坠胀感、经前期乳房胀痛、经前期排便痛等症状。泌尿系统症状主要为尿急，还可出现尿频、尿痛。几乎 90%以上的患者有程度不同的上述症状。所谓慢性疼痛，指各种形式的疼痛历时半年以上。这些症状在下午、晚上或站立后加重，月经来临前更甚。妇科检查外阴、阴道呈紫蓝色，宫颈肥大、举痛，部分可见静脉曲张，有的还可出现臀部、下肢静脉曲张。子宫稍大，常呈后位，有压痛，后穹窿触痛，附件区可触及增厚感。根据病史及症状疑有盆腔静脉淤血，或临床检查发现外阴部或臀部静脉曲张时，应进行影像学检查以明确盆腔深部静脉有无扩张。

（4）MRI 表现

MRI 是一种无创性检查方法，检查过程没有辐射，尤其适用于育龄女性，可多方位多角度成像，显示病变及其周围的情况，提供较多的诊断信息。MRA 的应用，能更加准确、直观地反映同一循环时盆腔血管系统（图 15－13）。Fergus 等提出盆腔静脉曲张的 MRI 诊断参考：同一侧的宫旁静脉中至少有 4 条扩张静脉，管径粗细不均，其中至少有一条静脉的直径大于 4 mm；或者卵巢静脉的直径大于 8 mm。MRI 中可见曲张的盆腔静脉位于宫旁（图 15－14），T_1WI 由于流空效应而表现为无信号，T_2WI 表现为高或混杂信号，与静脉内血流缓慢有关，静脉走行迂曲，管径粗细不均，它可以沿子宫阔韧带向一侧发展，累及盆壁，或向下与外阴静脉丛相交通。动态增强扫描可进一步观察到增粗的卵巢静脉内的反流（图 15－15）。通常左侧受累多见。

（5）诊断要点

子宫旁和卵巢静脉丛迂曲扩张，血管增多。

（谢洁林　张国福　强金伟）

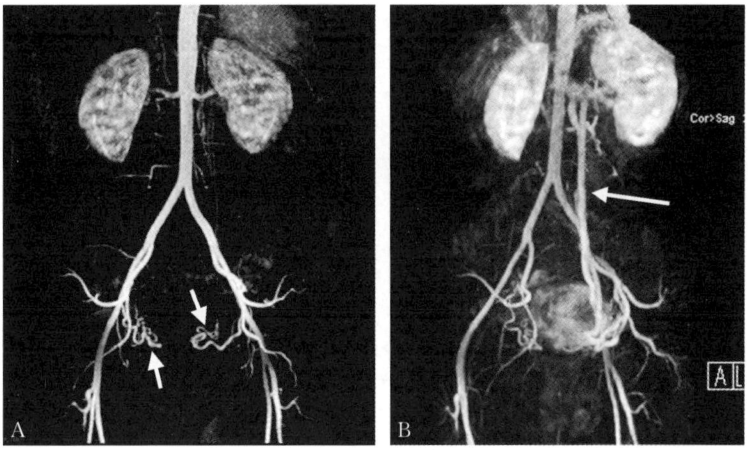

图 15-13 盆腔正常血管

注：动脉早期 MRA(A)见两侧髂内外动脉及子宫动脉(短箭)显示清晰，管腔走行自然，未见明显异常血管影；动脉晚期 MRA(B)见子宫强化明显，呈团片状高信号，左侧卵巢静脉(长箭)直接汇入左侧肾静脉。

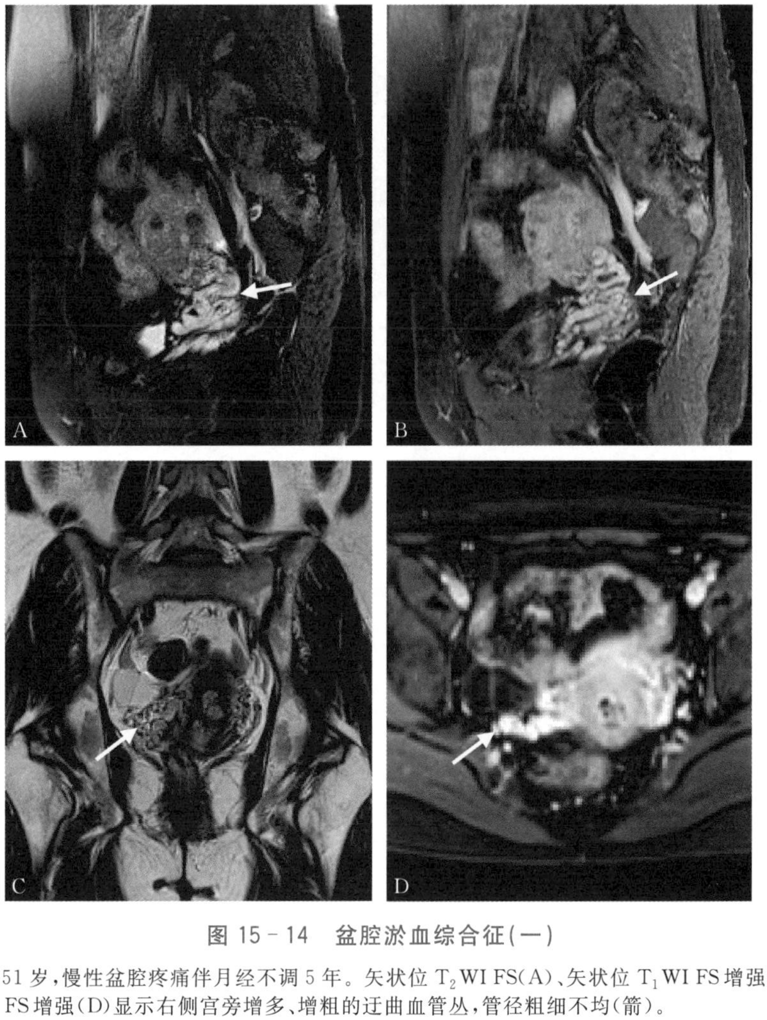

图 15-14 盆腔淤血综合征(一)

注：患者，女性，51 岁，慢性盆腔疼痛伴月经不调 5 年。矢状位 T_2WI FS(A)、矢状位 T_1WI FS 增强(B)、冠状位 T_2WI(C)和横断位 T_1WI FS 增强(D)显示右侧宫旁增多、增粗的迂曲血管丛，管径粗细不均(箭)。

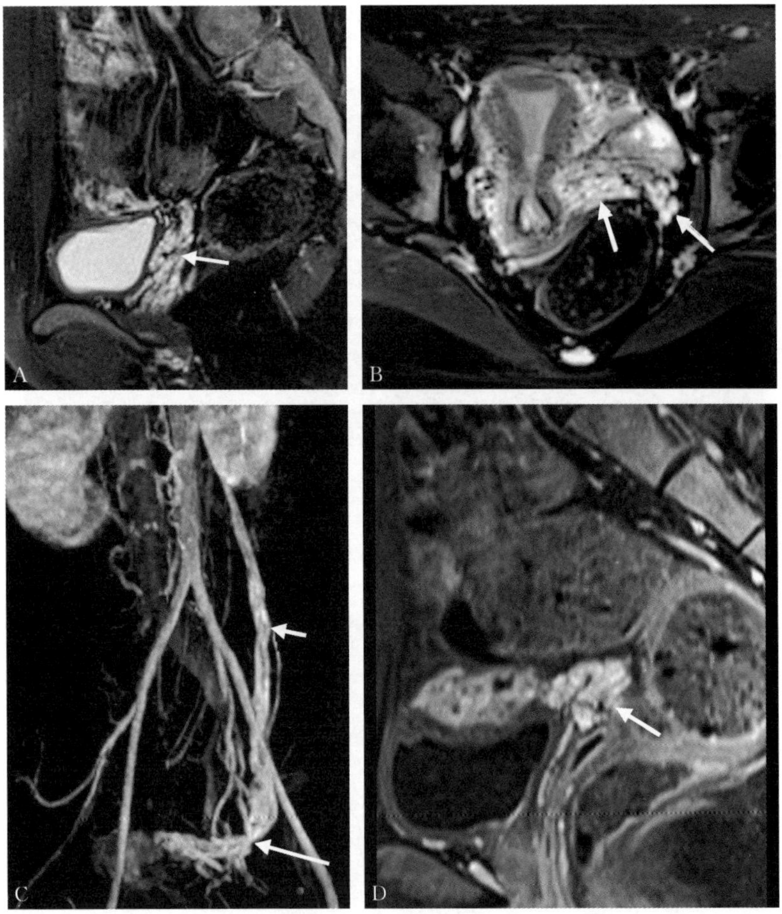

图 15－15　盆腔淤血综合征(二)

注：患者，女性，46 岁，月经量增多伴下腹部坠痛 2 年。矢状位和横断位 T_2WI FS(A、B)显示左侧宫旁增粗迂曲血管丛，管径粗细不均(箭)；MRA(C)显示左侧增粗的卵巢静脉(短箭)和左侧宫旁迂曲扩张的血管丛(长箭)；矢状位 T_1WI FS 增强扫描(D)显示宫旁明显曲张的静脉丛(箭)。

15.3　盆腔功能性病变/盆底功能障碍

盆底功能障碍(pelvic floor disfunction，PFD)是多种临床病变的总称，它包括尿失禁(urinary incontinence，UI)、盆腔器官脱垂(pelvic organ prolapse，POP)、排粪功能障碍、下尿路感觉及排空异常、性功能障碍及一些慢性疼痛综合征。有超过 15％的多产妇女受到该病的困扰，10％～20％的患者曾因排泄功能异常去消化科就诊。PFD 的危险因素包括经阴道分娩、多产、全子宫切除、衰老、慢性阻塞性肺疾患等，其中经阴道分娩和衰老是相关性最高的危险因素。随着相关一系列症状的出现，将严重影响患病妇女的生活质量。目前，临床妇科检查常用的 POP－Q 评分系统对复杂性 PFD 诊断灵敏度和特异度低。临床诊断的准确性直接影响了手术方案的制订，这也是 POP 患者术后复发的重要原因之一。

15.3.1　盆腔器官脱垂的影像检查技术

盆底疾病的传统影像检查方法包括经阴道超声评估膀胱和肛提肌、尿动力学测试、排粪造影等。随着成像技术的发展，目前动态磁共振成像越来越多地被用于盆腔器官脱垂的评估。

(1) *超声成像*

超声成像可对大、小便失禁或尿潴留的患者

进一步评估。具体成像技术有经腹部、经阴道、直肠腔内、3D或4D经会阴超声。它的优势在于简单易行、价格低廉且没有电离辐射。但经阴道超声探头可对盆底器官(如尿道、膀胱、阴道等)造成压迫,导致对器官形态的评估产生偏差,并且它无法对盆底状况进行整体的评估。3D或4D经会阴超声近年来逐渐受到关注,可作为轻到中度前盆腔器官脱垂的首选成像方式,以及作为盆底修复术植入物的影像评估方法。

(2) X线透视检查

用于盆底器官脱垂的X线检查有排尿期膀胱尿道造影、排粪造影、膀胱造影。这些检查的优势在于能够以更接近患者生理状况的立位或坐位进行检查,检查过程相对简单、可操作性强。然而这些技术手段也存在同样的缺陷,即检查过程有一定侵入性、无法同时评估全盆底情况、存在电离辐射。

(3) MRI

相对于以上传统检查方法,MRI具有较高的软组织分辨率和时间分辨率,能够多方位、实时对盆腔内各器官、肌肉、韧带的情况进行评估,是一种无电离辐射、简单无创的检查方法。MRI对于那些前、中、后盆腔多器官脱垂、后盆腔器官脱垂、严重脱垂患者更具优势。

MRI的关键是获得患者静息和动态成像过程中的多平面图像。检查体位通常采用仰卧位,这可能不利于患者做增大腹压的动作。开放性磁共振系统的使用可使患者在生理性排泄体位下完成检查。研究显示,2种成像体位对PFD评估并没有显著的差异。

1) 检查前准备:检查前须向患者告知检查过程,尤其是动态磁共振进行中如何进行Valsava呼吸。目前对检查前是否需要充盈膀胱,阴道和直肠内是否需要注入对比剂(如超声耦合剂)存在争议。编者在日常工作实践中,嘱患者于检查前4 h排便、半充盈膀胱,分别向阴道(30~60 ml)和直肠(120~200 ml)内缓慢注入超声耦合剂,可更好地显示膀胱、宫颈和直肠肛管交界处。检查时,患者首先以仰卧、头先进模式放松平躺于检查床上,周身覆盖吸水垫巾。

2) MRI扫描序列:盆底器官脱垂的MRI检查分为静息期、提肛期、力排期和排泄期。静息期通常扫描横断位T_2WI(如T_2WI_Blade序列,垂直于肛管长轴)、矢状位和冠状位图像。前者能够清楚地显示前、中、后盆腔各器官的形态和信号,有利于参考水平和解剖标志的选取。静息期图像对观察盆底支持结构(筋膜、韧带、肌肉)的形态改变十分重要,主要表现为肌束松弛、扭曲、变薄、断裂、失去对称性等。

提肛期、力排期和排泄期需要采用快速序列扫描正中矢状位图像,如半傅立叶采集单次激发快速自旋回波(half Fourier acquisition single shot turbo spin echo, HASTE)序列或真实稳态进动快速成像(true fast imaging with steady state precession, TRUE-FISP)序列,嘱患者做提肛、力排和排泄动作,观察盆底各器官的动态变化(表15-1)。在动态扫描中,如何保证患者腹压达到最大程度,是一个至关重要的问题,直接影响检查结果的准确性。检查前,指导患者如何进行Valsava呼吸;力排期,嘱患者多次增大腹压,分别进行快速扫描,直到脱垂器官的位置不再进一步下降为止。Tumbarello等认为重复多次Valsava呼吸有助于减少MRI分级与临床分级的差异。另外,仰卧位可能导致患者做Valsava动作有一定困难,

表15-1 针对PFD的推荐使用动态MRI序列及参数

序列	成像平面	重复时间/回波时间(ms)	视野(mm)	层厚(mm)	矩阵	扫描时相
T_2WI_Blade	矢状位	4 990/83	250×250	5	320×320	静息
T_2WI_Blade	轴位	8 000/83	350×350	5	256×256	静息
T_2WI_Blade	冠状位	4 000/83	350×350	5	320×320	静息
T_2WI_Haste	正中矢状位	1 350/92	420×420	5	448×448	提肛、力排及排泄

编者在实践中嘱患者仰卧同时轻度屈曲膝关节，这有助于其用力，由于扫描时间短，运动伪影较少见。排泄期的评估标准：直肠内耦合剂全部或大部分排出。目前，评估用力程度的标准尚未建立（图 15－16）。

15.3.2　盆底影像解剖

盆底是一个动态平衡的三维结构，从头端至尾端主要的支持结构为盆内筋膜和韧带、盆膈和尿生殖膈。盆底结构的稳定依赖于肌肉、筋膜和韧带之间的相互制约。其中之一发生损伤，则需要其他支持结构进行代偿，长此以往将导致盆底功能障碍。

盆内筋膜指附着于骨盆、且整片覆盖肛提肌和盆腔脏器的纤维结缔组织。它的前部为支撑膀胱的耻骨宫颈筋膜，损伤后将导致膀胱位置下降或脱垂；而它的后部（直肠阴道筋膜）损伤将导致直肠前膨出或肠疝。位于侧面的盆内筋膜组成的盆筋膜腱弓，为盆底器官和肛提肌提供侧方支持。盆底其他的支持韧带包括：尿道周、尿道旁和耻骨尿道韧带，支撑尿道和膀胱颈。

盆膈由 4 个肌群组成：坐骨尾骨肌和肛提肌，后者由耻骨直肠肌、耻骨尾骨肌和髂骨尾骨肌组成。坐骨尾骨肌位于肛提肌的后方，起自坐骨棘，止于骶尾骨外侧缘。耻骨直肠肌自耻骨发出、围绕直肠形成一个“U”形结构，该结构的最佳观察平面为轴位。髂骨尾骨肌起自盆筋膜腱弓、沿盆壁向后延伸止于直肠后方，呈水平走向止于尾骨。

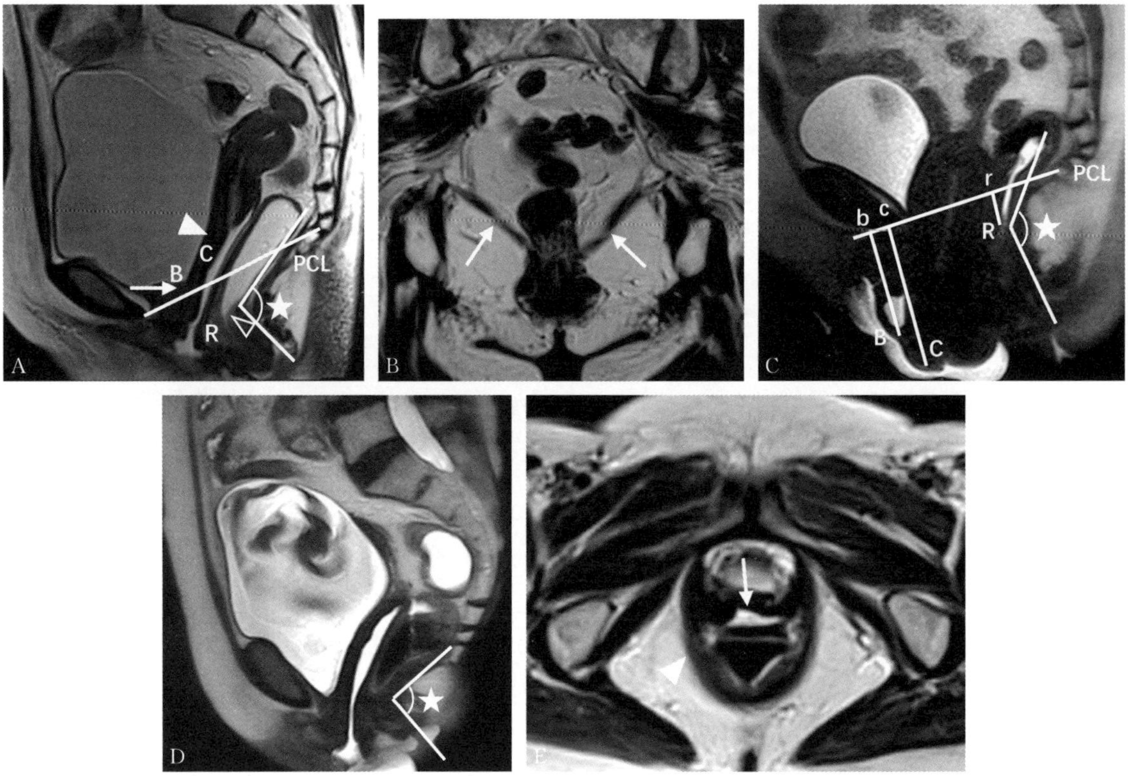

图 15－16　盆腔器官脱垂患者各序列图示

注：静息期矢状位 T_2WI(A)可见前、中、后盆腔结构、耻骨联合、骶尾骨等。图中可见盆腔器官脱垂分级常用参考线，PCL 为正中矢状位上耻骨联合下缘至末节尾骨关节的连线，代表整个盆底的水平；B 代表膀胱最低点（箭）；C 代表宫颈前唇最低点（白箭头）；R 代表直肠肛管交界处（白框空心箭头）。直肠肛管角大小在正常范围内（星号）。静息期冠状位 T_2WI(B)可见双侧髂骨尾骨肌及耻骨尾骨肌（箭），图中可见该肌束松弛、局部肌纤维模糊、中断。排泄期 T_2WI－HASTE(C)可见患者由于用力做排泄动作引起膀胱内尿液涡流，同时膀胱最低点 B、宫颈前唇最低点 C 相对于参考径线发生较明显的变动，直肠肛管角（星号）因排泄动作变大。提肛期矢状位 T_2WI(D)见直肠肛管角（星号）较图 A 变锐利。静息期横断位 T_2WI(E)可见“U”形耻骨直肠肌（白箭头），形态尚正常，阴道“H”形结构消失（箭）。

耻骨尾骨肌也呈水平走形，起自耻骨联合前支，止于盆筋膜腱弓和尾骨。髂骨尾骨肌和耻骨尾骨肌的最佳观察平面为冠状位，该平面有助于显示肌纤维的正常厚度和对称性。两者与直肠后方和尾骨前方融合形成提肌平面（图 15－17～15－20）。

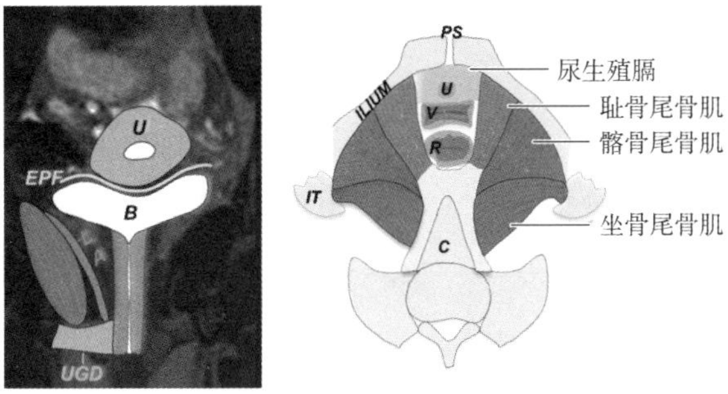

图 15－17　盆底三层支持结构及盆膈示意图

注：左图冠状位 T_2WI 为盆底三层支持结构示意图。从头端到尾端，最上层为盆内筋膜（EPF），中层为盆膈，主要由肛提肌（LA）构成，最下层为尿生殖膈（UGD）。U，子宫；B，膀胱。右图为盆腔上面观，可见盆底支持结构的中层（盆膈或肛提肌）和下层（尿生殖膈）。PS，耻骨联合；C，尾骨；ILIUM，髂骨；IT，坐骨结节；U，尿道；V，阴道；R，直肠。

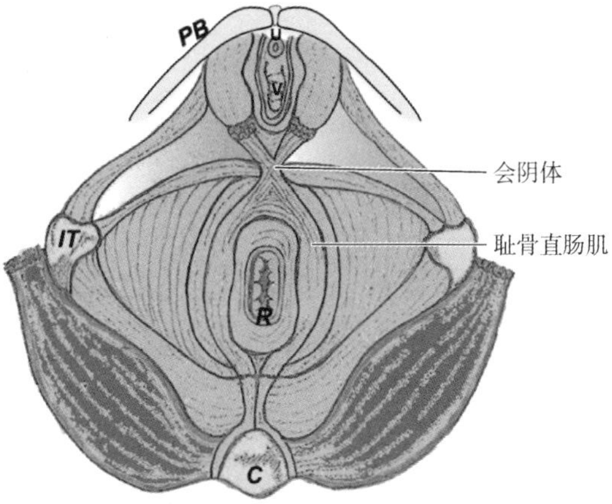

图 15－18　会阴体和耻骨直肠肌

注：盆底下面观，耻骨直肠肌围绕直肠后方形成“U”形结构。会阴体也称为会阴中心腱，位于中后盆腔之间。PB，耻骨；IT，坐骨结节；C，尾骨；U，尿道；V，阴道；R，直肠。

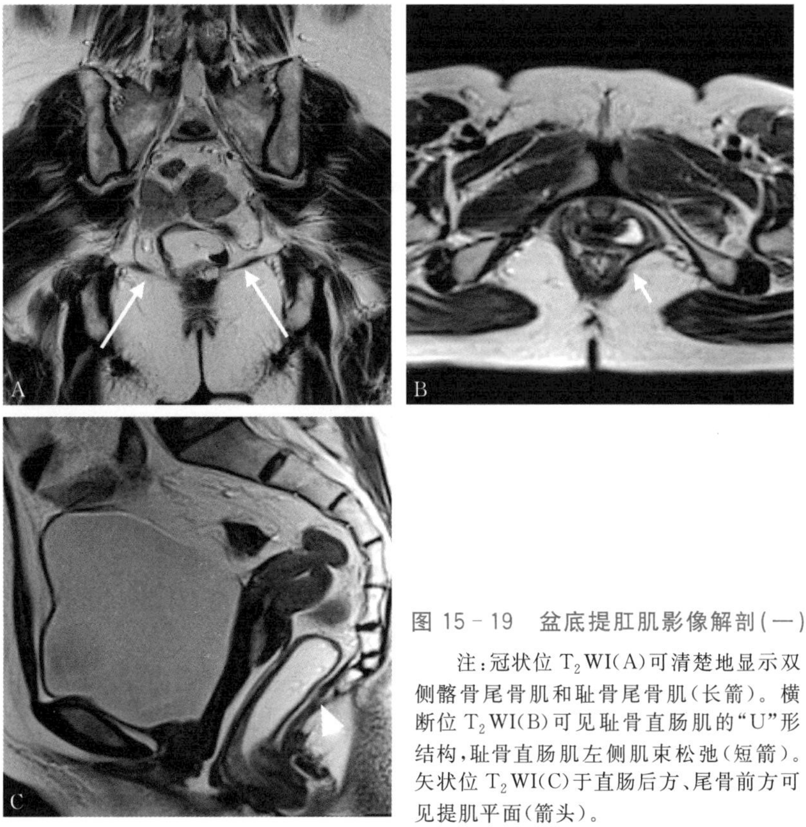

图 15－19　盆底提肛肌影像解剖（一）

注：冠状位 T_2WI（A）可清楚地显示双侧髂骨尾骨肌和耻骨尾骨肌（长箭）。横断位 T_2WI（B）可见耻骨直肠肌的“U”形结构，耻骨直肠肌左侧肌束松弛（短箭）。矢状位 T_2WI（C）于直肠后方、尾骨前方可见提肌平面（箭头）。

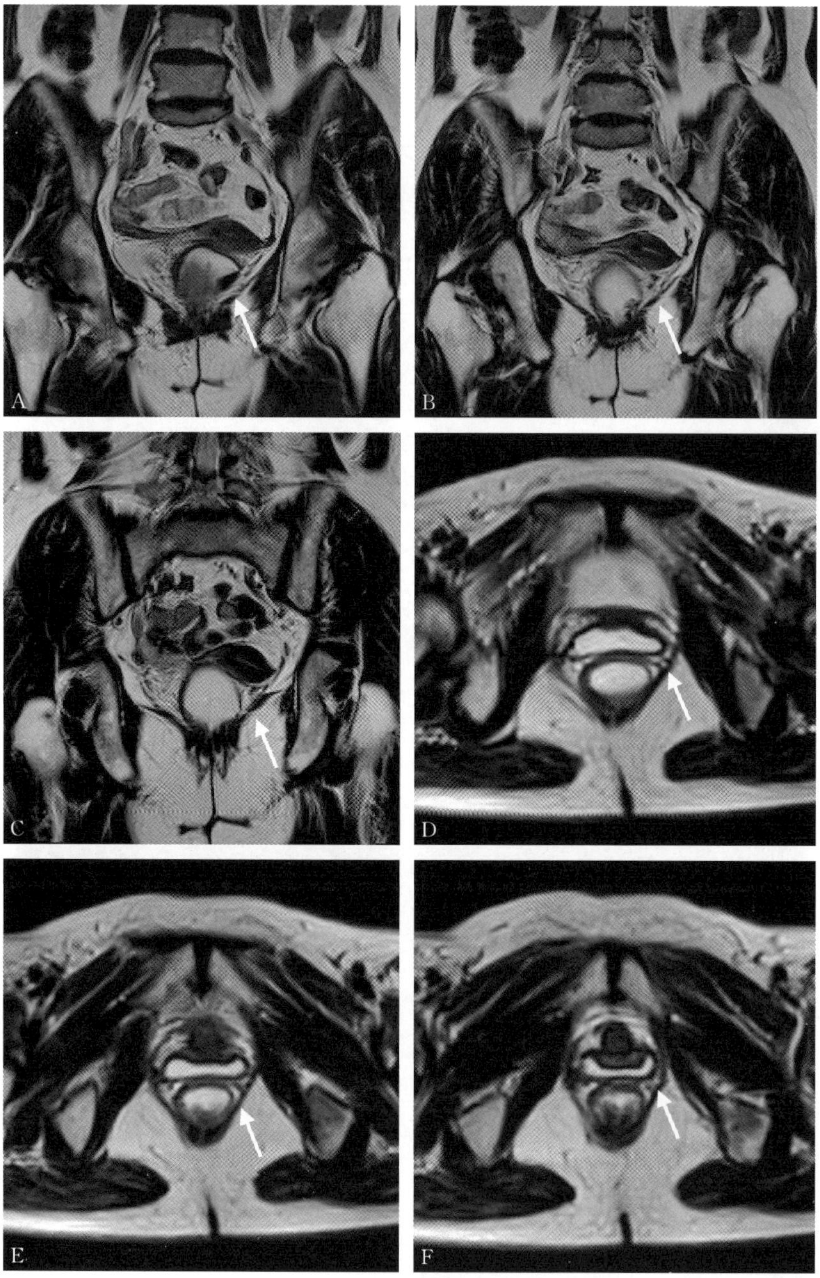

图 15－20　盆底提肛肌影像解剖(二)

注:冠状位 T_2WI(A～C)示髂骨尾骨肌及耻骨尾骨肌连续层面(箭);横断位 T_2WI(D～F)示耻骨直肠肌连续层面(箭)。

盆底位于最尾端的支持结构即尿生殖膈,位于直肠肛管前方。它在坐骨支之间水平走行,延伸至会阴体和肛门外括约肌。会阴体位于肛管和阴道外口之间,也被称为会阴中心腱,是许多结构的附着部位,包括盆内筋膜、肛门外括约肌、尿生殖膈、球海绵体肌和耻骨直肠肌。

这些肌肉具有慢反应肌纤维,能够保持持续收缩状态,来抵御重力和腹压增大时所带来的作用力。肛提肌收缩会关闭泌尿生殖裂孔,向耻骨方向压迫尿道、阴道和直肠肛管连接处。经阴道分娩、长期提重物、便秘和慢性阻塞性肺疾患都会增大腹压，导致盆腔器官脱垂。

15.3.3 盆底MRI的测量方法及意义

（1）PFD磁共振成像

1）盆底横断位静态MRI：盆底横断位静态MRI主要观察的结构有耻骨直肠肌、肛门内外括约肌和阴道。耻骨直肠肌起自前方耻骨，向后包绕直肠后壁形成“U”形结构。MRI横断位可观察耻骨直肠肌的形态、对称性、肌束的厚薄变化。该肌肉损伤时可表现为双侧肌束不对称、一侧肌束变薄、肌纤维断裂。盆底痉挛综合征患者肛门直肠后方可见肥大的耻骨直肠肌。肛门内、外括约肌在T_2WI横断位上表现为双层同心圆状影，肛门内括约肌呈T_2WI等信号，肛门外括约肌T_2WI信号较低，在诊断括约肌萎缩方面MRI优于超声。

横断位中正常的阴道形态为“H”形，或水平状，其正常形态的维持与阴道旁支持结构相关，尤其是在阴道中段，阴道旁支持结构直接参与在冠状位方向将阴道附着于盆壁。在同一水平，前方的耻骨宫颈筋膜支撑膀胱防止其脱垂，后方直肠阴道筋膜则起到防止直肠膨出和肠疝的发生。阴道旁支持结构损伤将使阴道失去“H”形结构。Tillack等认为，正常阴道形态消失、发生扭曲，预示患者存在盆底结构松弛的可能性，但这一征象并不具有诊断效力，还需要进一步临床评估（图15-21）。

2）盆底冠状位静态MRI：肛提肌中的耻骨尾骨肌及髂骨尾骨肌的最佳观察平面为冠状位。正

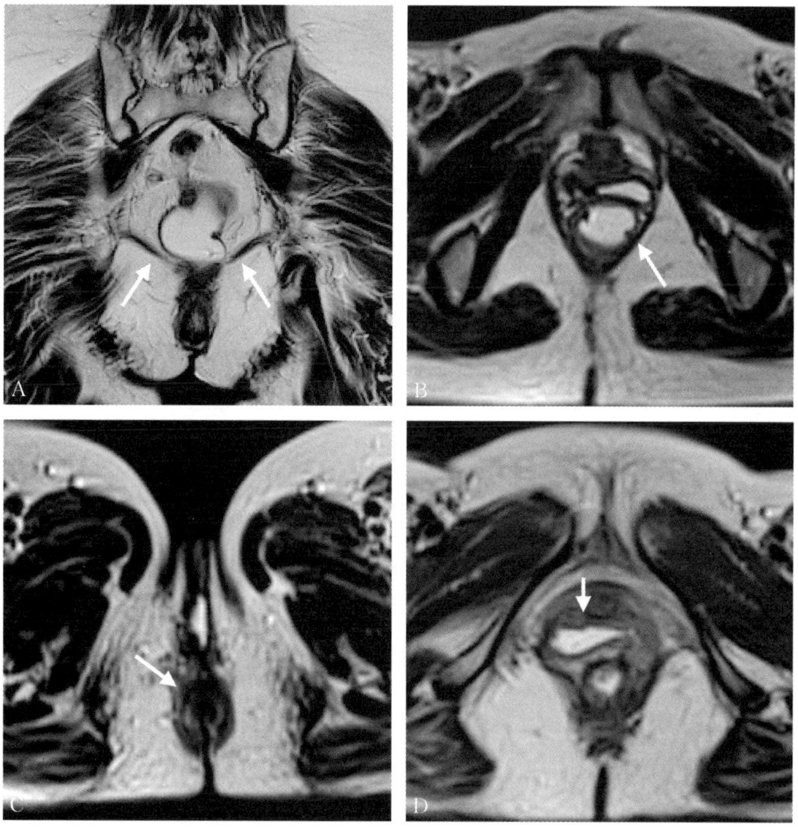

图15-21 盆底静态MRI表现

注：患者，女性，60岁，盆腔器官脱垂。静息期冠状位T_2WI(A)见双侧髂骨尾骨肌及耻骨尾骨肌失去拱顶状形态，肌束倾斜、松弛（箭）。另一名61岁盆腔器官脱垂患者。静息期横断位T_2WI(B)见耻骨直肠肌“U”形结构不对称，左侧肌束明显薄弱（箭）；横断位T_2WI(C)见肛门内、外括约肌呈同心圆状（箭）；阴道失去“H”形正常形态（D，短箭）。

常放松情况下，它们为水平走形，呈拱顶样，用力排泄时会变平并且反转和加宽。双侧肌束形态对称、厚薄相近。损伤时表现为一侧或双侧肌束扭曲、断裂、变薄、失去水平走形而变得松弛。

（2）PFD 动态磁共振成像

1）PFD 常用测量径线：盆底的测量需在正中矢状位图像上进行，可同时显示前、中、后盆腔器官和部分支持结构的形态、大小、位置和信号改变。为了便于描述和评估盆底器官脱垂，女性盆底器官通常被划分为 3 个部分：①前盆腔，包括膀胱和尿道；②中盆腔，包括阴道和子宫；③后盆腔，包括直肠及肛管。选取合适的参考标准线后，测量各器官的参考点至参考径线的垂直距离，根据不同的分级方法来评价器官脱垂的程度。目前采用较多的器官参考点：①前盆腔，膀胱颈部或膀胱基底部的最低点；②中盆腔，宫颈前唇的最低点或阴道穹窿的最高点（全子宫切除术后患者），宫颈前后唇不对称者，将宫颈的最前下点作为参考点；③后盆腔，直肠肛管交界处的前缘。

目前使用较多的参考标准线为耻骨尾骨线（pubococcygeal line，PCL），该参考线代表整个盆底所处的水平。正常情况下，盆底各器官参考点位于 PCL 水平或其上方，即使在腹压最大的情况，变动范围也很小。盆底器官脱垂的严重程度遵循“Rule of Three”原则，器官参考点位于 PCL 下方 3 cm 以内，为轻度脱垂；3～6 cm 为中度脱垂；大于 6 cm 为重度脱垂。

盆底松弛的评估径线通常为 H 线和 M 线。前者是耻骨联合下缘至直肠肛管交界处与直肠后壁交点的连线，代表提肌裂孔的宽度，正常值≤5 cm。后者是 H 线的末端到 PCL 的垂直距离，代表提肌裂孔垂直下降的距离，正常值≤2 cm。盆底肌肉筋膜等支持结构的损伤会导致提肌裂孔增宽、提肌平面下降。随着盆底松弛程度的进展，H 线和 M 线的值都会增大（图 15－22）。

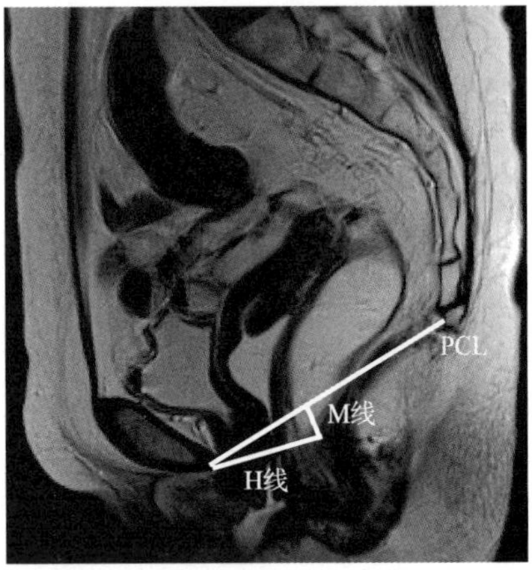

图 15－22　H 线和 M 线的测量示意图

注：H 线为耻骨联合下缘至直肠肛管交界处与直肠后壁焦点连线，M 线为 H 线与直肠后壁焦点至 PCL 的垂直距离。

直肠肛管角是指直肠下端后壁的切线与肛管长轴线的交角，静息状态下为 108°～127°，提肛和排泄时的变化范围为 15°～20°。它是直肠肛管交界处的尖端，是耻骨直肠肌于该处后部环绕的压迹。正常情况下，提肛动作时，直肠肛管交界处上升 1～2 cm，耻骨直肠肌收缩，该角度变得更加锐利；用力排泄时，耻骨直肠肌放松使角度变钝。因此，直肠肛管角反映了耻骨直肠肌的功能状态（图 15－23、15－24）。

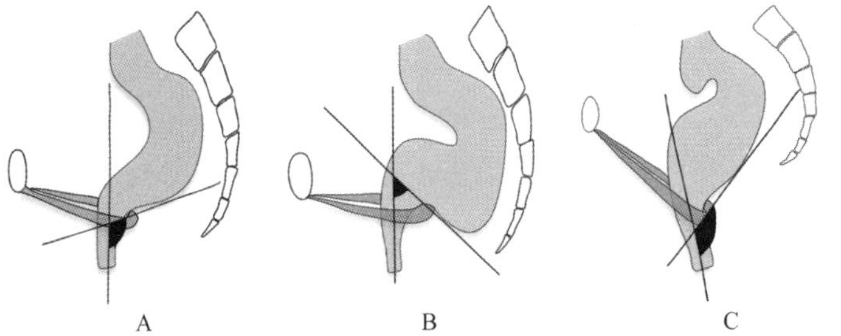

图 15－23　直肠肛管角示意图

注：A. 静息期，直肠肛管角，范围 108°～127°；B. 提肛期，耻骨直肠肌收缩，直肠肛管角变锐利；C. 力排及排泄期，耻骨直肠肌松弛，变为钝角。

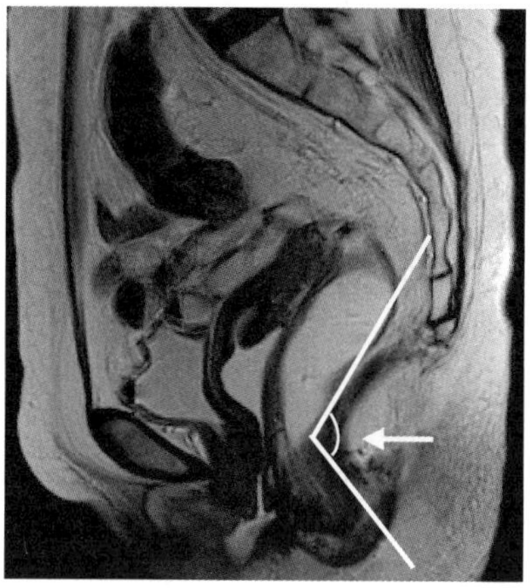

图 15-24 直肠肛管角

注：患者，女性，73 岁，盆腔器官脱垂。静息期正中矢状位 T_2WI 见直肠最下端后壁的切线与肛管轴线的交角-直肠肛管角（箭）。

另一条较少使用的参考径线，为 2000 年 Sing 等提出的耻骨中轴线（midpubic line，MPL），它是正中矢状位上耻骨联合面的长轴线，大量尸检表明它最接近女性处女膜缘水平。PCL 及 MPL 分级方法具体如表 15-2 及图 15-25 所示，这 2 条径线何者能够更好地对 PFD 进行分级，至今没有达成共识。

表 15-2 PCL 及 MPL 对应分级方法

参考线及分级	分级标准
PCL	
0	参考点位于 PCL 线上方
Ⅰ	参考点位于 PCL 线下方＜3 cm
Ⅱ	参考点位于 PCL 线下方 3～6 cm
Ⅲ	参考点位于 PCL 线下方＞6 cm
MPL	
0	参考点在 MPL 上方 3 cm 以上
Ⅰ	参考点在 MPL 上方 1～3 cm
Ⅱ	参考点在 MPL 上方 1 cm 至下方 1 cm
Ⅲ	参考点在 MPL 下方 1～2 cm
Ⅳ	器官脱垂超过Ⅲ度或完全脱出

2）PFD 动态磁共振表现。

A. 前盆腔器官脱垂。

a. 膀胱脱垂：正常放松状态下膀胱颈部或基底部最低点位于 PCL 水平或其上方，力排及排泄期位置下降不超过 PCL 下方 1 cm，超过以上范围则可诊断为膀胱脱垂，分级标准遵循“Rule of Three”原则。膀胱脱垂是由于耻骨宫颈筋膜或肛提肌的撕裂损伤所致。临床表现可为阴道前壁黏膜外翻，严重的膀胱脱垂可掩盖尿道过度活动，影响膀胱排空（图 15-26）。

b. 尿道过度活动及漏斗样改变：正常尿道轴与盆底垂线夹角为 30°，当尿道内括约肌损伤时，腹压增大后会导致尿道轴顺时针翻转大于 30°或至水平位，称为尿道过度活动，通常伴中至重度膀胱脱垂。老年女性、经阴道分娩、妊娠和肥胖所致肌肉、筋膜损伤是主要的致病因素。尿道漏斗样改变，指尿道近端异常扩张，有时可见尿道缩短。此表现可能预示患者尿道内括约肌功能失调。尿道漏斗样改变是尿失禁的非特异性表现。一部分膀胱脱垂患者可能导致尿道膀胱连接处扭曲，可能是尿潴留的潜在因素。尿道过度活动、尿道漏斗样改变与压力性尿失禁相关，可导致尿路感染（图 15-27）。

B. 中盆腔器官脱垂。

a. 子宫阴道脱垂：宫颈前唇的最低点或阴道穹窿的最高点（全子宫切除术后患者）低于 PCL 可诊断子宫或阴道脱垂，分级标准遵循“Rule of Three”原则。可见 H 线和 M 线超过正常范围，提示提肌裂孔增宽及提肌平面下降。轴位可见阴道失去“H”形结构，耻骨直肠肌形态改变，冠状位可见髂骨尾骨肌松弛。耻骨宫颈筋膜、直肠阴道筋膜、宫骶韧带、主韧带损伤，将导致子宫和阴道脱垂（图 15-28）。

b. 道格拉斯窝疝：正常女性，道格拉斯窝底部位于阴道后穹窿水平，深度变化范围不超过 5 cm。疝内容物内可包括腹膜脂肪、小肠及乙状结肠。MRI 诊断肠疝的标准：直肠与阴道之间出现腹膜脂肪和肠道，肠道位置低于 PCL，直肠阴道间隙增宽变深。疝囊最低点位于 PCL 下方 3 cm 以内为轻度；在 PCL 下方 3 cm（包括 3 cm）与 6 cm（包括 6 cm）之间为中度；在 PCL 下方超过 6 cm 为重度。道格拉斯窝疝内容物为腹膜脂肪时，在排泄期末方可观察到。

C. 后盆腔器官脱垂。

a. 直肠膨出：分级方法为，直肠膨出最远点至

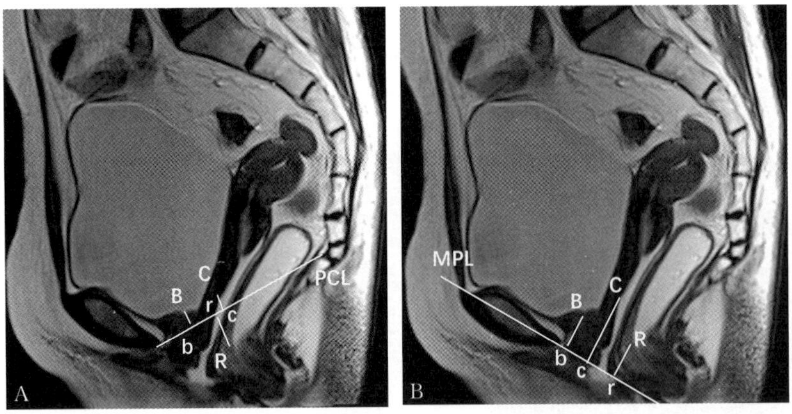

图 15-25 PCL 及 MPL 2 种参考径线测量方法图

注：患者，女性，73 岁，阴道块状物脱出 6 年伴排尿不畅，盆腔器官脱垂。静息期正中矢状位 T_2WI(A，B)，PCL 为自耻骨联合下缘至末节尾骨关节的直线，MPL 为通过耻骨联合长轴的直线。B、C、R 分别代表膀胱颈部、宫颈最前下点和直肠肛管交界处。Bb、Cc 和 Rr 分别代表了以上 3 个参考点到 PCL 及 MPL 的垂直距离。

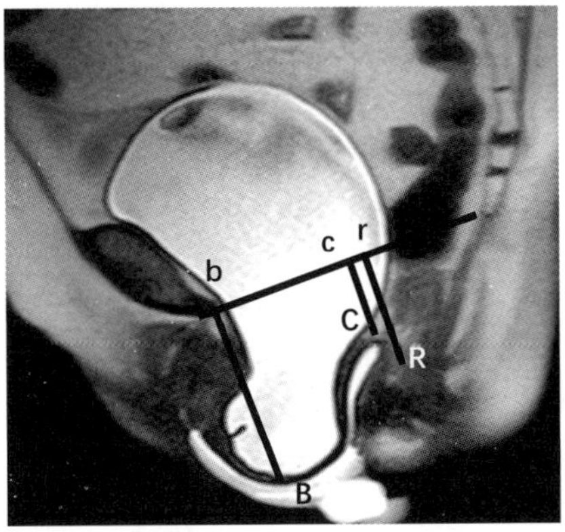

图 15-26 膀胱脱垂

注：患者，女性，55 岁，膀胱脱垂。排泄期矢状位 T_2WI 见膀胱最低点(B)、宫颈最低点(C)及直肠肛管交界处(R)均位于 PCL 下方，其中 Bb 距离为 4.5 cm。

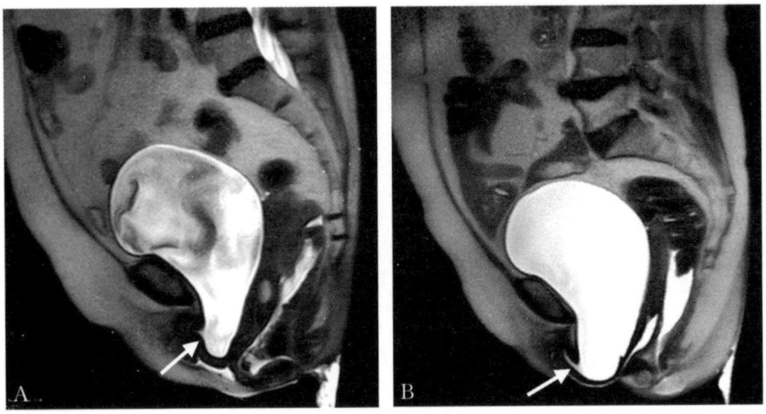

图 15-27 尿道过度活动及尿道漏斗样改变

注：A. 患者，女性，70 岁，膀胱脱垂，尿道轴翻转。排泄期矢状位 T_2WI 见尿道轴明显翻转，甚至超过水平位(箭)。B. 患者，女性，65 岁，膀胱脱垂，尿道近端扩张呈漏斗样(箭)。

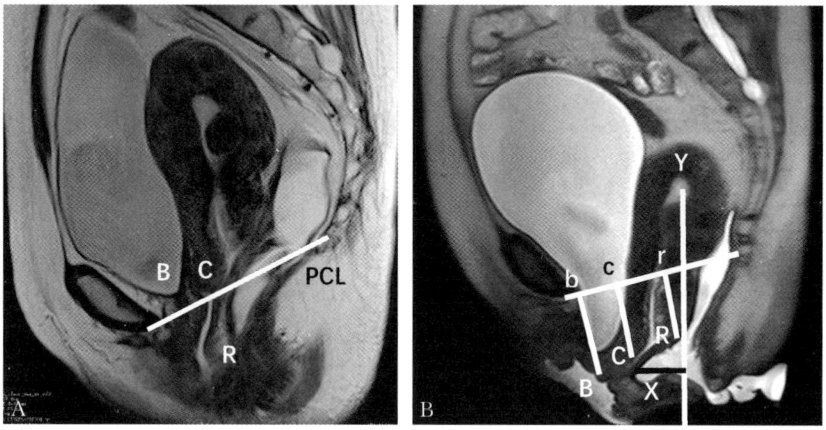

图 15－28　子宫脱垂

注：患者，女性，46 岁，子宫脱垂。静息期矢状位 T_2WI(A)见膀胱最低点(B)、子宫颈最低点(C)均位于 PCL 上方，直肠肛管交界处(R)位于 PCL 下方；排泄期矢状位 T_2WI(B)见 B、C、R 各参考点均显著低于 PCL，Bb、Cc、Rr 分别代表它们到 PCL 的垂直距离。另可见直肠前壁膨出，图中 Y 线代表直肠前壁的正常位置，X 线代表膨出的直肠前壁最远点到正常直肠边界的距离。

正常直肠边界＜2 cm 为轻度；2～4 cm 为中度；≥4 cm 为重度膨出。通常发生在直肠前壁，偶尔累及直肠后壁和侧壁。轻中度直肠膨出较常见，范围≤3 cm，出现较明显症状时才需要临床干预。MRI 能够动态观察直肠排空过程，膨出部分对比剂残留可支持该诊断(图 15－29)。

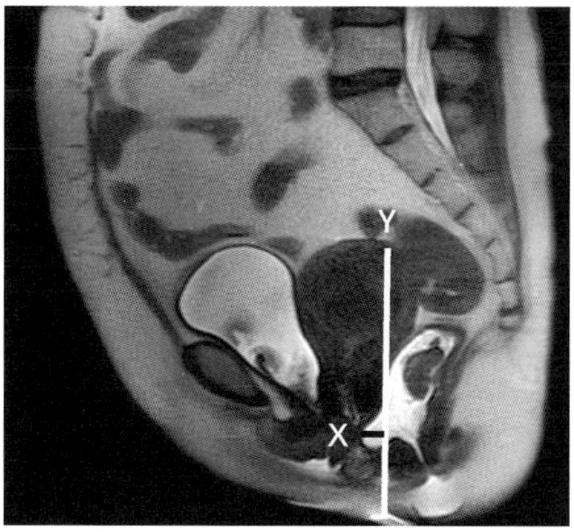

图 15－29　直肠前壁局限性膨出

注：图示 Y 线约为直肠正常边界，X 线为直肠前壁局限性膨出，膨出肠壁最远端至正常直肠边界约 3.0 cm。

b. 直肠套叠或脱垂：指肠壁全层脱垂，根据肠脱垂最下端距离肛管边缘的位置，分为直肠内、肛管内和肛门外脱垂。MRI 对于区分单纯直肠黏膜脱垂和肠壁全层脱垂有着潜在优势(图 15－30)。

D. 盆底痉挛综合征。一些盆底痉挛综合征患者表现为顽固的便秘，主要是由于盆底肌肉不自主、不协调的矛盾收缩所致。MRI 可显示患者为用力排泄时盆底位置没有相应下降，耻骨直肠肌的矛盾收缩使直肠肛管角无法正常打开，导致排便时间延长或粪便残留。该类患者耻骨直肠肌肥厚，排泄时在直肠后壁形成明显压迹，通常合并直肠前壁膨出(图 15－31)。

E. 会阴下降综合征。静息期，患者盆底肌广泛松弛薄弱，导致直肠肛管交界处位于 PCL 下方，高度提示会阴下降综合征的诊断。提肛期，直肠上升幅度变小。H 线及 M 线均超过正常范围(分级标准如表 15－3 所示)，T_2WI 矢状位可见提肌平面趋向垂直。但这些并不是会阴下降综合征的特异性表现。患者初期表现为便秘和会阴疼痛，后期以大小便失禁为主要临床表现。

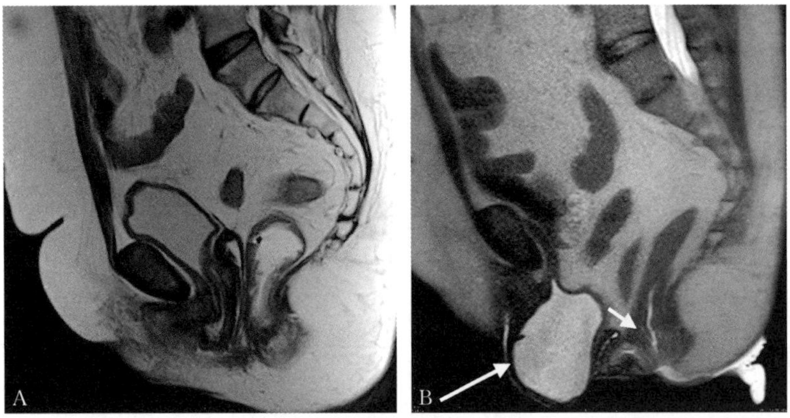

图 15-30 直肠脱垂

注：患者，女性，65 岁，直肠脱垂。静息期(A)未见直肠明显脱垂；排泄期(B)可见直肠壁全层内陷进入肛管内(短箭)。另见膀胱脱垂(长箭)。

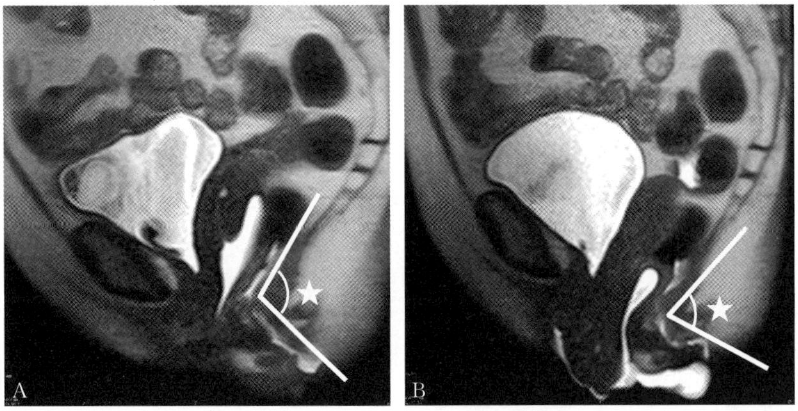

图 15-31 盆底痉挛综合征

注：患者，女性，74 岁，盆底痉挛综合征伴膀胱脱垂，子宫全切术后，绝经 24 年，发现阴道块物脱出 4 年余，伴顽固便秘。提肛期(A)直肠肛管角约为 93°(星号)；排泄期(B)该角没有相应增大反而缩小，约 65°(星号)，另见子宫脱垂。

表 15-3 会阴下降综合征分级标准

参考线	轻度	中度	重度
H 线(cm)	6～8	8～10	>10
M 线(cm)	2～4	4～6	>6

15.3.4 盆底器官脱垂术后的 MRI 应用和评价

随着静态、动态相结合的 MRI 在盆底功能障碍中越来越广泛的应用，它在盆底器官脱垂术后的评估中也能起到重要作用。

MRI 能够通过评价术后盆腔器官位置和形态的变化，比较不同盆腔器官脱垂手术方式(如经阴道和经腹部)的效果。Brocker 等认为，MRI 对于患者术后早期复发的诊断更加准确，因此临床医生应当在术后给患者进行分时段、彻底的 MRI 检查，在其盆底器官脱垂症状出现之前早期诊断和预防。MRI 在无张力阴道悬吊术的耻骨后吊带的成像方面存在优势。尽管目前并不使用 MRI 寻找悬吊带位置，但它能够帮助诊断术后与悬吊带相关的并发症(如血肿、脓肿、肌炎)。增强检查时表现为阴道吊带周围高信号围绕。

目前，动态 MRI 尚无法完全替代临床体格检查，盆腔器官脱垂的动态 MRI 分级与临床分级还没有达到较高的一致性，可能还需要进行更深入的研究，提出一种新的 MRI 分级方法。Woodfiel 等认为，MRI 在显示和评估盆底支持结构（如筋膜、韧带、肌肉）的形态变化方面存在优势，也将是临床和科研的兴趣点所在。在技术方面，采用腔内线圈（如尿道腔内线圈、阴道腔内线圈等）和高分辨率序列，可以显示受损的盆底器官相关支持结构的确切位置，更有利于临床医生制定治疗方案。Pizzoferrato 等认为 MRI 在盆底器官脱垂中最有前景的应用是评估肛提肌的损伤及盆底修复手术的疗效。一方面是肛提肌在 MRI 上易于显示，另一方面是肛提肌损伤为发生盆腔器官脱垂及术后复发的重要危险因素，而临床触诊则常常会低估肛提肌的损伤程度。

（刘　佳　张国福　强金伟）

15.4 盆腔非妇科的类似病变

15.4.1 腹膜后肿瘤

（1）神经源性肿瘤

1）概述：神经源性肿瘤占腹膜后原发肿瘤的10%～20%，可起源于神经鞘、神经节细胞和副神经节细胞，本节主要介绍最为常见的神经鞘瘤（schwannoma）和神经纤维瘤（neurofibroma），两者均为神经鞘起源。

2）病理：神经鞘瘤多呈圆形或椭圆形，肿瘤与神经相连，境界清楚，有包膜。镜下，肿瘤可分为 Antoni A 区和 Antoni B 区。Antoni A 区由密集的梭形细胞有序排列构成，Antoni B 区瘤细胞疏松，无序排列，常发生黏液变或囊变。较大肿瘤易继发出血、囊变、钙化及透明样变。

神经纤维瘤呈分叶状或不规则形，无包膜，境界清楚。镜下，肿瘤由神经鞘膜细胞和成纤维细胞构成，细胞排列成小束，分散在神经纤维之间，伴有网状胶原纤维和黏液样基质，可继发黏液变性、神经膨胀性改变，囊变少见。

3）临床表现：患者多无症状。神经鞘瘤 20～50 岁多见，男女比例约 1∶2。神经纤维瘤好发年龄 20～40 岁，男性多见，90%为特发性，10%伴发Ⅰ型神经纤维瘤病。

4）MRI 表现：神经鞘瘤与腹膜后神经关系密切，多沿着神经干走行区域分布，多位于椎旁和骶前间隙，直径多大于 5 cm。呈圆形或椭圆形，边界清晰，有包膜，肿瘤内部易出血、囊变而呈囊实性；也可完全囊变，囊壁通常较厚，但内外壁光整。Antoni A 区 T_1WI 呈低信号、T_2WI 呈低信号；Antoni B 区 T_1WI 呈低信号、T_2WI 呈高信号；囊变区 T_2WI 呈显著高信号。增强扫描实性区域呈轻-中度强化。恶性神经鞘瘤非常少见，形态多不规则，边界不清，包膜不完整，邻近结构可见侵犯（图 15-32）。

神经纤维瘤在 T_1WI 病灶中央区域呈高信号（神经组织），T_2WI 病灶外周区域呈高信号（黏液变）。神经纤维瘤可穿出神经孔，导致椎间孔扩大，病变呈哑铃状。多形性神经纤维瘤可表现为膨胀性、浸润性生长。神经纤维瘤恶变较神经鞘瘤常见，多见于伴有神经纤维瘤病的患者（图 15-33）。

5）诊断要点：病灶与神经关系密切，神经鞘瘤的 Antoni A 区及 B 区的 MRI 表现具有特征性。

6）鉴别诊断：主要与浆膜下子宫肌瘤、卵巢性索-间质肿瘤等实性肿瘤鉴别。浆膜下子宫肌瘤与子宫关系密切，可见子宫动脉分支参与供血，实性区域在 T_2WI 呈低信号（平滑肌成分），强化更为明显。卵巢性索-间质肿瘤的 T_2WI 低信号区域（纤维成分）更为广泛，轻度强化。

（2）畸胎瘤

1）概述：生殖细胞肿瘤 1%～2.5%发生于性腺外，腹膜后是性腺外生殖细胞肿瘤继纵隔后的第 2 好发部位，病理类型包括精原细胞瘤和非精原细胞肿瘤，后者包括胚胎癌、卵黄囊瘤、绒毛膜癌、畸胎瘤和混合性生殖细胞肿瘤。本节主要介绍易与卵巢肿瘤混淆的畸胎瘤。

2）病理：畸胎瘤多见于骶尾部、纵隔、腹膜后和性腺等部位。腹膜后畸胎瘤占腹膜后肿瘤的 6%～11%，病理上包含至少 2 个成熟胚层结构。

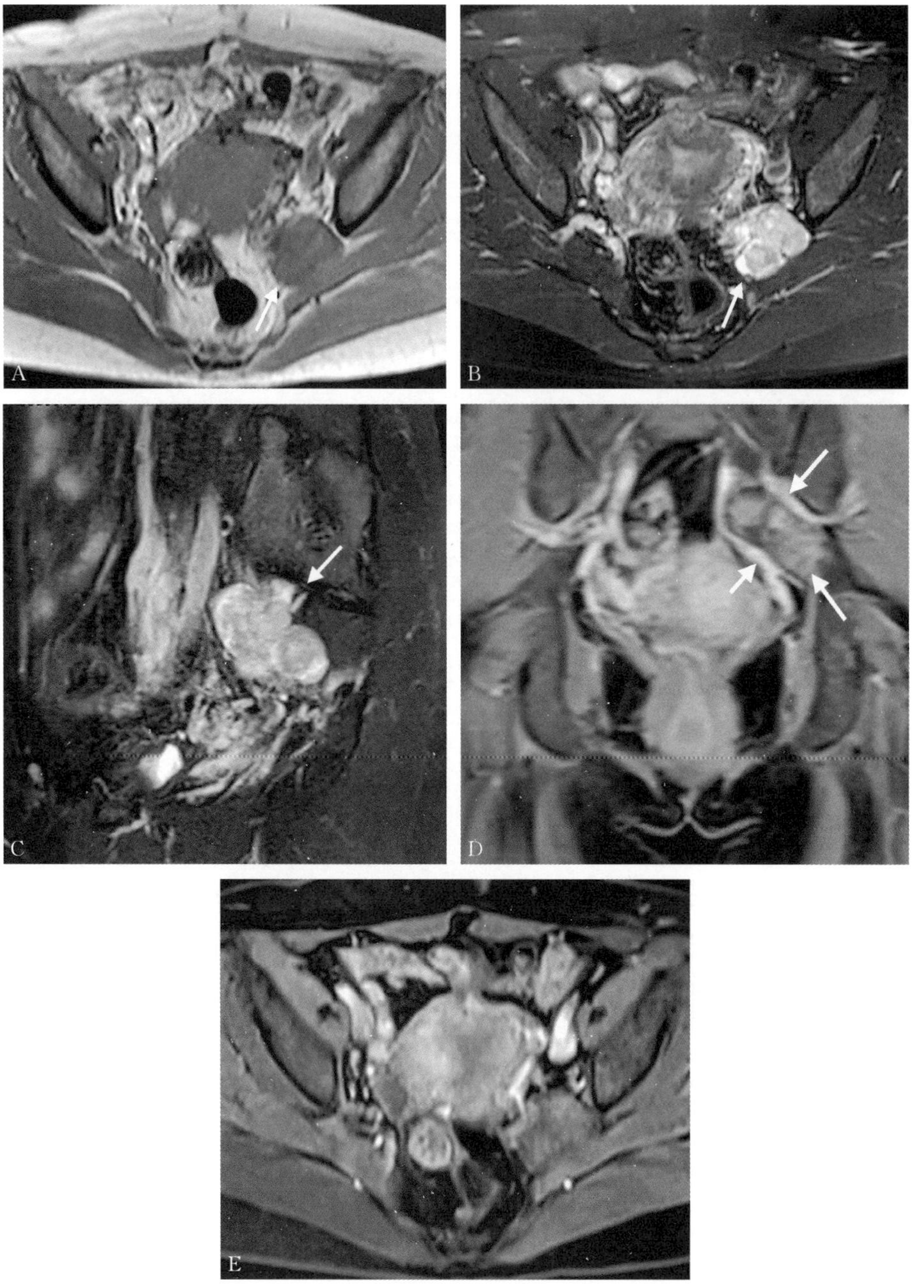

图 15－32　盆腔神经鞘瘤

注：患者，女性，43 岁。横断面 T_1WI(A)和 T_2WI FS(B)示盆腔内子宫左后方软组织肿块（箭），呈分叶状，边界清晰，T_1WI 呈低信号，T_2WI 以中等信号为主（Antoni A 区），内见斑片状高信号区（Antoni B 区）；矢状面 T_2WI FS(C)示肿块起自骶椎间孔，椎间孔可见扩大（箭）；冠状位增强延迟期（D）和横断位增强早期（E）示病灶早期轻度强化（箭），延迟期示病灶持续强化，髂内静脉（短箭）内移提示病灶非卵巢来源。

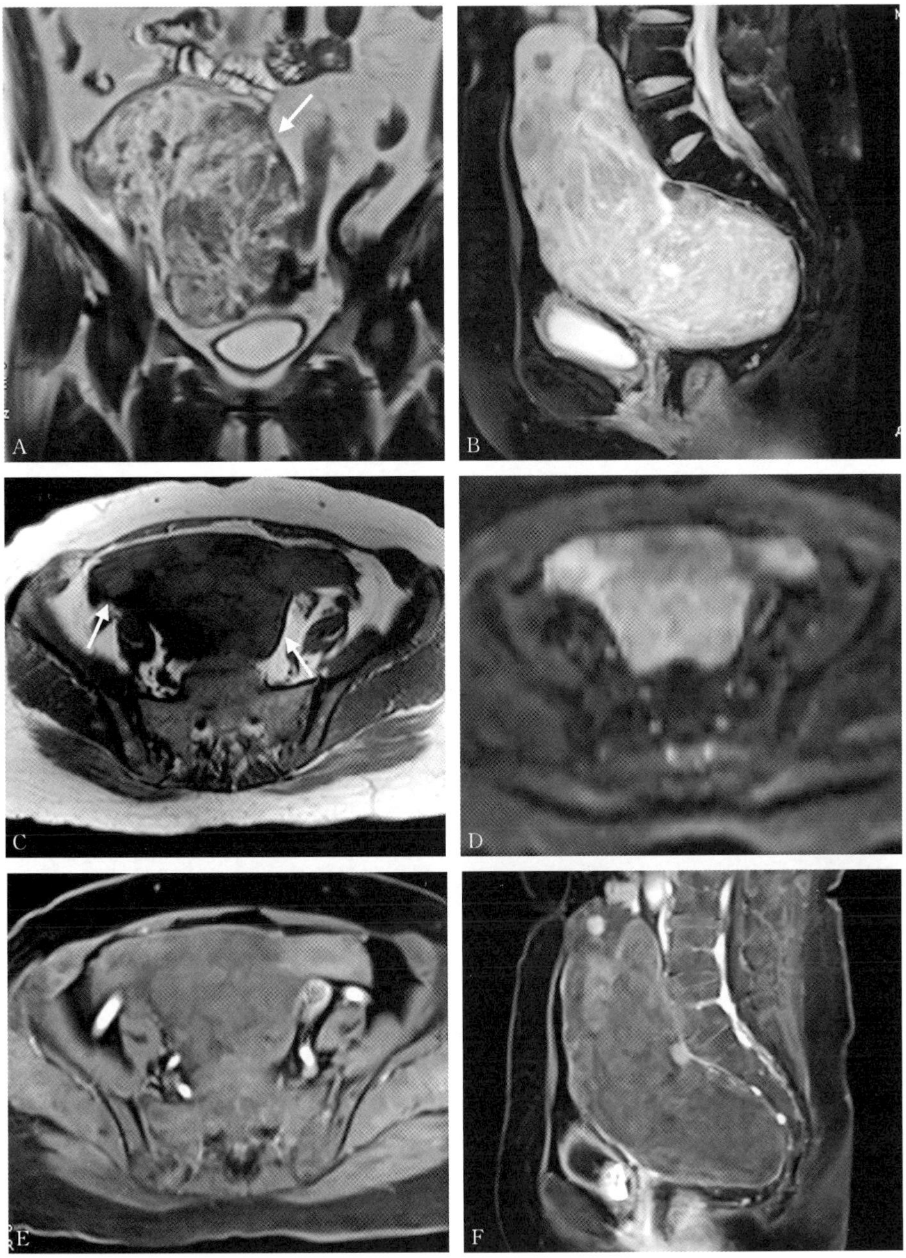

图 15－33　盆腔神经纤维瘤

注：患者，女性，57 岁。冠状位 T_2WI（A）示盆腔内巨大软组织肿块（箭），边界清晰，呈高低混杂信号；矢状位 T_2WI FS（B）示肿块紧贴骶骨，信号极不均匀，可见条索状低信号及斑片状高信号，沿间隙生长；横断位 T_1WI（C）示病灶呈不均匀低信号（箭），内见斑片状稍高信号；DWI（D）示病灶存在扩散受限，呈高信号；横断位增强动脉期（E）示病灶轻度强化，矢状位延迟期（F）示病灶轻度延迟强化。

3）临床表现：多见于婴幼儿及青少年女性，患者早期常无症状，肿瘤较大时可出现腹部肿块、腹痛等。

4）MRI表现：成熟畸胎瘤以囊性为主，56%可见钙化，93%可见脂肪，81%可见绒毛状实性突起（头结节），脂-液平面及化学位移伪影具有确诊意义（图15－34）。

未成熟畸胎瘤罕见，占畸胎瘤的2%～3%，多见于青少年，约50%患者有血清AFP升高。影像上病灶以实性为主，囊壁较厚，边缘不规则，内部见散在脂肪组织及无定型钙化灶，周围器官可见浸润。

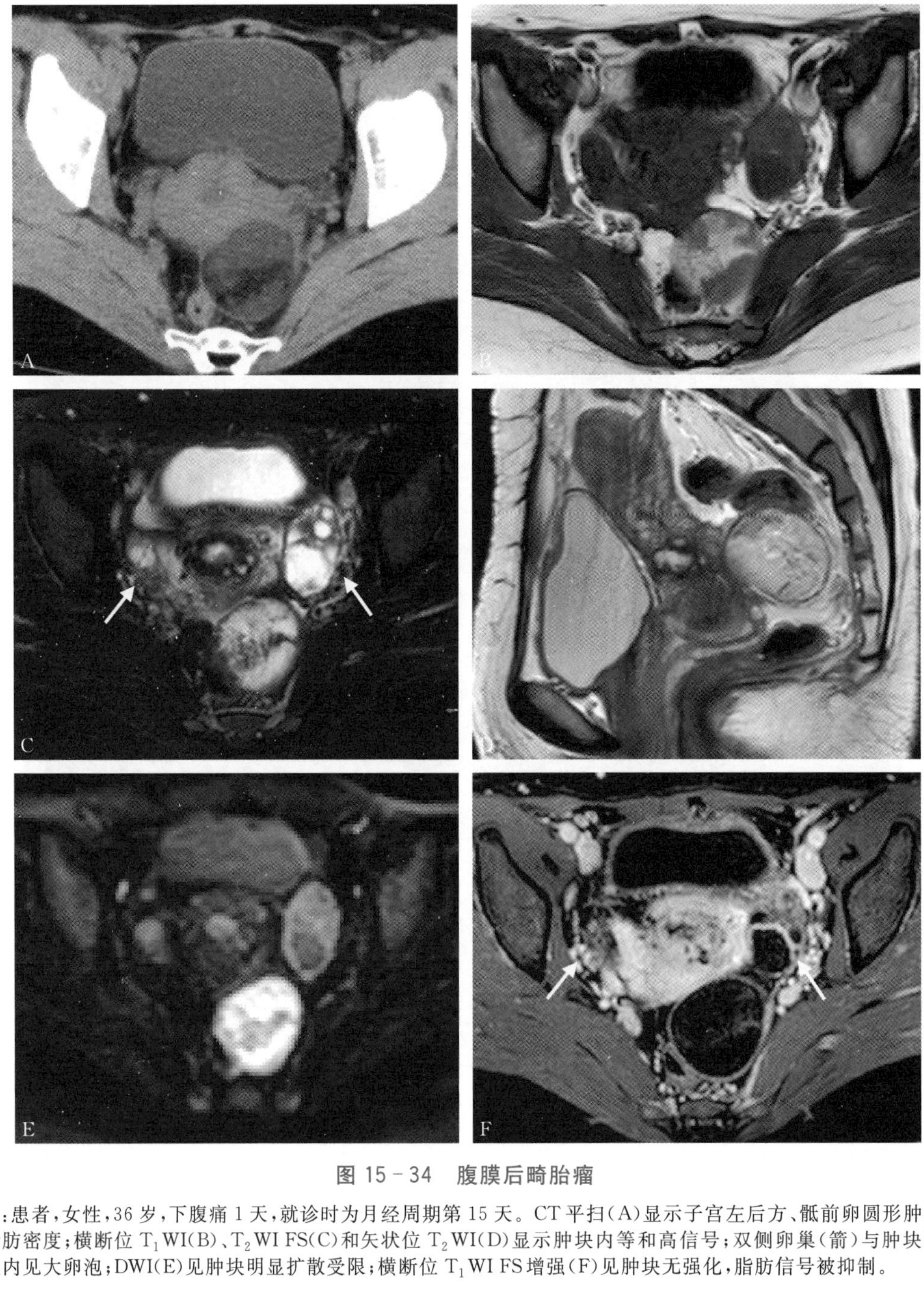

图15－34 腹膜后畸胎瘤

注：患者，女性，36岁，下腹痛1天，就诊时为月经周期第15天。CT平扫（A）显示子宫左后方、骶前卵圆形肿块，内见片状脂肪密度；横断位 T_1WI（B）、T_2WI FS（C）和矢状位 T_2WI（D）显示肿块内等和高信号；双侧卵巢（箭）与肿块不相连，左卵巢内见大卵泡；DWI（E）见肿块明显扩散受限；横断位 T_1WI FS增强（F）见肿块无强化，脂肪信号被抑制。

5）诊断要点：多见于婴幼儿及青少年女性，MRI 信号混杂，可见脂肪、钙化、头结节等成分。

6）鉴别诊断：腹膜后畸胎瘤应着重与卵巢畸胎瘤鉴别，病灶较小时可见到同侧卵巢结构，但卵巢结构常因受压变形呈弧形或长条状，在 T_2WI 看到病灶内部高信号的小卵泡结构有助于定位。病灶较大或绝经后女性因无法显示同侧卵巢，需通过各种间接征象来帮助定位。

（3）腹膜后肉瘤

1）概述：腹膜后肉瘤非常少见，发病率约 0.3/10 万，占全身软组织肉瘤的 15%，5 年生存率 31%～60%。本节仅介绍最常见的脂肪肉瘤。

2）病理：脂肪肉瘤起源于原始间充质干细胞并向脂肪细胞分化而成，根据 2002 年 WHO 软组织肿瘤分类，将其分为分化型（包括脂肪瘤型、硬化型、炎症型、梭形细胞型）、黏液型、去分化型、多形性型和混合型。

3）临床表现：脂肪肉瘤发病高峰年龄在 40～60 岁，男女发病率大致相等，早期症状不明显，后期肿瘤较大时会产生压迫症状，如腹痛、腹胀或肠梗阻等。

4）MRI 表现：脂肪肉瘤可以具有完整包膜，也可因浸润性生长而边界不清，脂肪及软组织成分多少不一，约 30%可见钙化。

分化型脂肪肉瘤主要由脂肪组织构成，在脂肪瘤型中脂肪组织含量达 75%以上，在 T_1WI 及 T_2WI 均呈高信号，抑脂序列信号减低，内部可见不规则分隔及软组织密度结节影，在抑脂 T_2WI 呈高信号，增强后可见强化。黏液性脂肪肉瘤富含黏液基质，T_1WI 呈低信号，T_2WI 呈显著高信号，内部纤维间隔呈低信号。去分化型脂肪肉瘤病理上可见高分化的脂肪肉瘤与分化差的非脂肪源性肉瘤共存，表现为脂肪成分和软组织肿瘤成分间分界清楚，分界处呈突然中断征象，增强后实性成分早期即明显强化，延迟期持续强化。混合型脂肪肉瘤为各种亚型的不同组合，MRI 表现取决于各种组织成分的多少、分布及混合方式，一般表现为脂肪成分和实性成分共存，两者界限不清，脂肪成分不规则分布，可见增粗的血管及间隔组织，增强后实性成分明显强化。多形性型脂肪肉瘤分化程度极低，通常无脂肪成分，常见囊变、出血、坏死，增强后明显强化（图 15－35）。

5）诊断要点：巨大实性肿块，呈浸润性生长，具有脂肪成分及软组织成分，实性成分明显强化。

6）鉴别诊断：脂肪肉瘤应与畸胎瘤进行鉴别。脂肪肉瘤通常较大，呈浸润性生长，边界多数不清晰，实性成分结节样强化。畸胎瘤具有完整包膜，头结节和脂-液平面具有特异性，呈环形强化。

15.4.2 肠道和系膜肿块

（1）间质瘤

1）概述：间质瘤（gastrointestinal stromal tumor，GIST）是原发于胃肠道、网膜及肠系膜的间充质来源肿瘤，以干细胞生长因子受体 CD117 阳性为特征，占胃肠道肿瘤的 0.1%～3%。

2）病理：根据发生部位分为胃肠道 GIST 和胃肠道外 GIST，两者具有相同的组织学和免疫组化表现。胃肠道 GIST 约占 90%。大体观，间质瘤大小 0.5～44 cm，平均约 8.6 cm，质地柔软，呈灰白色，有包膜。镜下，肿瘤由梭形细胞和上皮细胞构成，梭形细胞常交织成束状或栅栏状；上皮细胞呈多角形或圆形，排列呈片状或小巢状。免疫组化显示 CD117 阳性（95%），CD34 阳性（82%）。

3）临床表现：间质瘤好发于 50 岁以上人群，男性略多见，临床上可有腹痛、消化道出血、腹部肿块及压迫症状等，很少引起肠梗阻。

4）MRI 表现：GIST 通常单发，少数也可多发，肿瘤实性，向腔外膨胀性生长，多呈圆形或椭圆形，少数形态可不规则。GIST 在 T_1WI 呈低信号，T_2WI 呈高信号，因内部出血坏死 T_2WI 呈显著高信号，DWI 因弥散受限而呈高信号。增强后实性成分早期明显强化，延迟期持续强化。约 50%的肿瘤可见病变肠道黏膜面溃疡，少数情况下可致肿瘤与肠腔交通产生气-液平面。约 10%的 GIST 可继发肠梗阻，有时也可因侵犯黏膜下神经丛引起肠腔动脉瘤样扩张（图 15－36）。

胃肠道外 GIST 通常较大（>10 cm），呈分叶状或不规则形，上下径常大于横径，可能与肿瘤生长受重力向下牵引及周围脏器限制等因素有关。

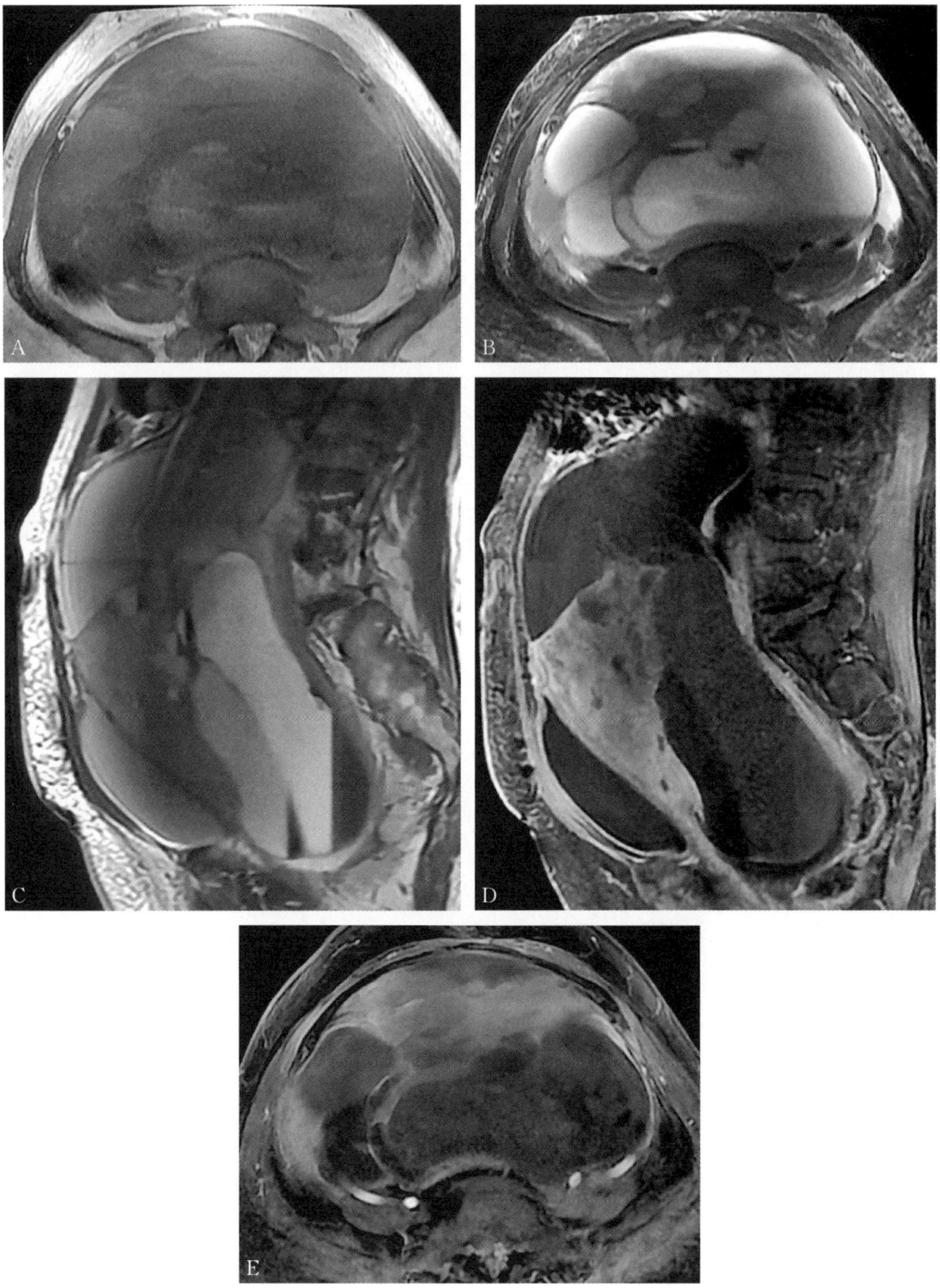

图 15-35　盆腔未分化肉瘤

注：患者，女性，50 岁，子宫切除 3 年，近 1 月下肢水肿明显，偶有大、小便失禁，外院检查发现盆腔包块。横断位 T_1WI（A）示盆腔内巨大肿块，呈不均匀等、高信号；横断位 T_2WI FS 和矢状位 T_2WI（B、C）示肿块呈囊实性，实性区呈等信号，囊液以高信号为主，局部为低信号，并可见液-液平面形成；矢状位和横断位 T_1WI FS 增强（D、E）示肿块实性区明显强化。

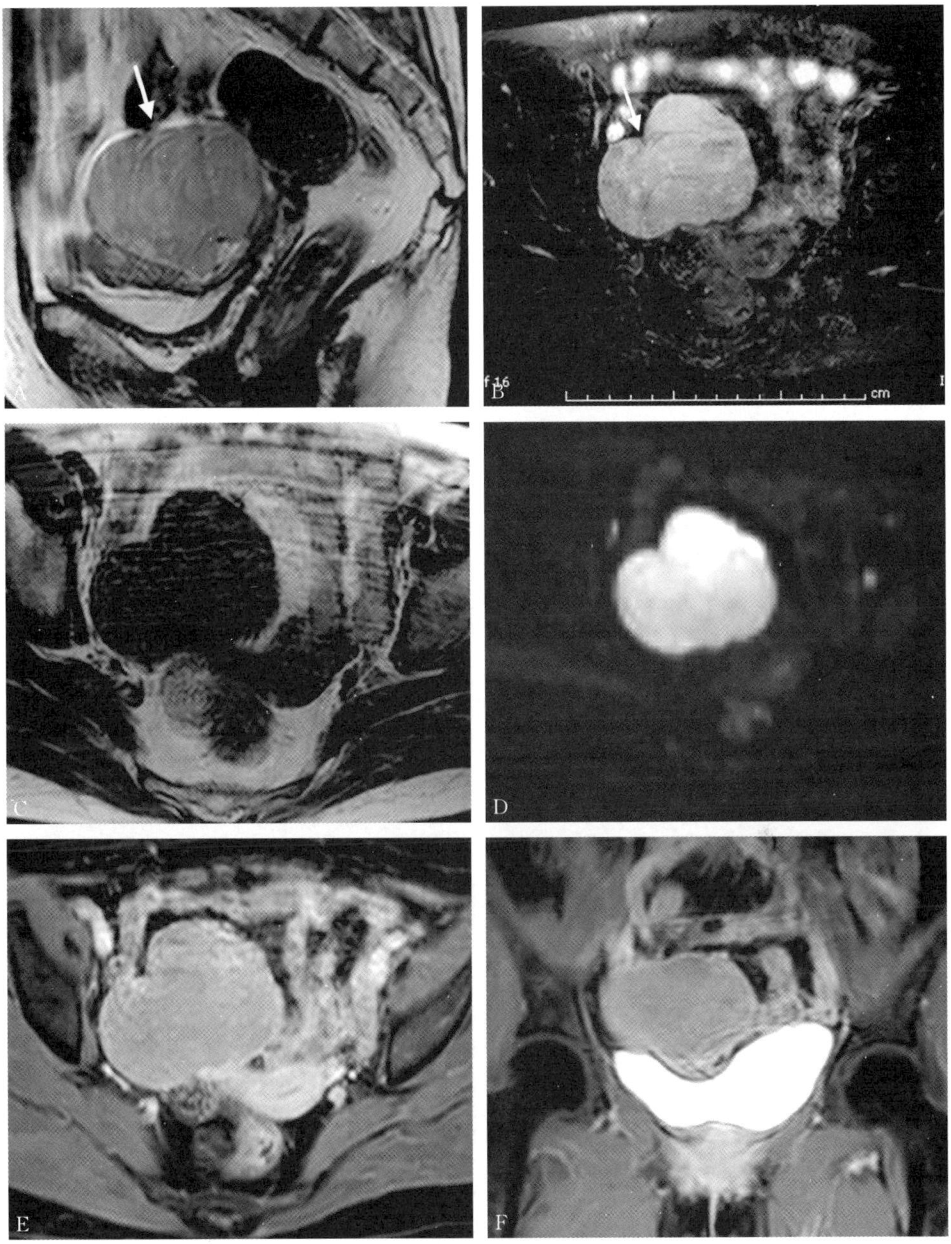

图 15－36 小肠间质瘤

注：患者，女性，63 岁。矢状位 T_2WI(A)和横断位 T_2WI FS(B)示盆腔分叶状实性肿块(箭)，呈均匀高信号；横断位 T_1WI(C)示病灶呈低信号；DWI(D)示病灶呈显著高信号；横断位 T_1WI FS 增强(E)示病灶中等强化，冠状位延迟期(F)示病灶持续强化。该病例术前误诊为卵巢纤维卵泡膜细胞瘤。

MRI信号多不均匀，常有出血、囊变；增强后实性成分多明显强化；肿瘤内可见条状、簇状血管影，供血血管增粗，病灶周围血管可呈“抱球征”环绕。肿瘤常压迫周围器官使之移位变形，侵犯周围结构时，组织交界面模糊不清，甚至沿腹膜后间隙浸润生长，一般无淋巴结转移及肠梗阻（图15－37）。

恶性GIST约占GIST的20%，胃肠道外恶性GIST比例更高。肿瘤>5 cm、分叶状轮廓、肿瘤周围组织受侵及肿瘤实性成分不均匀强化常提示恶性。

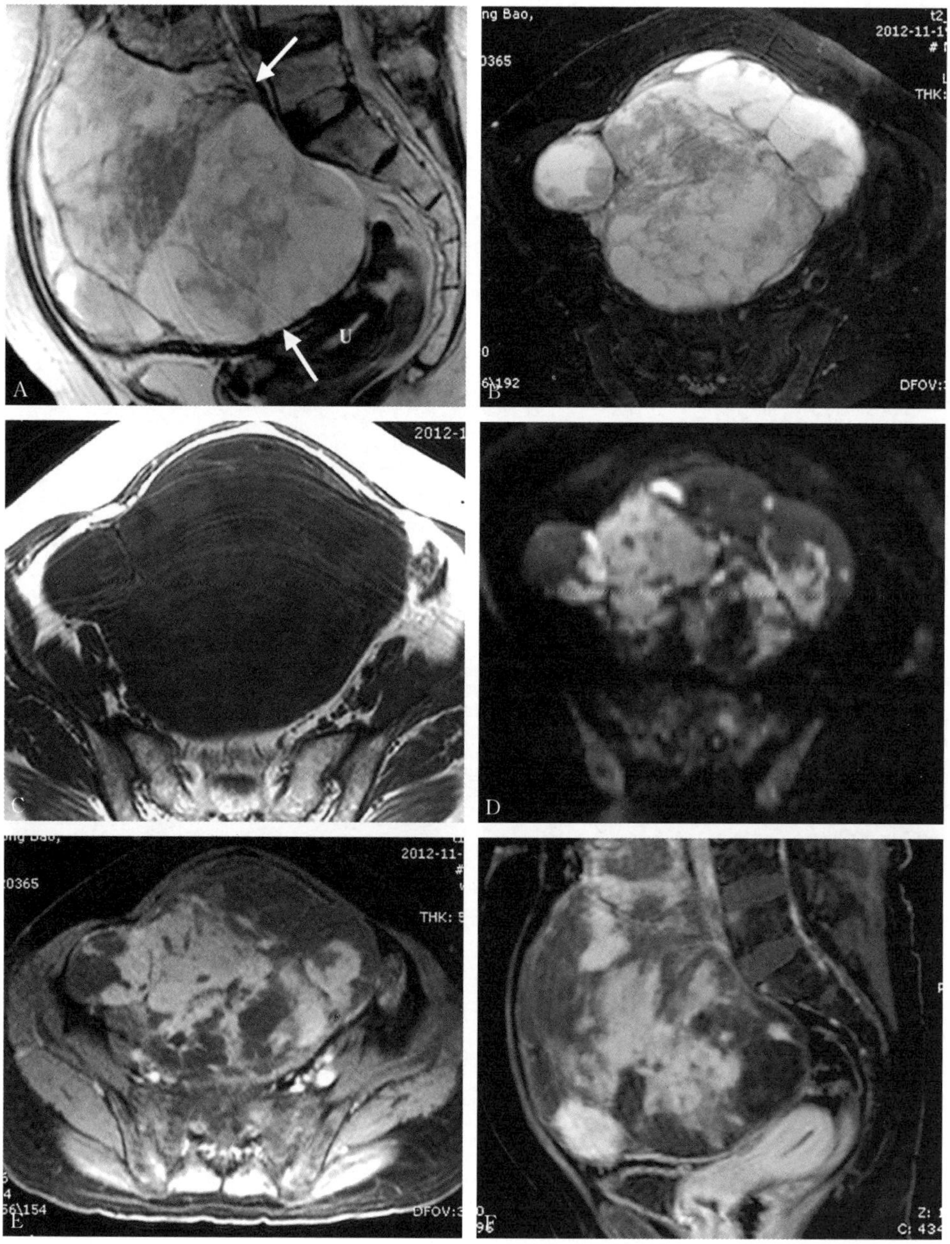

图15－37　小肠恶性间质瘤

注：患者，女性，68岁。矢状位 T_2WI（A）和横断位 T_2WI FS（B）示盆腔巨大囊实性肿块（箭），信号极不均匀，可见大片囊变坏死；横断位 T_1WI（C）示病灶呈低信号；DWI（D）示病灶实性区域呈高信号，囊变坏死区呈低信号；横断位 T_1WI FS增强（E）示病灶实性区域明显强化；冠状位（F）示病灶延迟强化，坏死区无强化。该病例术前误诊为卵巢囊腺癌。

5）诊断要点：与肠道或者肠系膜关系密切，实性成分为主，易于出血坏死，明显强化。

6）鉴别诊断：体积较大的 GIST 常向肠腔外生长，肿瘤与肠管相连，但卵巢肿瘤较大时，四周也包绕肠管，特别是绝经后患者正常或病变卵巢常难于明确显示，此时肿瘤定位有一定难度，当肿瘤位于盆腔时常引起误诊。一方面，GIST 可误诊为卵巢肿瘤；另一方面，卵巢肿瘤也可误诊为 GIST。GIST 最常误诊为卵巢性索-间质肿瘤和卵巢癌。观察肿瘤血供来源有助于肿瘤定位。

（2）孤立性纤维瘤

1）概述：孤立性纤维瘤（solitary fibrous tumor，SFT）是罕见的间充质来源肿瘤，可发生于全身各器官，位于盆腔者约占 15%。

2）病理：大体观，SFT 边界清楚，呈苍白色，质硬，切面可见旋涡状纤维组织。镜下，肿瘤主要由纤维束状排列的梭形细胞构成，内部富含成熟血管及胶原纤维，可继发透明样变，免疫组化显示 CD99 阳性。

3）临床表现：SFT 好发年龄为 50～70 岁，无明显性别差异。盆腔 SFT 可以表现为盆部肿块、盆腹痛和泌尿系梗阻，也可无症状。

4）MRI 表现：因盆腔空间较大，加上肿瘤生长缓慢，较少侵犯周围器官，患者产生症状较晚，发现时盆腔 SFT 往往较大，多在 9 cm 以上。肿瘤边缘清晰，膨胀性生长，呈类圆形或浅分叶状，有包膜，部分肿瘤沿周围组织间隙呈舌样生长。

SFT 的 MRI 表现颇具特征性，富纤维区域在 T_1WI 和 T_2WI 均呈低信号，动脉期轻度强化伴延迟强化；富肿瘤细胞及血管区域 T_1WI 呈低信号、T_2WI 呈高信号，可见血管流空征象，动脉期明显强化伴延迟强化。少数病灶因纤维丰富、玻璃样变性也可无明显强化（图 15-38）。

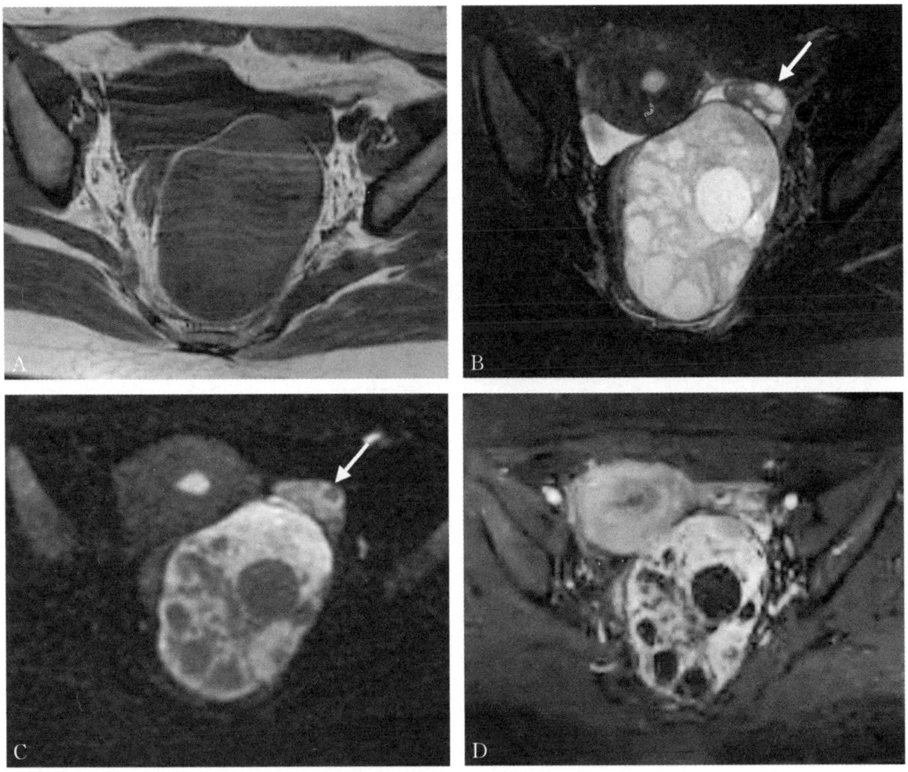

图 15-38　孤立性纤维瘤

注：患者，女性，42 岁，因意外怀孕流产查体发现盆腔占位。横断位 T_1WI（A）示左侧附件区卵圆形肿块，呈等、低信号，边界清晰；横断位 T_2WI FS（B）示肿块呈明显高信号，边缘光整，邻近左侧卵巢受压，可见弧形低信号压迹（箭）；DWI（C）示肿块呈高信号；横断位 T_1WI FS 延迟增强（D）示肿块实性成分显著强化，内见无强化囊变区。

5）诊断要点：肿瘤较大，边界清晰，有包膜，富含纤维，明显延迟强化。

6）鉴别诊断：SFT需与子宫浆膜下或阔韧带肌瘤和卵巢性索-间质肿瘤鉴别。子宫浆膜下或阔韧带肌瘤强化明显，与子宫强化类似，T_2WI呈等、低信号，多方位观察可见肿瘤与子宫的密切关系。卵巢性索-间质肿瘤T_2WI呈等、低信号，轻中度强化。

（3）阑尾黏液性肿瘤

1）概述：阑尾黏液性肿瘤（appendiceal mucinous neoplasm，AMN）占阑尾原发肿瘤的0.2%～0.3%，AMN起源于阑尾腺上皮，以分泌大量黏液为特征。

2）病理：AMN属于上皮来源肿瘤Ⅰ型。2010年WHO将其分成五大类：①阑尾黏液性腺瘤与囊腺瘤；②阑尾低级别黏液性肿瘤；③源自阑尾的低级别腹膜假性黏液瘤；④阑尾黏液腺癌；⑤源自阑尾的高级别腹膜假性黏液瘤。

3）临床表现：30%～50%以急性阑尾炎起病，也可表现为腹部肿块、消化道出血等。

4）MRI表现：AMN表现为卵圆形或梨形的囊性肿块，边界清晰，轮廓光整，囊壁厚薄可不均匀，约50%的AMN CT可见钙化，呈附壁蛋壳样或囊内沙粒状。在T_1WI呈等或低信号，T_2WI呈显著高信号。肿瘤血供不丰富，增强后呈结节样、分隔样轻中度强化。长径超过6 cm，内壁不光整，存在壁结节，出现腹水等提示恶性（图15－39）。

AMN继发感染时可见囊壁毛糙，腔内出现气体，周边脂肪间隙模糊等。穿孔时原发病灶缩小，周围见高密度黏液样物质，实质成分漂浮在高信号的黏液样物质或腹水中；种植最常见于卵巢，形成卵巢巨大囊性肿瘤，肿瘤也常种植至腹膜、肠系膜、膈肌、腹壁等处，可见水样信号的囊性结节状突起，肝、脾边缘可见扇贝样压迹。原发阑尾肿瘤常因较小、表现不明显而漏诊。

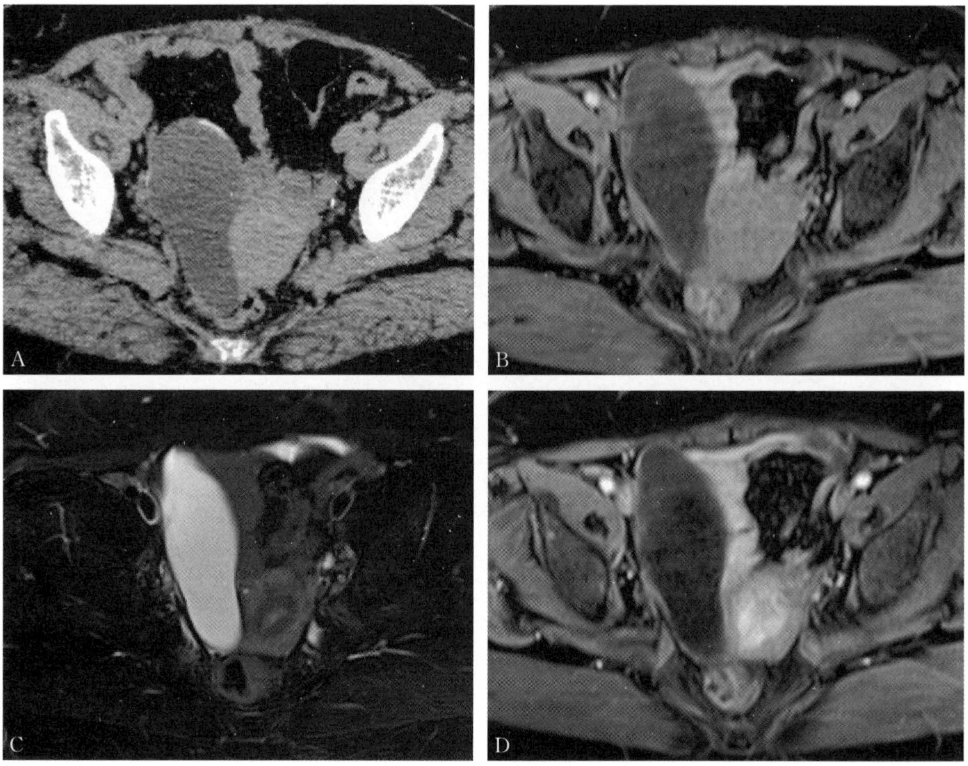

图15－39 阑尾黏液性囊性肿瘤

注：患者，女性，69岁。CT平扫（A）见右下腹腊肠样低密度肿块，边缘弧形钙化；T_1WI FS（B）呈低信号；T_2WI FS（C）呈高信号；T_1WI增强（D）见囊壁中度强化。

5）诊断要点：正常阑尾形态消失，病灶位于右下腹阑尾区域，卵圆形或梨形，囊性为主，可见小的壁结节。

6）鉴别诊断：AMN 原发病灶位于阑尾区，与卵巢肿瘤不难鉴别。但当发生腹膜腔种植时，特别是种植至卵巢时，常表现为双侧卵巢多房囊性肿瘤，与原发性卵巢黏液性囊性肿瘤鉴别困难。

（4）阑尾脓肿

1）概述：阑尾脓肿是急性坏疽性阑尾炎穿孔后的并发症，穿孔可导致大网膜、肠系膜、肠袢包裹形成局限性炎性肿块或脓肿，临床上多表现为急性病程，有下腹痛、麦氏点压痛及反跳痛，白细胞升高。

2）病理：脓肿形成早期，病变边界不清，周边可见明显渗出。脓肿晚期，病变呈圆形或类圆形，也可不规则，常见包膜；部分病灶可有分隔，为纤维组织增生包裹、分隔化脓组织所致。

3）MRI 表现：在 MRI 上，脓肿壁 T_1WI 呈高信号、T_2WI 呈低信号。脓液信号因病程长短而动态改变，T_1WI 总体为低信号，信号强度随时间推移逐渐增高；T_2WI 总体为高信号，在 7～10 天达到最高，以后逐渐下降，与脓液由液态变为凝胶状及坏死碎屑逐渐增加有关。脓液内富含细胞碎屑，黏稠度较高，导致水分子弥散受限，在 DWI 上呈高信号（图 15－40）。

4）诊断要点：正常阑尾形态消失，病灶位于右下腹阑尾区域，卵圆形或梨形，囊性为主，边缘模糊，周围较多条索影。

5）鉴别诊断：阑尾脓肿位于盆腔时需与输卵管-卵巢脓肿鉴别。盆腔阑尾脓肿可追溯至阑尾区的炎症，可见阑尾腔增宽和积液、阑尾壁强化缺损区或阑尾腔与脓肿相连，脓肿内常见积气；输卵管-卵巢脓肿位于双侧附件区域，常伴输卵管积脓，后者呈增粗的管状结构；除产气菌感染外，脓腔一般无积气。

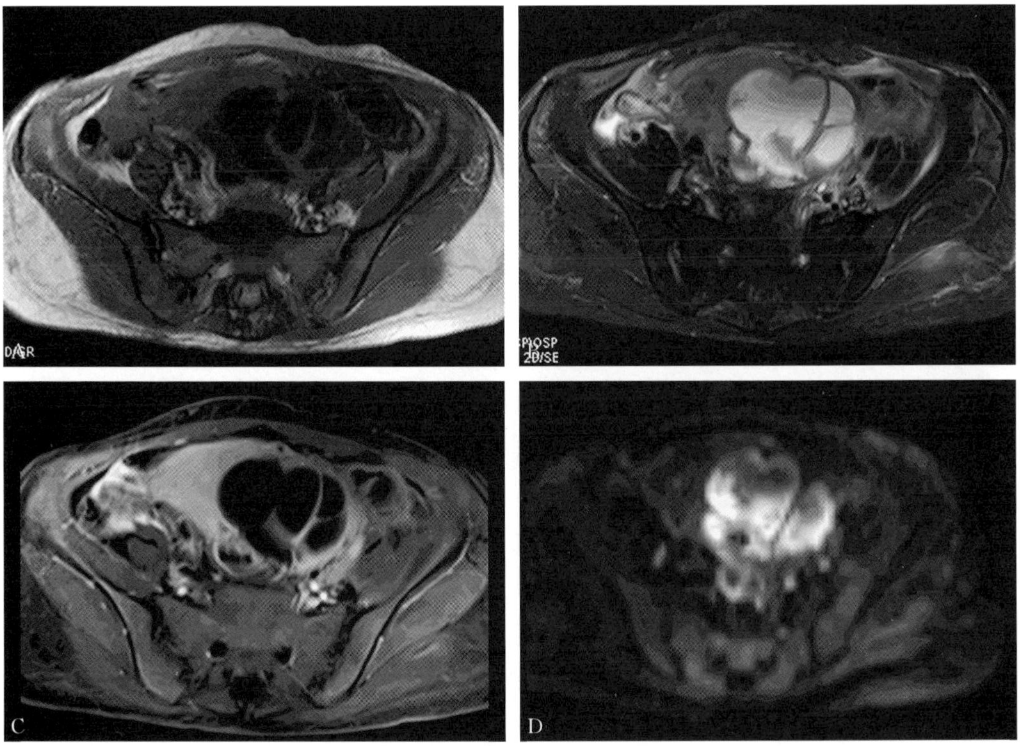

图 15－40　阑尾炎继发盆腔脓肿

注：患者，女性，28 岁。盆腔内见不规则囊性灶，囊液在 T_1WI（A）呈低信号，在 T_2WI FS（B）呈高信号，增强 T_1WI FS 增强（C）囊液无强化，囊壁明显强化；DWI（D）示囊液呈不均匀高信号。

15.4.3 腹膜病变

腹膜包涵囊肿。

(1) 概述

腹膜包涵囊肿(peritoneal inclusion cyst, PIC)也称多囊性包涵囊肿、良性多囊性间皮瘤、炎性腹膜囊肿,通常认为是各种原因所导致的腹膜损伤继发腹膜细胞反应性间质增生。

(2) 病理

大体观,PIC 大小不等(0.1～45 cm),平均 3.0 cm,常由多发、透明的液体囊肿构成,可沿着盆腔腹膜呈匍匐状生长,病灶较大时可延伸至上腹腔。镜下,肿瘤由多发、薄壁、不规则囊肿组成,被覆扁平柱状间皮细胞,内含嗜酸性浆液,间质内有炎性细胞和纤维成分,局部可见反应性间皮增生。

(3) 临床表现

PIC 好发于女性,约占 85%,以育龄期多见,绝经后女性少见。患者多无症状,少数可有间歇性下腹痛、腹肌紧张、腹部肿块、排尿痛、便秘等。

(4) MRI 表现

典型 PIC 表现为盆腔内多房囊性病灶,有占位效应,MRI 呈液性信号,囊壁菲薄,约 1/3 可见不全分隔。增强早期多无强化,少数可见分隔强化(图 15-41)。约 60%可见病灶包绕同侧卵巢,但具有明显分界,表现为“蜘蛛在网征”,为其特征性表现。不典型表现包括完全位于盆腔外(12%),与卵巢无解剖相关性;可见出血成分及碎屑(22%);“囊中囊”征象(12%)。

(5) 诊断要点

病灶为多房囊性,有占位效应,包绕同侧卵巢,但具有明显分界。

(6) 鉴别诊断

腹膜包涵囊肿应与卵巢单纯性囊性病变进行鉴别。后者呈类圆形,张力高,与卵巢关系密切,可见新月形受压卵巢及卵泡。腹膜包涵囊肿虽然具有占位效应,但形态相对柔软,对周围结构呈包绕改变,与卵巢分界也比较清晰。

(李若坤　李海明　强金伟)

15.5 盆腔术后改变

盆腔手术常见的术式包括剖宫产术、全子宫切除术、双侧附件切除术、盆腔肿瘤减灭术、淋巴结清扫术、宫腔粘连分解术、宫颈锥切术、子宫动脉栓塞术,高强度聚焦超声(high intensity focused ultrasound, HIFU,海扶刀)消融术等,部分手术会造成盆腔解剖结构的显著改变。MRI 具有优异的组织分辨率、多方位成像和无电离辐射的特点,是盆腔术后改变及术后并发症评估的首选影像学检查方法。

15.5.1 子宫肌瘤术后

子宫平滑肌瘤是女性盆腔最常见的肿瘤,发

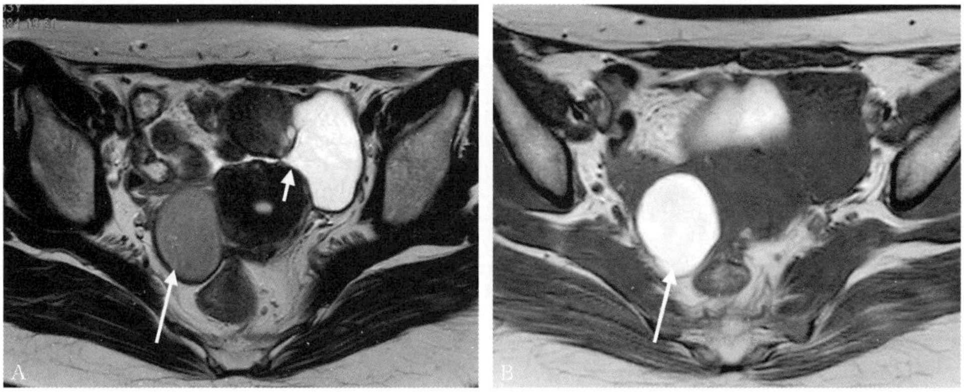

图 15-41 腹膜包涵囊肿

注:患者,女性,33 岁。两侧附件区见子宫内膜异位囊肿(长箭),左侧病灶旁见不规则囊性灶,延伸入膀胱子宫间隙(短箭),T_2WI 呈高信号(A),T_1WI 呈低信号(B),病理证实为腹膜包涵囊肿。

病率为20%～40%，多见于35岁以上的女性。子宫肌瘤发病率高，可引起盆腔出血、不孕不育等症状。治疗方法一般包括手术治疗及药物治疗。保留子宫的手术治疗中，最常见的为介入治疗、高强度聚焦超声治疗、子宫肌瘤剥除术（开腹或经腹腔镜或宫腔镜）。

（1）肌瘤介入术后表现

1）概述：子宫动脉栓塞术（uterine arterial embolization，UAE）被认为是一种有效的治疗子宫肌瘤的方法。其治疗机制主要是通过栓塞子宫肌瘤的主要供血动脉，造成缺血、缺氧，最终导致病灶变性坏死，而正常子宫肌层可通过子宫体上的交通血管接受供血，只会发生少量的坏死。

2）MRI表现：子宫肌瘤MRI表现主要为类圆形异常信号影，T_1WI多呈等、低信号，T_2WI呈低信号，可能会因肌瘤变性导致信号改变，但是增强扫描均可见一定程度的强化。子宫肌瘤在UAE治疗后，子宫肌瘤明显坏死。病灶T_1WI及T_2WI序列均呈低信号，边界锐利，增强扫描病灶无强化（图15-42、15-43）。

3）诊断要点：与介入术前图像进行对比，相同位置病灶T_2WI呈低信号，增强扫描无强化。如果肌瘤可见强化或者部分强化，可能提示介入治疗失败，或者有恶变的可能，应尽早进行下一步干预。

（2）肌瘤高强度聚焦超声术后表现

1）概述：高强度聚焦超声是一种无创的肿瘤治疗技术，利用超声束可以穿透软组织聚焦在靶点的特点，在体内靶区瞬时产生60～100℃的高温，通过生物学效应（热效应、空化效应、机械效应等）使靶区细胞形成不可逆的凝固性坏死，实现靶区的无创消融。目前广泛应用于治疗子宫肌瘤。

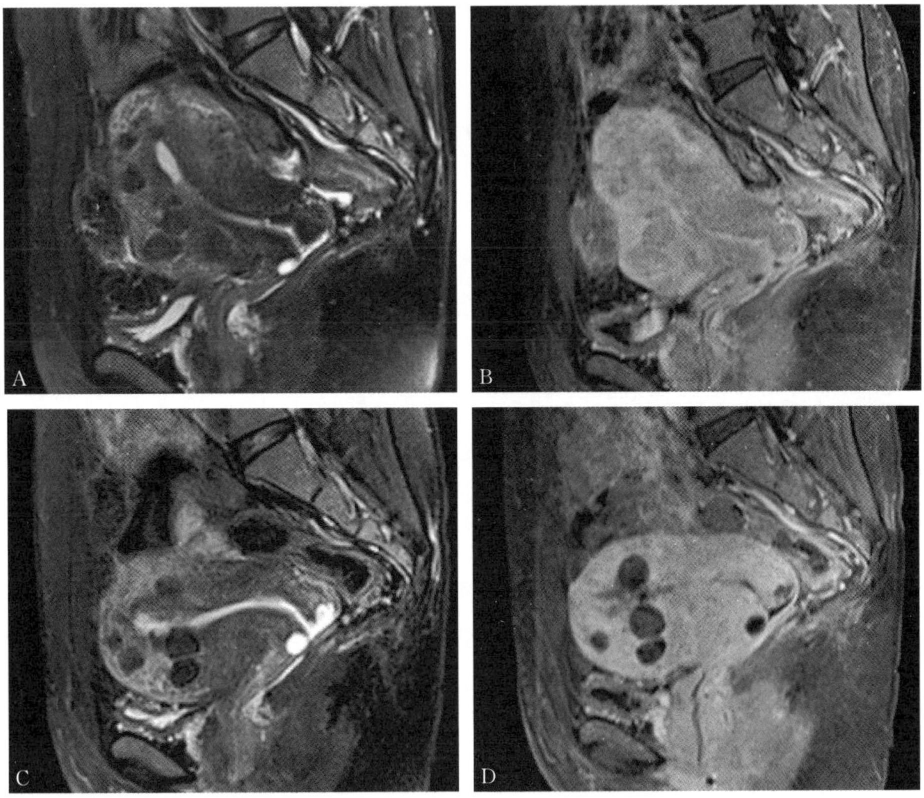

图15-42　子宫多发肌瘤介入术前及术后表现

注：患者，女性，46岁，体检发现子宫多发肌瘤。术前MRI矢状位T_2WI FS(A)显示子宫肌层内多发类圆形低信号影，增强扫描(B)见病灶明显强化。介入术后3个月，矢状位T_2WI FS(C)和增强扫描(D)显示肌瘤呈低信号，未见强化，考虑介入术后肌瘤坏死。

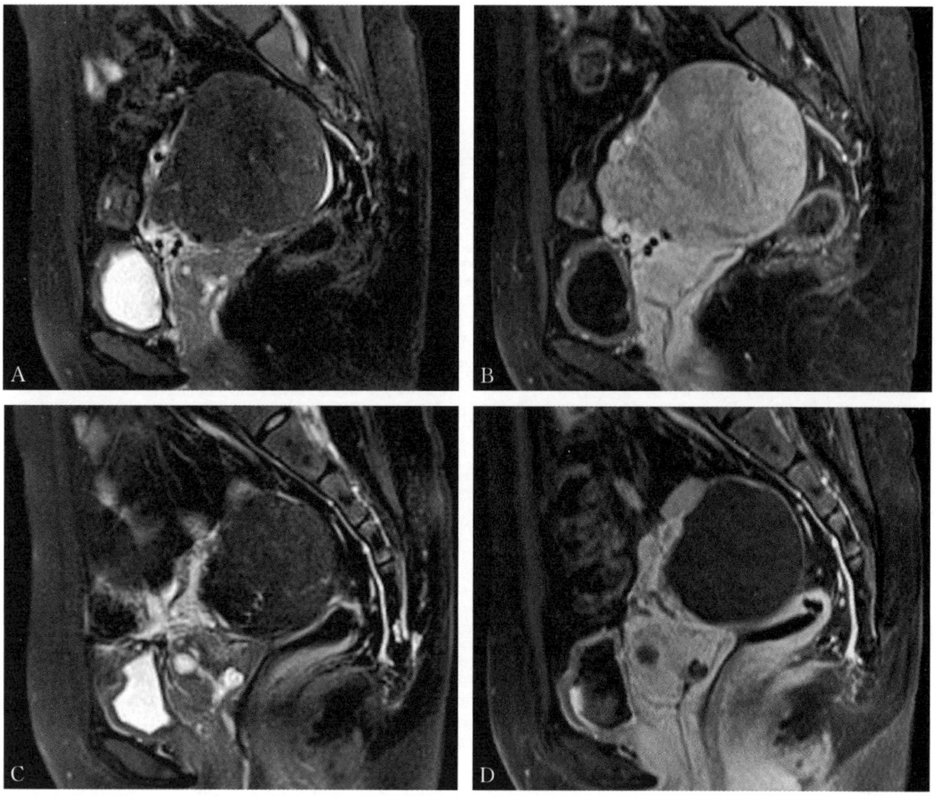

图 15-43　子宫浆膜下肌瘤介入术后改变

注：患者，女性，46 岁，月经量增多，B 超发现子宫后壁肌瘤。术前矢状位 T_2WI FS(A)可见子宫低信号浆膜下肌瘤，T_1WI FS 增强(B)可见肌瘤明显强化。介入术后 3 个月复查 MRI，矢状位 T_2WI FS(C)肌瘤可见缩小，呈低信号，内部见絮状高信号影；增强(D)肿瘤无强化。

HIFU 设备根据引导方式的不同，分为超声引导下高强度聚焦超声系统(ultrasound-guided focused ultrasound surgery，USgFUS)和磁共振引导下高强度超声聚焦系统(magnetic resonance imaging guided focused ultrasound surgery，MRgFUS)。MRI 相对于超声有着较高的软组织对比度，可以清晰显示肠管、骶神经等结构，可通过实时测温来反映超声能量聚焦情况，因此 MRgFUS 是治疗子宫肌瘤安全有效的方法，并逐渐被应用于子宫腺肌症、骨转移、特发性震颤等疾病的治疗。

2）病理：超声波具有良好的组织穿透性和可聚焦性，利用这些特性，将低能量的超声聚焦到子宫肌瘤的病灶区域，并在瞬间产生 60～100℃的高温，使病灶区供血血管被破坏，发生广泛的蛋白质变性，细胞膜破裂、细胞崩解，组织发生凝固性坏死，从而使其达到消融的结果。坏死后的组织会逐渐吸收、发生纤维化。

3）MRI 表现：MRI 相比于超声和 CT 有更好的组织分辨率，被广泛应用于子宫肌瘤 HIFU 治疗效果的评估。子宫肌瘤治疗前病灶通常呈 T_2WI 稍低信号，边界清晰。HIFU 治疗后瘤体 T_1WI 信号稍增高，T_2WI 信号减低，T_1WI 增强后病灶消融区可见无血流灌注区，表明病灶已发生凝固性坏死，无灌注区的范围反映肌瘤凝固性坏死的范围。HIFU 术后早期消融区边缘未坏死细胞呈细胞毒性水肿状态，水分子弥散受限，DWI 呈高信号，ADC 值减低，而中央坏死细胞的细胞膜破裂，细胞崩解，失去了对细胞内水分子的束缚作用，大量细胞内液漏出，同时肿瘤细胞溶解，使细胞间隙扩大，水分子的扩散运动增强，ADC 值增高，DWI 呈低信号(图 15-44、15-45)。

4）诊断要点：高强度聚焦超声术后的子宫肌

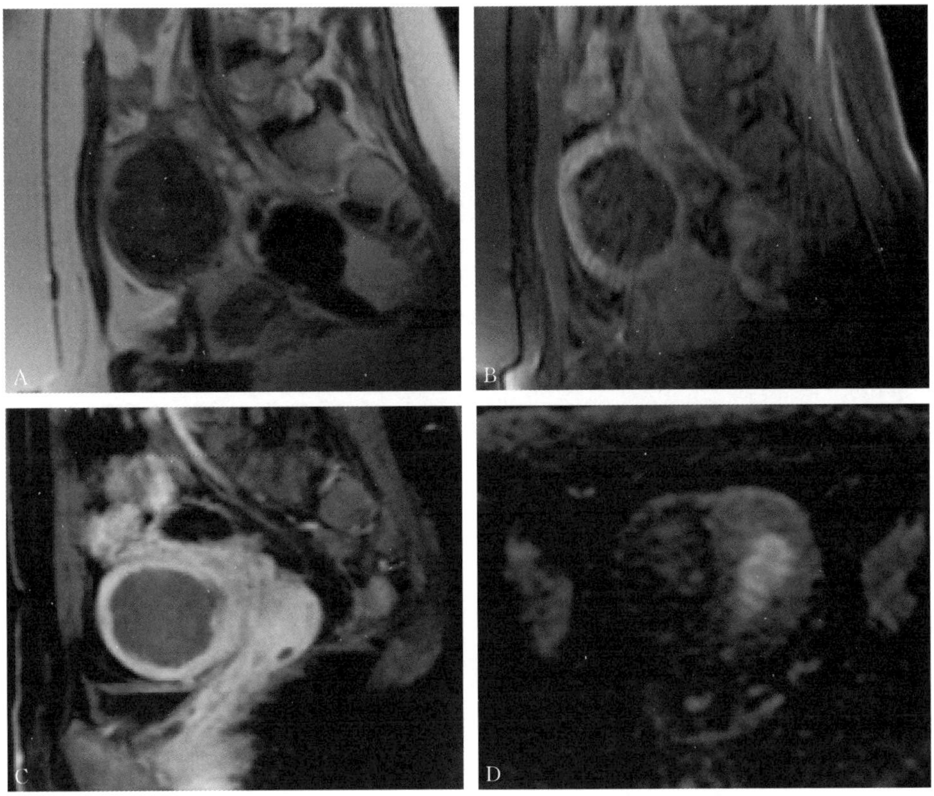

图 15-44　子宫肌瘤 MRgFUS 术后表现

注：术前矢状位 T_2WI(A)显示子宫类圆形稍低信号，边界清晰。术后即刻矢状位 T_1WI 增强(B)示病灶区域无灌注，表明病灶发生了凝固性坏死。术后 3 个月 MRI 检查，T_1WI 增强(C)示病灶区域仍无灌注；DWI(D)示病灶区域呈低信号，表明病灶仍处于坏死状态，消融后未复发。

瘤在 MRI 上边缘清晰，T_1WI 信号稍增高，T_2WI 信号减低，增强后未见明显强化，表明肌瘤发生凝固性坏死。术后早期肌瘤边缘呈 DWI 高信号，中央区域呈 DWI 低信号。

（3）肌瘤切除术后表现

1）概述：子宫肌瘤可通过开腹直视、腹腔镜或者宫腔镜下行肌瘤切除进行治疗。该手术方式可以保留子宫，通常用于 45 岁以下的肌瘤患者。术后子宫肌瘤病灶完全消失，部分患者会出现盆腔粘连表现，引起不孕或慢性盆腔痛等症状。

2）MRI 表现：肌瘤切除术后，肌瘤完全消失，子宫大小恢复正常，手术部位可见疤痕影，MRI 表现为斑片状 T_2WI 低信号影，增强扫描未见强化。疤痕周围肌层组织 T_2WI 信号欠均匀，增强扫描无异常强化表现(图 15-46)。

3）诊断要点：与术前 MRI 对比，病灶完全消失，病灶部位可见低信号疤痕影，周围肌层组织未见明显异常信号，部分病例可无明显异常征象。

15.5.2　子宫腺肌病介入术后

（1）概述

子宫腺肌病是子宫内膜腺体侵入子宫肌层，形成异位的内膜及腺体的疾病。子宫腺肌病多发生于 40 岁以上的妇女，症状主要为痛经、月经量增多及子宫增大造成的压迫症状。UAE 是一种可保留子宫的治疗方法，短期效果显著。经介入治疗后的腺肌病病灶会出现坏死，部分可能有出血表现。

（2）MRI 表现

子宫肌层信号欠均匀，肌层内可见絮状 T_2WI 高信号，T_1WI 呈高、低混杂信号。增强扫描病灶无强化(图 15-47、15-48)。

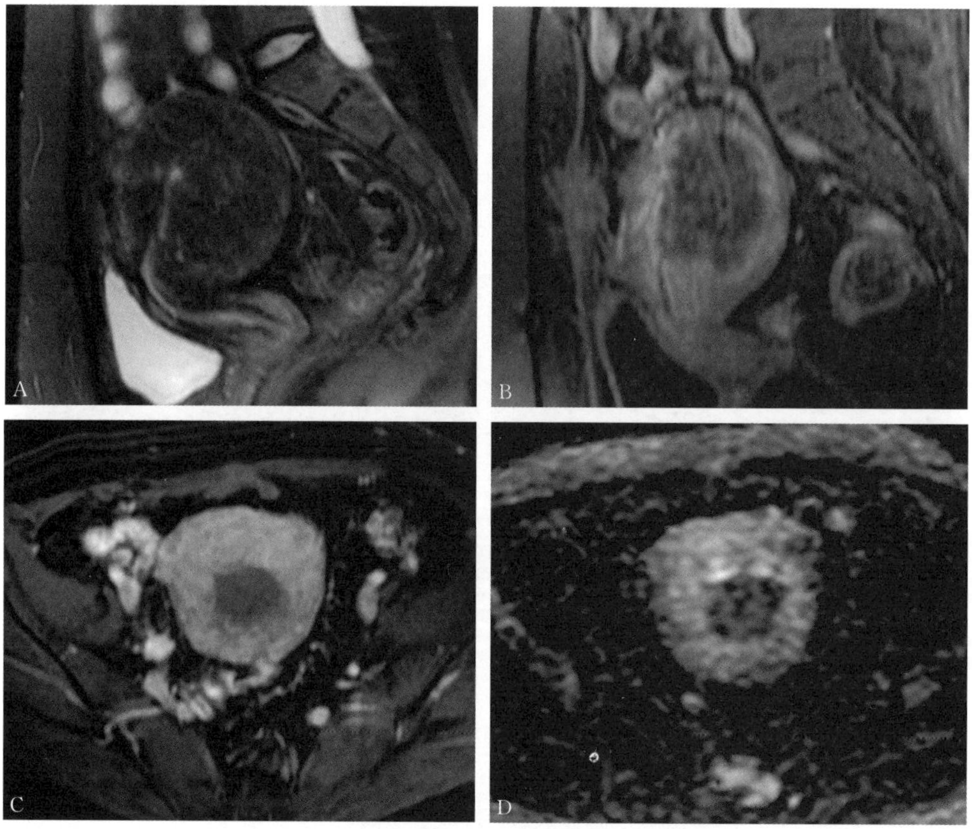

图 15-45 子宫腺肌症高强度聚焦超声术后

注：MRgFUS术前，矢状位 T_2WI FS(A)显示子宫体部后壁弥漫性增厚，呈低信号，边界不清；术后即刻 T_1WI 增强(B)示病灶区域无灌注，表明病灶发生了凝固性坏死；术后 3 个月 T_1WI 增强(C)和 DWI(D)示病灶缩小，相应区域无灌注；DWI 呈低信号，表明病灶消融后仍处于坏死状态未复发。

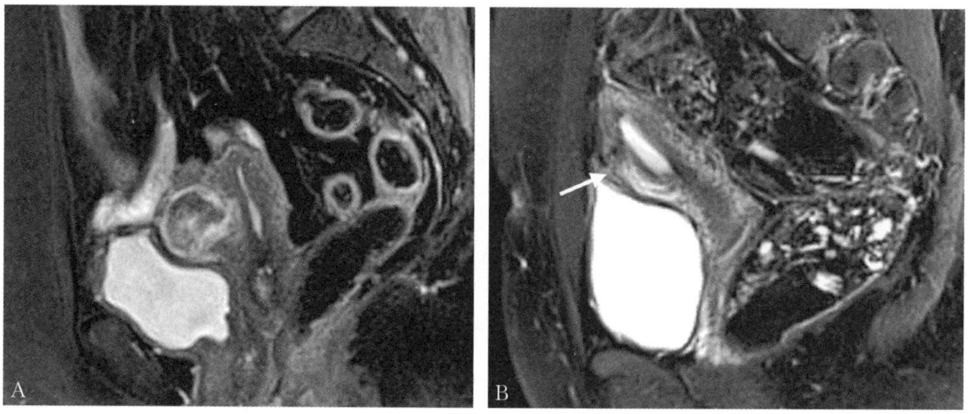

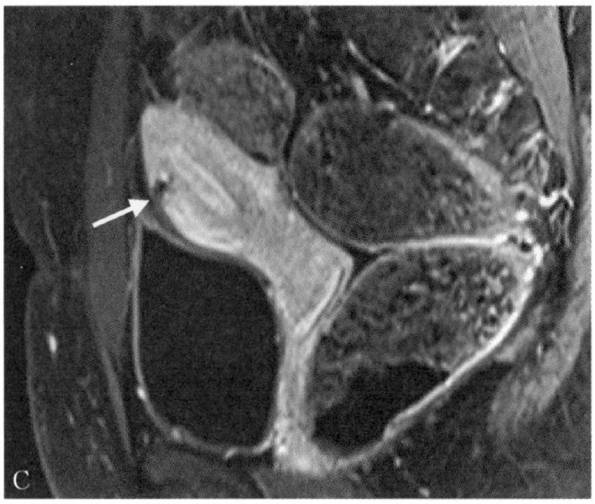

图 15－46 子宫 FS 肌壁间肌瘤切除术后

注：患者，女性，42 岁，体检发现子宫肌瘤。术前 MRI T_2WI FS(A)可见子宫前壁类圆形混杂等、高信号，提示肌瘤变性可能。术后 MRI 见子宫形态大小正常。矢状位 T_2WI FS(B)可见子宫前壁斑片状低信号影(箭)，周围肌层组成片状不规则高信号；矢状位增强(C)显示斑片状低信号影未见强化，周围肌层无异常强化(箭)。术后病理为子宫肌瘤，玻璃样变。

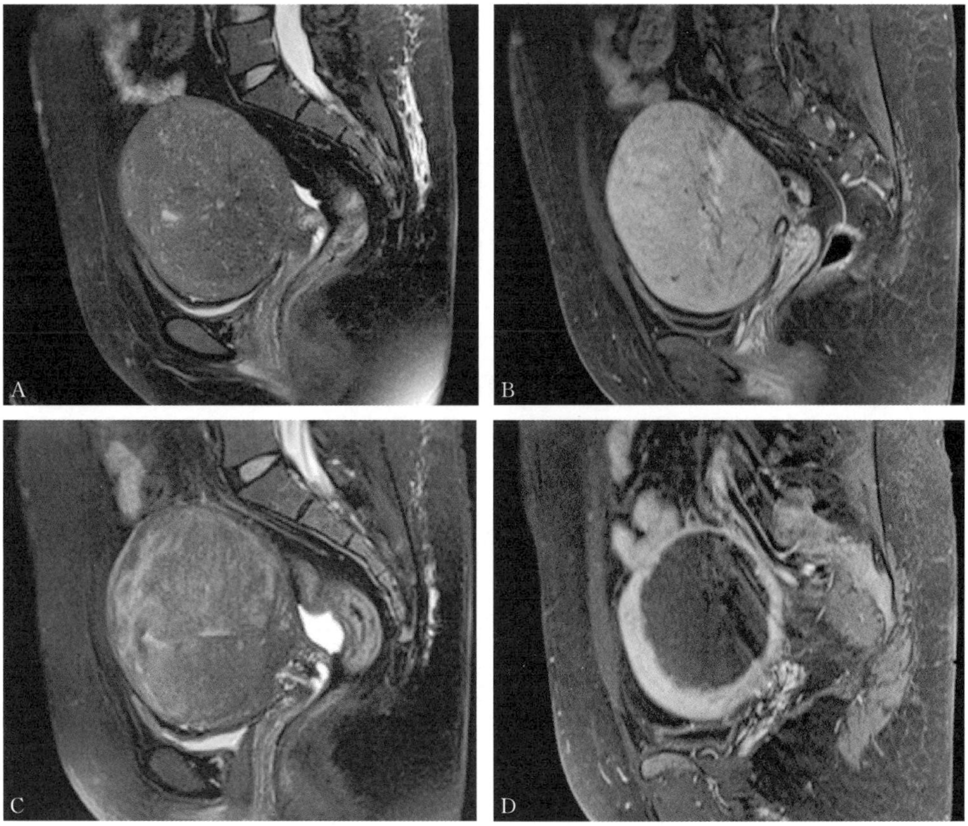

图 15－47 子宫腺肌病介入术后

注：患者，女性，39 岁，经期腹痛 10 余年，伴月经量明显增多。术前 MRI 显示子宫体积明显增大，呈球形。矢状位 T_2WI FS(A)见后壁肌层明显增厚，内可见星点状高信号影；增强扫描(B)见病灶强化与正常肌层相仿。术后 3 个月复查 MRI，T_2WI FS(C)显示子宫体积仍增大，肌层信号不均匀，见絮状高信号影；增强扫描(D)病灶完全无强化。

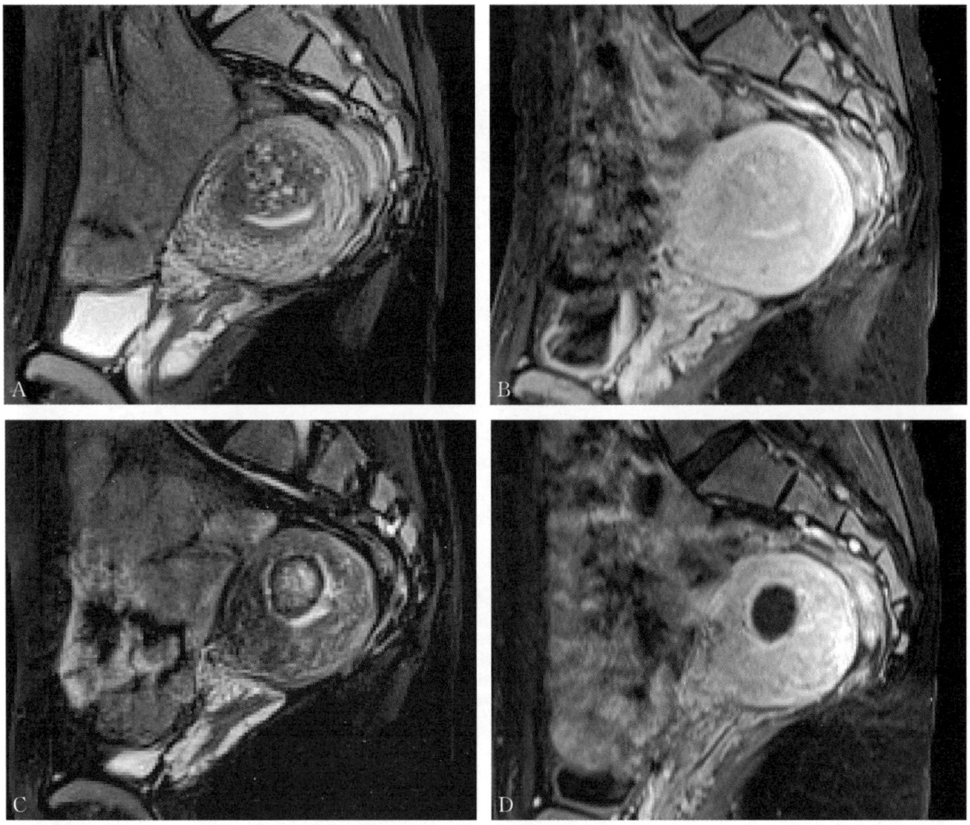

图 15-48 子宫腺肌瘤介入术后

注：患者，女性，47 岁，经前腹痛 5 年余。术前 MRI 矢状位 T_2WI FS(A)见子宫前壁肌层明显增厚，内有团块状低信号伴星点状高信号影，与周围肌层分界不清；矢状位增强(B)可见病灶明显强化。术后 MRI 随访，矢状位 T_2WI FS(C)见病灶缩小，呈团块状混杂信号，周围见低信号和高信号环；增强扫描(D)病灶无强化。

(3) 诊断要点

与术前 MRI 对照，病灶部位信号改变，见絮状 T_2WI 高信号，但增强无强化。缺血坏死的病灶组织肿胀，子宫体积可能较术前有轻度增大。

15.5.3 剖宫产术后(切口憩室)

(1) 概述

近年来，我国剖宫产率居高不下，剖宫产术后切口憩室发生率也在逐步上升。剖宫产术后切口憩室的主要临床表现为月经淋漓不尽，也可能会导致切口妊娠等比较严重的问题。剖宫产术后切口憩室的传统诊断方式为超声检查，而 MRI 能更为直观地显示切口憩室的形态、大小及信号，可以详细地测量切口憩室的各项数据，指导进一步治疗。

(2) MRI 表现

正常剖宫产术后疤痕形成表现为峡部肌层轻度变薄(图 15-49)。剖宫产术后切口憩室呈条片状异常信号影，位于子宫峡部剖宫产切口处，T_1WI 呈等、低信号，T_2WI 呈高信号，部分可伴有积血，T_1WI 可见小片状高信号影，病灶与宫颈管及宫腔相通，增强扫描无明显强化(图 15-50)。

(3) 诊断要点

病灶信号为囊性表现，无增强，位置处于子宫峡部，与宫颈管或者宫腔相连。除了定性诊断，各种数据的测量对于临床处理的指导也是非常重要的，包括憩室的长、宽、高，以及残余浆膜层和肌层的厚度。

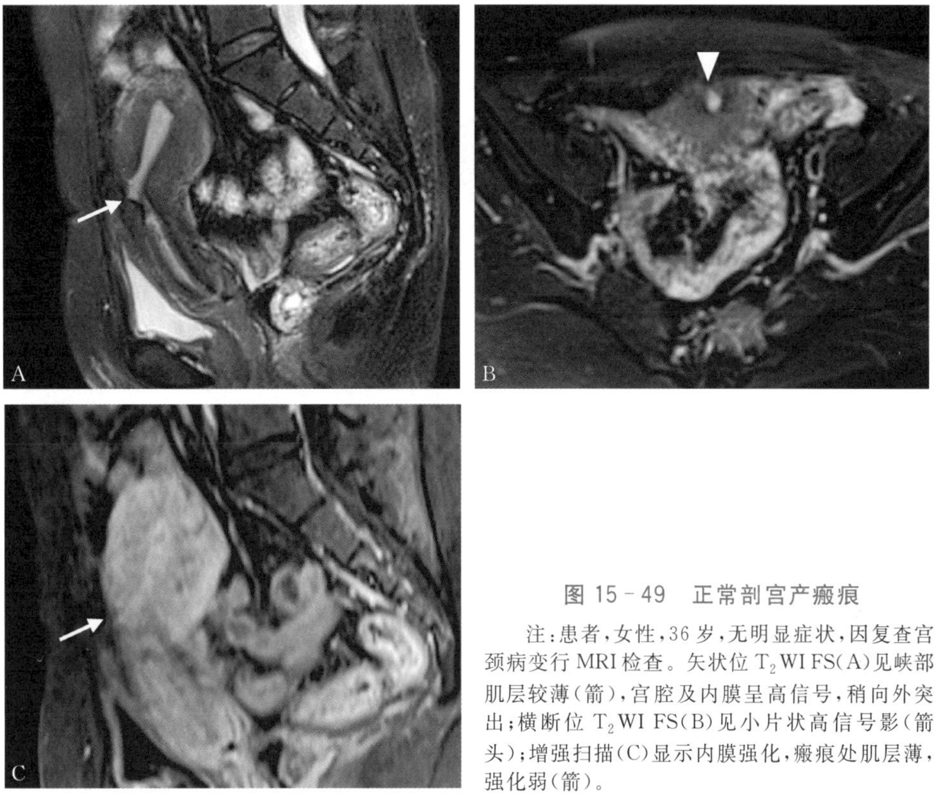

图 15－49 正常剖宫产瘢痕

注：患者，女性，36岁，无明显症状，因复查宫颈病变行MRI检查。矢状位 T_2WI FS(A)见峡部肌层较薄（箭），宫腔及内膜呈高信号，稍向外突出；横断位 T_2WI FS(B)见小片状高信号影（箭头）；增强扫描(C)显示内膜强化，瘢痕处肌层薄，强化弱（箭）。

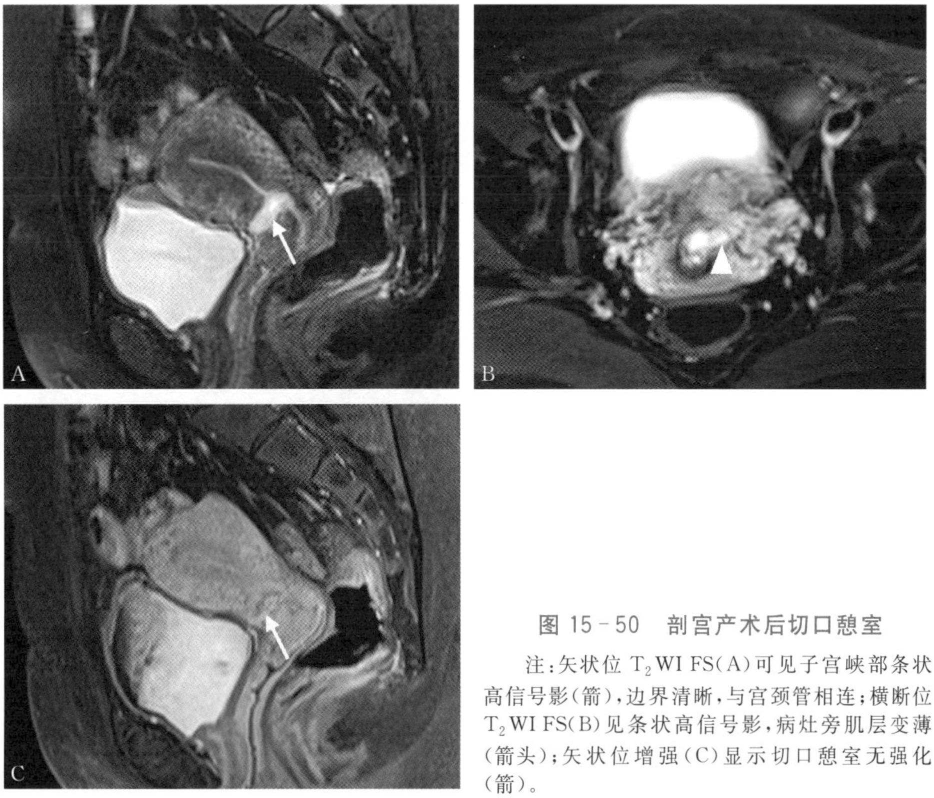

图 15－50 剖宫产术后切口憩室

注：矢状位 T_2WI FS(A)可见子宫峡部条状高信号影（箭），边界清晰，与宫颈管相连；横断位 T_2WI FS(B)见条状高信号影，病灶旁肌层变薄（箭头）；矢状位增强(C)显示切口憩室无强化（箭）。

15.5.4 宫腔粘连

(1) 概述

宫腔粘连(intrauterine adhesion or synechiae, IUA)又名 Asheman 综合征,是由于妊娠或者非妊娠子宫的创伤,导致子宫内膜基底层受损,使宫腔部分或全部闭塞,从而导致月经异常、不孕或反复流产等临床症状。宫腔粘连的诊断可以通过B超、子宫输卵管造影及 MRI 进行诊断,其中 MRI 检查能更为清晰地显示粘连位置及范围。

(2) MRI 表现

宫腔粘连组织中,纤维成分较多,在 T_1WI 及 T_2WI 序列均呈低信号,形态以条形及斑片状为主,在 T_2WI 序列上,病灶与周围高信号内膜分界清晰,增强扫描无强化(图 15-51)。

(3) 诊断要点

根据临床症状和手术史,结合磁共振表现,可明确诊断宫腔粘连,磁共振薄层扫描能更清晰地显示病灶。

15.5.5 子宫颈病变 LEEP 术后

(1) 概述

宫颈上皮内瘤变(cervical intraepithelial neoplasia, CIN)是育龄期妇女最常见的疾病之一,是宫颈癌的癌前病变,在 CIN 阶段处理可以显著降低宫颈浸润癌的发生率。对于 CINⅡ级、CINⅢ级或者原位癌,宫颈电圈切除术(loop electrosurgical excision procedure, LEEP)是目前首选的治疗方法之一,切除范围一般在宫颈表面 20~25 mm,深度一般在 5~15 mm,术后对切除组织进行病理学检查,可以指导下一步诊疗。

(2) MRI 表现

宫颈在 LEEP 术后,形态改变往往不明显,需要结合病史才能进行判断。宫颈靠近切缘部分可能会出现斑片状 T_2WI 高信号影,T_1WI 呈等信号,DWI 呈等信号或者稍高信号,增强扫描无明显异常强化(图 15-52)。

(3) 诊断要点

MRI 表现通常无明显阳性征象,如果切缘旁见 DWI 高信号及异常强化灶,则提示切缘受累及可能,但需结合临床及病理判断切缘是否有肿瘤浸润,除外 LEEP 术后改变。

15.5.6 盆腔恶性肿瘤术后复发

(1) 概述

女性盆腔肿瘤有良性及恶性之分,以子宫及卵巢的肿瘤最为常见。最常见的良性肿瘤为子宫肌瘤及卵巢囊肿,最常见的恶性肿瘤为宫颈癌、子宫内膜癌和卵巢癌,输卵管癌较为少见。

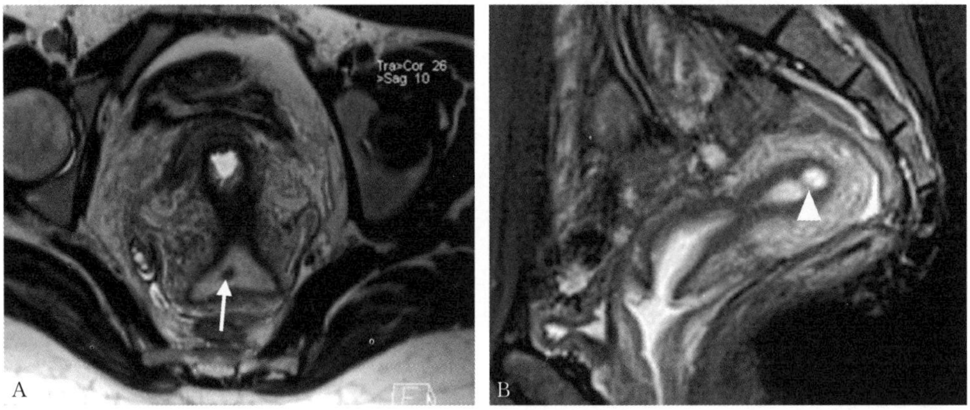

图 15-51 宫腔粘连

注:患者,女性,30 岁,行子宫输卵管造影显示宫腔粘连伴浅鞍状宫腔可能,遂行 MRI 检查。横断位 T_2WI(A)见宫腔内斑片状低信号影(箭),周围正常内膜呈高信号,病灶与内膜分界清晰;矢状位 T_2WI FS(B)显示宫腔内斑片状低信号影(箭头),与子宫前后壁结合带相连。

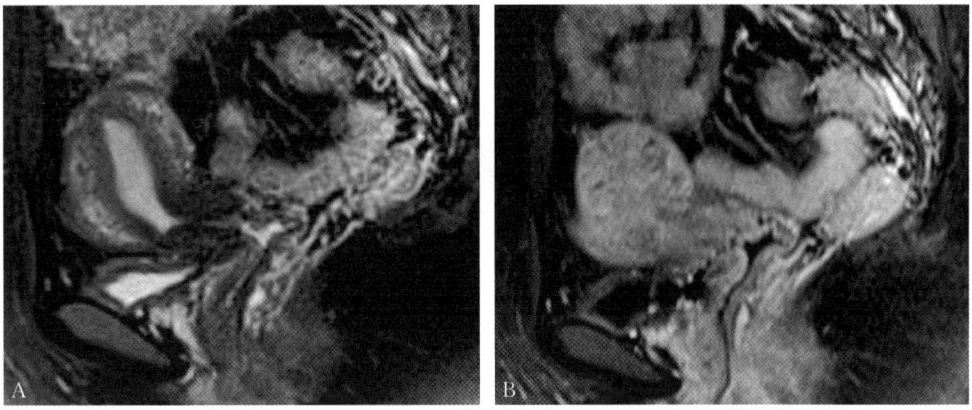

图 15－52　宫颈病变 LEEP 术后

注：矢状位 T_2WI FS(A)见宫颈外口不光滑，信号欠均匀；矢状位增强扫描(B)可见宫颈无明显异常强化灶。

（2）MRI 表现

盆腔恶性肿瘤治疗通常为全子宫及双附件切除术，术后子宫及双附件缺如，复发可表现为腹膜增厚（图 15－53）或者盆腔肿块（图 15－54）。T_1WI 序列呈等、低信号，T_2WI 呈高信号，DWI 呈高信号，增强扫描可见明显强化。腹膜增厚可与周围肠管有粘连表现。

（3）诊断要点

病灶信号改变有特征性，DWI 序列高信号提示恶性可能性大，增强扫描可见明显强化。

15.5.7　盆腔术后淋巴囊肿

（1）概述

妇科恶性肿瘤常规手术为广泛全子宫＋双侧附件切除＋盆腔淋巴结清扫术，切除髂总、髂内、闭孔和腹股沟淋巴结。由于手术创面较大，手术操作会造成淋巴管损伤，或者因为手术视野的影响未能对一些淋巴管进行结扎，导致淋巴液外渗和远端淋巴回流受阻，引起盆腔组织间隙和淋巴管内积聚大量淋巴液，发生率为 4.3%～48%，轻者无临床表现，重者可压迫膀胱、直肠或者其他盆腔组织，影响患者生活。

（2）MRI 表现

盆腔内囊性灶，直径可在 1～8 cm，形态可呈类圆形或卵圆形，也可不规则，囊壁菲薄或难以显示，病灶与周围组织分界清晰，T_1WI 呈低信号，T_2WI 呈高信号，增强扫描无强化，可多发，好发部位为淋巴管走行区，特别是双侧髂血管旁及腹股沟区（图 15－55、15－56）。

（3）诊断要点

病灶呈囊性改变，增强扫描无明显强化，结合临床手术史诊断较为明确，部分病灶需与盆腔静脉曲张进行鉴别诊断，增强扫描可以明确。病灶会逐步自行吸收消失。

15.5.8　盆腔术后包裹性积液

（1）概述

盆腔包裹性积液也称为盆腔腹膜囊肿，由盆腔手术或者盆腔炎症导致盆腔内纤维粘连索条形成，并且与周围肠管、子宫附件和盆壁等结构粘连，局部渗出形成包裹性积液。盆腔包裹性积液具有范围较大、形态多样、边界及包膜显示不清等特点。超声检查是盆腔包裹性积液的首选辅助检查，MRI 可更准确地显示盆腔包裹性积液的范围及大小。

（2）MRI 表现

包块状液性信号，T_1WI 呈等信号，T_2WI 呈高信号，增强扫描无强化。大小不一，形态不规则，多发生在位置比较低的子宫直肠窝或者两侧附件处，包含卵巢或者附件组织时，可形成分隔性包裹积液（图 15－57）。

（3）诊断要点

病灶为囊性表现，形态不规则，增强扫描无强化，结合病史，可以明确诊断。

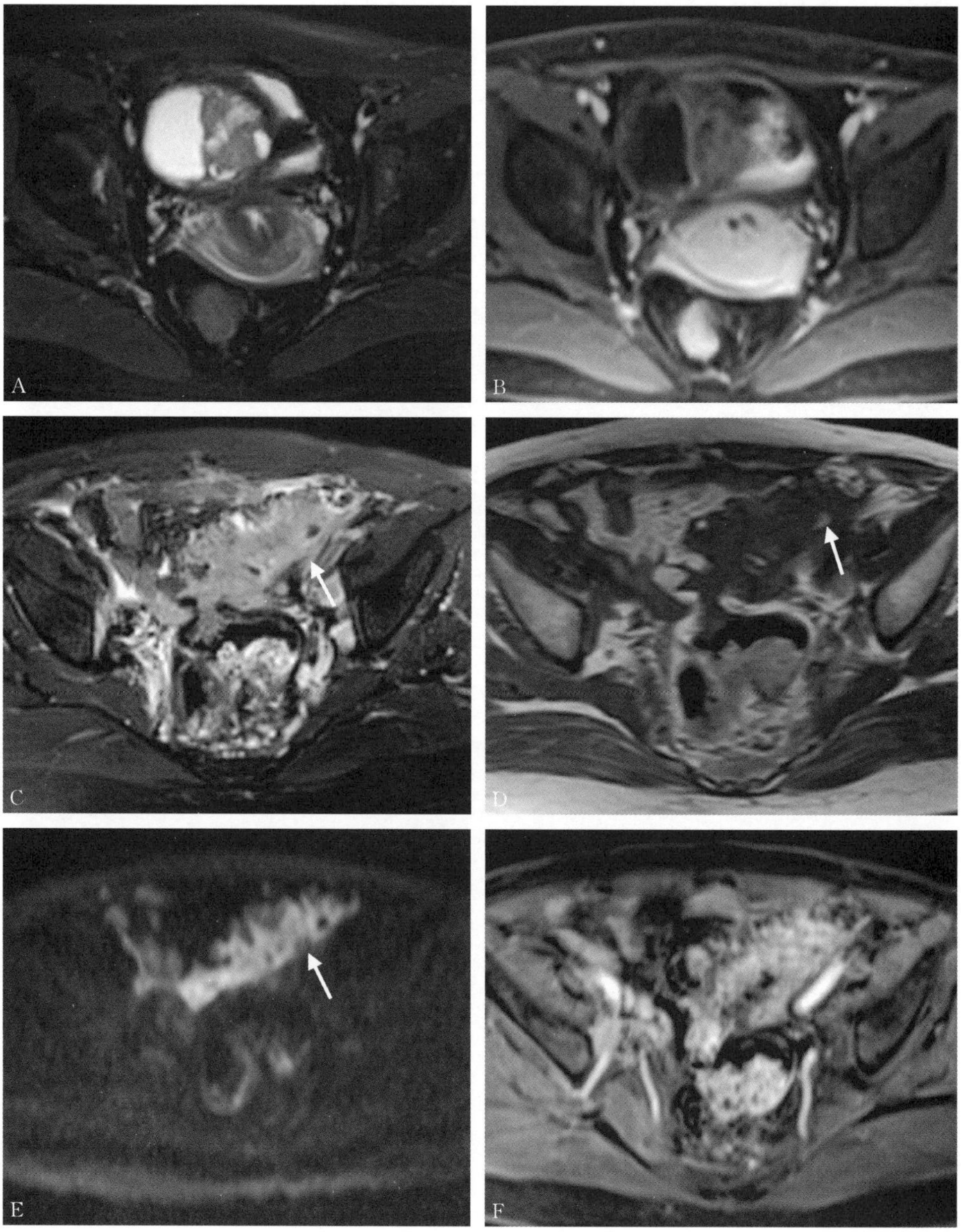

图 15－53　卵巢癌术后复发

注：患者，女性，57 岁，体检发现盆腔占位，行全子宫＋双附件切除＋盆腔淋巴结清扫术，术后病理右侧卵巢高级别浆液性癌。术前 MRI，横断位 T_2WI FS(A)见右侧附件区囊实性肿块影；增强扫描(B)见实性部分强化。术后 2 年复查 MRI，横断位 T_2WI FS 和 T_1WI(C、D)显示盆腔左侧团片状 T_2WI 高信号、T_1WI 等信号影，与周围肠管分界不清(箭)；DWI(E)见病灶明显高信号(箭)；增强扫描(F)见病灶明显强化。

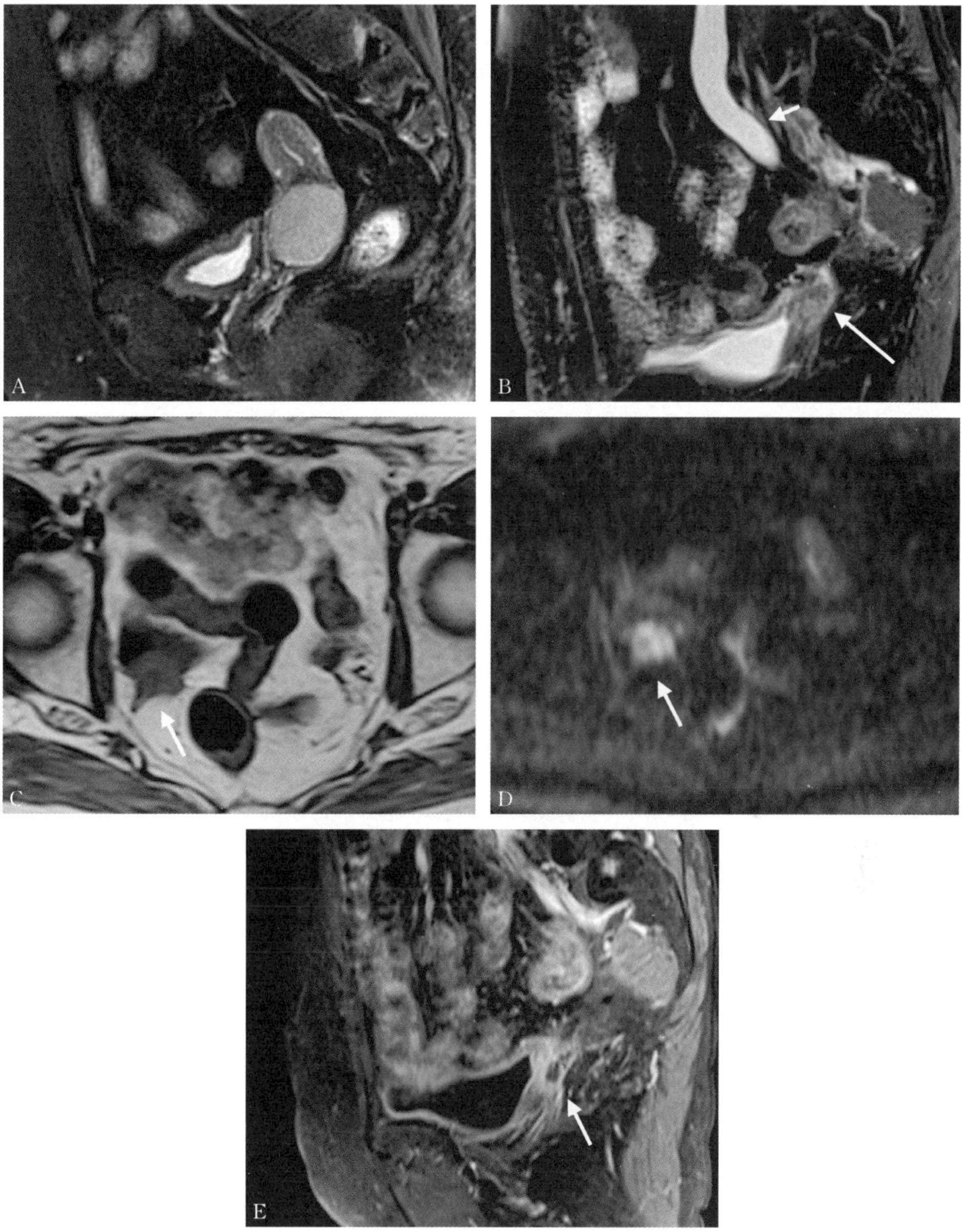

图 15-54 宫颈癌术后复发

注：患者，女性，52 岁，体检发现宫颈占位。术前 MRI 可见宫颈区肿块影，矢状位 T_2WI FS(A)呈高信号，边界清晰。全子宫+双侧附件切除术后 1 年复查 MRI，矢状位 T_2WI FS(B)显示膀胱右后方片状稍高信号软组织信号影（长箭），与膀胱后壁分界欠清，同侧输尿管明显扩张（短箭）；横断位 T_1WI(C)呈等信号（箭）；DWI(D)呈明显高信号（箭）；增强扫描(E)可见不均匀强化（箭）。

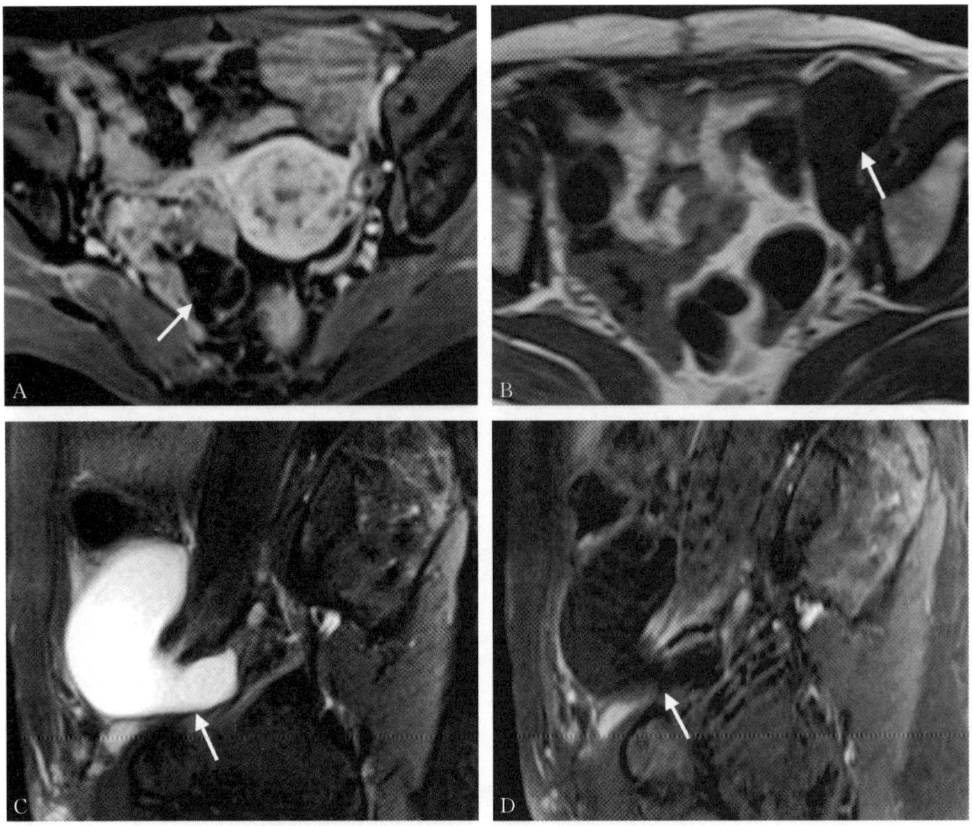

图 15-55 卵巢癌术后盆腔左侧淋巴囊肿

注：患者，女性，56 岁，下腹痛，B 超右侧附件区不均质肿块。术前横断位 T_1WI FS 增强扫描（A）见右侧附件区囊实性肿块，可见强化（箭）。行全子宫切除＋双侧附件切除＋盆腔淋巴结清扫术，术后病理示高级别浆液性癌。术后 2 个月复查 MRI，横断位 T_1WI（C）可见左侧髂腰肌旁不规则低信号囊性病灶（箭）；矢状位 T_2WI FS 和增强扫描（C、D）呈高信号，未见强化（箭）。

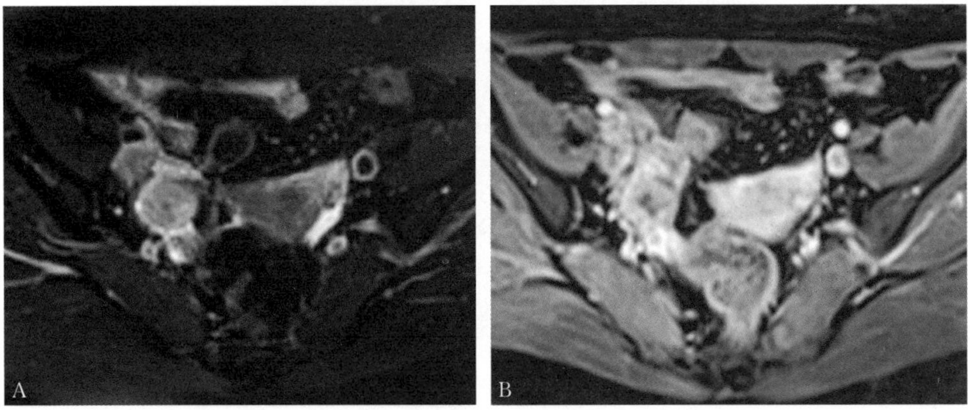

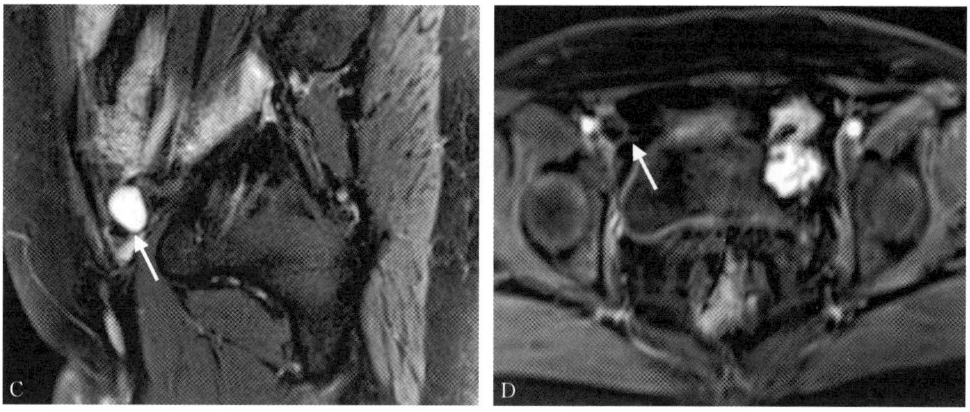

图 15－56　卵巢癌术后右侧腹股沟小淋巴囊肿

注：患者，女性，52 岁，体检 B 超发现右侧附件区混合肿块，MRI 见右侧附件区不规则实质性肿块伴盆壁淋巴结转移。横断位 T_2WI FS(A)呈稍高信号，增强扫描(B)可见不均匀强化。行全子宫切除＋双侧附件切除＋盆腔淋巴结清扫术，术后病理示高级别浆液性癌。术后 4 月复查 MRI，见右侧腹股沟一枚小类圆形囊性灶(箭)，矢状位 T_2WI FS(C)呈高信号；增强扫描(D)无强化。

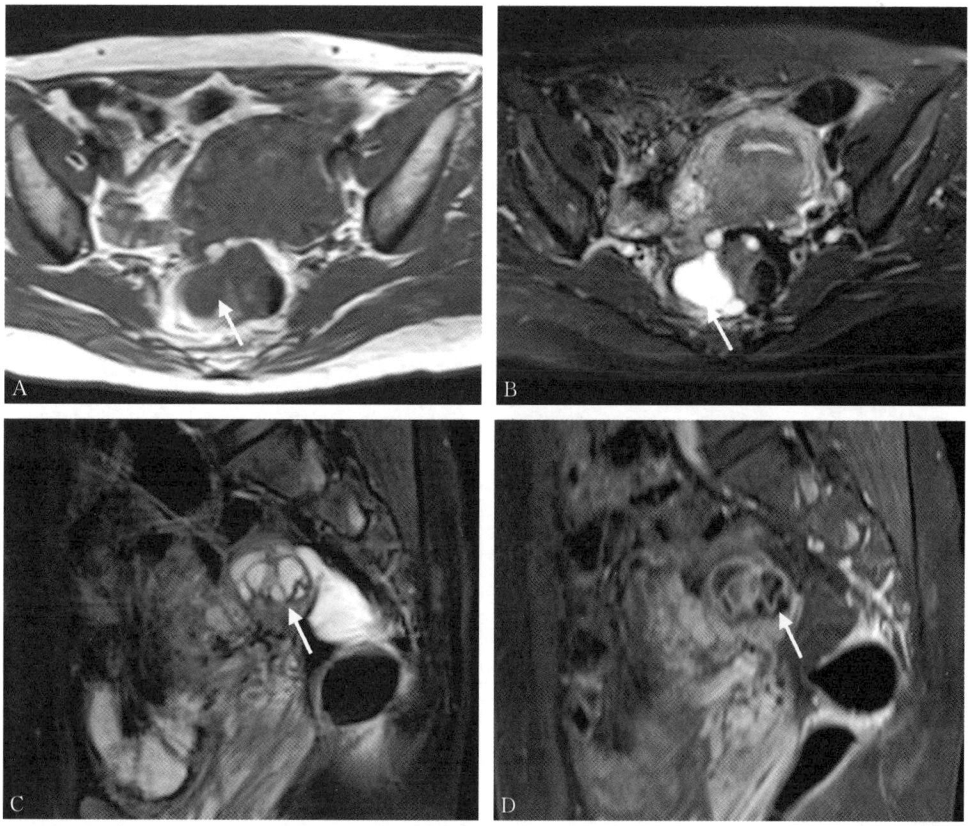

图 15－57　子宫肌瘤术后盆腔包裹性积液

注：患者，女性，47 岁，子宫肌瘤剥除术后 2 月复查 MRI。盆腔后陷凹内可见包裹性积液(A，箭)，横断位 T_1WI(A)呈等、低信号；横断位和矢状位 T_2WI FS(B、C)呈高信号，边界清晰，内部可见分隔；增强扫描(D)液体无强化，分隔强化。

15.5.9 卵巢移位术

(1) 概述

卵巢移位术主要应用于年轻宫颈癌患者，在切除子宫的同时，将卵巢移位到盆腔外，以避免之后的放射治疗对卵巢直接照射，避免对卵巢功能的影响。目前临床上通常将卵巢沿升结肠上移至脐水平以上的结肠侧窝，固定于后腹膜。

(2) MRI 表现

卵巢移位术 MRI 主要表现为髂腰肌前方，脐水平以下卵圆形混杂信号结节，T_2WI 可见高信号卵泡，增强扫描见卵泡壁强化，有时见 2～3 cm 生理性囊肿，为高位正常形态卵巢(图 15-58)。

(3) 诊断要点

结合病史，45 岁以下宫颈癌患者术后，MRI 发现卵巢位置改变，可明确诊断。

15.5.10 盆腔放疗后放射性膀胱炎

(1) 概述

放射性膀胱炎是指膀胱被放射线损伤后继发的慢性改变，包括纤维化、膀胱缺血、膀胱壁增厚及膀胱挛缩等。放射线膀胱炎大部分发生在宫颈癌放疗后。症状多为顽固性血尿。可以通过 B 超、MRI 及膀胱镜明确诊断。膀胱镜检查其早期表现为黏膜充血、水肿、弥漫性点状出血，后期表现为黏膜苍白、僵硬。病理检查提示膀胱炎性改变。

(2) MRI 表现

放射性膀胱炎主要表现为膀胱壁增厚挛缩，膀胱壁 T_1WI 及 T_2WI 均呈等信号，增强扫描可见强化(图 15-59)。

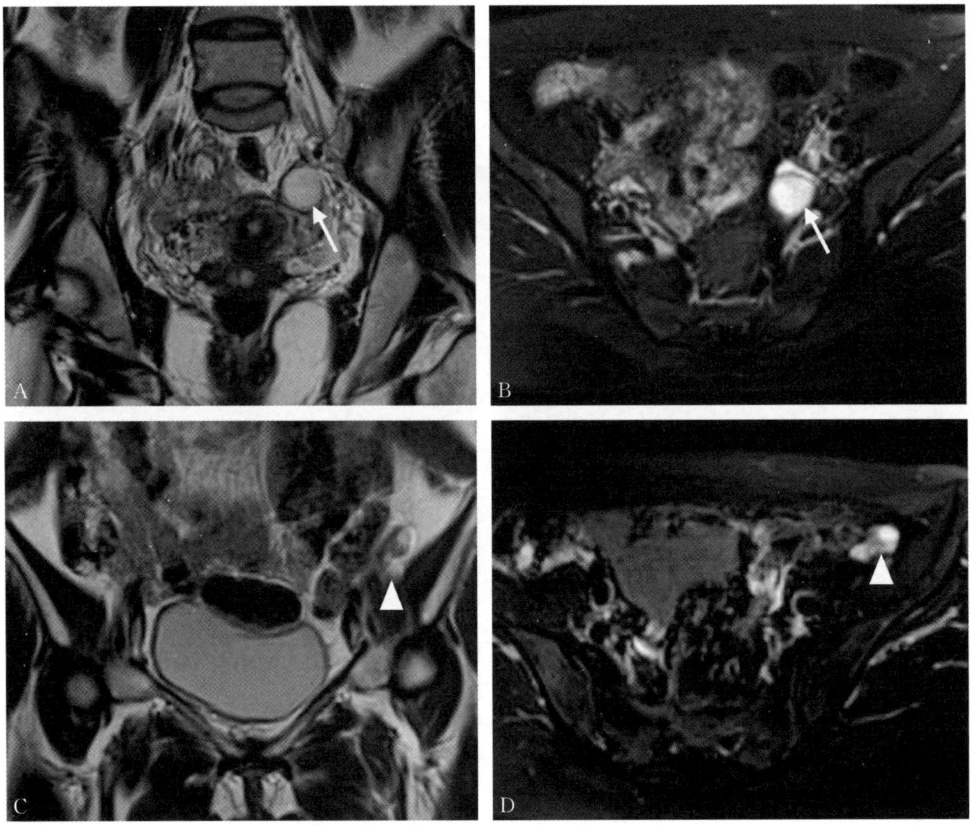

图 15-58 宫颈癌卵巢移位术后

注：患者，女性，43 岁，体检发现宫颈占位。术前 MRI 冠状位和横断位 T_2WI(A、B)见左侧卵巢位于盆腔左侧，内可见一枚生理性囊肿(箭)；术后 MRI(C、D)显示卵巢位置改变，位于左侧髂腰肌前方(箭头)。

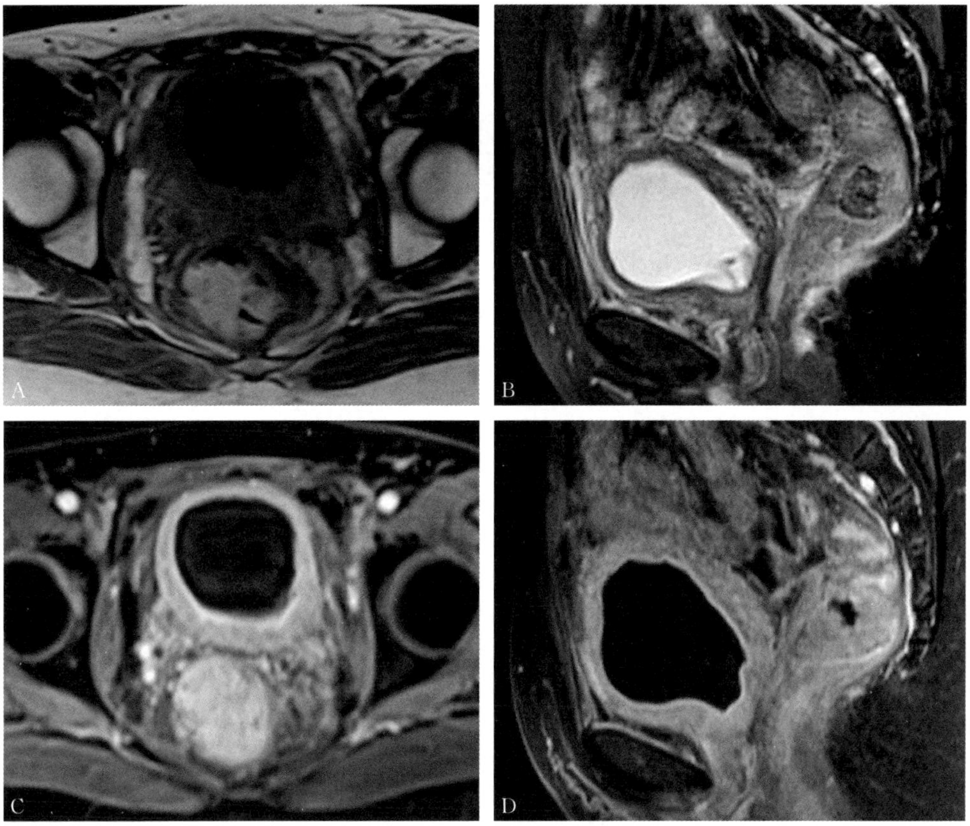

图 15-59 放射性膀胱炎

注：患者，女性，37 岁，体检发现宫颈病变，全子宫切除术后 2 次放化疗。复查 MRI 可见膀胱壁明显均匀增厚。横断位 T_1WI(A)呈等信号，浆膜面较毛糙；矢状位 T_2WI FS(B)膀胱壁信号不均匀，内见小星点状高低混杂信号；增强扫描(C、D)可见膀胱壁明显强化。

(3) 诊断要点

结合病史及 MRI 表现可明确诊断，金标准为膀胱镜检查。

(金文涛　张国福　张俊海　强金伟)

参考文献

[1] 曹缵孙，陈晓燕. 妇产科综合征[M]. 北京：人民卫生出版社，2003：285-298.

[2] 高鑫，王文艳，有慧，等. 动态 MRI 评价女性盆腔器官脱垂的初步研究[J]. 磁共振成像，2010，1(3)：204-207.

[3] 郭清，赵玮，徐锋. 子宫肌瘤和子宫腺肌瘤高强度聚焦超声的疗效观察[J]. 中华医学杂志，2015，95(9)：693-696.

[4] 李勇爱，强金伟，蔡宋琪，等. 输卵管积液的 MRI 研究[J]. 放射学实践，2015，30(6)：651-654.

[5] 林仲秋，邓睫. 急性输卵管炎的病因和诊治[J]. 中国实用妇科与产科杂志，1999，15(4)：5-7.

[6] 孟令惠，李树青，王桂英，等. 盆腔静脉淤血综合征的 MRI 表现[J]. 实用放射学杂志，2013，29(10)：1624-1626.

[7] 强金伟，磁共振功能成像在卵巢肿瘤中的临床应用研究[J]. 肿瘤影像学，2016，25(1)：11-15.

[8] 强金伟. 妇科影像学[M]. 北京：人民卫生出版社，2016.

[9] 苏佰燕，范融，薛华丹，等. MR 引导下聚焦超声术治疗症状性子宫肌瘤的安全性及有效性[J]. 中华放射学杂志，2017，51(2)：149-153.

[10] 王成林，郭学军，袁知东，等. 肝脏周围炎的 CT 和 MRI 诊断[J]. 罕少疾病杂志，2009(02)：21-25.

[11] 王琳，史常旭. 结核杆菌的生物学特性与妇女生殖器结核的发病机制[J]. 实用妇产科杂志，2006，22

(11):641-642.
[12] 韦骏,马强华,叶建军,等.磁共振DWI结合常规MRI对腹盆腔脓肿的诊断价值[J].放射学实践,2009,24(4):418-421.
[13] 吴文湘,廖秦平.盆腔炎性疾病的流行病学[J].实用妇产科杂志,2013,29(10):721-723.
[14] 谢辛,苟文丽.妇产科学[M].北京:人民卫生出版社,2013.
[15] 徐子宁,王灵燕,张竹君,等.经阴道二维超声对输卵管积水的鉴别诊断[J].中国医学计算机成像杂志,2006,12(6):405-407.
[16] 曾正国.现代实用结核病学[M].北京:科学技术文献出版社,2003.
[17] 张俊海,刘晓霞,熊海芮,等.磁共振引导超声聚焦治疗子宫肌瘤患者的MRI筛选[J].中国医学计算机成像杂志,2017,23(6):539-543.
[18] 周春艳,徐小娟,何佳.高强度聚焦超声消融技术治疗子宫腺肌病的疗效及妊娠结局的观察[J].中华妇产科杂志,2016,51(11):845-849.
[19] 周康荣,严福华,曾蒙苏.腹部CT诊断学[M].上海:复旦大学出版社,2010.
[20] ALAPATI S, JAMBHEKAR K. Dynamic magnetic resonance imaging of the pelvic floor [J]. Semin Ultrasound CT MRI, 2017,38(3):188-199.
[21] BARUTCU O, EREL H E, SAYGILI E, et al. Abdominopelvic tuberculosis simulating disseminated ovarian carcinoma with elevated CA-125 level: report of two cases [J]. Abdom Imaging, 2002,27(4):465-470.
[22] BELENKY A, BARTAL G, ATAR E, et al. Ovarian varices in healthy female kidney donors: incidence, morbidity, and clinical outcome [J]. Am J Roentgenol, 2002,179(3):625-627.
[23] BILGIN T, KARABAY A, DOLAR E, et al. Peritoneal tuberculosis with pelvic abdominal mass, ascites and elevated CA125 mimicking advanced ovarian carcinoma: a series of 10 cases [J]. Int J Gynecol Cancer, 2002,11(4):290-294.
[24] BITTI G T, ARGIOLAS G M, BALLICU N, et al. Pelvic floor failure: MR imaging evaluation of anatomic and functional abnormalities [J]. Radiographics, 2014,34(2):429-448.
[25] BROCKER K A, ALT C D, CORTEVILLE C, et al. Short-range clinical, dynamic magnetic resonance imaging and P-QOL questionnaire results after mesh repair in female pelvic organ prolapse [J]. Eur J Obstet Gynecol Reprod Biol, 2011,157(1):107-112.
[26] BROEKHUIS S R, FÜTTERER J J, BARENTSZ J O, et al. A systematic review of clinical studies on dynamic magnetic resonance imaging of pelvic organ prolapse: the use of reference lines and anatomical landmarks [J]. Int Urogynecol J Pelvic Floor Dysfunct, 2009,20(6):721-729.
[27] CHAMIÉ L P, RIBEIRO DMFR, CAIADO AHM, et al. Translabial US and dynamic MR imaging of the pelvic floor: normal anatomy and dysfunction [J]. Radiographics, 2018,38(1):287-308.
[28] CHUNG EM, BIKO DM, ARZAMENDI AM, et al. Solid tumors of the peritoneum, omentum, and mesentery in children: radiologic-pathologic correlation: from the radiologic pathology archives [J]. Radiographics, 2015,35(2):521-546.
[29] CRAIG W D, FANBURG-SMITH J C, HENRY L R, et al. Fat-containing lesions of the retroperitoneum: radiologic-pathologic correlation [J]. Radiographics, 2009,29(1):261-290.
[30] DICK E A, BURNETT C, ANSTEE A, et al. Time-resolved imaging of contrast kinetics three-dimensional (3D) magnetic resonance venography in patients with pelvic congestion syndrome [J]. Br J Radiol, 2010,83(994):882-887.
[31] GARCÍA DEL SALTO L. DE MIGUEL CRIADO J, AGUILERA DEL HOYO L F, et al. MR imaging-based assessment of the female pelvic floor [J]. Radiographics, 2014,34(5):1417-1439.
[32] GHATTAMANENI S, BHUSKUTE N M, WESTON M J, et al. Discriminative MRI features of fallopian tube mass [J]. Clin Radiol, 2009,64(8),815-831.
[33] GINATH S, GARELY A, LUCHS J S, et al. MRI pelvic landmark angles in the assessment of apical pelvic organ prolapse [J]. Arch Gynecol Obstet, 2011,284(2):365-370.
[34] GULTASH N Z, KURT A, IPEK A, et al. The relation between pelvic varicose veins, chronic pelvic pain and lower extremity venous insufficiency in women [J]. Diagn Interv Radiol, 2006,12(1):34-38.
[35] HECHT E M, LEE V S, TANPITUKPONGSE T P,

et al. MRI of pelvic floor dysfunction: dynamic true fast imaging with steady-state precession versus HASTE [J]. Am J Roentgenol, 2008,191(2):352-358.

[36] JOHNSON P T, HORTON K M, FISHMAN E K. Nonvascular mesenteric disease: utility of multidetector CT with 3D volume rendering [J]. Radiographics, 2009,29(3):721-740.

[37] KIM C Y, MILLER M J, MERKLE E M. Time-resolved MR angiography as a useful sequence for assessment of ovarian vein reflux [J]. Am J Roentgenol, 2009,193(11):458-463.

[38] KIM S H, KIM S H, YANG D M, KIM K A. Unusual causes of tubo-ovarian abscess: CT and MR imaging findings [J]. Radiographics, 2004, 24(6): 1575-1589.

[39] KLUIVERS K B, KLUIVERS K B, HENDRIKS J C, et al. Dynamic magnetic resonance imaging: reliability of anatomical landmarks and reference lines used to assess pelvic organ prolapse [J]. Int Urogynecol J Pelvic Floor Dysfunct, 2009,20(2):141-148.

[40] KUKAR M, KAPIL A, PAPENFUSS W, et al. Gastrointestinal stromal tumors (GISTs) at uncommon locations: A large population based analysis [J]. J Surg Oncol, 2015,111(6):696-701.

[41] LAKEMAN M M, ZIJTA FM, PERINGA J, et al. Dynamic magnetic resonance imaging to quantify pelvic organ prolapse: reliability of assessment and correlation with clinical findings and pelvic organ symptoms [J]. Int Urogynecol J, 2012, 23(11): 1547-1554.

[42] LEVY A D, RIMOLA J, MEHROTRA A K, et al. Benign fibrous tumors and tumorlike lesions of the mesentery: radiologic-pathologic correlation [J]. Radiographics, 2006,26(1):245-264.

[43] LIDDLE A D, DAVIES A H. Pelvic congestion syndrome: chronic pelvic pain caused by ovarian and internal iliac varices [J]. Phlebology, 2007, 22(3): 100-104.

[44] MOYLE P L, KATAOKA M Y, NAKAI A, et al. Nonovarian cystic lesions of the pelvis [J]. Radiographics, 2010,30(4):921-938.

[45] MUNRO K, GHARAIBEH A, NAGABUSHANAM S, et al. Diagnosis and management of tubo-ovarian abscesses [J]. Obstet Gynaecol, 2018, 20(1): 11-19.

[46] NOVELLAS S, MONDOT L, BAFGHI A, et al. Evaluation of two classifications systems for pelvic prolapse on dynamic MRI [J]. J Radiol, 2009, 90 (11):1717-1724.

[47] OTO A, SCHMID-TANNWALD C, AGRAWAL G, et al. Diffusion-weighted MR imaging of abdominopelvic abscesses [J]. Emerg Radiol, 2011,18(6):515-524.

[48] OUTWATER E K, SIEGELMAN E S, CHIOWANICH P, et al. Dilated fallopian tubes: MR imaging characteristics [J]. Radiology, 1998,208(2):463-469.

[49] PANNU H K, SCATARIGE J C, ENG J, et al. MR diagnosis of pelvic organ prolapse compared with clinical examination [J]. Acad Radiol, 2011,18(10):1245-1251.

[50] PHILIPS D, DDEIPOLYI A R, HESKETH R L, et al. Pelvic congestion syndrome: etiology of pain, diagnosis, and clinical management [J]. J Vasc Interv Radiol, 2014,25(5):725-733.

[51] PIZZOFERRATO A C, NYANGOH TIMOH K, FRITEL X, et al. Dynamic magnetic resonance imaging and pelvic floor disorders: how and when [J]. Eur J Obstet Gynecol Reprod Biol, 2014, 181: 259-266.

[52] RAMDHAN R C, LOUKAS M, TUBBS R S. Anatomical complications of hysterectomy: a review [J]. Clin Anat, 2017,30(7):946-952.

[53] REVZIN M V, MATHUR M, DAVE H B, et al. Pelvic Inflammatory disease: multimodality imaging approach with clinical-pathologic correlation [J]. Radiographics, 2016,36(5):1579-1596.

[54] REZVANI M, SHAABAN A M. Fallopian tube disease in the nonpregnantpatient [J]. Radioggaphics, 2011,31(2):527-548.

[55] ROSENKRANTZ A B, LEWIS M T, YALAMANCHILI S, et al. Prevalence of pelvic organ prolapse detected at dynamic MRI in women without history of pelvic floor dysfunction: Comparison of two reference lines [J]. Clin Radiol, 2014,69(2):e71-e77.

[56] SHANBHOGUE A K, FASIH N, MACDONALD D B, et al. Uncommon primary pelvic retroperitoneal masses in adults: a pattern-based imaging approach

[J]. Radiographics, 2012,32(3):795 - 817.

[57] SHARMA J B, JAIN S K, PUSHPARAJ M, et al. Abdomino-peritoneal tuberculosis masquerading as ovarian cancer: a retrospective study of 26 cases [J]. Gynecol Obstet, 2010,282(6):643 - 648.

[58] TILLACK A A, JOE B N, YEH B M, et al. Vaginal shape at resting pelvic MRI: predictor of pelvic floor weakness [J]. Clin Imaging, 2015, 39 (2): 285 - 288.

[59] TRIPATHY S N. Infertility and pregnancy outcome in female gential tuberculosis [J]. Int J Gynaecol Obstet, 2002,76(2):159 - 163.

[60] TUKEVA T A, ARONEN H J, KARJALAINEN P T, et al. MR imaging in pelvic inflammatory disease: comparison with laparoscopy and US [J]. Radiology, 1999,210(1):209 - 216.

[61] TUMBARELLO J A, HSU Y, LEWICKY-GAUPP C, et al. Do repetitive Valsava maneuvers change maximum prolapse on dynamic MRI [J] Int Urogynecol J, 2010,21(10):1247 - 1251.

[62] UBEDA B, PARAIRA M, ALERT E, et al. Hysterosalpingography: spectrum of normal variants and nonpathologicfindings [J]. Am J Roentgenol, 2001,177 (1):131 - 135.

[63] VAN DYCK P, GIELEN J L, VERYSER J, et al. Tears of the supraspinatus tendon: assessment with indirect magnetic resonance arthrography in 67 patients with arthroscopic correlation. [J]. Acta Radiol, 2009, 50(9):1057 - 1063.

[64] VAN NIMWEGEN LWE, MAVINKURVE-GROOTHUIS AMC, DE KRIJGER R R, et al. MR imaging in discriminating between benign and malignant paediatric ovarian masses: a systematic review [J]. Eur Radiol, 2020,30(2):1166 - 1181

[65] VELDHUIS W B, AKIN O, GOLDMAN D, et al. Peritoneal inclusion cysts: clinical characteristics and imaging features [J]. Eur Radiol, 2013, 23 (4): 1167 - 1174.

[66] WOODFIELD C A, HAMPTON B S, SUNG V, et al. Magnetic resonance imaging of pelvic organ prolapse: comparing pubococcygeal and midpubic lines with clinical staging [J]. Int Urogynecol J, 2009,20 (6):695 - 701.

[67] WOODFIELD C A, KRISHNAMOORTHY S, HAMPTON B S, et al. Imaging pelvic floor disorders: trend toward comprehensive MRI [J]. Am J Roentgenol, 2010,194(6):1640 - 1649.

16 妊娠相关病变

16.1 异位妊娠

异位妊娠(ectopic pregnancy，EP)是指受精卵种植在子宫体腔以外部位的妊娠，又称宫外孕。虽然临床上习称宫外孕，但严格意义上两者是有区别的。前者含义较广，应包括后者；宫外孕仅指子宫以外的妊娠，不包括宫颈妊娠、宫角妊娠、间质部妊娠等位于子宫的妊娠。异位妊娠是妇科急腹症的最常见原因之一，其发病率逐年增加。

根据受精卵种植的部位不同，异位妊娠分为以下几种类型：①输卵管妊娠；②宫角妊娠；③宫颈妊娠；④剖宫产切口妊娠；⑤卵巢妊娠；⑥腹腔妊娠；⑦阔韧带妊娠等(图 16－1)。其中以输卵管妊娠最常见，占 90％～95％；其他部位如腹腔妊娠占 1.5％，卵巢妊娠占 0.5％，宫颈妊娠罕见，占 0.03％。由于急救医疗体制的完善，诊断和治疗技术的进步，尤其 hCG 测定、B 超检查的普及，多数异位妊娠患者在发生严重并发症之前即能得到明确诊断，从而得到及时治疗，故患者的死亡率在下降，但发病率呈逐年上升趋势。

16.1.1 输卵管妊娠

(1) 概述

输卵管妊娠的确切病因尚未明了，主要分为以下几种：①输卵管异常：输卵管黏膜炎和输卵管周围炎均为输卵管妊娠的常见病因；输卵管发育不良，输卵管过长、肌层发育差等均可成为输卵管妊娠的病因；输卵管绝育术后再通、输卵管粘连分离术、输卵管成形术等在使不孕患者有机会怀孕的同时，增加了输卵管妊娠的可能。②宫内节育器(IUD)：可能与使用 IUD 后的输卵管炎有关。③受精卵游走：一侧卵巢排卵，受精卵经宫腔或腹腔向对侧输卵管移行，移行时间过长，在对侧输卵管内着床的机会增大；受精卵游走也是辅助生殖技术中输卵管妊娠发生率增加的原因之一。④其他：输卵管周围肿瘤如子宫肌瘤、卵巢肿瘤等压迫输卵管，影响输卵管管腔的通畅，使受精卵运行受阻；子宫内膜异位症可增加受精卵着床于输卵管的可能性。

(2) 临床表现

典型异位妊娠的三联征是停经、腹痛及不规则阴道出血。95％以上的输卵管妊娠以腹痛为主

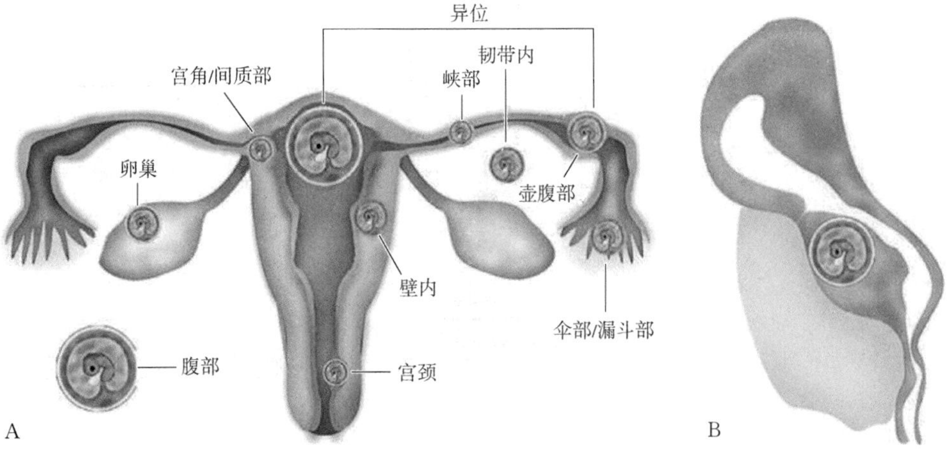

图 16－1　常见异位妊娠分布图

注：图 A 为子宫及两侧附件的前后位图，常见异位妊娠部位包括输卵管、宫角、宫颈、卵巢、上腹部等；图 B 为子宫侧位图，妊娠囊位于子宫前壁下段剖宫产切口处。

引自：KÖROĞLU M，KAYHAN A，SOYLU F N，et al. MR imaging of ectopic pregnancy with an emphasis on unusual implantation sites [J]. Jpn J Radiol，2013，31：75－80.

诉就诊，部分患者由于腹腔内急性出血及剧烈腹痛，入院时即处于休克状态。25％的异位妊娠患者无明显停经史。阴道流血常表现为短暂停经后不规则阴道出血，一般量少。

腹部体征主要有下腹明显压痛、反跳痛，压痛以输卵管妊娠处最为明显；妇科检查可见阴道少量流血，后穹窿饱满、触痛，75％的患者宫颈举痛明显，40％的患者直肠子宫陷凹可触及包块。根据典型临床表现并借助血尿 hCG 阳性、B 超、后穹窿穿刺等化验结果，多数病例可及时做出正确诊断。

（3）MRI 表现

MRI 具有良好的软组织对比、精确的空间分辨，不仅有助于出血成分的识别，还可以识别孕囊的精确部位。MRI 特征包括输卵管出血性或混杂性肿块、输卵管积血、扩张伴管壁强化、血性腹水。特异性征象是发现子宫外孕囊（图 16－2），表现为囊性结构伴周围厚壁包裹，与超声图中“输卵管环”相对应。增强后囊性结构边缘强化，与超声图中典型的“火环征”相仿；输卵管管壁扭曲、强化。急性血肿呈 T_1WI 和 DWI 高信号，T_2WI 和 ADC 图低信号（图 16－3）。约 10％的患者可见宫腔内假孕囊。

（4）鉴别诊断

当宫腔外没有发现孕囊时，要和黄体破裂、卵巢内膜异位囊肿破裂等鉴别。后两者均无停经史，表现为突发一侧下腹疼痛，可伴有肛门坠胀、无阴道流血。妇科检查子宫正常大小，附件一侧压痛。血及尿 hCG 阴性。黄体囊肿后穹隆穿刺可抽出不凝血，T_2WI 呈混杂信号囊肿，伴点片状低信号出血灶，囊壁明显强化。卵巢内膜异位囊肿破裂 MRI 可见囊肿呈 T_1WI 明显高信号。宫外孕鉴别诊断如表 16－1 所示。

16.1.2　宫角妊娠

（1）概述

宫角妊娠是指受精卵种植在接近子宫与输卵管开口交界处的宫角部的子宫腔内妊娠，是子宫特殊部位妊娠，“异位妊娠”的一种。宫角妊娠与输卵管间质部妊娠不同，其受精卵附着在输卵管口近宫腔侧，胚胎向宫腔侧发育生长而不是在间质部发育，占所有异位妊娠的 2％～4％。宫角妊娠有 3 种结局：①胚胎发育不良，自然流产；②孕囊向宫腔生长，妊娠或可延至晚期甚至自然分娩；③孕囊向宫腔外扩展生长，使宫角膨胀外凸，宫角部组织逐渐变薄，最终有破裂的风险，致死率达2％～2.5％。

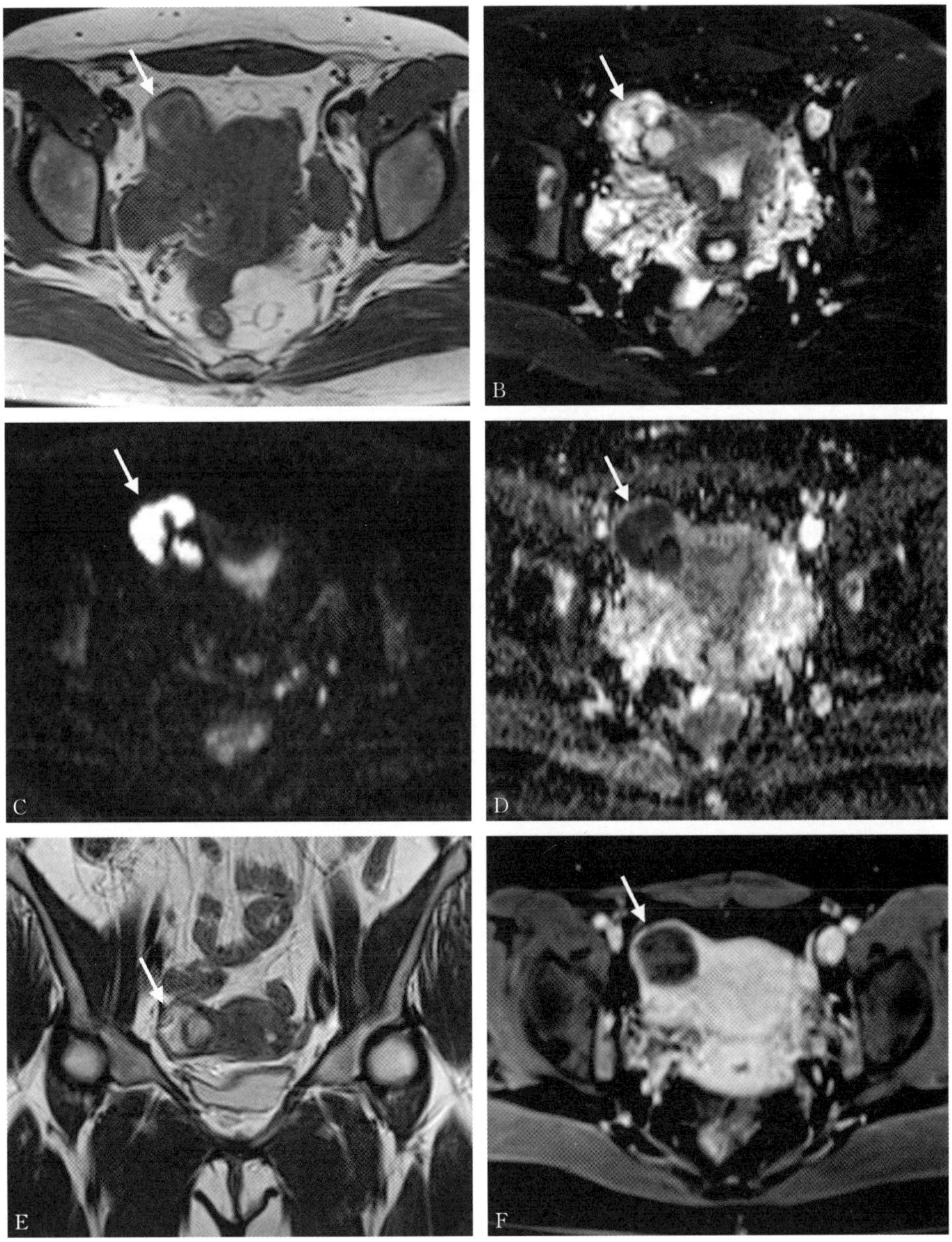

图 16-2　右侧输卵管间质妊娠

注：患者，28 岁，清宫术后 6 个月，不规则阴道流血 2 月余，发现右侧宫角占位 1 月余。横断位 T_1WI(A)示子宫右旁相当于输卵管近端见类圆形等、稍高混杂信号（箭）；T_2WI FS(B)病灶呈不均匀高信号，与右侧宫角肌层关系密切（箭）；DWI(C)呈高信号；ADC 图(D)呈低信号（箭）；冠状位 T_2WI(E)显示病灶位于右侧输卵管近右侧宫角旁；横断位 T_1WI FS 增强(F)示病灶未见强化（箭）。

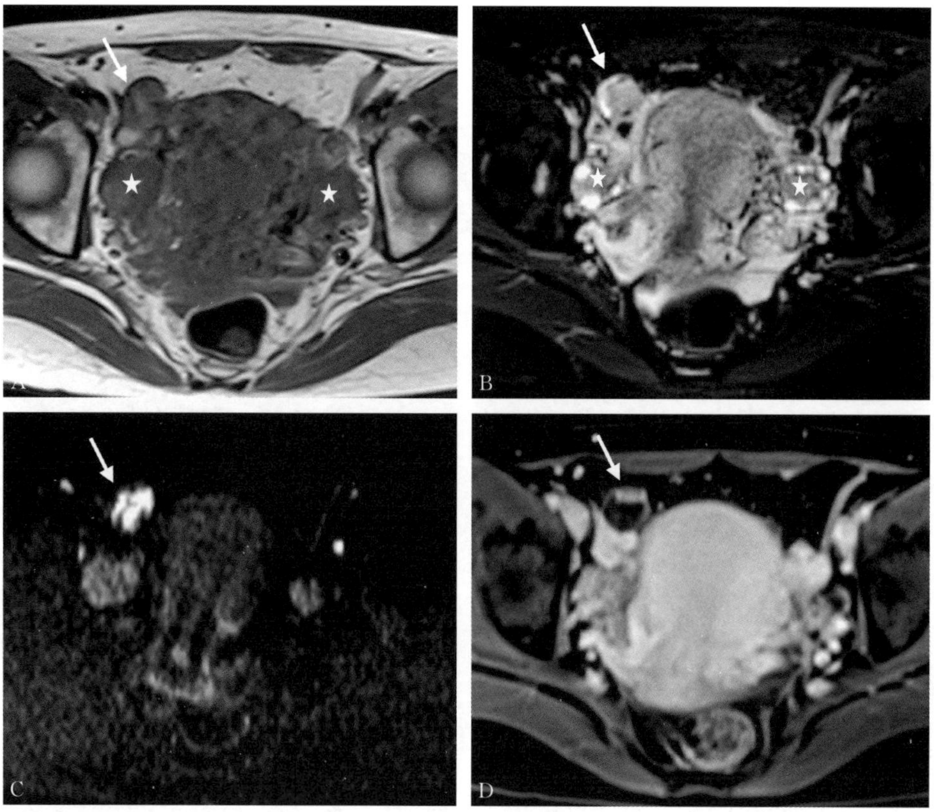

图 16-3　右侧输卵管壶腹部妊娠

注：患者，35 岁，停经 2 月余，B 超发现右侧附件区混合型病灶。横断位 T_1WI(A)示子宫右旁卵巢(星号)前方见类圆形等、稍高信号灶(箭)，边界尚清晰；T_2WI FS(B)示病灶呈不均匀等、高混杂信号(箭)；DWI(C)病灶明显扩散受限(箭)；横断位增强(D)见环形强化伴结节灶(箭)。

表 16-1　异位妊娠的鉴别诊断

临床表现	异位妊娠	流产	急性输卵管炎	急性阑尾炎	黄体破裂	卵巢扭转
停经	多有	有	无	无	多无	无
腹痛	突发撕裂样剧痛，自下腹一侧始向全腹扩散	下腹中央阵发性坠痛	两下腹持续性疼痛	转移性右下腹痛	下腹一侧突发疼痛	下腹一侧突发疼痛
阴道流血	量少，暗红色，可有蜕膜组织排出	先少后多，鲜红色，有小血块或绒毛排出	无	无	无或如月经量流血	无
休克	程度与外出血不成比例	程度与外出血成比例	无	无	无或轻度	无
体温	正常	正常	升高	升高	正常/升高	稍高
血红蛋白	下降	正常	正常	正常	下降	正常
后穹窿穿刺	不凝血	阴性	渗出液或脓液	阴性	不凝血	阴性
hCG	阳性	阳性	阴性	阴性	阴性	阴性
MRI	附件区高、低混杂信号，孕囊低密度	宫腔混杂信号，孕囊或出血	双输卵管增粗，明显强化	阑尾增粗，周围脓肿	出血信号，囊肿	卵巢大，强化血管蒂

(2) 临床表现

宫角妊娠的发生可与流产史、盆腔手术史、剖宫产史、辅助生殖技术的开展及输卵管病变、子宫内膜异位症、黄体功能不足等相关，但大部分情况下，宫角妊娠的发生无法明确原因。宫角妊娠患者临床表现有停经、伴有或不伴有阴道流血，患者常在妊娠 12 周左右诉严重的腹痛，伴或不伴阴道流血，也可在孕中期或晚期出现剧烈的腹痛、内出血、休克等子宫破裂的体征。

(3) MRI 表现

MRI 软组织对比分辨率高，可清晰显示宫角结构，宫角是否向外凸出、孕囊与宫角、子宫肌层的关系，并可多角度、多平面成像，尤其子宫腔冠状位成像能准确显示孕囊周围组织结构，诊断准确性约 91.7%。按照孕囊生长趋势，宫角妊娠分 2 种类型(图 16－4)：Ⅰ型，孕囊位于一侧宫角，绝大部分在宫腔内并有蜕膜包绕，小部分被宫角肌层包绕，且肌层最薄处大于 5 mm，宫角无明显外凸，肌层破裂风险低，妊娠或可至中晚期。输卵管间质部结构正常(图 16－5)。Ⅱ型，孕囊位于宫角，主要向宫角外生长，宫角部有明显外凸，孕囊部分被肌层包绕，厚度仍大于 5 mm。肌层破裂和大出血风险高。孕囊表现为厚壁囊性结构，T_1WI 低信号，T_2WI 高信号，周边可见中等信号环形囊壁(图 16－6)。

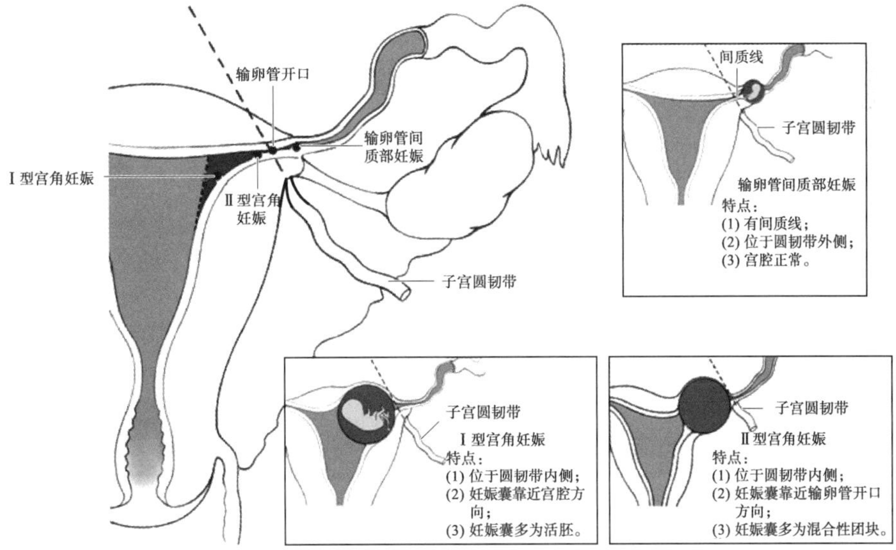

图 16－4 宫角妊娠类型示意图

注：Ⅰ型和Ⅱ型宫角妊娠及输卵管间质部妊娠，妊娠囊位置、与子宫圆韧带关系及其间质线是分型关键。
引自：任琛琛，顾向应，刘欣燕，等. 宫角妊娠诊治专家共识[J]. 中国实用妇科与产科杂志，2020，36(4)：329－332.

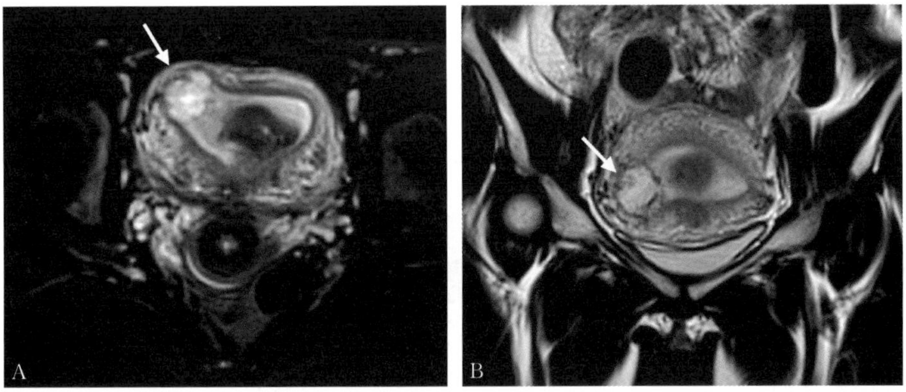

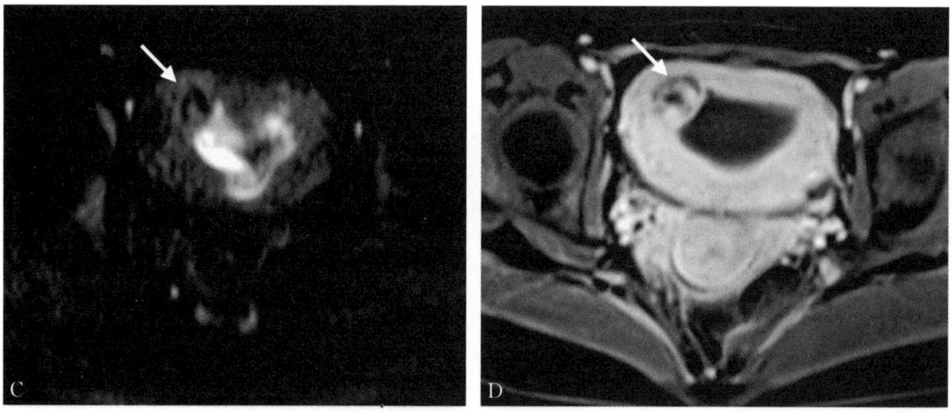

图 16-5　右侧宫角妊娠(Ⅰ型)

注：患者，26 岁，清宫术后 10 天，血 hCG 反升 4 天。横断位 T_2WI FS(A)和冠状位 T_2WI(B)显示宫腔右侧宫角区类圆形稍不均匀高信号(箭)，宫腔明显扩大，呈高低混杂信号；DWI(C)病灶未见扩散受限(箭)，宫腔呈不均匀高信号；横断位增强(D)见病灶环形强化(箭)，宫腔未见强化(宫腔镜证实为积血)。

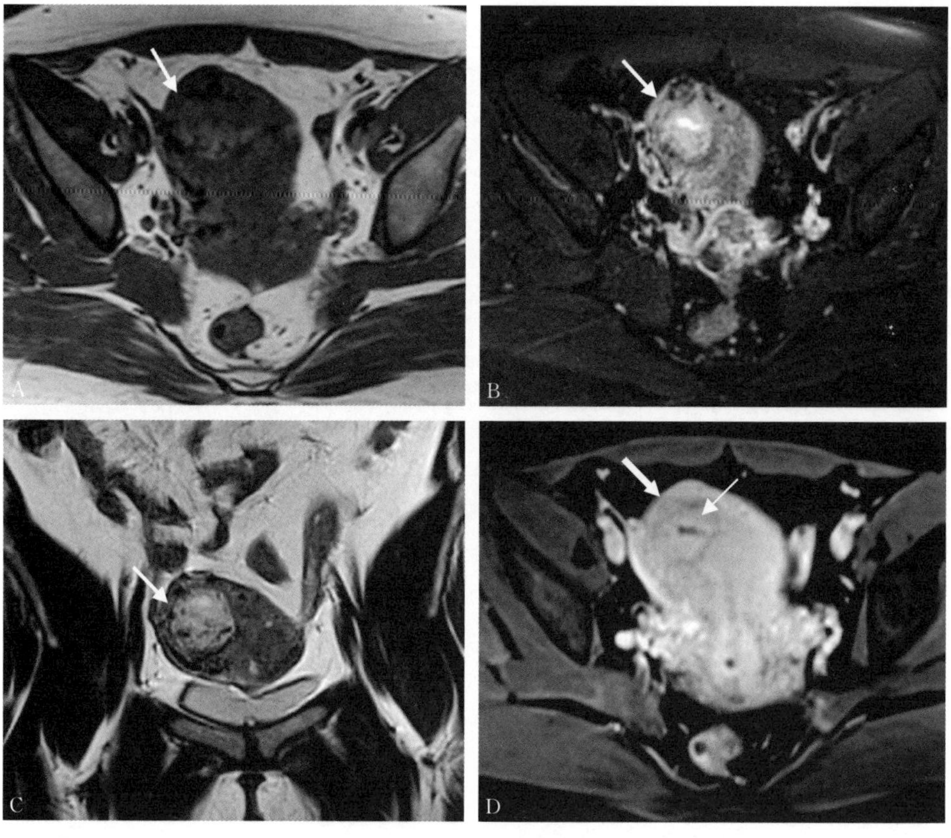

图 16-6　右侧宫角妊娠(Ⅱ型)

注：患者，24 岁，阴道不规则出血 1 周余，尿妊娠试验阳性。横断位 T_1WI(A)、T_2WI FS(B)和冠状位 T_2WI(C)显示右侧宫角增大，向外凸出，局部肌层受压变薄。宫角可见类圆形异常信号灶，T_1WI 呈等信号、T_2WI 呈混杂稍高和高信号(箭)；横断位增强(D)见病灶不均匀强化(粗箭)，内见无强化孕囊(细箭)。

(4) 鉴别诊断

宫角妊娠主要和输卵管间质部妊娠鉴别。鉴别要点:①宫角妊娠孕囊与子宫相通,孕囊周围有内膜包绕;输卵管间质部妊娠孕囊与子宫腔不相通。②宫角妊娠时宫角突出,周围有完整的肌层包绕,而输卵管间质部妊娠双侧宫角基本对称;前者孕囊位于圆韧带内侧,后者位于外侧,可见输卵管间质线征,即从子宫内膜外侧角穿过肌层到达异位孕囊的细回声线,是相对特异的影像学表现。孕囊或包块与内膜有无关联是超声诊断宫角妊娠的关键,MRI 多方位、多序列成像有助于显示孕囊或包块与内膜的关系。

16.1.3 子宫颈妊娠

(1) 概述

宫颈妊娠(cervical pregnancy, CP)是很少见的一种妊娠,指受精卵种植在宫颈管内,在组织学内口以下水平,并在该处生长发育。宫颈妊娠约占所有异位妊娠的 0.03%~1%,属于异位妊娠中罕见且危险的类型。近年来,随着辅助生殖技术的大量开展及各种宫腔手术的增多,宫颈妊娠的发病率有所增高。病因尚不明确,可能与下列因素有关:①受精卵运行过快;②子宫内膜发育迟缓;③宫腔内膜损伤;④子宫发育不良、子宫畸形、子宫肌瘤、内分泌失调;⑤辅助生育技术的应用,特别是体外受精胚胎移植。

(2) 临床表现

多数宫颈妊娠患者有人工流产、剖宫、引产或助孕的病史。典型临床主诉为停经后无痛性阴道流血,多发生于妊娠 5 周左右。由于宫颈平滑肌组织少,应用宫缩剂效果差,在妇科检查或刮宫过程中可能诱发大出血,严重者可发生休克。查体见宫颈膨大呈圆锥状,内口紧闭,无明显触痛,而子宫正常大小或稍大。

(3) MRI 表现

MRI 可显示宫颈管扩大,宫颈内可见类圆形孕囊结构,孕囊中央 T_1WI 呈低信号,T_2WI 呈高信号;孕囊壁较厚,呈环形等或稍高信号。子宫体正常或略大,子宫内膜稍增厚(图 16-7、16-8)。

(4) 鉴别诊断

宫颈妊娠临床容易误诊,影响疾病的处理及预后。需要鉴别的疾病包括以下 3 种。①难免流产:子宫大小与停经周数相符或稍小,宫颈口已扩张,可见胚胎组织或脱落于宫颈口的孕囊,但彩色多普勒超声显示宫颈孕囊周围无滋养细胞层血流信号,并且孕囊呈皱缩的锯齿状,无原始心管搏动。MRI 也可显示无强化的孕囊。而宫颈妊娠的孕囊在宫颈口处呈典型的圆形或椭圆形。②滋养细胞肿瘤:多发生于葡萄胎或妊娠之后,可有盆腔、肺部转移的病灶,一般位于宫颈肌层,边界多数清晰,T_2WI 呈高、低混杂信号,扩散亦可受限,增强后多数边缘斑片状强化。③宫颈管肌瘤:宫颈可呈局限性膨胀,有不规则阴道流血,但血 hCG 结果为阴性。

16.1.4 剖宫产瘢痕妊娠

(1) 概述

剖宫产瘢痕妊娠(cesarean scar pregnancy, CSP)指孕囊种植于剖宫产术后切口瘢痕处的一种特殊类型的异位妊娠,仅限于早孕期(≤12 周)。孕 12 周以后的中孕期 CSP 则诊断为"宫内中孕,剖宫产术后子宫瘢痕妊娠,胎盘植入";如并发胎盘前置,则诊断为"宫内中孕,剖宫产术后子宫瘢痕妊娠,胎盘植入,胎盘前置状态";到了中晚孕期,则为"胎盘植入及前置胎盘",即形成所谓的凶险性前置胎盘。CSP 可以造成清宫手术中及术后难以控制的大出血、子宫破裂、周围器官损伤等,严重威胁妇女的生殖健康。

子宫下段乏血供,剖宫产瘢痕愈合不良,导致局灶性凹陷,有利于滋养层侵入及孕囊种植,滋养层通过手术所致管道侵入子宫肌层,如孕囊逐渐向子宫内膜生长,可转变为宫腔正常妊娠;如孕囊向膀胱及腹腔生长,可能的并发症包括子宫破裂、膀胱撕裂和大出血。

(2) 临床表现

随着剖宫产数量的增加,瘢痕妊娠近年来明显增多,国外报道发生率为 1/(1 800~2 216),占异位妊娠的 6.1%。北京协和医院统计的发生率为 1/1 221,占异位妊娠的 1.06%。患者早期约

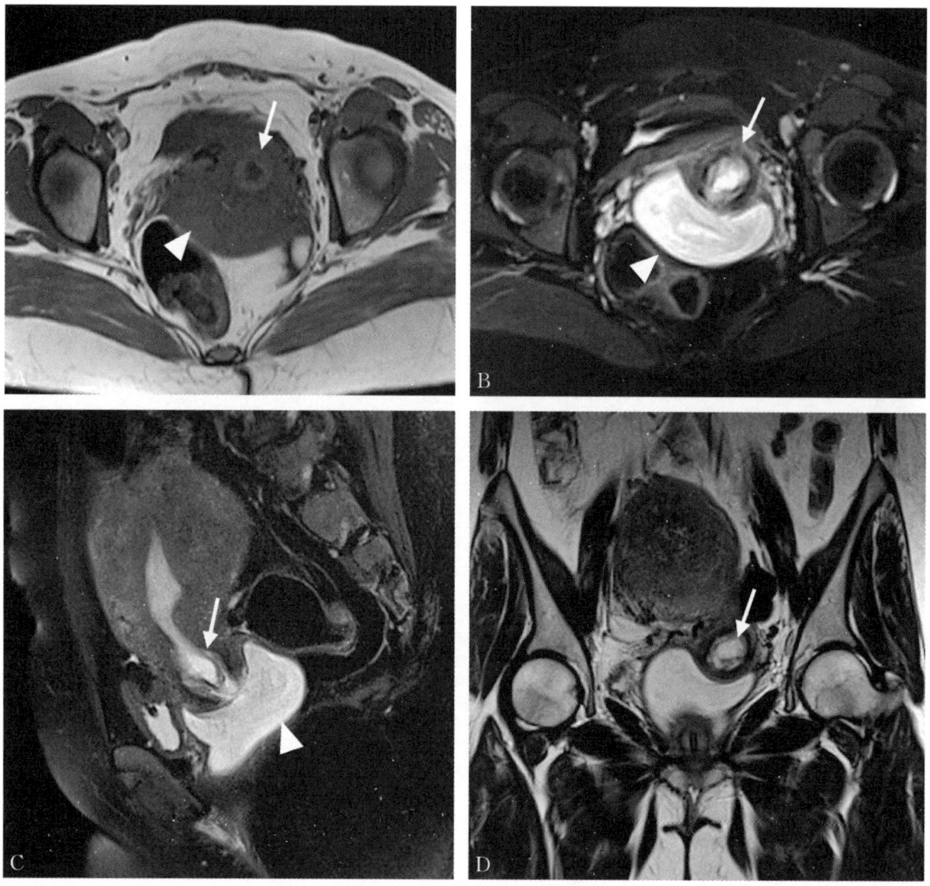

图 16-7 宫颈妊娠

注：患者，26 岁，超声提示宫颈异常回声。横断位 T_1WI(A)显示宫颈管扩张，管腔内可见环形稍高信号孕囊，孕囊中央呈低信号(箭)，宫颈周围可见大片状低信号(箭头)；横断位(B)、矢状位 T_2WI FS(C)和冠状位 T_2WI(D)显示宫颈管扩张，见环形高信号孕囊，孕囊壁周边呈稍低信号(箭)；子宫明显增大，内膜增厚；前后穹窿可见大片状液体信号(箭头)。

1/3 表现为阴道出血，1/3 为腹痛，余 1/3 无症状，约 10%的患者早期易误诊。如果 CSP 患者继续妊娠至中晚期，可发生子宫破裂出血、胎盘植入等严重并发症。

(3) MRI 表现

MRI 可通过多方位成像，清晰显示孕囊大小、包膜是否完整，显示孕囊与剖宫产瘢痕的关系、植入肌层深度及绒毛是否侵入；动态增强可了解孕囊血供情况，为临床治疗方案提供更多信息。未妊娠状剖宫产瘢痕多数呈线型，少数可呈憩室型。T_2WI 上前者呈线状低信号；后者呈不规则囊状高信号，2/3 无内膜覆盖，子宫肌层变薄。早期 CSP 诊断标准如下：①宫腔内及颈管内空虚，未见妊娠囊；②妊娠囊位于子宫前壁下段瘢痕处；③妊娠囊与子宫肌层之间有或无薄层肌层组织，覆盖的肌层厚度可以很薄，约 2/3 患者<5 mm，少数仅为 2 mm；④妊娠试验阳性。子宫矢状位 MRI 可明确妊娠囊的确切位置，与剖宫产瘢痕及膀胱的关系。

CSP 可分 2 种类型：①Ⅰ型为内生型，妊娠囊部分着床于剖宫产瘢痕处，并向宫腔方向生长，少数甚或达宫底宫腔；妊娠囊与膀胱间子宫肌层变薄；②Ⅱ型为外生型，妊娠囊完全种植于剖宫产瘢痕处，并深入肌层向膀胱及腹腔方向生长，妊娠囊与膀胱间子宫肌层变薄，厚度≤3 mm。宫腔及宫颈管空虚(图 16-9)。多数情况下，妊娠囊向子宫肌层浸润同时又向宫腔内生长，妊娠囊边缘清晰，呈卵圆形、类圆形或不规则形，T_1WI 多

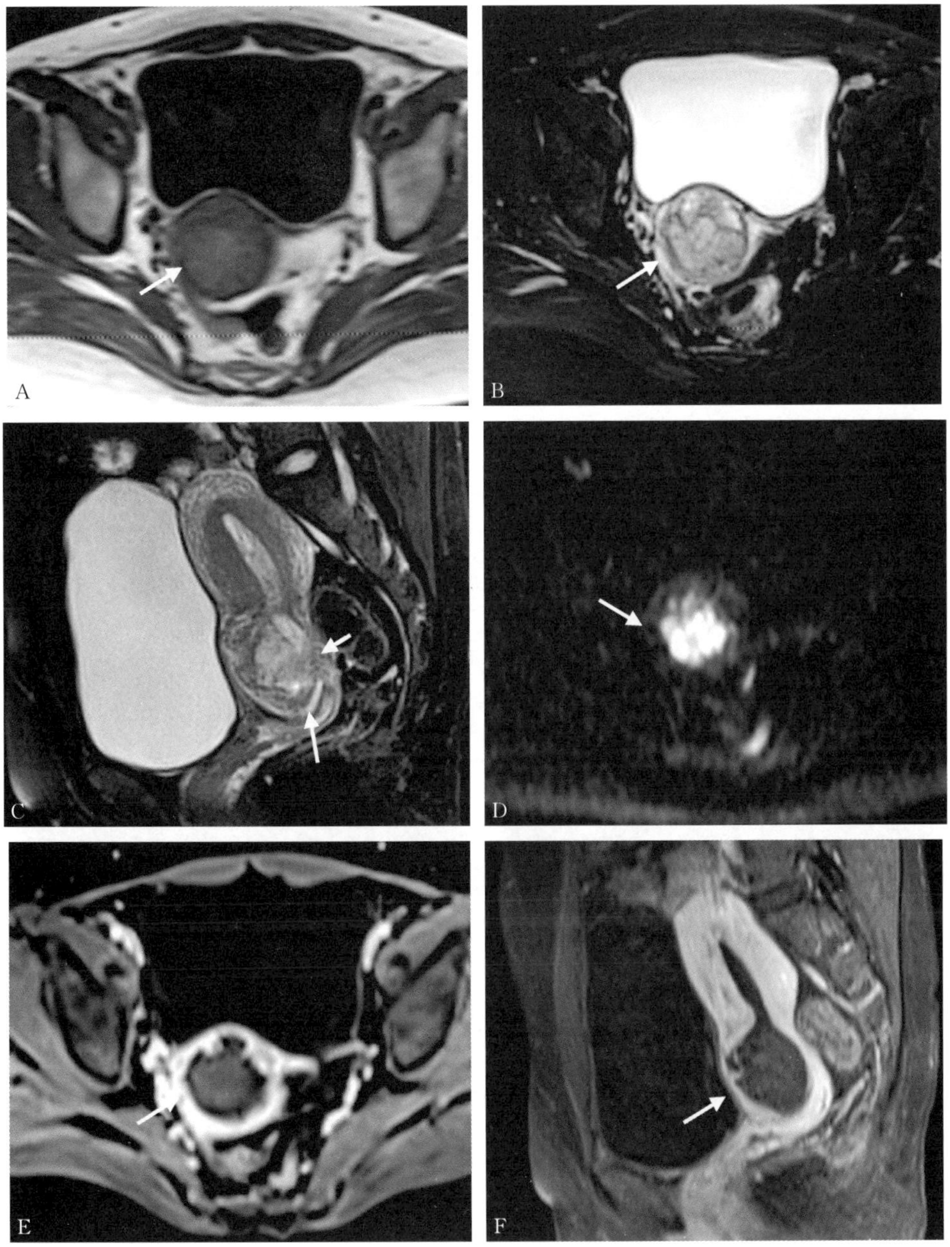

图 16-8 宫颈妊娠残留

注：患者，31 岁，停经 58 天，清宫术后阴道流血多 1 天余。横断位 T_1WI(A)显示宫颈管扩张，呈等、稍高信号(箭)；横断位(B)和矢状位 T_2WI FS(C)显示宫颈管内不均匀高信号(箭)，病灶与前壁肌层分界模糊，部分内膜信号中断(短箭)；DWI(D)呈高信号；ADC 图呈低信号(未列出)；横断位和矢状位增强(E、F)宫颈前部肌层变薄，内壁不规则，病灶未见强化(箭)。宫腔镜术后病理血块中见退变绒毛组织。

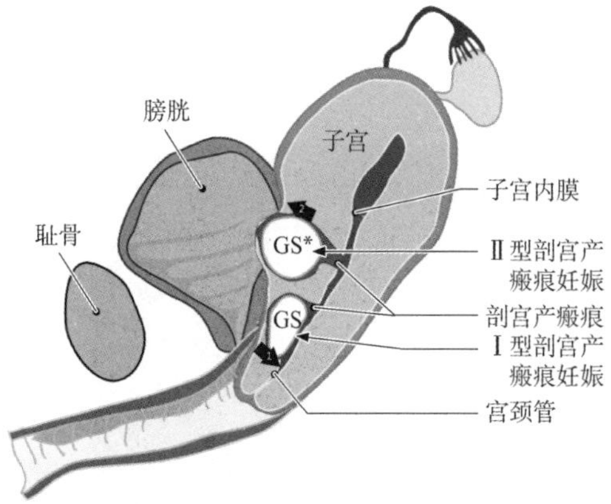

图 16-9　剖宫产瘢痕妊娠类型示意图

注：Ⅰ型为内生型 CSP，胎囊向宫腔内及子宫颈口间隙方向生长；Ⅱ型为外生型 CSP，胎囊沿子宫前壁下段剖宫产瘢痕向膀胱及腹腔方向生长。* GS 为孕囊。

为等和低信号，可混杂斑片状高信号或边缘弧形高信号；T_2WI 呈混杂高信号，周围可见低信号包膜（图 16-10、16-11）。增强扫描后瘢痕处见滋养层强化，妊娠囊壁强化明显、均匀，内容物强化不明显。少数外生型可表现为子宫前壁下段瘢痕处囊实性肿块，多见于 CSP 流产后妊娠物残留并出血所致者（图 16-12）。

中晚期 CSP 有时和宫腔下段宫内妊娠鉴别困难（图 16-13），仔细观察胎盘位置对鉴别两者非常重要。常规 T_2WI 胎盘呈均匀高信号，与羊水高信号接近；而 HASTE 序列因受呼吸运动、肠道蠕动影响小，更容易清晰显示宫腔内高信号胎盘、更高信号羊水及胎儿结构；明确子宫肌层、胎盘及羊水的解剖关系，从而鉴别 CSP 及宫内妊娠。孕

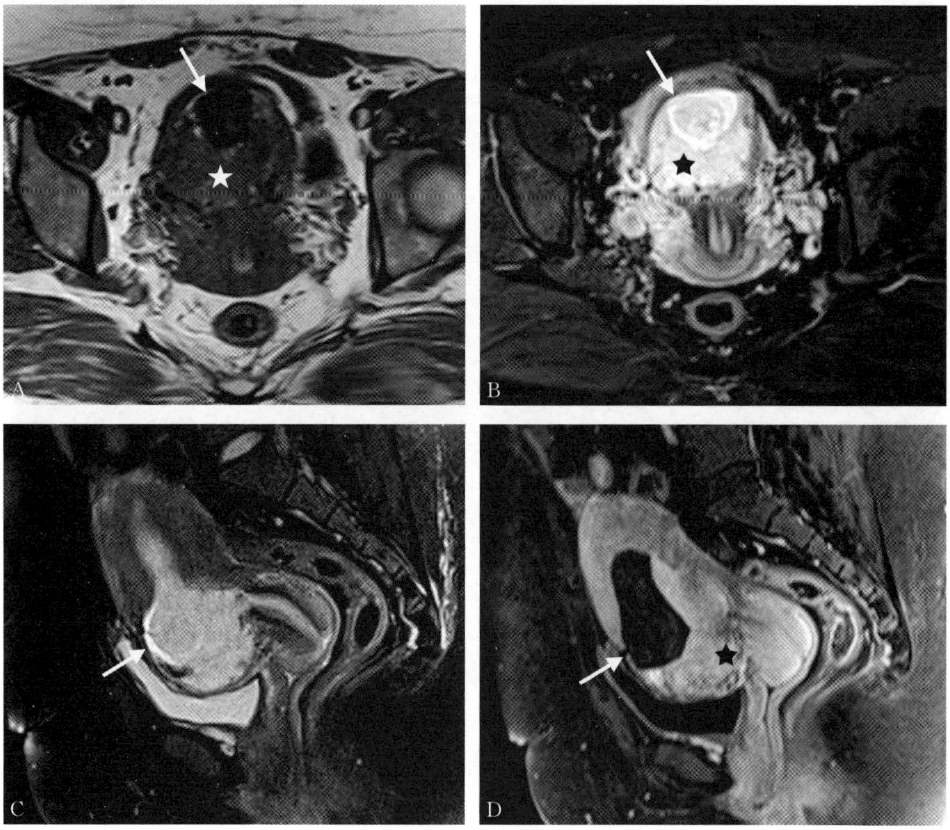

图 16-10　剖宫产瘢痕妊娠（一）

注：患者，35 岁，2 次剖宫产史，停经 79 天，外院查中央型前置胎盘。子宫下段可见向外膨胀的类圆形异常信号灶，横断位 T_1WI(A)呈等、低信号；横断位和矢状位 T_2WI FS(B、C)病灶位于宫腔下段剖宫产切口处，向外膨隆，呈不均匀高信号，前部为高信号孕囊（箭），后部为高信号胎盘（星号），边界尚清晰；矢状位增强（D）见孕囊未见强化（箭），胎盘均匀强化（星号）。

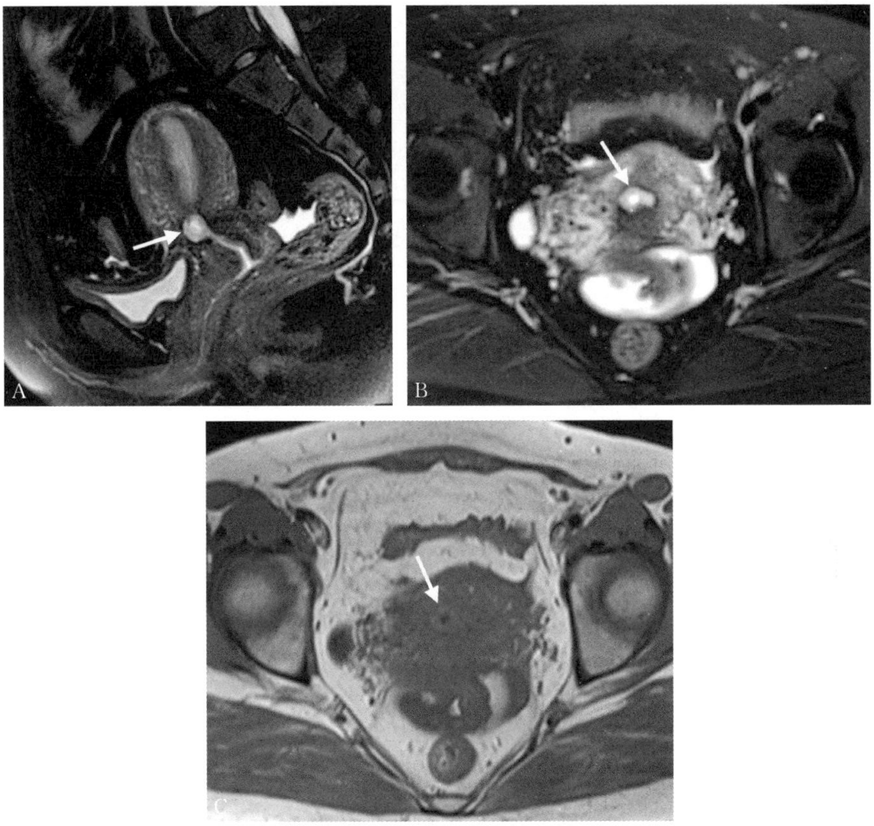

图 16－11 剖宫产瘢痕妊娠(二)

注：患者，33 岁，B 超提示剖宫产瘢痕妊娠。矢状位和横断位 T_2WI FS(A、B)显示子宫下段前壁剖宫产瘢痕处环形稍高信号，中央囊腔水样高信号(箭)，子宫内膜稍增厚；横断位 T_1WI(C)囊腔呈低信号，周边稍高信号环(箭)。

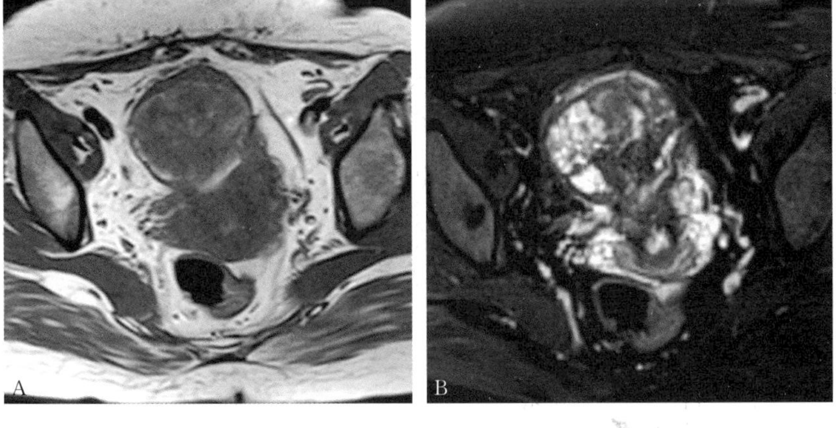

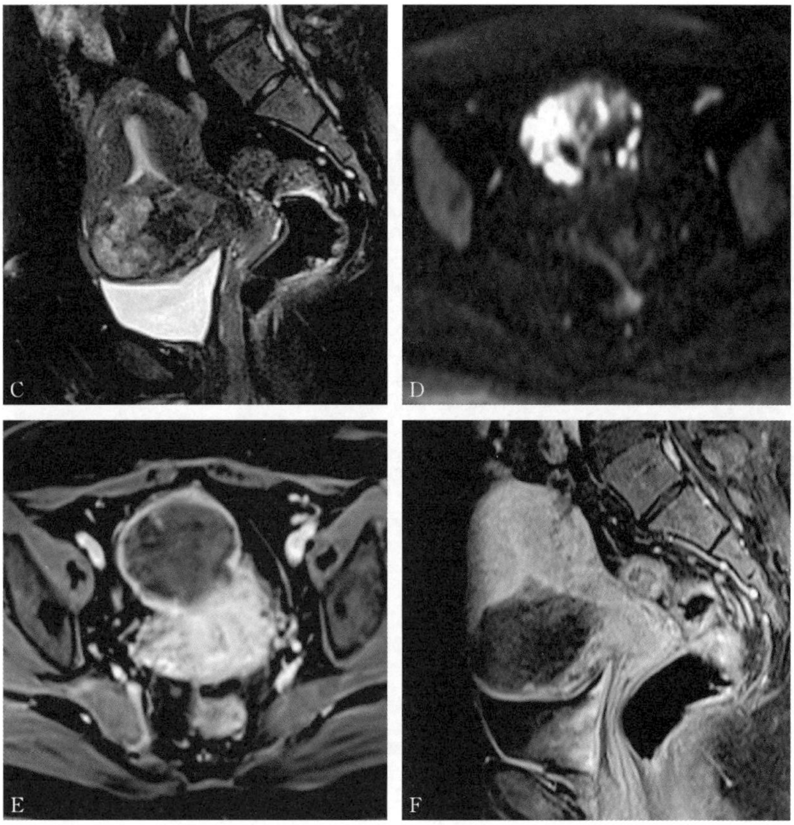

图 16-12　剖宫产瘢痕妊娠残留

注：患者，36 岁，药物流产＋两次清宫术后，B 超发现子宫下段混杂回声肿块。横断位 T_1WI(A)显示宫颈前上方不均匀混杂高信号肿块；横断位和矢状位 T_2WI FS(B、C)显示肿块混杂高、等、低信号，位于子宫前壁下段剖宫产瘢痕处，向膀胱方向膨隆，膀胱受压改变；DWI(D)呈不均高信号；横断位和矢状位增强(E、F)肿块未见明显强化，边缘可见残存变薄的子宫肌层。宫腔镜术后病理为退变胎盘组织。

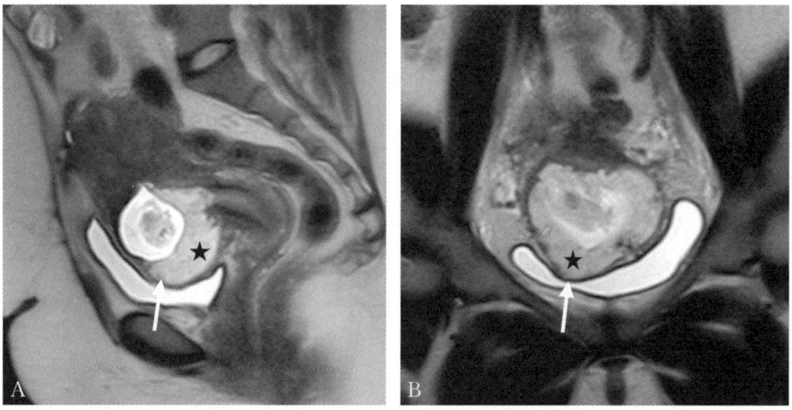

图 16-13　剖宫产瘢痕妊娠伴前置胎盘

注：患者孕 10 周，B 超发现 CSP。矢状位和冠状位 HASTE 序列(A、B)清晰显示妊娠囊位于前壁下段剖宫产瘢痕处，呈高信号，内见等、高信号胎儿；胎盘位于前壁下段剖宫产瘢痕处及宫颈内口上方(星号)，表面见变薄低信号肌层(箭)，分界清晰。

中期 CSP 易并发胎盘植入及前置胎盘，即形成所谓的凶险性前置胎盘（图 16－14）。

CSP 须与妊娠滋养细胞瘤、宫颈妊娠、宫内妊娠难免流产和子宫瘢痕处血肿鉴别。妊娠滋养细胞瘤病灶位于宫体内，侵犯肌层，边界不光整，锯齿样中断或边界不清，hCG 明显异常升高；而 CSP 血 hCG 通常不会很高，很少超过 100 000 IU/L。宫颈妊娠表现为妊娠囊着床于宫颈管内，宫颈管膨大，妊娠物不超过宫颈内口，宫颈呈上小下大的葫芦形，宫颈外口关闭。宫内妊娠难免流产时，宫内妊娠囊向体外排出时暂时停留于前次剖宫产瘢痕处，表现为瘢痕部位妊娠囊或混杂信号，如有腹痛、阴道流血、子宫颈口张开，多能明确诊断。子宫疤痕处血肿位于子宫前壁下段瘢痕处，无明显停经史，血 hCG 阴性，T_1WI 呈高信号，T_2WI 呈高或不均稍低信号，MRI 增强后无强化。

16.2 妊娠滋养细胞疾病

妊娠滋养细胞疾病（gestational trophoblastic disease，GTD）是源于胎盘滋养细胞异常增生的一组相互关联又各不相同的疾病。GTD 病变组织学上各不相同，可以是良性或恶性，良性病变包括完全性及部分性葡萄胎，恶性病变包括侵袭性葡萄胎、绒毛膜癌、胎盘部位滋养细胞肿瘤（PSTT）及上皮样滋养细胞肿瘤（ETT）。恶性疾病在局部侵袭和转移上的倾向性各不相同，尽管 2014 年 WHO 将绒毛膜癌、PSTT 及 ETT 称为妊娠滋养细胞肿瘤（gestational trophoblastic neoplasia，GTN），由于侵袭性葡萄胎和绒毛膜癌临床表现和诊治原则基本相同，故临床上将两者统称为 GTN（表 16－2）。由于 GTN 的生物学行为

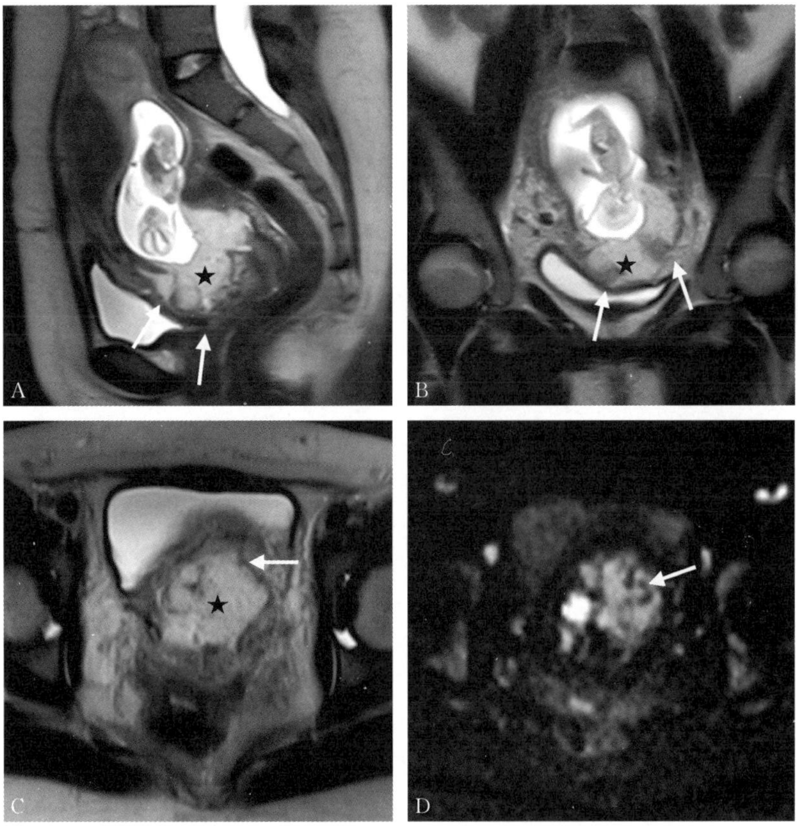

图 16－14 剖宫产瘢痕妊娠伴凶险性前置胎盘

注：患者孕 13 周，发现 CSP 1 周。矢状位、冠状位及横断位 HASTE 序列（A～C）显示胎盘位于子宫前壁下段剖宫产瘢痕处并完全覆盖宫颈内口（星号），胎盘与前壁下段肌层分界不规则（箭）；胎盘上方见胎囊及胎儿；DWI（D）示胎盘呈不均高信号（箭）。

表 16-2　WHO 2014 妊娠滋养细胞疾病的分类

疾病	分类
葡萄胎(异常形成的胎盘)	完全性葡萄胎 部分性葡萄胎 侵袭性葡萄胎
滋养细胞瘤样病变(良性病变)	胎盘部位过度反应 胎盘部位结节
滋养细胞肿瘤(肿瘤性病变)	绒毛膜癌 胎盘部位滋养细胞肿瘤(PSTT) 上皮样滋养细胞肿瘤(ETT)

和治疗的特殊性，它是目前国际妇产科联盟(FIGO)和国际妇科肿瘤协会(ISGC)认可的唯一可以没有组织病理学证据就进行临床诊断的一种妇科恶性肿瘤。

妊娠滋养细胞由胚胎的外胚层细胞演化而来。在孕卵着床时，囊胚最外层与子宫内膜接触的一层扁平细胞演变为细胞滋养细胞；受精后7～8天，着床部位位于绒毛表面的细胞滋养细胞又分化出合体滋养细胞；位于绒毛外与胎盘床相连的锚绒毛部位的细胞滋养细胞则分化为中间型滋养细胞。合体滋养细胞为分化成熟细胞，合成妊娠相关的各种激素，并承担胎儿与母体间的物质交换。侵袭性葡萄胎和绒毛膜癌来自细胞滋养细胞和合体滋养细胞，而 PSTT 和 ETT 来自中间滋养层细胞。

16.2.1　葡萄胎

(1) 概述

葡萄胎(hydatidiform mole，HM)是因妊娠后胎盘绒毛滋养细胞增生、间质水肿而形成大小不一的水泡，水泡间借蒂相连成串，形如葡萄而名之，也称水泡状胎块，是胎盘绒毛的一种良性病变。可发生于育龄期的任何年龄，以 20 岁以下和 40 岁以上女性多见，这可能与卵巢功能不足或衰退有关。本病发生有明显的地域性差别，亚洲发生率是欧美国家的 3～10 倍。我国 HM 发生率约 1/150 次妊娠。高龄妊娠、前次妊娠有葡萄胎史是高危因素。

完全性葡萄胎为男性遗传起源，80%以上染色体核型为 46XX，受精时父方的单倍体精子 23X 在空卵中自我复制而成。其余 10%以上为空卵在受精时和 2 个精子结合，染色体核型为 46XX 或 46XY。部分性葡萄胎的核型绝大多数为 69XXX 或 69XXY，由带有母方染色体的正常卵细胞(23X)和一个没有发生减数分裂的双倍体精子(46XY)或 2 个单倍体精子(23X 或 23Y)结合所致。

(2) 病理

1) 完全性葡萄胎：约占葡萄胎的 80%。大体检查绒毛增大，形成大的葡萄串样结构，伴有绒毛状表面，直径 1～2 cm，水泡状物占满整个宫腔。镜下特征，①胚胎或胎儿组织缺失；②绒毛水肿；③弥漫性滋养细胞增生；④种植部位滋养细胞呈弥漫和显著的异型性。增生的滋养细胞主要包括合体滋养细胞和细胞滋养细胞，以合体滋养细胞为主，呈岛状、片状或环绕在水肿的绒毛表面。

2) 部分性葡萄胎：约占葡萄胎的 20%。大体表现为不同比例的正常绒毛和水肿绒毛构成，可合并胚胎或死亡的胎儿组织。镜下特征，①有胚胎或胎儿组织存在；②局限性滋养细胞增生；③绒毛呈显著的扇贝样轮廓、间质内可见明显的滋养细胞包涵体；④种植部位滋养细胞呈局限和轻度的异型性。

(3) 临床表现

停经后阴道流血和子宫异常增大是葡萄胎最常见的临床表现。80%以上患者会出现停经后阴道流血，一般在停经 8～12 周开始不规则阴道流血，量多少不定。部分患者出现阵发性下腹痛。血清 hCG 水平异常升高。大量 hCG 可刺激卵巢卵泡内膜细胞发生黄素化囊肿。

正常情况下，葡萄胎排空后血清 hCG 逐渐下降，首次降至正常的平均时间大约为 9 周，一般最长不超过 14 周。若葡萄胎排空后，hCG 持续异常要考虑妊娠滋养细胞肿瘤。完全性葡萄胎发生子宫局部侵犯和/或远处转移概率分别为 15%和 4%，部分性葡萄胎发生子宫局部侵犯的概率为 4%，一般不发生转移。

(4) MRI 表现

完全性葡萄胎 MRI 表现为子宫体积不同程

度增大，宫腔增大，未见正常胚胎；宫腔内弥漫分布的“蜂窝”状或“葡萄”状异常信号囊性灶，T_1WI低信号、T_2WI高信号；DWI扩散不受限。囊性灶直径数毫米至30 mm，T_2WI上见囊泡间条状低信号分隔，病理上为连接各水泡的纤维血管蒂（图16-15、16-16）。增强扫描显示囊泡间分隔较明显强化，“蜂窝”状或“葡萄”状囊腔未见强化。部分早期发现患者可表现为较小的多囊性灶，间隔稍低信号分隔，增强后蜂窝状强化。病灶包膜完整，局限于宫腔内，子宫内膜较规整，肌层仅呈受压改变。宫腔内无正常孕囊。

部分性葡萄胎典型表现为宫腔内水泡状胎块所引起的蜂窝状囊性灶，可见正常胎儿，胎儿常合并畸形（图16-17、16-18）。不典型的部分性葡萄胎表现多种多样，有时B超难以与稽留流产、妊娠产物残留等鉴别。Fowler等报道，常规B超检测所有类型的葡萄胎敏感性、特异性、阳性预测值和阴性预测值分别为44%、74%、88%和23%。而在美国只有不到50%的患者检测到葡萄胎妊娠，完全性葡萄胎的检测率58%～95%，高于部分性葡萄胎的检测率17%～29%。

（5）诊断及鉴别诊断

典型的葡萄胎诊断不困难，根据典型的临床表现、血清hCG明显增高、宫腔无妊娠囊呈“蜂窝状”表现，可明确诊断。部分性葡萄胎表现为局灶性囊性结构和妊娠囊或胎儿及羊膜腔。部分患者的临床诊断难以与妊娠滋养细胞肿瘤或妊娠物残留等鉴别。

16.2.2 妊娠滋养细胞肿瘤

（1）概述

妊娠滋养细胞肿瘤（GTN）包括侵袭性葡萄

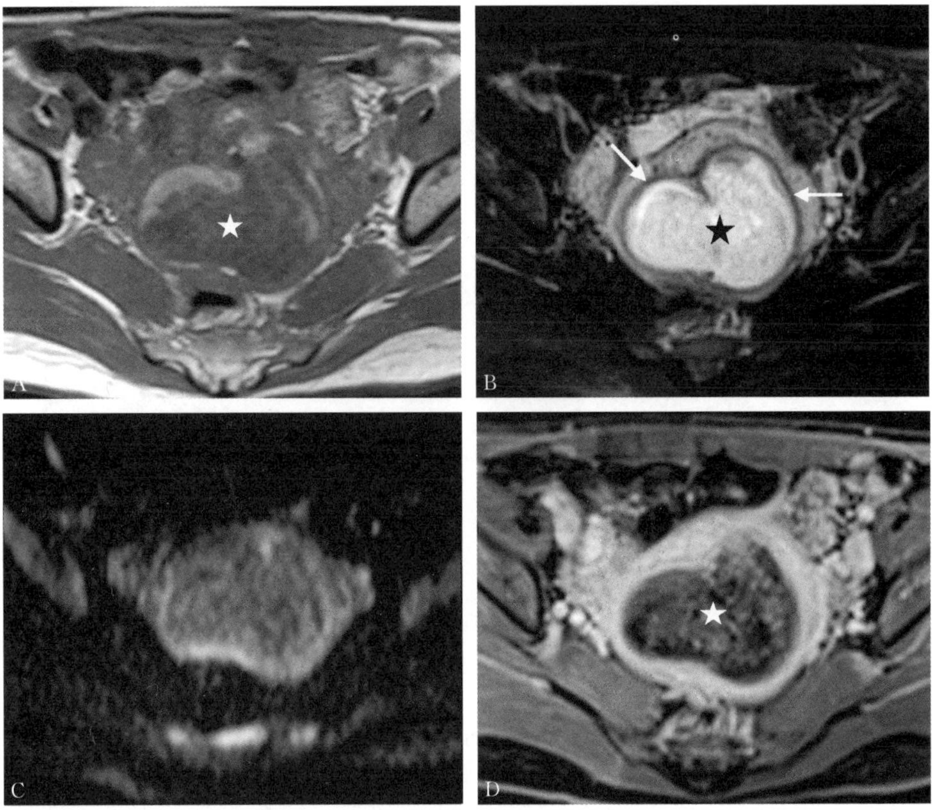

图16-15 完全性葡萄胎(一)

注：患者，31岁，停经2月，清宫术后1月，检查发现hCG升高，曾有葡萄胎病史。横断位T_1WI(A)示宫腔不规则扩大，呈等、高混杂信号(星号)；横断位T_2WI FS(B)见宫腔充满高信号细小囊泡和稍低信号分隔(星号)，结合带连续、光整(箭)；DWI(C)呈等信号；横断位增强(D)显示宫腔内病灶轻度蜂窝状强化(星号)。

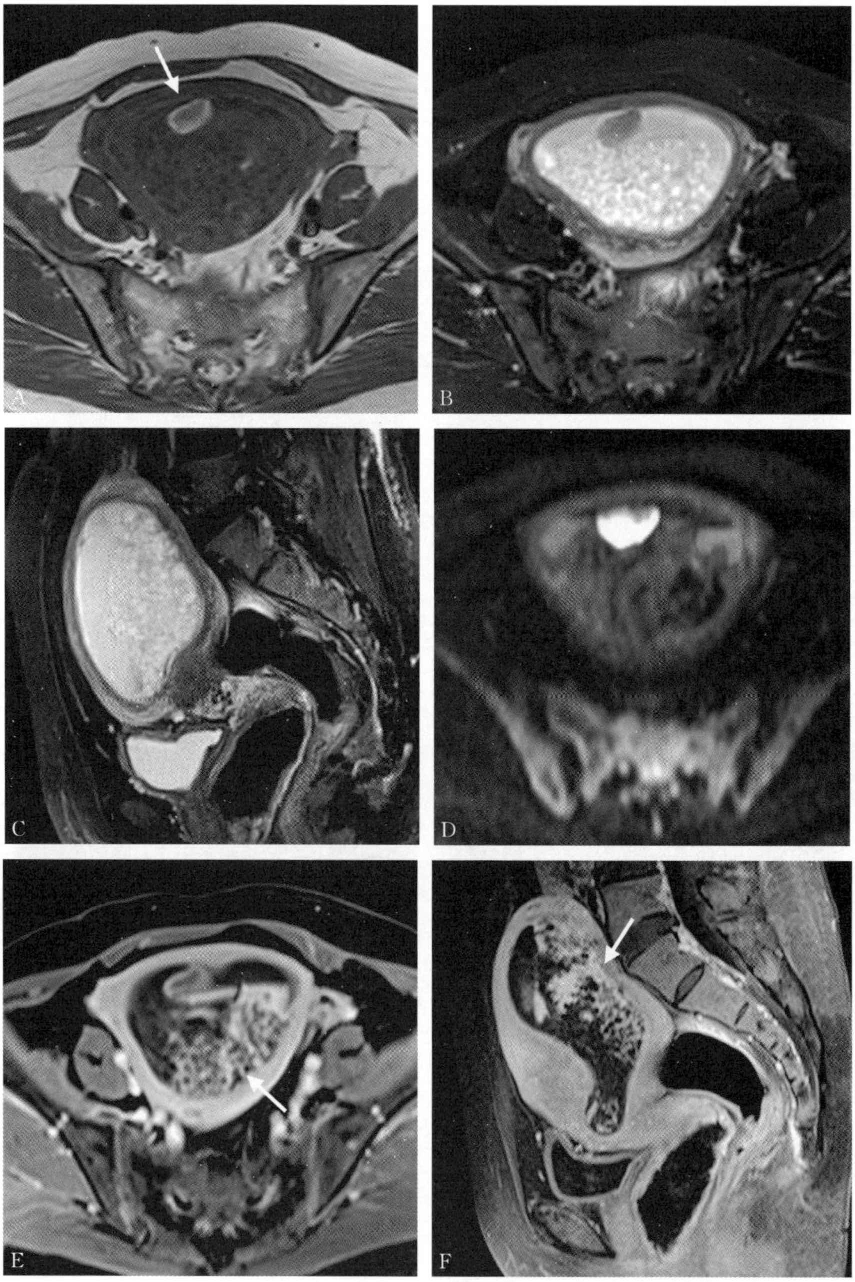

图 16－16　完全性葡萄胎(二)

注：患者，56 岁，阴道少量流血伴下腹隐痛不适 2 月。横断位 T_1WI(A)示宫腔明显扩大，以低信号为主，局部见片状高信号出血灶(箭)；横断位和矢状位 T_2WI FS(B、C)示宫腔病灶蜂窝状高信号囊泡，出血区呈低信号；DWI(D)呈不均匀等、低信号，血肿呈高信号；横断位和矢状位增强(E、F)显示宫腔内病灶轻、中和重度蜂窝状强化(箭)。

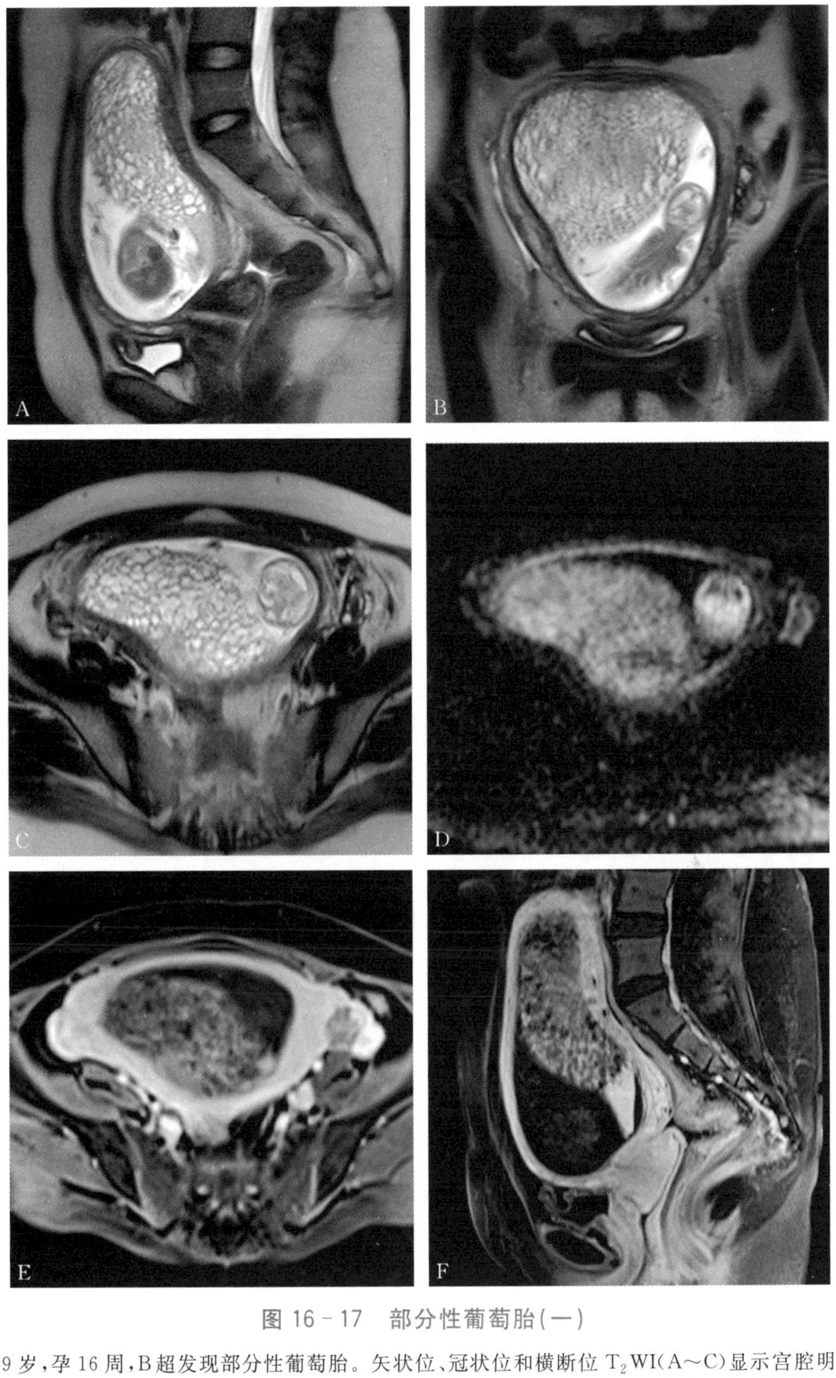

图 16-17　部分性葡萄胎(一)

注:患者,29 岁,孕 16 周,B 超发现部分性葡萄胎。矢状位、冠状位和横断位 T_2WI(A～C)显示宫腔明显扩大,上部呈蜂窝状高信号囊泡,下部见胎儿及高信号羊水;DWI(D)见囊泡及胎头呈等、高信号;横断位和矢状位增强(E、F),宫腔上部病灶呈中度蜂窝状强化。

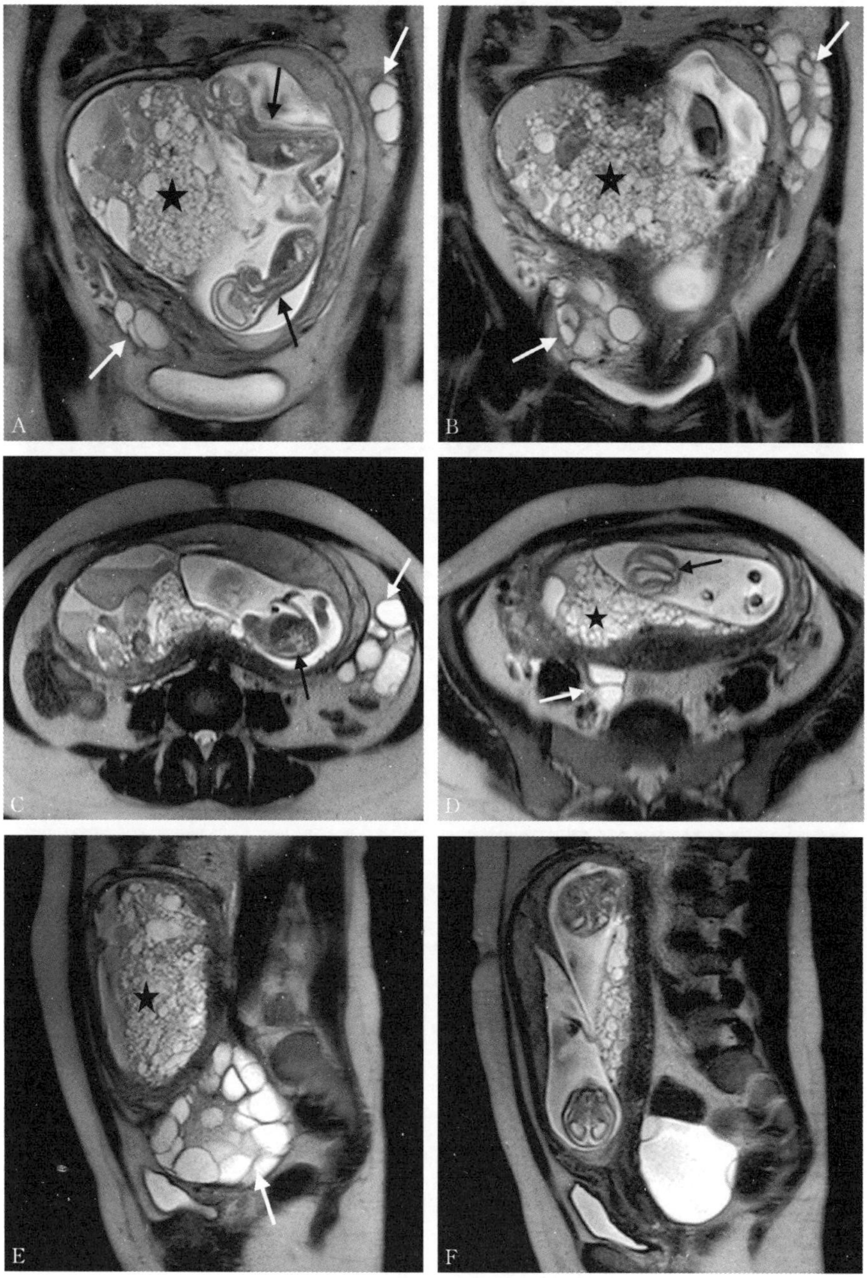

图 16－18 部分性葡萄胎(二)

注：患者，29 岁，停经 16 周，阴道不规则流血 10 周。冠状位(A、B)、横断位(C、D)和矢状位 HASTE 序列(E、F)显示宫腔明显扩大，内部见 2 个胎儿(黑箭)及蜂窝状高信号灶(星号)，两者间有羊膜囊分隔；双侧卵巢呈多囊性改变(箭)。

胎、绒毛膜癌、PSTT和ETT。60%的GTN继发于葡萄胎，30%继发于流产，10%继发于足月妊娠或异位妊娠。其中侵袭性葡萄胎全部继发于葡萄胎，多发生在葡萄胎清宫术后6个月内，具有恶性肿瘤行为，但恶性程度一般不高，大多数仅造成局部侵犯，仅4%的患者并发远处转移，预后一般较好。

绒毛膜癌继发情况：继发于葡萄胎50%，流产25%，足月产22.5%，异位妊娠2.5%。绝大多数在葡萄胎后1年以上发病，而继发于非葡萄胎者约50%在1年内发病。绒毛膜癌多发生于生育年龄。绒毛膜癌恶性程度高，发生转移早而广泛，在化疗药问世之前，其死亡率达90%以上。随着诊断技术和化疗的发展，绒毛膜癌患者的预后已得到极大改善。

PSTT指起源于胎盘种植部位的一种特殊类型的滋养细胞肿瘤，来源于种植部位的中间型滋养细胞。PSTT少见，占GTN的1%～2%，发生率约1/10万次妊娠。常发生于育龄期女性。大多数PSTT进展缓慢，长时间局限于子宫内，不发生转移，预后良好；但有10%～15%的病例高度恶性，缺乏化疗敏感性，发生广泛播散，预后不良。

ETT是一种独特而罕见的妊娠滋养细胞肿瘤，源自绒毛膜型的中间型滋养细胞，占所有GTD的1.4%～2%。ETT较绒毛膜癌侵袭性低，更接近PSTT的生物学行为。

（2）病理

1）侵袭性葡萄胎：葡萄胎组织侵入子宫肌层、血管及子宫以外的部位。巨检可见子宫肌壁间有大小不等的水泡状组织，当病灶接近子宫浆膜层时，子宫表面可见紫蓝色结节。镜检为子宫肌层或血管腔中看到水肿的绒毛，滋养细胞增生、分化不良。

2）绒毛膜癌：是一种高度恶性肿瘤，肿瘤由大片具有双向形态分化且具有明显非典型性的滋养细胞组成，没有绒毛结构。绝大多数原发于子宫，极少数原发于输卵管、宫颈、阔韧带等部位。肿瘤常位于子宫肌层，形成肌壁内界限清晰的结节样肿块，也可突向宫腔或穿破浆膜，病灶为单个或多个，直径0.5～5 cm，但无固定形态，与周围组织界限清楚，质地软而脆，呈海绵状，暗红色，伴出血、坏死。镜检，绒毛膜癌由合体滋养细胞、细胞滋养细胞及中间滋养细胞混合构成，滋养细胞高度增生，单个及成群排列，伴有明显的出血、坏死、侵犯子宫肌层和血管，但不形成绒毛或水泡状结构。常发生肺、脑和肝脏血行转移。

3）PSTT：大体表现多种多样，子宫可呈局限性增大，肌层内有大小不一的结节，病灶也可突向宫腔或浆膜层，肿瘤切面呈黄褐色或黄色，有时见局限性出血、坏死。镜检见肿瘤由中间型滋养细胞组成，无绒毛结构，呈索状或片状侵入子宫肌纤维之间，使平滑肌呈束状分开，仅有灶性出血、坏死。另一特点为单个核中间型滋养细胞穿过并代替动脉壁，血管壁出现纤维素样坏死。肿瘤生物学行为分为良性、潜在恶性和恶性。恶性提示预后不良。

4）ETT：表现为孤立的出血性、囊实性结节，位于宫底或子宫下段或宫颈。镜检，肿瘤由形态相对一致的、成巢和实性片状的绒毛膜型中间型滋养细胞组成。典型病变为滋养细胞岛由广泛坏死包绕，并有透明变性基质，形成特征性地图样。

（3）临床表现

1）无转移性GTN常见临床表现如下。①阴道流血：葡萄胎清宫、流产或分娩后，出现持续的不规则阴道流血，量多少不定。②子宫复旧不全或不均匀性增大：葡萄胎清宫后4～6周子宫未恢复到正常大小，质地偏软。③卵巢黄素化囊肿：由于滋养细胞肿瘤分泌的hCG的持续刺激，在葡萄胎清宫、流产或足月产后，持续存在双侧或单侧黄素化囊肿。④腹痛：一般无腹痛，但病灶穿破子宫浆膜层可引起急性腹痛及其他腹腔内出血征象。⑤假孕症状：由于肿瘤分泌的hCG及雌孕激素的作用，出现乳房增大，乳头及乳晕着色，甚至有初乳样分泌，外阴、阴道、宫颈着色，生殖道质地变软。

2）转移性GTN多见于绒毛膜癌，尤其继发于非葡萄胎妊娠后绒毛膜癌，最常见的转移部位为肺（80%），其次是阴道（30%），盆腔（20%），肝脏（10%）和脑（10%）等，可出现相应症状。转移性 GTN 可以同时出现原发灶和转移灶症状，但也有不少患者原发灶消失而转移灶进展，仅表现转移灶症状，常容易误诊。

(4) 分期及预后评分系统

为更好反映 GTN 进程和指导分层治疗，目前采用 FIGO(2000 年)临床分期和预后评分系统来评估患者的病情轻重与相关危险因素(表 16-3、16-4)。

表 16-3 FIGO(2000 年)滋养细胞肿瘤临床分期标准

分期	标 准
Ⅰ	病变局限于子宫
Ⅱ	GTN 超出子宫，但局限于生殖器官(附件、阴道、阔韧带)
Ⅲ	GTN 转移至肺，伴或不伴生殖道转移
Ⅳ	所有其他部位的转移

(5) MRI 表现

影像学检查不仅有助于 GTN 的诊断、疾病的临床分期和预后评分，还有助于治疗前评估及化疗疗效的动态评估。MRI 检查注重评估病灶的确切位置、累及范围、盆腔内异常血管形成情况、有无远处转移等。MRI 表现为子宫体积不同程度增大，与葡萄胎病灶位于宫腔不同，GTN 病灶多数位于子宫肌层，病灶向子宫肌层及宫腔同时侵犯，因肿瘤内部坏死、出血，病灶多数信号混杂。

侵袭性葡萄胎典型者 MRI 表现与葡萄胎类似，子宫肌层内见边界清晰的团块状肿块，T_1WI 呈不同程度低信号，T_2WI 呈葡萄串状高信号，可见稍低信号分隔，DWI 扩散受限不明显，增强后呈蜂窝状强化(图 16-19)；侵袭性葡萄胎不典型者，信号更加混杂，DWI 可见扩散受限，增强后显著不均匀强化。若同时见肺内转移灶，高度提示 GTN(图 16-20)。

绒毛膜癌的子宫病灶可大小不一，小者仅为数厘米，大者可达 10 cm 以上，单个或多个，因绒毛膜癌血管破坏及侵蚀性强，肿瘤内部出血坏死更常见，信号更为混杂，T_1WI 呈高、低混杂信号，T_2WI 呈不均匀高、低混杂信号。增强早期病灶显著强化的部分提示为肿瘤活性区域(图 16-21)。多数绒毛膜癌患者子宫病灶内、肌层、宫旁及髂血管旁可见不同程度的异常血管形成，MRA 时动脉期可见静脉提前显影，提示子宫动静脉分流形成。有研究者认为血管异常也是 GTN 发病的一部分(图 16-22)。需要注意的是，正常妊娠时也可见大量增生血管，需要结合病史进行鉴别。

PSTT 有 2 种不同影像学表现，一种表现为病灶伴大量粗大异常血管形成，异常血管增粗程度及范围往往较其他类型 GTN 更为显著，病灶弥漫分布于子宫，难以区分病灶及正常肌层(图 16-23)，信号与绒毛膜癌相仿，均为混杂信号，增强后显著强化，病灶常沿阴道弥漫浸润。另一种表现为局限性肿块，T_1WI 与正常肌层相仿，T_2WI 呈稍高信号，增强后肿瘤可显著强化，稍高于正常肌层(图 16-24)。

表 16-4 FIGO(2000 年)滋养细胞肿瘤预后评分标准

预后因素	计分			
	0	1	2	4
年龄(岁)	<40	≥40		
末次妊娠	葡萄胎	流产	足月产	
妊娠终止至化疗开始的间隔(月)	<4	4～6	7～12	>12
hCG(IU/L)	$<10^3$	10^3～10^4	10^4～10^5	$>10^5$
肿瘤最大直径(cm)		3～5	>5	
转移部位		脾、肾	胃肠道	脑、肝
转移瘤数目		1～4	5～8	>8
既往化疗失败史			单药化疗	多药化疗

注：总积分 0～6 为低危；≥7 为高危；* 肺内转移瘤以 X 线胸片所见为标准计数，如以肺 CT 为准，则仅记 3 cm 以上的转移瘤。

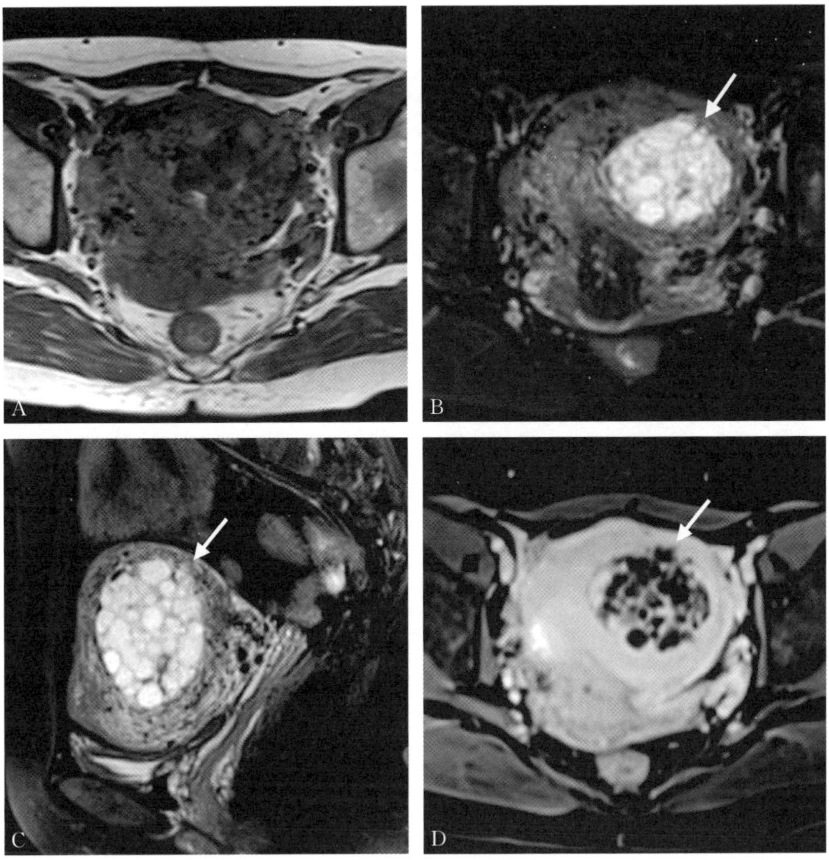

图 16－19　侵袭性葡萄胎

注：患者，41 岁，2 次清宫术后 1 月，发现宫腔占位，hCG 升高，最高达 184 471 IU/L，临床诊断 GTN，2 次化疗后，横断位 T_1WI（A）显示宫腔不规则扩大，呈低信号为主，含散在淡片状高信号；横断位和矢状位 T_2WI FS（B、C）显示宫腔病灶呈葡萄串状高信号，侵袭左后侧壁肌层（箭）；横断位增强扫描（D）显示病灶呈明显蜂窝状强化，侵入肌层（箭）。

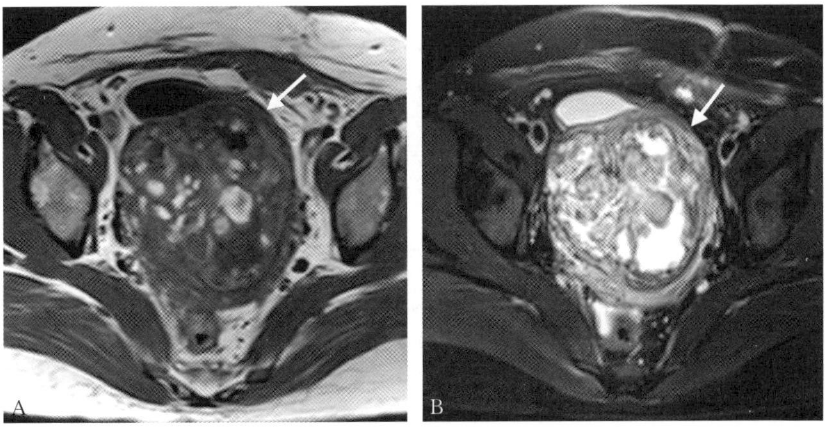

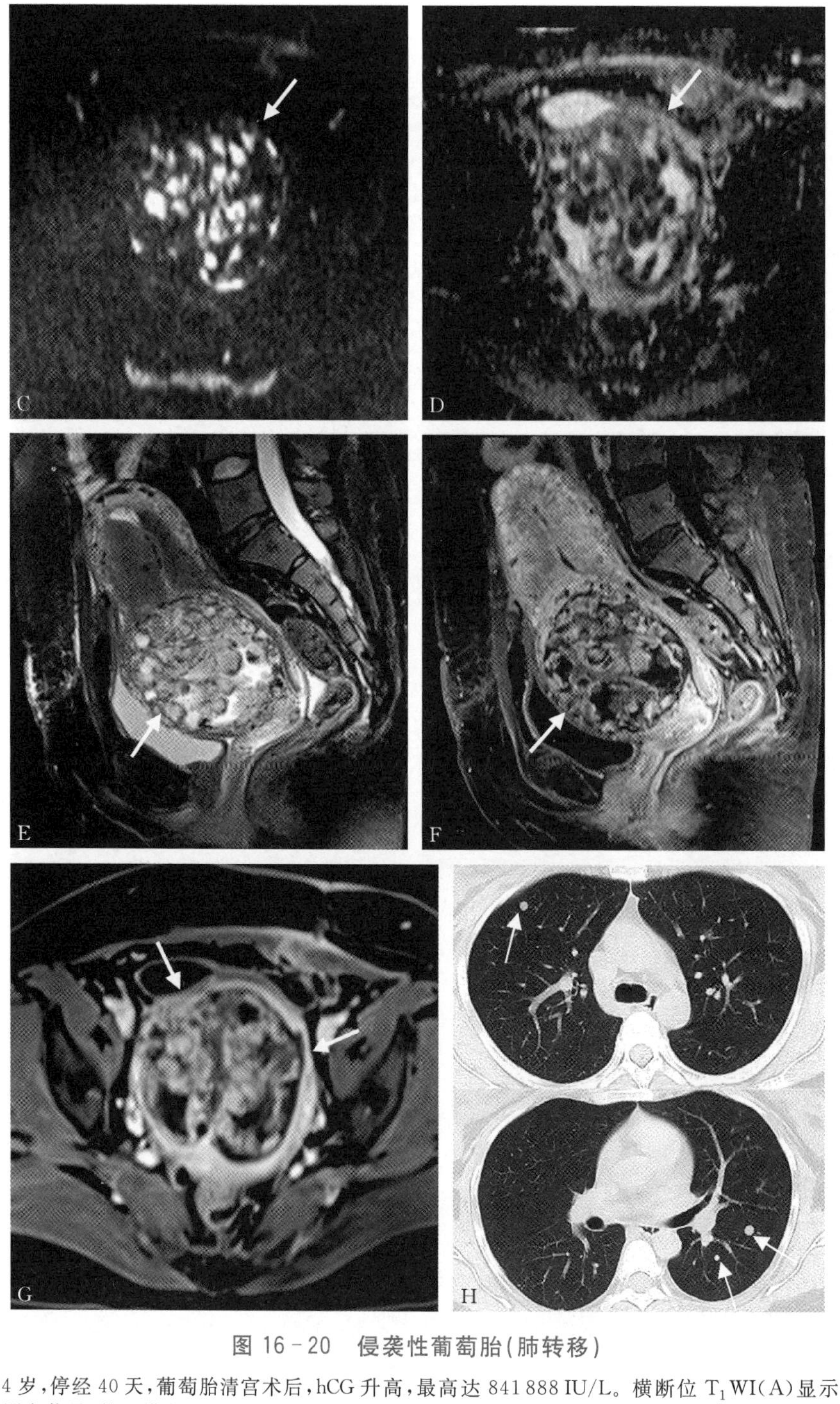

图 16-20 侵袭性葡萄胎(肺转移)

注:患者,34 岁,停经 40 天,葡萄胎清宫术后,hCG 升高,最高达 841 888 IU/L。横断位 T_1WI(A)显示宫腔不规则扩大,呈低、等、高混杂信号(箭);横断位 T_2WI FS(B)显示病灶呈混杂高信号,子宫前壁正常信号消失(箭);DWI(C)病灶内多发散在斑片状高信号,ADC 图(D)呈低信号(箭);矢状位 T_2WI(E)示病灶位于子宫前壁下段剖宫产切口部位,呈不均匀高信号(箭);矢状位和横断位增强(F、G)见病灶明显不均匀强化侵入前壁肌层(箭);胸部 CT 肺窗(H)提示两肺多发转移瘤(细箭)。

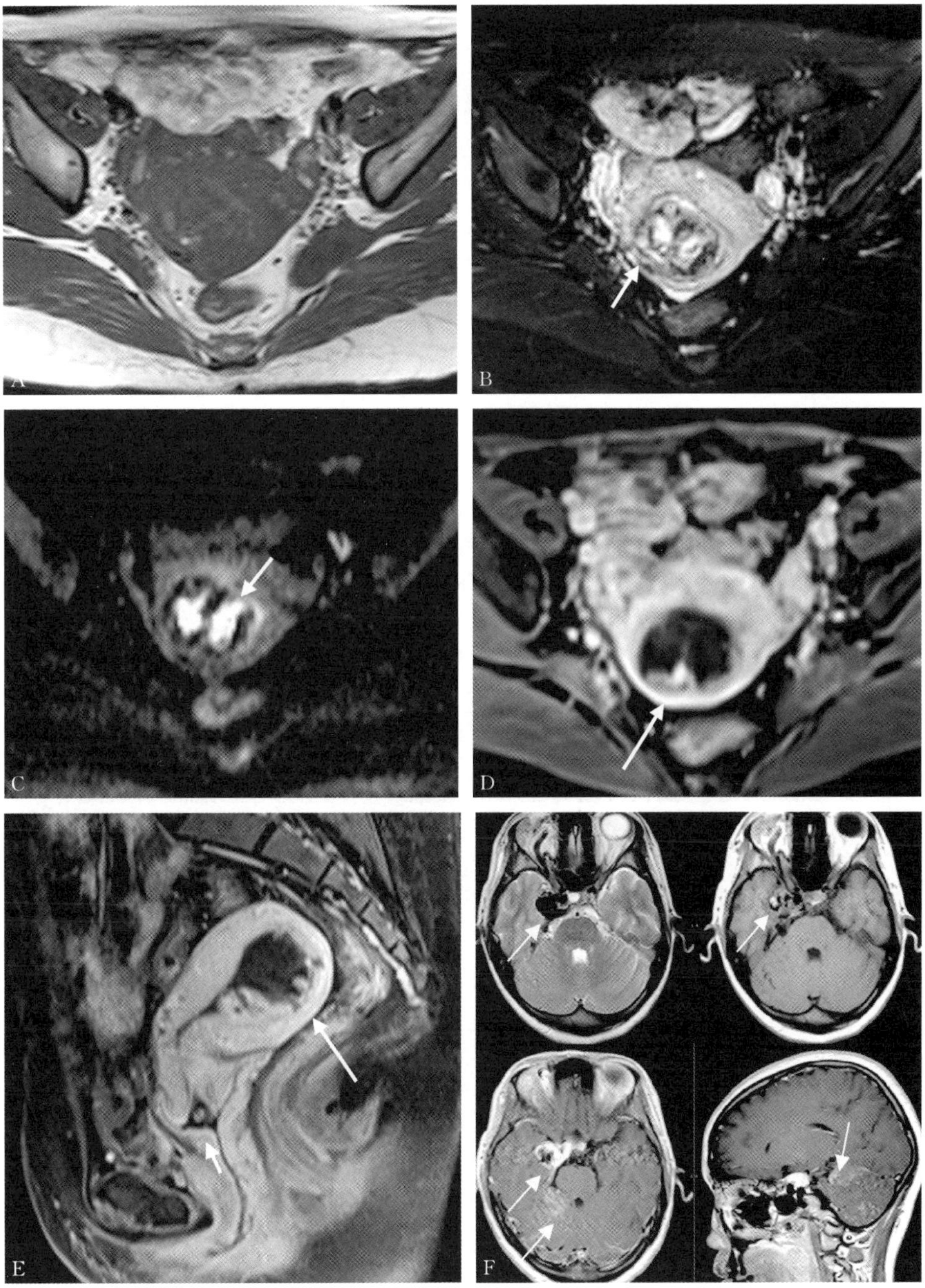

图 16－21 绒毛膜癌(脑转移)

注:患者,20 岁,足月顺产后 1 月,右眼失明,外院 MRI 提示右眼球肿块,术后提示绒毛膜癌转移。横断位 T_1WI(A)见宫腔不规则扩大,呈高、低混杂信号;横断位 T_2WI(B)显示宫腔病灶呈不均高低混杂信号;侵入后壁肌层(箭);DWI(C)病灶呈片状高信号,为瘤内出血(箭);横断位和矢状位增强(D、E)显示宫腔病灶大部不强化,侵入后壁肌层病灶见斑片状明显强化(长箭),宫颈外口另见小斑片状异常信号灶(短箭);头颅 MRI(F)见右侧海绵窦区及小脑半球异常强化(细箭),提示颅内转移。

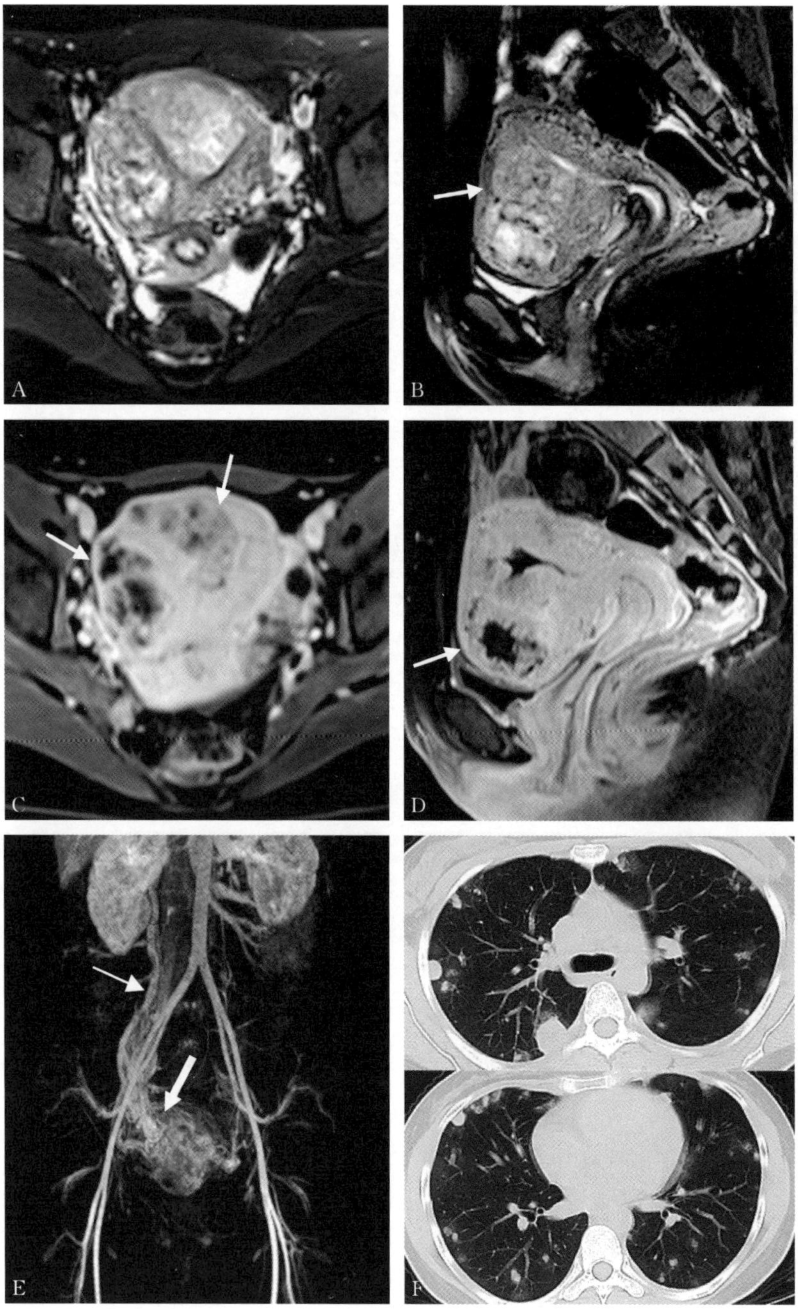

图 16-22　绒毛膜癌(肺转移)

注:患者,28 岁,清宫术后月经淋漓不尽,hCG 升高,最高达 108 768 IU/L。横断位和矢状位 T_2WI FS(A、B)子宫前壁和右侧壁肌层内病灶呈不均匀高信号,局部见斑片状低信号(箭);横断位和矢状位增强(C、D)显示病灶不均匀中度强化(箭);盆腔 MRA(E)示右侧宫旁可见团片状异常血管影(粗箭),右侧卵巢静脉增粗(细箭);胸部 CT 肺窗(F)示两肺多发转移瘤。

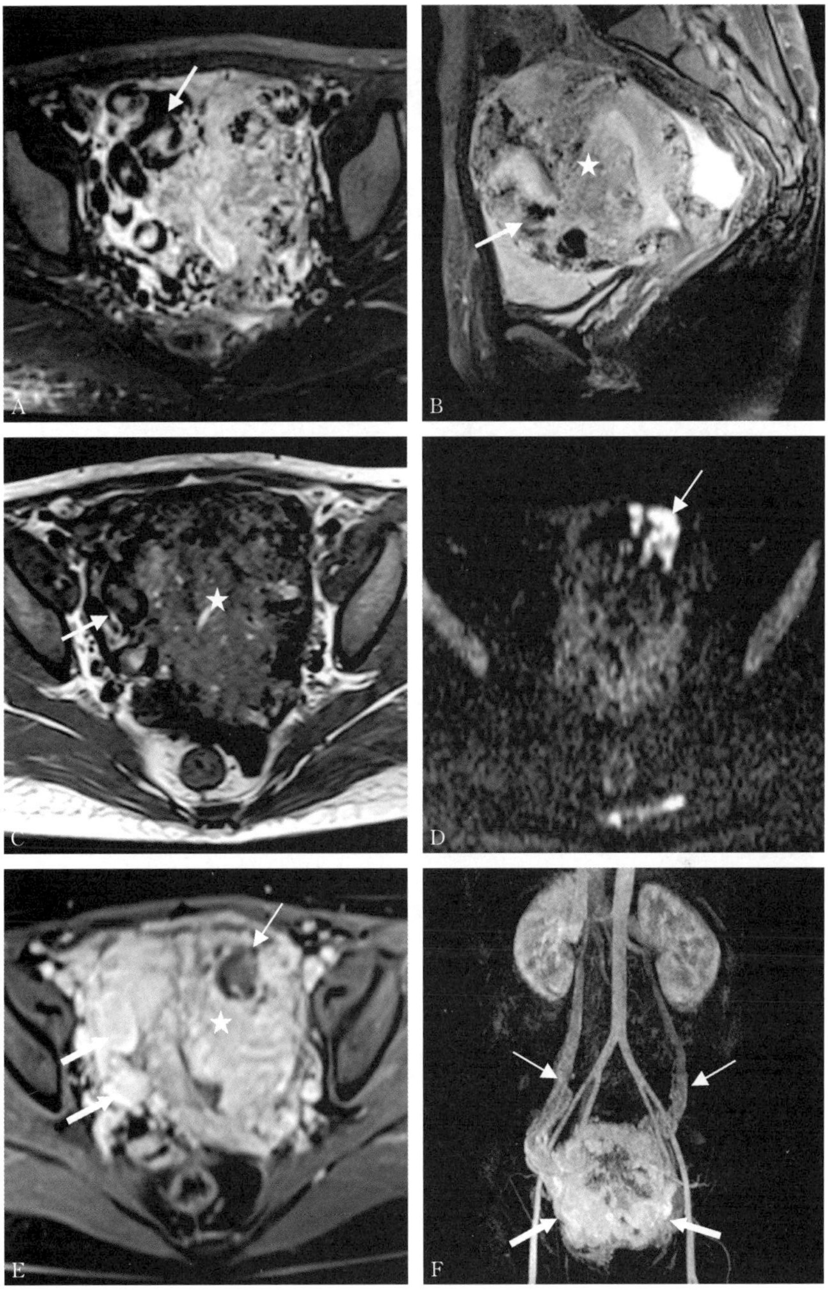

图 16－23　胎盘部位滋养细胞肿瘤(一)

注：患者，28 岁，产后 14 个月，发现子宫异常增大，B超提示滋养细胞肿瘤可能，予 2 次化疗，1 个月前双下肢水肿。横断位和矢状位 T_2WI FS(A、B)显示子宫肌层弥漫性信号异常，以宫底及右侧壁明显，呈不均匀高信号(星号)和多发迂曲血管影(箭)；横断位 T_1WI(C)子宫肌层呈等、稍高混杂信号(星号)及低信号流空血管(箭)；DWI(D)子宫呈等信号，左侧宫角区可见斑片状高信号(细箭)；横断位增强(E)子宫肌层病灶明显欠均匀强化(星号)及粗大血管(粗箭)，左宫角区不强化，考虑系出血(细箭)；MRA(F)见子宫轮廓不规则，明显强化(粗箭)，动脉期两侧卵巢静脉早显(细箭)，提示动静脉瘘形成。手术病理证实为 PSTT。

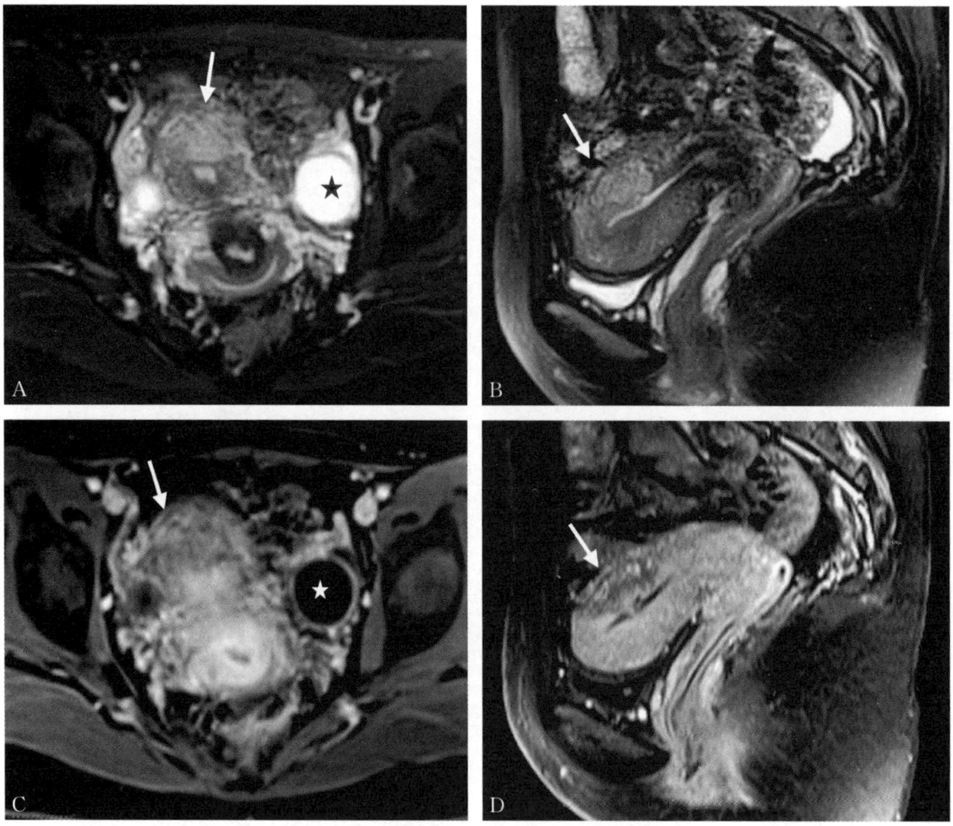

图 16-24 胎盘部位滋养细胞肿瘤(二)

注:患者,27 岁,停经 1 月余,hCG 升高,B 超宫腔占位,诊刮术后发现 PSTT。横断位和矢状位 T_2WI FS(A、B)显示子宫后壁肌层类圆形稍高信号灶,无明确边界(箭),左侧卵巢见囊肿一枚(星号);横断位和矢状位增强(C、D)子宫肌层病灶轻度欠均匀强化(箭)。全子宫切除术后后壁肌层病灶证实为 PSTT。

ETT 罕见,文献报道为边界清晰的肿块,T_2WI 以稍低信号为主,局部夹杂点状稍高信号,T_1WI 呈等信号,增强后肿块强化不明显,术前易误诊为子宫肌瘤。

大约 30%的 GTN 患者诊断时有转移,常见部位包括肺部(80%)、阴道(30%)、肝脏(10%)和脑部(10%)。转移瘤的 MRI 表现多数与原发病灶相仿,T_1WI 呈高、低混杂信号,T_2WI 呈不均匀高、低混杂信号,增强后边缘强化为主。肺内转移呈结节或斑片状。绒毛膜癌肝转移常较大,T_1WI 呈不均匀高信号,增强后边缘小斑片状强化为主(图 16-25)。脑转移 90%是播散性疾病的一部分,常同时伴肺转移;10%为转移性 GTN 的唯一表现,额叶、顶叶或颞枕叶灰白质交界处单发或多发、含出血性信号改变的肿块,瘤周不同程度水肿。阴道转移表现为不规则肿块,信号与原发肿瘤相仿,呈高、低混杂信号,增强后明显强化或点片状强化(图 16-26)。其他脾脏、肾脏、乳腺等转移,表现为单发或多发肿块,均呈高、低混杂信号,增强后明显强化或边缘强化。

(6) 鉴别诊断

典型 GTN 通过临床病史、影像学检查和血清 hCG 测定等综合分析容易诊断。然而,一些不典型病例常伴有阴道出血,同时影像学检查并不十分特异,血清 hCG 测定又有重叠,因此不典型 GTN 很难与不典型异位妊娠、不全流产、妊娠物残留等鉴别。后三者均表现为停经后阴道出血,可有子宫增大、宫角、宫旁或附件包块,血清 hCG 测定因妊娠的存在持续异常上升。部分宫角妊娠经清宫术、化疗或胚胎停育后,临床表现及影像学

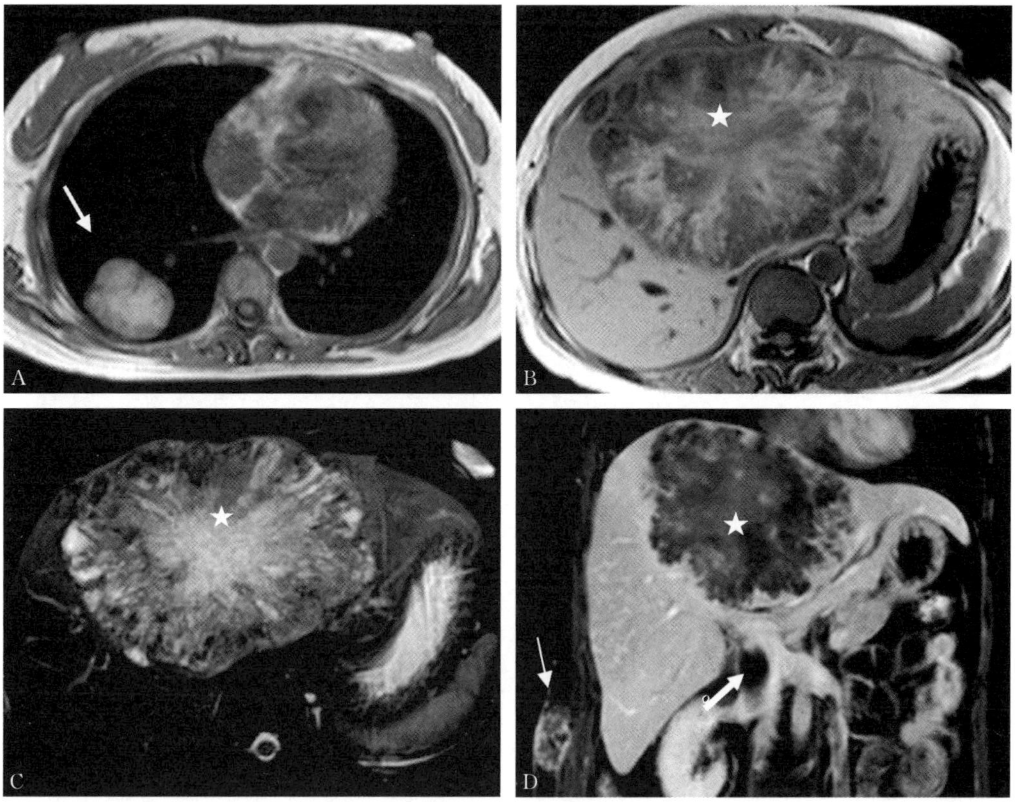

图 16-25　绒毛膜癌肝脏、右肺及皮下软组织转移

注：患者，40 岁，绒毛膜癌化疗中。横断位 T_1WI（A、B）显示右下肺（箭）及肝脏左叶（星号）等、高信号肿块；T_2WI FS（C）显示肝脏肿块呈不均匀高、低混杂信号（星号）；冠状位增强扫描（D）肝脏肿块呈不均匀轻度强化（星号），下腔静脉癌栓无强化（粗箭）；另见右侧腹壁肿块欠均匀强化（细箭）。

检查表现复杂，易误诊为 GTN。宫角妊娠 MRI 有时可见完整的孕囊，有时见部分孕囊，T_1WI 呈低信号，T_2WI 呈高信号，增强后可见环形强化，同侧宫角可扩大或不扩大，相邻肌层多数正常，可与病灶主体位于子宫肌层的 GTN 鉴别。剖宫产瘢痕妊娠常表现为子宫前壁下段囊实性或实性混合肿块，未见妊娠囊，局部肌层缺如或变薄，与正常子宫肌层分界不清，极容易误诊为 GTN。妊娠物残留病灶位于宫腔，呈混杂信号，DWI 扩散不受限，增强后常显著强化。

16.3　妊娠产物滞留

（1）概述

妊娠产物滞留（retained products of conception，RPOC）是指滋养细胞起源的妊娠产物在分娩或终止妊娠后排出不全，持续存在于子宫腔内，是引起继发性或晚期产后出血和流产后出血的最常见原因。滞留的妊娠产物通常为胎盘组织。阴道分娩、剖宫产后 RPOC 的发生率为 3%～5%，自发流产和人工终止妊娠后 PROC 更为常见，胎盘粘连增加滞留的风险。

（2）病理

镜下见绒毛膜绒毛，表明胎盘组织的存在。分娩或终止妊娠后，子宫内滞留胎盘组织的绒毛血管发生变化，加速纤维化。

（3）临床表现

妊娠产物滞留，影响子宫收缩，可引起产后持续出血或延迟出血。正常情况下，分娩或流产后一周，阴道出血逐渐减少。如果持续出血或出血量大，首先应排除产后子宫收缩乏力，其次应考虑妊娠产物滞留，这是引起产后出血最常见的 2 个

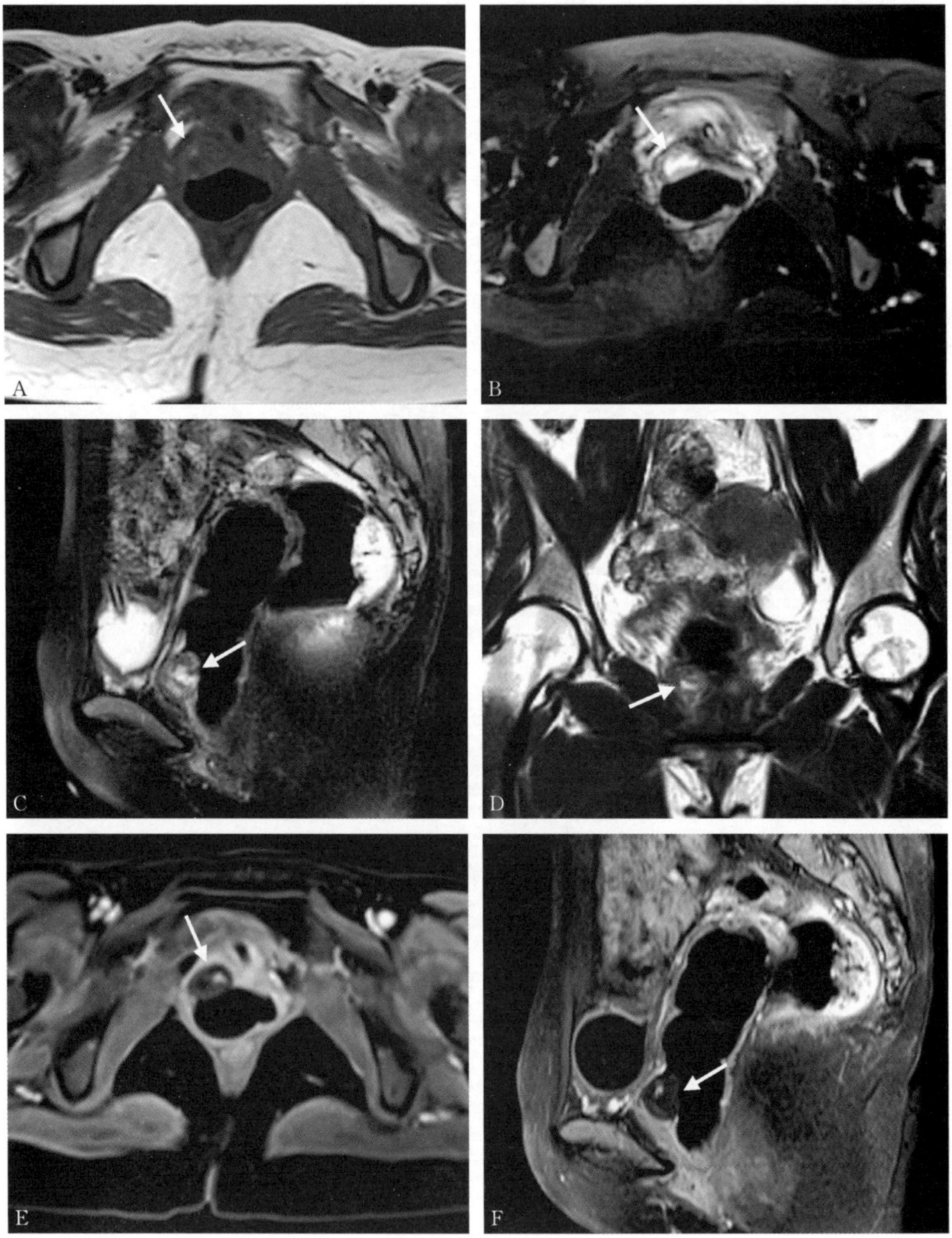

图 16－26　妊娠滋养细胞肿瘤阴道转移

注：患者，42 岁，人流术后 1 月，阴道肿块大出血 1 天。阴道中下段右前壁可见不规则斑片状异常信号灶，T_1WI(A)呈低信号为主，局部点状高信号(箭)；横断位、矢状位和冠状位 T_2WI(B～D)呈不均匀高信号(箭)；横断位和矢状位增强(E、F)见病灶大部无强化，内部点状强化(箭)。

原因，前者更常见于产后早期出血，而后者是迟发出血或流产后出血的最主要原因。血清 hCG 水平可以轻微到中等升高。如果合并感染，出现下腹痛、发热，白细胞升高等全身症状。

（4）MRI 表现

RPOC 表现为宫腔内实性肿块或结节，因常伴有不同程度出血和坏死，在 T_1WI 和 T_2WI 上的信号往往很不均匀，可见从低、等至高的混合信号。通常 T_1WI 呈等或稍低信号，T_2WI 呈稍高信号，内见低信号区。DWI 扩散不受限，部分患者可因清宫或妊娠时间较长，与子宫肌层分界不清，DWI 扩散可受限。增强扫描可见肿块呈不同类型和程度的强化，取决于内部血管情况。多普勒超声上将 RPOC 的血供分为无血供、少血供、中等血供和极富血供 4 种类型。MRI 动态增强扫描，RPOC 肿块表现为显著强化、不均匀轻中度强化或不强化（图 16－27、16－28）。其中，轻中度强化和不强化为 RPOC 较为常见的血供类型，小部分病例表现为肿块内血管样明显强化伴不明显强化区（图 16－29）。与超声和 CT 比，MRI 在显示宫腔肿块与肌层关系方面更有优势。

（5）诊断要点

继发性产后出血或流产后出血，影像检查发现宫腔不均质肿块，增强扫描后有不同程度强化，应考虑 RPOC。

（6）鉴别诊断

妊娠产物滞留需与宫腔血块、动静脉畸形、胎盘附着处复旧不全、滋养细胞疾病相鉴别。

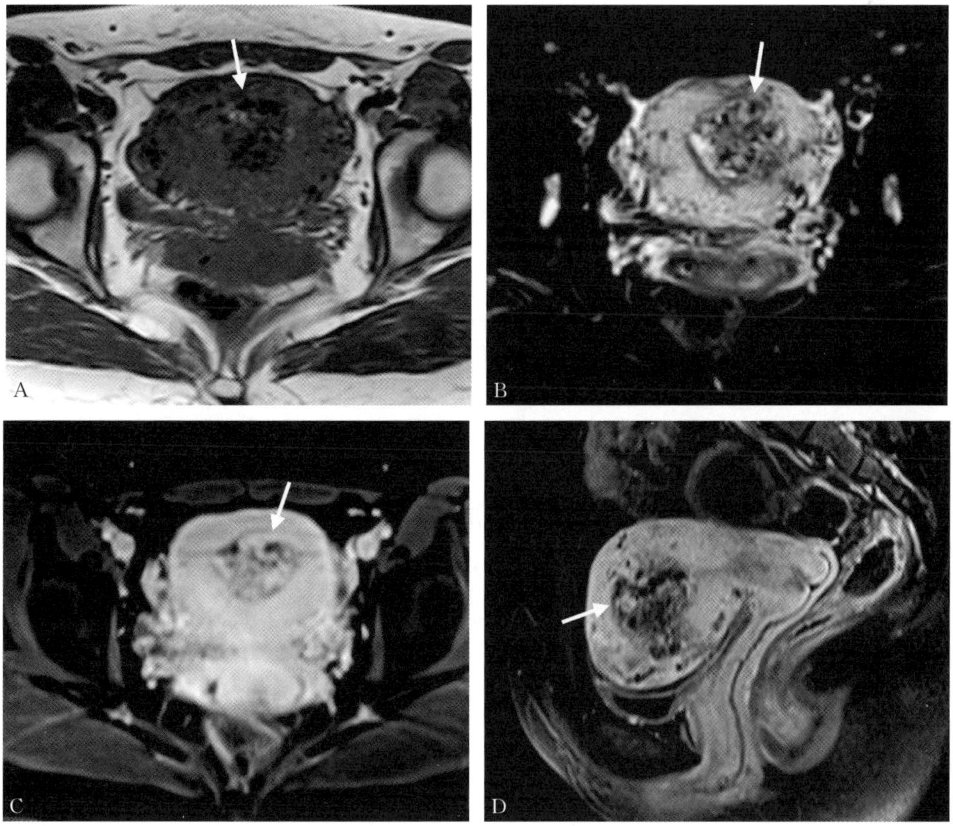

图 16－27　妊娠产物滞留（一）

注：患者，27 岁，清宫术后 2 月，发现宫腔占位 1 天，hCG 67 IU/L。横断位 T_1WI（A）显示宫腔团片状等、高混杂信号（箭）；横断位 T_2WI FS（B）显示病灶位于宫腔，呈高、等、低混杂信号，宫腔扩大，前壁肌层呈边界不清低信号（箭）；横断位和矢状位增强（C、D）显示宫腔病灶明显欠均匀强化，累及前后肌层（箭）。病理证实为妊娠产物滞留。

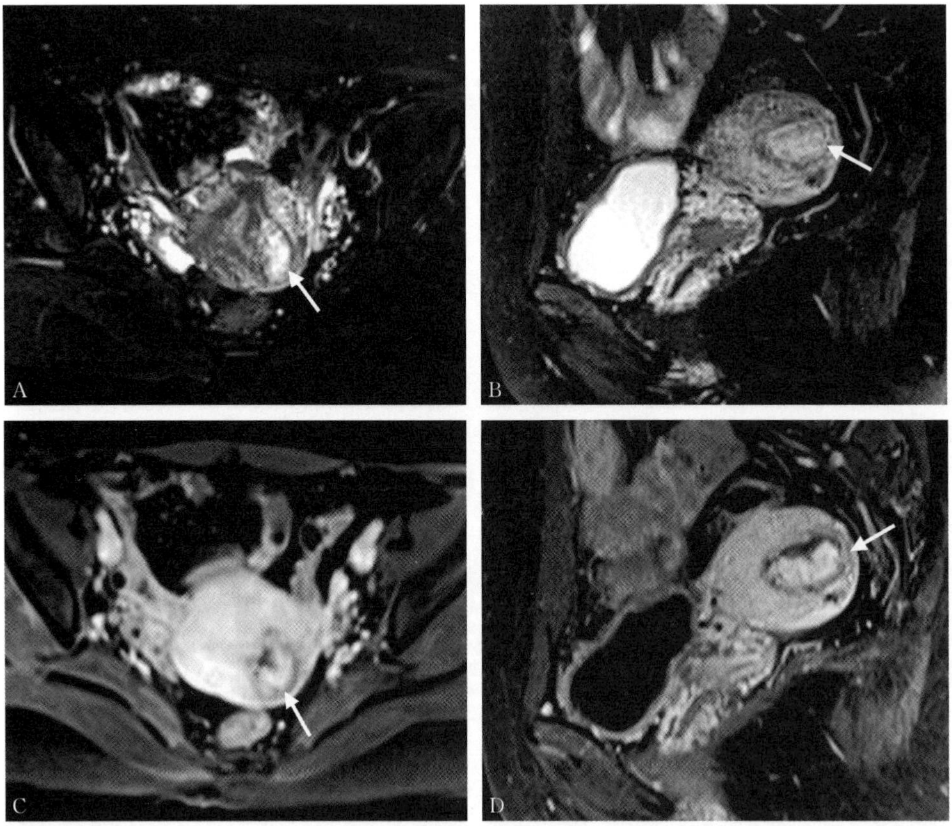

图 16-28　妊娠产物滞留(二)

注:患者,38 岁,人流术后 52 天,发现宫腔占位 1 天,横断位和矢状位 T_2WI FS(A、B)显示病灶位于左宫角宫腔,呈不均高信号,与子宫肌层分界尚清(箭);横断位和矢状位增强(C、D)显示病灶明显强化,边界清楚(箭)。病理证实为妊娠物滞留。

1) 宫腔血块:产后宫腔血块并不少见,血块与宫腔碎片和液体混合,可形成密度不均或信号混杂的团块,应与乏血供的 RPOC 鉴别。血块在 MRI 上表现为 T_1WI 稍高或等信号、T_2WI 低信号团块,增强扫描不强化,复查时多数形态会发生改变,有助于鉴别。

2) 子宫动静脉畸形:少见,但可引起致命性出血。多为清宫术等有创性操作损伤子宫肌层形成,MRI 表现为子宫增大,肌层局限增厚,其内见迂曲流空血管,宫旁血管增多增粗。增强扫描动脉期见引流静脉显影。宫腔空虚、异常血管位于肌层有别于 RPOC 的宫腔肿块。

3) 妊娠滋养细胞疾病(GTD):如侵袭性葡萄胎和绒毛膜癌等,MRI 上表现为子宫腔内不均质边界不清肿块,常侵入肌层,肿块内常伴出血、坏死而使信号混杂,增强扫描肿块及周边显著强化或血管样明显强化,并可见静脉早期显影(动静脉瘘),中心坏死区不强化,子宫肌层血管往往增多增粗,可发生阴道和肺等部位的转移。前次葡萄胎妊娠,hCG 持续升高支持 GTD 的诊断。

4) 胎盘附着处复旧不全:为产后少见并发症,可引起迟发性产后出血。镜下见绒毛外滋养细胞持续存在于子宫血管周围。MRI 见子宫体积增大,与产后相应时间的子宫大小不符,动态增强扫描见原胎盘附着处肌层明显强化,但无静脉早期显影。

(马凤华　钱慧君　梁宇霆　张国福　强金伟)

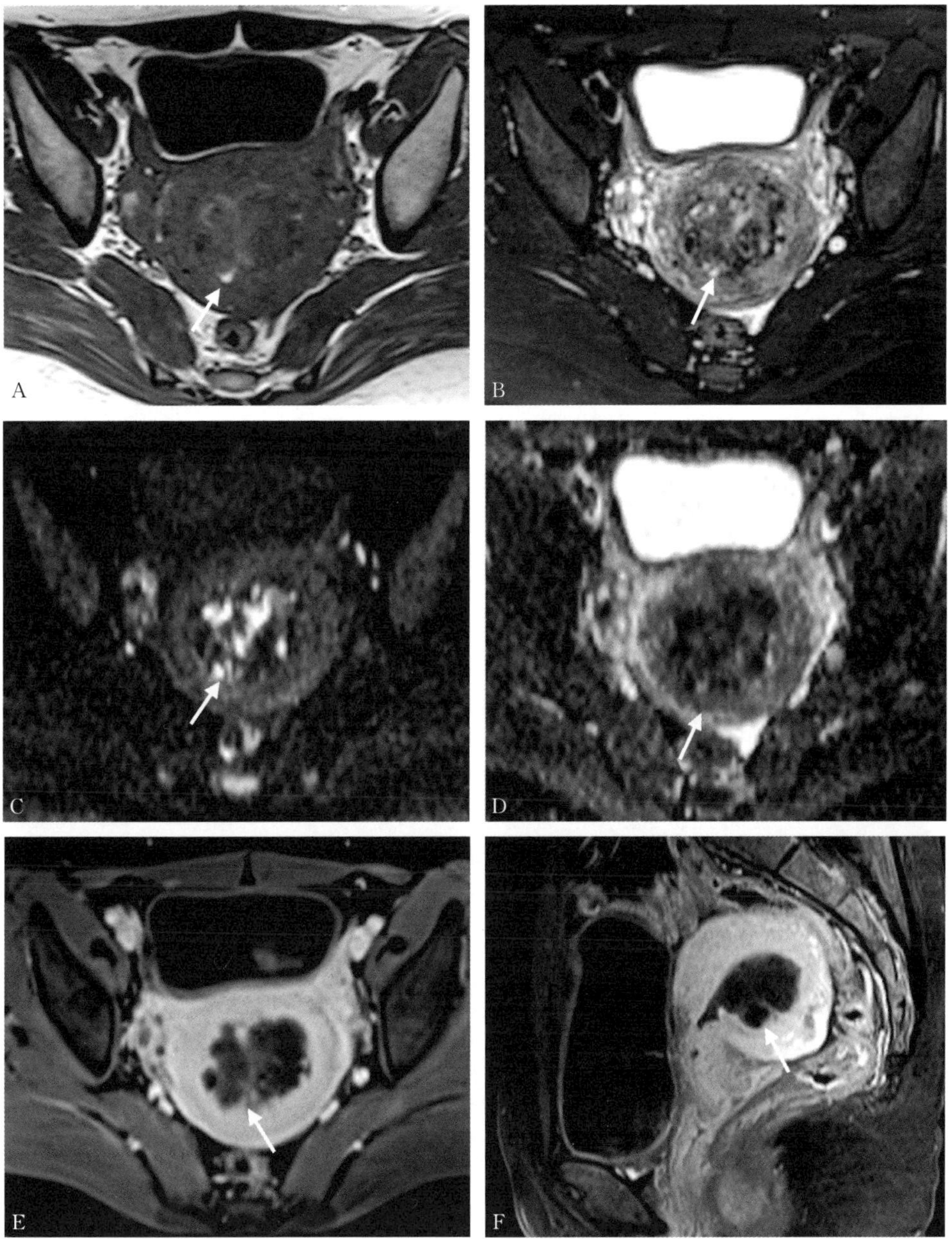

图 16-29 妊娠产物滞留(三)

注:患者,38岁,人流术后43天,发现宫腔占位,临床诊断GTN,予2次化疗。横断位 T_1WI(A)见宫腔扩大呈等、高混杂信号(箭);横断位 T_2WI FS(B)显示病灶呈高、低混杂信号,与子宫肌层分界欠清(箭),DWI(C)呈等、高混杂信号,ADC图(D)呈不均匀低信号(箭);横断位和矢状位增强(E、F)显示病灶位于宫腔内,与后壁肌层分界不清,边缘点片状和中央分隔强化(箭)。病理证实为妊娠物滞留。

参考文献

[1] 李莉，陈汉威，刘德祥. MRI 对剖宫产瘢痕妊娠的诊断价值[J]. 放射学实践，2014，29(1)：81 - 84.

[2] 任琛琛，顾向应，刘欣燕，等. 宫角妊娠诊治专家共识[J]. 中国实用妇科与产科杂志，2020，36(4)：329 - 332.

[3] 中华医学会妇产科学分会计划生育学组. 剖宫产术后子宫瘢痕妊娠诊治专家共识(2016)[J]. 中华妇产科杂志，2016，51(8)：568 - 572.

[4] CHUKUS A, TIRADA N, RESTREPO R, et al. Uncommon implantation sites of ectopic pregnancy: thinking beyond the complex adnexal mass [J]. Radiographics, 2015,35(3):946 - 959.

[5] DHADA S, RAMANI S, THAKUR M. Gestational trophoblastic disease: a multimodality imaging approach with impact on diagnosis and management [J]. Radiol Res Pract, 2014:842751.

[6] FILHASTRE M, DECHAUD H, LESNIK A, el al. Interstitial pregnancy: role of MR [J]. Eur Radiol, 2005,15(1):93 - 95.

[7] FROELING F E, SECKL M J. Gestational trophoblastic tumours: an update for 2014 [J]. Curr Oncol Rep, 2014,16(11):408.

[8] GLENN T L, BEMBRY J, FINDLEY A D, et al. Cesarean scar ectopic pregnancy: current management strategies [J]. Obstet Gynecol Surv, 2018,73(5):293 - 302.

[9] HOROWITZ N S, GOLDSTEIN D P, BERKOWITZ R S. Placental site trophoblastic tumors and epithelioid trophoblastic tumors: Biology, natural history, and treatment modalities [J]. Gynaecol Oncol, 2017,144(1):208 - 214.

[10] IRAHA Y, OKADA M, TOGUCHI M, et al. Multimodality imaging in secondary postpartum or postabortion hemorrhage: retained products of conception and related conditions [J]. Jpn J Radiol, 2018,36(1):12 - 22.

[11] JIVRAJ S, NAGUIB N, MELLOWS H. MRI and methotrexate in the management of a cornual ectopic pregnancy [J]. Gynecol Surg, 2007, 4(2): 111 - 112.

[12] KANI K K, LEE J H, DIGHE M, et al. Gestatational trophoblastic disease: multimodality imaging assessment with special emphasis on spectrum of abnormalities and value of imaging in staging and management of disease [J]. Curr Probl Diagn Radiol, 2012,41(1):1 - 10.

[13] KAO L Y, SCHEINFELD M H, CHERNYAK V, et al. Beyond ultrasound: CT and MRI of ectopic pregnancy [J]. Am J Roentgenol, 2014, 202(4): 904 - 911.

[14] KROLU M, KAYHAN A, SOYLU F N. MR imaging of ectopic pregnancy with an emphasis on unusual implantation sites [J]. Jpn J Radiol, 2013,31(2):75 - 80.

[15] KURMAN R J, CARCANGIU M L, HERRINGTON C S, et al. WHO classification of tumours of female reproductive organs (4rd) [J]. Lyon: IARC, 2014.

[16] LURAIN J R. Gestational trophoblastic disease. Ⅱ. Classification and management of gestational trophoblastic neoplasia [J]. Am J Obstet Gynecol, 2011,204(1):11 - 18.

[17] NAGAYAMA M, WATANABE Y, OKUMURA A, et al. Fast MR imaging in obstetrics [J]. Radiographics, 2002,22(3):563 - 582.

[18] NGAN H Y, SECKL M J, BERKOWITZ R S, et al. Update on the diagnosis and management of gestational trophoblastic disease [J]. Int J Gynaecol Obstet, 2018,143 (Suppl 2):79 - 85.

[19] PIURA E, PIURA B. Brain metastases from gestational trophoblastic neoplasia: review of pertinent literature [J]. Eur J Gynaecol Oncol, 2014,35(4): 359 - 367.

[20] RODGERS S K, KIRBY C L, SMITH R J, et al. Imaging after cesarean delivery: acute and chronic complications [J]. Radiographics, 2012, 32(6): 1693 - 1712.

[21] ROTAS M A, HABERMAN S, LEVGUR M. Cesarean scar ectopic pregnancies: etiology, diagnosis and management [J]. Obstet Gynecol, 2006,107(6): 1373 - 1381.

[22] SECKL M J, SEBIRE N J, BERKOWITZ R S. Gestational trophoblastic disease [J]. Lancet, 2010, 376(9742):717 - 729.

[23] SELLMYER M A, DESSER T S, MATUREN K E, et al. Physiologic, histologic, and imaging features of retained products of conception [J]. Radiographics, 2013,33(3):781 - 796.

[24] SHAABAN A M, REZVANI M, HAROUN R R, et al. Gestational trophoblastic disease: clinical and imaging features [J]. RadioGraphics, 2017, 37(2): 681 - 700.

[25] TAMAI K, KOYAMA T, TOGASHI K. MR features of ectopic pregnancy [J]. Eur Radiol, 2007, 17(12):3236 - 3246.

[26] VELA G, TULANDI T. Cervical pregnancy: the importance of early diagnosis and treatment [J]. J Minim Invasive Gynecol, 2007, 14(4):481 - 484.

现代医学系列书目

《现代体部磁共振诊断学》（九个分册）	周康荣　严福华　刘士远　总主编
《现代神经外科学》（第三版，上、下册）	周良辅　主编
《现代骨科运动医学》	陈世益　冯　华　主编
《现代健康教育学》	余金明　姜庆五　主编
《现代手外科手术学》	顾玉东　王澍寰　侍德　主编
《现代真菌病学》	廖万清　吴绍熙　主编
《现代胆道外科学》	顾树南　主编
《现代医学影像学》	冯晓源　主编
《现代呼吸病学》	白春学　蔡柏蔷　宋元林　主编
《现代计划生育学》	程利南　车　焱　主编
《现代临床血液病学》	林果为　欧阳仁荣　陈珊珊 王鸿利　余润泉　许小平　主编
《现代肿瘤学》（第三版）	汤钊猷　主编
《现代胃肠道肿瘤诊疗学》	秦新裕　姚礼庆　陆维祺　主编
《现代心脏病学》	葛均波　主编
《现代营养学》	蔡　威　邵玉芬　主编
《现代骨科学》	陈峥嵘　主编
《现代肾脏生理与临床》	林善锬　主编
《现代肝病诊断与治疗》	王吉耀　主编
《现代泌尿外科理论与实践》	叶　敏　张元芳　主编
《现代实用儿科学》	宁寿葆　主编
《现代法医学》	陈康颐　主编
《现代功能神经外科学》	江澄川　汪业汉　张可成　主编
《现代小儿肿瘤学》	高解春　王耀平　主编
《现代耳鼻咽喉头颈外科学》	黄鹤年　主编
《现代泌尿外科和男科学》	张元芳　主编
《现代外科学》（上、下册）	石美鑫　张延龄　主编
《现代内镜学》	刘厚钰　姚礼庆　主编
《现代皮肤病学》	杨国亮　王侠生　主编
《现代精神医学》	许韬园　主编
《现代糖尿病学》	朱禧星　主编
《现代神经内分泌学》	谢启文　主编
《现代医学免疫学》	余传霖　叶天星　陆德源　章谷生　主编
《现代妇产科学》	郑怀美　主编
《现代感染病学》	翁心华　潘孝彰　王岱明　主编

图书在版编目(CIP)数据

现代体部磁共振诊断学. 泌尿生殖分册/周康荣,严福华,刘士远总主编;强金伟,周建军,张国福主编. —上海: 复旦大学出版社, 2022.5
ISBN 978-7-309-15951-6

Ⅰ. ①现… Ⅱ. ①周…②严…③刘…④强…⑤周…⑥张… Ⅲ. ①泌尿系统疾病-磁共振成像-诊断 Ⅳ. ①R69

中国版本图书馆 CIP 数据核字(2021)第 190301 号

现代体部磁共振诊断学. 泌尿生殖分册
周康荣　严福华　刘士远　总主编
强金伟　周建军　张国福　主　编
责任编辑/江黎涵

复旦大学出版社有限公司出版发行
上海市国权路 579 号　邮编: 200433
网址: fupnet@fudanpress.com　http://www.fudanpress.com
门市零售: 86-21-65102580　团体订购: 86-21-65104505
出版部电话: 86-21-65642845
上海盛通时代印刷有限公司

开本 787×1092　1/16　印张 40.5　字数 1089 千
2022 年 5 月第 1 版
2022 年 5 月第 1 版第 1 次印刷

ISBN 978-7-309-15951-6/R · 1909
定价: 268.00 元

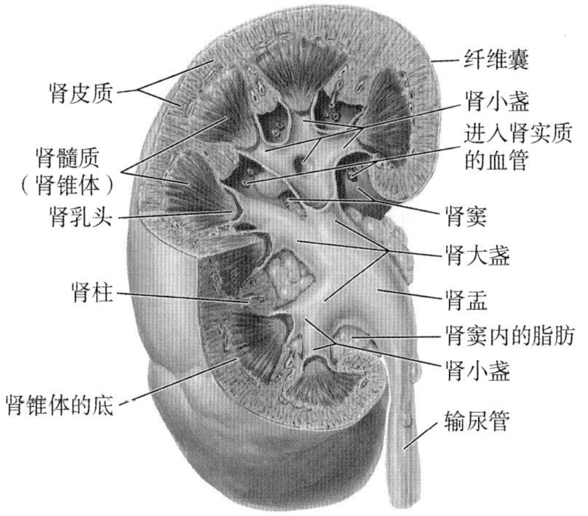

彩图 1　肾脏冠状切面解剖

注：右肾不同平面的断面，暴露肾实质和肾盂。

引自：奈特. 人体解剖彩色图谱[M]. 3 版. 王怀经主译. 北京：人民卫生出版社，2005.

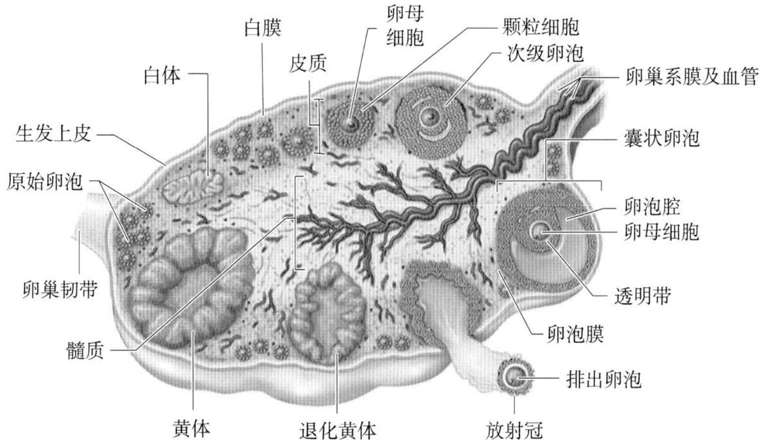

彩图 2　卵泡发育、闭锁过程示意图

注：位于皮质浅层的原始卵泡，增殖增大，发育成初级卵泡和次级卵泡。卵泡腔扩大，逐渐将卵母细胞及其周围卵泡突向一侧并突向卵泡腔，发展到最后阶段成为囊状卵泡。成熟卵泡破裂，卵母细胞及其外周的透明带和放射冠自卵巢排出。排卵后，卵泡壁塌陷，结缔组织伸入，形成一个大体积富血供的内分泌细胞团，新鲜时呈黄色，即黄体。最终退化消失，被结缔组织取代，称白体。

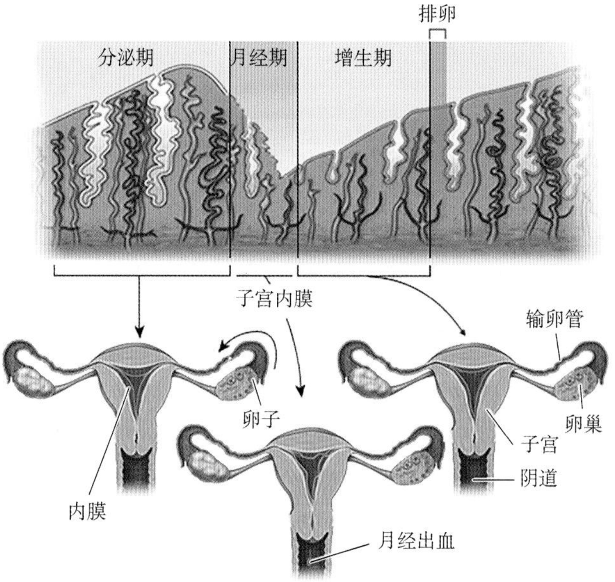

彩图 3　子宫内膜月经周期性变化示意图

注：卵巢排卵后，子宫内膜进入分泌期，子宫腺进一步增长，螺旋动脉继续增长、弯曲。随着孕激素和雌激素水平下降，进入月经期，功能层的螺旋动脉收缩，使内膜缺血，功能层坏死。继而螺旋动脉又突然短暂的扩张，血液溢入结缔组织，并与内膜一起剥落经阴道排出。固有层内的基质细胞分裂增殖，进入增生期，子宫腺从短、直且稀疏逐渐增多、增长并稍弯曲。

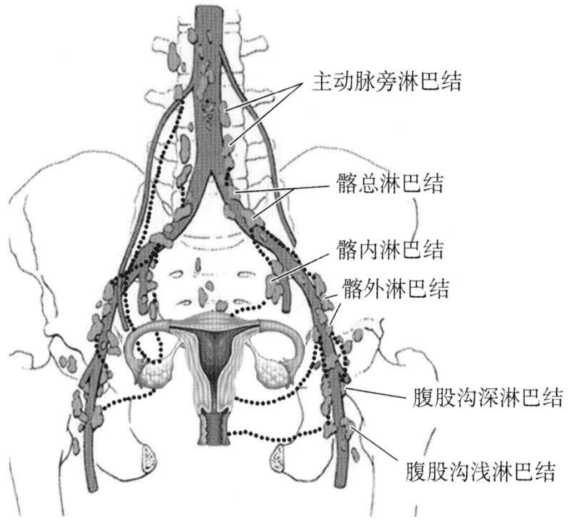

彩图 4　女性盆腔淋巴引流示意图

注：宫体的淋巴管引流经阔韧带至主动脉旁淋巴结，宫颈的淋巴直接引流至子宫旁及髂动脉旁淋巴结；卵巢引流淋巴管，走行于腰大肌前，流入腹主动脉旁淋巴结，一些侧支经过阔韧带流入髂内和髂总淋巴结、腹主动脉旁淋巴结，也可沿着圆韧带进入髂外淋巴结和腹股沟淋巴结。

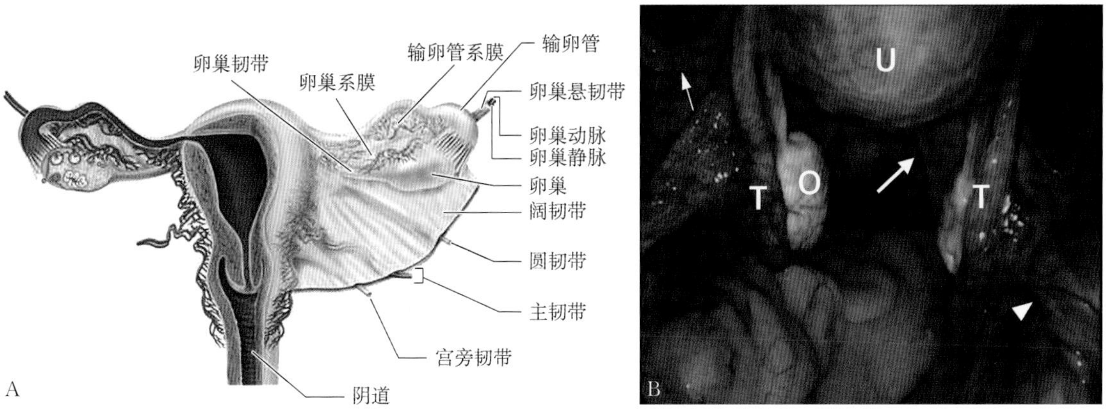

彩图 5　女性盆腔韧带示意图和腹腔镜图

注：图 A 示子宫周围多条支持韧带的走行方向。图 B 示子宫周围分布的宫骶韧带（箭），子宫圆韧带（细箭）及卵巢悬韧带（箭头）。U 为子宫，T 为输卵管，O 为卵巢。

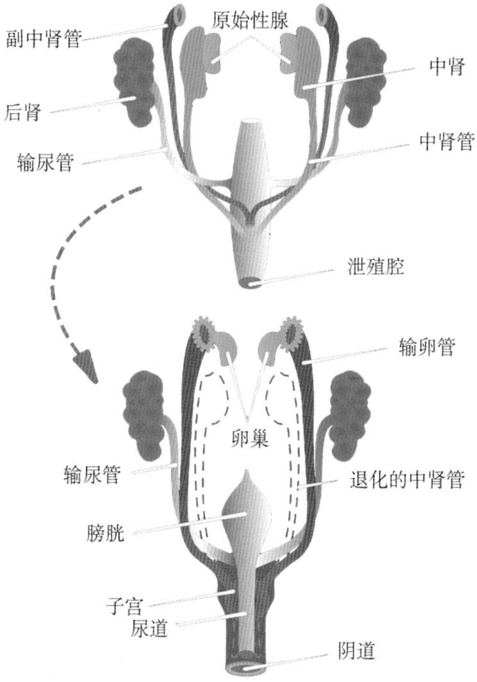

彩图 6　女性生殖管道发育示意图

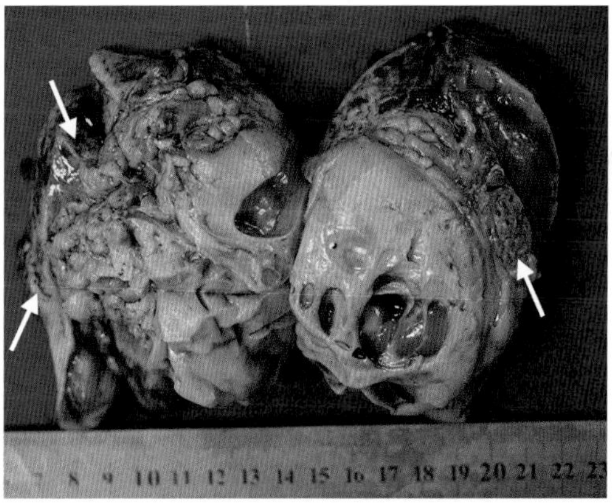

彩图 7　低级别子宫内膜间质肉瘤伴平滑肌分化

注：患者，女性，42 岁，月经淋漓不尽 1 个月。大体病理示肿块在肌层内呈蠕虫样浸润（箭）。

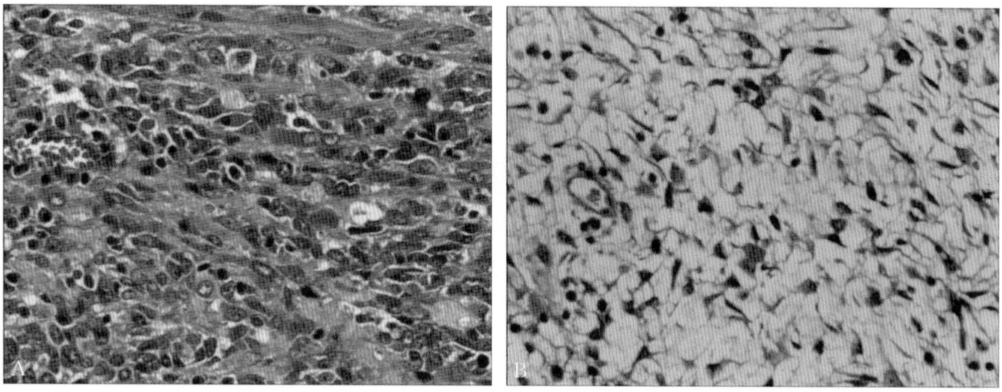

彩图 8　高级别子宫内膜间质肉瘤

注：患者，女性，60 岁，绝经后阴道不规则出血。病理光镜图（A、B）分别示明显的细胞非典型性及肿瘤内广泛的黏液样变性（HE，×200），肿瘤部分伴平滑肌分化，侵犯浅肌层。

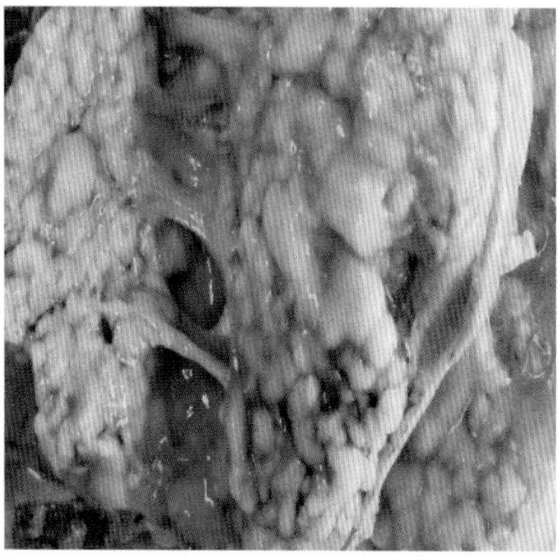

彩图 9　左侧卵巢交界性黏液性瘤

注：大体标本见分房呈胶样或果冻状。

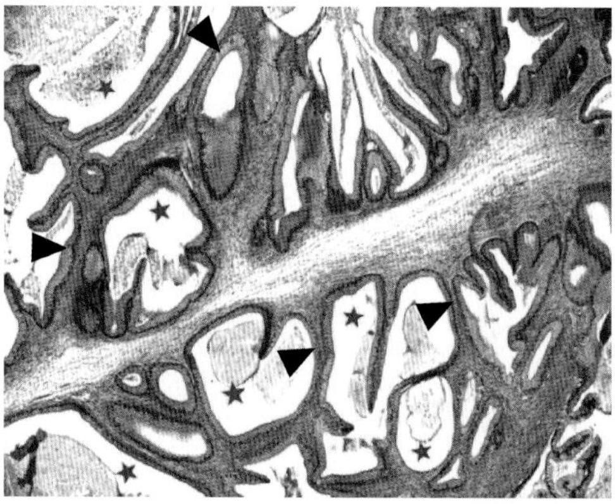

彩图 10　卵巢黏液性交界性肿瘤

注：患者，女性，33 岁，腹胀半年。低倍镜下（HE，20×）显示强化结节由蜂窝状小房（星号）及不规则分隔（箭头）构成。

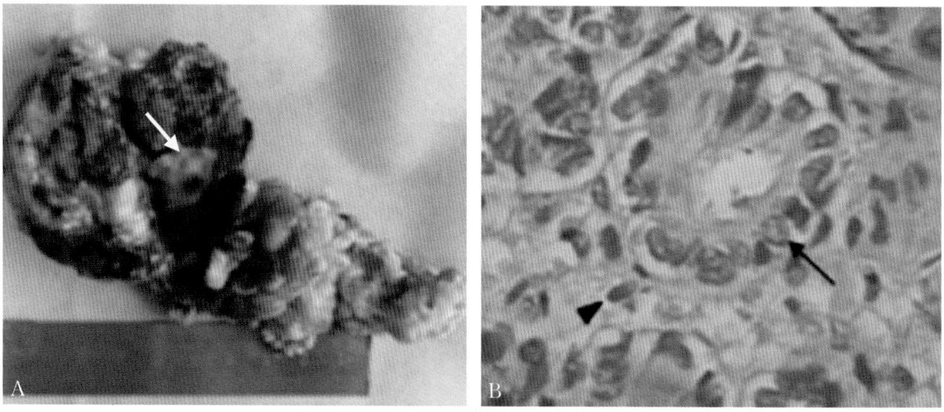

彩图 11　卵巢支持-间质细胞肿瘤

注：患者，女性，22 岁，月经不调及腹胀。大体标本（A）肿瘤的红色实性成分内可见黄色结节（箭）；显微镜下（B）见 Leydig 细胞（箭头）零星地分布在围成环状的 Sertoli 细胞（箭）中，Sertoli 细胞富含脂质（HE，×200）。